ALIMENTOS
UM GUIA COMPLETO PARA PROFISSIONAIS

ALIMENTOS
UM GUIA COMPLETO PARA PROFISSIONAIS

10ª EDIÇÃO

Margaret McWilliams, Ph.D., R.D.
Professor Emeritus
California State University, Los Angeles

Copyright © 2013, 2009, 2006 by Pearson Education, Inc. All rights reserved.

Tradução autorizada da edição original em língua inglesa, intitulada *Food Fundamentals – 10th edition*, de Margaret McWilliams, publicada pela Pearson Education, Inc., pela divisão Prentice Hall. Copyright 2013, 2009, 2006 Pearson Education, Inc. Todos os direitos reservados.

Nenhuma parte deste livro poderá ser reproduzida ou veiculada por qualquer meio ou processo, seja eletrônico ou mecânico, incluindo fotocópia, gravações ou qualquer outro sistema de recuperação de dados, sem a permissão da Pearson Education, Inc.

Edição em língua portuguesa publicada pela Editora Manole Ltda, Copyright © 2016.

Este livro contempla as regras do Acordo Ortográfico da Língua Portuguesa.

Editor-gestor: Walter Luiz Coutinho
Editora de traduções: Denise Yumi Chinem
Produção editorial: Priscila Pereira Mota Hidaka, Cláudia Lahr Tetzlaff e Karen Daikuzono
Assistência editorial: Gabriela Rocha Ribeiro e Vinicius Asevedo Vieira

Tradução: Carlos David Szlak (Capítulos 1 a 7)
      Elisa Duarte Teixeira (Figuras 13.7 a 13.10)
      Maria Idalina Ferreira Lopes (Capítulos 8 a 13)
      Luiz Euclydes Trindade Frazão Filho (Parte pré-textual, Capítulos 14 a 21, parte pós-textual)

Revisão científica: Joycellane Alline do Nascimento Campos Ribeiro (Parte pré-textual, Capítulos 1 a 9 e 21, parte pós-textual)
      Mestre em Bioquímica e Biologia Molecular pela Universidade Federal do Rio Grande do Norte (UFRN)
      Especialista em Controle de Qualidade de Alimentos pelo Instituto Federal de Educação Tecnológica do Piauí (IFPI)
      Graduada em Nutrição pela Universidade Federal do Piauí (UFPI)

      Juliana Antunes Galvão (Capítulos 10 a 20)
      Doutora em Ciências, Área de Concentração em Química na Agricultura e Ambiente pela Escola Superior de Agricultura Luiz de Queiroz da Universidade de São Paulo (ESALQ/USP)
      Especialista em Quality and Management of Fish Handling pela United Nations University – Fisheries Training Program (UNU-FTP)
      Mestre em Ciências, Área de Concentração em Química na Agricultura e Ambiente pela Escola Superior de Agricultura Luiz de Queiroz da Universidade de São Paulo (ESALQ/USP)
      Graduada em Ciências Biológicas pela Universidade Metodista de Piracicaba (UNIMEP)

Revisão de tradução e revisão de prova: Depto. editorial da Editora Manole
Diagramação: Tkd Editoração Ltda.
Capa: Ricardo Yoshiaki Nitta Rodrigues
Editora de arte: Deborah Sayuri Takaishi

Dados Internacionais de Catalogação na Publicação (CIP)
(Câmara Brasileira do Livro, SP, Brasil)

McWilliams, Margaret
    Alimentos : um guia completo para profissionais / Margaret McWilliams ; [tradução Carlos David Szlak, Maria Idalina Ferreira Lopes, Luiz Euclydes Trindade Frazão Filho. -- 10. ed. -- Barueri, SP : Manole, 2016.

    Título original: Food fundamentals.
    Bibliografia.
    ISBN 978-85-204-3697-4

    1. Alimentos 2. Culinária I. Título.

15-09822	CDD-641.3

Índices para catálogo sistemático:
    1. Alimentos   641.3

A Editora Manole é filiada à ABDR – Associação Brasileira de Direitos Reprográficos.

Edição brasileira – 2016

Direitos em língua portuguesa adquiridos pela:
Editora Manole Ltda.
Av. Ceci, 672 – Tamboré
06460-120 – Barueri – SP – Brasil
Fone: (11) 4196-6000
Fax: (11) 4196-6021
www.manole.com.br
info@manole.com.br

Impresso no Brasil
Printed in Brazil

Sumário

Prefácio vii

Agradecimentos ix

PARTE I   Fundamentos para o estudo dos alimentos 1

Capítulo 1   Os alimentos no contexto atual 3

Capítulo 2   Nutrição e alimentos 17

Capítulo 3   Segurança alimentar 35

PARTE II   Preparo de alimentos 65

Capítulo 4   Fatores envolvidos no preparo de alimentos 67

Capítulo 5   Legumes e verduras 87

Capítulo 6   Frutas 127

Capítulo 7   Saladas e molhos para salada 153

Capítulo 8   Gorduras e óleos 177

Capítulo 9   Carboidratos: açúcar 201

Capítulo 10   Carboidratos: amidos e cereais 219

Capítulo 11   Proteínas: leites e queijos 251

Capítulo 12   Proteínas: ovos 287

Capítulo 13   Proteínas: carnes, aves, peixes e frutos do mar 319

Capítulo 14   Agentes de fermentação 365

Capítulo 15   Aspectos básicos das massas 377

Capítulo 16   Pães 397

Capítulo 17   Bolos, biscoitos e massas amanteigadas 417

Capítulo 18   Bebidas 443

Capítulo 19   Conservação de alimentos 471

PARTE III	Os alimentos no contexto da vida	489
Capítulo 20	Planejamento de cardápios e preparo de refeições	491
Capítulo 21	Serviço de refeições e hospitalidade	513
Apêndice A	O sistema métrico	531
Apêndice B	Alguns aditivos alimentares	535
Glossário		543
Índice remissivo		555

Prefácio

Atualmente, o cenário da alimentação é dinâmico e evolutivo. A ênfase está não apenas em comer menos para alcançar e manter um peso saudável, mas também em mudar as opções do cardápio. As atenções hoje estão voltadas para o maior consumo de frutas frescas e legumes, a substituição de gorduras sólidas por azeite de oliva e outros óleos, a redução do teor de gorduras totais e *trans*, a preferência por mais frutos do mar e aves e menos carne vermelha, a opção por grãos integrais, e a redução do sódio e do açúcar. Um maior nível de atividade física e a conscientização em relação ao consumo de alimentos seguros são outras mudanças recomendadas para a promoção da boa saúde. Escrevi a décima edição deste livro no intuito de abordar essas prioridades.

Com os olhos da população voltados para as ações de controle do peso, este é um momento particularmente oportuno para as pessoas se prepararem para seguir carreira no mundo da alimentação. Considerável atenção tem sido dispensada à questão da segurança de nossos alimentos, ao seu preparo e consumo e, principalmente, aos seus efeitos sobre a saúde e o bem-estar. Não é de surpreender que um campo tão vasto ofereça tantas especialidades e objetivos profissionais, mas estas compartilham o objetivo comum de preparar alimentos que proporcionem níveis ideais de saúde e prazer aos consumidores. Poucas áreas de estudo oferecem oportunidades tão amplas de servir e beneficiar as pessoas. Outro benefício, ainda, é que o sólido preparo acadêmico para profissões que envolvem alimentos pode ser a base para que se façam opções pessoais de estilo de vida que promovam a saúde e uma vida gratificante.

Os profissionais de qualquer área do setor alimentício precisam conhecer os fundamentos dos alimentos e de seu preparo. Se a sua futura profissão incluir responsabilidades como o fornecimento de alimentos a indivíduos ou grandes grupos de pessoas, pesquisa e desenvolvimento de novos produtos alimentícios, *marketing* ou supervisão, você precisará utilizar a vasta gama de informações contidas neste livro. Essa base proporciona uma perspectiva de valor inestimável para a abordagem e solução dos desafios que você enfrentará em sua carreira.

Esta obra oferece os princípios gerais para o estudo e a manipulação dos alimentos. As bases científicas para as práticas e procedimentos são integradas a discussões sobre os ingredientes como fontes de nutrientes e como componentes dos produtos. Os efeitos das técnicas de preparo são abordados no contexto da ciência subjacente aos diversos aspectos do preparo: manipulação, ingredientes e proporções, efeitos do calor e do frio, armazenamento, preservação e avaliação. No mundo de hoje, esse currículo precisa conter alimentos provenientes de diferentes culturas ao redor do mundo. Os quadros intitulados "Perfil cultural" e as ilustrações de alimentos exóticos de países distantes oferecem um enfoque cultural mais amplo.

O livro contém vários recursos para auxiliar o leitor em seu estudo. O sumário interno e os "Conceitos básicos" apresentam cada capítulo e oferecem um roteiro para os assuntos abordados. As palavras-chave definidas na margem das páginas e um extenso glossário servem de auxílio para o leitor ampliar o seu vocabulário. Os quadros intitulados "Nota científica" são de particular interesse para os leitores que desejam desenvolver um conhecimento mais profundo da ciência subjacente às experiências realizadas em laboratório. Os quadros "Visão da indústria" apresentam algumas aplicações industriais. Inúmeras ilustrações contribuem para um melhor entendimento dos diversos tópicos abordados ao longo do texto. Os quadros "Pontos de avaliação", que abrangem uma série de produtos, foram incluídos com a finalidade de enfatizar a importância da avaliação dos produtos e os conhecimentos necessários para aprimorá-los. Foram incluídos também sites da internet a fim de direcionar os estudantes para as informações pertinentes e precisas sobre os diversos tópicos estudados. O resumo no final de cada capítulo apresenta uma avaliação dos principais pontos discutidos. E as "Questões de estudo" reforçam o processo de aprendizagem.

vii

O Capítulo 2 ("Nutrição e alimentos") foi revisado com base nas Diretrizes alimentares para os norte-americanos (*Dietary Guidelines for Americans*), de 2010, e no guia *MyPlate*. Essas recomendações sobre as mudanças nas opções alimentares e melhorias destinadas a garantir a segurança foram incorporadas a muitos dos capítulos, particularmente ao Capítulo 3 ("Segurança alimentar"). A ênfase no consumo de uma vasta variedade de alimentos ressalta a importância de se construir uma ampla base de conhecimentos sobre ingredientes menos comuns. Muitas fotos em preto e branco e coloridas foram acrescentadas com o objetivo de transformar os nomes de alimentos incomuns em realidade. Informações sobre opções de alimentos saudáveis e a rotulação de alimentos foram incorporadas aos capítulos pertinentes (p. ex., dietas vegetarianas, ao Cap. 13; e produtos isentos de glúten para pessoas com doença celíaca ou alergias graves, ao Cap. 15).

Caso deseje obter ainda mais informações sobre o universo dos alimentos, meu manual de laboratório *Preparo de alimentos – um guia prático para profissionais*, 11ª edição (Editora Manole), será de grande utilidade para o seu estudo e um recurso valioso na sua cozinha. Você poderá também apreciar o meu livro *Food Around the World: A Cultural Perspective*, 3ª edição (Prentice Hall).

–Margaret McWilliams
Redondo Beach, Califórnia

Agradecimentos

Mais uma vez, é um verdadeiro privilégio dizer um sincero "obrigado" a Pat Chavez. Seus olhos perspicazes e a sua qualificação profissional ajudaram imensamente a eliminar os desconcertantes erros de digitação que apareciam com facilidade durante a edição. Ela também se reuniu comigo para preparar e produzir algumas das novas fotos contidas nesta edição. Suas ideias, habilidades culinárias e senso artístico estão evidentes nas fotos das saladas.

Meus especiais agradecimentos aos meus excelentes revisores por suas úteis sugestões. São eles: Alexandria Miller, Northeastern State University; Sarah Murray, Missouri State University; Marci Smith, Brigham Young University; Jay Sutliffe, Chadron State College; e Mary Wilson, Eastern Kentucky University.

Parte I

Fundamentos para o estudo dos alimentos

Capítulo 1
Os alimentos no contexto atual

Capítulo 2
Nutrição e alimentos

Capítulo 3
Segurança alimentar

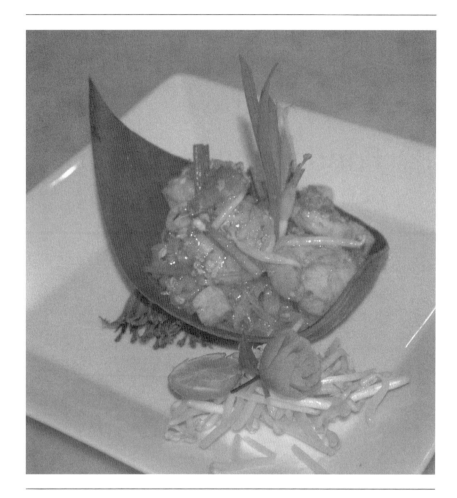

O camarão tailandês arranjado sobre uma pétala da flor de bananeira é um prato saudável e tentador.
Cortesia de Plycon Press.

CAPÍTULO 1

Os alimentos no contexto atual

Introdução, 3
Padrões alimentares, 4
  Estabelecimentos para alimentação, 5
  Escolhas alimentares, 6
Impactos sobre a saúde, 6
Fatores determinantes da palatabilidade, 8
  Aroma, 8
  Sabor, 9
  Cor, 9
  Textura, 9
  Aparência geral e apresentação, 10

Avaliação do alimento, 11
  Avaliação subjetiva (sensorial), 11
  Avaliação objetiva, 12
Oportunidades de carreira para os
  profissionais do setor alimentício, 12
Resumo, 14
Questões de estudo, 14
Bibliografia, 15

Conceitos básicos

1. Os profissionais do setor alimentício combinam o conhecimento dos comportamentos dos alimentos (p. ex., necessidades nutricionais, questões de saúde relacionadas à dieta) com o preparo e a avaliação dos alimentos que atendem às preferências e necessidades do consumidor.
2. O alimento que é bem preparado e apresentado de forma atraente apela para todos os sentidos e contribui significativamente para o prazer da vida.
3. As pessoas possuem grande variedade de escolhas com respeito ao que, onde, quando e quanto comer (p. ex., comida preparada em casa, comida para viagem e estabelecimentos comerciais, variando de *fast-foods* até restaurantes finos).
4. As escolhas alimentares apresentam impacto significativo sobre a saúde das pessoas ao longo do tempo.
5. Os testes subjetivo (sensorial) e objetivo são componentes-chave do desenvolvimento de produtos e da avaliação dos alimentos.
6. Diversos planos de carreira baseados em alimentos estão disponíveis para os estudantes de hoje em dia.

INTRODUÇÃO

Você está comendo para viver ou vivendo para comer? Provavelmente, sua resposta indica que essas duas escolhas desempenham um papel em sua vida. Naturalmente, uma dieta deve ser capaz de beneficiar a saúde, mas um alimento também pode trazer considerável prazer e agregar interesse à vida. A cadeia alimentar global e as maneiras pelas quais esses ingredientes são preparados expandiram muito as opções de cardápio. Nunca antes existiram tantas oportunidades para a criação de cardápios e pratos que aumentam a alegria à mesa.

O estudo a respeito dos alimentos e a ciência subjacente ao seu preparo levarão ao sucesso culinário e prepararão o terreno para uma vida de boa alimentação. Também ampliarão o conhecimento dos ingredientes e produtos, proporcionando uma base sólida para a carreira profissional. Sem dúvida, é um curso acadêmico de ganho mútuo.

O fim último do preparo do alimento é a criação de pratos que agradam às pessoas, e, ao mesmo tempo, fornecem os nutrientes necessários para a boa saúde. Isso pode parecer simples, mas o sucesso resulta da aplicação de princípios científicos aos procedimentos e às técnicas utilizadas na culinária. Os ingredientes de alta qualidade, nas mãos de um *chef* criativo, são o prelúdio para o prazer da refeição (ver Fig. 1.1). O alimento bem preparado satisfaz todos os sentidos e agrega prazer ao dia. Por outro lado, comer poderá parecer maçante ou simplesmente uma questão de sobrevivência se a qualidade do preparo for insatisfatória.

Infelizmente, o alimento poderá até mesmo ameaçar a sobrevivência se microrganismos perigosos estiverem presentes. O alimento deve ser preparado num ambiente higiênico, com atenção cuidadosa aos hábitos de higiene pessoal dos funcionários, à limpeza dos utensílios e das superfícies de trabalho para evitar a **contaminação cruzada**, e ao controle de temperatura. As doenças de origem alimentar (ver Cap. 3) podem ser relacionadas a diversas causas, desde produtos

Contaminação cruzada
Introdução de microrganismos num alimento quando este entra em contato com uma superfície contaminada previamente por outro alimento.

3

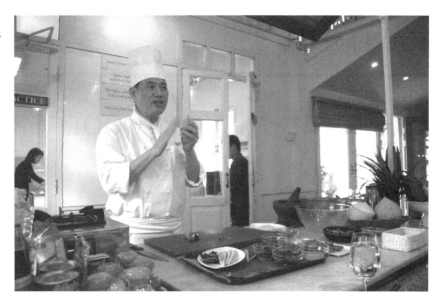

Figura 1.1 Muitas vezes, os *chefs* são uma fonte de ideias para cardápios criativos. Cortesia de Plycon Press.

contaminados no campo até surtos em decorrência de aquecimento e/ou refrigeração inadequados. Todos aqueles que manipulam alimentos precisam ficar atentos à segurança dos alimentos, seja num ambiente comercial ou em casa.

PADRÕES ALIMENTARES

Os profissionais do setor de alimentação precisam estar em sintonia com a maneira escolhida pelas pessoas para se alimentar. Dessa maneira, os alimentos no mercado e nos estabelecimentos comerciais satisfarão expectativas de palatabilidade e segurança. Como os padrões e as preferências mudam, há uma necessidade permanente de examinar e revisar o panorama ligado aos alimentos. Este capítulo destaca diversos aspectos que moldam e modificam aquilo que as pessoas escolhem para comer; mudanças que influenciam de forma significativa o preparo e a seleção dos alimentos.

Os norte-americanos possuem uma grande variedade de escolhas no que diz respeito à sua alimentação (ver Fig. 1.2). Seus padrões são extremamente variados, em quantidade de refeições e lanches, lugares onde comer, e tipos e quantidades de alimentos. Definitivamente, a conformidade não é a regra.

O estilo de vida e a economia exercem forte influência sobre o que e como as pessoas comem. Frequentemente, o ritmo frenético e as exigências de horários impostas pelo trabalho e pela escola limitam as escolhas, levando o indivíduo a comer em qualquer circunstância ou a levar comida de casa. Mesmo os passageiros de companhias aéreas podem precisar comprar uma guloseima para matar a fome enquanto correm de um voo para o outro. A renda ou o orçamento também têm uma influência importante sobre onde e o que as pessoas comem. Muitas pessoas, sobretudo aquelas de renda limitada, restringem cada vez mais a compra de alimentos, afetadas pela rápida elevação dos preços.

Para diversos compradores, os problemas ou preocupações em relação à saúde desempenham um papel importante na seleção dos

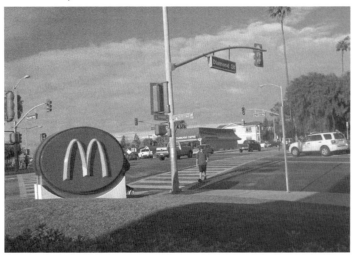

Figura 1.2 McDonald's e Starbucks, estabelecimentos alimentares concorrentes e onipresentes, competem por consumidores e seu dinheiro em esquinas opostas, de frente para uma escola de ensino médio. Cortesia de Plycon Press.

alimentos. Algumas pessoas com restrições alimentares, que sofrem com diabetes, hipertensão ou intolerância à lactose ou ao glúten, são leitoras compulsivas de rótulos, pois precisam buscar produtos adequados. Muitas levam em conta questões como nutrição e segurança alimentar ao comprar sua comida, visando beneficiar a saúde e o bem-estar.

As preferências alimentares individuais também determinam as escolhas, e muitos desses alimentos favoritos refletem os padrões alimentares da família. Também é natural que uma refeição especial para uma pessoa seja um alimento evitado por outra (ver Fig. 1.3). Sem dúvida, as pessoas têm direito aos seus gostos individuais. No entanto, os estudantes que estão se preparando para carreiras baseadas na alimentação devem pensar a respeito disso a partir de uma perspectiva ampla, não simplesmente de um ponto de vista limitado por suas próprias preferências do que, onde e como comer.

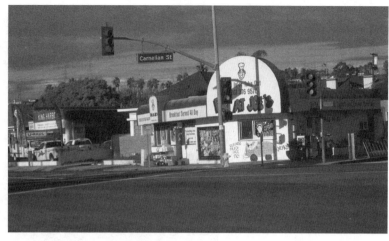

Figura 1.3 Os cafés da manhã que incluem ovos fritos e *bacon* e os almoços que incluem comida caseira tendem a atrair clientes mais orientados pelo gosto do que pela saúde.
Cortesia de Plycon Press.

Estabelecimentos para alimentação

A recente crise econômica aumentou a quantidade de pessoas que comem em casa, sobretudo o café da manhã e o jantar. As refeições em casa proporcionam uma excelente oportunidade para os membros da família combinarem os acontecimentos do dia e se atualizarem a respeito deles. Assim, a conversa pode ser mais fácil do que em um restaurante ruidoso, onde o barulho frequentemente impede que as pessoas sejam ouvidas. A vantagem dessa sociabilidade doméstica pode ser um pouco abalada pelo esforço e tempo necessários para o preparo de uma refeição agradável e saudável, a menos que o ato de cozinhar seja um projeto cooperativo.

Aqueles que preferem comer em casa acabam optando por itens da seção de congelados ou pedem comida para viagem. Alguns fazem uso de alimentos semiprontos no preparo das refeições, especialmente durante a semana. Outros preparam sua própria comida, não só para as refeições familiares, mas também para ocasiões especiais. A oportunidade criativa proporcionada pelo preparo de pratos é vista como um desafio prazeroso por alguns, enquanto outros se dão por satisfeitos comprando pratos prontos. Os resultados em termos de qualidade na alimentação variam muito de uma casa para outra.

Frequentemente, as pessoas precisam comer longe de casa, em diversas situações, até mesmo no carro, dirigindo para o trabalho ou para a faculdade. Nesses casos, suas refeições podem ter sido preparadas em casa ou compradas em estabelecimentos comerciais. As lanchonetes *fast-food* são populares, especialmente entre jovens e famílias com filhos pequenos e renda limitada. A conveniência, o baixo custo, a eficiência e as opções oferecidas à clientela são fatores que contribuíram para o sucesso dessas redes. A concorrência é grande, mas as empresas líderes tiveram êxito em se adaptar aos desejos dos consumidores (p. ex., opções de cardápio com menos carboidratos) ao longo dos anos, e seus aficionados continuam a afluir em busca de lanches e refeições.

Geralmente, as escolas, os hospitais e outros ambientes institucionais possuem cafés ou refeitórios, onde as pessoas comem por opção ou necessidade (ver Fig. 1.4). De lugar para lugar, a qualidade da comida varia muito, de aceitável a excelente. O preço também varia, desde almoços grátis em escolas para estudantes beneficiados por programas governamentais até refeições de 1,5 mil dólares por dia em serviços de *buffet* especiais para clientes ricos dispostos a pagar por refeições *gourmet* preparadas por *chefs* bastante capacitados.

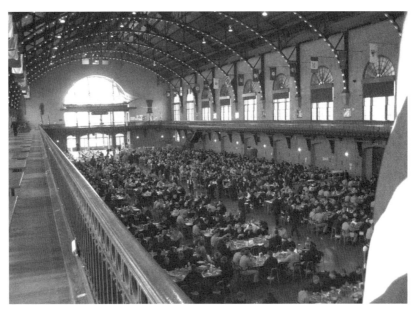

Figura 1.4 Hora do almoço na U.S. Naval Academy, Maryland, EUA.
Cortesia de Plycon Press.

Os restaurantes são os locais escolhidos por muitas pessoas quando comem fora, em vez de um estabelecimento de *fast-food*. Para ocasiões especiais, a escolha pode ser um restaurante de luxo, que ofereça pratos com belas apresentações e serviço atencioso. As famílias que buscam uma refeição simples podem escolher restaurantes mais econômicos e menos formais. As pessoas que procuram aventuras gastronômicas podem optar por um restaurante que lhes proporcione uma experiência incomum, com pratos estrangeiros ou exóticos.

Escolhas alimentares

Para compor sua dieta, as pessoas escolhem alimentos pelos mais diversos motivos. Em geral, aqueles provados na infância continuam a ser os favoritos ao longo da vida. Essas e outras escolhas são influenciadas por fatores como herança étnica, recursos (tempo para preparo e dinheiro), preferências pessoais e saúde. Se as famílias se mesclam, a variedade de alimentos servidos também se amplia.

Atualmente, os ingredientes disponíveis nos supermercados são convites tentadores para novas experiências alimentares. Seja selecionando alimentos congelados, alimentos semiprontos ou produtos frescos, os compradores dispõem de inúmeras oportunidades para optar por novas aventuras gastronômicas ou por seus alimentos favoritos habituais. Produtos de todo o mundo são encontrados em praticamente todos os supermercados norte-americanos. O cozinheiro ousado só tem de decidir o que quer preparar.

As pessoas fazem escolhas com seus garfos ao comer. Rapidamente, as comidas favoritas desaparecem da mesa, mas outros itens podem se tornar restos ou até ser jogados fora. Os pratos impopulares talvez jamais voltem a aparecer na mesa, pois os cozinheiros gostam de preparar itens que gerarão elogios e não críticas.

IMPACTOS SOBRE A SAÚDE

O sobrepeso e a obesidade são uma ameaça crescente, que vêm criando uma crise na saúde pública em decorrência das escolhas alimentares de baixa qualidade e da pouca prática de exercícios físicos. A influência do excesso de peso e da obesidade sobre a saúde é indiscutível; os riscos de ataques cardíacos, derrames e

> ## PERFIL CULTURAL
> ### Sabores do exterior
>
> Nos Estados Unidos, os imigrantes criaram uma maravilhosa oportunidade para todos experimentarem e saborearem pratos especiais de outras culturas. Há muito tempo, os pratos europeus influenciaram as escolhas alimentares, por causa das raízes de inúmeras famílias que chegaram muito tempo antes do século XX. Na região sudoeste, as comidas mexicanas são parte do panorama há séculos. Na segunda metade do século XX, os imigrantes chegaram de países com padrões alimentares muito distintos, que também expandiram os prazeres à mesa de numerosos norte-americanos.
>
> Os restaurantes étnicos podem ser encontrados em todos os centros urbanos dos Estados Unidos. As oportunidades de provar pratos asiáticos se expandiram além dos restaurantes chineses, presentes há muito tempo, incluindo agora restaurantes coreanos, japoneses, vietnamitas, indonésios, cambojanos e tailandeses. As aventuras não param por aí. Sabores indianos, cingaleses (ver Fig. 1.5), do Oriente Médio, etíopes e marroquinos são oferecidos em outros restaurantes. Mesmo restaurantes tibetanos podem ser encontrados durante a busca por aventuras gastronômicas.
>
> Esses pratos e sabores únicos também podem ser saboreados em casa. Atualmente, muitas lojas vendem os temperos, as ervas e os outros ingredientes exóticos necessários para criar pratos autênticos. Independentemente do local, os sabores estrangeiros podem adicionar acentos prazerosos nas aventuras gastronômicas.
>
>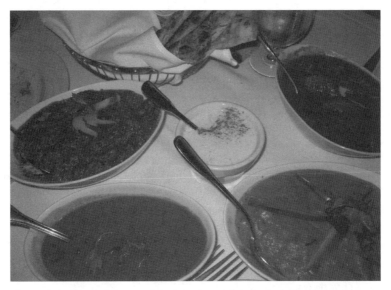
>
> **Figura 1.5** Naan, dal, saag de carne de cordeiro, vindaloo de carne bovina, khorma de carne de cordeiro e raita são pratos muito apreciados nos cardápios indianos.
> Cortesia de Plycon Press.

diabetes crescem acentuadamente. Entre as causas citadas para esse risco à saúde pública incluem-se porções desmesuradas, escolha de alimentos ricos em gordura e refeições rápidas, ricas em calorias e pobres em nutrientes. Os hábitos alimentares ao longo da vida contribuem para a condição física do indivíduo, mas ainda é possível minorar alguns problemas que se desenvolvem ao longo dos anos. Ao se alimentar de modo equilibrado, com refeições de cores variadas e ingredientes frescos, em quantidades que ajudam a alcançar e manter um peso saudável, as pessoas podem assegurar o bem-estar individual. No entanto, a responsabilidade de alcançar e manter um peso saudável é de cada um.

Embora a questão do quanto comer seja pessoal, aqueles que preparam os alimentos podem ajudar, reduzindo a quantidade de gordura utilizada na cozinha, planejando cardápios que dão ênfase a frutas e hortaliças, preparando menos comida

www.fmi.org
– Site do Food Marketing Institute.

8 Parte I ▪ Fundamentos para o estudo dos alimentos

e servindo porções menores. Os cozinheiros criativos podem achar diversas maneiras para ajudar a reduzir as calorias em seus cardápios e oferecer refeições apetitosas, pois sua posição lhes permite promover sutilmente padrões alimentares mais saudáveis para seus clientes e/ou família.

National Organic Program
Legislação norte-americana que define as normas de produção de produtos agrícolas (no mínimo, 95% dos produtos não devem ser tratados com fertilizantes à base de lodo de esgoto ou de petróleo, pesticidas convencionais, radiação ionizante ou bioengenharia) que recebem o rótulo de orgânico.

Organismo geneticamente modificado (OGM)
Plantas (e alimentos) que foram modificadas pela engenharia genética, para acentuar características desejadas.

www.cfsan.fda.gov/~lrd/biotechm.html
– Site de biotecnologia da FDA.

www.cfsan.fda.gov/~lrd/biocon.html
– Alimentos criados por bioengenharia aprovados pela FDA.

VISÃO DA INDÚSTRIA
Alimentos em benefício da saúde

A indústria de alimentos monitora as atitudes, os desejos e as práticas dos consumidores de forma permanente, ajustando suas iniciativas de pesquisa e desenvolvimento para levar novos produtos ao mercado com sucesso. Os consumidores atuais desejam produtos alimentares de preparo fácil e rápido. Priorizam os itens que podem ser preparados em 15 minutos ou menos, com pouco esforço ou pouca necessidade de limpeza. Os produtos alimentares que podem ser aquecidos rapidamente em sua própria embalagem são uma linha que a indústria de alimentos desenvolveu para satisfazer os desejos do consumidor.

Além da ênfase na conveniência e rapidez, os consumidores estão ficando cada vez mais preocupados em consumir alimentos adequados para a saúde. Legumes, frutas e verduras são considerados importantes para beneficiar a saúde, e diversos consumidores têm procurado alimentos rotulados como "orgânicos". Nos Estados Unidos, produtos agrícolas e outros alimentos com o rótulo de "orgânico" devem atender aos critérios para essa designação exigidos pelo **National Organic Program**.

Aparentemente, a preocupação a respeito de pesticidas motivou alguns consumidores a reduzirem gradualmente sua oposição em relação aos **organismos geneticamente modificados** e a apoiarem a engenharia genética, que reduz a necessidade de pesticidas durante a produção da cultura agrícola.

A conscientização referente à possível proteção contra o câncer proporcionada por alguns fitoquímicos (p. ex., diversos carotenoides) aumentou a demanda por alimentos contendo esses componentes. A indústria dos alimentos tem incorporado diversos nutrientes e substâncias com reconhecidos benefícios à saúde em decorrência do maior interesse pelo consumo de alimentos saudáveis.

A preocupação com a incidência da obesidade impulsionou ainda mais o interesse dos consumidores a respeito do papel da comida no benefício à saúde. "*Light*" e "sem gordura" são designações importantes, que podem atrair aqueles que estão tentando perder peso. Os produtos alimentares ricos em proteína são muito populares entre diversas pessoas que estão procurando seguir uma dieta rica em proteína e pobre em carboidrato com o objetivo de perder peso.

FATORES DETERMINANTES DA PALATABILIDADE

Aroma

Aroma
Compostos voláteis percebidos pelos receptores olfativos.

O **aroma** de certos alimentos é evidente mesmo antes de que sejam vistos. Os cheiros que chegam da cozinha insinuam o prazer iminente. Às vezes, as padarias deixam escapar de propósito para a rua o cheiro dos seus fornos para seduzir clientes em potencial. Aspirar o ar pode ser um passatempo delicioso quando se está preparando o pão, grelhando o churrasco ou assando um peru. Por outro lado, o aroma do repolho cozido normalmente gera muito menos entusiasmo. Sem dúvida, os aromas ajudam a definir a palatabilidade de alguns alimentos, positiva ou negativamente.

Sabor

Muitas vezes, os comentários feitos ao redor da mesa a respeito do sabor de um alimento são a razão pela qual ele causa tanta satisfação. No entanto, **sabor** é, na realidade, um termo limitado. Quatro sabores básicos – doce, azedo, salgado, amargo – além do **umami*** (quinto sabor, que também é por vezes classificado simplesmente como "saboroso"), combinam-se para oferecer mensagens sensoriais a respeito do alimento na boca (ver Fig. 1.6).

Cor

As cores de diversos alimentos são visualmente estimulantes e contribuem significativamente para a palatabilidade. As frutas, as verduras e os legumes em geral são coloridos, sobretudo quando servidos crus em saladas e sobremesas. Se os vegetais forem cozidos, deverão ser preparados para otimizar suas cores. Presunto e carne em conserva são escolhas que podem adicionar cor a uma comida; a pele dourada é uma cor atraente quando um peru assado é cortado na mesa. O bom planejamento do cardápio incorpora a cor como uma consideração na seleção de receitas e alimentos específicos.

Textura

A textura (denominada **sensação bucal** pelos profissionais do setor alimentício) pode contribuir muito para o prazer de comer. Um *bacon* tostado, um sorvete

Sabor
Doce, azedo, salgado, amargo e umami: sabores básicos detectados pelas papilas gustativas da língua.

Umami
Qualidade apetitosa que contribui para o sabor de alguns alimentos.

Sensação bucal
O termo que os profissionais do setor alimentício utilizam para descrever as propriedades de textura de um alimento.

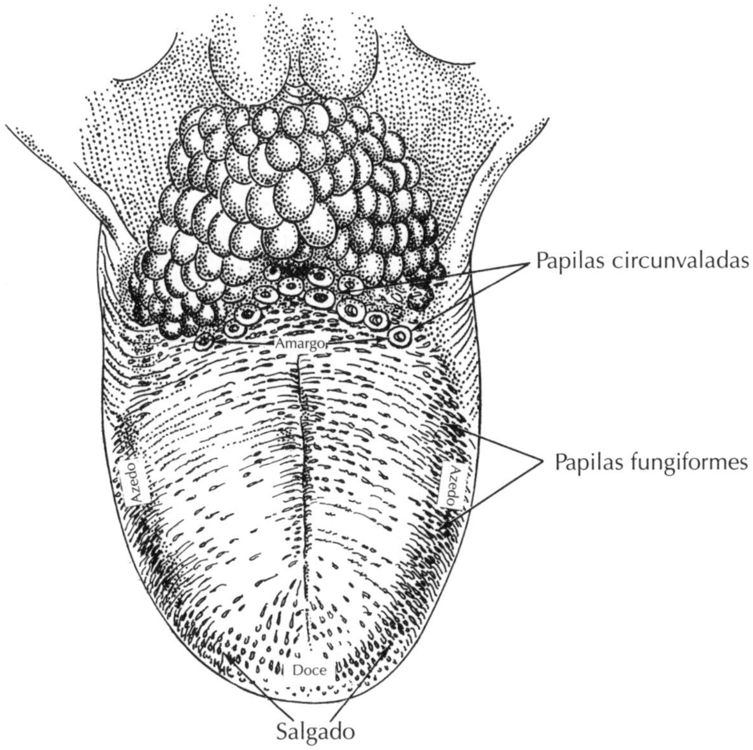

Figura 1.6 Diagrama dos locais de receptores de sabor na língua.
Cortesia de Plycon Press.

---

*   N.R.C.: Derivado do japonês *umami, umai* (gostoso) e *mi* (sabor), esse sabor descreve a sensação provocada pelo glutamato, substância decorrente do aminoácido ácido glutâmico. Foi descrito inicialmente em 1908 pelo pesquisador japonês Kikunae Ikeda e, a princípio, era utilizado na culinária milenar japonesa como tempero e em alimentos industrializados na forma de glutamato monossódico.

Gosto
Combinação de aroma e sabor sentidos no cavo trigeminal.

Cavo trigeminal
Espaço que inclui receptores olfativos, papilas gustativas e a cavidade bucal, onde o gosto é sentido.

www.ffs.com
– Site para mais detalhes a respeito de gosto e fragrância.

NOTA CIENTÍFICA
Anatomia do gosto

O **gosto** é percebido como uma combinação de sabor e aroma. Essa experiência sensorial envolve a mistura das mensagens recebidas pelo cérebro dos receptores olfativos do nariz e das papilas gustativas da boca. Mesmo antes de um pedaço de alimento estar na boca, os receptores olfativos detectam compostos aromáticos nos vapores do alimento, principalmente se estiver bastante quente, para vaporizar alguns compostos voláteis.

Durante a mastigação, a saliva se mistura com os pedaços de comida, para ajudar a distribuí-los sobre toda a superfície das papilas gustativas da língua. Esses sensores, situados em diversas regiões da superfície superior da língua, são capazes de detectar substâncias dissolvidas, como açúcares e sais. O doce é detectado principalmente na ponta; o salgado, nas margens dianteiras; o azedo, nas margens posteriores; e o amargo, na parte de trás da língua.

Enquanto o alimento está na boca e, depois, quando engolido, as substâncias aromáticas continuam a alcançar os receptores olfativos. As mensagens do aroma desses receptores se misturam com aquelas das papilas gustativas da língua no **cavo trigeminal**.

---

aveludado, um biscoito crocante e uma manga suculenta são exemplos de características texturais específicas fornecidas por alimentos distintos. O bom planejamento do cardápio leva em conta a textura e utiliza alimentos que proporcionam contrastes interessantes relativos à sensação bucal. No cardápio, o preparo ideal dos alimentos resulta em pratos com texturas agradáveis.

Aparência geral e apresentação

As pessoas fazem sua avaliação inicial a respeito da qualidade do alimento com base na aparência geral e apresentação de uma comida ou prato. Embora os critérios possam não ser nítidos, todos os fatores (aroma, sabor, cor e textura) discutidos anteriormente contribuem para a percepção da qualidade do alimento. As técnicas utilizadas no preparo dos alimentos determinam a aparência final de uma comida e/ou um prato.

Neste livro, os princípios do preparo dos alimentos que são discutidos proporcionam orientação a respeito da obtenção de produtos alimentares com uma aparência geral agradável e de alta qualidade. O desenvolvimento de um gosto agradável do repolho e de outros vegetais que têm o potencial de indispor as pessoas requer um preparo que minimize cheiros e gostos fortes. A retenção de cores brilhantes das frutas e legumes e do douramento desejável nos produtos assados é fundamental para alcançar a qualidade ideal nesses alimentos. As carnes precisam ser aquecidas até a temperatura interna segura, mas por um período de tempo adequado, de modo que a textura não seja afetada negativamente (p. ex., a carne fica seca e dura).

Apresentação é o termo utilizado para descrever a maneira pela qual a comida é exibida para a pessoa. Uma desinteressante tigela de *vichyssoise* (sopa cremosa com batata e alho-poró) poderá ficar mais atraente se for ornamentada com endro fresco ou cebolinha picada. Frequentemente, os *chefs* de restaurantes caros elaboram apresentações que podem incluir enfeitar o prato com um molho colorido, para realçar a entrada ou a sobremesa. Essas sugestões ilustram a importância de uma bela apresentação para aprimorar a qualidade percebida do alimento.

AVALIAÇÃO DO ALIMENTO

A qualidade do alimento é determinada pelos ingredientes e seu preparo, e os resultados finais precisam ser examinados, para que possíveis mudanças sejam identificadas com o objetivo de criar produtos ainda melhores subsequentemente. A avaliação é um aspecto importante do estudo durante a formação do profissional do setor. Os alimentos podem ser avaliados subjetiva e objetivamente. A **avaliação subjetiva** (ou **sensorial**) é realizada por pessoas que utilizam seus sentidos como instrumentos para avaliar as qualidades de um alimento, tais como aparência, aroma, gosto e sensação bucal. A **avaliação objetiva** é realizada por meio de diversos tipos de aparelhos, que medem diversos aspectos físicos, tais como volume e maciez.

> **Avaliação subjetiva (sensorial)**
> Avaliação por meio dos sentidos.
>
> **Avaliação objetiva**
> Avaliação dos aspectos físicos e químicos por meio de equipamentos de medição dos aspectos específicos de um alimento.

Avaliação subjetiva (sensorial)

A avaliação subjetiva é realizada por meio de um grupo de pessoas que recebem amostras e um cartão de pontuação para a avaliação do produto. Para testes durante a pesquisa e o desenvolvimento do produto, os participantes podem ser treinados em relação ao uso do cartão de pontuação. Ocasionalmente, as empresas de alimentos realizam testes de produtos por meio de grupos de consumidores sem treinamento.

O aroma é avaliado extraindo-se, pelo nariz, os compostos aromáticos voláteis, até o contato com os receptores olfativos. O sabor é percebido movendo-se um pedaço de alimento sobre toda a superfície da língua, para que os compostos dissolvidos encontrem as diversas papilas gustativas, que detectam o doce, o azedo, o salgado, o amargo e o umami. O gosto pode ser julgado mediante inspiração e expiração logo após o ato de engolir um pedaço de alimento ou durante o tempo em que o pedaço é mantido na boca com os lábios bem fechados para que as substâncias voláteis se misturem com as sensações de sabor.

A visão e o tato também são utilizados para avaliações sensoriais. A cor e a textura são características-chave da aparência que podem ser avaliadas pelos participantes. A cor é um aspecto importante do alimento, que os julgadores podem ser solicitados a avaliar, ou pelas diferenças entre amostras ou para indicar uma preferência. A textura pode ser detectada pelo tato ou pela sensação na boca; características que podem ser anotadas no cartão de pontuação por descrições como maciez ou sensação bucal. Se qualidades como crocância ou frescor são importantes num produto, o som também pode ser avaliado.

Nos testes, os participantes podem ser solicitados a analisar produtos que são projetados para serem descritos ou discriminados. Os testes descritivos utilizam participantes treinados para traçar o perfil de gosto ou textura. Ocasionalmente, o teste de laboratório para diferenciações verifica o limite de um julgador para detectar um sabor específico; a capacidade de determinar a diferença pode ser medida por meio de comparação pareada, testes duo-trio, triangular e de ordenação.

Os testes afetivos têm importância especial para que as empresas de alimentos possam desenvolver produtos para o mercado. Os cartões de pontuação são elaborados de forma a determinar preferências e aceitabilidades. Grupos de consumidores podem orientar os pesquisadores por escalas **hedônicas** com respeito ao objetivo de um produto que será aceito e apreciado. A escala facial é um exemplo de cartão de pontuação que se comunica de forma fácil e rápida com os participantes do teste (ver Fig. 1.7).

> **Hedônico**
> Relativo ao grau de prazer.

Avaliador ———————————————————————— Data ————————————
Idade ———————————— Sexo ——— **F** ——— **M** Alimento ————————————————
Instruções: Marque com um X a carinha que mais reflete o que você achou do alimento.

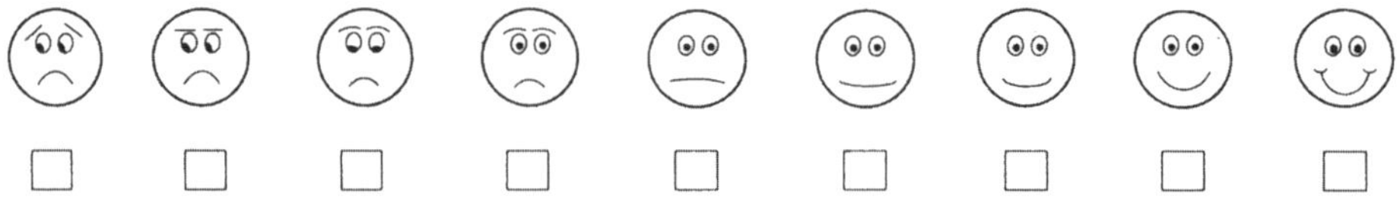

Figura 1.7 A escala facial é conveniente para realizar a avaliação sensorial, determinando o quanto uma amostra de alimento é apreciada.
Cortesia de Plycon Press.

Avaliação objetiva

Em laboratório, os métodos físicos e químicos podem ser utilizados para medir diversos aspectos do alimento. Entre os métodos físicos, incluem-se medições de volume, peso específico, umidade, textura, reologia (fluxo e deformação), cor e estrutura celular. Os testes químicos são utilizados para análise de nutrientes, análise centesimal e medição de pH, concentração de açúcar, salinidade e compostos que incluem aroma e gosto.

Diversos aparelhos e técnicas foram desenvolvidos para utilização no teste objetivo de alimentos. Entre alguns exemplos de aparelhos destinados a testes físicos, destacam-se a lâmina de cisalhamento padrão Warner-Bratzler, para medir a maciez da carne; o penetrômetro (ver Fig. 1.8), para medição da firmeza de gelatinas; e o farinógrafo, para medir o desenvolvimento de glúten em massas e pastas. Os aparelhos de teste químico podem incluir diversos equipamentos, como o medidor de pH, cromatógrafo de líquido em alta pressão, espectrofotômetro de infravermelho e o espectrômetro de massa.

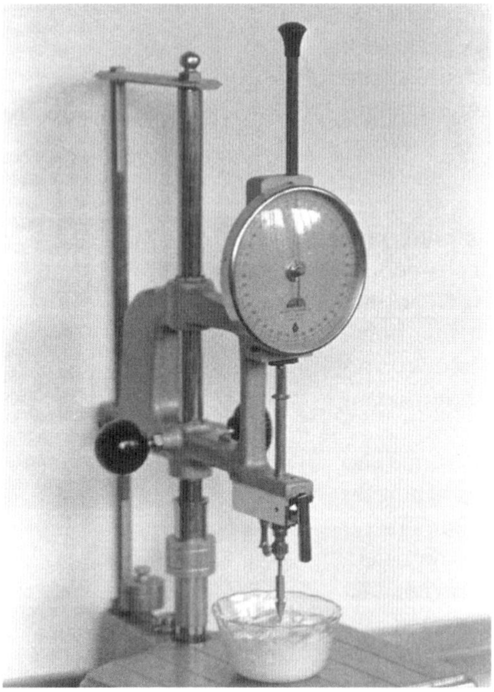

Figura 1.8 O penetrômetro pode ser utilizado para medir a firmeza de gelatinas e outros alimentos de modo objetivo.
Cortesia de Plycon Press.

OPORTUNIDADES DE CARREIRA PARA OS PROFISSIONAIS DO SETOR ALIMENTÍCIO

As discussões anteriores a respeito dos diversos aspectos de onde, por que e o que as pessoas comem, proporcionam o contexto para investigar o campo dos alimentos, seu preparo e sua avaliação mediante métodos sensoriais e objetivos. Previsivelmente, nesse campo, a amplitude e profundidade dos estudos pode preparar especialistas para carreiras desafiadoras e interessantes.

Os profissionais que trabalham com alimentos incluem pessoas atuantes nas mais diversas carreiras. Alguns pesquisadores científicos de alimentos podem realizar suas pesquisas em laboratórios de universidades; outros trabalham em departamentos de pesquisa e desenvolvimento de empresas de alimentos, para criar novos produtos destinados ao mercado consumidor. O controle de qualidade é outra área importante para os pesquisadores científicos em instalações de produção de alimentos. No setor alimentício, algumas pessoas concentram-se em áreas específicas, como aditivos, para desenvolver e comercializar ingredientes para a indústria de alimentos. As normas governamentais a respeito de alimentos e produtos alimentares, em todos os níveis, desde o federal até o municipal, promovem a necessidade de profissionais, tanto na produção como no mercado; esses especialistas em normas podem representar a indústria ou o governo. A formação acadêmica exigida para esses diversos cargos inclui, no mínimo, o grau de bacharel, com especialização em Ciência dos alimentos, Dietética ou outros cursos relacionados a alimentos. Entre as matérias requeridas, incluem-se Química, Física, Microbiologia e Matemática, além de matérias importantes de Ciência dos alimentos.

Dietistas e nutricionistas são profissionais que utilizam os alimentos como base do seu trabalho com os clientes, com foco na melhora da saúde. Entre as oportunidades profissionais, destacam-se área clínica e administrativa (com base em hospitais, postos de saúde e consultórios particulares), especialidades em nutrição (p. ex., esportes, diabetes, controle de peso), pesquisa (com base em universidades e indústrias) e vendas. Para essas carreiras, a formação acadêmica requer grande conhecimento científico em bioquímica, anatomia e fisiologia, visando o entendimento de como os nutrientes dos alimentos atuam no organismo. A química orgânica e a microbiologia fornecem fundamentos importantes para o desenvolvimento do conhecimento a respeito dos alimentos, necessário para a orientação dietética eficaz. Além do curso acadêmico requerido, exige-se a conclusão de um estágio clínico aprovado ou experiência que habilite a realização de um exame de registro profissional para nutricionista. Após aprovação no exame, a pessoa se torna **nutricionista com registro profissional**. Esse título é uma exigência para diversos cargos profissionais em dietética e nutrição. Um diplomado como técnico em nutrição, num curso superior de dois anos, aprovado no respectivo exame de registro profissional, torna-se **técnico em nutrição com registro profissional**. Frequentemente, os técnicos em nutrição trabalham sob a orientação do nutricionista, em hospitais e outros ambientes de assistência médica.

Em geral, as carreiras em serviços alimentares se baseiam na administração de serviços alimentares ou na preparação de alimentos em instituições (p. ex., hospitais, alojamentos estudantis, prisões) e no setor de hospitalidade (p. ex., hotéis, turismo, restaurantes). Alguns cargos combinam responsabilidades administrativas e de preparo de alimentos. Geralmente, em serviços alimentares, os requisitos acadêmicos para cargos profissionais exigem grau de bacharel no campo, com ênfase em cursos de negócios e alimentos.

Embora essas diversas trajetórias profissionais abranjam responsabilidades distintas, os profissionais de qualquer uma dessas carreiras devem ter um amplo conhecimento a respeito de alimentos. Precisam estar familiarizados com o vasto inventário de ingredientes disponíveis hoje em dia, para atender às necessidades de uma população multicultural. As técnicas básicas de preparo são ferramentas fundamentais para os profissionais do setor alimentício da atualidade, de modo que sejam capazes de preparar e avaliar a grande variedade de alimentos que seus clientes desejam comer. O conhecimento das práticas seguras do manuseio de alimentos é essencial para os profissionais que trabalham com alimentos ou que ensinam outras pessoas sobre alimentos.

Os profissionais do setor alimentício que possuem essa ampla base podem ampliá-la, incluindo estudos avançados específicos, exigidos para os cargos que almejam. Embora possam não ser solicitados a preparar alimentos, precisarão de entendimento sólido a respeito de seu preparo, manuseio e avaliação. Quer desenvolvendo novos produtos, ensinando pessoas a como se alimentar em benefício da saúde ideal, elaborando dietas para pacientes ou gerenciando serviços alimentares num ambiente institucional, os profissionais do setor alimentício recorrem ao seu conhecimento a respeito de alimentos e seu preparo para ajudá-los a ter sucesso em seu trabalho. Os donos de restaurantes continuam a trabalhar diretamente com alimentos ao longo de suas carreiras.

---

http://www.ift.org/knowledge-center/learnabout-food-science/become-a-food-scientist/approved-undergrad-programs.aspx
– Diretório dos cursos de ciência dos alimentos aprovados pelo Institute of Food Technologists (IFT).

www.foodproductdesign.com
– Site da publicação do Food Product Design.

www.worldfoodscience.org/
– Site da World of Food Science, publicada em conjunto pelo Institute of Food Technologists e pela International Union of Food Science and Technology (IUFoST).

Nutricionista com registro profissional
Pessoa que foi aprovada no exame de registro profissional após concluir o bacharelado ou o mestrado em cursos de Alimentos e Nutrição e a experiência clínica.

Técnico em nutrição com registro profissional
Diplomado como técnico em nutrição, num curso superior de dois anos, aprovado no respectivo exame de registro profissional.

http://www.eatright.org/students/getstarted/highschool.aspx
– Site da American Dietetic Association que descreve os requisitos para se tornar nutricionista ou técnico em nutrição.

http://www.restaurant.org/careers/education/schools/
– Visão geral de faculdades e universidades com cursos de administração de restaurantes e hospitalidade.

www.culinology.com
– Site da Research Chefs Association.

RESUMO

Atualmente, os norte-americanos seguem diversos padrões alimentares, influenciados pelo estilo de vida e pela renda, e também por preferências alimentares pessoais. Muitas refeições são realizadas em casa, embora possa se tratar de comida para viagem ou de um preparo muito simples durante a semana. Quando as pessoas comem fora de casa, o local muitas vezes é um estabelecimento de *fast-food* ou uma área de alimentação institucional, como um refeitório escolar. Os restaurantes também são populares, sobretudo para refeições de negócios e ocasiões especiais.

As comidas étnicas estão ganhando crescente popularidade à medida que imigrantes de outras partes do mundo trazem consigo suas tradições alimentares. Os restaurantes étnicos e a disponibilidade de ingredientes necessários para o preparo de pratos de outras culturas geraram grande interesse relativo ao consumo de uma maior gama de alimentos. No entanto, alimentos que foram populares durante a infância continuam importantes nos padrões dietéticos dos adultos. Tempo, dinheiro e saúde também influenciam as escolhas alimentares.

O aroma e o sabor são percepções sensoriais que se combinam para produzir gosto durante o consumo do alimento. Os sabores básicos de doce, azedo, salgado e amargo podem ser realçados por meio do umami, a qualidade de saboroso. Diversos compostos voláteis contribuem para o aroma e, em última análise, para os gostos dos distintos alimentos. A cor também é parte fundamental do seu apelo visual. A textura (sensação bucal) contribui para as qualidades sensoriais dos alimentos consumidos. A aparência geral e a apresentação contribuem para a palatabilidade e qualidade do seu preparo.

Os profissionais do setor alimentício precisam de conhecimento básico a respeito de segurança alimentar e preparo como base para suas futuras carreiras, quer como pesquisadores científicos de alimentos, nutricionistas ou *chefs*.

QUESTÕES DE ESTUDO

1. Durante uma semana, mantenha um registro de onde você faz cada refeição e lanche. Resuma (a) quantas refeições e lanches você faz por dia, e (b) onde você os consome. Compare os dias do fim de semana com os dias de semana. Como você descreveria seu padrão alimentar?

2. Compare seu padrão alimentar com o padrão de alguém da sua classe. Quais são as diferenças? Por que os padrões diferem?

3. Visite um supermercado para responder às seguintes perguntas:
   a. Que ingredientes étnicos estão disponíveis?
   b. Que comidas finas estão expostas?
   c. Identifique, no mínimo, três produtos distintos com batata. Compare o preço e o tempo de preparo necessário para cada um deles.
   d. Registre os rótulos de ingredientes de quatro pacotes distintos de cereais. Compare os nutrientes e as quantidades adicionadas de cada um.

4. Avalie os restaurantes étnicos da sua comunidade. Em geral, os clientes pertencem àquela etnia? Outras pessoas comem neles? Que alimentos você provou de cada um dos grupos étnicos da sua comunidade?

5. Quais são seus cinco alimentos favoritos? Explique por que cada um é favorito. Descreva como cada um deles é preparado.

BIBLIOGRAFIA

Berry, D. 2010. Heat-and-eat meals go gourmet. *Food Product Design* 20(10): 32.

Bren, L. 2003. Genetic engineering: The future of foods? *FDA Consumer* 37(6): 28–34.

Bugusu, B. 2009. Nanoscale science creates novel food systems. *Food Technol.* 63(9): 36.

Bugusu, B. 2010. Exploring food nanomaterials. *Food Technol.* 64(10): 44.

Camp, D. B., et al. 2010. Paradox of organic ingredients. *Food Technol.* 64(11): 20.

Decker, K. J. 2011. Healthier fried foods. *Food Product Design* 21(1): 42.

Demeritt, L. 2010. Consumer trends in wellness 2010. *Food Product Design* 20(10): 84.

Duxbury, D. 2005. Sensory evaluation provides value. *Food Technol.* 59(5): 68.

Foster, R. J. 2005. pHood phenomena. *Food Product Design* 14(11): 61.

Gerdes, S. 2004. Perusing the food-color palette. *Food Product Design* 14(9): 94.

Getz, J. G., et al. 2010. Nutrigenomics and public health. *Food Technol.* 64(2): 28.

Griffiths, J. C. 2005. Coloring foods and beverages. *Food Technol.* 59(5): 38.

Hon, G. 2009. Harmonizing sweetness and taste. *Food Technol.* 63(12): 20.

Katz, P. H. 2004. Designing better weight-control bars. *Food Product Design. Functional Foods Annual.* Sept.: 45.

Klahorst, S. J. 2004. Nutrigenomics: Window to the future of functional foods. *Food Product Design. Functional Foods Annual.* Sept.: 5.

Kuesten, C. 2004. Designing for demographics. *Food Product Design* 14(4): 30.

Kuntz, L. A. 2010. Natural colors for beverages: A rainbow of possibilities. *Food Product Design* 20(11): 36.

Land, D. 2010. Optimizing bioactive ingredients. *Food Technol.* 64(10): 50.

Leake, L. 2006. Electronic noses and tongues. *Food Technol.* 60(6): 96.

Luff, S. 2005. Organic identity preservation. *Food Product Design* 15(7): 107.

Marcus, J. B. 2005. Culinary applications of umami. *Food Technol.* 59(5): 24.

Massengale, R. D. 2010. Biotechnology: Going beyond GMOs. *Food Technol.* 64(10): 30.

Newsome, R. 2010. Feeding the future. *Food Technol.* 64(7): 49.

O'Hagan, P. 2004. New technologies: Why measure particle size? *Food Product Design* 14(11): 120.

Pszczola, D. E. 2010. 2010: Beginning a new decade of the ingredient odyssey. *Food Technol.* 64(9): 56.

Remig, V., et al. 2010. *Trans* fats in America: Review of their use, consumption health implications, and regulation. *J. Am. Dietet. Assoc.* 110(4): 585.

Rodriguez, N. C. 2005. Communicating sensory information to R & D. *Food Product Design* 14(11): 86.

Rudolph, M. J. 2003. Nutraceutical food ingredients: Function for the future. *Food Product Design FFA.* Nov.: 5–13.

Sloan, E. A. 2010. Giving consumers what they want. *Food Technol.* 64(9): 52.

Stouffer's. 1999. *Consumer Attitudes on Meal Preparation and Packaged Meals.* Stouffer's. Solon, OH.

Tseng, M., and R. F. DeVellis. 2001. Fundamental dietary patterns and their correlates among U.S. whites. *J. Am. Dietet. Assoc.* 101(8): 929.

Wiecha, J. M., et al. 2001. Differences in dietary patterns of Vietnamese, White, African-American, and Hispanic adolescents. Worcester, MA. *J. Am. Dietet. Assoc.* 101(2): 248.

Zoumas-Morse, C. D., et al. 2001. Children's patterns of macronutrient intake and associations with restaurant and home eating. *J. Am. Dietet. Assoc.* 101(8): 923.

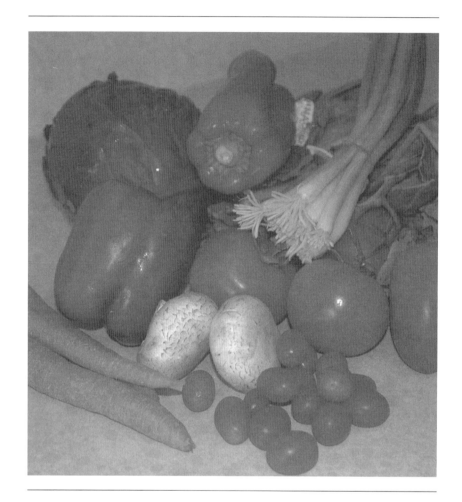

As hortaliças são importantes fontes de vitaminas, minerais e antioxidantes.
Cortesia de Plycon Press.

CAPÍTULO 2

Nutrição e alimentos

Nutrição, a principal finalidade dos
 alimentos, 17
 Carboidratos, 18
 Lipídios, 18
 Proteínas, 19
 Minerais, 20
 Vitaminas, 20
 Ingestão dietética de referência (DRI), 22
Como obter uma boa nutrição, 23
 Diretrizes alimentares para os norte-
 -americanos (*Dietary Guidelines for
 Americans, 2010*), 23

MyPlate, 25
Como escolher alimentos para uma
 boa nutrição, 25
Como reter os nutrientes dos
 alimentos, 30
Resumo, 31
Questões de estudo, 32
Bibliografia, 32

Conceitos básicos

1. Os alimentos podem fornecer todos os nutrientes (carboidratos, lipídios, proteínas, vitaminas e minerais) necessários para a boa saúde.
2. Os carboidratos, as gorduras e as proteínas são os nutrientes responsáveis pela energia, enquanto as vitaminas e os minerais desempenham diversas funções singulares (p. ex., a vitamina D e o cálcio são essenciais para o crescimento ósseo e a manutenção óssea).
3. As recomendações alimentares referentes à boa saúde incluem os valores de ingestão dietética de referência (DRI – *Dietary Reference Intakes*), sistema elaborado por profissionais da área para uso na avaliação da adequação alimentar; das *Dietary Guidelines for Americans, 2010*; e do MyPlate, ferramenta de educação nutricional criada para ajudar o público a saber o que comer a favor da boa saúde.
4. A boa nutrição pode ser promovida mediante a compra de variedade e quantidade adequada de alimentos, bem como o preparo apetitoso e nutritivo.

Macronutrientes
Nutrientes necessários em grandes quantidades: carboidratos, lipídios (gorduras) e proteínas.

Caloria
Unidade de energia fornecida em um alimento. Uma caloria (também denominada quilocaloria) é a quantidade de energia térmica necessária para elevar a temperatura de 1 kg de água em 1°C, no nível do mar.

Densidade nutricional
A quantidade de nutrientes em relação às calorias em um alimento; alta densidade de nutrientes significa que um alimento é rico em nutrientes, em comparação com seu conteúdo calórico.

NUTRIÇÃO, A PRINCIPAL FINALIDADE DOS ALIMENTOS

Os alimentos trazem tanto os prazeres gastronômicos para a mente como os nutrientes para o corpo. Os méritos nutricionais de diversos alimentos e as implicações que as técnicas de preparo possuem sobre o valor nutritivo são descritos ao longo deste livro, pois a finalidade dos alimentos é proporcionar nutrição. O conhecimento das funções essenciais dos nutrientes nos alimentos dá motivação para o preparo de alimentos saudáveis e agradáveis.

Todos precisam de energia para trabalhar, mesmo para manter a própria vida; as crianças também devem ter energia para o crescimento dinâmico. Essa energia é proporcionada pelos **macronutrientes**: carboidratos, lipídios (gorduras) e proteínas. Os carboidratos e as proteínas fornecem 4 **calorias** por grama, menos da metade da energia, de 9 calorias por grama, disponível nos lipídios. Embora seja verdade que todos precisam de energia para viver, uma das facetas mais desafiadoras e frustrantes dos alimentos para muitas pessoas é comer a quantidade apropriada para obter o montante correto de energia.

O excesso de calorias (ou quilocalorias) fornece mais energia do que a utilizada pelo corpo, e o excedente é convertido em gordura e armazenado. Atualmente, o sobrepeso e a obesidade são tão predominantes nos Estados Unidos que são considerados uma epidemia, que está suscitando preocupações importantes em relação à saúde pública. A tendência é que muitos norte-americanos façam escolhas alimentares não saudáveis, comendo muito e escolhendo diversos alimentos com baixa **densidade nutricional**.

Inúmeras pessoas seguem padrões alimentares que resultam em pesos corporais que estão dentro da faixa considerada saudável. Por outro lado, comer muito pouco resultará em pessoas muito magras. A quantidade de calorias ingeridas com regularidade, diariamente, pode ser controlada de maneira apropriada em relação às necessidades de energia, mediante escolhas alimentares sensatas e também por meio do uso de princípios saudáveis de preparo de alimentos.

Frequentemente, a preocupação com a dieta e o controle do peso tende a ofuscar o fato de que outros nutrientes são fundamentais para uma grande variedade de reações químicas específicas e outras funções importantes. Por exemplo, alguns minerais são necessários para formar a estrutura corporal, enquanto certos minerais e vitaminas são fundamentais para catalisar incontáveis reações químicas e para sintetizar compostos vitais.

Carboidratos

Os carboidratos (p. ex., açúcares, amido, fibra) são fontes primárias de energia, compreendendo parte significativa da dieta (Fig. 2.1). O gosto doce das sacaroses e de outros açúcares adiciona atrativos a inúmeros alimentos. Na verdade, nos Estados Unidos, parte do problema de obesidade se relaciona com o alto consumo de doces, bebidas adoçadas e sobremesas. Esses alimentos parecem representar um canto de sereia para muitas pessoas, tentando-as a se deliciar além das suas necessidades físicas.

Não só os carboidratos são valorizados pelo conteúdo energético, mas certos polissacarídeos também são importantes como **fibra** ou no volume da dieta. A celulose, as substâncias pécticas e diversas gomas de vegetais são polissacarídeos. No entanto, esses carboidratos não são digeridos e absorvidos no intestino delgado, como é o caso dos açúcares e do amido. Ao contrário, esses carboidratos específicos atuam como irritantes do trato gastrintestinal e ajudam a manter o bolo alimentar se movendo através do organismo. Embora a celulose e os outros polissacarídeos com fibra não sejam incorporados no organismo, para atuar como fontes de energia, eles, no entanto, são componentes dietéticos importantes para a boa saúde.

Os carboidratos consideravelmente maiores que os dissacarídeos são comuns em alguns alimentos e também são boas fontes de energia. Esses compostos, denominados polissacarídeos por causa do seu tamanho, incluem amido e dextrinas. O amido é a substância em que os vegetais armazenam energia. O corpo humano pode digerir o amido de batatas e outros alimentos, decompondo-o em componentes cada vez menores, até que o monossacarídeo glicose seja produzido e absorvido para uso do organismo. As dextrinas são bastante semelhantes ao amido, mas são moléculas um tanto menores.

Lipídios

Os lipídios são substâncias gordurosas, que são fonte concentrada de calorias (9 kcal/g, em comparação com 4 kcal/g dos carboidratos). Além de serem fontes de energia, contêm vitaminas lipossolúveis (vitaminas A, D, E e K) e fornecem o ácido graxo essencial, o ácido linoleico e os ácidos graxos ômega-3 (Fig. 2.2). As

Fibras
Componentes do alimento não digeridos nem absorvidos; celulose, substâncias pécticas e gomas são carboidratos de vegetais que contribuem para o conteúdo de fibra da dieta.

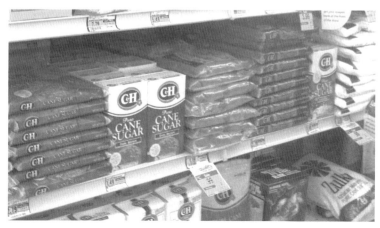

Figura 2.1 Os açúcares são carboidratos tentadores por causa do seu sabor doce.
Cortesia de Plycon Press.

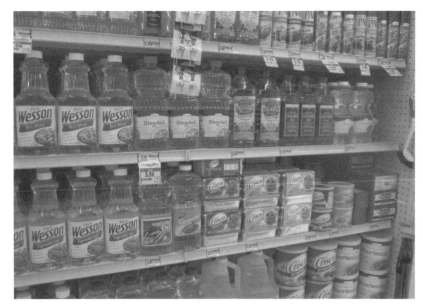

Figura 2.2 Os óleos e as gorduras vegetais são fontes concentradas de lipídios.
Cortesia de Plycon Press.

gorduras não só melhoram o sabor dos alimentos, mas também adicionam a sensação de saciedade após a refeição, pois levam mais tempo para serem digeridas.

Proteínas

As proteínas são essencialmente constituídas por aminoácidos, que são necessários para sintetizar diversos componentes importantes do organismo. O tecido muscular, o tecido conjuntivo, o sangue, os anticorpos e diversas outras substâncias contêm proteínas, cada uma das quais é constituída para atender requisitos físicos específicos. Não é possível ingerir as proteínas específicas para uma função particular. Em vez disso, as moléculas das proteínas em carnes e outros alimentos com proteínas (Fig. 2.3) são digeridas, e os aminoácidos individuais são liberados no intestino delgado e absorvidos. Curiosamente, o organismo pode utilizar esses aminoácidos individuais para sintetizar as proteínas necessárias.

Mais de vinte aminoácidos são necessários para produzir as diversas proteínas requeridas pelo organismo. Cada um desses aminoácidos possui uma estrutura

http://www.umm.edu/altmed/articles/omega-3-000316.htm – Discussão a respeito dos ácidos graxos ômega-3 e a dieta mediterrânea.

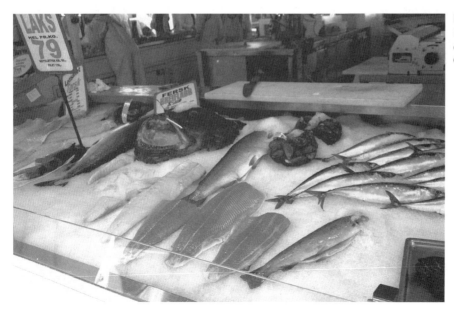

Figura 2.3 Os peixes são fontes importantes de proteína e também de ácidos graxos ômega-3.
Cortesia de Plycon Press.

20 Parte I ▪ Fundamentos para o estudo dos alimentos

Aminoácidos essenciais
Aminoácidos que devem ser consumidos na dieta para manter a saúde e promover o crescimento; incapazes de serem sintetizados pelo organismo.

ligeiramente distinta, mas nitrogênio (em combinação com hidrogênio como uma amina), carbono, hidrogênio e oxigênio (formando um ácido) são encontrados em todos os aminoácidos. Para produzir as proteínas no organismo, diversos aminoácidos individuais devem ser combinados na sequência correta para um produto específico.

Alguns dos aminoácidos necessários podem ser produzidos pelo organismo, motivo pelo qual são denominados *aminoácidos não essenciais*. Outros devem estar disponíveis nos alimentos consumidos, pois o organismo precisa deles, mas não é capaz de produzi-los. Esses são os **aminoácidos essenciais**. Há nove aminoácidos essenciais, que devem ser consumidos em quantidades adequadas para que a pessoa se alimente de maneira apropriada e mantenha boa saúde. Para assegurar a obtenção de uma ingestão adequada desses aminoácidos, a dieta deve incluir alimentos de origem animal (carne, ave, peixe, leite, ovos) e/ou vegetal (leguminosas, cereais, oleaginosas). Se nenhum alimento de origem animal for consumido, ao menos dois alimentos de origem vegetal deverão ser incluídos na mesma refeição, para proporcionar uma mistura adequada de aminoácidos complementares. A Tabela 2.1 apresenta o balanço recomendado de calorias de carboidrato, proteína e gordura para pessoas de distintas faixas etárias.

Minerais

Minerais
Elementos naturais dos alimentos que se transformarão em cinzas se um alimento for queimado; muitos são nutrientes essenciais.

O alimento contém diversos outros componentes além dos nutrientes que produzem energia. Embora estejam presentes em quantidades muito menores do que os nutrientes produtores de energia, os **minerais** estão espalhados em toda a cadeia alimentar, em quantidades suficientes para atender às necessidades físicas se uma grande variedade de alimentos for consumida. Na realidade, existem inúmeros minerais distintos. Aqueles encontrados em maiores quantidades – cálcio, fósforo, potássio, enxofre, sódio, cloreto e magnésio – são denominados *macrominerais*. Entre os minerais micronutrientes, incluem-se ferro, zinco, manganês, selênio, cobre e iodo, e também alguns outros minerais em quantidades insignificantes. Os diversos minerais desempenham funções distintas no organismo, mas não produzem energia (Tab. 2.2). Por causa das diversas funções e da grande variedade de alimentos que fornecem fontes significativas desses minerais, é fundamental consumir uma dieta variada.

Vitaminas

Vitaminas
Compostos orgânicos necessários em quantidades muito pequenas pelo organismo e que devem ser incluídos na dieta para manter a saúde e promover o crescimento.

Se alguma vez o público considerou um grupo de nutrientes como magia pura, sem dúvida as **vitaminas** constituíram esse grupo. Muitas pessoas acham que engolir uma pílula de vitamina solucionará todos os seus problemas nutricionais. Certamente as vitaminas são fundamentais para a vida, mas representam apenas uma parte dos nutrientes que as pessoas devem consumir a fim de se alimentar, e não fornecem calorias.

Com base em sua solubilidade, as vitaminas A, D, E e K são classificadas como lipossolúveis (solúveis em gordura), enquanto as vitaminas B e C (ácido ascórbico)

Tabela 2.1 Macronutrientes recomendados – Proporções por faixa etária

	Carboidrato (%)	Proteína (%)	Gordura (%)
Crianças pequenas (1 a 3 anos)	45-65	5-20	30-40
Crianças mais velhas e adolescentes (4 a 18 anos)	45-65	10-30	25-35
Adultos (acima de 19 anos)	45-65	10-35	20-35

Fonte: Departamento de Agricultura dos Estados Unidos.

Tabela 2.2 Visão geral das funções e das fontes de minerais necessários aos seres humanos

Mineral	Funções	Fontes alimentares selecionadas
Cálcio	Favorece a estrutura e a manutenção ósseas, a estrutura dos dentes, a coagulação sanguínea, a contração muscular	Leite e produtos lácteos, incluindo queijo; brócolis, verduras frescas
Cloreto	Forma ácido clorídrico no estômago; equilíbrio dos fluidos, equilíbrio acidobásico	Sal, carnes, leite, queijo, ovos
Cromo	Favorece a absorção de glicose pelas células	Frutas, hortaliças, cereais integrais
Cobalto	Componente da vitamina B_{12}	Carnes, vísceras
Cobre	Catalisa a formação da hemoglobina, forma tecido conjuntivo, libera energia	Carnes, cereais, oleaginosas, leguminosas, fígado, frutos do mar
Fluoreto	Fortalece os ossos e os dentes	Água com flúor
Iodo	Forma tiroxina para regular o metabolismo basal	Sal iodado, peixe de água salgada
Ferro	Forma hemoglobina e citocromo para o transporte de oxigênio e a liberação de energia, respectivamente	Carnes, vísceras, frutas secas, cereais integrais e enriquecidos
Magnésio	Favorece reações de energia (formação de ATP), manutenção óssea; conduz impulsos nervosos	Leite, vegetais verdes, oleaginosas, pães, cereais
Manganês	Desenvolve ossos; metabolismo de aminoácidos	Cereais, leguminosas
Molibdênio	Reações de oxidação	Leguminosas, carnes
Fósforo	Favorece formação óssea e dentária, manutenção óssea; componente de DNA, RNA, ADP, ATP e TPP para reações metabólicas	Carnes, ave, peixe, leite, queijo, leguminosas, oleaginosas
Potássio	Mantém a pressão osmótica e o equilíbrio acidobásico; transmite impulsos nervosos	Laranjas, frutas secas, bananas, carnes, café, manteiga de amendoim
Sódio	Mantém a pressão osmótica e o equilíbrio acidobásico; relaxa os músculos	Sal, carnes curadas, leite, azeitonas, batatas *chips*, biscoito de água e sal
Enxofre	Um componente da tiamina; parte das proteínas estruturais dos cabelos, das unhas e da pele	Carnes, leite, queijo, ovos, leguminosas, oleaginosas
Zinco	Favorece o metabolismo de proteínas; transferência de dióxido de carbono	Cereais integrais, carnes, ovos, leguminosas

Observação: ATP = trifosfato de adenosina; DNA = ácido desoxirribonucleico; RNA = ácido ribonucleico; ADP = difosfato de adenosina; TPP = tiamina pirofosfato.

são hidrossolúveis (solúveis em água). Entre as vitaminas B, incluem-se a vitamina B_1 (tiamina), a vitamina B_2 (riboflavina), a vitamina B_3 (niacina), o ácido pantotênico, a folacina (ácido fólico), a vitamina B_6 (piridoxina), a vitamina B_{12} (cobalamina) e a biotina.

Embora as vitaminas sejam necessárias diariamente apenas em quantidades contendo miligramas ou mesmo microgramas, devemos prestar atenção na seleção de alimentos que contêm essas importantes substâncias e no preparo cuidadoso desses alimentos para a preservação do conteúdo vitamínico. Ao contrário dos minerais, que tendem a se conservar firmemente no interior dos alimentos, as vitaminas podem ser extraídas no meio de cozimento ou podem sofrer alterações químicas durante o preparo, resultando em valor nutritivo reduzido do alimento quando realmente consumido. Ao longo deste livro, são realizados comentários a respeito do conteúdo vitamínico dos alimentos e das maneiras de conservar níveis ideais compatíveis com o preparo de produtos alimentares de alta qualidade.

22 Parte I ■ Fundamentos para o estudo dos alimentos

As diversas vitaminas desempenham uma grande variedade de funções no interior do corpo humano. A menos que quantidades adequadas de vitaminas individuais sejam fornecidas na dieta, condições de deficiência se desenvolverão. A Tabela 2.3 apresenta as funções, as fontes alimentares e as condições de deficiência em relação a diversas vitaminas.

Ingestão dietética de referência (DRI)

O completo entendimento da nutrição e do uso dos nutrientes pelo organismo ainda não foi alcançado, mas muita coisa já se conhece para ajudar na orientação das pessoas em sua busca por boa saúde mediante uma seleção alimentar sensata. Para auxiliar os nutricionistas e outros profissionais da área de saúde, que traba-

Tabela 2.3 Vitaminas, suas funções, fontes e condições de deficiência

Vitamina	Funções	Fontes alimentares selecionadas	Condição de deficiência
Lipossolúvel			
Vitamina A	Desenvolvimento de visão noturna, crescimento, saúde dos olhos e da pele, resistência a infecções bacterianas	Fígado, gema de ovo, leite, batata-doce, cenoura, verduras	Cegueira noturna, xeroftalmia, manchas de Bitot, crescimento insatisfatório
Vitamina D	Ajuda na absorção de cálcio e fósforo	Leite enriquecido com vitamina D, ovos, queijo	Raquitismo, osteomalacia
Vitamina E	Economia de vitaminas A e C (impede oxidação)	Óleos vegetais, verduras	
Vitamina K	Formação de protrombina e proconvertina para coagulação sanguínea	Verduras, fígado, gema de ovo	Hemorragia
Hidrossolúvel			
Tiamina	Liberação de energia (em TPP); forma ribose para síntese de DNA e RNA	Carnes, cereais integrais e enriquecidos	Beribéri
Riboflavina	Liberação de energia (em FMN e FAD); converte triptofano em niacina	Leite, vegetais verdes, peixe, carne	Arriboflavinose
Niacina	Liberação de energia (como parte de NAD e NADP), síntese de ácido graxo	Carne, ave, peixe, manteiga de amendoim, cereais	Pelagra
Ácido pantotênico	Parte da coenzima A (para metabolizar ácidos graxos); forma hemoglobina e esteroides	Cereais integrais, vísceras	Fadiga, ausência de anticorpos
Folacina	Transfere unidades de carbono, fabrica aminoácidos e outros compostos	Verduras frescas, cogumelos, hortaliças, frutas	Anemia macrocítica
Vitamina B_6	Promove a transaminação e a desaminação dos aminoácidos, converte triptofano em niacina	Carnes, cereais integrais, favas, batatas	
Vitamina B_{12}	Ajuda na maturação das hemácias; energia para o sistema nervoso central; converte folacina em forma ativa	Alimentos de origem animal	Anemia perniciosa
Biotina	Libera energia, promove a desaminação dos aminoácidos	Gema de ovo, leite, cereais, oleaginosas	
Vitamina C	Forma tecido conjuntivo, absorve cálcio, fortalece os vasos capilares	Frutas cítricas, frutas tropicais, tomate, repolho	Escorbuto

Observação: TPP = tiamina pirofosfato; DNA = ácido desoxirribonucleico; RNA = ácido ribonucleico; FMN = flavina mononucleotídeo; FAD = flavina adenina dinucleotídeo; NAD = nicotinamida adenina dinucleotídeo; NADP = fosfato de NAD.

lham com grupos para o planejamento eficaz da boa nutrição, o Food and Nutrition Board (Conselho de Alimentação e Nutrição), do Institute of Medicine (Instituto de Medicina), da National Academy of Sciences (Academia Norte-americana de Ciências), desenvolveu a **ingestão dietética de referência** (*Dietary Reference Intakes*), com frequência designado simplesmente por DRI, referente a macronutrientes, vitaminas, elementos (minerais) e energia. A cada cinco anos, aproximadamente, os valores dos DRI são revisados pelo Food and Nutrition Board, e ajustes são realizados em relação às descobertas das pesquisas mais recentes acerca dos diversos nutrientes.

COMO OBTER UMA BOA NUTRIÇÃO

Diretrizes alimentares para os norte-americanos (*Dietary Guidelines for Americans, 2010*)

A cada cinco anos, o Departamento de Saúde e Serviços Humanos dos Estados Unidos (USDHHS) e o Departamento de Agricultura dos Estados Unidos (USDA) publicam as *Dietary Guidelines for Americans* (Diretrizes alimentares para os norte-americanos), que apresentam recomendações para uma alimentação saudável com base na pesquisa atual em nutrição.

A edição mais recente – *Dietary Guidelines for Americans, 2010* – identificou dois objetivos principais de importância para o uso da nutrição como meio de se alcançar boa saúde para toda a vida.

Esses objetivos são:

- Manter o equilíbrio calórico ao longo do tempo para alcançar e manter um peso saudável.
- Enfocar o consumo de alimentos e bebidas ricos em nutrientes.

Para cada um desses objetivos, há recomendações para alcançá-los. As escolhas alimentares, a segurança alimentar e as atividades físicas são destacadas como áreas para planejamento e modificação do comportamento, algo necessário para se obter uma saúde ideal mediante a boa nutrição ao longo de todas as etapas da vida.

Escolhas alimentares. São mencionadas a seguir as diretrizes para escolha de alimentos ricos em nutrientes, para o provimento dos nutrientes necessários dentro do nível calórico que conduz a um peso saudável e a sua manutenção:

- Aumente o consumo de frutas, legumes e verduras, enfocando uma variedade de hortaliças, sobretudo as vermelhas e as laranjas, feijões e ervilhas.
- Ao menos metade das escolhas de grãos deve ser de grãos integrais.
- Escolha leite e produtos lácteos desnatados ou semidesnatados (3 copos, ou equivalente, por dia).
- Varie as escolhas de proteínas e priorize frutos do mar (225 g por semana), ave e soja dentro das quantidades recomendadas.
- Mantenha baixo o consumo de gordura, reduzindo a ingestão de gorduras sólidas (< 10% de calorias) e as gorduras *trans*, substituindo-as por óleos, se possível.
- Escolha alimentos que são boas fontes de potássio, fibra alimentar, cálcio e vitamina D, e procure limitar o consumo de sódio (de < 1,5 mg até 2,3 mg, dependendo da faixa etária) e colesterol (< 300 mg por dia).
- Se consumido (e apenas por adultos com idade legal para beber), limite o consumo de álcool a uma dose para mulher e a duas doses para homem.
- Limite o consumo de bebidas de frutas e de alimentos e bebidas adoçados com açúcar.

Ingestão dietética de referência (DRI)
Ingestão de nutrientes recomendada para a maioria das pessoas saudáveis, em base diária, para manter os organismos saudáveis.

http://fnic.nal.usda.gov/nal_display/index.php?info_center=4&tax_level=3&tax_subject=256&topic_id=1342&level3_id=5140
– Site norte-americano para as tabelas de DRI.

Dietary Guidelines for Americans, 2010
Recomendações alimentares do USDHHS e USDA, 2010.

http://www.cnpp.usda.gov/Publications/DietaryGuidelines/2010/PolicyDoc/TOC.pdf
– Livreto de diretrizes alimentares (2010).

- Lembre-se de que os alimentos de origem animal malcozidos e os produtos lácteos e sucos não pasteurizados representam alto risco relativo à ocorrência de doenças transmitidas por alimentos, e devem ser evitados.

Recomendações específicas para grupos especiais são identificadas.

1. As mulheres capazes de engravidar devem escolher alimentos com ferro heme (carnes vermelhas), e também outros alimentos ricos em ferro. Além disso, devem incluir fontes ricas de vitamina C e folato (400 μg, a partir de alimentos enriquecidos ou suplementos).
2. As mulheres grávidas ou lactantes devem consumir de 225 a 340 gramas de frutos do mar, por semana, mas limitar a ingestão de atum-branco (albacora) a 170 gramas por semana, evitando tubarão, *malacanthidae*, espadarte e cavala. As mulheres grávidas devem consumir um suplemento de ferro se recomendado por um profissional da área de saúde.
3. As pessoas com 50 anos ou mais devem selecionar fontes alimentares enriquecidas com vitamina B_{12} ou consumir um suplemento.

Segurança alimentar. A segurança alimentar é uma área de importância ao se considerar o alimento e sua função na saúde. Os princípios básicos identificados nas *Dietary Guidelines* são: (1) limpeza, (2) divisão, (3) cozimento e (4) resfriamento. Essas questões são discutidas em detalhes no Capítulo 3. Neste momento, é conveniente assinalar que esses princípios básicos estão incluídos nas diretrizes.

Atividade física. As recomendações referentes a atividades físicas são diferentes para pessoas de distintas idades. Abaixo de 6 anos, sugere-se atividades diversas vezes ao dia. De 6 anos até a adolescência, as crianças devem incluir 60 minutos diários de atividade física, embora isso possa ocorrer de modo descontínuo durante o dia. As diretrizes recomendam que os adultos dediquem ao menos duas horas e meia semanais de atividades físicas de intensidade moderada, ou ao menos 75 minutos semanais de atividade aeróbica intensa (ao menos 10 minutos de cada vez e espalhado ao longo da semana). Alguns adultos precisarão de cinco horas ou mais semanalmente como parte do seu programa, para alcançar e manter um peso saudável.

Aplicando o *Dietary Guidelines* 2010. Planos alimentares individuais precisam ser desenvolvidos em relação às condições de peso das pessoas, para que os níveis de calorias e atividades possam ser coordenados com o objetivo da obtenção e da manutenção do peso saudável. O índice de massa corporal (IMC) é uma medida útil para a determinação do peso apropriado (Tab. 2.4). Os cálculos do IMC podem ser realizados com facilidade, simplesmente digitando a altura e o peso em uma calculadora, em http://www.nhlbi.nih.gov/health/educational/lose_wt/BMI/bmi-m.htm.

http://www.nutrition.gov/nal_display/index.php?info_center=11&tax_level=1
– Site útil para acesso a grande quantidade de informações governamentais a respeito de alimentação e nutrição.

http://www.hc-sc.gc.ca/fn-an/food-guide-aliment/index-eng.php
– Guia de alimentação canadense.

Tabela 2.4 Categoria de peso como índice de massa corporal (IMC)[a]

Categoria	Crianças e adolescentes (IMC por idade) (Intervalo percentil)	Adultos (IMC)
Peso abaixo do normal	Menor do que o 5º percentil	Menos do que 18,5 kg/m²
Peso saudável	Desde o 5º percentil até menor do que o 85º percentil	18,5-24,9 kg/m²
Sobrepeso	Desde o 85º percentil até menor do que o 95º percentil	25,0-29,9 kg/m²
Obesidade	Igual ou maior do que o 95º percentil	30,0 kg/m² ou maior

Fonte: National Heart, Lung and Blood Institute.

[a] O IMC para adultos pode ser calculado em http://www.nhlbisupport.com/bmi/. Uma calculadora para o cálculo do IMC para crianças e adolescentes está disponível em http://apps.nccd.cdc.gov/dnpabmi/.25. Os gráficos de crescimento estão disponíveis em http://www.cdc.gov/growthcharts.

As calorias necessárias para manutenção do organismo (e crescimento das crianças) e atividade física são parte importante do planejamento de uma dieta que promove a boa saúde. Para as pessoas com peso saudável, as calorias registradas na categoria por faixa etária, peso e nível de atividade, na Tabela 2.5, indicam o valor adequado para uso no planejamento do consumo alimentar diário total. As pessoas que precisam perder ou ganhar peso precisarão ajustar o valor, lembrando que um déficit de 500 calorias por dia (3.500 por semana) é necessário para perder 450 g de gordura. O inverso é verdadeiro para aqueles que estão tentando ganhar peso, ou seja, necessita-se de um superávit de 500 calorias por dia. A paciência e a persistência são necessárias quando se come para ajustar o peso, pois as mudanças muitas vezes exigem muitas semanas e até meses. A mudança gradual é recomendada, para que os hábitos alimentares possam ser modificados de maneira permanente, evitando-se, assim, uma reversão a um peso não saudável.

As diretrizes incluem uma comparação de padrões alimentares: o consumo habitual norte-americano, o mediterrâneo, o DASH (Dietary Approach to Stop Hypertension – Abordagem alimentar para abolir a hipertensão) e o USDA Food Patern (Padrão alimentar do USDA) (Tab. 2.6). Também incluem informações para as dietas ovolactovegetariana e vegana (Tab. 2.7). Para os veganos, o grupo lácteo inclui bebidas enriquecidas com cálcio e alimentos geralmente usados como substitutos de leite e produtos lácteos. Essas variações vegetarianas representam padrões alimentares saudáveis, mas recorrem a alimentos enriquecidos com alguns nutrientes. Sobretudo nos padrões veganos, os alimentos enriquecidos fornecem muito do cálcio e da vitamina B_{12}, e alimentos enriquecidos ou suplementos devem ser selecionados para fornecer o consumo adequado desses nutrientes.

Os USDA Food Patterns e DASH incorporam as diretrizes dietéticas de 2010 e fornecem uma base sólida para o planejamento de refeições e lanches. A dieta mediterrânea segue um padrão saudável similar.

http://www.oldwayspt.org/ mediterraneandiet – Informações a respeito da dieta mediterrânea.

MyPlate

O Departamento de Saúde e Serviços Humanos e o Departamento de Agricultura dos Estados Unidos desenvolveram o **MyPlate**, recurso visual para acompanhar as *Dietary Guidelines for Americans, 2010* (Fig. 2.4). É elaborado como ajuda alimentar pessoal, apresentando um prato dividido em quatro partes (vermelha, para frutas; verde, para hortaliças; laranja, para grãos; e roxa para proteínas), e um círculo azul para produtos lácteos, na lateral.

As frutas e as hortaliças ocupam metade do prato, com as hortaliças abrangendo uma parte um pouco maior que as frutas. Os grãos (ao menos metade, devem ser grãos integrais) e os alimentos com proteínas ocupam a outra metade; o espaço para as proteínas é visivelmente menor que aquele reservado para os grãos.

As recomendações que acompanham o MyPlate enfatizam:

- Saboreie os alimentos, mas coma menos.
- Mude para o leite desnatado ou semidesnatado (1%).
- Escolha alimentos com menos sódio.
- Beba água em vez de bebidas adoçadas.

MyPlate
Recurso visual que representa as quantidades relativas de alimentos para cada um dos cinco grupos alimentares que devem ser consumidos diariamente.

http://www.choosemyplate.gov – Informações detalhadas a respeito do MyPlate, incluindo planejamento alimentar individual e controle do progresso alimentar individual.

Como escolher alimentos para uma boa nutrição

A maioria das pessoas precisa comprar a maior parte dos seus alimentos, ou todos eles, e diversas decisões são tomadas no supermercado. De modo ideal, os cardápios bem planejados e uma lista de compras correta fornecem a base para a decisão de compra. No entanto, esses preparativos muitas vezes não são feitos, e a compra por impulso pode dominar a escolha dos alimentos. Nesse caso, alguns alimentos ricos em nutrientes (p. ex., leite) podem ser esquecidos, e itens ricos em calorias e pobres em nutrientes (refrigerantes são apenas um exemplo notório)

26 Parte I ▪ Fundamentos para o estudo dos alimentos

Tabela 2.5 Estimativa de calorias necessárias por idade, sexo e nível de atividade[a]

Sexo/nível de atividade[b]	Masculino/ sedentário	Masculino/ moderadamente ativo	Masculino/ ativo	Feminino[c]/ sedentário	Feminino[c]/ moderadamente ativo	Feminino[c]/ ativo
Idade (anos)						
2	1000	1000	1000	1000	1000	1000
3	1200	1400	1400	1000	1200	1400
4	1200	1400	1600	1200	1400	1400
5	1200	1400	1600	1200	1400	1600
6	1400	1600	1800	1200	1400	1600
7	1400	1600	1800	1200	1600	1800
8	1400	1600	2000	1400	1600	1800
9	1600	1800	2000	1400	1600	1800
10	1600	1800	2200	1400	1800	2000
11	1800	2000	2200	1600	1800	2000
12	1800	2200	2400	1600	2000	2200
13	2000	2200	2600	1600	2000	2200
14	2000	2400	2800	1800	2000	2400
15	2200	2600	3000	1800	2000	2400
16	2400	2800	3200	1800	2000	2400
17	2400	2800	3200	1800	2000	2400
18	2400	2800	3200	1800	2000	2400
19-20	2600	2800	3000	2000	2200	2400
21-25	2400	2800	3000	2000	2200	2400
26-30	2400	2600	3000	1800	2000	2400
31-35	2400	2600	3000	1800	2000	2200
36-40	2400	2600	2800	1800	2000	2200
41-45	2200	2600	2800	1800	2000	2200
46-50	2200	2400	2800	1800	2000	2200
51-55	2200	2400	2800	1600	1800	2200
56-60	2200	2400	2600	1600	1800	2200
61-65	2000	2400	2600	1600	1800	2000
66-70	2000	2200	2600	1600	1800	2000
71-75	2000	2200	2600	1600	1800	2000
+ 76	2000	2200	2400	1600	1800	2000

Fonte: National Academies Press.

[a] Baseado nas equações de *Estimated Energy Requirements* (EER – necessidades energéticas estimadas), usando alturas de referência (média) e pesos de referência (saudável) para cada grupo de idade-sexo. Para crianças e adolescentes, a altura e o peso de referência variam. Para adultos, um homem de referência mede 1,78 m e pesa 70 kg. A mulher de referência mede 1,63 m e pesa 57 kg. As equações de EER são do Institute of Medicine. Dietary Reference Intakes for Energy, Carbohydrate, Fiber, Fat, Fatty Acids, Cholesterol, Protein, and Amino Acids. Washington, DC: The National Academies Press, 2002.

[b] Sedentário significa um estilo de vida que inclui somente atividade física leve associada com uma vida diária típica. Moderadamente ativo significa um estilo de vida que inclui atividade física equivalente a caminhar cerca de 2,4 a 4,8 km por dia, em velocidade de 4,8 a 6,4 km/h, e também uma atividade física leve associada com uma vida diária típica. Ativo significa um estilo de vida que inclui atividade física equivalente a caminhar mais de 4,8 km por dia, em velocidade de 4,8 a 6,4 km/h, e também uma atividade física leve associada com uma vida diária típica.

[c] As estimativas para o sexo feminino não incluem mulheres que estão grávidas ou amamentando.

Tabela 2.6 Comparação de padrão alimentar: o consumo habitual norte-americano, o mediterrâneo, o DASH e o USDA Food Patterns – Consumo de 2.000 calorias ou ajustado para 2.000 calorias

Grupos alimentares	Consumo habitual por adultos norte--americanos[a]	Padrões mediterrâneos[b] Grécia (G) Espanha (E)	DASH[c]	USDA Food Pattern
Hortaliças: total	1,6 xícara	1,2 xíc. (E)–4,1 xíc. (G)	2,1 xícaras	2,5 xícaras
Verde-escuras	0,1 xícara	nd[c]	nd	0,2 xícara
Feijões e ervilhas	0,1 xícara	< 0,1 xíc. (G)–0,4 xíc. (E)	Ver alimentos com proteínas	0,2 xícara
Vermelhas e laranjas	0,4 xícara	nd	nd	0,8 xícara
Outras	0,5 xícara	nd	nd	0,6 xícara
Amido	0,5 xícara	nd–0,6 xíc. (G)	nd	0,7 xícara
Frutas e sucos	1,0 xícara	1,4 xíc. (E)–2,5 xíc. (G) (incluindo oleaginosas)	2,5 xícaras	2,0 xícaras
Grãos: total	181,5 g	56,5 g (E)–153 g (G)	207 g	170 g
Grãos integrais	17 g	nd	110,5 g	>–85 g
Leite e produtos de leite (laticínios)	1,5 xícara	1,0 xíc. (G)–2,1 xíc. (E)	2,6 xícaras	3,0 xícaras
Alimentos com proteínas				
Carne	71 g	99 g (G)–102 g (E) (incluindo ave)	39,5 g	51g
Ave	34 g	nd	48 g	42,5 g
Ovos	11 g	nd–54 g (E)	nd	11,5 g
Peixe/frutos do mar	14 g	22,5 g (G)–68 g (E)	39 g	34 g
Feijões e ervilhas	Ver hortaliças	Ver hortaliças	11,5 g (0,1 xíc.)	Ver hortaliças
Oleaginosas, sementes e produtos de soja	14 g	Ver frutas	25,5 g	17 g
Óleos	18 g	19 g (E)–40 g (G)	25 g	27 g
Gorduras sólidas	43 g	nd	nd	16 g[d]
Açúcares adicionados	79 g	nd–24 g (G)	12 g	32 g[d]
Álcool	9,9 g	7,1 g (E)–7,9 g (G)	nd	nd[e]

Fonte: Departamento de Agricultura dos Estados Unidos.
[a] 1 dia significa consumo por homens e mulheres adultos, ajustados para 2.000 calorias e na média.
[b] Ver o relatório do DGAC (Dietary Guidelines Advisory Committee) para obter outras informações e referências, em www.dietaryguidelines.gov.
[c] nd = não determinado.
[d] Quantidades de gorduras sólidas e açúcares adicionados são exemplos de como as calorias das gorduras sólidas e dos açúcares adicionados, nos USDA Food Patterns, podem ser divididas.
[e] No USDA Food Patterns, algumas das calorias fixadas como limites para gorduras sólidas e açúcares adicionados podem ser utilizadas para consumo de álcool.

Tabela 2.7 Quantidades médias diárias no grupo de alimentos com proteínas, no USDA Food Plan, no nível de 2.000 calorias, e suas adaptações vegetarianas

Categoria alimentar	USDA Food Pattern	Adaptação ovolactovegetariana	Adaptação vegana
Carnes (p. ex., bovina, suína, ovina)	1,8[a]	0	0
Aves (p. ex., frango, peru)	1,5	0	0
Frutos do mar	1,2	0	0
Ovos	0,4	0,6	0
Feijões e ervilhas[b]	não disponível	1,4	1,9
Produtos de soja processada	< 0,1	1,6	1,4
Oleaginosas e sementes[c]	0,5	1,9	2,2
Total por dia	5,5	5,5	5,5

Fonte: Departamento de Agricultura dos Estados Unidos.
[a] Quantidades apresentadas em porções por dia (são quantidades médias recomendadas para consumo de modo espaçado). Ver notas a seguir.
[b] Conforme os USDA Food Patterns, os feijões e as ervilhas estão incluídos como subgrupo de legumes e verduras, e não como grupo de alimentos com proteínas. As quantidades apresentadas nos padrões vegetarianos são feijões e ervilhas adicionais, em porções. Uma porção de feijões e ervilhas equivale a ¼ de xícara, cozidos. Essas quantidades não incluem cerca de 1 ½ xícara por semana de feijões e ervilhas recomendados como legumes e verduras, em todos os padrões de 2.000 calorias.
[c] Cada porção de oleaginosas equivale a 14 g de oleaginosas; assim, em base semanal, os padrões de 2.000 calorias contêm de 56 g a 224 g de oleaginosas.

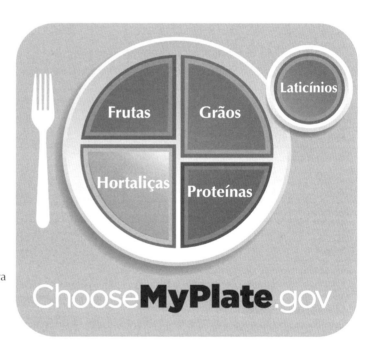

Figura 2.4 O MyPlate é um recurso visual desenvolvido para ilustrar a dieta recomendada para a boa saúde.
Cortesia do Departamento de Agricultura dos Estados Unidos.

podem entrar no carrinho de compra. Como os alimentos que são levados para casa são aqueles que constituem porção apreciável dos alimentos consumidos naquela semana, essas decisões de compra moldam de modo definitivo o consumo de nutrientes da família.

Informação nutricional. A Food and Drug Administration (FDA – Administração Federal de Alimentos e Medicamentos do governo norte-americano) é responsável pela **informação nutricional**, ou seja, sistema idealizado para informar aos consumidores acerca do conteúdo nutricional dos alimentos. As regras para a informação nutricional são muito específicas e são revisadas em caso de necessidade. A revisão mais recente, em 2006, incluiu a adição de informações a respeito do nível de gorduras *trans*. Atualmente, está sendo considerada a possível designação dos alimen-

Informação nutricional
Rótulos nos alimentos embalados que indicam o conteúdo calórico e nutritivo de uma porção do item, de acordo com diretrizes federais específicas.

PERFIL CULTURAL
O pagode alimentar chinês

As escolhas alimentares variam entre os grupos culturais, o que significa que o MyPlate não reflete os padrões de alimentação habituais de todas as pessoas. Os padrões alimentares chineses foram utilizados como base para o desenvolvimento de um recurso visual, o pagode alimentar chinês, que pode ser útil como guia adequado para pessoas que consomem tipicamente a culinária asiática.

Esse pagode consiste em cinco níveis. O nível maior e mais baixo é o grupo de cereais, cujo consumo diário recomendado é de 300 a 500 g. O consumo recomendado para o próximo nível é de 100 a 200 gramas de frutas e de 400 a 500 g de legumes e verduras. Carnes e aves (de 50 a 100 g), peixes e camarão (50 g) e ovos (de 25 a 50 g) constituem o nível intermediário. Diretamente acima desse nível que contém proteína, há uma mistura de leite e produtos lácteos (100 g) e feijões e produtos à base de feijão (50 g). Esses quatro níveis são completados com um nível pequeno de 25 g de gorduras e óleos.

A escolha de um pagode como recurso visual transmite com sutileza que essa mensagem é para asiáticos e para pessoas interessadas em culturas asiáticas. Os consumos recomendados são oferecidos em pesos, e não em medidas, pois isso é adequado em relação às práticas culturais. Outra mudança interessante a partir da pirâmide alimentar original é a diferenciação de carnes e aves como grupo específico, peixes e camarão como outro grupo, e ovos com ainda outra recomendação distinta. Isso se diferencia da recomendação coletiva a respeito do grupo de carnes, aves, feijões secos e ovos da pirâmide alimentar original.

---

tos que são isentos de glúten, por causa da reação alérgica a esse elemento. A informação nutricional fornece uma compreensão valiosa a respeito da adequação nutricional se os compradores estudarem os rótulos (Fig. 2.5).

http://www.nytimes.com/2011/01/25/business/25label.html?_r=1&emc=eta1 – Rótulo para a parte frontal de uma embalagem, desenvolvido pela Grocery Manufacturers Association e pelo Food Marketing Institute, grupo comercial norte-americano que representa os varejistas.

http://www.dailyfinance.com/2011/01/24/usdas-new-green-label-canyou-trust-it/ – Crítica a respeito dos rótulos ecológicos.

http://www.efitnessnow.com/news/2011/01/25/new-nutrition-facts-label-unveiled/ – Introdução a respeito dos novos rótulos de informação nutricional no contexto norte-americano.

VISÃO DA INDÚSTRIA
Ácidos graxos *trans*

Em 2006, a exigência de registro do conteúdo de ácido graxo *trans* nos rótulos de informação nutricional incitou pesquisa considerável na indústria de alimentos. Isso significa que, atualmente, os consumidores que cuidam da saúde são capazes de descobrir exatamente quanta gordura *trans* existe em alguns dos seus alimentos favoritos, tais como batatas *chips*, doces e bolos. Para tentar evitar uma queda nas vendas, as empresas de alimentos estão se esforçando para formular aperitivos e outros alimentos com níveis menores de gorduras *trans*.

Diversas estratégias estão sendo adotadas para reduzir ou substituir as gorduras *trans* e, ainda assim, manter algumas características desejáveis, como a crocância da batata *chips*. A tarefa é consideravelmente mais difícil do que parece. Um exemplo é o teste de distintos óleos para fritar as batatas *chips*. Os óleos particularmente promissores são alguns que foram desenvolvidos por meio de pesquisa para modificação do conteúdo de ácido graxo de óleos de girassol, soja e colza (a origem vegetal do óleo de canola). Os óleos resultantes incluem alguns que possuem níveis maiores de ácido oleico e quantidade mínima de ácido linoleico, o que reduz os problemas com a rancificação oxidativa, prolongando o prazo de validade.

Figura 2.5 Exemplo de rótulo de informações nutricionais.
Cortesia do Departamento de Agricultura dos Estados Unidos.

Informações nutricionais	
Porção: 85 g	
Porções por embalagem: 2,5	
Quantidade por porção	
Calorias 30	Calorias de gordura 0
	% de valor diário*
Gordura total 0 g	**0%**
Gordura saturada 0 g	**0%**
Colesterol 0 mg	**0%**
Sódio 20 mg	**0%**
Carboidratos totais 5 g	**2%**
Fibras dietéticas 3 g	**11%**
Fibras solúveis 1 g	
Açúcares 0 g	
Proteína 3 g	
Vitamina A 25%	Vitamina C 110%
Cálcio 4%	Ferro 4%

* Porcentual de valores diários com base em uma dieta de 2.000 calorias. Esse valor pode ser maior ou menor dependendo de suas necessidades calóricas.

	Calorias	2.000	2.500
Total de gordura	Menos de	65 g	80 g
Gordura saturada	Menos de	20 g	25 g
Colesterol	Menos de	300 mg	300 mg
Sódio	Menos de	2.400 mg	2.400 mg
Carboidratos totais		300 g	375 g
Fibras dietéticas		25 g	30 g

Como reter os nutrientes dos alimentos

Os nutrientes, sobretudo as vitaminas, podem ser perdidos durante o preparo dos alimentos. Felizmente, essas perdas poderão ser mantidas em um mínimo se certas precauções forem observadas.

Solubilidade em água. Alguns nutrientes, principalmente as vitaminas hidrossolúveis, podem se dissolver na água do cozimento durante o preparo. Isso não será um problema se todo o líquido do cozimento for consumido com o alimento, como seria o caso em uma sopa, mas isso representa um problema em itens como vegetais cozidos.

A perda dos nutrientes hidrossolúveis poderá ser minimizada se os alimentos não forem postos de molho na água. Ao se utilizar um mínimo de água de cozimento, que seja compatível com a produção de um resultado palatável, as perdas durante o cozimento podem ser mantidas baixas. Outra boa prática é manter o tempo de cozimento o mínimo possível, de modo que o tempo para a extração das vitaminas hidrossolúveis seja breve.

As superfícies cortadas aumentam as perdas por solubilidade. Se os alimentos puderem ser descascados e/ou cortados nas peças desejadas após o cozimento, o conteúdo de vitamina poderá ser mantido em maior quantidade do que se uma área de superfície cortada considerável for exposta durante o período de fervura.

Aquecimento. O calor intenso pode fazer com que as proteínas sejam utilizadas de modo menos satisfatório pelo organismo do que no caso da utilização de temperaturas de cozimento moderadas. Isso é especialmente verdadeiro com relação a temperaturas muito altas utilizadas em frituras em fritadeira ou em alguns casos de assados. O espaço de tempo para aquecimento também está em questão, não só para proteínas em alimentos, mas também para vitaminas, especialmente algumas das vitaminas B, como a tiamina. Tanto quanto seja condizente com a palatabilidade, os alimentos devem ser cozidos em temperaturas moderadas, por curto tempo. O aquecimento em micro-ondas pode ajudar a reter os nutrientes, pois reduz o tempo de preparo, mas esse método de aquecimento pode não produzir as características desejadas em alguns produtos alimentícios.

Oxidação. Certos nutrientes, especialmente algumas vitaminas (vitamina C, vitamina A, tiamina, riboflavina, vitamina B_6 e folacina) e os ácidos graxos poli-insaturados, podem ser incapazes de desempenhar suas funções habituais no organismo por causa da oxidação. Essas reações ocorrem quando superfícies cortadas são expostas ao ar. O descascamento e o corte dos alimentos (p. ex., batatas) perto da hora do preparo ou do momento de serem servidos podem reduzir as perdas oxidativas. A prática de mergulhar pedaços de fruta em alguns sucos de frutas ácidas é um meio eficaz de impedir que o ar oxide a vitamina C ou outras vitaminas dos alimentos.

Luz. Alguns nutrientes são sensíveis à luz e perderão sua atividade associada às vitaminas quando expostos à luz por certo período de tempo. A riboflavina é o nutriente mais sensível à luz. Essa vitamina B, que é especialmente abundante no leite, terá a atividade reduzida de modo significativo se o leite ficar exposto à luz do sol em recipientes de vidro transparente. Isso explica o motivo pelo qual o leite é embalado em recipientes opacos. Embora sejam sensíveis à luz, as vitaminas E, K e B_6 são muito mais estáveis à luz do que a riboflavina.

pH. O pH – isto é, quer ácido ou alcalino – do meio em que o alimento é colocado terá um efeito sobre o valor nutritivo do alimento. A maioria das vitaminas (em particular, a tiamina) é bastante estável em ácidos, mas é instável em meio alcalino, o que ocorrerá se bicarbonato de sódio for acrescentado ou se água extremamente dura for utilizada.

RESUMO

Qualidade do alimento é um termo que define amplamente todos os aspectos de um alimento, incluindo os ingredientes originais, o manejo sanitário do alimento, o preparo e a manutenção. Para obter alimentos de qualidade aceitável, as pessoas podem escolher a partir das diversas abordagens que satisfazem seus estilos de vida. Algumas pessoas podem decidir preparar os alimentos a partir dos ingredientes básicos, por causa dos aspectos criativos do preparo ou pelo desejo de evitar aditivos alimentares. Outras pessoas podem preferir utilizar alimentos semiprontos e executar um mínimo de preparo, enquanto terceiras podem comer fora de casa.

Independentemente do estilo do alimento selecionado, o fim último é consumir os nutrientes necessários para obter e manter a saúde ideal. Esses nutrientes incluem os nutrientes de energia – carboidratos, gorduras (lipídios) e proteínas –, que são importantes para a formação de tecidos e diversos outros compostos no organismo, e também para o suprimento de energia. Os minerais são necessários para ajudar a formar a estrutura corporal e vários compostos dentro do orga-

Parte I ■ Fundamentos para o estudo dos alimentos

nismo. Também ajudam a manter o equilíbrio normal de ácidos e bases no organismo e a alcançar o equilíbrio de água em diversos componentes corporais. Mesmo a transmissão dos impulsos nervosos requer a presença de minerais. A última categoria dos nutrientes é a das vitaminas, incluindo as vitaminas lipossolúveis (vitaminas A, D, E e K) e as vitaminas B (tiamina, riboflavina, niacina, ácido pantotênico, folacina, vitamina B_6, vitamina B_{12} e biotina) e a vitamina C, hidrossolúveis.

Os *Dietary Reference Intakes*, ou seja, as quantidades de nutrientes essenciais necessários para pessoas de diversas faixas etárias, são especificados pelo Food and Nutrition Board, do Institute of Medicine, da National Academy of Sciences, sendo utilizados por nutricionistas e outros profissionais da área de saúde, em suas funções de planejar, suprir e aconselhar a respeito de alimentos e dietas. As *Dietary Guidelines for Americans, 2010*, apresentam diversas informações para ajudar as pessoas na seleção de uma dieta que possibilitará as quantidades necessárias desses diversos nutrientes. O MyPlate é um recurso visual que ilustra como implantar essas diretrizes na alimentação diária. As pessoas podem desenvolver seus planos pessoais, que incluem porções apropriadas de leite e produtos lácteos, carnes e alternativas de carne, frutas, legumes, verduras, pães e cereais. Alguma ajuda na seleção alimentar está disponível por meio do uso da informação nutricional. Ela fornece informações consideráveis a respeito dos nutrientes em diversos itens enlatados ou embalados.

Para reter os nutrientes nos alimentos que são comprados, um preparo cuidadoso precisa ser realizado para evitar perdas extensivas, sobretudo perdas de vitaminas. As perdas dos nutrientes podem ser minimizadas mantendo os tempos de cozimento curtos e em temperaturas moderadas, e evitando o contato excessivo com água, oxigênio, luz e bases alcalinas.

QUESTÕES DE ESTUDO

1. Mantenha um registo de todos os alimentos que você consumiu durante três dias. Compare seu consumo alimentar com as recomendações do MyPlate. Identifique os grupos em que seu consumo foi adequado e aqueles em que você não satisfez a recomendação.

2. Que sugestões você pode se fazer para melhorar seu consumo habitual de nutrientes?

3. Vá ao supermercado e leia as informações nutricionais de alguns produtos enlatados, alguns cereais, pães e alimentos congelados. Que informações você encontrou para ajudá-lo na escolha de alimentos adequados?

4. Quais são as quatro maneiras de reduzir as perdas de nutrientes durante o preparo de frutas e hortaliças?

5. Por que a nutrição é um assunto importante a considerar no estudo do preparo dos alimentos?

BIBLIOGRAFIA

Anonymous. July 19, 1990. Food labeling; reference daily intakes and daily reference values; mandatory status of nutrition labeling and nutrient content revision; serving sizes; proposed rules. *Federal Register 55*(130): 29476–29533.

Berry, D. 2010. Diet food by any other name. *Food Product Design 20*(11): 18.

Brandt, M. B., et al. 2010. Tracking label claims. *Food Technol. 64*(2): 34.

Committee on Diet and Health. 1989. *Diet and Health*. Food and Nutrition Board. National Research Council, National Academy of Sciences. National Academy Press. Washington, DC.

Dietary Guidelines Advisory Committee. 2011. *Dietary Guidelines for Americans,* 2010. 3rd ed. Department of Agriculture and Department of Health and Human Services. Washington, DC.

Flegal, K. M., et al. 2010. Prevalence and trends in obesity among U.S. adults, 1999–2008. *JAMA 303*(3): 235–241.

Harris, M., et al. 2009. Communicating the net benefits of seafood consumption. *Food Technol. 63*(11): 38.

Hazen, C. 2010. Reducing sodium: Maintaining flavor and functionality. *Food Product Design 20*(7): 84.

Hazen, C. 2010. Baking sans *trans*. *Food Product Design 20*(8): 32.

Health and Human Services Department. 2005. *A Healthier You: Based on the Dietary Guidelines for Americans.* U.S. Government Printing Office. Washington, DC.

Kelly, F. 2011. Being upfront with front-of-pack labeling. *Food Technol. 65*(1): 41.

McWilliams, M. 2008. *Fundamentals of Meal Management.* 5th ed. Prentice Hall. Upper Saddle River, NJ.

McWilliams, M. 2011. *Food Around the World*. 3rd ed. Prentice Hall. New York.

Mermelstein, N. H. 2009. Analyzing for mercury in food. *Food Technol. 63*(9): 76.

Nachay, K. 2008. Combating obesity. *Food Technol. 62*(2): 24.

Newsome, R. 2010. Feeding the future. *Food Technol. 64*(7): 49.

Nord, M., et al. 2010. *Household Food Security in the United States, 2009*. Washington, DC: U.S. Department of Agriculture, Economic Research Service. 2010 Nov. Economic Research Report No. ERR-108.

Pleis, J. R., et al. 2009. Summary health statistics for U.S. adults: National Health Interview Survey, 2008. *Vital Health Stat. 10*(242): 1–157.

Remig, V., et al. 2010. *Trans* fats in America: Review of their use, consumption, health implications, and regulation. *J. Amer, Dietet. Assoc. 110*(4): 585.

Spano, M. 2010. Heart health and fats. *Food Product Design 20*(3): 22.

Spano, M. 2010. The skinny on fiber and weight management. *Food Product Design 20*(9): 24.

Spano, M. 2011. Plant-based proteins. *Food Product Design 21*(2): 20.

Stewart, H., et al. 2006. *Let's Eat Out: Americans Weigh Taste, Convenience, and Nutrition*. U.S. Department of Agriculture, Economic Research Service, Economic Information Bulletin No. 19.

Swientek, B. 2008. Importance of food safety. *Food Technol. 62*(5): 109.

Troiano, R. P., et al. 2008. Physical activity in the United States measured by accelerometer. *Med. Sci. Sports Exerc. 40*(1): 181–188.

Whitney, E. N., and S. R. Rolfes. 2004. *Understanding Nutrition*. 10th ed. Wadsworth. Belmont, CA.

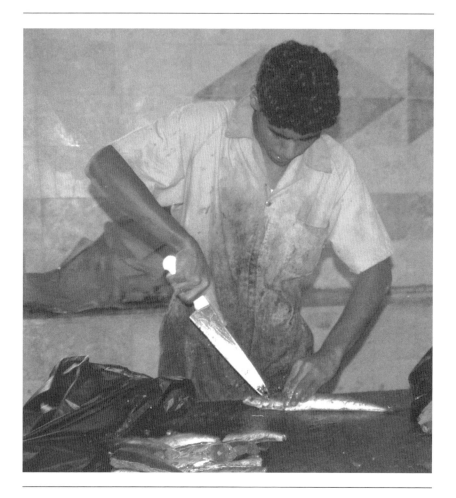

Na península Arábica, um mercado de peixes apresenta todas as condições para uma intoxicação alimentar: dia quente, falta de refrigeração, trabalhador com roupas e mãos sujas, balcão e piso imundos, e falta de água para manter as superfícies limpas.
Cortesia de Plycon Press.

CAPÍTULO 3

Segurança alimentar

Introdução, 35
Possíveis microrganismos presentes nos alimentos, 37
   Tipos de microrganismos, 37
Doenças de origem alimentar, 39
   Doenças bacterianas, 39
   Vírus transmitidos por meio de alimentos, 46
   Parasitas, 47
   Contaminantes presentes em peixes, 48
Fontes e controle de microrganismos, 49
Por que a preocupação? 50
Como lidar com o problema, 51
   Manipulação higiênica dos alimentos, 53
   Condição sanitária da cozinha, 53

Temperaturas de cozimento, 54
Condições e práticas de armazenamento, 55
Controle do desperdício de alimentos, 57
   Curto prazo, 57
   Longo prazo, 58
Aditivos, 58
   O que são aditivos? 58
   Por que os aditivos são utilizados? 59
   Como os aditivos são classificados? 59
   Contaminantes incidentais, 61
   Substâncias tóxicas naturais, 61
Resumo, 62
Questões de estudo, 63
Bibliografia, 64

Conceitos básicos

1. A segurança dos alimentos requer controle cuidadoso da temperatura dos alimentos, da fazenda até a mesa.
2. A observância de altos padrões de higiene por parte de todos os manipuladores de alimentos é necessária em todos os ambientes em que os alimentos são armazenados, preparados e servidos.
3. As doenças de origem alimentar, que são capazes de causar desde desconforto físico até morte, podem ser provocadas por diversas bactérias, vírus, fungos, parasitas e produtos químicos, que podem ser encontrados em alguns alimentos que não foram refrigerados adequadamente e manejados de modo seguro.
Nos EUA, a FDA regulamenta os aditivos que podem ser incorporados aos produtos alimentícios por diversos motivos – por exemplo, para melhorar o valor nutricional ou para aprimorar certas características sensoriais (como sabor) – e por outras razões especificadas pela legislação.
4. Diversas agências governamentais compartilham a responsabilidade pela segurança do abastecimento de alimentos do país.

http://www.safe-poultry.com/preventionandcontrol.asp – Recomendações para o controle da salmonela em aves.

INTRODUÇÃO

O alimento não é fundamental apenas para a sobrevivência humana, mas também é utilizado por certos microrganismos (p. ex., *Escherichia coli, Clostridium botulinum*) e parasitas para sustento e reprodução. Quando aqueles que são perigosos para as pessoas se instalam nos alimentos, a possibilidade de doenças de origem alimentar começa. Agentes nocivos e infecciosos podem se introduzir durante qualquer uma das seguintes etapas:

- Cultivo.
- Colheita.
- Comercialização (incluindo transporte e armazenamento).
- Armazenagem e preparo (em casa ou em operações comerciais).

Geralmente, os alimentos entram em contato com os consumidores por intermédio de restaurantes, estabelecimentos de *fast-food*, supermercados e outros pontos de venda a varejo, depois de terem percorrido um longo caminho desde a fazenda até a mesa de jantar, e muita coisa pode acontecer em algum lugar ao longo do caminho. Em 2010, cerca de 500 milhões de ovos foram recolhidos quando mais de 1,5 mil pessoas adoeceram ao comer ovos malcozidos infectados com salmonela (no final, remontavam a dois produtores de ovos de Iowa). Naquele mesmo ano, outro surto (que afetou cerca de 89 pessoas, em um total de 15 estados norte-americanos e o Distrito de Columbia) remontou a brotos de alfafa crus contaminados com salmonela.

http://www.cdc.gov/eid/content/17/1/7-T2.htm
– Dados do CDC 2010 sobre casos de doenças de origem alimentar.

Esses são apenas dois dos inúmeros casos de doença de origem alimentar. Na verdade, estima-se a ocorrência de 48 milhões de casos por ano, mas as causas de somente um quinto deles são determinadas, aproximadamente. Em 2010, o norovírus aparentemente causou 5,5 milhões de casos; diversos tipos de bactérias foram responsáveis por 3,9 milhões de casos, entre as quais, incluíam-se *Salmonella* spp. não tifoide (mais de 1 milhão de casos e 378 mortes), *Clostridium perfringens* e *Campylobacter* spp., *Listeria* (1.591 casos e 255 mortes) e formas de *E. coli* (mais de 175 mil casos e 20 mortes). As internações hospitalares incluíram pacientes com *Salmonella* spp. não tifoide (35%), norovírus (26%), *Campylobacter* spp. (15%) e *Toxoplasma gondii* (8%). Entre esses casos, aqueles que resultaram em morte (em ordem decrescente), destacaram-se *Salmonella* spp. não tifoide, *T. gondii*, *Listeria monocytogenes* e norovírus.

Surtos sérios não são apenas uma ocorrência recente. Em 1993, o surto de doença causado por *E. coli* O157:H7 presente em hambúrgueres vendidos em diversas lojas de uma rede de *fast-food* chamou a atenção dos Estados Unidos para a consequência potencialmente fatal do caso de microrganismos serem capazes de se desenvolver em um alimento consumido sem o tratamento térmico adequado para eliminar os patógenos. Desde então, diversos surtos remontaram à contaminação ambiental referente a cultivos em grande escala, usinas de beneficiamento e serviços de alimentação em navios de cruzeiro e instalações comerciais.

Em 2006, o espinafre contaminado com *E. coli* O157:H7 afetou mais de 200 pessoas e provocou três mortes. A origem desse surto remontou a cultivos de espinafre onde a bactéria ofensiva foi encontrada em material fecal de porcos-do-mato e outros animais selvagens da área (Fig. 3.1). Em outro surto de intoxicação alimentar, sucos de fruta não pasteurizados, contendo *E. coli* O157:H7, resultaram em, ao menos, 49 infecções identificadas e uma morte. Isso ocorreu apesar do fato de que problemas semelhantes foram identificados em sucos de fruta não pasteurizados alguns anos antes.

http://www.fda.gov/NewsEvents/Newsroom/PressAnnouncements/2007/ucm108873.htm
– Resumo do FDA a respeito do surto de espinafre contaminado, em 2006.

Em julho de 2007, um *recall* importante ocorreu quando casos de botulismo remontaram a produtos de carne enlatada, que não foram adequadamente aquecidos para eliminar os esporos da *C. botulinum*. Outro caso de destaque incluiu um surto de hepatite A, provocado quando morangos colhidos em campos sem instalações sanitárias adequadas para os trabalhadores foram congelados e servidos em programas de merenda escolar, em Michigan e alguns outros estados norte-americanos. De modo crescente, esses problemas estão sendo detectados no abastecimento de alimentos dos Estados Unidos, em virtude das grandes quantidades de produtos frescos importados de todo o mundo. A segurança dos alimentos está se tornando

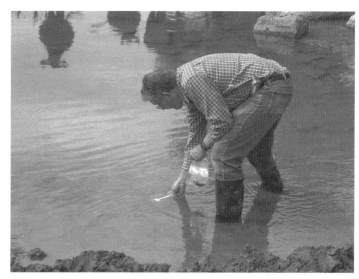

Figura 3.1 O geneticista Michael Cooley coletando uma amostra sedimentar para teste de *E. coli* O157:H7. O patógeno foi encontrado perto de campos envolvidos no surto, em 2006, de *E. coli* O157:H7 em espinafre *baby*.
Cortesia de Agricultural Research Service.

um problema mundial. Frutos do mar de águas contaminadas com resíduos humanos também têm sido a fonte de infecções como a hepatite A. Em grandes surtos, os noticiários de jornais, rádios, tevês e internet são importantes para alertar as pessoas a respeito da ocorrência de *recalls*.

A frequência de *recalls* de alimentos resultou na *Food Safety Modernization Act* (FSMA), de 2011. A legislação, elaborada para dar ao FDA maiores poderes de fiscalização, possui três pontos principais:

- Maior frequência de inspeções.
- Certificação obrigatória por uma auditoria autorizada relativamente a alimentos e recursos importados.
- Criação de um sistema de rastreamento do produto, permitindo que a FDA rastreie alimentos, sobretudo aqueles na lista de alimentos de alto risco.

> http://www.ift.org/food-technology/newsletters/ift-weekly-newsletter/2011/january/011011.aspx – Resumo da *Food Safety Modernization Act*.

POSSÍVEIS MICRORGANISMOS PRESENTES NOS ALIMENTOS

Tipos de microrganismos

As bactérias, os fungos, os parasitas e os vírus são tipos de microrganismos que podem causar deterioração de alimentos e/ou intoxicação alimentar. Os substratos alimentares que cada um desses tipos de microrganismos prefere variam de um para outro. Em consequência, o cuidado durante o armazenamento e preparo dos alimentos varia conforme o tipo de alimento e seus prováveis contaminantes.

As **bactérias** são tipos de microrganismo que provocam doenças de origem alimentar com mais frequência. Esses organismos microscópicos são unicelulares e variam de forma, sendo possivelmente semelhantes a filamentos em forma de bastonete, esfera ou espiral. Quando células bacterianas vivas são consumidas, podem gerar sintomas que incluem mal-estar geral, náusea, vômito e até morte. Embora diversas bactérias se desenvolvam em uma grande variedade de alimentos, as concentrações de açúcar e sal que criam pressão osmótica desfavorável podem destruí-las por meio de desidratação.

A classificação das bactérias pode ser realizada com base na adaptabilidade a condições de oxigênio ou níveis de temperatura. Com base na primeira condição, a bactéria é **aeróbia** ou **anaeróbia**, dependendo da sua necessidade de oxigênio para sobreviver. A bactéria aeróbia morrerá se carecer de uma oferta adequada de oxigênio. Inversamente, a bactéria anaeróbia se desenvolve em um sistema isento de oxigênio. A bactéria capaz de crescer rapidamente em temperaturas muito acima da temperatura ambiente é classificada como **termofílica** (amiga do calor), e aquela que prolifera em temperaturas frias é classificada como **psicrofílica** (amiga do frio). Claramente, há algumas bactérias capazes de se adaptar a diversas condições empregadas na estocagem dos alimentos.

Em geral, os **fungos** são multicelulares e muitas vezes formam um filamento coberto por uma cabeça com esporos, que se espalham quando o alimento que contém uma colônia de fungos é mexido. Às vezes, os fungos podem ser visto em queijos e alguns outros alimentos, como pedaços de pães feitos sem conservantes e armazenados em temperatura ambiente. O nível de umidade mantido em um pedaço de pão embalado hermeticamente é adequado para o florescimento de fungos. No entanto, os fungos poderão permanecer viáveis mesmo se um alimento for armazenado em níveis de umidade tão baixos quanto 13%, uma característica que torna os fungos os mais preocupantes dos microrganismos para controlar no armazenamento de alimentos secos.

A visibilidade dos fungos nos alimentos ajuda a evitar o problema de intoxicação alimentar a partir deles. No entanto, alguns fungos produzem **micotoxinas** que são venenosas. Talvez o exemplo mais conhecido seja a **aflatoxina**, ocasionalmente encontrada em amendoins mofados estocados, um problema em certas regiões da África, particularmente.

> **Bactérias**
> Microrganismos unicelulares em forma de bastonete, esfera ou espiral, no solo, na água ou em matéria orgânica.
>
> **Aeróbio**
> Que precisa de ar para sobreviver.
>
> **Anaeróbio**
> Que vive sem ar.
>
> **Termofílico**
> Que prospera em temperaturas quentes.
>
> **Psicrofílico**
> Que tem preferência pelo frio.

> **Fungos**
> Bolor filamentoso, frequentemente lanoso, que pode prosperar sobre superfícies úmidas, como queijos.
>
> **Micotoxinas**
> Substâncias tóxicas produzidas por alguns fungos.
>
> **Aflatoxina**
> Micotoxina produzida por fungos (*Aspergillus flavus* ou *Aspergillus parasiticus*), em algumas culturas agrícolas, como o amendoim cultivado em solo contaminado por fungos ou estocado em local úmido.

Doença da vaca louca
Doença fatal do sistema nervoso central que ocorre algumas vezes em vacas e é provocada pelo consumo de alimento contendo carne e farinha de ossos infectadas; outro nome para encefalopatia espongiforme bovina (EEB).

Doença de Creutzfeldt-Jakob
Doença cerebral fatal em seres humanos, que pode ser contraída pelo consumo de carne bovina com doença da vaca louca.

Príon
Agente anormal transmissível, que provoca uma condição fatal caracterizada pelo enovelamento anormal de proteínas priônicas no cérebro, como na EEB.

http://www.cdc.gov/ncidod/dvrd/prions/
– Informações sobre doenças priônicas, incluindo a EEB.

http://www.fda.gov/AnimalVeterinary/ResourcesforYou/AnimalHealthLiteracy/ucm136222.htm
– Site da FDA para informações a respeito da EEB.

VISÃO DA AGRICULTURA
Doença da vaca louca

Exemplos de possíveis riscos alimentares durante a produção receberam cobertura da imprensa mundial e geraram esforços consideráveis para minimizar riscos identificados no futuro. Por exemplo, a **doença da vaca louca** (na realidade denominada encefalopatia espongiforme bovina ou EEB), doença fatal no gado, foi ligada a uma nova variante da **doença de Creutzfeldt-Jakob** (DCJ), em seres humanos. É classificada como uma doença priônica; um **príon** é um agente anormal caracterizado pelo enovelamento anormal de proteínas priônicas no cérebro e, se transmitido, resulta em uma condição fatal no hospedeiro (Fig. 3.2).

Os surtos de doença da vaca louca ocasionaram imensas perdas econômicas para pecuaristas britânicos e de diversos outros países. Os rebanhos infectados tiveram de ser destruídos em 1986 e nos anos subsequentes, para impedir a expansão contínua da doença em animais de todo o mundo. Originalmente, a infecção se espalhou pela venda de ração que continha tecido animal de ovelha infectada, cuja EEB não produziu sintomas imediatos. Esforços internacionais estão sendo empreendidos para impedir a disseminação da doença mediante o controle das fontes de ração para gado. Em geral, os Estados Unidos foram capazes de evitar a contaminação pela EEB, em razão da proibição de alimentação com tecido infectado por paraplexia enzoótica já em 1932, e da importante proibição de ração contendo tecido de ruminantes, em vigor desde 1997. Além disso, os Estados Unidos foram proativos no estabelecimento das barreiras necessárias para proteger o abastecimento de alimentos norte-americanos e suas exportações.

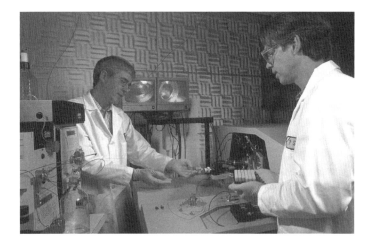

Figura 3.2 O químico Chris Silva (à esquerda) e o chefe de pesquisa J. Mark Carter carregando amostras para caracterizar príons de EEB com precisão inédita, usando cromatografia líquida com *nanospray* junto com espectrometria de massa.
Cortesia de Agricultural Research Service.

Vírus
Moléculas submicroscópicas compostas de material genético cercado por uma camada de proteína; alguns podem provocar doenças em seu hospedeiro.

Os **vírus** que podem ser transmitidos por alimentos e água são vírus esféricos e bastante pequenos, contendo DNA (ácido desoxirribonucleico) ou RNA (ácido ribonucleico) de filamento único. Os dois que constituem problemas particularmente importantes nos alimentos são a hepatite A e o norovírus. A partícula do vírus permanece inativa em um alimento até a ingestão por um hospedeiro receptivo. A replicação do vírus acontece nas células do hospedeiro, e não no alimento, mas o vírus pode sobreviver nos alimentos por períodos de tempo muito longos. A contaminação dos alimentos por esses vírus pode ser de origem fecal ou a partir de vômito. O controle viral de doenças transmitidas por alimentos exige a eliminação de qualquer possível contaminação a partir de fezes ou vômito.

DOENÇAS DE ORIGEM ALIMENTAR

Previsivelmente, os alimentos que são tão úteis em sustentar a vida e o crescimento dos seres humanos também podem ser aquilo que os microrganismos precisam para prosperar. Portanto, o conhecimento básico de microbiologia dos alimentos precisa ser aplicado no preparo e no fornecimento de alimentos, para assegurar que os produtos preparados sejam seguros para o consumo.

Doenças bacterianas

Quando presentes nos alimentos, distintos microrganismos classificados como bactérias são capazes de provocar doenças nas pessoas. Entre as bactérias comparativamente comuns que podem provocar doenças quando consumidas, incluem-se cepas de *Salmonellae, Streptococci, Clostridia* e *Staphylococci*. As doenças resultantes do consumo de alimentos contaminados com espécies de *Salmonella* ou *Clostridium perfringens* são classificadas como infecções alimentares. A Tabela 3.1 identifica a salmonela e outras infecções bacterianas transmitidas por alimentos.

As doenças provocadas pelo consumo de alimentos contendo as toxinas produzidas pelas bactérias *Staphylococcus aureus* e *Clostridium botulinum* são classificadas como intoxicação alimentar. Para as pessoas afligidas com os sintomas bastante desagradáveis desencadeados diretamente pela bactéria ou pela toxina produzida por alguma bactéria, essa distinção é irrelevante. O foco principal da vítima nos espasmos de um episódio é, mais provavelmente, o conflito temporário entre querer viver ou querer morrer.

Salmonelose. A salmonela é um tipo de bactéria (Fig. 3.3) capaz de causar a doença gastrintestinal denominada **salmonelose**. (A nomenclatura homenageia a pesquisa de D. E. Salmon, em 1885). Os sintomas da salmonelose desenvolvem-se entre 6 e 72 horas após o consumo do alimento infectado, com 12 horas sendo o período de incubação habitual antes da manifestação dos sintomas. Entre as evidências da infecção por salmonela, incluem-se cólica abdominal, febre, náusea e diarreia. A suscetibilidade para o desenvolvimento da salmonelose varia de indivíduo para indivíduo, mas as crianças pequenas e as pessoas que já estão doentes são prováveis candidatas. No entanto, mesmo adultos saudáveis poderão desenvolver a salmonelose se consumirem um alimento com uma alta contagem de salmonela viável. O crescimento da quantidade de casos de salmonelose sendo diagnosticada pode ser o resultado de mais problemas com as condições sanitárias dos alimentos, ou pode simplesmente significar que os diagnósticos estão sendo realizados com maior precisão, resultando na identificação da causa do problema, em vez de uma descrição vaga a respeito de "algo que ele comeu".

Geralmente, as salmonelas são encontradas em alimentos com proteínas, tais como carne suína, aves e ovos. Para impedir episódios graves de intoxicação por salmonela, mantenha os alimentos que contêm esses itens em temperaturas de geladeira ou acima da zona de perigo (acima de 60°C), e minimize o armazenamento na zona de perigo (de 5° a 60°C). O armazenamento em baixíssima temperatura não elimina toda a salmonela de um alimento; mesmo um período de armazenamento de seis meses, a –18°C, ainda não é suficiente para eliminar toda a salmonela. Para garantir a segurança em relação à infecção por salmonela, aqueça os alimentos que podem conter essa bactéria a 60°C, no mínimo, durante 10 minutos, ou utilize uma temperatura maior durante um espaço menor de tempo.

http://www.cdc.gov/foodsafety/diseases/
– Informações do site de Centers for Disease Control acerca de doenças de origem alimentar.

http://www.cdc.gov/foodsafety
– Informações a respeito de doenças de origem alimentar e segurança dos alimentos.

Salmonela
Tipo de bactéria capaz de provocar grave distúrbio gastrintestinal quando presente em grandes quantidades em um alimento ingerido.

Salmonelose
Doença de origem alimentar, caracterizada por febre, náusea, cólica abdominal e diarreia; é provocada pelo consumo de alimento contaminado com salmonela viável.

Tabela 3.1 Algumas doenças de origem alimentar resultantes de bactérias

Nome da doença	O que a causa	Sintomas	Características da doença	Medidas de controle
Salmonelose	*Salmonellae*. Bactéria disseminada na natureza, que vive e cresce em tratos intestinais de seres humanos e animais. Cerca de 1,2 mil espécies são conhecidas; uma espécie causa a febre tifoide. A bactéria cresce e se multiplica em temperaturas entre 6° e 46°C.	Dor de cabeça severa, seguida por vômito, diarreia, cólica abdominal e febre. Crianças pequenas, idosos e pessoas com baixa resistência são os mais suscetíveis. As infecções graves provocam febre alta e podem até causar morte.	Transmitida pelo consumo de alimento contaminado ou pelo contato com pessoas infectadas ou portadoras da infecção. Também transmitida por insetos, roedores e animais domésticos. *Início:* em geral, entre 12 e 36 horas. *Duração:* em geral, entre 2 e 7 dias.	No alimento, a salmonela é destruída pelo aquecimento em uma temperatura de 60°C durante 10 minutos, ou em temperaturas maiores por menos tempo. A refrigeração a 7°C inibe o crescimento da salmonela, mas ela permanece viva na geladeira ou no congelador e até mesmo em alimentos secos.
Infecção por *perfringens*	*Clostridium perfringens*. Bactéria formadora de esporos, que se desenvolvem com a ausência de oxigênio. Os esporos podem suportar temperaturas geralmente alcançadas no preparo da maioria dos alimentos. As bactérias sobreviventes continuam a se desenvolver em carnes, caldos e molhos de carne, e receitas com carne mantidos sem refrigeração adequada.	Náusea sem vômito, diarreia, inflamação aguda do estômago e do intestino.	Transmitida pelo consumo de alimento contaminado com uma quantidade anormalmente grande de bactérias. *Início:* em geral, entre 8 e 20 horas. *Duração:* pode persistir por 24 horas.	Para controlar o desenvolvimento da bactéria sobrevivente em carnes cozidas, que serão consumidas mais tarde, resfrie as carnes rapidamente e refrigere de imediato a 5°C ou menos.
Intoxicação por estafilococos	*Staphylococcus aureus*. Bactéria bastante resistente ao calor. A bactéria que se desenvolve no alimento produz uma toxina extremamente resistente ao calor. A bactéria prospera muito em temperaturas entre 6° e 46°C.	Vômito, diarreia, fraqueza, cólica abdominal. Em geral, suave e atribuída muitas vezes a outras causas.	Transmitida por manipuladores de alimentos que portam a bactéria e pelo consumo do alimento que contém a toxina. *Início:* em geral, entre 3 e 8 horas. *Duração:* entre 1 e 2 dias.	O desenvolvimento da bactéria que produz a toxina é inibido pela manutenção dos alimentos acima de 60°C. A toxina é destruída pela fervura durante muitas horas ou pelo aquecimento do alimento em panela de pressão, a 116°C, durante 30 minutos.

Botulismo	*Clostridium botulinum*. Organismos formadores de esporos, que se desenvolvem e produzem toxina na ausência de oxigênio, como em um recipiente lacrado. A bactéria pode produzir uma toxina em alimentos pobres em ácido, que foram mantidos na geladeira por duas semanas ou mais. Os esporos são extremamente resistentes ao calor. Os esporos são inofensivos, mas a toxina é um veneno mortal.	Visão dupla, incapacidade de engolir, dificuldade de fala, paralisia respiratória progressiva. A taxa de mortalidade é alta; nos Estados Unidos é de cerca de 65%.	Transmitida pelo consumo de alimentos que contêm toxina. *Início*: em geral, entre 12 e 36 horas. *Duração*: entre 3 e 6 dias.	Nos alimentos, os esporos bacterianos são destruídos por altas temperaturas obtidas somente em uma envasadora de pressão. Mais de 6 horas são necessárias para eliminar os esporos em temperaturas de ebulição (100ºC). A toxina é destruída pela ebulição em 10 a 20 minutos; o tempo necessário depende do tipo de alimento.
Listeriose	*Listeria monocytogenes*. Bactéria disseminada na natureza, sobretudo em animais. Multiplica-se lentamente em temperaturas de refrigeração.	Febre, náusea, vômito, diarreia, fadiga; entre os casos graves, incluem-se meningite, septicemia, endocardite.	Transmitida pelo consumo de alimentos de origem animal subaquecidos contendo *L. monocytogenes*. *Início*: 12 horas. *Duração*: entre 5 e 10 dias.	Evite leite não pasteurizado e queijos macios feitos com leite não pasteurizado. Aqueça as carnes e o peixe a 71ºC, no mínimo.
Infecção por *Campylobacter*	*Campylobacter*. Em geral, encontrada no trato intestinal de porcos, aves e bovinos. É destruída com facilidade por meio de aquecimento.	Febre, dor de cabeça, dor muscular, diarreia, náusea, dor de estômago.	Transmitida pela ingestão de água não tratada ou leite não pasteurizado, ou pelo consumo de ave ou carne malcozida.	Não beba água não tratada ou leite não pasteurizado. Evite a contaminação cruzada após o manejo de ave ou carne crua. Aqueça a ave e a carne a 71ºC, no mínimo.
Diarreia do viajante	Pode ser causada por uma grande variedade de microrganismos, incluindo bactérias como a *E. coli* enterotoxigênica e a *E. coli* enteropatogênica, amebas e vírus.	Vômito, diarreia.	Transmitida pelo consumo de alimentos contaminados crus ou malcozidos. *Início:* entre 8 e 44 horas. *Duração:* entre 24 e 30 horas.	Controle sanitário rigoroso. Refrigeração adequada da carne e da ave. Pasteurização de sucos. Aqueça as carnes moídas a 71ºC, no mínimo, e outras carnes a 63ºC, no mínimo. Aqueça aves a 77ºC, no mínimo.
Yersiniose	*Yersinia enterocolitica*	Diarreia, dor nas articulações.	Transmitida pelo consumo de carne suína malcozida ou leite cru. *Início:* entre 4 e 7 dias. *Duração:* 3 semanas ou mais.	Aqueça a carne suína a 77ºC; pasteurize o leite.

Yersinia enterocolitica
Bactéria ocasionalmente encontrada em carne suína crua ou malcozida e leite cru, causando yersiniose.

Infecção por *perfringens*
Doença provocada pelo consumo de alimento que contenha *C. perfringens* viável.

Clostridium perfringens
Bactéria anaeróbia, formadora de esporos, que se multiplica de imediato em temperatura ambiente; o consumo pode resultar em infecção por *perfringens*.

Toxina
Substância tóxica produzida por reações metabólicas; a *S. aureus* e a *C. botulinum* são as bactérias mais frequentemente responsáveis pela intoxicação alimentar a partir de toxinas.

Yersiniose. A *Yersinia enterocolitica*, no leite natural ou na carne suína, pode provocar a yersiniose, doença bacteriana que pode durar três semanas ou mais. Essa bactéria se relaciona com a *Yersinia pestis*, que provocou a historicamente importante peste bubônica. Esse problema pode ser evitado por meio da pasteurização do leite e do cozimento adequado da carne suína.

Infecção por *perfringens*. A infecção por *perfringens* é o resultado da presença de uma bactéria anaeróbia, a ***Clostridium perfringens***. Essa bactéria é encontrada nas carnes e receitas com carne, e pode formar esporos que são extremamente resistentes ao calor. A maneira óbvia de se proteger contra essa intoxicação alimentar é evitar a contaminação da carne e impedir a reprodução rápida e o crescimento da população de bactérias. Ao se evitar o armazenamento na temperatura ambiente, esse risco pode ser reduzido.

As carnes e as receitas que contêm carne devem ser servidas logo após o preparo, ou mantidas para suprimento em 60°C, e os restos devem ser refrigerados imediatamente, não sendo permitida a permanência na bancada da cozinha por horas durante o resfriamento. O controle de temperatura cuidadoso minimiza a capacidade reprodutiva dessa bactéria, sendo muito importante por causa da grande resistência ao calor mostrada pelos esporos durante a formação. A prática habitual de simplesmente aquecer os alimentos à temperatura igual ou maior que 74°C não é eficaz na eliminação da *C. perfringens*. O impedimento do desenvolvimento é a chave para a redução da possibilidade de se contrair a infecção por *perfringens*.

A náusea é um sintoma-chave da infecção por *perfringens*. O vômito não ocorre, mas há uma sensação geral de mal-estar em razão da irritação do estômago e dos intestinos.

Intoxicação por estafilococos. As intoxicações por **toxina** de estafilococos a partir de alimentos são comuns. Isso ocorre principalmente pela facilidade com a qual as pessoas que manipulam alimentos infectados transmitem o estafilococo. Nos banheiros, os avisos expostos com destaque, que pedem para as pessoas não deixarem de lavar as mãos com água e sabão, são uma iniciativa pública para ajudar a eliminar as intoxicações por estafilococos. A intoxicação se manifesta por vômito, diarreia e cólicas estomacais, com origem no consumo de alimentos que contêm a toxina produzida pela bactéria *Staphylococcus aureus*. Essa cepa da bactéria se reproduz com vigor na zona de perigo, entre 6° e 46°C, resultando em

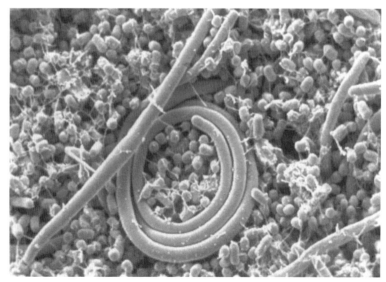

Figura 3.3 *Salmonella enteritidis*, cepa da salmonela que pode provocar salmonelose.
Cortesia de Agricultural Research Service.

um nível perigoso de toxina em questão de horas. Os sintomas se manifestam entre três e oito horas após o consumo e duram um ou dois dias (embora para a vítima pareça uma eternidade).

Nos Estados Unidos, a **intoxicação por estafilococos** é considerada a principal causa dos casos diagnosticados de intoxicação alimentar, apesar das frequentes advertências a respeito do manejo seguro dos alimentos. Entre os alimentos que são particularmente vulneráveis à invasão e à produção da toxina de estafilococos, incluem-se presunto cozido, alimentos com creme de leite, aves, tortas de creme, produtos de leite e queijos de todos os tipos. Esses tipos de alimentos exigem atenção especialmente criteriosa para adequar a refrigeração ou controlar as temperaturas acima de 60°C, para retardar o crescimento dos estafilococos e a formação da toxina.

A toxina, uma vez formada, é muito resistente ao calor, exigindo fervura durante horas ou cozimento sob pressão de 1,034 bar, por 30 minutos, para tornar a toxina

Intoxicação por estafilococos Intoxicação alimentar resultante da ingestão de enterotoxina produzida pela *S. aureus*; distúrbios graves do trato gastrintestinal durante um ou dois dias, ocorrendo geralmente em até oito horas após o consumo.

VISÃO DA INDÚSTRIA
TSP

A contaminação de aves por salmonela chamou a atenção do público, por causa da grande possibilidade do desenvolvimento da salmonelose. Diversas ideias foram formuladas em uma tentativa de reduzir o problema. Em 1992, a Food and Drug Administration (FDA) autorizou o uso do fosfato trissódico (TSP), em um processo especial para redução da contagem da salmonela. As unidades de processamento ajustam o pH do enxágue subsequente, adicionando algum ácido para equilibrar o pH alcalino criado pelo TSP.

Os testes revelaram que a aplicação de TSP nos frangos, após a emersão do tanque de resfriamento, pode reduzir os níveis de salmonela a menos de 5% (em comparação com os níveis de até 40% em frangos não tratados). O TSP está proporcionando um meio de redução do risco de salmonelose. Por causa de questões ambientais, as indústrias de aves e químicas estão constantemente elaborando tratamentos alternativos, que são capazes de reduzir os microrganismos patogênicos, tais como a *Campylobacter* e a salmonela. Entre esses tratamentos, inclui-se o uso de agentes oxidantes, tais como ozônio e compostos ácidos (como ácidos orgânicos).

Como meio adicional para assegurar que a ave seja segura para consumo, os consumidores também estão recebendo informações acerca do manejo seguro em casa. Atualmente, o Departamento de Agricultura dos Estados Unidos (USDA) está exigindo rótulos nas aves e nas carnes, oferecendo informações básicas aos consumidores para o manejo seguro (Fig. 3.4).

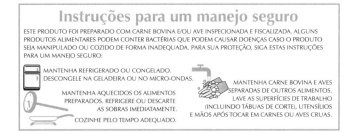

Figura 3.4 Instruções a respeito do manejo seguro são colocadas nas embalagens de carnes e outros alimentos que podem representar um risco de infecção bacteriana se não forem manipulados adequadamente.
Cortesia do Departamento de Agricultura dos Estados Unidos.

NOTA CIENTÍFICA
pH, temperatura e osmose

Os microrganismos podem provocar doenças de origem alimentar quando estão vivos e presentes em quantidades significativas, capazes de superar as defesas do organismo humano. A segurança dos alimentos pode ser alcançada mediante a eliminação de quaisquer microrganismos talvez existentes. Uma técnica utilizada envolve reduzir o pH do meio, adicionando ácido até o ponto em que os microrganismos não consigam se desenvolver. Essa técnica é utilizada no preparo do picles, por exemplo.

O calor é um meio especialmente eficaz de eliminação dos microrganismos. A produção de conservas é uma técnica de preservação que funciona bem, pois a utilização de temperaturas bastante altas é suficiente para a eliminação de todos os microrganismos talvez existentes. O calor e a acidez interagem na produção de conservas de frutas. A acidez comparativamente elevada (baixo pH) das frutas permite conservá-las de modo seguro, com a fervura das latas ou dos potes durante um tempo fixo e breve, sem acréscimo de pressão. No entanto, os vegetais não são muito ácidos e, assim, precisam ser processados em uma temperatura maior que 100°C. Em caso de uso de panela de pressão, a temperatura necessária pode ser alcançada e os vegetais são preservados de maneira segura.

As geleias e as conservas são meios de preservação das frutas mediante a adição de grande quantidade de açúcar. A concentração de açúcar fora das paredes celulares é muito maior do que dentro das paredes celulares dos microrganismos. O resultado é que a pressão osmótica se desenvolve e extrai a água das células dos microrganismos, eliminando de modo eficaz qualquer um que esteja presente.

Vibrio cholerae
Bactéria ocasionalmente encontrada em alimentos e água com contaminação fecal; causa a cólera.

Botulismo
Intoxicação alimentar causada pelo consumo da toxina produzida pela *C. botulinum*; a infecção humana é associada com mais frequência aos tipos A, B ou E.

Clostridium botulinum
Tipo de bactéria que produz uma toxina muito tóxica e frequentemente fatal aos seres humanos quando consumida.

inofensiva aos seres humanos. Esse tratamento extremo reduz a qualidade do alimento; sem dúvida, a prevenção da formação da toxina é uma medida importante na prevenção da intoxicação por estafilococos.

A *Vibrio cholerae* é outra bactéria formadora de toxina, sendo um risco à saúde importante em partes do mundo onde os abastecimentos de alimentos e água estão contaminados com fezes. A cólera, a doença causada pela *Vibrio cholerae*, resulta em diarreias graves e desidratação. O óbito ocorre rapidamente, a menos que uma reidratação eficaz seja realizada de maneira muito imediata. Duas outras espécies de *Vibrio* são a *V. vulnificus* e a *V. parahaemolytica*. Essas duas são possíveis contaminantes de frutos do mar crus, podendo provocar doenças graves e morte. A *V. vulnificus* apresenta uma taxa de mortalidade muito alta, em comparação com outras bactérias.

Botulismo. Outro tipo comum de intoxicação bacteriana a partir de uma toxina é o **botulismo**, tipo de intoxicação alimentar que muitas vezes pode ser fatal (Fig. 3.5). A causa é a ingestão da toxina produzida por algumas das diversas cepas da *Clostridium botulinum*. O problema se origina quando os alimentos contaminados com *C. botulinum* não são aquecidos adequadamente para eliminar os esporos antes do armazenamento anaeróbio por um período de tempo.

Como essa bactéria pode sobreviver muito bem em um ambiente isento de oxigênio, alguns produtos enlatados podem ficar sujeitos à produção da toxina. Os esporos muito resistentes ao calor da *C. botulinum* podem não ter sido eliminados durante o processo de produção de conserva e envasamento. O problema é encontrado de modo mais frequente em alimentos enlatados e pobres em ácido, como legumes, carnes, aves ou peixes. As frutas, por causa de sua acidez, não são receptivas à sobrevivência da *C. botulinum*, e um tratamento térmico adequado durante o envasamento não é difícil de ser realizado.

A ingestão da toxina nem sempre é fatal, mas muitas vezes é; a estatística aproximada é que duas de cada três pessoas infectadas morrerão. A toxina é tão potente que apenas 0,35 mcg dela é suficiente para matar um adulto.

Em geral, os sintomas do botulismo se relacionam com o funcionamento do sistema nervoso, com as reações mais graves ocorrendo no sistema respiratório. A morte, se ocorrer, é causada no final pela paralisia dos músculos respiratórios. Os sintomas iniciais são observados entre 12 e 36 horas após a ingestão do alimento que contém a toxina. Se o paciente sobreviver até o nono dia, o prognóstico de recuperação será bom, mas o processo de recuperação poderá ser bastante lento.

Os casos ocasionais de botulismo originam-se de alimentos envasados domesticamente, que foram processados de forma inadequada, resultando em alguns esporos da *C. botulinum* que sobrevivem, com a consequente geração de toxina no interior da lata. Embora problemas similares possam ocorrer na produção de conservas e envasamento comercial, as normas de controle de qualidade são bastante rigorosas, reduzindo muitíssimo esse risco potencial. Ainda assim, um susto eventual se desenvolve. Esses episódios são divulgados amplamente na mídia, e itens potencialmente perigosos (latas do lote com problema) são recolhidos e removidos de todos os mercados.

Para evitar problemas, os legumes, as carnes, as aves e os peixes conservados em latas domesticamente devem ser fervidos ativamente por 15 minutos antes do consumo. Isso não é necessário com frutas, pois o ácido delas geralmente é suficiente para desestimular o desenvolvimento da *C. botulinum*.

Um requisito importante para a produção doméstica de conservas de legumes, peixes, aves ou carnes é uma envasadora de pressão, pois essa é a única maneira pela qual os alimentos podem ser levados a uma temperatura bastante elevada, assegurando a eliminação dos esporos. Em uma envasadora de pressão, a temperatura alcançará 116°C se o alimento for processado em uma pressão de 1,034 bar, permitindo o processamento térmico adequado referente à segurança dentro de um período razoável de tempo.

As pessoas que processam esses alimentos pobres em ácido devem manter a pressão em 1,034 bar ao longo do tempo requerido de processamento. Em geral, o período de processamento seguro é de, no mínimo, 25 minutos, em 1,034 bar, mas a quantidade e o tamanho dos recipientes que são processados influenciarão a recomendação. Como a relação entre tempo e temperatura é bastante decisiva para se alcançar segurança em legumes e carnes enlatados, a precisão é fundamental em relação à quantidade de minutos indicada, na pressão correta, em uma envasadora de pressão.

Listeriose. A *Listeria monocytogenes* pode causar o desenvolvimento da **listeriose** em seres humanos, em um período entre 12 horas e 6 semanas, após o consumo do alimento contaminado com este tipo de bactéria. Os sintomas são descritos na Tabela 3.1. Na realidade, a *L. monocytogenes* pode ser encontrada amplamente em animais de fazenda e arredores rurais, o que significa que as condições sanitárias adequadas são importantes para impedir que a bactéria ingresse no abastecimento de alimentos.

A prevenção ou o impedimento da contaminação é muito importante, pois a *L. monocytogenes* pode sobreviver e se multiplicar em temperaturas de geladeira; o calor, o ácido e o sal também são de efetividade limitada para impedir a multiplicação e/ou eliminação da bactéria. A contaminação deve ser evitada por meio de:

1. uso de leite e laticínios pasteurizados;
2. manutenção dos alimentos crus separados dos alimentos cozidos até bem perto da hora de servir;
3. manutenção de todas as tábuas de corte e de outros itens que entram em contato com os alimentos meticulosamente limpos;
4. lavagem de todos os alimentos crus antes do consumo;
5. manutenção dos alimentos em temperaturas abaixo de 5°C ou acima de 60°C; e
6. preparação de aves a 82°C e carnes e peixes a 71°C.

Infecção por *Campylobacter*. A bactéria *Campylobacter* pode ser encontrada no trato intestinal de animais produtores de carne e das aves, o que significa que talvez seja encontrada em algumas carnes. A contaminação por *Campylobacter jejuni* da água, do leite cru e das carnes cruas e malcozidas provocou doenças e algumas

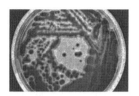

Figura 3.5 Cultura de *Clostridium botulinum* do tipo B. Sua toxina pode ser encontrada em carnes e vegetais enlatados, se não forem processados em uma temperatura alta o bastante e durante tempo suficiente. Cortesia do Departamento de Agricultura dos Estados Unidos.

Listeria monocytogenes
Tipo de bactéria capaz de provocar listeriose; às vezes, encontrada em leite não pasteurizado.

Listeriose
Intoxicação alimentar potencialmente muito grave causada pela ingestão de *L. monocytogenes* viável.

Campylobacter jejuni
Tipo de bactéria encontrada ocasionalmente em aves e carnes.

Escherichia coli (*E. coli*)
Grupo de bactérias encontrado frequentemente como causa de infecções alimentares.

Shigella boydii
Bactéria propagada por contaminação fecal da água ou do alimento.

Norovírus
Vírus que pode causar hepatite A e que se propaga facilmente pela água contaminada e por pessoas que manipulam alimentos infectados e que não lavam suas mãos adequadamente com água quente e sabão.

mortes. No entanto, o aquecimento de todas as carnes a 71°C, no mínimo, destrói qualquer *Campylobacter* talvez existente. A água não tratada e o leite cru são outras possíveis fontes de contaminação, mas a pasteurização ou a fervura garantirão segurança contra a *Campylobacter*.

Escherichia coli. Dependendo do tipo específico da *Escherichia coli* consumida, as infecções causadas pela *E. coli* (Fig. 3.6) podem ser classificadas como enteroinvasiva, enterotoxigênica ou êntero-hemorrágica. O tipo mais comum é a enterotoxigênica, frequentemente denominada diarreia do viajante, que, em geral, manifesta-se entre 8 e 44 horas após o consumo da *E. coli* e dura entre 24 e 30 horas. Geralmente, há uma efusão de fluido em forma de diarreia e uma possibilidade de vômitos, o que leva à desidratação, mas que não invade o tecido epitelial do intestino delgado.

Em contraste, a *E. coli* O157:H7 é classificada como êntero-hemorrágica; manifesta-se por meio de diarreia manchada de sangue, podendo levar à insuficiência renal em virtude da capacidade do organismo de produzir toxinas virulentas no hospedeiro. A causa das infecções por *E. coli* O157:H7 está ligada ao consumo de carne malcozida, leite cru, sucos não pasteurizados e folhas verdes contaminadas. Esse tipo de infecção recebeu grande atenção da mídia desde o primeiro surto, em 1993, que remontou a uma rede de *fast-food* e que teve consequências tragicamente fatais.

Shigella. Em geral, a contaminação fecal é a fonte da ***Shigella boydii***, tipo de bactéria que pode provocar a shigelose e a disenteria bacilar. Mediante o uso da água clorada e a prática de boas normas sanitárias no manejo dos alimentos, os profissionais do setor de alimentação podem impedir essa intoxicação alimentar.

Vírus transmitidos por meio de alimentos

Os vírus transmitidos por alimentos tornaram-se uma crescente preocupação, incluindo o vírus da hepatite A, que provoca uma doença altamente infecciosa que afeta o fígado. O vírus da hepatite A é associado com mais frequência aos manipuladores de alimentos contaminados, reforçando a necessidade de práticas de boa higiene e lavagem das mãos. As partículas dos vírus podem estar presentes nas fezes das pessoas contaminadas por um período de uma a três semanas sem que a pessoa saiba que está doente. Isso pode potencialmente levar à infecção de muitas pessoas.

Outro vírus transmitido por alimentos foi identificado em alguns navios de cruzeiro que transportavam grande quantidade de passageiros, que tiveram sintomas graves envolvendo o trato gastrintestinal. Esses surtos e os subsequentes remontaram a **norovírus** presentes nas embarcações. Os surtos de norovírus não se limitam somente aos navios de cruzeiro; situações de alimentação grupal também sofreram de contaminação por norovírus. O norovírus pode estar associado com qualquer alimento que é manipulado ou processado, mas, felizmente, a doença, em geral, segue seu curso em até 48 horas.

O vírus pode ser encontrado em água contaminada ou pode ser propagado por pessoas que manipulam alimentos infectados. Esse problema ressalta a importância de os manipuladores de alimentos adotarem medidas sanitárias significativas, como a lavagem cuidadosa das mãos com água quente e sabão antes do manejo dos alimentos e após o uso do banheiro.

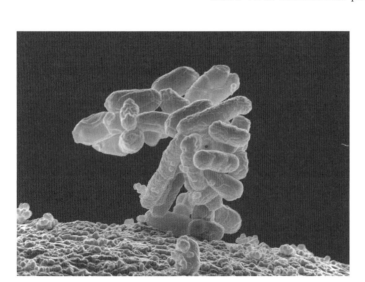

Figura 3.6 Micrografia de um agrupamento de bactérias *E. coli*. Cada bactéria individual possui uma forma oblonga.
Cortesia de Agricultural Research Service.

Parasitas

Às vezes, os alimentos são contaminados por organismos pequenos, ocasionalmente em estágios de ovo ou larva. Se consumidos em um estado viável, esses organismos (denominados **parasitas**) poderão permanecer no organismo e progredir até as fases reprodutiva e de vida total, recorrendo a uma relação parasitária com o hospedeiro. Esses organismos hospedeiros podem impor riscos graves à saúde.

A **triquinose** é a doença parasitária mais comum dos Estados Unidos. O problema se origina do consumo de carne, sobretudo da suína, que contém a larva do *Trichinella spiralis*. Na atualidade, a presença dessa larva é bastante incomum, mas o fornecimento de restos não cozidos aos porcos (a fonte mais provável de contaminação parasitária) ainda ocorre ocasionalmente.

Como existe a possibilidade da carne suína estar contaminada com o *T. spiralis* (Fig. 3.7), e como não existe maneira de detectar o parasita por inspeção governamental, precauções apropriadas de preparo devem ser tomadas para a eliminação dos parasitas talvez existentes. O aquecimento da carne suína a uma temperatura interna de 77°C é a maneira recomendada para se garantir contra o consumo de triquina viável. Na realidade, os parasitas são eliminados quando a temperatura interna de um corte de carne suína alcança 60°C, no mínimo, mas se recomenda a temperatura de 71°C para assegurar uma margem adequada de segurança sem prejudicar a palatabilidade da carne. O termômetro para carne é um instrumento conveniente para a medição do grau de cocção no centro do corte. Outro meio de eliminar a triquina é o congelamento a -18°C por um dia, no mínimo, ou a -15°C por vinte dias, no mínimo.

Embora raramente fatal, a triquinose pode debilitar o organismo por um período prolongado. Inicialmente, as larvas ficam confinadas na região intestinal, mas, em pouco tempo, amadurecem e produzem larvas no interior do hospedeiro antes de morrer. No final, a triquina invade as áreas musculares do organismo, ficando encapsuladas nas formações semelhantes a cisto, que podem ser viáveis ao longo de até dez anos no hospedeiro. Os sintomas em infestações graves podem incluir diarreia, náusea e vômito, mas essas reações são intermitentes. Em um período de semanas, febre recorrente e dores musculares acompanham a migração das larvas dentro do organismo. O tratamento com tiabendazol ajuda no controle do curso da enfermidade.

Parasita
Organismo que vive em outro organismo e obtém seu sustento do hospedeiro; vermes, como o *Trichinella spiralis*, podem provocar perda de peso e outros problemas de saúde nas pessoas.

Triquinose
Doença causada pela ingestão de *T. spiralis* viável; parasita contido algumas vezes em carne suína malcozida.

Trichinella spiralis
Parasita encontrado algumas vezes na carne suína; causa a triquinose em seres humanos.

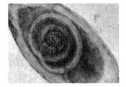

Figura 3.7 Larva de *Trichinella spiralis* encapsulada em um músculo.
Cortesia do Departamento de Agricultura dos Estados Unidos.

PERFIL CULTURAL
Molho de soja

As culturas orientais foram bastante criativas no desenvolvimento de produtos alimentares a partir da soja. Um dos produtos mais onipresentes é o molho de soja. Embora existam diversas versões desse molho, o preparo básico envolve cozimento, salgação e fermentação da soja, bem como o envelhecimento deste líquido por um período prolongado (às vezes, dois anos ou mais). O cozimento inicial elimina os microrganismos, e o grande conteúdo de sal cria, de modo eficaz, a pressão osmótica que impede o desenvolvimento de microrganismos durante o período de armazenamento.

A fabricação do molho de soja é um meio bastante eficaz de obtenção de um produto alimentar a partir da soja que pode ser utilizado de maneira segura por alguns anos. O outro lado da moeda é que o grande conteúdo de sódio fomenta a hipertensão em pessoas suscetíveis.

48 Parte I ▪ Fundamentos para o estudo dos alimentos

Cyclospora cayetanensis
Protozoário (tipo de parasita) que pode causar a ciclosporíase quando consumido.

Ciclosporíase
Doença transmitida por alimentos, causada pelo consumo de produtos contaminados com *C. cayetanensis*.

Intoxicação por mariscos
Intoxicação potencialmente letal causada pela saxitoxina produzida pelo consumo de *Gonyaulax catanella* pelos mariscos; caracterizada pela perda de resistência e insuficiência respiratória.

Saxitoxina
Neurotoxina produzida pela *G. catanella*, que se acumula nos mariscos em condições de maré vermelha; provoca a intoxicação por mariscos e pode ser fatal.

As invasões parasitárias não estão limitadas ao *T. spiralis*. Outros vermes podem ser introduzidos a partir de diversas fontes, mas a rota mais comum é via abastecimento de água. A filtração da água é necessária quando o abastecimento de água é inseguro. A água potável também deve ser utilizada para a lavagem cuidadosa de todas as frutas e legumes frescos, para ajudar a evitar os possíveis parasitas. A outra fonte de contaminação pode envolver os manipuladores de alimentos que não cuidam de manter as mãos e as áreas de trabalho da cozinha limpas.

O *Cyclospora cayetanensis* é um protozoário (um tipo distinto de parasita) que chamou a atenção em 1995 e 1996, quando surtos de **ciclosporíase** ocorreram nos Estados Unidos. Os dois surtos remontaram a produtos importados contaminados com o *C. cayetanensis*. Outros surtos também ocorreram, e estes remontaram a produtos frescos que o portavam. Frequentemente, a contaminação ocorre quando o produto é colhido em campos onde banheiros não estão disponíveis para os trabalhadores rurais. Iniciativas internacionais estão se concentrando em normas que precisarão ser seguidas se o alimento for importado por outros países.

Em geral, os sintomas da ciclosporíase são razoavelmente brandos e começam cerca de uma semana depois do consumo do alimento contaminado. É possível que o protozoário sobreviva ao congelamento por um período de tempo. Recomenda-se a lavagem cuidadosa de todos os produtos frescos para evitar esse problema; no entanto, esse tipo de contaminação não é comum nos Estados Unidos na atualidade.

Contaminantes presentes em peixes

Certamente, os possíveis problemas com contaminantes ambientais não são um fenômeno das últimas duas décadas. A máxima de comer ostras só nos meses que contêm a letra *r* em seus nomes surgiu muito antes da preocupação atual a respeito de mudanças prejudiciais ao meio ambiente, aparentemente porque algumas pessoas que comem ostras nos meses de verão ficam doentes. Essa doença, denominada **intoxicação por mariscos**, era e ainda é transmitida por meio de vieiras, vôngoles e mexilhões, e também por ostras, em certas épocas do ano.

Nos meses de verão e no início do outono, um organismo unicelular, o *Gonyaulax catanella*, é um alimento abundante para os mariscos. Em concentrações muito grandes, esse organismo provoca a fluorescência e cor avermelhada da água do mar, conhecida comumente como maré vermelha. No entanto, concentrações menores (insuficientes para provocar a maré vermelha) ainda têm o potencial de causar a intoxicação por mariscos quando ostras ou outros mariscos contaminados são consumidos.

A substância secretada pela *G. catanella*, que de fato provoca a intoxicação, é a saxitoxina, que é tóxica o suficiente para matar pessoas, mas não é venenosa para o marisco hospedeiro. A **saxitoxina** se acumula na glândula digestiva do marisco, sendo capaz de, em questão de três ou quatro dias, subir de níveis muito pouco detectáveis para níveis letais.

Se um marisco contendo saxitoxina for consumido, o veneno atuará com surpreendente rapidez, com a morte decorrendo apenas duas horas após a ingestão. Os sintomas começam com a perda de resistência nos pés, nas mãos e no pescoço, e, em seguida, pela falência do sistema respiratório. A quantidade de veneno ingerido é um fator determinante da sobrevivência ou não do paciente. Se o marisco for frito em óleo e consumido como parte de uma refeição maior, os efeitos tóxicos serão menores do que em outras circunstâncias. A respiração artificial é uma ajuda importante nos casos de tratamento que envolvam o sistema respiratório.

O meio mais óbvio para se evitar a intoxicação é evitar mariscos de áreas sem controle, em épocas de possíveis problemas. O risco também pode ser reduzido mantendo-se o marisco em água limpa por um período de tempo que dá a oportunidade para o marisco eliminar parte do veneno. As ostras dissipam a saxitoxina de maneira relativamente rápida; os mexilhões são um tanto lentos na eliminação da saxitoxina; e os vôngoles são extremamente lentos.

Após o período de manutenção em água limpa, o potencial de intoxicação por moluscos pode ser reduzido ainda mais por meio da fritura da carne do marisco ou do uso de vapor ou água fervente para ajudar a destruir a potência da saxitoxina. Temperaturas muito altas de cozimento e muita água para eliminação da toxina são dois métodos eficazes para ajudar a reduzir o risco potencial de intoxicação por mariscos.

As fábricas de peixes em conserva aquecem o marisco no vapor para reduzir muito a quantidade de veneno talvez existente. Os testes químicos fornecem ainda outro controle contra a toxina. Além disso, a colheita comercial de moluscos e mexilhões é realizada sob o controle do governo para reduzir ainda mais o risco.

Embora a intoxicação por mariscos seja particularmente dramática, tanto o peixe de água salgada como o de água doce estão sujeitos a outros possíveis riscos ambientais. As águas contaminadas podem ocasionar peixes contaminados. A presença de mercúrio, como resultado de efluentes sem controle de fábricas em águas locais, foi responsável por episódios de intoxicação por mercúrio a partir de peixes (peixe-espada, p. ex.) e outros frutos do mar, como ostras colhidas na costa do Japão. Os protestos contra essa contaminação e o monitoramento aprimorado ajudaram a reduzir o problema.

Os peixes são muito suscetíveis à deterioração durante à comercialização, pois os sistemas enzimáticos dos peixes são ativos em temperaturas um tanto mais baixas que as ideais para os animais terrestres, o que torna imperativo o manejo apropriado. A colocação de gelo sobre o peixe ajuda a manter a temperatura baixa o suficiente para retardar a deterioração. Atenção especial é necessária tanto no manejo de ostras ou outros peixes que podem ser consumidos crus, como no armazenamento de camarões, pois estes podem ser consumidos inteiros, incluindo o trato digestivo. Mesmo com tais precauções, os peixes se estragarão rapidamente, precisando ser consumidos em um ou dois dias ou ser processados de imediato (congelamento, enlatamento ou secagem).

http://www.fda.gov/Food/FoodSafety/FoodborneIllness/FoodborneIllnessFoodbornePathogensNaturalToxins/BadBugBook/default.htm

Bad Bug Book
Informações acerca de microrganismos causadores de doenças que podem estar presentes nos alimentos.

FONTES E CONTROLE DE MICRORGANISMOS

Diversas variedades de bactérias, leveduras e fungos podem aparecer em alimentos comercializados aos consumidores. Esses microrganismos estão presentes como resultado de inúmeras possibilidades: o solo em que os alimentos são cultivados podem conter microrganismos; as culturas agrícolas podem ser fertilizadas com adubos naturais que contêm microrganismos viáveis; os contêineres de armazenamento dos caminhões ou de outros meios de transporte podem ter microrganismos remanescentes de cargas prévias; mesmo o ar pode transportar microrganismos para o abastecimento alimentar. Essas não são as únicas fontes possíveis de contaminação; as pessoas que manipulam alimentos do campo para o mercado são outra fonte importante de contaminação. Em suma, há pouca possibilidade de que o alimento não encontre alguma forma de microrganismo em algum ponto antes de chegar ao consumidor.

Felizmente, os consumidores podem se proteger dos microrganismos transmitidos por alimentos prestando atenção na maneira pela qual eles manejam e preparam os alimentos. A lavagem cuidadosa do produto fresco antes do armazenamento e antes do preparo remove muitos dos microrganismos aderidos a esses itens.

Da mesma forma, a lavagem cuidadosa das mãos com água e sabão antes do manejo do alimento é uma maneira eficaz de reduzir a contaminação por parte daqueles que manipulam alimentos. Para minimizar a contaminação, as pessoas que manipulam os alimentos não devem estar resfriadas ou gripadas, ou portar doenças contagiosas, como tuberculose.

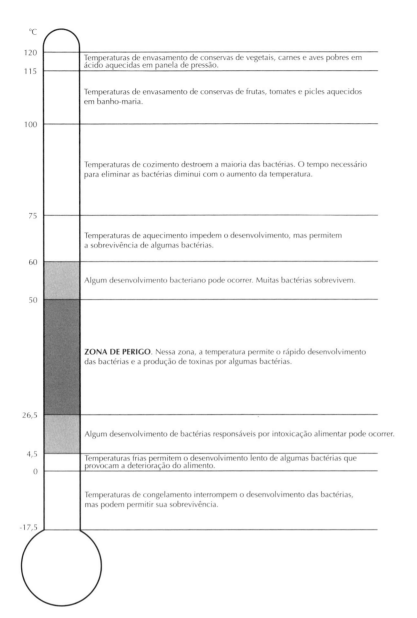

Figura 3.8 Temperaturas referentes ao controle do desenvolvimento bacteriano em alimentos.
Cortesia de Plycon Press.

O controle adequado da temperatura dos alimentos que contêm proteínas é fundamental para retardar o desenvolvimento de microrganismos, em leite, produtos com ovos, carnes, peixe, ave, gelatina e outros alimentos desse tipo. Mantendo-se esses alimentos em temperaturas abaixo de 4,4°C e acima de 60°C, a reprodução de diversos microrganismos será mantida em um mínimo absoluto, que é fundamental para a segurança dos alimentos (Fig. 3.8).

As altas temperaturas são importantes para eliminar microrganismos viáveis presentes nos alimentos antes destes serem consumidos. Por exemplo, o leite pasteurizado ou a carne suína cozida em uma temperatura interior uniforme de 76,7°C assegurará que esses alimentos sejam perfeitamente seguros para o consumo, ainda que pudessem conter microrganismos antes de serem aquecidos.

Embora os alimentos tenham sido aquecidos o suficiente para a eliminação dos microrganismos, uma atenção especial ao controle de temperatura ainda é fundamental para assegurar a segurança dos alimentos que contêm proteínas. Esses tipos de alimentos podem ser contaminados novamente pelos manipuladores de alimentos ou outros agentes, e os novos microrganismos florescerão se os alimentos não forem armazenados em temperaturas de geladeira ou balcão térmico, isto é, abaixo de 5°C ou acima de 60°C.

POR QUE A PREOCUPAÇÃO?

A contaminação microbiológica é uma preocupação mundial, pois acarreta perdas econômicas e humanas. Uma perda considerável de alimentos ocorre em virtude da deterioração antes de chegar ao consumidor ou durante a estocagem pelo consumidor. Em qualquer momento, o estrago representa uma perda econômica, quer para o agricultor, para o intermediário na cadeia de comercialização, para o varejista ou para o consumidor. Em última análise, as perdas que ocorrem antes da venda para o consumidor se refletirão em maiores custos para o comprador no ponto de venda. Infelizmente, as perdas não param por aí. Os alimentos estocados em casa também são suscetíveis de deterioração por microrganismos. Por exemplo, se algumas batatas se estragam em um saco, são jogadas fora, aumentando o custo do alimento.

Com a preocupação mundial a respeito de abastecimento adequado, a deterioração de alimentos converte-se em um problema de grande magnitude em termos humanos. Por exemplo, o grão que fermenta antes da distribuição representa uma perda trágica para aqueles que precisam do alimento para sobreviver. E quando há falta de alimento, até mesmo o alimento contaminado pode ser consumido, causando graves problemas de saúde, como às vezes ocorre quando amendoins mofados são distribuídos para consumo.

Embora nem sempre seja potencialmente letal, uma intoxicação alimentar fará as pessoas desejarem evitar uma repetição do desconforto. Esses episódios representam não só um período desagradável para a pessoa afligida, mas também uma perda econômica por causa da perda de tempo de trabalho durante a doença. Nenhum número confiável está disponível para expressar exatamente o custo das intoxicações alimentares, mas o problema é muito comum, sobretudo quando a maioria dos episódios poderia ser evitada com uma melhoria das práticas de manejo dos alimentos.

COMO LIDAR COM O PROBLEMA

A indústria de alimentos pode adotar medidas para evitar a contaminação inicial e também para remover ou eliminar os microrganismos e outros invasores viáveis antes de colocar os alimentos na cadeia de comercialização. A segurança dos alimentos depende do que tem permissão para ingressar em um alimento específico e do tratamento que este recebe até ser consumido. No lar e nas operações de serviços de alimentação (*foodservice*), as pessoas precisam manter cozinhas limpas, descartar os alimentos claramente contaminados, lavar produtos frescos e carnes, evitar a contaminação cruzada de superfícies, manter controles de temperaturas corretas, e praticar uma boa higiene pessoal. Qualquer pessoa que manipula e/ou prepara alimentos precisa ter consciência dos perigos que isso pode abrigar e deve sempre seguir práticas sanitárias seguras e controles de temperatura.

Análise de Perigos e Pontos Críticos de Controle (APPCC) Sistema de sete pontos desenvolvido por cada empresa do setor alimentício para criar seu próprio programa de segurança de alimentos.

VISÃO DA INDÚSTRIA
APPCC

Embora um sistema tenha sido idealizado na década de 1960 para ajudar a assegurar que o alimento que chegava ao público fosse seguro, foi somente na década de 1990 que a indústria dos alimentos se mobiliza de maneira agressiva para implementar seu uso. Com um nome desajeitado, o sistema **Análise de Perigos e Pontos Críticos de Controle (APPCC)** está sendo utilizado hoje pela indústria de alimentos e pelas operações de serviços de alimentação, como hospitais. Na verdade, o interesse mundial está se desenvolvendo com a crescente globalização do abastecimento de alimentos.

As agências governamentais envolvidas no monitoramento e na regulamentação das normas de segurança do abastecimento de alimentos nos Estados Unidos (destacando-se a Food and Drug Administration e a Food Safety and Inspection Service – FSIS) baseiam seus programas no sistema APPCC. Em 1996, o FSIS, do Departamento de Agricultura dos Estados Unidos, publicou sua Pathogen Reduction and HACCP Final Rule (Redução de Patógenos e Regra Final da APPCC), que exigiu que fábricas de processamento de carnes e aves estabelecessem e utilizassem os planos do sistema APPCC que asseguram a conformidade com normas obrigatórias para obtenção de produtos seguros de maneira contínua.

Análise de Perigos e Pontos Críticos de Controle é um sistema de sete pontos, que é desenvolvido por cada empresa do setor alimentício para criar um programa de

segurança de alimentos que se ajuste especificamente à empresa. Cada plano de empresa relativo ao sistema APPCC deve incluir:

1. Análise dos riscos que podem ocorrer e maneiras de prevenir a sua ocorrência.
2. Identificação dos pontos críticos de controle, em que os riscos identificados podem ser evitados ou reduzidos.
3. Estabelecimento de medidas preventivas com limites críticos (temperatura específica e limites de tempo, por exemplo), em cada ponto crítico de controle.
4. Estabelecimento de um sistema de monitoramento em cada ponto crítico de controle.
5. Planos de ação corretiva se o monitoramento indicar falha para satisfazer o limite crítico, em qualquer ponto crítico.
6. Estabelecimento de um sistema de registro de informações que documenta todas as ações mencionadas acima.
7. Estabelecimento da verificação do plano APPCC para assegurar que o plano é eficaz.

O sistema APPCC é utilizado na indústria de alimentos para ajudar a reduzir os patógenos nos alimentos e aumentar a segurança dos alimentos, mas alguns surtos de doenças de origem alimentar ainda ocorrem.

Food Code
Código publicado em conjunto pela FDA, pelo CDC e pelo FSIS, que orienta as agências governamentais na supervisão da segurança em operações de serviços de alimentação.

http://www.fda.gov
– Site da Food and Drug Administration.

http://www.fda.gov/Food/FoodSafety/RetailFoodProtection/FoodCode/FoodCode2009/
– Texto do *Food Code 2009*.

http://www.fda.gov/Food/FoodSafety/fsma/default.htm
– *Food Safety Modernization Act* (FSMA), da FDA.

Se microrganismos vivos, insetos e/ou parasitas estiverem presentes em alimentos capazes de sustentar suas vidas, eles se multiplicarão até que sejam removidos do alimento por meio de lavagem ou eliminados por condições destrutivas como calor elevado, irradiação ou desidratação. Cinco microrganismos foram identificados pelos Centers for Disease Control (Centros Norte-americanos de Controle de Doenças) como tendo alta possibilidade de contaminação via alimentos contaminados por manipuladores infectados: norovírus, *Salmonella typhi*, *E. coli* êntero-hemorrágica ou produtora da toxina *Shiga*, *Shigella* spp., e vírus de hepatite A.

A Food and Drug Administration (FDA) e os Centers for Disease Control and Prevention (CDC), do Departamento de Saúde e Serviços Humanos (HHS) dos Estados Unidos, e o Food Safety and Inspection Service (Serviço de Segurança e Inspeção dos Alimentos) do Departamento de Agricultura dos Estados Unidos (USDA) publicam em conjunto e revisam frequentemente o ***Food Code***, documento concebido como código e referência modelos para estados, cidades, condados e agências indígenas para regulamentar a segurança dos alimentos em restaurantes, lojas de alimentos, máquinas automáticas de venda e operações dos serviços de alimentação, em instituições como escolas, hospitais, casas de repouso e creches (Fig. 3.9).

No *Food Code 2009*, as cinco áreas-chave identificadas em que a segurança dos alimentos podia ser impactada eram:

- Temperaturas incorretas de manutenção;
- Cozimento inadequado, como ovos malcozidos;
- Equipamento contaminado;
- Alimentos de fontes não seguras; e
- Higiene pessoal insatisfatória.

Esses problemas precisam ser tratados em todos os níveis, para ajudar na redução da incidência de intoxicação alimentar nos Estados Unidos e no mundo. Diversas agências federais norte-americanas têm a responsabilidade e a autoridade de estabelecer e impor medidas preventivas, que podem ser adotadas ao longo de toda a cadeia alimentar. A lei Food Safety Modernization (Lei de Modernização da Segurança dos Alimentos) foi aprovada em 2011 e se destina a assegurar que o abastecimento de alimentos nos Estados Unidos seja seguro, mudando o foco dos reguladores federais da reação à contaminação para a prevenção desta.

A FDA, do Departamento de Saúde e Serviços Humanos dos Estados Unidos, possui responsabilidades bastante grandes em relação ao abastecimento seguro dos alimentos. Os requisitos para os rótulos da maioria dos alimentos (exceto carnes, aves ou peixes), a regulamentação dos aditivos dos alimentos, e a inspeção de diversas fábricas de alimentos estão sob a jurisdição da FDA. Os programas que enfocam a educação do consumidor a respeito de segurança dos alimentos também estão sob seu domínio. Os Centers for Disease Control (sede do Food Safety Office), outra agência poderosa do Departamento de Saúde e Serviços Humanos, enfocam as intoxicações alimentares.

A inspeção das carnes e das aves é domínio do Food Safety and Inspection Service, do Departamento de Agricultura dos Estados Unidos. Outras agências do mesmo departamento incluem o Agricultural Marketing Service e o Agricultural Research Service. O National Marine Fisheries Service está abrigado no Departamento de Comércio. Esse serviço é responsável pela inspeção e pela

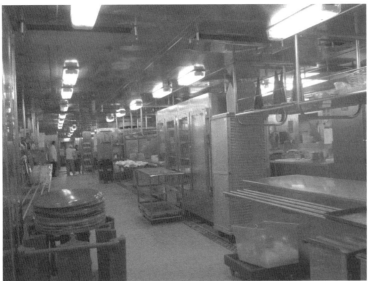

Figura 3.9 As cozinhas de navios de cruzeiro são apenas um dos cenários em que as diretrizes do *Food Code* e do sistema APPCC são aplicadas para ajudar a assegurar uma alimentação segura para as pessoas. Cortesia de Plycon Press.

segurança dos frutos do mar e dos peixes de água doce. Diversos estados e condados possuem agências similares, supervisionando a segurança dos alimentos e apresentando informações a respeito de segurança dos alimentos para empresas de alimentos, varejistas, operações de serviços de alimentação e consumidores.

Alguns aditivos que são componentes de diversos produtos alimentares comerciais podem ser utilizados para ajudar a manter a segurança do alimento, enquanto outros são adicionados por razões diversas, que serão descritas posteriormente neste capítulo. A discussão de aditivos está incluída por causa dos benefícios conservantes de alguns aditivos específicos e pelos benefícios qualitativos oferecidos por outros.

Mesmo quando o alimento é seguro em relação a níveis prejudiciais de microrganismos quando trazido para a cozinha, a possibilidade de doenças de origem alimentar ainda existe. Seja em um estabelecimento comercial de alimentação ou em casa, os padrões de higiene precisam ser mantidos em todos os aspectos do preparo dos alimentos. É importante lembrar que a contaminação cruzada, o abuso da relação entre tempo e temperatura, e a higiene pessoal inadequada são as causas principais da intoxicação alimentar. A FDA desenvolveu o **Fight Bac®** como seu programa de educação de segurança dos alimentos para empresas e consumidores. Sua mensagem de quatro pontos inclui:

- Limpe: lave as mãos e as superfícies com frequência.
- Separe: não permita a contaminação cruzada.
- Cozinhe: cozinhe na temperatura apropriada.
- Resfrie: refrigere rapidamente.

Há quatro áreas-chave para se verificar no monitoramento da segurança em relação ao manejo dos alimentos: (1) higiene pessoal do responsável por manipular alimentos, (2) condições sanitárias da cozinha, (3) temperaturas de cozimento, e (4) condições e práticas de armazenamento.

> **Fight Bac®**
> Programa educativo da FDA sobre segurança de alimentos baseado em quatro pontos: limpeza, separação, cozimento e resfriamento.
>
> http://www.fightbac.org/safe-food-handling
> – Informações sobre o programa Fight Bac®, da FDA.

Manipulação higiênica dos alimentos

Os hábitos que podem impedir o transporte dos microrganismos dos manipuladores de alimentos para os alimentos são fundamentais para a manutenção de altos padrões de condições sanitárias. Como ponto de partida, todas as pessoas que manipulam alimentos devem lavar suas mãos cuidadosamente com água quente e sabão, antes do início do preparo e sempre que as mãos forem utilizadas para tocar nos cabelos ou assoar o nariz. Qualquer ida ao banheiro deve terminar com uma lavagem cuidadosa das mãos com água quente e sabão antes do retorno à cozinha ou ao laboratório. Luvas descartáveis devem ser utilizadas em cozinhas comerciais após a lavagem das mãos e antes do manejo dos alimentos. Além disso, hábitos pessoais, como pôr a mão na boca ou passar a mão nos cabelos, precisam ser identificados e eliminados.

Embora a degustação seja necessária para assegurar que os temperos estejam corretos, somente utensílios limpos devem ser utilizados. Os utensílios para degustação devem ser utilizados apenas uma vez. Caso contrário, a saliva do provador contaminará o alimento.

Condição sanitária da cozinha

Uma alimentação limpa só pode ser preparada em uma cozinha limpa. Todas as louças devem ser limpas com cuidado, lavadas com sabão ou detergente e água quente, e enxaguadas perfeitamente em água muito quente. Tanto o calor da água como a limpeza proporcionada pelo detergente e um bom enxágue são importantes na eliminação dos microrganismos que podem permanecer e contaminar os alimentos subsequentemente.

Para evitar a contaminação cruzada, todas as superfícies na área de preparo dos alimentos devem ser lavadas cuidadosamente com água e sabão após cada uso,

54 Parte I ▪ Fundamentos para o estudo dos alimentos

com atenção especial sendo dada a áreas difíceis, como a beira em torno da pia e o reboco entre os azulejos. Isso também inclui o topo do fogão.

As tábuas de corte exigem atenção redobrada, pois podem facilmente ser uma fonte de contaminação cruzada, sobretudo em relação a alimentos que vão ser servidos sem aquecimento adicional após o corte na tábua. As tábuas de corte de plástico podem ser lavadas na máquina de lavar louça para mantê-las limpas. As tábuas de corte de madeira devem ser esfregadas vigorosamente com água quente e sabão ou solução de cloro e, em seguida, enxaguadas cuidadosamente, para assegurar a eliminação dos microrganismos que podem tender a se acumular nos cortes da superfície.

Temperaturas de cozimento

http://www.temperatures.com/food.html
– Informações sobre diversos tipos de termômetros para alimentos.

http://www.fsis.usda.gov/Fact_Sheets/Use_a_Food_Thermometer/index.asp
– Guia para uso de termômetros para alimentos.

O controle correto da temperatura é especialmente importante ao se cozinhar carnes, aves, peixes e ovos e ao se requentar restos de comida. Um termômetro limpo deve ser utilizado para verificar a temperatura na parte mais espessa dos alimentos, para garantir que esses alimentos foram aquecidos adequadamente. As recomendações de temperatura do programa Fight Bac® referentes à segurança dos alimentos são registradas na Tabela 3.2. Se o ato de servir for atrasado após o cozimento, a temperatura de manutenção deverá ser igual ou maior que 60°C.

Tabela 3.2 Temperaturas finais de cozimento

Alimento	Temperatura
Carne e misturas moídas	71,1°C
Ave moída	73,9°C
Carne bovina, de vitela, de cordeiro	
Malpassada	62,8°C
Ao ponto	71,1°C
Bem passada	76,7°C
Carne suína (fresca)	
Ao ponto	71,1°C
Bem passada	76,7°C
Presunto	
Fresco (cru)	71,1°C
Pré-cozido (reaquecimento)	60,0°C
Ave	
Inteira e partes	73,9°C
Recheio (independente ou na ave)	73,9°C
Frutos do mar	
Peixe de barbatana	62,8°C ou até que a carne fique opaca e se separe com facilidade com um garfo
Camarão, lagosta, caranguejo	Carne perolada e opaca
Vôngole, ostra, mexilhão	A concha abre durante o cozimento
Ovos e pratos com ovos	
Ovos	Cozinhe até a gema e a clara ficarem firmes
Pratos com ovos	71,1°C
Restos de comida e prato de forno	73,9°C
Reaquecimento de molhos, sopas e caldos de carne	Levar à ebulição

Fonte: Recomendação do programa Fight Bac®
Observação: Assegure-se de que não existem pontos frios nos alimentos preparados em forno de micro-ondas; gire e mexa com frequência.

Condições e práticas de armazenamento

Por causa do grande impacto da temperatura sobre a sobrevivência e o desenvolvimento dos microrganismos, a atenção cuidadosa nas temperaturas dos alimentos é muito importante para assegurar a segurança dos alimentos ricos em proteína. As geladeiras devem ser monitoradas para assegurar que estão mantendo a temperatura abaixo dos 5°C, a faixa necessária para retardar a reprodução e o desenvolvimento da maioria dos microrganismos talvez existentes. Os alimentos frios devem ser mantidos refrigerados, removendo-os da geladeira somente para o preparo e o serviço eficiente. Um tempo prolongado de permanência em temperatura ambiente deve ser evitado.

O Food Safety and Inspection Service (FSIS) do Departamento de Agricultura dos Estados Unidos, a Food and Drug Administration (FDA), e os Centers for Disease Control and Prevention (CDC) estão coordenando diversos trabalhos a respeito de segurança dos alimentos e publicaram recomendações para o armazenamento refrigerado e congelado de ovos e produtos com ovos (Tab. 3.3).

Após o preparo, os alimentos que contêm proteína e são servidos frios devem ser resfriados até a hora de serem servidos, pois alguns microrganismos, como a salmonela, podem se desenvolver neles se estiverem presentes. Por exemplo, os suspiros e os pudins contêm ovos, que talvez não tenham sido tratados termicamente de modo adequado; portanto, devem ser refrigerados depois que o recipiente esfriar

http://www.fsis.usda.gov/wps/portal/fsis/topics/food-safety-education/get-answers/food-safety-fact-sheets/safe-food-handling/safe-food-handling-fact-sheets – Informativos acerca do manejo seguro de diversos tipos de alimentos.

Tabela 3.3 Recomendações para o armazenamento refrigerado e congelado de ovos e produtos com ovos

Produto	Geladeira	Refrigerador
Ovo cru na casca	3 a 5 semanas	Não congele. Em vez disso, bata a gema e a clara juntas; em seguida, congele.
Clara de ovo cru	2 a 4 dias	12 meses
Gema de ovo cru	2 a 4 dias	A gema não congela bem.
Ovo cru acidentalmente congelado na casca	Use imediatamente após o descongelamento.	Mantenha congelado; depois, refrigere para descongelar.
Ovo cozido	1 semana	Não congele.
Substituto de ovo, líquido (não aberto)	10 dias	12 meses
Substituto de ovo, líquido (aberto)	3 dias	Não congele.
Substituto de ovo, congelado (não aberto)	Após o descongelamento, 7 dias, ou consulte o prazo de validade.	12 meses
Substituto de ovo, congelado (aberto)	Após o descongelamento, 3 dias, ou consulte o prazo de validade.	Não congele.
Prato de forno com ovos	3 a 4 dias	Após assar, de 2 a 3 meses.
Gemada (comercial)	3 a 5 dias	6 meses
Gemada (feita em casa)	2 a 4 dias	Não congele.
Torta (abóbora ou noz-pecã)	3 a 4 dias	Após assar, de 1 a 2 meses.
Torta (pudim e *chiffon*)	3 a 4 dias	Não congele.
Quiche com recheio	3 a 4 dias	Após assar, de 1 a 2 meses.

56   Parte I   ▪   Fundamentos para o estudo dos alimentos

http://www.foodsafety.gov/
keep/emergency/index.html
– Diretrizes para lidar com
alimentos durante e após
situações de emergência e de
falta de energia elétrica.

o bastante para ser seguro de maneira confortável na mão. Os bolos com recheios cremosos (proteínas de leite e/ou ovos) devem ser refrigerados logo depois do acréscimo da cobertura de açúcar. Salada de ovos, salada de atum e outras saladas ricas em proteína devem sempre ser mantidas refrigeradas, exceto quando servidas. Sua abundância de superfícies cortadas tornam-nas alvos preferenciais de microrganismos. A Tabela 3.4 apresenta as recomendações do governo norte-americano relativas aos limites de armazenamento refrigerado para o armazenamento seguro e congelado de qualidade.

As sobras de comidas precisam ser cuidadas logo após a refeição. Os alimentos quentes devem ser resfriados o mais rápido possível, para que possam ser colocados na geladeira sem elevar temporariamente a temperatura da geladeira acima de 7°C. A geladeira retornará rapidamente à sua temperatura operacional desejada e, ao mesmo tempo, concluirá o rápido resfriamento das sobras de comida. Tirar a carne dos ossos dos perus e extrair o molho das cavidades assegurará que esse tipo

Tabela 3.4 Recomendações do governo norte-americano relativas aos limites de armazenamento refrigerado para um armazenamento seguro e congelado de qualidade

Categoria	Alimento	Geladeira (≤ 4,4°C)	Congelador (≤ –17,8°C)
Saladas	Saladas de ovo, frango, presunto, atum e macarrão	3 a 5 dias	Não congela bem
Salsicha	Pacote aberto	1 semana	1 a 2 meses
	Pacote fechado	2 semanas	1 a 2 meses
Frios	Pacote aberto; ou fatiados na loja	3 a 5 dias	1 a 2 meses
	Pacote fechado	2 semanas	1 a 2 meses
Bacon e linguiça	*Bacon*	7 dias	1 mês
	Linguiça crua de frango, peru, porco, carne bovina	1 a 2 dias	1 a 2 meses
Hambúrguer e outras carnes moídas	Hambúrguer, carne bovina, de peru, de vitela, suína, de cordeiro e misturas	1 a 2 dias	3 a 4 meses
Carne bovina, de vitela, de cordeiro e suína frescas	Bifes	3 a 5 dias	6 a 12 meses
	Costeleta	3 a 5 dias	4 a 6 meses
	Assada	3 a 5 dias	4 a 12 meses
Ave fresca	Frango ou peru, inteiro	1 a 2 dias	1 ano
	Frango ou peru, pedaços	1 a 2 dias	9 meses
Sopas e ensopados	Vegetais ou carne adicionada	3 a 4 dias	2 a 3 meses
Sobras	Carne ou ave cozida	3 a 4 dias	2 a 6 meses
	Hambúrgueres ou *nuggets* de frango	3 a 4 dias	1 a 3 meses
	Pizza	3 a 4 dias	1 a 2 meses

Fonte: Departamento de Saúde e Serviços Humanos dos Estados Unidos.

volumoso e potencialmente perigoso de restos possa ser resfriado e refrigerado de modo muito rápido após ter sido assado e servido.

CONTROLE DO DESPERDÍCIO DE ALIMENTOS

Curto prazo

Diversos alimentos podem percorrer a cadeia de comercialização e ser consumidos nos lares sem estragar, se for dada a devida atenção ao manejo seguro dos alimentos durante esse intervalo de tempo relativamente curto. Um dos segredos para o controle bem-sucedido do desperdício de alimentos é o manejo cuidadoso dos alimentos frescos em todos os estágios.

Os produtos frescos contêm enzimas que são capazes de catalisar alterações químicas em frutas e hortaliças frescas, abreviando o espaço de tempo que estes alimentos podem ser mantidos no processo de comercialização. Se as machucaduras puderem ser evitadas, as alterações enzimáticas não ocorrerão tão prontamente quanto ocorreriam em tecidos machucados de frutas e hortaliças. Um meio particularmente importante para o controle da deterioração catalisada por enzimas é resfriar a maioria dos produtos frescos assim que são colhidos e continuar a mantê-los em temperaturas de geladeira durante todas as fases de comercialização e armazenamento. Esse tratamento também ajuda a manter mínimo o desenvolvimento de microrganismos.

Além do controle das temperaturas durante o manejo dos produtos frescos, o controle da atmosfera é importante. Alguma umidade é necessária no ar para impedir a desidratação durante o armazenamento, mas muita umidade pode estimular o desenvolvimento de fungos. Algumas unidades comerciais de armazenamento possuem atmosferas controladas, com níveis de dióxido de carbono e umidade regulados cuidadosamente. Às vezes, outros gases, como o etileno, podem ser introduzidos em níveis controlados para ajudar a alcançar a qualidade ideal de bananas e outros produtos frescos. Com relação ao controle de gases e umidade, existe a necessidade de alguma circulação de ar entre os alimentos armazenados.

No lar, gavetas para legumes e verduras precisam ser mantidas limpas nas geladeiras, para evitar contaminar os produtos recém-comprados com microrganismos remanescentes dos produtos anteriores.

Uma área fria e seca é necessária para armazenar itens como batatas e abóboras de inverno. Esses itens devem ser verificados com regularidade, para assegurar que nenhuma hortaliça estragada esteja sendo mantida e contaminando o restante do lote. Além disso, a compra de todos os produtos frescos (quer destinados para armazenamento na geladeira ou em temperatura ambiente baixa), todos os alimentos ricos em proteína (carnes, leite e alimentos similares), e produtos de cereal (incluindo farinha e massas) deve ser planejada para evitar longos períodos de armazenamento. A compra da quantidade exata que será utilizada antes que os alimentos se deteriorem pode ser a solução para impedir o estrago dos alimentos.

Alguns alimentos, em particular os grãos de cereais, são atraentes para ratos e outros roedores. Para evitar o desperdício de alimentos desse tipo, os roedores e os insetos devem ser eliminados das áreas de armazenamento. As temperaturas frias de armazenamento aumentam o prazo de validade das farinhas e dos outros produtos de cereais, pois a incubação de ovos de insetos talvez existentes seja retardada.

Para evitar possíveis intoxicações acidentais, os pesticidas e outros produtos químicos prejudiciais não devem ser mantidos nas proximidades dos alimentos. Outra precaução importante envolve assegurar que qualquer composto tóxico seja claramente rotulado e armazenado em armários distantes das áreas de preparo de alimentos.

Longo prazo

Na atualidade, diversos alimentos estão disponíveis praticamente o ano inteiro, mas alguns alimentos que se destinam ao armazenamento prolongado exigirão processamento especial para evitar estragos. Em geral, os métodos utilizados para tornar os alimentos resistentes à deterioração durante o armazenamento de longo prazo incluem a produção de conservas, o congelamento, a conservação com açúcar, a conservação em salmoura e a secagem. Os mecanismos para destruição dos microrganismos nos alimentos diferem para esses diversos métodos (Cap. 19).

ADITIVOS

As mudanças sociais alteraram os estilos de vida, incluindo os hábitos alimentares. As pessoas consomem uma quantidade considerável de alimentos que são preparados em fábricas e unidades de processamento de alimentos e, em seguida, são enviados para venda ao consumidor final. O preparo de misturas alimentares complexas em escala industrial envolve diversos problemas técnicos, não presentes na cozinha da família, e o longo caminho até a mesa de jantar complica ainda mais os problemas que os tecnólogos em alimentos devem solucionar. Frequentemente, os aditivos alimentares podem solucionar dificuldades técnicas e/ou melhorar a palatabilidade e a qualidade dos produtos alimentares comerciais. Também é fundamental que esses aditivos sejam seguros para o consumo.

O que são aditivos?

Os **aditivos** são substâncias adicionadas de modo intencional ou acidental nos alimentos. Os primeiros são denominados aditivos intencionais, e os segundos são denominados aditivos incidentais ou acidentais. Os aditivos incidentais são resultado da falta de cuidado no processamento ou preparo do alimento e devem ser evitados. Esta seção do capítulo examina os aditivos intencionais. Essas substâncias são regulamentadas pela **Food and Drug Administration (FDA)**, do Departamento de Saúde e Serviços Humanos dos Estados Unidos. A autoridade legal da FDA procede da *Food Additives Amendment of 1958* (Emenda dos Aditivos Alimentares Norte-americanos), e da *Food, Drug, and Cosmetic Act of 1938*.

Atualmente, centenas de substâncias são possíveis ingredientes de produtos alimentares; inúmeros têm sido usados há muito tempo, na verdade, bem antes da promulgação da *Food Additives Amendment of 1958*. A emenda de lei exigiu uma revisão da segurança de diversos aditivos utilizados naquela época ou sendo propostos para utilização no futuro. Para encarar essa missão, a FDA designou um grupo de especialistas para identificar os aditivos considerados seguros, com base no uso prévio em alimentos durante muitos anos. O resultado do trabalho desse grupo foi a **lista GRAS**, uma lista com mais de 680 aditivos que foram "Generally Recognized as Safe" ("GRAS" – Geralmente reconhecidos como seguros). As substâncias da lista GRAS tiveram o uso autorizado, enquanto inúmeros testes foram realizados durante anos para provar que os diversos aditivos eram realmente seguros para os seres humanos. Atualmente, a lista GRAS continua a ser monitorada, e, de vez em quando, algumas substâncias são adicionadas depois de identificadas e testadas.

Nos Estados Unidos, os trabalhos para testar a segurança dos diversos aditivos, sobretudo para identificar qualquer possível **carcinógeno**, vêm sendo realizados em laboratórios de todo o país. Se for descoberto que um aditivo causa câncer, em qualquer nível (independentemente de esse nível ser ou não consumido por uma pessoa), a **cláusula Delaney** da *Food Additives Amendment* exigirá que o aditivo não seja permitido. Essa cláusula foi desafiada em raras ocasiões, nas quais os benefícios de uma substância excedem em muito os riscos, como no caso da sacarina.

---

http://www.fda.gov/AboutFDA/
WhatWeDo/History/
FOrgsHistory/CFSAN/
ucm083863.htm
– Breve história a respeito da supervisão da FDA em relação à segurança dos alimentos.

http://www.fsis.usda.gov/
factsheets/Additives_in_
Meat_&_Poultry_Products/
index.asp
– Visão geral da emenda a respeito de aditivos alimentares.

Aditivos
Substâncias adicionadas de modo intencional ou acidental nos alimentos.

Food and Drug Administration (FDA)
A agência federal dos Estados Unidos que regulamenta os aditivos alimentares.

Food Additives Amendment of 1958
Emenda à *Food, Drug, and Cosmetic Act of 1938*; regulamenta o uso de aditivos alimentares nos EUA.

http://www.fda.gov/Food/
FoodIngredientsPackaging/
GenerallyRecognizedasSafeGRAS/
default.htm
– Visão geral da lista GRAS.

Lista GRAS
Lista com mais de 680 aditivos considerados seguros e legais para uso.

Carcinógeno
Substância capaz de causar câncer.

Cláusula Delaney
Cláusula da *Food Additives Amendment* que ordena que os aditivos que causam câncer, em qualquer nível, devem ser retirados do mercado.

Por que os aditivos são utilizados?

Uma resposta muito genérica para a pergunta a respeito do uso dos aditivos é que os aditivos melhoram a qualidade dos alimentos. Na realidade, essa resposta é bastante superficial, pois diversos aditivos podem aprimorar os produtos de diversas maneiras. Os motivos específicos para seu uso podem incluir um ou mais de um dos itens mencionados a seguir:

1. Aumentar o prazo de validade.
2. Melhorar o valor nutritivo.
3. Melhorar a cor.
4. Melhorar o sabor.
5. Melhorar a textura.
6. Controlar o pH.
7. Fermentar.
8. Branquear e maturar.
9. Facilitar o preparo do alimento.

O aumento do prazo de validade pode significar economia de dinheiro e de alimentos. Os riscos das intoxicações alimentares podem ser reduzidos mediante o uso de alguns aditivos. Da mesma forma, substâncias são adicionadas para influenciar as escolhas alimentares do consumidor, aumentando o apelo sensorial dos alimentos, melhorando o valor nutritivo ou fornecendo alguma outra função valorizada pelos consumidores.

Embora algumas pessoas prefiram evitar os aditivos alimentares, preparando quase todos os seus alimentos com ingredientes básicos, muitas preferem comprar ao menos alguns itens que contêm aditivos em suas formulações. Esses consumidores podem ser atraídos pelas qualidades nutritivas, conveniência e economia de tempo, ou por características de qualidade, tais como cor, textura e sabor. Independentemente dos motivos mencionados pelo consumidor, a decisão de comprar um item que contém aditivos alimentares é a evidência de que muitas pessoas acham que os benefícios superam claramente qualquer risco associado com o uso dos aditivos.

Como os aditivos são classificados?

Como os aditivos podem fazer muitas coisas, é compreensível que sejam classificados de acordo com qualidades específicas. Nos Estados Unidos, o *Federal Register* 39(185): 34175 (1974) classifica os aditivos conforme as funções técnicas:

1. Agentes antiaglomerantes (agentes fluidos).
2. Agentes de controle de microrganismos.
3. Antioxidantes (impedem a oxidação de gorduras e nutrientes).
4. Corantes, auxiliares de coloração (incluindo estabilizadores de cor, fixadores de cor, agentes retentores de cor, etc.).
5. Agentes de defumação e salga.
6. Melhorador de massa de farinha.
7. Agentes de secagem.
8. Emulsificantes, sais emulsificantes.
9. Enzimas.
10. Realçadores de sabor.
11. Agentes de solidificação.
12. Agentes aromatizantes, auxiliares.
13. Agentes de tratamento de farinha (incluindo agentes de branqueamento e maturação).

60 Parte I ▪ Fundamentos para o estudo dos alimentos

14. Ferramentas de formulação (incluindo suportes, aglutinantes, enchimentos, plastificantes, formadores de películas, etc.).
15. Fumigadores.
16. Umectantes (agentes de retenção de umidade), agentes antiempoeiramento.
17. Agentes de fermentação.
18. Lubrificantes, agentes de liberação.
19. Adoçantes não nutritivos.
20. Suplementos nutritivos.
21. Adoçantes nutritivos.
22. Agentes de oxidação e redução.
23. Agentes de controle de pH ou reguladores de acidez (incluindo solução-tampão, ácidos, álcalis, agentes neutralizantes).
24. Ferramentas de processamento (incluindo agentes de clarificação, agentes de turvação, catalisadores, floculantes, ferramentas de filtração, etc.).
25. Propulsores (agentes de aeração), gases.
26. Sequestrantes (agentes de ligação de íons metálicos).
27. Solventes, veículos.
28. Estabilizadores, espessantes (incluindo agentes de suspensão e corporificação, agentes de assentamento, agentes de gelificação, agentes de volume, etc.).
29. Agentes ativos em superfícies (diferentes de emulsificantes, incluindo agentes de solubilização, dispersantes, detergentes, agentes tensoativos, realçadores de reidratação, agentes para batimento, agentes espumantes, agentes antiespumantes, etc.).
30. Agentes para acabamento de superfícies (incluindo glaceante, polidores, ceras, camadas protetoras).
31. Sinergistas (realçadores de outros aditivos).
32. Texturizadores.

Essa extensa lista descreve diversas funções específicas de diversos tipos de aditivos, na modificação dos produtos alimentares, para torná-los bem-sucedidos comercialmente, tanto da perspectiva da manutenção da qualidade durante a comercialização, como das características de qualidade que os consumidores presumivelmente desejam. Os fabricantes utilizam inúmeros aditivos para dar aos seus produtos um maior apelo comercial.

A importância de uma característica tão óbvia como a cor do alimento possui enorme impacto na aceitação pelo consumidor. Por exemplo, os aditivos são adicionados para colorir as margarinas, de modo que elas se assemelhem à manteiga; sem dúvida, um alimento branco sobre o pão carece de atrativos. Da mesma forma, as pessoas tendem a escolher a torta de cereja com recheio de cor cereja, e não a cor desbotada da cereja em conserva. Exemplos desse tipo podem ser encontrados em todo o mercado de alimentos. Os fabricantes utilizam aditivos para melhorar a atratividade de um alimento, pois os consumidores reagem comprando os produtos alimentares modificados. No entanto, os fabricantes não podem utilizar aditivos para disfarçar a falta de qualidade.

Rótulo de ingredientes
Lista obrigatória de todos os ingredientes (em ordem decrescente, por peso) nos rótulos das embalagens.

As regulamentações governamentais ajudam os consumidores, pois exigem que os aditivos sejam registrados no rótulo de ingredientes de cada embalagem. Os **rótulos de ingredientes** registram todos os ingredientes em ordem decrescente da quantidade (por peso) no produto. Como a maioria dos aditivos são utilizados em quantidades comparativamente pequenas, muitas vezes estão perto do final do rótulo. O nome químico de um ingrediente ou aditivo não é muito informativo para o consumidor comum. Assim, muitos processadores de alimentos estão fornecendo uma explicação bastante curta a respeito do motivo da presença de diversos aditivos registrados no rótulo. Isso está sendo feito para ajudar a aliviar a ansiedade do consumidor em relação aos aditivos.

Há tantos aditivos registrados que não é razoável esperar que as pessoas identifiquem os motivos de suas inclusões em um alimento. No entanto, às vezes é útil ser capaz de identificar o motivo do uso de um aditivo específico. O Apêndice B fornece informações a respeito de alguns aditivos utilizados frequentemente no abastecimento de alimentos nos Estados Unidos.

Contaminantes incidentais

Os aditivos identificados na seção anterior – os aditivos intencionais – são utilizados na formulação do alimento para um propósito específico. Essas substâncias são legais quando utilizadas de acordo com os regulamentos da FDA. O outro tipo de aditivo – contaminante incidental (acidental) – não é desejável e não deve ser encontrado nos alimentos, por exemplo, um caule de ervilha ou um pelo de roedor. Felizmente, o tratamento térmico utilizado em alimentos enlatados torna esses contaminantes seguros, mas não muito agradáveis. Além disso, em geral, esses itens se evidenciam prontamente para qualquer pessoa que prepara o alimento, e podem ser removidos sem dano.

As infestações de insetos, em particular em grãos, representam uma variação de **contaminantes incidentais** que podem ser introduzidos nos alimentos durante o armazenamento. A detecção apresenta algumas dificuldades, embora um esforço considerável tenha sido despendido na tentativa de desenvolver testes adequados para insetos. Os testes de observação visual são apenas moderadamente bem-sucedidos, pois os ovos dos insetos podem estar enterrados dentro das sementes. Uma técnica de coloração ajuda na detecção, colorindo as tampas que cobrem os buracos onde os insetos depositaram ovos. Entre outros testes úteis, incluem-se testes de flotação, diferenças de densidade e raios X.

Os insetos criam problemas em diversos estágios, desde o larval até o adulto, passando pelo estágio de pupa, e também na fase de ovo. Por exemplo, verificou-se que alguns besouros perderam mais de dez peles. Os besouros e as baratas são bastante visíveis; os ácaros são tão pequenos que são muito difíceis de serem vistos nos grãos. No entanto, é certo que, quando algum tipo de inseto invade o alimento, outros insetos provavelmente o invadirão.

Graves perdas econômicas podem decorrer das invasões de insetos nos alimentos. Vagões inteiros, cheios de grãos, podem ser declarados impróprios para uso humano. A contaminação original pode ser controlada em certo grau mediante o não armazenamento de grãos infestados e pela limpeza cuidadosa de qualquer área de armazenamento antes da introdução de novos grãos. O armazenamento em um ambiente frio e seco retarda o ciclo de vida e a reprodução de diversas pragas. A presença desses hóspedes não convidados não está limitada a silos e armazéns; os insetos podem chocar ovos enquanto os grãos são armazenados no local. O armazenamento em recipientes metálicos ou de vidro ajuda a impedir a infestação de insetos em alimentos não contaminados.

O controle de roedores é outra importante linha de defesa na proteção de alimentos contra contaminantes incidentais. Os armazéns e os silos bem construídos representam uma boa linha de defesa, mas o monitoramento cuidadoso e a eliminação de quaisquer roedores nas proximidades devem ser mantidos, para evitar essas fontes de contaminação.

Substâncias tóxicas naturais

Os aditivos utilizados na produção comercial de alimentos são testados em termos de sua segurança. No entanto, nenhum teste assim ocorre enquanto a natureza sintetiza alimentos. Em geral, os alimentos normalmente consumidos estão livres por completo de substâncias prejudiciais. No entanto, alguns compostos

---

Contaminantes incidentais
Qualquer substância que está contida acidentalmente em um produto alimentício.

http://www.ansci.cornell.edu/plants/toxicagents/vicine.html#poison
– Discussão a respeito do efeito do pólen da fava ou da ingestão de feijões sobre pessoas de origem mediterrânea com deficiência da enzima glicose-6-fosfato desidrogenase (G6PD) em suas hemácias.

tendem a bloquear a utilização dos nutrientes, enquanto outros apresentam efeitos fisiológicos, sobretudo em pessoas sensíveis. A Tabela 3.5 apresenta uma lista de algumas das substâncias tóxicas naturais presentes nos alimentos.

Tabela 3.5 Algumas substâncias tóxicas naturais presentes nos alimentos

Substância tóxica	Fonte alimentar	Características
Não identificada	Fava	Hemólise, vômito, vertigem, prostração
Aflatoxina	Amendoins mofados contaminados com *A. flavus*	Lesão no fígado; o consumo crônico pode causar câncer
Esporão do centeio	Centeio mofado	Contração muscular grave, comprometimento grave a fatal do sistema nervoso
Antitripsina	Leguminosas (cruas)	Bloqueia a digestão de proteínas; inativada por calor
Goitrogênio	Repolho	Bloqueia a síntese de tiroxina
Fitina	Cereais	Restringe a absorção de cálcio e ferro
Solanina	Batatas esverdeadas	Vômito e diarreia
Ácido oxálico	Ruibarbo, espinafre	Restringe a absorção de cálcio
Cafeína	Café	Possível carcinógeno e teratógeno
Benzopireno	Carnes grelhadas no carvão	Carcinógeno
Nitratos e nitritos	Carnes curadas, alguns vegetais	Potencial carcinógeno
Gossipol	Semente de algodão	Tóxico para animais
Cianogênios (amigdalina)	Amêndoas, caroços de pêssego e damasco	Dor de cabeça, palpitações cardíacas, fraqueza; pode ser fatal

RESUMO

A segurança dos alimentos é uma preocupação fundamental de todos os consumidores, quer o alimento a ser consumido seja preparado a partir de ingredientes básicos no lar, quer seja produzido em fábricas ou grandes instalações de serviços de alimentação. Uma parte fundamental na manutenção do alimento seguro é controlar a contaminação por microrganismos (bactérias, vírus e fungos), e também por parasitas, que podem provocar intoxicação alimentar.

A salmonelose, a infecção por *perfringens*, a listeriose e as infecções por *E. coli* e *Campylobacter* pato-

gênicas são exemplos conhecidos de doenças de origem alimentar causadas por bactérias. As toxinas produzidas por *Staphylococci* e *C. botulinum* são outras causas de doenças. O botulismo é particularmente grave por causa de seu potencial para ser fatal.

Os vírus provocam outras doenças de origem alimentar – por exemplo, a hepatite A, causada pelo norovírus, e a ciclosporíase, causada pelo parasita protozoário *C. cayetanensis*. Os parasitas são outra causa potencial de enfermidade humana. A triquinose, que geralmente remonta ao porco que contém parasitas viáveis

Trichinella spiralis, pode ser impedida pelo cozimento do porco em uma temperatura interna uniforme de 71ºC. A intoxicação por mariscos é um problema específico nos meses de verão, se as condições permitem que a *G. catanella*, um tipo de alga, multiplique-se rapidamente e desenvolva altos níveis de saxitoxina.

O controle desses tipos de intoxicações alimentares pode ser realizado por meio do uso cuidadoso do sistema APPCC e mediante o permanente controle das temperaturas dos alimentos, incluindo o cozimento, a retenção, a ação de servir, o processamento e o armazenamento. A zona de perigo para reprodução de diversos microrganismos se situa entre 5º e 60ºC, necessitando de armazenamento refrigerado ou cozimento e retenção, de modo que os alimentos ricos em proteína sejam mantidos em temperaturas acima ou abaixo da zona de perigo.

Altos padrões de condições sanitárias na manutenção da cozinha e entre as pessoas que manipulam os alimentos são importantes para manter em um nível mínimo a contaminação por microrganismos e parasitas. A lavagem cuidadosa dos produtos frescos com água potável é um meio importante de ajudar a evitar as intoxicações alimentares. Os manipuladores de alimentos precisam lavar frequentemente as mãos com água quente e sabão e evitar tocar nos rostos. A contaminação cruzada pode ser evitada mantendo as superfícies e as tábuas de corte lavadas de maneira adequada, com água e sabão, antes de os alimentos serem colocados sobre elas. As luvas descartáveis podem prover proteção adicional nas operações de serviços de alimentação.

Os alimentos podem ser mantidos seguros para consumo subsequente mediante diversos métodos de preservação, incluindo enlatamento, congelamento, secagem e preservação com açúcar. Os legumes e as carnes precisam ser postos em uma envasadora de pressão para alcançar a alta temperatura necessária para a eliminação dos esporos da *C. botulinum*, que podem estar presentes e proliferar nesses alimentos pobres em ácidos. O envasamento em banho-maria é adequada para frutas. O congelamento é uma técnica bem-sucedida e simples para preservar os alimentos, se o armazenamento congelado estiver disponível. A secagem é o mais antigo dos métodos de preservação e é útil, apesar das alterações significativas que provoca na cor e na textura.

Os aditivos alimentares, monitorados pela FDA, são de dois tipos: incidentais e intencionais. Os aditivos intencionais são utilizados para aumentar o prazo de validade dos alimentos, melhorar o valor nutritivo e aprimorar a qualidade do alimento. Diversos aditivos foram originalmente postos na lista GRAS e foram posteriormente testados em termos de segurança. A FDA deve aprovar todas as novas substâncias propostas como aditivos, antes que possam ser incluídas nos alimentos. Os contaminantes incidentais (acidentais), sobretudo os contaminantes de insetos e roedores, precisam ser mantidos em um mínimo absoluto por meio de técnicas cuidadosas de armazenagem e monitoramento.

Algumas substâncias tóxicas naturais são encontradas nos alimentos. A gravidade da toxicidade natural varia desde um resultado possivelmente fatal do consumo de cianogênios em amêndoas e nos caroços de damascos e pêssegos até uma influência secundária na restrição de absorção mineral.

QUESTÕES DE ESTUDO

1. Que tipos de doenças de origem alimentar podem resultar do manejo insatisfatório dos alimentos durante o processamento ou em casa?
2. Quais são algumas precauções que podem ser tomadas para reduzir a possibilidade de doenças de origem alimentar?
3. Quais alimentos são as prováveis fontes de diversos tipos de doenças de origem alimentar?
4. Que tipo de intoxicação pode decorrer do consumo de conservas caseiras de legumes ou carnes envasadas de modo impróprio? Como esse risco pode ser controlado?
5. O que é APPCC? Explique a importância do APPCC na indústria de alimentos.
6. Onde você pode encontrar informações a respeito dos aditivos em um alimento? Selecione um alimento processado específico e explique por que cada aditivo é utilizado na formulação.
7. Que agência norte-americana zela pela aplicação da *Food, Drug, and Cosmetic Act* e da *Food Additives Amendment*?
8. Explique por que cinco aditivos distintos são frequentemente utilizados.
9. Identifique cinco fontes de substâncias tóxicas naturais.

BIBLIOGRAFIA

Anonymous. 1996. Bovine spongiform encephalopathy. USDA Animal and Plant Health Inspection Service. Washington, DC. March.

Berry, D. 2010. Pathogen protection. *Food Product Design* 20(11): 33.

Bibek, R., and A. Bhunia. 2007. *Fundamental Food Microbiology*. 4th ed. CRC Press. Boca Raton, FL.

Cromeans, T. L. 1997. Understanding and preventing virus transmission via foods. *Food Technol.* 51(4): 20.

Duxbury, D. 2004. Keeping tabs on *Listeria*. *Food Technol.* 58(7): 74.

Esquivel, T. 2010. Egg safety. *Food Product Design* 20(10): 14.

Fan, X., et al. 2009. *Microbial Safety of Fresh Produce*. Wiley-Blackwell & IFT Press. Ames, IA.

Floyd, B. 2005. Increasing Listeria awareness. *Food Product Design* 15(2): 93.

Gillette, M. 2009. Important steps to improve tracing in food systems. *Food Technol.* 63(11): 11.

Hall, P. A. 2011. What does FSMA mean for you? *Food Product Design* 27(3): 16.

Jay, J., et al. 2006. *Modern Food Microbiology*. 2nd ed. Springer. New York.

Liu, D. 2009. *Molecular Detection of Foodborne Pathogens*. CRC Press. Boca Raton, FL.

Looney, J. W., P. G. Crandall, and A. K. Poole. 2001. The matrix of food safety regulations. *Food Technol.* 55(4): 60–76.

McEntire, J. C. 2004. IFT issues update on foodborne pathogens. *Food Technol.* 58(7): 20.

McLellan, M. R., and D. F. Splittstoesser. 1996. Reducing risk of *E. coli* in apple cider. *Food Technol.* 50(12): 174.

McWilliams, M. 2011. *Foods: Experimental Perspectives*. 7th ed. Prentice Hall. Upper Saddle River, NJ.

Mermelstein, N. H. 2009. Analyzing for microbial contaminants. *Food Technol.* 63(10): 68.

Mermelstein, N. H. 2010. Targeting non-O157 *E. coli* serotypes. *Food Technol.* 64(10): 85.

Miller, H. I. 2009. Can biotechnology prevent foodborne illness? *Food Technol.* 63(12): 104.

Murphy, P. A., et al. 2006. Food mycotoxins: An update. *J. Food Science* 71: R51.

Newsome, R. 2006. Understanding mycotoxins. *Food Technol.* 60(6): 50.

Pommerville, J. C. 2007. *Alcamo's Fundamentals of Microbiology*. 8th ed. Jones and Bartlett. Sudbury, MA.

Pszczola, D. E. 2002. Antimicrobials: Setting up additional hurdles to ensure food safety. *Food Technol.* 56(6): 99–107.

Sachs, S., and K. Hulebak. 2002. A dialogue on pathogen reduction. *Food Technol.* 56(9): 55.

Scallan, E., et al. 2011. Foodborne illness acquired in the United States—major pathogens. *Emerging Infectious Diseases* [serial on the Internet]. 2011 January [*date cited*]. http://www.cdc.gov/EID/content/17/1/7.htm

Schauwecker, A. 2005. To preserve and protect. *Food Product Design* 15(3): 67.

Sloan, A. E. 2010. Consumers are confused, concerned about food safety. *Food Technol.* 64(3): 17.

Smith, R. L., et al. 2005. GRAS flavoring substances. *Food Technol.* 59(81): 24.

Sneed, J., and C. H. Strohbehn. 2008. Trends impacting food safety in retail foodservice: Implications for dietetics practice. *J. Am. Dietet. Assoc.* 108(7): 1170.

Spano, M. 2011. Food colors and ADHD. *Food Product Design* 21(1): 26.

Spittler, L. 2010. Keeping foods safe: How imported foods get to our tables. *ADA Times* 8(1): 5.

Stevens, H. C., and L. O. Nabors. 2009. Microbial food cultures: A regulatory update. *Food Technol.* 63(3): 36.

Swientek, B. 2006. Global challenges to food safety. *Food Technol.* 60(5): 123.

Swientek, B. 2008. Ensuring food safety and quality. *Food Technol.* 52(8): 105.

Teixeira, A., et al. 2006. Keeping botulism out of canned foods. *Food Technol.* 60(2): 84.

Tortora, G. J., et al. 2006. *Microbiology: An Introduction*. 9th ed. Benjamin Cummings. San Francisco, CA.

Von Eschenbach, A. C. 2007. FDA's new approach to food protection. *Food Technol.* 61(12): 116.

Parte II
Preparo de alimentos

Capítulo 4
Fatores envolvidos no preparo
de alimentos

Capítulo 5
Legumes e verduras

Capítulo 6
Frutas

Capítulo 7
Saladas e molhos para salada

Capítulo 8
Gorduras e óleos

Capítulo 9
Carboidratos: açúcar

Capítulo 10
Carboidratos: amidos e cereais

Capítulo 11
Proteínas: leites e queijos

Capítulo 12
Proteínas: ovos

Capítulo 13
Proteínas: carnes, aves, peixes
e frutos do mar

Capítulo 14
Agentes de fermentação

Capítulo 15
Aspectos básicos das massas

Capítulo 16
Pães

Capítulo 17
Bolos, biscoitos e massas amanteigadas

Capítulo 18
Bebidas

Capítulo 19
Conservação de alimentos

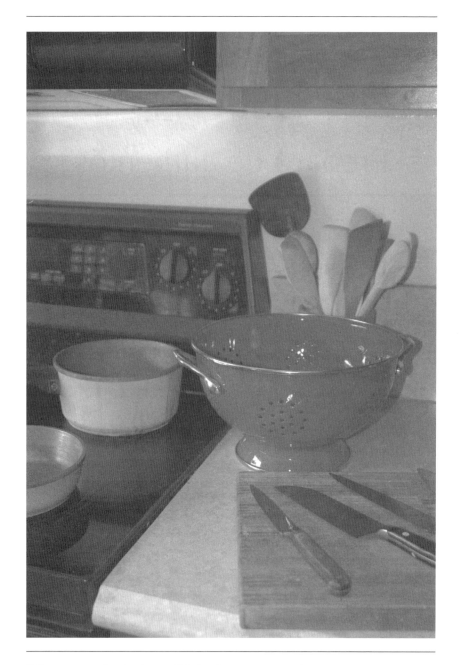

Talheres e panelas de alta qualidade são componentes importantes para o preparo eficiente e bem-sucedido dos alimentos.
Cortesia de Plycon Press.

CAPÍTULO 4

Fatores envolvidos
no preparo de alimentos

Equipamentos básicos, 67
 Equipamentos para o preparo de
  alimentos, 67
 Equipamentos para cozinhar, 69
Como medir os ingredientes, 72
 Ingredientes secos, 73
 Gorduras e óleos, 74
 Líquidos, 74
Segurança na cozinha, 74
Temperaturas no preparo de alimentos, 75
 Temperaturas de congelamento, 76

Temperaturas intermediárias, 77
Temperaturas de ebulição, 77
Temperaturas de fritura, 80
Termômetros, 80
Princípios do aquecimento de alimentos, 81
 Condução, 81
 Convecção, 81
 Radiação, 82
Resumo, 84
Questões de estudo, 84
Bibliografia, 84

Conceitos básicos

1. O conhecimento dos equipamentos básicos de cozinha é fundamental para que as pessoas tenham sucesso no preparo dos alimentos.
2. As temperaturas envolvidas no preparo dos alimentos variam desde abaixo da temperatura de congelamento até aquelas alcançadas na fervura, no assamento e na fritura; as temperaturas e os tempos precisam ser controlados perfeitamente.
3. No preparo dos alimentos, o calor pode ser transmitido por condução, convecção e radiação.

EQUIPAMENTOS BÁSICOS

O preparo dos alimentos pode ser realizado de modo eficiente e seguro com a disponibilidade dos equipamentos apropriados. Equipamentos de medição, jogos de tigelas, uma batedeira, utensílios variados, talheres, termômetros, panelas, frigideiras e fôrmas estão entre os itens básicos necessários para o sucesso na cozinha. Esta seção analisa diversos itens básicos necessários em cozinhas comerciais e domésticas.

Sem dúvida, as pessoas acrescentariam mais itens a esta lista, acomodando suas técnicas preferidas para o preparo dos pratos favoritos. As lojas de utensílios para cozinha possuem inúmeros itens para atender às necessidades individuais. Muitos desses itens são convenientes de se ter, mas não são necessários para o preparo básico dos alimentos. Neste capítulo, os princípios envolvidos no aquecimento dos alimentos são explicados para esclarecer como o aquecimento altera os alimentos.

www.cooking.com/products/
buyingGuides.asp
– Sugestões para seleção de equipamentos.

Equipamentos para o preparo de alimentos

O preparo bem-sucedido das receitas começa com a medição exata dos ingredientes. Os livros de receitas registram a quantidade de cada ingrediente com base nas técnicas de medição-padrão, utilizando equipamentos de medição padronizados (Fig. 4.1). Entre os equipamentos necessários, incluem-se um jogo de copos medidores graduados (medidas de 1 xícara, ½ xícara, ⅓ de xícara e ¼ de xícara), para medição de ingredientes secos; um copo medidor de vidro, com medições indicadas nas laterais e um bico dosador para medir líquidos; e um jogo de colheres medidoras graduadas (1 colher de sopa, 1 colher de chá, ½ colher de chá e ¼ de colher de chá). O uso desses itens é discutido no Apêndice A.

Figura 4.1 Os líquidos são medidos em um copo medidor de vidro; outros ingredientes são medidos em copos e colheres medidores graduados.
Cortesia de Plycon Press.

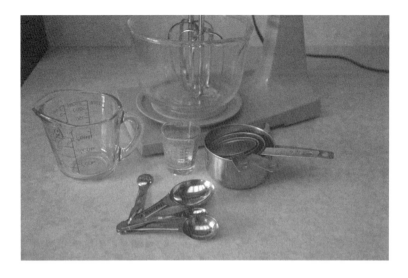

Um jogo de tigelas de tamanhos distintos, que se encaixam umas nas outras, é necessário para a mistura dos ingredientes. Algumas receitas requerem ao menos duas tigelas durante o preparo, e, muitas vezes, mais de uma receita pode estar em desenvolvimento ao mesmo tempo. Um tempo considerável poderá ser perdido se for necessário manter a transferência de alimentos e a lavagem de tigelas para realizar a próxima mistura. Essas tigelas podem ser de metal, vidro ou cerâmica.

Uma batedeira elétrica sobre um suporte é uma comodidade e economiza energia. Uma batedeira é mais eficiente que misturadores manuais e libera as mãos para a adição de ingredientes. Essas batedeiras podem ser liberadas do suporte e operadas sendo seguras pela mão.

Entre os utensílios básicos necessários (Fig. 4.2), incluem-se um garfo com dois dentes pontiagudos, uma escumadeira, uma colher de mistura grande, colheres de madeira* variadas, uma pinça, tesouras de cozinha, uma espátula estreita, uma espátula larga, um ralador, um batedor de arame e/ou um batedor de ovos giratório, um descascador de legumes e um espremedor de batatas. Um abridor de latas é fundamental, e um abridor de potes é muito útil.

www.kitchenkapers.com
– Sugestões a respeito da seleção de facas e outros equipamentos para *chefs*.

www.catra.org/pages/products/sharpening/careof.htm
– Cuidados com facas e utensílios.

Figura 4.2 Entre os utensílios básicos estão (da esquerda para a direita): espátula (larga e estreita), garfo com dois dentes pontiagudos, escumadeira, colher de madeira, batedores de arame, batedor de ovos giratório, amassador e pinça.
Cortesia de Plycon Press.

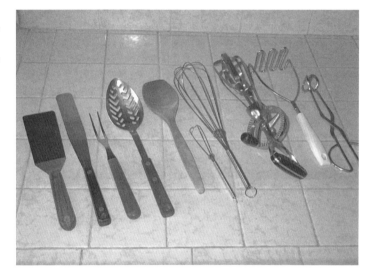

---

* N.R.C.: No Brasil, A RDC 216, que dispõe sobre Regulamento Técnico de Boas Práticas para Serviços de Alimentação, não especifica o material "madeira" para excluir equipamentos, móveis e utensílios especificamente, mas a descrição permite subentender a não permissão para utilização de materiais de madeira, pois estes são permeáveis e apresentam frestas e rugosidades, tornando-se, assim, fonte de contaminação.

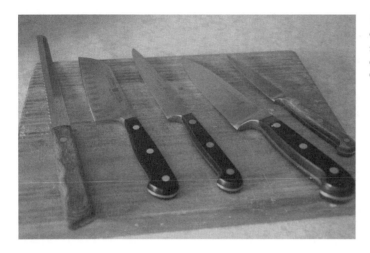

Figura 4.3 Entre os exemplos de facas estão (da esquerda para a direita): faca para trinchar (lâmina serrilhada), cutelo, facas de cozinheiro média e grande e faca de descascar.
Cortesia de Plycon Press.

Um termômetro de cozinha é peça fundamental do equipamento, devendo ser utilizado habitualmente durante o preparo de carnes e todos os alimentos ricos em proteína ou ensopados que contêm ovos, leite e todos os tipos de alimentos com carne. A segurança dos alimentos com proteínas depende de aquecê-los em temperatura bastante alta para eliminar microrganismos prejudiciais talvez existentes (ver Cap. 3).

Entre as facas básicas, destacam-se uma faca de descascar, uma faca de cozinheiro, uma faca para trinchar e um cutelo. Há diversas facas especiais, que são convenientes para aquisição quando possível (Fig. 4.3). As facas com construção de alta qualidade, com lâminas de aço forjado e que são bem balanceadas, são inestimáveis e podem ser utilizadas durante muitos anos. Para manter afiadas essas facas, um instrumento de afiação é necessário.

Equipamentos para cozinhar

As panelas e as caçarolas são fundamentais para o aquecimento de diversos alimentos (Fig. 4.5). As caçarolas possuem laterais lisas, alças nos dois lados, uma tampa e, muitas vezes, são bastante fundas. São convenientes para o aquecimento de quantidades muito grandes de alimentos, que não exigem que o conteúdo seja muito mexido. As panelas são um tanto rasas e, em geral, possuem um único cabo moderadamente comprido e uma tampa. Suas dimensões as tornam convenientes para uso quando é preciso que os alimentos sejam mexidos de modo frequente ou contínuo.

As panelas e caçarolas estão disponíveis em tamanhos variados. A seleção deve ser compatível com a quantidade de alimentos que geralmente serão preparados nelas. Uma variedade de tamanhos de panelas é conveniente. Uma **panela para banho-maria** é útil, pois pode ser utilizada para o preparo de cremes e outros pratos delicados, ou pode ser utilizada como duas panelas distintas.

Em geral, as frigideiras possuem bordas um pouco inclinadas, o que facilita empurrar uma espátula sob o alimento que está sendo frito. É conveniente possuir frigideiras de tamanhos variados; a quantidade de alimento deve caber na frigideira e ainda deixar espaço para virar ou mexer o alimento.

O aquecimento uniforme da superfície inferior da frigideira ou da panela é decisivo para o sucesso do preparo do alimento. As panelas que são razoavelmente pesadas e espessas são convenientes para uso, pois não vão amassar nem entortar com facilidade, sobretudo se forem de alumínio ou com um centro de metal que transmite o calor com rapidez e uniformidade. As frigideiras de ferro fundido aquecem de modo bastante uniforme e conservam o calor, mas são pesadas e também são suscetíveis de enferrujar, a menos que sejam mantidas com cuidado. Atualmente, diversas panelas de peso adequado, com boa condutividade térmica, estão dispo-

Panela para banho-maria
Panela com duas partes e uma tampa, idealizada para conter água na parte inferior e o alimento na parte superior.

VISÃO DA INDÚSTRIA
Facas

Os *chefs* profissionais consideram suas facas extremamente importantes, e selecionam cada uma delas com cuidado. Em geral, as lâminas selecionadas são de aço carbono ou aço inoxidável de alto carbono, liga que mantém sua aparência por causa do aço inoxidável, mas que possui as características de afiação desejadas proporcionadas pelo aço carbono. Em uma faca selecionada pelo *chef*, a espiga, ou extremidade, estende-se ao longo de todo o comprimento do cabo e é flanqueada nos dois lados pelo cabo, sendo fixada de modo bastante firme (Fig. 4.4). Essas facas devem ser lavadas manualmente imediatamente após o uso. Não são lavadas em máquinas de lavar louça, pois os detergentes, o calor e o choque contra outros utensílios podem danificar as lâminas com facilidade.

A afiação da faca é realizada por meio de uma pedra de amolar umedecida com água. A pedra de amolar pode dispor de três superfícies, que variam de textura, desde a mais áspera até a mais fina. A lâmina é afiada de modo eficaz posicionando-se sua ponta sobre a superfície mais áspera em um ângulo de 20 graus e empurrando a faca ao longo da pedra, ao mesmo tempo em que se mantém pressão sobre a lâmina. A ação se assemelha a tentar fatiar uma fatia fina da pedra de amolar e, ao mesmo tempo, empurrar para baixo e para longe de você. Isso é feito nos dois lados da lâmina. Em seguida, esse procedimento é repetido com a textura intermediária, utilizando o mesmo movimento nos dois lados da lâmina. Finalmente, os mesmos movimentos são realizados do lado da pedra de amolar com a textura mais fina.

O gume de uma lâmina precisa estar afiado e reto. Isso pode ser alcançado por meio de uma chaira, ou seja, uma haste de aço áspera, mantida na mão esquerda durante o uso. A faca é segurada na mão direita, e a lâmina é mantida contra a extremidade inferior da chaira, em um ângulo de 20 graus, e empurrada ao longo da extensão da chaira. Esse procedimento é repetido nos dois lados da lâmina até ela ficar reta e afiada. Os *chefs* profissionais são meticulosos no cuidado, na afiação e no manejo das facas.

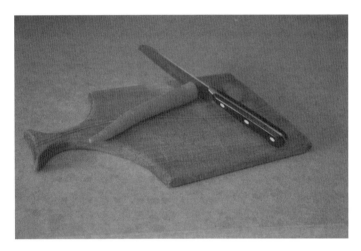

Figura 4.4 Facas de alta qualidade dispõem de uma lâmina fina de aço, com a espiga estendendo-se ao longo do comprimento do cabo e fixada firmemente.
Cortesia de Plycon Press.

níveis. Em geral, essas panelas são apropriadas, mas são caras. No entanto, as panelas de alta qualidade, de metal espesso e com boas propriedades de aquecimento, são bastante duráveis para justificar a despesa.

As frigideiras ficam muito quentes quando são utilizadas para fritura. Dessa maneira, não devem ser colocadas diretamente sobre bancadas ou outras superfícies que são danificadas por temperaturas mais altas do que água em ebulição. Para evitar deformações, as frigideiras quentes devem esfriar de modo considerável antes de receberem água.

As necessidades individuais por equipamentos de assar são ditadas pelos tipos de alimentos que serão preparados. Os equipamentos de assar são idealizados para

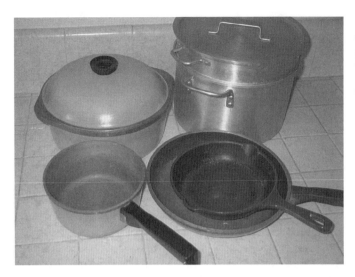

Figura 4.5 Panela e frigideiras (na frente, da esquerda para a direita); caçarola e panela grande para banho-maria (ao fundo, da esquerda para a direita); e tampas são alguns dos utensílios necessários para técnicas de cozimento.
Cortesia de Plycon Press.

PERFIL CULTURAL
De *woks* a frigideiras para omeletes

Durante séculos, os chineses têm usado o *wok* como equipamento fundamental no preparo de receitas fritas rapidamente no óleo bem quente. O fundo arredondado e as bordas inclinadas de um *wok* permitem que parte do alimento seja transferida para cima, enquanto outras partes migrem para o fundo, onde o calor é mais intenso. O ato de mexer ou inverter de modo ligeiro e jeitoso impede a queima do alimento, enquanto o preparo prossegue rapidamente. Uma tampa que se encaixa sobre o *wok* aprisiona o vapor dentro, ajudando no cozimento dos alimentos; uma mexida mínima é dada para impedir a queima e para cozinhar o alimento de maneira uniforme se uma tampa estiver sendo utilizada (Fig. 4.6).

Embora os *woks* sejam originalmente arredondados no fundo, alguns são elaborados hoje em dia com uma pequena área plana, o que ajuda a mantê-lo em posição vertical, se posicionado sobre uma superfície plana. Um *wok* tradicional pode ter um círculo resistente ao calor, sobre o qual pode ser posicionado para se manter em posição vertical. Há também *woks* elétricos, que são apoiados sobre pés acima do equipamento elétrico.

Outras culturas também possuem panelas especiais para o preparo de alimentos específicos. Na cozinha francesa, um dos pratos mais rotineiros é a omelete. Frigideiras especiais para omelete estão disponíveis para auxiliar em seu preparo. Uma frigideira projetada com bordas inclinadas facilita o ato de inverter ou dobrar.

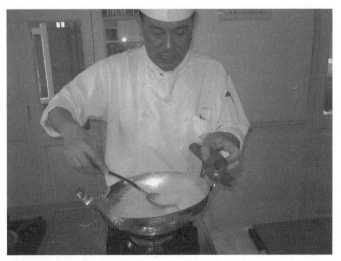

Figura 4.6 Utilizando uma colher feita de casca de coco, um *chef* em Bangcoc mexe o molho que está preparando em um *wok* de latão.
Cortesia de Plycon Press.

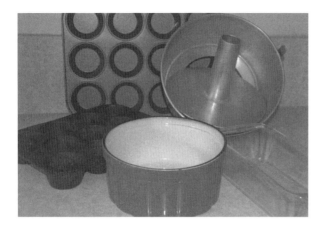

Figura 4.7 Entre as fôrmas especiais para assar, estão (em sentido horário, a partir do alto): fôrma para *muffins*, fôrma de furo removível, fôrma de vidro refratário, tigela para suflê e fôrma de ferro fundido para *popover*.
Cortesia de Plycon Press.

tipos específicos de preparo de alimentos (Fig. 4.7). Por exemplo, as tigelas para suflê são importantes para assar esse tipo de prato, e as fôrmas para *popover* são projetadas especificamente para assar *popovers*. As fôrmas para *muffins* são feitas com cavidades com cerca da metade da profundidade das fôrmas para *popover*, e estão disponíveis em diversos tamanhos, variando de míni a grande. O equipamento correto é fundamental para o preparo bem-sucedido dos produtos.

As fôrmas para bolo estão disponíveis em diversos tamanhos e possuem formato circular ou retangular. Dispõem de laterais retas com cerca de 5 cm de altura. Podem ser utilizadas para diversos pratos ao forno e outros produtos, e também para assar bolos. As fôrmas cônicas com tubo e as fôrmas *bundt*, com suas paredes altas e furo no centro, servem para assar pão de ló, torta *chiffon* e bolos fofos. Uma fôrma cônica com tubo de duas peças é projetada com fundo removível, facilitando a remoção do bolo assado.

As assadeiras para biscoitos são projetadas simplesmente como chapas planas lisas, sem laterais, sendo adequadas para diversos produtos de panificação, incluindo biscoitos, alguns brioches, bolachas e *pizza*. As fôrmas para rocamboles são do tamanho das assadeiras para biscoitos, mas as laterais baixas as tornam funcionais para assar rocamboles, e também itens que podem ser assados em assadeiras para biscoitos.

As fôrmas para tortas estão disponíveis em tamanhos variados, desde tortas individuais até as de 22 cm de diâmetro. São projetadas com laterais inclinadas para servir as fatias com facilidade e com uma borda ampla, para que beiras decorativas possam ser feitas ao redor da crosta (Fig. 4.8).

COMO MEDIR OS INGREDIENTES

A reprodução de pratos preparados é uma característica importante do preparo do alimento de qualidade, e só pode ser obtida por meio de receitas claras e quantidades controladas de todos os ingredientes a serem utilizados. Para alcançar essas medições exatas e reproduzíveis, os laboratórios norte-americanos de pesquisa de alimentos e as cozinhas comerciais, e também preparadores de alimentos europeus, geralmente pesam os ingredientes. No entanto, nos Estados Unidos, nas cozinhas domésticas, utilizam-se as medidas volumétricas. A medição volumétrica é realizada por meio de copos medidores de vidro para líquidos, copos medidores graduados para gorduras e ingredientes secos, e colheres medidoras para quantidades menores.

Figura 4.8 Laterais inclinadas e bordas com ondulações distinguem uma fôrma para torta (ao fundo, à esquerda) de uma fôrma para quiche (ao fundo, à direita). O *pastry blender* (misturador de massa) e o rolo são utilizados no preparo de massas.
Cortesia de Plycon Press.

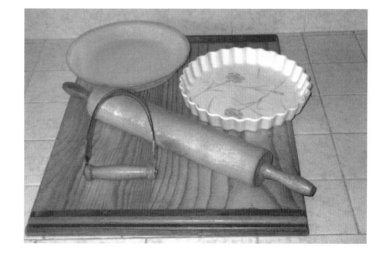

Ingredientes secos

Dependendo da quantidade a ser medida, os ingredientes secos são medidos em copos medidores graduados (normalmente, um jogo com ¼ de xícara, ⅓ de xícara, ½ xícara e 1 xícara) ou em colheres medidoras graduadas (em geral, ¼ de colher de chá, ½ colher de chá, 1 colher de chá e 1 colher de sopa). As colheres medidoras são utilizadas apenas para medir quantidades menores que ¼ de xícara.

Realiza-se a medição agitando ou peneirando o ingrediente seco e, em seguida, pegando-o em colher e colocando-o no(s) copo(s) medidor(es) apropriado(s) até o(s) copo(s) transbordar(em). Então, a beira reta de uma espátula é passada para nivelar a medição. Para exatidão, uma quantidade mínima de medições é realizada (p. ex., 1 xícara é medida com mais precisão usando-se a medida de 1 xícara uma única vez, e não enchendo a medida de ½ xícara duas vezes).

Somente medidas completas devem ser utilizadas. Por exemplo, medir ¾ de xícara de açúcar exigiria encher as medidas de ½ xícara e ¼ de xícara. Da mesma forma, a medição de 1 ½ colher de chá seria realizada usando medidas de 1 colher de sopa e ½ colher de chá. Nos diversos casos, para saber que medidas utilizar, deve-se saber certas medidas equivalentes. A Tabela 4.1 fornece aquelas que são geralmente necessárias no preparo doméstico dos alimentos.

Frequentemente, os ingredientes secos se compactam nas embalagens ou formam caroços. Para evitar discrepâncias resultantes da embalagem fechada, esses ingredientes devem ser agitados para eliminar caroços e consequentes excessos em medições. Isso tem particular importância na medição do amido de milho, que tende a se compactar consideravelmente durante a expedição e o armazenamento.

A farinha é outro ingrediente seco que possui tendência a se compactar, o que pode levar a variações significativas nas quantidades medidas. Para eliminar esse problema, as receitas são desenvolvidas com base na prática de peneirar a farinha uma vez e, em seguida, pegá-la em colher e colocá-la no copo medidor, tomando cuidado para não bater no copo, para não provocar a compactação da farinha. Essa técnica resulta em uma xícara medida de farinha que pesa entre 92 e 120 g, enquanto uma medição sem peneiramento pode resultar em uma xícara que pesa até 150 g. Evidentemente, essa diferença provocaria uma grande variação em um produto de uma vez para a seguinte.

Diversos tipos de açúcar requerem técnicas de medição um tanto distintas. O açúcar granulado só precisa ser agitado para eliminar caroços antes de ser medido, como qualquer outro ingrediente seco. O açúcar de confeiteiro, como a farinha, tende a compactar; o peneiramento antes da medição é necessário para diminuir o peso e eliminar os caroços. O açúcar mascavo precisa ser agitado para eliminar caroços antes de ser comprimido com suavidade, mas com firmeza, no(s) copo(s) medidor(es) graduado(s) apropriado(s). Deve ser comprimido de modo bastante firme, para que o açúcar mantenha a forma do copo quando este é invertido para a remoção do açúcar.

Tabela 4.1 Medidas volumétricas equivalentes

Medida	Equivalente
1 colher de sopa	3 colheres de chá
2 colheres de sopa	29,57 mL
4 colheres de sopa	¼ de xícara
5 ⅓ colheres de sopa	⅓ de xícara
8 colheres de sopa	½ xícara
16 colheres de sopa	1 xícara
2 xícaras	473 mL
4 xícaras	946 mL

Gorduras e óleos

Frequentemente, a gordura vegetal, a margarina e a manteiga estão disponíveis em barras retangulares, equivalentes a ½ xícara ou 8 colheres de sopa. Cada barra está em uma embalagem marcada em oito medidas de 1 colher de sopa ao longo de seu comprimento. Essas gorduras podem ser medidas cortando-se verticalmente na marca correta. Outras gorduras sólidas são medidas comprimindo-as com firmeza no copo medidor graduado apropriado e, em seguida, nivelando-as com uma espátula. Deve-se tomar cuidado para assegurar que não existam bolsas de ar remanescentes depois que a gordura foi comprimida.

Algumas pessoas utilizam o método de deslocamento de água para medir gorduras sólidas, mas esse método é impreciso, pois a medição inclui a água aderida à gordura. A água contraída por esse método é um problema específico no preparo de massas de farinha. Para utilizar esse método, porém, a água é colocada em um copo medidor de vidro transparente, para igualar a diferença entre a quantidade desejada de gordura e 1 xícara (p. ex., para medir ⅓ de xícara de gordura, ⅔ de xícara de água é colocado no copo medidor antes da gordura ser comprimida). Em seguida, a gordura é comprimida no copo até o nível da água se elevar até a marca de 1 xícara. É essencial que a gordura esteja comprimida abaixo da superfície da água na medição por esse método, para se obter algum grau de precisão. No copo, a água é drenada da gordura antes que esta seja removida e adicionada a outros ingredientes.

Os óleos são medidos despejando-os em um copo medidor de vidro, até que a parte inferior do menisco (a superfície curvada superior do líquido) do óleo alcance a marca desejada no copo. O copo deve ser posicionado sobre a bancada e a medição deve ser feita debruçando-se para poder olhar através da superfície, e não abaixo da superfície.

Líquidos

Os líquidos são medidos com facilidade em um copo medidor de vidro padrão posicionado sobre uma superfície nivelada. As leituras exatas exigem que a pessoa se debruce até que o olho fique na mesma altura do copo e, em seguida, despeje o líquido até a parte mais baixa do menisco alcançar o nível desejado. O copo medidor de vidro funciona muito bem com líquidos, pois não há necessidade de nenhum nivelamento mecânico. O próprio copo de vidro também tem a vantagem de se estender um pouco acima da marca de 1 xícara, o que possibilita o transporte do líquido medido sem derramá-lo.

SEGURANÇA NA COZINHA

http://www.homesafetycouncil.org/SafetyGuide/sg_cooking_w001.asp
– Sugestões sobre segurança na cozinha.

http://www.cdc.gov/HealthyHomes/ByRoom/kitchen.html
– Informações do CDC sobre segurança na cozinha.

A cozinha pode ser um lugar perigoso, mas a conscientização dos possíveis riscos leva à criação de hábitos que promovem a segurança. Os derramamentos sobre o piso são perigosos por causa das chances de escorregamentos. Eles precisam ser secos imediatamente para eliminar o risco. Para evitar tropeços na cozinha, nada deve estar sobre o piso. Se um tapete pequeno ou um capacho for usado, a face inferior deve ser antiderrapante e as bordas devem ser planas.

Os aparelhos elétricos devem ser verificados, devendo estar na posição "desligado" antes de serem conectados à tomada. Somente alimentos devem ser introduzidos nos aparelhos elétricos durante o seu funcionamento. Dedos e espátulas podem ser facilmente pegos em batedeiras enquanto as lâminas estiverem girando. Os cabelos devem estar presos e cobertos não apenas por motivos sanitários, mas também para evitar que sejam acidentalmente enroscados em aparelhos elétricos.

As facas oferecem riscos óbvios. Sempre segure uma faca pelo cabo; a lâmina deve ser apontada para o piso quando a faca é transportada. Se a faca for deixada sobre a bancada, o cabo deve ser posicionado de modo que seja mais acessível do que a lâmina. Ao cortar com uma faca, corte para longe de você, e não na sua direção. Deixe todos os dedos longe da lâmina ao cortar ou fatiar.

As queimaduras são suscetíveis de ocorrer, a menos que precauções sejam tomadas para evitá-las. Pegadores de panela devem ser utilizados no manejo de panelas quentes. Os pegadores de panelas precisam ser posicionados onde possam ser alcançados com facilidade durante o manejo de assadeiras ou outros itens que estão sendo assados no forno, e também durante o preparo sobre o topo do fogão (Fig. 4.9). Os pegadores de panelas precisam ser bastante flexíveis para o agarramento seguro das panelas e bastante espessos para a proteção adequada das mãos. As toalhas são perigosas para uso como pegadores de panelas, pois são tão grandes que podem, acidentalmente, pegar fogo. Quando as assadeiras quentes são retiradas do forno, é sensato deixar um pegador de panela ao lado da assadeira, como lembrete de que ela está muito quente para ser tocada sem proteção.

Os cabos das panelas precisam ser posicionados de modo que estejam acessíveis para se pegar, mas não devem se projetar para fora da beira do fogão ou sobre outras bocas do fogão. Se os cabos forem arranjados de maneira correta, as panelas não serão arremessadas para fora do fogão, caindo sobre o piso, nem os cabos se aquecerão se a boca vizinha estiver ligada (Fig. 4.10).

Os hábitos pessoais importantes para assegurar a segurança dos alimentos são discutidos no Capítulo 3. A higiene da cozinha é um componente fundamental da segurança dos alimentos, e os manipuladores de alimentos devem sempre praticar hábitos pessoais que garantam a segurança dos alimentos. O monitoramento cuidadoso das temperaturas alcançadas no preparo e a atenção dada às condições corretas de manejo e armazenamento também são fundamentais para garantir que o alimento é seguro para consumo.

TEMPERATURAS NO PREPARO DE ALIMENTOS

As temperaturas envolvidas no preparo dos alimentos variam desde temperaturas abaixo do congelamento até extremamente altas em assados e frituras. Os fatores que influenciam as temperaturas para fervura e congelamento são examinados a seguir. Finalmente, este capítulo conclui com uma análise dos diversos mecanismos pelos quais o calor é transmitido através dos alimentos.

Expressões como "frio de congelar" e "calor de rachar" são utilizadas com frequência nas conversas para descrever temperaturas extremas, mas, no preparo de

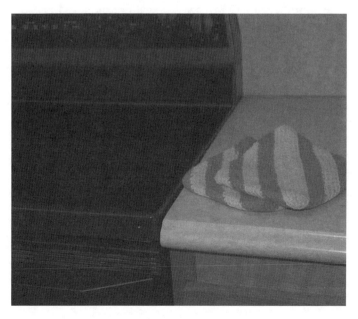

Figura 4.9 Pegadores de panelas posicionados de modo acessível perto do forno, mas longe das bocas do fogão, são necessários para evitar queimaduras durante assamentos.
Cortesia de Plycon Press.

Figura 4.10 Para evitar queimaduras, os cabos das panelas precisam ficar apontados para as laterais do fogão, jamais para a frente ou sobre outras bocas do fogão.
Cortesia de Plycon Press.

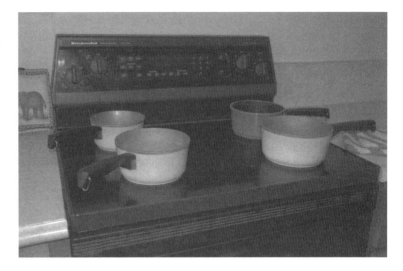

alimentos, a faixa de temperaturas é, de fato, consideravelmente maior que a faixa implícita de 0°C a 100°C. Ao se lidar só com água pura, essas duas temperaturas representam os extremos. No entanto, o preparo de alimentos envolve utilizar diversos alimentos e misturas de alimentos, e também meios diferentes de aquecimento. Em consequência, as temperaturas dos alimentos e dos equipamentos de cozinha podem variar de cerca de –18°C a 220°C, ou até mesmo 232°C.

Temperaturas de congelamento

A água é um componente-chave de muitos alimentos; não só de molhos e sopas, mas também de alimentos como gelatinas e sorvetes que não escorrem. Por causa dessa abundância de água nos alimentos, a temperatura na qual os alimentos congelam é muitas vezes bastante próxima da temperatura de congelamento da água. A transição da água do estado líquido para sólido é fundamental para o preparo do sorvete e, sem dúvida, é um elemento textural determinante em frutas, vegetais, carnes e outros alimentos congelados.

O congelamento é a transição de um líquido para um estado sólido, e o ponto de congelamento é a temperatura em que isso acontece. Esse processo de solidificação resulta em uma perda térmica de 80 kcal por grama de água convertida em gelo, referida como **calor de solidificação**. O inverso (80 kcal por grama são absorvidos) ocorre quando o gelo se reconverte em líquido. Eis por que a água parece tão fria quando o gelo derrete.

A temperatura em que o congelamento ocorre influencia o preparo e a qualidade dos alimentos congelados. Embora uma afirmação assim possa parecer simplista – pois todos aprenderam, desde a infância, que a água congela a 0°C –, o fato é que as substâncias dissolvidas na água alterarão as temperaturas em que a solução congela. Em termos práticos, isso significa que açúcares e sais solúveis, como o sal de cozinha, dissolvem-se na água e modificam o ponto de congelamento.

O açúcar na solução diminui a temperatura na qual o congelamento da solução ocorre; o ponto de congelamento cai 1,86°C para cada mólecula-grama de açúcar por litro. Portanto, um sorvete feito com grande quantidade de açúcar levará um tempo longo para congelar, pois deverá ser resfriado em uma temperatura mais baixa para o congelamento ocorrer do que seria a temperatura requerida para congelar um sorvete com menos açúcar. O alto conteúdo de açúcar também significa que o sorvete derreterá de modo mais ligeiro que um produto com menos açúcar. Portanto, esse sorvete doce será um tanto difícil de ser servido.

O fato de o sal ionizar acarreta uma queda ainda maior do ponto de congelamento das soluções salinas em comparação com soluções de açúcar. Embora as

---

Calor de solidificação
O calor desprendido quando a água se transforma em gelo; 80 kcal por grama de água.

soluções salinas sejam desagradáveis ao paladar, em concentrações suficientes para ter um efeito significativo sobre os pontos de congelamento esta propriedade do sal é utilizada de forma vantajosa no preparo de sorvete em uma sorveteira. A mistura do sorvete é colocada em um recipiente, que, então, é agitado e resfriado em uma mistura de sal e gelo, até o sorvete congelar. O sorvete congela muito mais rápido na mistura de sal e gelo, pois o sal reduz a temperatura da mistura com gelo abaixo da temperatura do gelo sozinho. O tempo reduzido de congelamento significa que a sorveteira precisa ser agitada por menor tempo, economizando energia. Um benefício extra é que o congelamento rápido produz cristais de gelo menores, resultando em um sorvete com uma textura mais delicada.

Temperaturas intermediárias

Alguns alimentos (um exemplo excelente é o creme batido) são especialmente sensíveis às temperaturas durante o preparo. Um calor controlado, razoavelmente baixo, é importante para se obter o espessamento desejado sem aquecimento excessivo e danos às proteínas nos cremes e em diversos outros alimentos que contêm proteínas.

As panelas para banho-maria são projetadas especificamente para evitar que itens sensíveis ao calor aqueçam de modo muito rápido e fervam. A água posta no recipiente inferior é aquecida para produzir vapor ao redor de todo o recipiente superior, onde o alimento está sendo aquecido. Esse arranjo não permite que a mistura no recipiente superior entre em ebulição, ajudando a assegurar um aquecimento bastante brando dos alimentos sensíveis ao calor. Muitos fogões são equipados com controle de preparo em fogo baixo, permitindo padrões de aquecimentos comparáveis sem a necessidade de utilização de uma panela para banho-maria.

Palavras descritivas são utilizadas para indicar a temperatura desejada de trabalho com alimentos como fermento ou leite, que exigem controle cuidadoso de temperatura para um bom resultado. A mais fria dessas temperaturas é a **temperatura morna**, ou seja, uma temperatura de cerca de 40ºC, pouco acima da temperatura corporal. A **temperatura de escaldadura** é utilizada para o preparo de leite para uso na fabricação do pão, para soltar peles dos tomates, e para alguns outros procedimentos. A água escaldante (cerca de 65ºC) caracteriza-se por ter grandes bolhas reunidas nos lados e no fundo da panela, mas com pouco movimento. Entre 82ºC e 99ºC, é a faixa designada como **temperaturas de fervura**. A água mantida nessa faixa de temperatura apresentará grandes bolhas se formando e subindo quase até a superfície da água, mas não quebrando nela.

Diversos alimentos são armazenados e/ou preparados em temperaturas que ficam entre os pontos de congelamento e ebulição da água. Os alimentos que contêm proteínas possuem o potencial de provocar doenças de origem alimentar se forem mantidos em temperaturas que fomentam o desenvolvimento de microrganismos. O armazenamento pouco acima do ponto de congelamento, entre 0ºC a 5ºC, na geladeira, é importante para arrefecer a reprodução dos microrganismos e também controlar a deterioração de outros alimentos. Os alimentos que contêm proteínas, que estão sendo mantidos para um serviço com atraso, precisam ser conservados em temperaturas fora da zona de perigo (de preferência, em 60ºC), para evitar doenças de origem alimentar. O controle cuidadoso das temperaturas dos alimentos é crucial para a manutenção da segurança e da qualidade dos alimentos (Cap. 3).

Temperaturas de ebulição

A **ebulição** é uma agitação extremamente ativa de um líquido, em um momento em que parte do líquido muda para o estado de vapor. Isso ocorre quando a **pressão de vapor** (pressão de um líquido a escapar) de um líquido supera exatamente a **pressão atmosférica** (pressão para baixo sobre o líquido). A temperatura em que

Temperatura morna
Aproximadamente a temperatura corporal; cerca de 40°C.

Temperatura de escaldadura
Temperatura utilizada para desprender cascas de frutas e realizar outras ações similares; cerca de 65°C.

Temperaturas de fervura
Faixa de temperaturas entre 82°C e 99°C; bolhas se formam e sobem, mas raramente se quebram na superfície; um tratamento térmico mais brando que a ebulição.

Ebulição
Agitação ativa do líquido e transição de parte do líquido para o estado de vapor; ocorre quando a pressão de vapor supera exatamente a pressão atmosférica.

Pressão de vapor
A pressão no interior de um líquido em que as moléculas individuais escapam do líquido; varia com a temperatura do líquido e com as substâncias dissolvidas.

Pressão atmosférica
Pressão da atmosfera que pressiona para baixo a superfície de um líquido; varia com a altitude.

78   Parte II   ▪   Preparo de alimentos

VISÃO DA INDÚSTRIA
AFGP

O fato de os peixes não congelarem nas águas geladas dos oceanos Ártico e Antártico despertou a curiosidade dos pesquisadores de alimentos desde meados do século XX. Diversos estudos levaram ao isolamento de uma família de glicoproteínas denominada glicoproteína anticongelante (AFGP), que impede que esses peixes congelem até a morte abaixando consideravelmente o ponto de congelamento dos seus tecidos. Dois peixes antárticos, o *Trematomus borchgrevinki* e o *Dissostichus mawsoni,* e um peixe ártico, o *Boreogadus saida*, produzem glicoproteínas.

Atualmente, as possíveis aplicações das AFGP em produtos alimentícios estão sendo investigadas. As AFGP não só abaixam o ponto de congelamento como também retardam a recristalização, o que ajuda a bloquear o desenvolvimento de grandes cristais de gelo. Por causa dessas qualidades favoráveis na determinação do tamanho do cristal de gelo, as AFGP podem ser úteis como aditivo em sorvetes de palito, para ajudar a impedir o desenvolvimento de grandes cristais de gelo; os cristais de gelo pequenos contribuem para uma textura suave.

---

http://meetings.aps.org/Meeting/MAR07/Event/58977 – Resumo de um artigo que apresenta um estudo sobre os efeitos das glicoproteínas anticongelamento em temperaturas de congelamento.

Calor de vaporização
Energia necessária para converter água fervente em vapor; 540 kcal por grama de água.

a fervura ocorre é o ponto de ebulição, que é de 100°C para a água no nível do mar. Curiosamente, a água pura no nível do mar permanecerá em 100°C, independentemente de quão rápido a água entrar em ebulição. O calor poderá ficar maior, e a água ferverá mais rápido do que antes, mas a temperatura permanecerá constante.

Levar a água do estado líquido para o estado gasoso (vapor) requer o fornecimento de uma quantidade considerável de energia, denominada calor de vaporização. Na verdade, para a conversão de um grama de água em ebulição em vapor, são necessárias 540 kcal. O **calor de vaporização** requer quase sete vezes mais energia do que a envolvida no calor de solidificação.

Quando a água está sendo aquecida, a temperatura subirá rapidamente até o ponto de ebulição ser alcançado, mas haverá um atraso antes da ebulição realmente começar, por causa do significativo suprimento de calor necessário para fornecer a energia necessária para a ocorrência da vaporização (vapor). Essa situação é revertida quando o vapor condensa em água, como ocorre quando o vapor entra em contato com a pele. As queimaduras graves, resultantes do contato com o vapor, refletem o fato de que 540 kcal são emitidas sobre a pele quando o vapor é reconvertido em água. Esse é um dos motivos pelos quais se deve evitar o contato com o vapor.

Pressão atmosférica. A pressão que é exercida para baixo sobre uma panela de água (pressão atmosférica) deve ser superada antes de a ebulição poder ocorrer. Evidentemente, essa pressão possui uma função instrumental a desempenhar na determinação da temperatura em que a ebulição acontecerá. A altitude modifica a pressão atmosférica; nas montanhas, há menos atmosfera acima da superfície do solo do que no nível do mar. Portanto, a pressão atmosférica é menor em altitudes elevadas do que nas baixas. Isso significa que a ebulição ocorrerá com mais facilidade em uma altitude elevada do que no nível do mar; em outras palavras, a temperatura de ebulição é menor em uma montanha alta do que no mar. Na verdade, a temperatura de ebulição da água cai 1°C para cada 293 m de ganho. As pessoas que vivem em uma altitude de 2.438 m fervem os vegetais em uma temperatura de 91°C, em contraste com a temperatura de 100°C, no nível do mar. Eis por que os vegetais e outros alimentos preparados em água em ebulição, nas montanhas, exigem um tempo maior para ficar tenros do que em alturas menores. Um exemplo notável dessa queda de temperatura de ebulição é registrado nos relatos de expedições ao Everest, onde as alturas extremamente elevadas e a pressão atmosférica consequentemente baixa provocam tal diminuição na temperatura de ebulição da água que é possível alcançá-la diretamente em uma panela com água.

Em equipamentos especiais, um vácuo parcial pode ser criado para modificar o efeito da pressão atmosférica. De vez em quando, isso é realizado no processamento dos alimentos para reduzir a temperatura de ebulição, para que a água possa ser evaporada sem causar um sabor de cozido. Isso é desejável na fabricação do concentrado de suco de laranja. No processamento do concentrado, o vácuo parcial reduz a pressão atmosférica acima do suco de laranja, fazendo o suco de laranja original ferver em uma temperatura fria. Essa técnica promove a evaporação da água, mas evita realmente o "cozimento" do suco de laranja.

As panelas de pressão aumentam artificialmente a pressão atmosférica, resultando em uma temperatura maior de ebulição, o que reduz os tempos de preparo. Em geral, 1,034 bar de pressão será gerado no interior desse sistema estanque, e isso eleva a temperatura de cozimento para cerca de 116°C. A temperatura elevada abrevia significativamente o tempo de cozimento necessário para amaciar um alimento (Fig. 4.11). O equipamento comercialmente pressurizado efetua esse mesmo aumento de temperatura do preparo ao ponto.

Pressão de vapor. A temperatura da água influencia a pressão de vapor, ou a energia das moléculas de água que tentam escapar do sistema líquido. Na temperatura ambiente, a pressão de vapor é bastante baixa, mas cresce muito rapidamente conforme a temperatura da água sobe para o ponto de ebulição. Com calor adequado, a pressão de vapor superará exatamente a pressão atmosférica, e algumas moléculas de água começarão a escapar para o ar acima da panela.

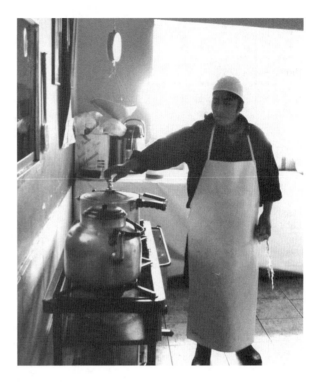

Figura 4.11 No Peru, perto do lago Titicaca, uma cozinheira adiciona um aparelho de pressão em sua panela de pressão, para criar pressão e ajudar a acelerar o cozimento dos vegetais que está preparando na Cordilheira dos Andes, em uma altitude de 3.800 m. Cortesia de Plycon Press.

As substâncias que formam uma solução verdadeira de água reduzem a pressão de vapor da solução. Para a ebulição ocorrer, calor adicional deve ser fornecido para elevar a pressão de vapor até o ponto em que a pressão de vapor supere exatamente a pressão atmosférica. O resultado líquido da adição de um soluto à água é a elevação do ponto de ebulição. Quanto maior a concentração de soluto, maior é a temperatura da solução em ebulição.

Esse efeito é utilizado no preparo de doces, que são fervidos em temperaturas finais específicas. Por exemplo, em geral, a calda de chocolate é cozida a 112°C, temperatura bem acima da temperatura de 100°C da água em ebulição. Diversos minutos de ebulição ativa são requeridos antes de o termômetro finalmente alcançar a temperatura desejada, pois é necessário evaporar muito líquido para concentrar o açúcar de modo suficiente. É essa alta concentração que reduz com sucesso a pressão de vapor da solução, de forma suficiente para fazer a ebulição ocorrer em 112°C (ou até mais alta, em alguns outros doces com concentração ainda maiores). Portanto, a temperatura é um indicador confiável de que a solução de açúcar em ebulição alcançou o ponto desejado. No Capítulo 9, esse assunto é discutido com mais detalhes.

As moléculas de açúcar, como assinalado, são muito pequenas para entrar na solução. As moléculas menores que um milimícron são capazes de formar soluções verdadeiras e reduzir a pressão de vapor. O sal (cloreto de sódio) ioniza depois de posto na água, ocasionando a formação de dois íons (sódio e cloreto) a partir de uma molécula única de sal. Por conseguinte, o sal possui um efeito duas vezes maior que o açúcar sobre a pressão de vapor. No entanto, a qualidade desagradável ao paladar de uma solução salina torna esse efeito de pouco uso prático na culinária.

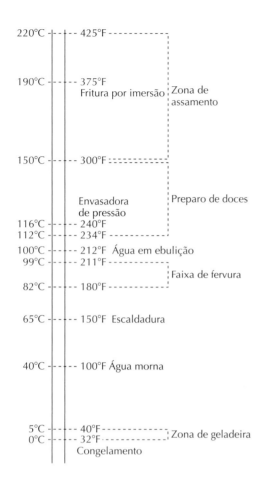

Figura 4.12 Temperaturas no preparo de alimentos.
Cortesia de Plycon Press.

Dispersão coloidal
Sistema que contém proteína ou outras moléculas ou partículas entre 1 e 100 milimícrons de tamanho, dispersadas em uma fase contínua; neste caso, em água.

Suspensão de partículas grossas
Dispersão de partículas maiores que o tamanho coloidal, misturadas em água ou outro líquido.

Nos alimentos, diversas substâncias são muito maiores que um milimícron. As proteínas, por exemplo, são moléculas grandes, incapazes de entrar na solução, mas formam uma **dispersão coloidal**. Portanto, não apresentam efeito apreciável sobre o ponto de ebulição. A gelatina, o amido, as gomas, o fubá e inúmeros outros itens alimentares podem ser adicionados à água fervente em concentrações variáveis, mas não provocarão uma mudança mensurável no ponto de ebulição, pois formam **suspensões de partículas grossas**, e não soluções verdadeiras.

Temperaturas de fritura

Com exceção das soluções de açúcar, o preparo em água fervente é realizado em temperatura igual ou menor que 100°C, a menos que um sistema pressurizado seja utilizado. No entanto, temperaturas muito maiores podem ser utilizadas quando a gordura é o meio de cozimento, pois ela não ferve mesmo quando a temperatura sobe tão alto quanto 246°C. A gordura pode ser mantida em cerca de 190°C, temperatura desejável para fritura. Essa gordura quente significa que os alimentos alcançarão seu ponto desejado muito rapidamente, em comparação com o espaço de tempo que seria necessário se fossem para ser fervidos em água, a 100°C. Afinal de contas, a água fervente é mais de 83°C mais fria que a gordura utilizada na fritura.

Geralmente, as temperaturas utilizadas no preparo e no armazenamento dos alimentos abarcam uma variação de quase 280°C. As pessoas que trabalham no preparo e no gerenciamento dos alimentos precisam saber que temperaturas são apropriadas e como controlá-las. A Figura 4.12 apresenta uma visão geral das diversas temperaturas e suas aplicações.

Essas altas temperaturas destacam a necessidade da consciência de segurança no preparo de alimentos. Se as pessoas não avaliarem bem as temperaturas extremamente altas na fervura de doces ou da gordura que está sendo utilizada na fritura, as queimaduras acontecerão com muita facilidade. Na verdade, as bancadas de cozinha com superfícies de vinil ou fórmica podem sofrer danos simplesmente por meio da colocação de uma panela com uma solução fervente de doce ou de gordura quente sobre elas.

Um perigo afim existe quando se adiciona água ao açúcar (para caramelizar) ou à gordura quente. A diferença extrema de temperatura entre o açúcar em caramelização ou da gordura quente e a água fria provoca excesso de respingos, que podem acarretar queimaduras nas mãos, nos braços ou no rosto – sempre que os respingos atingirem a pele. Para reduzir os respingos, a água deve estar em ebulição quando é adicionada ao açúcar em caramelização, e os palitos de batata para batatas fritas devem ser secos o máximo possível em papel-toalha antes de serem colocados na gordura.

TERMÔMETROS

Para ajudar a assegurar um bom controle de temperatura no preparo e manejo dos alimentos, termômetros adequados são utilizados: em geral, um termômetro para doces, um termômetro para frituras em gordura e um termômetro para carnes (Fig. 4.13). O termômetro para o preparo de doces precisará ter um limite superior de 163°C, aproximadamente, permitindo uma margem de segurança acima do pico provável de 149°C necessário para certos doces. O termômetro para frituras em gordura terá um limite superior de 260°C, no mínimo. O termômetro para carnes registrará até 85°C, aproximadamente, e deverá ter uma haste com sensor curta,

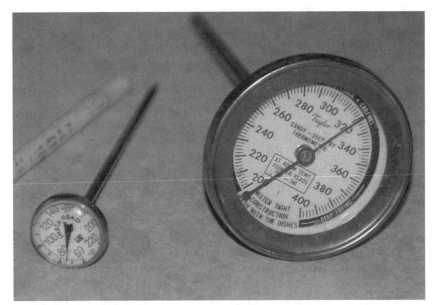

Figura 4.13 O termômetro de leitura instantânea (à esquerda) mede temperaturas até 220ºF (104,4°C); os termômetros para doces e frituras por imersão medem temperaturas muito mais altas.
Cortesia de Plycon Press.

para se acomodar para assamento no forno. Um termômetro de bolso é conveniente, mas sua cobertura de plástico derreterá se for utilizada no forno.

Ocasionalmente, os aparelhos domésticos podem falhar na manutenção do seu controle termostático. Um termômetro de geladeira e um termômetro de forno são controles úteis para assegurar que os alimentos estão sendo mantidos em temperaturas seguras. Os profissionais dos serviços de alimentação (*foodservice*) consideram os termômetros inestimáveis, para assegurar que os alimentos no balcão térmico estão sendo mantidos em uma temperatura bastante alta e que os itens refrigerados estão sendo armazenados em temperaturas seguras.

PRINCÍPIOS DO AQUECIMENTO DE ALIMENTOS

Condução

O calor pode ser transmitido por **condução**, isto é, o calor é transmitido diretamente de uma molécula para outra. Ao se cozinhar, o calor é transmitido por condução do metal de uma bobina do fogão elétrico diretamente para o metal da panela em que o alimento está sendo aquecido. Esse método de transmissão de calor funciona lentamente, mas é bastante bem-sucedido quando bons condutores são utilizados. As panelas de alumínio, por exemplo, fornecem aquecimento bastante uniforme se forem grossas. Em contraste, o aço inoxidável conduz o calor de forma desigual, fazendo com que algumas panelas fabricadas com este metal desenvolvam alguns pontos que estão muito quentes, enquanto outros podem estar muito frios.

Convecção

Quando água, óleo ou outra gordura, bem como o ar é aquecido, correntes começam a se desenvolver dentro do sistema e ajudam a mover o calor ao longo do alimento. Essa circulação de líquidos ou ar aquecidos é um processo denominado **convecção**. O forno de convecção se baseia nesse princípio. Nesse tipo de forno, ao se forçar a circulação de correntes de ar aquecido, os alimentos serão aquecidos e assados de modo significativamente mais rápido do que serão se a circulação do ar aquecido é limitada.

http://hyperphysics.phy-astr.gsu.edu/hbase/thermo/heatra.
– Informações sobre os tipos de transmissão de calor.

Condução
Transmissão de calor de uma molécula para a próxima.

Convecção
Transmissão de calor para todo um sistema por meio do movimento de correntes de ar, água ou outro líquido aquecido.

NOTA CIENTÍFICA
Aquecimento por micro-ondas

O alimento em um forno de micro-ondas é aquecido por radiação. A energia da micro-onda penetra diretamente no alimento para produzir calor. As micro-ondas são uma forma de radiação eletromagnética; ou seja, ondas geradas por um tubo de vácuo (magnétron), que converte energia elétrica recebida por um amplificador em radiação de micro-ondas. A Federal Communications Commission dos Estados Unidos atribuiu duas frequências, 915 e 2.450 MHz, para a radiação nos fornos de micro-ondas. Essas duas frequências estão acima da faixa de luz visível. A frequência de 2.450 MHz possui um comprimento de onda mais curto que o sinal em 915 MHz; portanto, não penetra tão profundamente na massa do alimento como o comprimento de onda mais longo, em 915 MHz.

As micro-ondas geram calor no alimento por causa da natureza elétrica das moléculas de água. A água é uma molécula dipolar: uma parte da molécula da água porta uma carga elétrica positiva, enquanto a outra parte porta uma carga negativa. A energia de micro-ondas que penetra no alimento se caracteriza por sua alternância muito rápida de carga elétrica. Essa mudança constante faz as moléculas de água vibrarem muito ativamente, e a vibração resultante gera calor.

Ao contrário de outras formas de aquecimento, essa energia é gerada no interior do alimento, em vez de trafegar da superfície para o interior. Logo que o alimento começa a aquecer, por causa da natureza dipolar do alimento em relação à energia da micro-onda, a condução também ocorre, ajudando a equalizar a temperatura em todo o alimento. O tempo recomendado em diversas receitas preparadas em forno de micro-ondas reconhece a importância de permitir que a condução contribua para o modo geral de preparo.

Durante a operação, todos os fornos mantêm alguma circulação de ar aquecido, mas a quantidade de movimento em um forno normal é bastante baixa. Se fornos convencionais forem carregados de modo que assadeiras fiquem nas laterais, na frente e no fundo do forno, o padrão de fluxo normal das correntes de ar quente será obstruído, resultando em um assamento irregular. É importante que se evite posicionar uma assadeira diretamente debaixo de outra, ou que se impeça o carregamento de um forno com assadeiras apinhadas umas nas outras e contra as paredes do forno, se um assado e um douramento uniforme forem desejados em um forno convencional. No entanto, em um forno de convecção, as assadeiras podem ser posicionadas debaixo de outras assadeiras de forma satisfatória, por causa da circulação eficaz de ar quente. As correntes de convecção são a chave para o assamento bem-sucedido em fornos tanto de convecção como convencionais.

A convecção também é parte importante do processo de aquecimento, quando os alimentos estão sendo aquecidos sobre o fogão. A panela com o alimento será aquecida por condução, mas o calor começa a se mover através do próprio alimento, com a ajuda de correntes de aquecimento de água ou outro líquido. A agitação é uma ferramenta adicional para ajudar a distribuir o calor uniformemente através do alimento.

Radiação
Transmissão de calor diretamente da fonte para o alimento que está sendo aquecido.

Radiação

A **radiação** é a transmissão direta de energia da fonte de energia para o alimento. O ato de grelhar é um exemplo rotineiro desse tipo de aquecimento. A energia envolvida na radiação a partir do ato de grelhar está na faixa infravermelha (ondas um tanto mais longas do que na faixa da luz visível).

Embora esses sejam tipos nitidamente distintos de aquecimento, a maioria dos alimentos é aquecida mediante uma combinação de, no mínimo, duas dessas técnicas. Por exemplo, um bife grelhado será aquecido por condução e radiação. Uma sopa em uma panela será aquecida por condução e convecção.

Os **fornos de micro-ondas** também utilizam a faixa de frequência infravermelha (Fig. 4.14) para uma maneira única de aquecer alimentos. Nos fornos de micro-ondas, o **magnétron** é utilizado para gerar ondas de frequência acima do comprimento da luz visível, especificamente 915 MHz ou 2.450 MHz. Essas ondas, denominadas **micro-ondas**, penetram tanto quanto 2,5 cm no alimento, provocando vibrações rápidas das moléculas individuais de água ou gordura. São essas vibrações que fazem o alimento começar a aquecer rapidamente.

Para o alimento ser aquecido pela energia da micro-onda, deve haver alguma água ou gordura presente, embora uma grande quantidade não seja fundamental para um bom resultado. Em um alimento que é aquecido pelas micro-ondas, a gordura fica muito quente ainda mais rápido do que a água. Portanto, a manteiga e outras gorduras podem ser derretidas muito rapidamente em um forno de micro-ondas. Da mesma forma, as carnes tendem a superaquecer em um forno de micro-ondas, a menos que as fatias sejam relativamente finas e o progresso seja monitorado com muito cuidado.

Os fornos de micro-ondas devem ser postos em funcionamento só com água ou alimento dentro dele, pois as micro-ondas introduzidas na cavidade devem ter uma substância para absorvê-las. Caso contrário, as ondas voltarão diretamente para o magnétron, causando dano irreparável ao tubo. Uma tigela ou um prato vazio não absorverão as micro-ondas melhor do que uma cavidade vazia. Mesmo se algum alimento estiver presente, as micro-ondas centelharão de volta para o magnétron se algum metal estiver posto dentro do forno. Portanto, água ou alimento deve sempre estar presente em um forno de micro-ondas antes de ele ser ligado ou posto em funcionamento. Além disso, nenhum metal deve ser posto em um forno de micro-ondas porque provocará centelhas.

http://www.colorado.edu/physics/2000/microwaves/index.html
– Site interativo que explica o aquecimento por micro-ondas.

http://www.fda.gov/Radiation-EmittingProducts/ResourcesforYouRadiationEmittingProducts/Consumers/ucm142616.htm
– Informações sobre o preparo seguro de alimentos em fornos de micro-ondas.

Forno de micro-ondas
Tipo especial de forno, que é capaz de aquecer alimentos enviando ondas de 915 e 2.450 MHz de um magnétron diretamente para os alimentos, os quais, por meio das moléculas de água e/ou gordura, vibram e aquecem.

Magnétron
Tubo gerador de micro-ondas em um forno de micro-ondas.

Micro-onda
Forma de energia eletromagnética; 915 e 2.450 MHz são as frequências atribuídas para os fornos de micro-ondas.

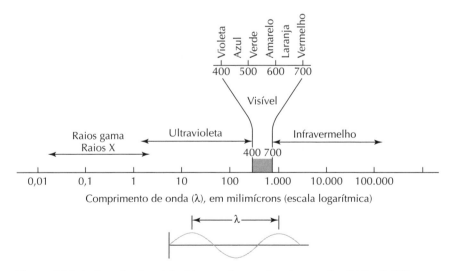

Figura 4.14 As frequências atribuídas aos fornos de micro-ondas (915 e 2.450 MHz) estão acima da luz visível.
Cortesia de Plycon Press.

RESUMO

O preparo dos alimentos é realizado com mais sucesso com a existência de equipamentos apropriados. Entre os equipamentos básicos de preparo, incluem-se copos e colheres medidores, jogo de tigelas, batedeira elétrica, diversos utensílios, termômetros e talheres. Um jogo de panelas, uma caçarola, frigideiras e assadeiras são necessários para cozinhar e assar.

As medições exatas são fundamentais para o preparo bem-sucedido de receitas. Os ingredientes secos são medidos volumetricamente por meio de copos ou colheres medidores graduados. Os líquidos são medidos em copos medidores de vidro transparente.

O risco de queda na cozinha poderá ser reduzido se os derramamentos forem secos imediatamente. Na cozinha, qualquer tapete ou capacho deve permanecer com a superfície lisa e possuir uma face inferior antiderrapante. Deve-se tomar cuidado ao ligar na tomada os aparelhos elétricos ou quando eles são utilizados. O alimento deve ser cortado empurrando a lâmina da faca para longe do corpo. As queimaduras podem ser evitadas no manejo de panelas quentes por meio do uso de pegadores de panelas (e não toalhas). A segurança dos alimentos depende das práticas sanitárias dos manipuladores de alimentos e do controle adequado da temperatura.

As temperaturas de congelamento e ebulição são influenciadas pela presença de açúcar. O açúcar se dissolve e diminui o ponto de congelamento dos sorvetes e de outros alimentos ricos em açúcar. As soluções de açúcar fervem em temperaturas elevadas, pois o açúcar diminui a pressão de vapor. Embora o sal também altere as temperaturas de ebulição, usa-se em quantidades tão pequenas que o efeito é insignificante no preparo dos alimentos.

O controle térmico é importante no preparo e no armazenamento dos alimentos. Entre as temperaturas moderadas, incluem-se as de mornidão, de escaldadura e de fervura. Esses aquecimentos podem ser obtidos por meio do uso de panela de banho-maria ou de controle de preparo em fogo baixo no fogão.

As altas altitudes e/ou os vácuos parciais farão a água ferver em temperatura mais baixa que a normal. O inverso é obtido mediante panelas de pressão, que alcançam temperaturas elevadas, reduzindo o tempo de cozimento. A fritura por imersão é outra técnica que proporciona preparo rápido, pois as temperaturas da gordura podem ser de 190ºC ou até maiores.

Os alimentos podem ser aquecidos por condução, convecção, radiação ou uma combinação destes métodos. A radiação é bastante rápida, acarretando a redução do tempo de preparo, em comparação com fornos de convecção ou convencionais; as micro-ondas fazem as moléculas de água e gordura no interior de um alimento vibrarem rapidamente, resultando na geração de calor e no rápido aquecimento dos alimentos a partir do interior.

QUESTÕES DE ESTUDO

1. Descreva a maneira de medir farinha e explique o fundamento lógico da técnica.
2. Qual é a melhor maneira de medir 3/4 de xícara de arroz volumetricamente?
3. Qual é maneira mais exata de medir (a) 3 colheres de chá de fermento em pó, (b) 5 1/3 colheres de sopa de açúcar?
4. Qual é o método recomendado para medir 1/2 xícara de gordura vegetal? Descreva um segundo método utilizado de vez em quando para medir gorduras sólidas domesticamente. Por que esse método é menos adequado que o primeiro?
5. Por que a temperatura sobe quando uma solução de açúcar é fervida ativamente por diversos minutos?
6. Como a pressão atmosférica pode ser modificada? Que influência a pressão atmosférica exerce sobre o ponto de ebulição da água?
7. Descreva as maneiras pelas quais o calor é transmitido nos alimentos.

BIBLIOGRAFIA

Ben, R. N. 2001. Antifreeze glycoproteins: Preventing the growth of ice. *ChemBioChem. 2*: 161.

Bertrand, K. 2005. Microwavable foods satisfy need for speed and palatability. *Food Technol. 59*(1): 30.

Burcham, T. S., et al. 1986. A kinetic description of antifreeze glycoprotein activity. *J. Biol. Chem. 261*(14): 6390.

Cheng, C. C., et al. 2003. Functional antifreeze glycoprotein genes in temperate-water New Zealand notiotheniid fish infer an Antarctic evolutionary origin. *Mol. Biol. Evol. 20*(11): 1897.

Clark, J. P. 2006. High-pressure processing research continues. *Food Technol. 60*(2): 63.

Clark, J. P. 2007. High pressure effects on foods. *Food Technol. 61*(2): 69.

Clark, J. P. 2009. Getting to the heart of heat transfer. *Food Technol. 63*(9): 82.

Datta, A. K., et al. 2005. Microwave combination heating. *Food Technol.* 59(1): 36.

Feeney, R. E., and Y. Yeh. 1993. Antifreeze proteins: Properties, mechanisms of action, and possible applications. *Food Technol.* 47: 82.

Feeney, R. E., and Y. Yeh. 1998. Antifreeze proteins: Current status and possible food uses. *Trends Food Sci. Technol.* 9(3): 102.

Feeney, R. E., and Y. Yeh. 2000. Future food ingredients: antifreeze proteins. *Prepared Foods.*

Harding, M. M., et al. 2003. 'Antifreeze' glycoproteins from polar fish. *Eur. J. Biochem.* 270(7): 1381.

McWilliams, M. 2008. *Illustrated Guide to Food Preparation.* 10th ed. Prentice Hall. Upper Saddle River, NJ.

McWilliams, M. 2012. *Foods: Experimental Perspectives.* 7th ed. Prentice Hall. Upper Saddle River, NJ.

Mudgett, R. E. 1986. Microwave properties and heating characteristics of foods. *Food Technol.* 40(6): 84.

Tharp, B., and S. Young. 2003. Tharp and Young on ice cream. *Food Products. Nov. 21.*

Wilson, E. 2004. How Arctic fish avoid freezing. *Chem. Eng. News* 82(7): 13.

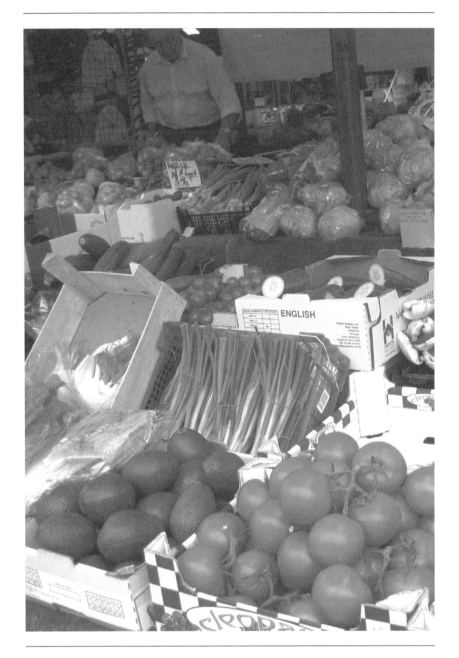

As feiras de produtores fornecem diversos vegetais frescos de alta qualidade diretamente do campo.
Cortesia de Plycon Press.

CAPÍTULO 5

Legumes e verduras

Classificação, 88
Lista de legumes e verduras, 88
Aspectos de palatabilidade, 97
Textura e estrutura, 97
Sabor, 97
Cor, 99
Teor nutritivo, 99
Colheita e comercialização, 102
Seleção, 105
Vegetais frescos, 105
Vegetais congelados e enlatados, 107
Armazenamento, 109
Legumes e verduras no planejamento do cardápio, 110
Fatores importantes no preparo de legumes e verduras, 110
Retenção de nutrientes, 110
Textura, 112
Cor, 113
Sabor, 114

Procedimentos para o preparo de vegetais frescos, 115
Passos preliminares, 115
Ferver, 116
Cozer no vapor, 117
Cozer lentamente, 117
Grelhar, 118
Assar ou dourar ao forno, 118
Fritar, 119
Refogar à chinesa, 119
Outras técnicas, 120
Como preparar vegetais enlatados e congelados, 121
Vegetais enlatados, 121
Vegetais congelados, 121
Como agregar atrativos aos legumes e verduras, 122
Resumo, 123
Questões de estudo, 124
Bibliografia, 125

Conceitos básicos

1. Nas refeições, os vegetais são importantes para fornecer não apenas minerais e vitaminas, mas também cores, sabores e contrastes de textura.
2. Diversas partes das plantas são consumidas como vegetais, crus ou cozidos (p. ex., fervidos, cozidos no vapor, assados ou fritos).
3. A seleção e o manuseio cuidadosos de vegetais frescos, congelados e enlatados são necessários para se obter a qualidade desejada.
4. O preparo dos vegetais deve ser realizado para otimizar as qualidades sensoriais (cor, aroma, sabor e textura) e para reter os nutrientes.

Legumes e verduras contribuem com cores e nutrientes para as refeições. Contêm fibras e **fitoquímicos**, como o betacaroteno e o licopeno, que são capazes de desempenhar funções protetoras na redução do risco de possíveis problemas de saúde, como cânceres e doenças cardíacas (Fig. 5.1). Os legumes e as verduras não apenas são ricas fontes desses importantes compostos, como também contêm quantidades significativas de outras vitaminas e minerais. Agregue a essa nota de saúde o fato de que os vegetais geralmente são bastante pobres em calorias, e não surpreende que sejam tão populares.

Os vegetais possuem o potencial de adicionar cores e texturas maravilhosas, bem como sabores intrigantes a uma refeição. Imagine o quão monótono seria o prato principal de uma refeição sem o vermelho vivo do tomate, a cor laranja notável da cenoura, o verde intenso dos brócolis, o branco perolado da couve-flor ou alguma cor de outros vegetais. Vagens cozidas ligeiramente *al dente*, purê de batata cremoso ou a crocância de uma rodela de aipo acrescentam uma textura atraente que é fundamental à refeição. E o que seria de diversas refeições sem o sabor de uma cebola, de um milho-verde ou de um pimentão verde?

A princípio, o preparo de alta qualidade de legumes e verduras pode parecer um desafio, mas, se bem preparados, podem atrair o olhar e satisfazer o paladar. Infelizmente, também podem ser arruinados com técnicas insatisfatórias de preparo. O domínio da culinária de legumes e verduras é um aspecto fundamental do estudo

Fitoquímicos
Substâncias contidas nas plantas, que proporcionam certa proteção contra doença cardíaca e alguns cânceres.

Figura 5.1 Os tomates são fontes ricas de nutrientes (p. ex., vitamina C) e licopeno, um fitoquímico com possíveis benefícios para a saúde.
Cortesia de Plycon Press.

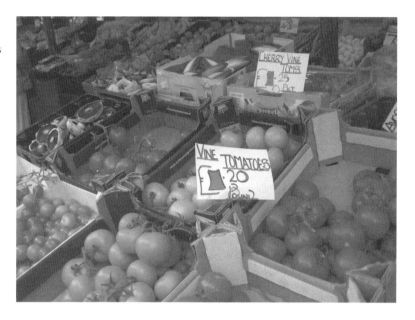

dos alimentos. Cores estimulantes, sabor e contraste textural podem ser adicionados a uma refeição quando os vegetais são selecionados e preparados com imaginação e habilidade.

CLASSIFICAÇÃO

Atualmente, as pessoas ainda debatem se alguns alimentos vegetais devem ser classificados como legumes. O argumento envolve alimentos como tomates e abóboras, que são considerados por alguns como frutas, e por outros como legumes. A confusão pode, porém, ser solucionada de bom grado usando a seguinte definição de legume: uma planta, em geral herbácea (com pouco ou nenhum tecido lenhoso), que contém uma porção comestível que é servida apropriadamente com o prato principal de uma refeição. Milho, feijões e a maioria dos legumes são de plantas que definham após a época de germinação – característica comum das plantas herbáceas. A doçura limitada da maioria dos legumes combina esses alimentos com o prato principal, e não com a sobremesa. Portanto, essa definição ajuda a classificar o tomate como legume, ainda que ele seja o fruto da planta na qual germina.

Quase todas as partes das plantas podem ser consumidas, mas porções específicas das diversas plantas são selecionadas para uso nas refeições. É com base na parte da planta que é consumida que os legumes são classificados. Por exemplo, embora as partes superiores verdes e macias das cebolas possam ser utilizadas, o bulbo é a porção principal consumida; assim, as cebolas são classificadas como bulbos. As raízes das cenouras são a porção considerada como legume, enquanto tubérculos, folhas e talos, frutos e sementes de diversas outras plantas também são considerados legumes (Fig. 5.2). A Tabela 5.1 ilustra a classificação de diversos legumes e verduras comuns.

LISTA DE LEGUMES E VERDURAS

Um dos prazeres dos legumes e verduras é sua grande variedade. Com transportes e instalações de armazenamento excelentes, hoje disponíveis para a comercialização dos vegetais, não é mais necessário restringir os cardápios ao milho, às ervilhas, aos feijões e às cenouras. A variedade em alguns mercados pode ser quase enigmática; os parágrafos a seguir ajudarão a identificar diversos legumes e verduras e destacar seu armazenamento e preparo.

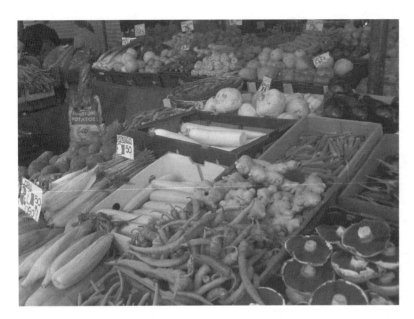

Figura 5.2 Essa feira oferece diversos exemplos de vegetais de todos os tipos: bulbos (cebolas), raízes (beterrabas e cenouras), tubérculos (batatas), folhas/talos (alface), frutos (berinjela) e sementes (milho).
Cortesia de Plycon Press.

Tabela 5.1 Classificação dos legumes

Bulbo	Raiz	Tubérculo[a]	Folhas/Talos	Frutos	Sementes
Alho	Beterraba	Batata-inglesa	Brócolis	Tomate	Leguminosas[b]
Alho-poró	Cenoura	Batata-doce	Couve-de-bruxelas	Berinjela	Feijão-de-lima
Cebola	Rabanete	Alcachofra-de-jerusalém	Aipo	Pimentas	Feijão-roxinho
Chalota	Pastinaca	*Jicama*	Repolho	Quiabo	Feijão-roxo
	Rutabaga		Acelga	Abóboras de verão e de inverno	Feijão-branco
	Nabo-roxo		Endívia		Feijão-rajado
	Nabo		Salsa	Pepino	Grão-de-bico
	Aipo-rábano (salsão)		Coentro	Ervilha-torta	Feijão-fradinho
			Alface-lisa	Alcachofra	Ervilha seca
			Alface-americana	Vagem	Feijão-preto
			Couve-de-folhas	Feijão-de-cera	
			Couve-rábano		

[a] Caule inchado, comestível, carnoso, que cresce debaixo da terra.
[b] Sementes da família *Leguminosae*; uma família de plantas única por sua capacidade de fixar nitrogênio no solo, enriquecendo-o.

Erva-doce. Também conhecida por anis ou funcho, é única entre os legumes por causa do seu sabor; na verdade, pode ser descrita como aipo com sabor de alcaçuz. O bulbo pode ser consumido cru, ou pode ser picado e preparado em fervura, no vapor ou refogado. Após a compra, o armazenamento deverá ser na gaveta de verduras da geladeira.

Alcachofra Green Globe. O tipo de alcachofra encontrado normalmente nas feiras norte-americanas é, na realidade, a flor de uma planta que se assemelha a um cardo (Fig. 5.3). A alcachofra Green Globe possui uma porção comestível na base de cada folha e outra sob o miolo penugento, denominada coração.

Esse belo vegetal é enganoso em termos de quantidade, por causa da porção limitada de polpa comestível em relação às pétalas e ao miolo fibroso (Fig. 5.4). No entanto, a cerimônia de mergulhar a base de cada pétala em um molho de algum tipo

www.friedas.com
– Informação atual a respeito de diversas frutas e vegetais incomuns.

http://www.ams.usda.gov/AMSv1.0/fv
– Programas de frutas e legumes do governo norte-americano.

90 Parte II ■ Preparo de alimentos

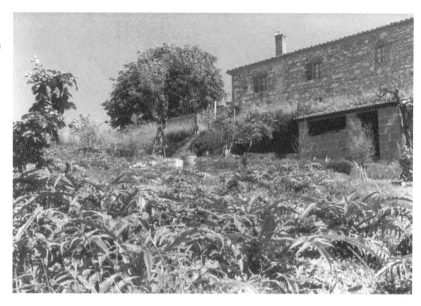

Figura 5.3 As alcachofras Green Globe são um tipo de cardo que cresce no Mediterrâneo e também perto de Monterey, na Califórnia, onde o clima é parecido. Cortesia de Plycon Press.

www.artichokes.com – Informações sobre cultivo, colheita e preparo da alcachofra.

www.asparagus.org – Site do Michigan Asparagus Advisory Board.

e, em seguida, raspar delicadamente a polpa da pétala com os dentes incisivos dá a qualquer refeição um apelo festivo. As alcachofras podem ser armazenadas na geladeira por alguns dias, em um recipiente de plástico ou na gaveta de verduras. Após ser fervida, cozida no vapor ou assada, a alcachofra pode ser servida quente ou fria.

Alcachofra-de-jerusalém. Às vezes chamada de tupinambo, é bastante diferente, e, por esse motivo, é classificada como tubérculo. Apesar do nome, acredita-se que as alcachofras-de-jerusalém sejam nativas da América do Norte. Pode ser servida na forma de fatias cruas em saladas e guarnições e como alternativa fervida ou grelhada de batatas.

Aspargo. Quer verde, quer o bastante apreciado branco, tradicionalmente está disponível fresco por somente um período muito breve da primavera, e, mesmo assim, seu preço é em geral elevado. Para melhores resultados, o armazenamento deve ser curto, na gaveta de verduras da geladeira. Os aspargos podem ser fritos ou preparados em fervura ou no vapor; todos os três métodos são excelentes. Às vezes, o aspargo cozido é resfriado antes de ser servido e usado em saladas.

Feijões frescos. Muitas vezes disponíveis nas feiras, incluem vagem, feijão-de-cera, feijão-de-lima e feijão-fava (similar ao feijão-de-lima). O armazenamento em geladeira deve se limitar a cerca de três dias, em um saco plástico fechado ou na gaveta de verduras. Podem ser fritos ou preparados em fervura ou no vapor.

Feijões secos. Incluem diversas variedades: vermelho, roxinho, branco, rajado, preto, rosinha, grão-de-bico e feijão-de-lima. Ao contrário dos outros vegetais discutidos aqui, os feijões secos podem ser armazenados em temperatura ambiente durante muitos meses, desde que estejam em seu estado seco. Um saco bem fechado é recomendado para armazenamento em clima úmido. Deixá-los de molho ou cozinhá-los por um período prolongado reidrata e amacia os feijões secos.

Beterraba. É apreciada como corante vegetal (ou amaldiçoada quando cai sobre a roupa) por causa de sua cor vermelho-escura. Quando colhida muito verde, as folhas são excelentes cozidas no vapor ou fervidas. Em geral, o preparo envolve fervura, seguido de descascamento e corte em fatias. Às vezes,

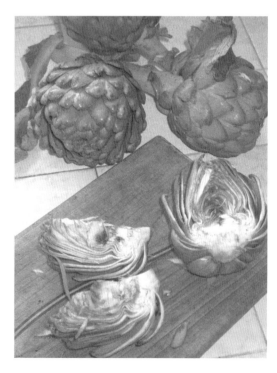

Figura 5.4 O corte transversal das alcachofras revela o coração comestível, a área branca sólida na base das pétalas e entre o miolo apurpurado, e o talo fibroso. Cortesia de Plycon Press.

molhos agridoces são utilizados para realçar o sabor. O picles de beterraba é outro meio apreciado de preparo desse vegetal.

Brócolis. É uma escolha popular quando as pessoas buscam meios de aumentar o teor nutritivo de uma refeição. Não só é rico em nutrientes, como também é atraente sobre o prato, com sua combinação de florzinhas e o talo da planta. Obtém-se a qualidade ideal quando as flores estão bem verde-azuladas; a cor amarelada é uma indicação de envelhecimento. Os métodos de preparo mais frequentes são a fervura e o vapor, mas, de vez em quando, o brócolis pode ser frito. Antes do preparo, o armazenamento deve ser feito na gaveta de verduras da geladeira ou em um recipiente bem tampado, para evitar perda de umidade.

Couves-de-bruxelas. São "minirrepolhos" capazes de adicionar atrativos de forma, cor e sabor a uma refeição quando preparados de modo adequado (Fig. 5.5). Cada couve-de-bruxelas deve ter a cabeça firme e pequena, sem traços amarelados sobre as folhas verdes. Um período de armazenamento relativamente curto na gaveta de verduras da geladeira será possível sem uma perda significativa de qualidade.

Repolho. É uma palavra um tanto curta, que inclui uma variedade interessante de vegetais. O repolho-branco comum é conhecido na maioria dos mercados, sendo especialmente valioso como fonte de vitamina C quando consumido em quantidade. A cabeça deve ser firme, com uma boa cor verde e folhas macias. Uma descrição similar pode ser feita em relação ao repolho-roxo, com exceção da cor, que deve ser vermelho-apurpurado. A couve-lombarda é uma parente próxima do repolho-branco, mas as folhas se caracterizam por serem bastante enrugadas. A acelga (também conhecida como repolho-chinês) é bem diferente na aparência, tendo um friso central largo e saliente em cada folha e uma forma geral de cabeça alongada. Como todos esses tipos são suscetíveis de perda de umidade a partir das suas folhas e de uma consequente perda de crocância, é necessário um armazenamento cuidadoso na gaveta de verduras da geladeira. Essas diversas formas de repolho são servidas cruas, em saladas, ou cozidas, em geral em fervura.

Cenouras. Possuem a parte da planta acima do solo rendada, sugerindo o fato de que pertencem à família da salsa; entre outros parentes desse grupo variado, incluem-se o aipo e a pastinaca. A cor laranja viva e o sabor delicado da cenoura de alta qualidade tornaram-na um legume muito apreciado, seja cru ou cozido.

Uma das suas virtudes é o preço relativamente baixo e a disponibilidade durante todo o ano. Quando guardadas sem o talo, as cenouras podem ser conservadas na gaveta de verduras ou em um saco plástico por muitos dias. São muito versáteis e

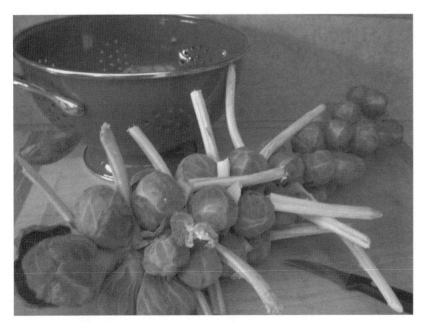

Figura 5.5 A couve-de-bruxelas cresce bem compactada sobre um talo alto, apresentando uma aparência notável para uma aventura culinária.
Cortesia de Plycon Press.

podem ser utilizadas cruas, como palitos ou caracóis, ou cortadas em pedaços em uma salada com passas; preparadas em fervura ou no vapor; ou servidas sem ou com molhos; e até raladas e utilizadas na massa de bolos.

Couve-flor. Deve ser branca, com cabeça compacta e livre de manchas escuras. Seu sabor semelhante ao repolho indica a relação com esse vegetal. Algumas pessoas consomem pequenas flores cruas mergulhadas em molhos ou pastas ou na forma de saladas. Além disso, a cabeça pode ser preparada inteira por meio de ebulição, ou as pequenas flores individuais podem ser quebradas e preparadas em fervura ou no vapor.

Aipo. É um vegetal de talo especialmente apreciado em sua forma crua. O aipo verde Pascal é a variedade preferida em geral, por causa de sua viscosidade reduzida e sabor suave.

Aipo-rábano. É um parente do aipo. No entanto, é sua raiz semelhante a um bulbo que é utilizada como legume (Fig. 5.6). Sua grande secção transversal exige cozimento cuidadoso para amaciá-lo, problema que pode ser minimizado mediante o corte da raiz em cubos antes do cozimento. A casca nodosa do aipo-rábano deve ser removida.

Milho-verde. Produto bastante distinto do milho grão utilizado para alimentar o gado, é destaque do verão quando servido cozido na espiga. Ocasionalmente, é assado envolto em papel-alumínio. Frequentemente, os entusiastas têm uma panela de água em ebulição para uma breve fervura da espiga antes de comê-la. Essa cerimônia reflete a rápida redução do conteúdo de açúcar que ocorre após a colheita.

Nabo. Também conhecido como rabanete japonês (Fig. 5.7), está frequentemente disponível. Pode ter até 0,5 m de comprimento. O uso do nabo pode ser igual ao uso do rábano quando lavado e descascado. Proporciona um sabor destacado e uma crocância de texturas que são particularmente atraentes em saladas de verduras cruas.

Berinjela. Originalmente encontrada na Índia e na China, atualmente é um legume particularmente popular nos pratos do Oriente Médio. A casca brilhante e roxo-escura da berinjela é única entre os vegetais. O tamanho varia, mas muitas vezes as berinjelas podem ter até 15 cm de diâmetro. Para resultados melhores, a berinjela deve ser mantida só por curto tempo na geladeira antes do cozimento. Entre as maneiras mais apreciadas de preparar esse vegetal, destacam-se fatias levemente fritas ou a berinjela ao forno.

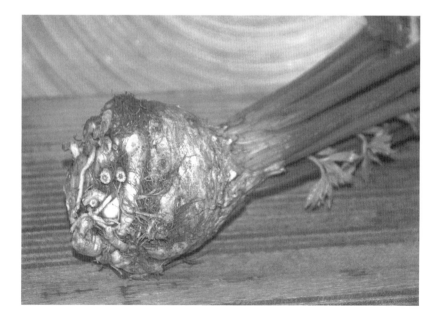

Figura 5.6 O aipo-rábano (salsão) é descascado e cozido antes de ser servido como um vegetal de raiz. Cortesia de Plycon Press.

Vegetais folhosos. Podem ser folhas para saladas, servidas cruas, ou folhas cozidas. Embora o espinafre seja utilizado das duas maneiras, a maioria dos verdes é utilizada somente na versão crua ou na versão cozida. Entre as folhas usadas na versão cozida, incluem-se couve-manteiga, folhas de nabo, folhas de beterraba, folhas de mostarda e couve-galega. Durante o cozimento, essas folhas reduzem drasticamente com a perda de água das folhas, e as frágeis paredes celulares se quebram. Para uma qualidade ideal, as folhas devem ser armazenadas na gaveta de verduras da geladeira por um ou dois dias, no máximo, e, em seguida, devem ser cozidas antes de começar a murchar.

As saladas verdes são muito populares, mas a qualidade e a atração são influenciadas pela seleção cuidadosa e o armazenamento adequado das verduras. Um atrativo considerável pode ser agregado às saladas mediante a seleção de tipos distintos de alfaces, para proporcionar variedade de cores e texturas. Por exemplo, as alfaces-lisas, com suas folhas regulares, ondulantes, quase oleosas e de cor ligeiramente verde-amarelada, são excelentes como base de outras saladas, e também para uso em saladas verdes. A endívia, com folhas longas, finas e onduladas, possui uma textura áspera, enquanto a escarola é menos abrasiva na boca e garganta. As alfaces-crespas proporcionam ainda outra opção de boas folhas para saladas. Algumas alfaces-crespas podem ser roxas. Embalagens comercializadas com *mix* de folhas para salada, incluindo folhas sortidas, como rúcula e *radicchio*, são apreciadas por sua conveniência e variedade.

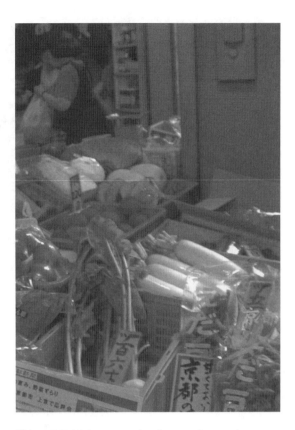

Figura 5.7 Nabo – grande e longo rabanete branco japonês – visto em segundo plano, à direita, em uma barraca de Quioto, no Japão.
Cortesia de Plycon Press.

Jicama. É um legume introduzido nos Estados Unidos a partir do México. Sua casca deve ser retirada antes do uso, crua ou fervida. Atualmente, seus usos mais apreciados são na versão crua, como palitos para imersão em pastas comestíveis e como cubos em saladas de vegetais crus. Frequentemente, a *jicama* crua é guarnecida com um pouco de chili em pó.

Cogumelos. São muito apreciados como complemento para bifes, em molhos e molhos de carne, e como ingrediente vegetal. A produção comercial dessa iguaria requer controle cuidadoso de umidade, temperatura e ventilação, bem como condições de cultivo na penumbra e em húmus, mas os excelentes retornos financeiros originaram uma indústria saudável de cultivo de cogumelos. Além do muito conhecido cogumelo-de-paris (*champignon*), alguns mercados também oferecem o *crimini*, o *shimeji*, o *shiitake*, o *morel*, o *biratake*, o *chanterelles*, o *enoki*, o *portobello* e o ostra (Fig. 5.8). O armazenamento na geladeira é o modo recomendado de estocar os cogumelos, mas mesmo este método deve ser limitado a poucos dias.

Algumas pessoas gostam de colher cogumelos nas matas, um passatempo idílico. Infelizmente, diversas variedades são altamente tóxicas, um fato que provocou casos de morte.

Quiabo. As vagens relativamente pequenas do quiabo contêm uma secreção pegajosa, que pode ser minimizada pela secagem completa das vagens antes de cortá-las. Frequentemente, o quiabo é utilizado como legume fatiado em sopas e cozidos (como no *gumbo*, um prato típico da Louisiana, EUA), mas também pode ser mergulhado em uma massa de consistência líquida e frito, como um tempurá.

Cebola. A cebola e suas parentes são apreciadas por suas contribuições de sabor único aos alimentos, tanto dos próprios bulbos como também, frequentemente, dos talos. As escolhas variam desde a cebola-amarela, grande e seca, até as pequenas cebolinha-verde e cebolinha-capim. As cebolas em forma de globo ou com superfície superior plana são úteis para realçar os sabores de diversos alimentos.

Figura 5.8 Os cogumelos dos tipos *crimini* e ostra estão entre as escolhas disponíveis para compra nessa feira. Cortesia de Plycon Press.

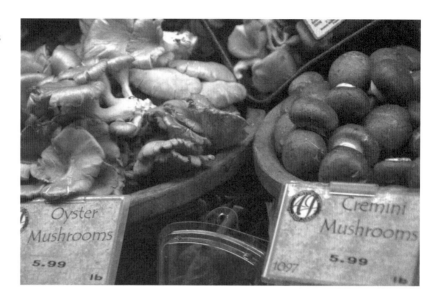

www.onions-usa.org
– Informações sobre cebolas.

As cebolas-roxas, por causa de sua aparência atraente e sabor agradável, são ingredientes úteis em saladas. As chalotas (bulbos semelhantes à cebola) são ainda outra possibilidade como condimento. As cebolas-pérolas, pequenas cebolas secas, com cerca de 2,5 cm de diâmetro, são muito apreciadas em espetinhos de carne e como ingrediente principal em cebolas com creme. Todos os tipos de cebolas secas devem ser armazenados em um local seco e fresco, para retardar o crescimento da raiz e uma possível deterioração.

As cebolinhas são cebolas que são colhidas antes do desenvolvimento pleno do bulbo. A cebolinha-verde, outra integrante desse grupo comestível e saboroso da família dos lírios, geralmente é colhida quando os brotos estão bem desenvolvidos, mas o bulbo ainda não se formou. A cebolinha-capim se tornou um produto apreciado nas cozinhas *gourmets*, onde proporcionam um toque atraente de verde e um fornecimento contínuo de brotos saborosos para guarnições. O alho-poró é o alimento semelhante à cebolinha, porém mais robusto. Possui um talo um tanto liso, grosso e comestível, conhecido por seu sabor de cebola. Em favor da qualidade ideal, esses diversos tipos de cebolinhas, com exceção da cebolinha-capim plantada em vaso, devem ser refrigerados na gaveta de verduras e utilizados em poucos dias.

Ervilha. Como o milho-verde, são mais doces quando podem passar diretamente da trepadeira para a panela. Os atrasos resultam em mudança gradual de açúcar para amido. A maturidade da ervilha também influencia o desenvolvimento do amido, com as ervilhas maduras sendo menos doces e tendo mais gosto de amido do que as ervilhas novas. O armazenamento das ervilhas deve ser na vagem e na gaveta de verduras da geladeira.

Ervilha-torta. É uma variedade de ervilha que tem alcançado grande popularidade nos Estados Unidos. Essa ervilha delicada é preparada e consumida com a vagem e tudo, quebrando-se apenas as pontas das vagens antes do preparo. A cor viva e a crocância da vagem agregam textura atraente e apelo visual a muitos pratos orientais e variados. Outra ervilha também consumida em sua vagem é a ervilha fresca na vagem (ervilha de quebrar). Ela é apreciada frita ou crua, em saladas.

Embora não utilizada em grandes quantidades na dieta típica norte-americana, as ervilhas secas devem ser consideradas. São um tipo de leguminosa que pode ser armazenado por um tempo relativamente longo, em uma área seca de armazenamento. Seu uso mais popular é o preparo da sopa de ervilha, geralmente saboreada com um osso de pernil.

Pimentão. A palavra *pimenta* parece significar "picante" para as pessoas, mas os pimentões são tudo menos isso. Os pimentões vermelho, amarelo, laranja e verde são fontes de cores agradáveis e sabores interessantes. Às vezes, o topo é cortado,

PERFIL CULTURAL
Pimentas *chili*

Diversas pimentas picantes (*chilis*) são característica inconfundível da cozinha mexicana, e também de outras, particularmente a tailandesa e culturas vizinhas. A intensidade varia de temperada a picante, dependendo da variedade de *chilis*. Entre as variedades disponíveis nos Estados Unidos, destacam-se a *jalapeño*, a *serrano*, a Anaheim (Califórnia) e *pasilla*. A remoção de todas as sementes dessas pimentas é importante, a menos que características abrasadoras sejam desejadas. As pessoas sensíveis até usam luvas de borracha no manejo de pimentas para evitar irritações de pele.

as sementes são removidas e, então, a parte externa remanescente do pimentão é afervantada no preparo para ser recheada e assada. Frequentemente, os pimentões são cortados em cubos ou fatiados, sendo usados crus em saladas ou como ingredientes em ensopados de forno.

Outros tipos de pimentas também chegam à mesa de diversas maneiras. Por exemplo, a páprica (Fig. 5.9), um dos temperos mais comuns, é preparada para o mercado por meio da secagem e da moagem das pápricas (pimentões-doces).

Batata. Constituem a base das dietas de algumas regiões do mundo. Na verdade, a disseminação desse alimento nativo da América do Sul para a Europa criou tantas mudanças nos padrões alimentares que os irlandeses sofreram uma onda de fome extremamente grave em meados do século XIX, quando a safra de batata foi insatisfatória.

As batatas ocupam um lugar único entre os vegetais por causa das suas excelentes qualidades de conservação quando armazenadas de modo apropriado e de sua grande versatilidade de preparo. Existem até livros de receitas inteiros dedicados a maneiras de preparo das batatas. Embora sejam encontradas nos mercados durante todo o ano, em diversos países, as variedades específicas disponíveis em distintas regiões variam de acordo com os tipos que se desenvolverão melhor no clima local. Nos Estados Unidos, os tipos básicos de batatas são:

1. Inglesa redonda.
2. Russet.
3. Vermelha redonda, e
4. Inglesa longa.

A temperatura de armazenamento influenciará o teor de amido e açúcar das batatas. A temperatura recomendada é de cerca de 15,5°C, ou um pouco mais baixa que a temperatura ambiente. Nessa temperatura, nas batatas, os níveis de açúcar/amido permanecem aproximadamente iguais em relação ao momento em que as batatas foram armazenadas. No entanto, quando as temperaturas caem para cerca de 7,2°C, o açúcar começa a se acumular, e os níveis de amido caem; essas mudanças são prejudiciais para a qualidade ideal durante o cozimento.

Batatas-doces. Estão disponíveis nos mercados durante todo o ano, com a escolha, em geral, ficando entre aquela variedade com casca de cor clara e interior um tanto seco e aquela com casca mais colorida e interior úmido. As extremidades afuniladas precisam estar secas e livres de qualquer indício de deterioração. Caso contrário, a batata-doce não se conservará de modo satisfatório nem com um armazenamento seco e fresco.

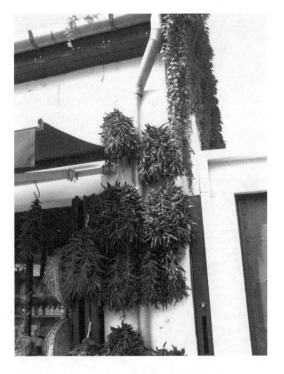

Figura 5.9 As pápricas, o ingrediente húngaro por excelência, aparecem nesta imagem secando ao sol, esperando a oportunidade de adicionar uma rajada vívida de cor e sabor a uma refeição.
Cortesia de Plycon Press.

Rabanetes vermelhos. São populares como guarnição ou cortados em fatias nas saladas. A possibilidade de apresentar o rabanete em forma de leque ou de desdobrá-lo quando são realizados cortes finos é muito útil no preparo de guarnição para embelezar um prato ou uma salada. Os rabanetes brancos, embora careçam da cor viva do rabanete vermelho, apresentam um destaque de sabor muito agradável quando fatiados em saladas ou consumidos crus.

Rutabaga (couve-nabo). Pode ser mantida em armazenamento frio nos meses de inverno. Quando coberta com cera, essa verdura pode ser mantida por um período prolongado, mas a cera precisa ser descascada antes de a rutabaga ser fervida. Após a fervura, esse legume de polpa amarela é amassado e se transforma em um purê.

Abóboras de verão. Destacam-se por seu formato interessante, sabor sutil e grande conteúdo de água. Essas abóboras podem ser mantidas em armazenamento refrigerado apenas por poucos dias antes de perder a qualidade. A abobrinha talvez seja a mais conhecida das abóboras de verão; pode ser utilizada crua, em palitos para imersão em pastas comestíveis, ou em saladas, e também cozida, de diversas maneiras. Entre outras abóboras de verão, incluem-se a abóbora recurvada amarela, *pattypan* ou vieira e *cocozelle*.

Abóboras de inverno. Com casca dura, são bem diferentes das variedades de verão de casca mais macia, podem ser mantidas em armazenamento seco e fresco (mas não na geladeira) por diversos meses. A casca dura e o teor de umidade relativamente baixo da abóbora de inverno exige cozimento cuidadoso, frequentemente por meio de assado, para torná-la palatável. Entre as abóboras de inverno conhecidas, destacam-se a Hubbard, a abóbora bolota (*acorn*), a abóbora-menina, a turbante turco, a espaguete e a banana (Fig. 5.10).

Tomate. Ainda que seja o fruto da planta, o tomate é classificado como legume porque é muitas vezes servido na parte principal da refeição. A versatilidade do tomate (como legume cru, simplesmente fatiado como componente de saladas ou cozido de diversas maneiras, incluindo molhos e refogados) torna-o um dos vegetais mais populares e amplamente aceitos. Um esforço considerável de pesquisa foi empreendido para desenvolver variedades de tomate apropriadas para propósitos específicos e com características desejadas de cultivo. Por exemplo, o tomate alongado foi desenvolvido para atender às necessidades dos fabricantes de comida enlatada. O tomate-cereja encontrou seu nicho no coração dos amantes de saladas. O tomate Roma, por causa de sua cor vermelho vivo e excelentes propriedades de cozimento, ganhou proeminência em diversas receitas.

Nabo-roxo. Ganhou *status* com a instituição de balcões de saladas em restaurantes e estabelecimentos de *fast-food* norte-americanos. Sua característica branca e crocante agrega atrativos às saladas, seja ralado ou cortado em tiras finas. Esse legume também é fisicamente bastante forte para ser utilizado com pastas comestíveis. Naturalmente, o nabo-roxo também pode ser cozido. Quando fresco, os talos são excelentes para preparo em fervura ou no vapor, sendo servidos como verduras.

Essa é uma lista que está longe de abarcar todos os possíveis legumes e verduras disponíveis no mercado, sejam frescos, congelados ou enlatados. Nos Estados Unidos, o maior interesse em outras culinárias aumentará a disponibilidade de coentro, couve-chinesa, quiabo, *jicama* e outros vegetais populares entre os diversos grupos étnicos.

Figura 5.10 A abóbora-menina é uma abóbora de inverno com a típica casca dura.
Cortesia de Plycon Press.

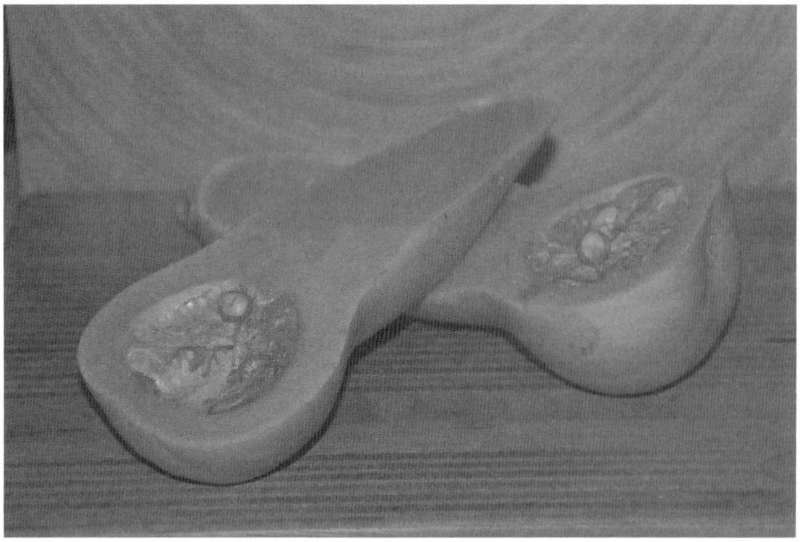

> ## VISÃO DA INDÚSTRIA
> ### Biotecnologia
>
> Na atualidade, a biotecnologia aplicada ao desenvolvimento de novas variedades de vegetais é uma área estimulante e muito ativa da pesquisa. O desenvolvimento de alimentos vegetais com características modificadas pode ser realizado por meio da engenharia genética e da hibridização de plantas cuidadosamente selecionadas. Mediante reprodução seletiva, as variedades de tomates com menos ácido (um pH maior que a média de 4,5) foram desenvolvidas em meados dos anos 1970. As características de palatabilidade e cozimento foram aperfeiçoadas, mas tomates menos ácidos revelaram um possível risco à saúde na forma processada, por causa da dificuldade de eliminar os esporos da *Clostridium botulinum* talvez existentes.
>
> Outro benefício possível da pesquisa biotecnológica das plantas pode ser o uso reduzido de inseticidas e pesticidas. As preocupações referentes aos possíveis riscos criados por esses produtos químicos incitaram iniciativas para o desenvolvimento de variedades vegetais resistentes aos insetos em razão do(s) pesticida(s) natural(is) contido(s) nelas.
>
> A possibilidade de criar plantas que podem servir como "vacinas comestíveis" está até sendo investigada. Entre as ideias que estão sendo perseguidas, incluem-se uma alfafa capaz de impedir cólera, uma banana para impedir hepatite B, e uma batata para impedir gastrenterite. A criação de vacinas comestíveis é um processo complexo, que começa mediante o isolamento do antígeno de toxina que deve ser bloqueada. A sequência genética do antígeno é cortada, e os genes do antígeno são injetados nas células do organismo que provoca a doença de galha-da-coroa, a qual transfere os genes alterados para a planta.
>
> As células dessa planta modificada são então cultivadas para regenerar a planta desejada, completa com seu antígeno. Espera-se que o consumo dessas plantas em quantidades adequadas proporcione imunidade sem a necessidade de inoculação humana. No entanto, muita coisa ainda resta para ser aprendida antes que essa técnica se torne viável como meio de saúde preventiva.

ASPECTOS DE PALATABILIDADE

Sem dúvida, a categoria intitulada "legumes e verduras" inclui uma grande variedade de alimentos, alguns dos quais são muito apreciados, enquanto outros só são consumidos porque são "bons para saúde". A textura (sensação na boca), a cor e o sabor abrangem a chave da aceitação. Provavelmente, as pessoas terão preferências distintas, mas essas características desempenham os papéis principais nas suas escolhas.

Textura e estrutura

Os legumes e verduras variam em sua estrutura de um tipo para o outro, mas, em geral, possuem um revestimento externo (tecido dérmico), um sistema de transporte (sistema vascular) e uma polpa, que é composta principalmente de **parênquimas**. O parênquima dispõe de paredes permeáveis, permitindo que certas substâncias passem de um lado para o outro. Alguma rigidez é proporcionada pela presença de **celulose**, com resistência adicional sendo resultado das **substâncias pécticas** e da **hemicelulose**, atuando como elementos de ligação entre as células. Essas diversas substâncias são tipos de carboidratos e contribuem para a textura percebida na boca quando a hortaliça é consumida.

Sabor

As substâncias aromatizantes também são fundamentais para o apelo de legumes e verduras. Sem dúvida, nos vegetais, os ácidos orgânicos realçam a atração de diversos sabores; alguns compostos que contêm enxofre contribuem para os matizes de sabor únicos encontrados em cebolas e membros da família dos repolhos. A cenoura e o milho-verde estão entre os legumes que conquistam parte da sua popularidade em virtude do sabor doce dado pelo açúcar, sobretudo quando estão pouco maduros. As batatas exemplificam o efeito do amido sobre o sabor.

Parênquima
Tipo de célula que abrange a maior parte da polpa de um legume ou fruta.

Celulose
Carboidrato complexo composto de glicose, mas não digerido pelo ser humano.

Substâncias pécticas
Carboidratos complexos que atuam como substâncias de cimentação entre as células; a sequência de mudança durante a maturação sai de protopectina, passa por pectina, e termina em ácido péctico.

Hemicelulose
Carboidratos complexos compostos de diversos açúcares e derivados de açúcares.

NOTA CIENTÍFICA
Estrutura dos alimentos vegetais

A natureza resistente e espessa da camada dérmica se evidencia quando frutas ou legumes são descascados. Essa camada protetora possui uma grande concentração de celulose nas paredes celulares. A celulose, como outros carboidratos estruturais, não é digerida nem absorvida como energia pelas pessoas. Isso parece surpreendente quando seu conteúdo de apenas unidades de glicose é conhecido, já que é o mesmo material constitutivo encontrado no amido. No entanto, na celulose, as unidades de glicose são ligadas de maneira diferente da ligação encontrada no amido. A ligação na celulose é designada pela ligação glicosídica β-1,4, ao passo que, no amido, é ligação glicosídica α-1,4. Esses dois tipos de ligação são expostos abaixo. Observe que a única diferença se encontra no carbono intitulado 1. A união do quarto carbono com a unidade de glicose seguinte é igual tanto na celulose como no amido.

As hemiceluloses também são componentes importantes das paredes celulares nas frutas e nos legumes. Esses compostos são mais difíceis de definir do que a celulose, pois as hemiceluloses contêm diversos produtos relacionados ao açúcar. Esses produtos incluem derivados de alguns açúcares com cinco carbonos (arabinose e xilose), e também galactose e manose, cada um contendo seis carbonos. As substâncias pécticas, discutidas em detalhes no Capítulo 19, são constituídas de unidades de ácido galacturônico. Essas unidades são derivadas da galactose e sofrem mudanças químicas durante a maturação das frutas. Ao contrário das hemiceluloses, as substâncias pécticas são encontra-das entre as células, onde atuam como substâncias para cimentar células em conjunto, e não como partes da parede celular.

Os parênquimas constituem a maior parte da porção comestível das frutas e dos legumes. Sua estrutura, portanto, é de especial interesse. No parênquima, como pode ser visto na Figura 5.11, há estruturas especiais, os plastídios, dentro do **citoplasma**. Os diversos tipos de plastídios desempenham funções específicas, únicas, fornecendo características diversas a legumes específicos. Por exemplo, em vegetais verdes, a clorofila é formada em um plastídio especial denominado **cloroplasto**. Os cloroplastos estão na membrana citoplasmática, no interior da célula. Nos legumes, os pigmentos cor de laranja são encontrados em outros plastídios denominados **cromoplastos**, que também estão no citoplasma bastante próximo da parede celular. O amido é encontrado em outros plastídios denominados **leucoplastos**.

Uma grande parte de cada um dos parênquimas é ocupada pelo **vacúolo**. O vacúolo é de particular interesse, pois é a região onde o fluido da célula se concentra e onde importantes sabores constituintes como açúcares, ácidos e sais são encontrados. Também é o local dos pigmentos flavonoides (branco ou azulado até roxo-avermelhado). Quando um legume é cortado ou descascado, muitos parênquimas são abertos, permitindo perda considerável de pigmentos e outros compostos presentes no vacúolo.

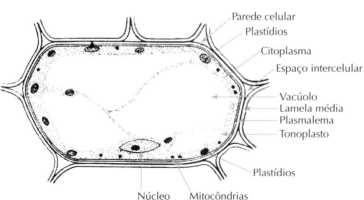

Figura 5.11 Diagrama de um parênquima.
Cortesia de Plycon Press.

Cor

O olho possui grande influência na aceitação de legumes e verduras, e a cor é um aspecto-chave do apelo visual. Existem três categorias principais de pigmentos (Tab. 5.2), e cada uma destas categorias contém subgrupos. As **clorofilas**, pigmentos predominantes nos vegetais verdes, são formadas de cloroplastos (um tipo de plastídio no parênquima).

Legumes de cor laranja, como batatas-doces, cenouras e rutabagas, contêm carotenos. Esse grupo de pigmento não só proporciona a cor atraente desses vegetais, como também diversos pigmentos carotenoides que são nutricionalmente importantes como precursores da vitamina A. O betacaroteno é uma forma especialmente importante da perspectiva da nutrição.

Legumes brancos, azulados, roxos e vermelhos-apurpurados contêm o terceiro grupo de pigmentos, os **flavonoides**, que estão no vacúolo dos parênquimas. Alguns flavonoides fornecem o pigmento branco, como no caso da couve-flor. Esse flavonoide pertence a um grupo denominado **antoxantinas**. Os tons vermelho-escuros, roxos e azulados surpreendentes devem-se ao grupo de flavonoides conhecido como **antocianina**.

Pode-se dizer que essa discussão é quase uma simplificação excessiva, pois uma mistura de pigmentos ocorre normalmente nos vegetais, com um dos pigmentos predominando sobre os outros. Essa mistura é o motivo para a variedade de cores observada.

TEOR NUTRITIVO

Para uma saúde ideal, são recomendadas cinco ou mais porções de frutas e legumes diariamente. Suas quantidades relativamente grandes de vitaminas, minerais e fitoquímicos (Fig. 5.12) estão disponíveis com calorias limitadas, por causa de sua gordura mínima e grande quantidade de água, sendo um aspecto especialmente positivo para

Citoplasma
Camada viscosa situada no interior da parede celular do parênquima; contém plastídios.

Cloroplastos
Plastídios que contêm clorofila nos parênquimas.

Cromoplastos
Plastídios que contêm carotenoides (pigmentos cor de laranja) nos parênquimas.

Leucoplastos
Plastídios que servem como local para formação e armazenamento do amido nos parênquimas.

Vacúolo
Maior região do parênquima; a parte cercada pelo citoplasma.

Clorofilas
Pigmentos verdes que contêm magnésio e são formados nos cloroplastos de frutas e legumes.

Flavonoides
Classe de pigmentos que contribuem com as cores branca e vermelha a azul em frutas e legumes; as duas divisões principais são as antocianinas e as antoxantinas.

Antoxantinas
Grupo de flavonoides que propiciam as cores branca ou creme em frutas e legumes.

Antocianinas
Grupo de flavonoides que propiciam as cores avermelhadas e azuladas em frutas e legumes.

Tabela 5.2 Pigmentos comuns nos vegetais

Pigmento	Cor	Vegetal
Clorofilas		
Clorofila a	Verde-azulado intenso	Brócolis, alface, espinafre, ervilha, vagem
Clorofila b	Verde-amarelado	
Feofitina a	Verde-acinzentado pálido	Legumes verdes cozidos por mais de 7 minutos
Feofitina b	Verde-oliva	
Carotenoides		
Carotenos		
Alfacaroteno	Laranja-amarelado	Abóbora de inverno, cenoura, batata-doce, rutabaga
Betacaroteno	Laranja-avermelhado	
Licopeno	Vermelho	Tomate, melancia
Xantofilas		
Criptoxantina	Amarelo	Milho-verde
Luteína	Laranja	Espinafre
Flavonoides		
Antocianinas	Vermelho, roxo, azul	Repolho-roxo
Antoxantinas	Branco	Couve-flor, cebola-branca, nabo-roxo

100 Parte II ▪ Preparo de alimentos

NOTA CIENTÍFICA
Pigmentos

Os pigmentos de clorofila (clorofila a e clorofila b) são suscetíveis a mudanças em suas estruturas químicas durante o cozimento. Nos vegetais crus, essas duas estruturas diferem apenas no grupo funcional ligado a um dos anéis da estrutura. Na realidade, a estrutura da clorofila se assemelha à da heme (na hemoglobina), exceto que o metal complexado na clorofila é o magnésio e não o átomo de ferro presente na heme. Na clorofila a, um grupo metílico ($-CH_3$) é o grupo funcional, resultando em uma cor de pigmento verde-azulada bastante intensa, visualizada nos brotos verde-azulados do brócolis. Na clorofila b, o grupo aldeídico ($-CHO$) trasmite a cor verde-amarelada dos vegetais verdes.

Quando os vegetais que contêm clorofila são cozidas por 5 minutos, ao menos, os íons de magnésio são liberados por algumas moléculas da clorofila e são substituídos por hidrogênio. Essa reação resulta na formação das feofitinas a e b a partir das clorofilas a e b, respectivamente. A feofitina a dá origem à cor verde-acinzentada; a feofitina b gera um verde-oliva inconfundível. A combinação desses dois tipos de feofitina produz a cor verde-oliva familiar e um tanto opaca característica dos vegetais verdes enlatados.

Os pigmentos carotenoides são altamente insaturados, como se pode ver na estrutura concomitante. Essas ligações covalentes conjugadas (alternando ligações simples e covalentes) explicam os pigmentos brilhantes dos compostos carotenoides.

O betacaroteno é apenas um exemplo dos carotenos, todos os quais contribuem para a cor dos vegetais. Quando esse carotenoide específico (σ-caroteno) é dividido no corpo, ele produz vitamina A. As estruturas dos diversos carotenos são bastante parecidas, variando só um pouco em um dos anéis na extremidade da cadeia carbônica. O licopeno (o pigmento vermelho nos tomates) não possui anéis. Os carotenos são pigmentos bastante estáveis.

As xantofilas são pigmentos carotenoides muito parecidos com os carotenos, sendo a

*A feofitina se forma quando o magnésio (Mg) é substituído pelo hidrogênio (H).

Clorofila

Betacaroteno

Flavona

Flavonol (uma antoxantina)
* A carbonila das antoxantinas é substituída por hidrogênio nas antocianinas.

(continua)

(continuação)

exceção aquelas xantofilas que possuem algum oxigênio (na forma de grupos hidroxílicos ou –OH), enquanto os carotenos carecem deste elemento. Entre os exemplos de xantofilas, destacam-se a criptoxantina, no milho, e a luteína, composto cor de laranja presente no espinafre (mas mascarado pela clorofila).

Ao contrário das clorofilas e dos carotenoides, que estão contidos nos plastídios, os flavonoides estão no vacúolo dos parênquimas, o que faz esses pigmentos serem liberados na água do cozimento quando os vegetais que os contêm são cortados ou descascados. Os diversos flavonoides são derivados de um composto afim: a flavona. As antoxantinas são os pigmentos brancos ou incolores dos vegetais, como a couve-flor. A unidade de três carbonos no meio da estrutura das antoxantinas inclui uma carbonila (C=O); as cores avermelhada, roxa ou azul das antocianinas são o resultado de uma estrutura algo diferente, pois carecem dessa carbonila, como exposto na estrutura.

Mudanças na cor do pigmento das antocianinas ocorrem como resultado do número de grupos hidroxílicos (–OH) na molécula. Um aumento dos grupos hidroxílicos muda o pigmento de uma cor avermelhada para uma cor mais azulada. A cor muda para vermelho em meio ácido e para azul em meio alcalino, semelhante à mudança de cor observada no papel de tornassol.

Cianidina (uma antocianina)

Os íons metálicos (notadamente de ferro, estanho e alumínio) se misturarão com os flavonoides se entrarem em contato. Esses complexos resultam em cores azuis sem atrativos, variando do azul-acinzentado ao azul-esverdeado. Essas cores não são atraentes nos alimentos, devendo ser evitadas pela remoção das fontes metálicas de contaminação.

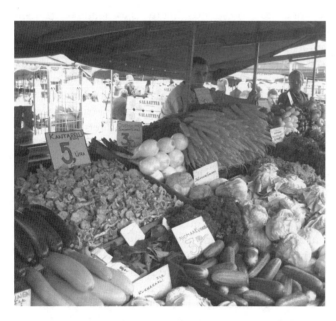

Figura 5.12 Vitaminas, minerais e fitoquímicos (incluindo alguns carotenoides e flavonoides) estão disponíveis em inúmeros produtos agrícolas frescos.
Cortesia de Plycon Press.

pessoas que procuram limitar seu consumo calórico. Na verdade, vagens, repolhos, brócolis, aspargos e diversos outros vegetais são constituídos de 90% de água. Poucos vegetais, com exceção das leguminosas, são constituídos por menos de 80% de água.

O teor de carboidratos varia, tanto na forma como na quantidade. Parte do açúcar que pode estar presente em alguns legumes não amadurecidos muda gradualmente para amido quando amadurecem. Os níveis de amido na batata-inglesa e na batata-doce estão ao redor de 15 e 25%, respectivamente, enquanto nas leguminosas cozidas alcançam cerca de 20%. Em contraste, no repolho, o nível de carboidratos é de apenas 5%, aproximadamente (Tab. 5.3), sendo muito mais açúcar do que amido. Os níveis de carboidrato da maioria dos legumes variam entre esses números, mas tendem a 10% ou menos.

http://www.fruitsandveggiesmatter.gov/ – Informações gerais de nutrição sobre vegetais.

Parte II ▪ Preparo de alimentos

Tabela 5.3 Composição aproximada de alguns vegetais (1 xícara)

Vegetal	Calorias	Proteína (g)	Gordura (g)	Total de carboidratos (g)	Água (%)
Aspargo cozido	40	4	Traço	8	92
Feijões verdes (cozidos)	44	2	Traço	10	89
Beterraba cozida	74	3	Traço	17	87
Brócolis cozido	54	4	1	17	91
Couve-de-bruxelas cozida	56	4	1	11	87
Repolho cru	22	1	Traço	10	92
Couve-flor cozida	28	2	1	5	93
Milho-verde cozido	143	5	2	31	79
Alface crua	8	1	Traço	11	96
Ervilhas cozidas	134	5	Traço	25	89
Espinafre cozido	43	5	Traço	7	91
Abóbora de verão cozida	36	2	1	8	94
Batata-doce assada	180	4	Traço	41	72
Tomate cru	32	2	Traço	7	94

Fonte: Compilado de "Nutritive values of the edible part of foods". *Home and Garden Bulletin N. 72*. U.S. Dept. Agriculture. Washington, DC, 2002 e U.S. Department of Agriculture, Agricultural Research Service, 2010, USDA National Nutrient Database for Standard Reference, Release 23. Nutrient Data Laboratory Home Page.

http://www.ars.usda.gov/ba/bhnrc/ndl
– Banco de dados de nutrientes do USDA.

http://www.ars.usda.gov/SP2UserFiles/Place/80400525/Data/hg72/hg72_2002.pdf
– Documento *Home and Garden Bulletin N. 72*, sobre valor nutricional dos alimentos, elaborado pelo USDA.

http://www.nal.usda.gov/fnic/foodcomp/search
– Acesso a registros de composições nutricionais de alimentos específicos, no banco de dados do USDA.

Além de amidos e açúcares, que são carboidratos digeríveis, os legumes ganham muito da sua estrutura a partir de substâncias pécticas, hemiceluloses e celuloses indigeríveis, que foram descritas brevemente. Na realidade, o mais durável dos componentes estruturais não é um carboidrato, mas sim uma substância lenhosa denominada lignina, que é utilizada no organismo somente como fibra alimentar.

Em geral, os níveis de proteína e gordura são muito baixos nos vegetais, o que explica em parte o baixo valor energético da maioria dessa classe de alimentos. As exceções a essa regra são as leguminosas, que são fontes muito úteis de proteína incompleta, com um custo comparativamente baixo. O teor proteico das leguminosas cozidas é de aproximadamente 8%, em média – bastante abaixo do teor proteico das carnes, mas muito maior do que o teor de legumes, verduras e frutas. Essa quantidade de proteína influencia as técnicas culinárias necessárias para uma qualidade ideal.

Os minerais e as vitaminas estão presentes em quantidades muito variáveis (Tab. 5.4) nos diversos vegetais, com alguns deles sendo notáveis em seus conteúdos de nutrientes específicos. Por exemplo, o teor de provitamina A de vegetais folhosos e verde-escuros e de legumes cor de laranja é digno de nota, explicando a recomendação de um desses vegetais a cada dois dias, no mínimo, para assegurar suficiente vitamina A na dieta. Nas leguminosas, a presença de tiamina é relativamente alta, enquanto o ácido fólico é encontrado em quantidades excelentes nos vegetais folhosos, e a vitamina C e outras vitaminas B estão presentes em outros vegetais. O cálcio e o magnésio também são encontrados em quantidades úteis.

COLHEITA E COMERCIALIZAÇÃO

Atualmente, no abastecimento de alimentos, a alta qualidade dos legumes e verduras é algo que se espera. Técnicas modernas de cultivo, incluindo o uso de fertilizantes e pesticidas, são utilizadas para produzir colheitas de grandes quantidades com alta qualidade. Também muita atenção é dada para se evitar a contaminação das colheitas por matéria fecal de animais selvagens, gado fugido de pastos adjacentes ou de trabalhadores rurais.

Tabela 5.4 Teor de vitaminas e minerais de alguns vegetais (1 xícara)

Vegetal	Cálcio (mg)	Ferro (mg)	Vitamina A (UI)	Tiamina (mg)	Riboflavina (Mg)	Niacina (mg)	Ácido ascórbico (mg)
Aspargo							
cozido	42	1,6	970	0,18	0,25	1,9	14
enlatado	39	4,4	1.285	0,15	0,24	2,3	45
Feijão-de-lima cozido	37	2,3	323	0,13	0,10	1,8	22
Vagem cozida	55	1,6	833	0,09	0,12	0,8	12
Feijão-de-cera							
cozido	58	1,6	101	0,09	0,12	0,8	12
enlatado	35	1,2	142	0,02	0,08	0,3	6
Beterraba cozida	27	1,3	60	0,05	0,07	0,6	6
Folhas de beterraba cozidas	164	2,7	7.344	0,17	0,42	0,7	36
Brócolis cozido	62	1,0	2.414	0,09	0,18	0,9	101
Couve-de-bruxelas cozida	56	1,9	1.122	0,17	0,12	0,9	97
Repolho							
cru	37	0,4	93	0,04	0,03	0,2	32
cozido	47	0,3	198	0,09	0,08	0,4	30
Cenoura cozida	48	1,0	38.304	0,05	0,09	0,8	4
Couve-flor cozida	20	0,4	27	0,05	0,06	0,5	55
Milho-verde cozido	4	0,5	392	0,17	0,06	1,2	8
Alface crua (1 cabeça)	110	2,7	1.779	0,25	0,16	1,0	21
Ervilha cozida	67	3,2	282	0,20	0,12	0,9	72
Batata assada	8	0,5	0	0,22	0,07	3,3	26
Espinafre cozido	245	6,4	14.742	0,17	0,42	0,9	38
Abóbora cozida							
de verão	49	0,6	517	0,08	0,07	0,8	10
de inverno	46	1,4	10.701	0,12	0,09	1,1	12
Tomate (1 cru)	9	0,8	1.499	0,11	0,09	1,1	34

Fonte: Compilado de "Nutritive values of the edible part of foods". *Home and Garden Bulletin N. 72*. U.S. Dept. Agriculture. Washington, DC, 2002 e U.S. Department of Agriculture, Agricultural Research Service, 2010. USDA National Nutrient Database for Standard Reference, Release 23. Nutrient Data Laboratory Home Page.

A necessidade de cuidado e atenção permanece nas operações de colheita e comercialização, para ajudar a reter o máximo do teor nutritivo e palatabilidade. A partir do momento em que os vegetais são colhidos, controles adequados de temperatura e umidade são necessários, pois os processos metabólicos continuam nos alimentos colhidos. O controle dessas mudanças químicas é fundamental para a retenção das vitaminas e para a palatabilidade geral dos produtos.

Quando vegetais frescos são encaixotados, as temperaturas nas caixas começam lentamente a subir, mesmo que sejam um modelo com aberturas. Isso é consequência da respiração que perdura após a colheita. Por exemplo, a temperatura em uma caixa de espinafre foi medida e alcançou quase 38ºC, fazendo com que uma leve deterioração se desenvolvesse rapidamente. Embora as verduras tenham uma frequência respiratória mais rápida que a dos outros tipos de vegetais, o aumento de temperatura nas caixas de todos os tipos de verduras reduz a qualidade. As verduras podem ser embaladas frouxamente nas caixas, de preferência junto com algum gelo moído, para reduzir esse problema.

O próximo passo é o transporte rápido para a usina de beneficiamento se os vegetais forem enlatados ou congelados. Quanto menor o tempo e quanto melhor a temperatura for controlada entre a colheita e o processamento, maior o teor nutritivo e a palatabilidade dos vegetais processados.

Se os vegetais forem destinados ao mercado varejista como produtos frescos, o controle correto de temperatura deve ser mantido desde a colheita até o momento do preparo e consumo no lar. Geralmente, os vegetais são transportados de maneira eficiente em caminhões ou vagões frigoríficos, para distribuição ao atacadistas e, por fim, aos mercados varejistas. Esses caminhões ou vagões especiais funcionam de modo inverso nas diferentes estações do ano, resfriando os vegetais no verão e protegendo-os do congelamento com a ajuda de aquecedores no inverno.

Prestando-se bastante atenção na circulação do ar, na manutenção de um nível desejável de umidade e no controle da temperatura durante o transporte em veículos frigoríficos, os vegetais podem ser transportados por longas distâncias em condições excelentes. Na verdade, quando os vegetais transportados em armazenamento frigorífico ao longo do continente são comparados com aqueles cultivados localmente e comercializados sem resfriamento, de modo que os produtos refrigerados e transportados podem ser de melhor qualidade do que os dos campos locais.

Os arranjos de comercialização local serão importantes se o consumidor for capaz de comprar produtos de alta qualidade (Fig. 5.13). O transporte frigorífico dos mercados atacadistas ou armazéns para os pontos de venda a varejo é fundamental. No mercado, o varejista deve ter armazenamento frigorífico adequado, para manter a qualidade dos produtos que aguardam exposição para venda. Os mercados varejistas que realizam grande volume de negócios têm a vantagem da rápida renovação dos estoques, que é importante para a manutenção da qualidade e do valor nutritivo.

Nos Estados Unidos, as **market orders** (ordens de comercialização), estabelecidas como resultado da *Agricultural Marketing Agreement Act*, de 1937, são um elemento importante dos procedimentos de comercialização. Essa legislação permite que o Departamento de Agricultura dos Estados Unidos formule e imponha acordos de comercialização, via conselhos, para regulamentar qualidade, quantidade, padronização de embalagens, projetos de pesquisa e desenvolvimento, especificação de práticas de concorrência desleal, apresentação obrigatória de preços de venda e coleta de informações de comercialização para os produtores do produto específico relativo à ordem de comercialização. Ao longo dos anos, esses conselhos têm tido considerável impacto, influenciando o desenvolvimento dos mercados para os seus produtos e promovendo melhorias destinadas a beneficiar produtores e consumidores.

Market orders
Regulamentos para a comercialização de produtos alimentares específicos sob a orientação de um conselho autorizado pelo Departamento de Agricultura dos Estados Unidos.

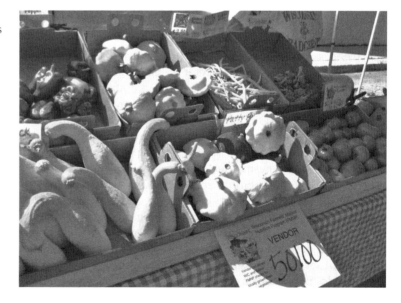

Figura 5.13 Às vezes, os consumidores compram seus produtos frescos em feiras de produtores rurais, que expõem legumes e frutas cultivados localmente. Cortesia de Plycon Press.

SELEÇÃO

A seleção de legumes e verduras específicos para uma refeição começa com a decisão de comprá-los: frescos, congelados, enlatados ou, em certos casos, secos. A preferência individual pode influenciar essa decisão, mas o preço e a disponibilidade também desempenham papéis fundamentais na escolha. Quando um vegetal está na estação, a qualidade é alta e o preço será comparativamente baixo, em geral, tornando a compra da forma fresca muitas vezes a melhor opção. No entanto, a conveniência do preparo de vegetais congelados ou enlatados pode motivar as pessoas a selecionarem uma destas formas mesmo quando o alimento fresco é comparativamente barato e de alta qualidade.

Vegetais frescos

O olho é um excelente guia para a seleção de produtos frescos, embora os atacadistas possam utilizar uma avaliação como instrumento nesse ponto do processo de comercialização. A qualidade dos vegetais frescos é influenciada pela época do ano e pelo manejo durante o processo de comercialização, com o período do pico da colheita proporcionando geralmente um vegetal de qualidade mais alta.

Nos Estados Unidos, avaliações de grau de qualidade foram estabelecidas para diversos vegetais sob a autoridade do *Agricultural Marketing Act* de 1946. Essa avaliação opcional, conforme o Agricultural Marketing Service, do Departamento de Agricultura dos Estados Unidos, é útil na fase atacadista da comercialização. No entanto, não é normalmente visível para os consumidores de maneira direta. Em geral, duas designações de grau de qualidade são utilizadas para um tipo específico de legume ou verdura, embora teoricamente quatro designações de grau de qualidade possam ser usadas.

Atualmente, os consumidores podem encontrar alguns produtos rotulados com um **selo orgânico** (Fig. 5.14). Nos Estados Unidos, o Agricultural Marketing Service, do Departamento de Agricultura dos Estados Unidos, é responsável por administrar a *Organic Food Production Act* de 1990 e pelo uso do selo orgânico do USDA. Esse selo significa que o produto foi cultivado e comercializado sem pesticidas, fertilizantes à base de petróleo ou de lodo de esgoto, bioengenharia ou radiação ionizante. No entanto, o valor nutritivo desses produtos é comparável com outros produtos cultivados de acordo com práticas agrícolas padrão.

Em geral, os consumidores recorrem ao próprio conhecimento e experiência para selecionar vegetais frescos que satisfaçam seus padrões pessoais. Características como crocância, cor e ausência de manchas são traços que muitas vezes podem ser utilizados pelos consumidores nas seleções sensatas na seção do produto. A Tabela 5.5 apresenta algumas orientações para a seleção de vegetais frescos.

A seleção sensata depende não só da qualidade do item selecionado, mas também, às vezes, da variedade. Por exemplo, uma escolha talvez precise ser feita entre a compra de tomates-caqui ou de tomates-cereja para o preparo de uma salada. As cebolas são outro tipo de vegetal que exige alguma decisão entre as variedades. Quando uma receita pede vagem, a variedade a escolher é a ervilha-torta, com suas vagens tenras e lisas. A ervilha comum possui uma vagem que é muito dura para proporcionar a crocância delicada desejada.

A seleção da variedade de batatas a comprar deve se basear no preparo planejado, pois as características de cozimento variam. Algumas batatas, denominadas **batatas cerosas**, são relativamente ricas em açúcar e pobres em amido. O tipo oposto, a não cerosa (farinhenta), é rica em amido e pobre em açúcar. As batatas

Selo orgânico
Selo utilizado para designar alimentos que atendem às normas de produção orgânica estabelecidas pela legislação.

Batatas cerosas
Batatas com alto teor de açúcar e baixo teor de amido; mais apropriadas para fervura e outros preparos em que a manutenção da forma é importante.

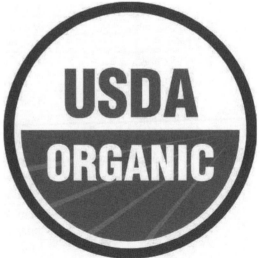

Figura 5.14 O selo orgânico do USDA só pode ser utilizado quando o produto é cultivado conforme as especificações legais.
Cortesia do Departamento de Agricultura dos Estados Unidos.

Tabela 5.5 Guia para a seleção de vegetais frescos

Vegetal	Critérios
Alcachofra	Roliça, firme, pesada, em comparação com o tamanho; pétalas verdes com ausência de descoloração marrom.
Aspargo	Cor verde estendendo-se até a parte inferior do talo; pontas fechadas e compactas; talo crocante e macio.
Feijão (verde e de cera)	Cor viva para a variedade; vagens firmes e crocantes, em vez de moles.
Beterraba	Topo com aparência fresca, se ainda preso; a superfície deve estar lisa e vermelho-escura, firme e redonda, com extremidade delgada.
Brócolis	Cachos de brotos de cor verde-escura a azulada, sem sinais de amarelo; talos lisos de tamanho moderado, sem marcas de deterioração.
Couve-de-bruxelas	Cor verde vívida, sem folhas amarelas; folhas externas firmes, livres de danos; cabeças firmes.
Repolho	Cabeça firme; cor vívida nas folhas externas; folhas crocantes.
Cenoura	Dura, e não mole; cor de laranja satisfatória, livre de verde queimado no topo.
Couve-flor	Cor branca uniforme, sem sinal de descoloração; cabeça sólida e compacta; folhas frescas, se presas.
Aipo	Talos crocantes e densos ao toque; superfície brilhante sobre o talo; folhas crocantes; nenhuma descoloração na superfície interna dos talos externos grandes.
Milho	Espiga bem coberta com grãos novos e roliços; palha fresca, verde e não murcha; cabelos sem deterioração.
Pepino	Firme, tamanho moderado, cor verde em toda a extensão.
Berinjela	Lisa e firme, com casca roxa, livre de manchas.
Folhas verdes	Aparência crocante com cor verde satisfatória, típica do tipo de folha; sem ferrugem e outras manchas; sem áreas murchas ou deterioradas.
Alface	Folhas crocantes, com a alface-lisa sendo um pouco menos crocante, mas ainda suculenta; sem deterioração; cor satisfatória para a variedade.
Cogumelo	Chapéu fechado em torno da haste; superfície do chapéu de cor clara e as lamelas (se aparentes sob o chapéu) devem ser claras, em vez de escuras; chapéu liso e firme, sem nenhuma indicação de secagem.
Quiabo	Vagem macia o bastante para curvar sob alguma pressão; comprimento menor do que 11,5 cm; cor verde vívida; sem manchas.
Cebola	Firme e seca; com haste pequena; sem deterioração.
Cebolinha	Crocante, de cor verde vívida; sem deterioração.
Pastinaca	Lisa e firme; tamanho de pequeno a médio; livre de manchas.
Ervilha	Vagem crocante, de cor verde vívida; vagem cheia, mas não inchada.
Pimentas	Firmes, cores intensas; sem pontos moles ou sinais de deterioração.
Batata	Firme; livre de áreas verdes queimadas; sem deterioração; casca intacta e livre de manchas.
Rabanete	Tamanho médio; firme e roliço; cor vermelha vívida.
Abóbora	Bem desenvolvida, sem áreas moles; firme; a abóbora de verão possui casca brilhante e tenra; a abóbora de inverno possui casca dura e resistente.
Batata-doce	Firme, sem sinais de deterioração nas pontas; cor satisfatória.
Tomate	Liso; cor satisfatória para o estágio de amadurecimento; firme, se não totalmente maduro; livre de manchas.
Nabo-roxo e rutabaga	Firmes e lisos; livres de manchas.

cerosas possuem uma gravidade específica baixa, podendo flutuar na água (Fig. 5.15). De modo oposto, as **batatas não cerosas** possuem uma gravidade específica alta; elas afundarão em uma solução que contenha 11 partes de água e 1 parte de sal.

A batata não cerosa tenderá a perder sua forma durante a fervura, enquanto a batata cerosa manterá sua forma durante esse processo (Fig. 5.16). É previsível, pois o rico teor de amido da batata não cerosa significa que haverá inchaço considerável das células quando esta batata for fervida, por causa da gelatinização ou inchaço do amido. Essas características tornam a batata não cerosa excelente para preparar purê e para assar. Em contraste, a batata cerosa, com pobre teor de amido e grande quantidade de açúcar, conserva sua forma, o que a torna apropriada para preparos como salada de batatas, em que o formato das fatias é importante.

As batatas fritas são uma maneira familiar de preparo das batatas. Nesse caso também o tipo selecionado de batata influenciará a qualidade do produto final. Como previsto, as batatas cerosas (como a Red Pontiac) não são apropriadas para fritura, pois o conteúdo rico em açúcar as doura muito rapidamente ou as queima antes de o interior dos palitos estar cozido. As batatas não cerosas, porém, com seu conteúdo pobre em açúcar, douram mais lentamente, dando tempo para o calor cozinhar o interior do palito antes do exterior escurecer muito. O exemplo familiar da batata não cerosa é a Russet Burbank. Sua forma longa e lisa é excelente para o preparo dos palitos longos desejados nas batatas fritas.

É desejável comprar a variedade correta de batata para o uso planejado, mas as pessoas que usam batatas raramente acham apropriada a compra de um tipo específico de batata. Em tais casos, uma batata polivalente, como a White Rose, pode ser selecionada. Os produtos preparados podem não ficar tão bons quanto ficariam se o tipo correto de batata fosse usado, mas a qualidade é satisfatória para qualquer tipo de preparo (cozida, purê e até frita). Embora a White Rose não resulte em um purê de batata tão leve e macio quanto o proporcionado pela Russet Burbank, ela é excelente do ponto de vista comparativo quando em contraste com o caráter ligeiramente escuro e algo pegajoso do purê de batatas preparado com a Red Pontiac.

Vegetais congelados e enlatados

Os vegetais enlatados são um esteio nos planos de cardápio de algumas pessoas. Têm a vantagem de ser convenientes para armazenar e rápidos e fáceis de servir, pois são cozidos completamente durante o enlatamento. Como os vegetais enlatados podem ser armazenados por diversos meses, em temperatura ambiente, podem ser comprados quando estiverem em promoção e guardados para uso futuro sem perda significativa de qualidade. Nenhum equipamento especial é necessário para o preparo de vegetais enlatados de modo comercial. Na verdade, as saladas muitas vezes incluem vegetais enlatados, que simplesmente foram drenados antes de serem incorporados na salada. Naturalmente, os vegetais enlatados podem ser utilizados em inúmeras receitas, mesmo naqueles que envolvem passos complexos de preparo.

Uma limitação dos vegetais enlatados é a textura macia por causa do tratamento térmico rigoroso envolvido no processamento seguro dos vegetais. A outra limitação dos vegetais enlatados é a cor daqueles que possuem cor verde. Novamente, o tratamento térmico intenso e prolongado exigido para impedir a possibilidade de botulismo em vegetais enlatados sempre altera a cor viva dos vegetais verdes frescos para uma cor verde-oliva familiar observada em vagens e espinafres.

---

http://www.ams.usda.gov/AMSv1.0/standards
– Normas do governo norte-americano para avaliação dos produtos.

http://www.ams.usda.gov/AMSv1.0/NOP
– Visão geral do National Organic Program, dos EUA.

http://www.nal.usda.gov/afsic/pubs/ofp/ofp.shtml
– Visão geral dos requisitos para produção orgânica nos EUA.

www.earthboundfarm.com
– Informações sobre agricultura orgânica.

Batatas não cerosas
Batatas com baixo teor de açúcar e alto teor de amido; mais apropriadas para assar, preparar purê e fritar.

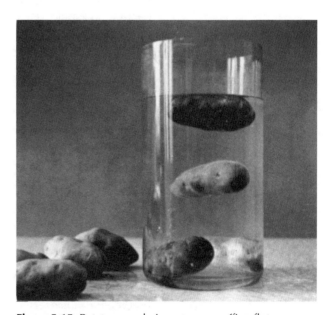

Figura 5.15 Batatas com baixo peso específico flutuam em salmoura com 11 partes de água e 1 parte de sal, retendo a forma quando fervidas, o que é característico das batatas cerosas. As batatas que afundam são as batatas não cerosas, que se desmancham quando fervidas.
Cortesia de Plycon Press.

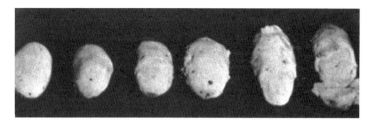

Figura 5.16 Batatas cerosas (à esquerda) possuem baixo peso específico e mantêm a forma quando fervidas; conforme o peso específico cresce (em direção à direita), as batatas são não cerosas e vão se desmanchando.
Cortesia de Plycon Press.

Os vegetais congelados ganharam um segmento importante do mercado de hortaliças como resultado de uma comercialização criativa e também da qualidade inerentemente agradável. A cor verde viva das ervilhas e das vagens congeladas é um fator positivo real para estes e outros vegetais verdes congelados. Embora os vegetais congelados exijam cozimento antes de estarem prontos para servir, o tempo realmente é muito curto, sobretudo quando os vegetais são aquecidos em um forno de micro-ondas. Isso dá aos vegetais congelados uma vantagem real sobre os vegetais frescos, que exigem algum tempo de preparo para o cozimento e, em seguida, um período de cozimento de, no mínimo, 6 minutos, em geral. Para aumentar as vendas, os fabricantes criaram algumas combinações incomuns de vegetais, muitas com molhos para adicionar um toque *gourmet* à seção de alimentos congelados. Embora comparativamente onerosos, os produtos que contêm vegetais congelados são bem aceitos.

A desvantagem dos vegetais congelados é o requisito de espaço no congelador. Na maioria das geladeiras, o congelador é adequado para acomodar a quantidade de vegetais congelados que muitas famílias podem querer armazenar por uma semana ou mais. As pessoas que têm um *freezer* podem comprar vegetais congelados quando vendas especiais acontecem e, talvez, armazená-las para uso por um período igual ou maior que seis meses.

As normas de avaliação de qualidade foram estabelecidas pelo Departamento de Agricultura dos Estados Unidos, o mesmo órgão responsável pelo monitoramento do cumprimento dessas regulamentações. Os três graus de qualidade para os vegetais enlatados e congelados são os seguintes: U.S. Grade A ou Fancy (Grau A ou Especial), U.S. Grade B ou Extra Standard (Grau B ou Padrão Extra) ou U.S. Grade C ou Standard (Grau C ou Padrão). Para o uso desses graus de qualidade do governo norte-americano, os empacotadores devem ter um inspetor do Departamento de Agricultura sempre presente. Esses inspetores fazem a supervisão para assegurar que as especificações do grau de qualidade estão sendo satisfeitas. Para o Grau A, os vegetais devem ser de qualidade máxima, apresentar cor apropriada, possuir extrema maciez e não ter manchas. O Grau B se caracteriza pelo fato de o vegetal estar um pouco mais maduro do que no Grau A e ser menos cuidadosamente selecionado em termos de cor e maciez. Os vegetais de Grau C são carentes de uniformidade e apresentam cor e sabor menos satisfatórios. O vegetal de menor grau de qualidade é perfeitamente adequado para uso em ensopados e sopas, podendo economizar o dinheiro dos consumidores.

Os empacotadores não são obrigados a utilizar os graus de qualidade do governo. Eles podem utilizar suas próprias designações de grau de qualidade ou até mesmo designar seus graus como *Grau A* ou *Especial* se quiserem. Se o produto não for designado como *U.S. Grade A, B* ou *C*, o inspetor federal não é requerido para supervisionar os processos de avaliação. Frequentemente, os consumidores utilizam a marca do produto como guia de qualidade, em vez de ler a designação de grau de qualidade. Com o conhecimento da qualidade e uniformidade disponível de distintas marcas, é possível tomar decisões de compra que integrem qualidade e preço para satisfazer necessidades específicas.

Para vegetais cozidos, o tamanho sugerido de porção é de meia xícara. Para assegurar que a quantidade suficiente de vegetais está sendo comprada para proporcionar a quantidade apropriada de porções, é útil ter um guia para rendimentos estimados de vegetais frescos, congelados e enlatados. A Tabela 5.6 fornece a quantidade de porções para unidades comuns do mercado.

Tabela 5.6 Porções estimadas de vegetais frescos, congelados e enlatados

Vegetal	Porções estimadas		
	Fresca (450 g)	Congelada (283 g)	Enlatada (450 g)
Aspargo	4	2 ½	2-3
Vagem ou feijão-de-cera	5	3-4	3-4
Feijão-de-lima	2 (em vagens)	3-4	3-4
Beterraba	4	–	3-4
Brócolis	3-4	3	–
Couve-de-bruxelas	5	3-4	–
Repolho	4	3-4	–
Cenoura	4	3-4	3-4
Couve-flor	3	3	–
Milho	1 por espiga	3-4	3-4
Ervilha	2 (em vagens)	3-4	3-4
Batata	3-4	3-4	3-4
Espinafre	4	2-3	2-3
Tomate	4	–	4

Fonte: Adaptado do *Handbook of Food Preparation*. American Home Economics Association, Washington, DC, 8th ed., 1980; Peterkin, B. e C. Cromwell. Money's worth in foods, *Home and Garden Bulletin N. 183*, Ag. Res. Serv., USDA, Washington, DC, 1977; Thompson, E. R. How to buy canned and frozen vegetables, *Consumer Marketing Service Bulletin, N. 167*, Washington, DC, 1969.

ARMAZENAMENTO

Os vegetais frescos, com poucas exceções, devem ser armazenados na geladeira. Como o espaço da geladeira é muitas vezes limitado, o corte dos talos de rabanetes e cenouras, e também a remoção das folhas em torno da cabeça da couve-flor e de outras porções não comestíveis, podem ser realizados antes de armazenar os produtos. O ar frio da geladeira vai desacelerar a respiração e ajudar a retardar as mudanças deteriorantes, mas a secura do ar provoca perda grave de umidade, a menos que o armazenamento seja nas gavetas de verdura ou em sacos plásticos fechados.

Embora todas as hortaliças dependam do seu conteúdo de umidade como parte da sua textura crocante, a umidade é especialmente importante para as suculentas, como as diversas folhas verdes. A combinação entre ar frio (que ficará saturado só com a perda limitada de umidade das folhas) e a pequena quantidade de ar em volta das folhas verdes na gaveta de verduras, ou no saco plástico, é a melhor maneira possível de ajudar a manter as células nas folhas verdes preenchidas com sua quantidade normal de água. Diversos outros vegetais frescos, como o milho-verde, o brócolis e as ervilhas, também conservarão melhor qualidade nas gavetas de verduras.

Entre as principais exceções à regra de armazenar vegetais frescos na gaveta da geladeira, incluem-se a batata, a abóbora de inverno, a cebola, leguminosas e outros alimentos secos. Todos esses tipos de vegetais devem ser armazenados em um local escuro, seco e um pouco fresco, com certa circulação de ar (Fig. 5.17). Como mencionado anteriormente, o controle de temperatura da batata é de particular importância, por causa das possíveis mudanças no tipo de carboidrato da batata armazenada. A temperatura considerada ideal é 15,6°C, aproximadamente. As temperaturas baixas provocam um acúmulo de açúcar, e as temperaturas mais altas elevam o nível de amido.

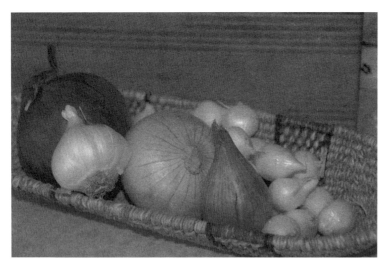

Figura 5.17 Cebola-roxa, alho, cebola-branca, chalota e cebolas-pérolas (da esquerda para a direita) são mais bem armazenadas em um lugar fresco, escuro e seco.
Cortesia de Plycon Press.

LEGUMES E VERDURAS NO PLANEJAMENTO DO CARDÁPIO

Os vegetais têm o potencial de ser o destaque da refeição quando são escolhidos com cuidado e preparados com habilidade. As cores atraentes, as formas inconfundíveis e os sabores variados podem ser utilizados para adicionar o toque certo em um cardápio que, caso contrário, pode ser algo desinteressante. A seleção do vegetal e a maneira pela qual será preparado devem se basear na cor, na textura, na forma e no sabor, em relação aos outros alimentos que são servidos. Por exemplo, o *confetti corn* (milho-verde com pimentão verde e pimentão-doce em pedacinhos) agrega a excitação da cor e do sabor a uma refeição de peixe e *pilaf*. A cor viva e o sabor delicado de um tomate assado acentua um jantar que inclui halibute ao forno. O purê de batatas proporciona um contraste textural agradável quando servido com cenoura fervida, amanteigada e levemente crocante, como os vegetais em uma refeição. Alguns vegetais podem ser cortados em formas diversas para dar o aspecto desejado ao prato. Por exemplo, as cenouras podem ser cortadas em fatias ou em palitos, ou até mesmo ser deixadas inteiras, dependendo dos outros alimentos presentes na refeição.

FATORES IMPORTANTES NO PREPARO DE LEGUMES E VERDURAS

Retenção de nutrientes

Os vegetais têm a reputação merecida de serem boas fontes de nutrientes, mas a verdade é que a maneira pela qual são preparados pode ter uma influência decisiva sobre seu real valor nutritivo. Ainda mais importante que o teor nutritivo em um vegetal é sua palatabilidade e seu apelo geral. Um legume pode ser uma boa fonte de nutrientes, mas não estará disponível para o organismo se não for consumido. O preparo em favor da máxima palatabilidade é, sem dúvida, fator importante da contribuição nutricional dos legumes.

O transporte eficiente dos vegetais no processo de comercialização até a mesa é fundamental para a conservação do máximo teor de vitaminas. Eles estão em risco durante o período de comercialização. As vitaminas A e C (ácido ascórbico) sofrem perdas oxidativas com mais facilidade. Manter as superfícies cortadas em um mínimo durante o preparo reduz a oxidação e maximiza os níveis das duas vitaminas.

O espaço de tempo pelo qual os vegetais são preparados influenciará na retenção de nutrientes, assim como o método utilizado. A fritura é um método que ajuda a conservar os nutrientes porque é rápido e é realizado com pouca ou nenhuma adição de água. O conteúdo de ferro da vagem crescerá muito pouco se ela for frita em uma frigideira de aço inoxidável.

Em razão da solubilidade na água, as vitaminas B e C são perdidas em certa proporção quando os vegetais são fervidos; essas perdas vão se acelerar se a água for alcalina. No entanto, a perda será minimizada se a água estiver fervendo quando os legumes forem adicionados, pois o tempo de preparo é reduzido. O calor repentino e intenso detém a ação enzimática e expele algum oxigênio, o que intensifica a cor. Bicarbonato de sódio não deve ser acrescentado na água do preparo, pois isso é especialmente destrutivo para a tiamina, ou seja, a vitamina B (Tab. 5.7).

INGREDIENTE EM DESTAQUE
Broccolini

O foco em consumir mais legumes e frutas está estimulando a pesquisa para desenvolver vegetais que chamarão a atenção do público. O *broccolini* (também denominado *asparation*) é um híbrido de brócolis e couve-de-folhas, criado pela Sakata Seed Co. (Fig. 5.18). Às vezes, esse vegetal é simplesmente chamado de brócolis *baby*.

O *broccolini* é um legume de cultivo muito delicado. Extremos de temperatura podem afetar seriamente a cultura; a irrigação também requer regulação cuidadosa. Com controles adequados, a colheita pode ser realizada durante todo o ano. No entanto, esse é um legume caro de produzir, pois é muito intensivo em mão de obra, o que ajuda a explicar seu preço relativamente alto nos mercados.

Os talos delgados do *broccolini* são cobertos por pequenas flores bastante delicadas semelhantes ao brócolis. Esses talos macios ajudaram a popularizar o *broccolini*. O amaciamento ocorre escaldando o legume em água fervente por 1 ou 2 minutos, o que também serve para desenvolver uma cor verde vívida. O sabor tem toques de aspargo, o que ajuda a explicar por que esse vegetal é chamado às vezes de *asparation*.

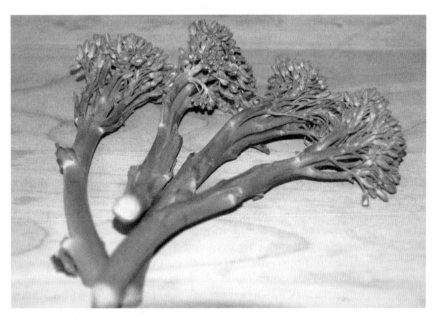

Figura 5.18 Às vezes, o *broccolini* (híbrido de brócolis e couve-de-folhas) é chamado de *asparation*, pois seu sabor recorda o aspargo.
Cortesia de Plycon Press.

Tabela 5.7 Propriedades de vitaminas importantes no preparo dos alimentos

Vitamina	Solubilidade em água	Sensibilidade			
		Oxigênio	Luz	Aquecimento na presença de	
				Ácido	Álcali
Vitamina A	Não	Sensível	Sensível	Estável	Estável
Tiamina	Sim	Estável	Estável	Sensível	Sensível
Riboflavina	Sim	Estável	Sensível	Estável	Sensível
Niacina	Sim	Estável	Estável	Estável	Estável
Ácido ascórbico	Sim	Sensível	Sensível	Sensível	Sensível
Vitamina D	Não	Estável	Estável	Estável	Estável

O preparo em micro-ondas é uma técnica para ajudar reduzir ao mínimo as perdas de vitaminas. A quantidade extremamente pequena de água utilizada é útil na retenção das vitaminas hidrossolúveis. Além disso, o tempo de preparo é relativamente curto no forno de micro-ondas. A fritura é outra técnica que quase não envolve água. Apesar de diversas superfícies cortadas que fomentam as perdas de vitaminas, esse método conserva as vitaminas por causa do tempo muito curto de preparo exigido para amaciar as fatias finas. O aquecimento no vapor é outro método eficaz para conservação dos nutrientes. Uma panela de pressão proporciona ainda outra alternativa para o cozimento de vegetais. Isso provoca algum aumento na perda de vitaminas, apesar do tempo curto de preparo, pois a temperatura de cozimento é mais alta que a da água em ebulição.

Textura

A desnaturação da proteína, a gelatinização do amido e o amolecimento da celulose e de outros elementos estruturais são as mudanças que ocorrem quando os legumes são cozidos. Essas mudanças físicas resultam em mudanças distintas de textura, com o efeito final sendo determinado pela quantidade de tempo que o legume é preparado. A crescente maciez que ocorre durante o preparo deve-se principalmente ao amolecimento da celulose e à conversão de algumas substâncias pécticas de cimentação em compostos pécticos mais solúveis. Quando essas mudanças prosseguem para satisfazer o gosto individual, a palatabilidade de alguns vegetais é melhorada.

A acidez ou alcalinidade (pH) da água do preparo terá uma influência definitiva sobre o amolecimento que ocorre durante a fervura de um vegetal. Rapidamente, a textura se torna mole, e a forma fica indistinta se bicarbonato de sódio for adicionado para deixar a água alcalina. Essa mudança é prejudicial para a palatabilidade (também é prejudicial para a retenção de tiamina). Geralmente, o bicarbonato de sódio não é adicionado durante o preparo dos vegetais por causa dos efeitos prejudiciais. No entanto, o amolecimento dos feijões secos pode ser acelerado significativamente mediante a adição de um máximo de ⅛ de colher de chá por xícara de feijões; mesmo essa pequena quantidade faz os feijões ficarem com uma quantidade um pouco menor de tiamina do que ficariam se nenhum álcali fosse adicionado na água de enxágue ou de cozimento.

Se suco de limão ou outro ácido for adicionado na água usada para cozer um legume, o efeito sobre a textura será exatamente o oposto do efeito do álcali. Na verdade, o vegetal ficará extremamente resistente ao amolecimento ao longo de um período prolongado de fervura se a água for acidificada. Esse efeito é especialmente importante de ser lembrado, pois algumas receitas com vegetais envolvem o uso de ácido. Por exemplo, no preparo da receita conhecida como Harvard Beets, primeiro as beterrabas são fervidas em água para amolecê-las. Depois disso, as beterrabas fatiadas são combinadas com molho de vinagre (ácido) e aquecidas até a temperatura em que serão servidas. Se as beterrabas estiverem macias antes da combinação como o molho, as fatias ficarão bastante crocantes. Da mesma forma, quando o molho de manteiga e limão é combinado com cenouras cozidas ou outros legumes cozidos, o vegetal deve ser cozido até que o ponto desejável de maciez seja alcançado, antes de o molho ácido de limão ser adicionado.

Frequentemente, os íons de cálcio são encontrados em água dura, e estes íons podem se combinar com substâncias pécticas, para formar sais insolúveis nos vegetais. O resultado aparente é um vegetal duro, muito resistente ao amolecimento durante o cozimento. Esse é um problema específico quando feijões secos estão sendo cozidos. No entanto, os processadores de alimentos utilizam esses íons com vantagem no processamento de tomates. Pela adição de um sal de cálcio (em geral, cloreto de cálcio), os tomates podem ser mantidos em sua forma original arredondada, em vez de ficarem moles e indistintos.

O melaço é um ingrediente ácido, que possui uma quantidade considerável de íons de cálcio. Quando feijões ao forno estão sendo preparados com melaço no molho, é indispensável que os feijões sejam amolecidos ao ponto desejado de maciez antes que o saboroso molho contendo melaço seja adicionado e assado com os feijões. Se o molho for adicionado muito cedo, os feijões não ficarão macios.

Cor

O problema no preparo dos vegetais é otimizar a cor mediante técnicas culinárias adequadas, garantindo que o meio e o tempo de preparo sejam controlados para proporcionar os resultados desejados. As técnicas específicas que são apropriadas diferem em função dos pigmentos predominantes nos diversos vegetais.

Às vezes, os pigmentos mudam de cor ou tonalidade quando o vegetal é cozido, e os resultados variam do agradável ao nitidamente desagradável ao paladar. Por causa desse potencial de mudanças prejudiciais, os pigmentos requerem consideração especial no planejamento dos métodos culinários. Inicialmente, a cor original se intensifica quando os vegetais são mergulhados na água fervente. Aparentemente, essa mudança drástica de temperatura provoca a expulsão de uma pequena quantidade de ar entre as células, fazendo os pigmentos (sobretudo a clorofila) parecerem ainda mais vívidos do que antes do aquecimento. Esse início abrupto do aquecimento dos vegetais tem a vantagem adicional de manter os tempos de cozimento os menores possíveis, o que ajuda a evitar a conversão da clorofila em feofitina e também ajuda na retenção dos nutrientes.

A acidez ou alcalinidade da água em que os vegetais estão sendo fervidos modificará as cores de todos os pigmentos, excetos os carotenoides. Os vegetais que contêm clorofila assumirão gradualmente uma cor verde-oliva durante o cozimento, se a água for ácida (ou se o período de cozimento for de 5 a 7 minutos). No entanto, um meio levemente alcalino promove a retenção da clorofila, como exposto na Tabela 5.8.

Os flavonoides – tanto as antoxantinas como as antocianinas – mantêm uma cor desejável em um meio levemente ácido, enquanto em um alcalino originará uma cor insatisfatória. Por exemplo, em um meio levemente ácido, o branco da couve-flor é considerado desejável, mas a couve-flor amarelada, resultante de um meio levemente alcalino, não é aceitável. A mudança de cor de um roxo avermelhado visto no repolho-roxo, em um meio ligeiramente ácido, para uma cor azulada, em um meio ligeiramente alcalino, pode provocar a rejeição completa desse vegetal, simplesmente por causa da mudança do pigmento antocianina com a crescente alcalinidade.

As células dos vegetais contêm alguns ácidos orgânicos leves, mas esses ácidos podem ser liberados no meio do preparo, provocando o início de mudanças do

Tabela 5.8 Reações de cor referentes aos pigmentos dos vegetais

Pigmento	Exemplo	Cor em ácido	Cor em álcali	Reação de cor com metais
Clorofila	Brócolis	Verde-oliva[a]	Verde vivo[b]	Cobre, ferro: verde vivo
Carotenoide	Cenoura	Laranja	Laranja	
Flavonoide				
Antoxantina	Couve-flor	Incolor, branco	Amarelo	Alumínio: amarelo Ferro: marrom
Antocianina	Repolho-roxo	Vermelho	Azul a verde	Ferro: azul Estanho: roxo

[a] Feofitina
[b] Clorofilina

pigmento. No caso da clorofila, a mudança será para um verde-oliva; uma transição que deve ser evitada, se possível. Se as vegetais verdes forem fervidos em uma panela sem tampa, os ácidos orgânicos voláteis escaparão do meio de preparo, mantendo a água perto do neutro. O pigmento de clorofila desejado será mantido, conservando a tampa somente até a água retornar ao ponto de ebulição, após o vegetal ter sido adicionado, e mantendo curto o tempo de cozimento.

A técnica para ferver os vegetais que contêm flavonoide é o oposto daquela para as que contêm clorofila. Os pigmentos da antocianina e da antoxantina são considerados mais desejáveis em um meio ácido do que em um meio alcalino. Portanto, o uso de uma tampa sobre a panela retém os ácidos orgânicos voláteis e protege os pigmentos.

O pH dá água na fervura de vegetais pigmentados com carotenoides apresenta pouco efeito sobre a cor. Da perspectiva da cor, não há motivo imprescindível para o uso ou não de uma tampa sobre os vegetais pigmentados com carotenoides.

Sabor

Embora a cor tenha uma influência muito grande na aceitação dos vegetais, outras qualidades sensoriais também desempenham funções. O sabor e a característica afim, o aroma, são aspectos fundamentais da palatabilidade. O aroma de cebolas cozinhando pode ser tentador para muitas pessoas, mas o cheiro forte do repolho fervendo pode ser completamente repugnante para outras. Os aromas são importantes porque também contribuem para o sabor percebido de um alimento. Os vegetais com um aroma intenso também terão um sabor intenso, e podem não ser apreciados por essa razão.

Para ajudar a promover o sabor desejável, é aconselhável tampar a panela quando um vegetal de sabor suave estiver sendo preparado. De modo oposto, não utilize tampa quando um vegetal de sabor intenso for fervido, para que os compostos voláteis de sabor possam escapar do produto. Lembre-se que qualquer odor que escapa para o ar é simplesmente aquele muito menos odorante que permanece para reforçar o sabor do produto final.

Qualquer pessoa que já experimentou a água de cozimento do repolho fervido tem consciência da solubilidade de alguns dos componentes aromatizantes. Utilizando-se água suficiente para cobrir vegetais de sabor intenso com um excesso de cerca de 0,6 cm de água, os componentes aromatizantes serão diluídos pela ação de eliminação do meio de cozimento. Esse pequeno excesso ajudará a enfraquecer os sabores intensos dos diversos membros da família dos repolhos, promovendo, assim, a palatabilidade. Porém, quando vegetais de sabor suave estão sendo preparados, o uso de água suficiente para apenas cobri-los assegurará sua fervura uniforme com influência mínima sobre a perda de compostos na água de cozimento.

O tempo de cozimento possui uma influência distinta sobre os sabores de certos vegetais básicos. A família das cebolas, com seus componentes de sabor intenso que contêm enxofre, ficará cada vez mais suave com o aquecimento contínuo. Isso porque alguns dos compostos-chave de sabor (incluindo o propanal, o sulfeto de hidrogênio e o dióxido de enxofre) são voláteis e se desprendem do vegetal. Embora certa redução da quantidade dessas substâncias intensas seja útil, a perda excessiva leva a sabores insípidos. A solução conciliatória desejada pode ser alcançada por meio do cozimento das cebolas por um espaço de tempo moderado sem uma tampa.

Em contraste com as cebolas, vegetais como o repolho desenvolvem sabores intensos com o cozimento prolongado. O repolho cru contém **sinigrina**, glicosídeo encontrado em diversos membros da família dos repolhos (Fig. 5.19). Na presença de água e calor, a sinigrina é convertida em isotiocianato de alila e, por fim, em sulfeto de hidrogênio, composto de cheiro intenso e desagradável. Quanto maior o tempo de cozimento, maior a produção de sulfeto de hidrogênio. Ao manter o tempo de cozimento pequeno para os membros da família dos repolhos, a palatabilidade crescerá de modo significativo.

Sinigrina
Composto da família dos repolhos que, no final do cozimento, converte-se em sulfeto de hidrogênio, provocando um sabor desagradável.

Para um sabor ideal de vegetais cozidos, você vai precisar decidir (1) se utilizará tampa ou não, (2) quanta água será necessária, e (3) quão longo o período de cozimento deverá ser. As decisões corretas com respeito a essas três variáveis produzirá dividendos significativos no preparo de vegetais cozidos bastante saborosos.

PROCEDIMENTOS PARA O PREPARO DE VEGETAIS FRESCOS

Passos preliminares

Para todos os vegetais frescos, a lavagem cuidadosa é fundamental. Diversos vegetais são limpos lavando-os diretamente sob uma corrente de água corrente fria, ou usando-se uma escova ou uma esponja para limpar batatas ou outras hortaliças das sujeiras presentes nelas. A maneira mais rápida e eficiente de limpar a lama das nervuras e dos enrolamentos das folhas verdes é encher uma pia limpa com água fria e, em seguida, sacudir as folhas para cima e para baixo com vigor,

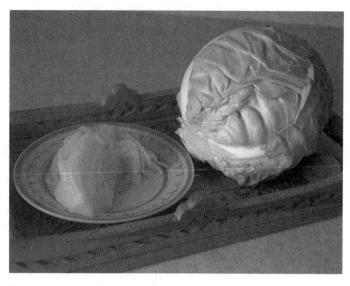

Figura 5.19 Repolho cru (à direita) contém sinigrina, um glicosídeo que se converte em sulfeto de hidrogênio quando o repolho é fervido (à esquerda).
Cortesia de Plycon Press.

a fim de remover a sujeira. Em seguida, deve-se esvaziar a água da pia, escoando-se o sedimento de lodo pelo ralo. Depois, é necessário voltar a encher a pia com água fria e repetir a ação de sacudir as folhas e esvaziar a água da pia, até a água permanecer limpa e não aparecer mais nenhum sedimento no fundo da pia quando a água da lavagem for escoada.

Depois da lavagem, a inspeção cuidadosa dos produtos frescos no sentido de remover todas as deformidades proporciona um importante controle de qualidade. Nesse momento, qualquer apara, desbaste e corte deve ser realizado de modo prudente. Por exemplo, o milho na espiga é preparado removendo-se a palha e também os cabelos presos nas fileiras entre os grãos. Da mesma forma, as vagens são aparadas nas duas extremidades, para eliminar as áreas celulósicas muito duras que lacram essas extremidades. Praticamente todos os vegetais frescos precisarão de alguma apara criteriosa para eliminar talos lenhosos, folhas pesadas e duras, ou outros componentes que não são apropriados para consumo humano.

Nem todos os vegetais exigem apara extensa antes do cozimento. Por exemplo, as fatias de repolho devem ser cortadas de modo a garantir a permanência de uma porção suficiente do cerne, assegurando que a fatia ficará intacta durante a fervura. As beterrabas são deixadas inteiras, com a raiz ainda presa e, ao menos, 2,5 cm de talo remanescentes. Essas precauções ajudam a evitar a danificar as células que contêm os pigmentos como a antocianina.

O descascamento pode ser realizado para remover as cascas de batatas, cenouras e algumas outros legumes. A utilização de um descascador de legumes ajuda a manter as perdas em um mínimo, embora uma faca de descascar legumes também seja uma maneira conveniente para a remoção de cascas. Para reduzir as perdas oxidativas de vitaminas e também para evitar uma possível descoloração, o descascamento deve ser realizado logo antes do cozimento do legume.

A descoloração em algumas batatas é provocada pela ação enzimática, que provoca a formação de um pigmento denominado melanina a partir do aminoácido tirosina. Essa mudança de cor é gradual, passando de um rosa-acastanhado para um cinza. Se as batatas precisarem manter a cor após o descascamento, a descoloração poderá ser minimizada colocando-se as batatas em uma tigela de água para cobrir toda a superfície e impedir o oxigênio de alcançá-las.

116 Parte II ▪ Preparo de alimentos

Diversos legumes são cortados em várias formas e pedaços antes do cozimento. Isso permite que aprimorem a apresentação do prato. O tempo de cozimento também diminui.

Ferver

Provavelmente, a maneira mais comum de preparar vegetais cozidos é por meio de fervura. A maioria dos vegetais frescos pode ser amaciada fervendo na água, com ou sem tampa na panela, dependendo das considerações de cor e sabor. No preparo de hortaliças em fervura, uma quantidade suficiente de água deve ser usada para ferver em uma panela tampada, cobrindo muito pouco a hortaliça (ou superando essa profundidade em cerca de 6 mm no caso de verduras ou legumes com sabor intenso). Então, os vegetais frescos limpos, inteiros ou cortados, são adicionados à água fervente, com a tampa sendo reposta ou removida, dependendo do vegetal. A fervura é mantida até que os vegetais possam ser espetados facilmente com um garfo, mas sem ficarem moles. A Tabela 5.9 apresenta as diretrizes para ferver alguns vegetais.

Tabela 5.9 Técnicas sugeridas para ferver alguns vegetais frescos

Vegetal	Uso da tampa	Motivo para uso ou não da tampa	Quantidade de água	Tamanho da peça	Tempo de fervura (min)[a]
Alcachofra	Sim[b]	Vapor necessário	2 cm	Inteira	35-45
Aspargo	Não	Cor verde	Pouca[c]	Talos	4-7
Vagem	Não	Cor verde	Pouca	Inteira	5-7
Beterraba	Sim	Sabor suave	Pouca	Inteira	30
Brócolis	Não	Cor verde, sabor intenso	—[d]	Talo dividido	4-6
Repolho-branco	Não	Cor verde, sabor intenso	Muita[e]	Fatia	4-6
Repolho-roxo	Não	Sabor intenso	Muita	Fatia	4-6
Cenoura	Sim	Sabor suave	Pouca	Pequena, inteira	5-8
Couve-flor	Não	Sabor intenso	Muita	Inteira Flores pequenas	12-15 6-8
Milho	Sim	Sabor suave	Pouca	Grãos	4-6
Milho na espiga	Sim	Sabor suave	Para cobrir	Inteira	4-7
Cebola	Não	Sabor intenso	Muita	Inteira	12-17
Pastinaca	Não	Sabor intenso	Muita	Inteira	20-40
Ervilha	Não	Cor verde	Pouca	Inteira	5-7
Batata	Sim	Sabor suave	Pouca	Inteira	15-20
Espinafre	Sim, para a verdura murchar; depois, sem	Cor verde	Aderida às folhas	Folhas	3-5
Batata-doce	Sim	Sabor suave	Pouca	Inteira	15-20
Tomate	Sim	Sabor suave	Nenhuma	Inteiro	7-15

[a] A variação dos tempos de preparo depende do tamanho e do amadurecimento dos legumes, e também da preferência pessoal.
[b] A clorofila se torna verde-oliva com ou sem tampa, por causa do longo tempo de cozimento das alcachofras; assim, a tampa é utilizada para aprisionar o vapor na panela, a fim de ajudar a reter o sabor.
[c] Apenas água suficiente para borbulhar sobre a superfície dos legumes quando a água estiver em ligeira ebulição.
[d] Água para cobrir 0,5 cm das flores se o brócolis estiver de pé na água.
[e] Água suficiente é utilizada para proporcionar um extra de 0,5 cm de água sobre o legume.

Cozer no vapor

Esse procedimento exige um recipiente para manter os vegetais no vapor, acima da água fervente em uma panela. Atualmente, existem no mercado diversos modelos de utensílios para cozer com vapor. Em geral, os legumes cozidos ao vapor retêm os nutrientes hidrossolúveis, pois não estão diretamente na água. O tempo exigido para cozer no vapor não será maior que o tempo para fervura se utensílios de estilo doméstico forem utilizados. Comercialmente, equipamentos pressurizados para cozimento a vapor são relativamente comuns. A temperatura elevada do vapor sob pressão possibilita cozer vegetais no ponto desejado, de maneira mais rápida do que a fervura.

Alguns vegetais verdes podem ser menos palatáveis quando preparados no vapor do que quando fervidos, pois o processo requer uma tampa, o que pode resultar em uma cor verde-oliva. Os sabores intensos podem ser reforçados mediante o cozimento a vapor, pois a tampa retém os componentes aromatizantes voláteis; além disso, há perda limitada de substâncias solúveis no vapor, em comparação com a provável fuga desses sabores na água quando os legumes são fervidos.

Legumes doces, com sabor suave, são bem apropriados para o cozimento a vapor, desenvolvendo uma textura tenra, mas levemente crocante, e, ao mesmo tempo, conservando um sabor desejável. A Tabela 5.10 descreve algumas técnicas apropriadas de preparo para diversos vegetais.

Cozer lentamente

O alto teor de proteínas e o baixo nível de umidade das leguminosas requerem técnicas especiais de preparo para esses nutritivos vegetais. A reidratação é necessária, e este é um processo bastante lento, em comparação com o preparo de vegetais frescos. Para promover a reidratação e o amolecimento das leguminosas, deve-se deixá-las de molho por determinado tempo (o uso de ⅛ de colher de chá de bicarbonato de sódio é opcional), no primeiro passo do preparo. Um período de imersão em água durante a noite ou um período de fervura de 2 minutos, seguido por uma hora de imersão na mesma água também podem ser utilizados para reduzir o tempo de cozimento lento necessário para amaciar os feijões. As exceções em relação a esse período de imersão são as lentilhas e as ervilhas secas, pois ficarão macias quando cozidas lentamente durante uma hora ou menos.

Em geral, as leguminosas são cozidas lentamente na água em que foram deixados de molho, para que as vitaminas B hidrossolúveis eliminadas na água de imersão sejam retidas com os feijões cozidos. A quantidade recomendada de água para imersão é de, no máximo, três xícaras para cada xícara de feijões secos. O rendimento final antecipado dos feijões cozidos a partir de uma xícara dos feijões originais é de cerca de duas a três xícaras após o período de cozimento lento igual ou maior que 90 minutos. Nesse momento, o amido das leguminosas terá gelatinizado, provocando o inchaço significativo dos feijões. O tratamento térmico comparativamente brando vai desnaturar a proteína, amaciar a celulose e as substâncias pécticas, eliminar as possíveis substâncias tóxicas e desativar o inibidor de tripsina. O resultado líquido dessas mudanças é que as leguminosas cozidas lentamente são palatáveis e fontes comparativamente baratas de proteínas, que podem ser aproveitadas muito bem pelo organismo, sobretudo quando os cereais (p. ex., o arroz) ou as nozes são servidos como acompanhamento.

Se substâncias pécticas das leguminosas forem precipitadas pelo cálcio, o amaciamento será difícil. Em geral, o ácido péctico encontrado nas leguminosas é capaz de atar os íons de cálcio, para impedir a combinação com substâncias pécticas e a formação de pectíneos insolúveis. A dificuldade de amaciá-las cresce se melaços são adicionados antes de a maciez adequada ser alcançada por meio do cozimento lento. Esse problema é o resultado da ação entre os íons de cálcio e o ácido do melaço. A água dura provoca problema semelhante por causa dos sais de cálcio. No preparo de feijões assados, os feijões precisam ser amolecidos antes da adição

Parte II ▪ Preparo de alimentos

Tabela 5.10 Métodos sugeridos para o preparo de diversos vegetais

Vegetal	Fervido	Cozido no vapor	Grelhado	Assado	Frito	Refogado à chinesa
Alcachofra	X	X				
Aspargo	X	X				X
Vagem	X	X				X
Feijão-de-lima seco		Cozimento lento		X		
Feijão-de-lima fresco	X	X				
Beterraba	X	X		X		
Brócolis	X	X			X	X
Couve-de-bruxelas	X	X				
Repolho-branco	X	X				X
Repolho-roxo	X	X				X
Cenoura	X	X		X		X
Couve-flor	X	X			X	X
Aipo	X					X
Milho	X	X		X		
Berinjela				X	X	
Cogumelo			X		X	X
Quiabo	X				X	
Cebola	X	X	X	X	X	X
Pastinaca	X	X		X	X	
Ervilha	X	X				
Batata	X	X		X	X	
Espinafre	X	X				X
Abóbora bolota (*acorn*)				X		
Abóbora de verão	X	X			X	X
Batata-doce	X	X		X	X	
Tomate	X	X	X	X	X	
Abobrinha	X	X			X	X

do molho contendo melaço. Ácidos, como tomates, também não devem ser adicionados antes de as leguminosas serem amaciadas por cozimento lento, por causa do efeito retardante que todos os ácidos têm no amaciamento das substâncias pécticas e da celulose.

Grelhar

Grelhar é o método de aquecimento direto para o preparo rápido de vegetais macios. Os tomates (cortados ao meio) e cogumelos podem ser grelhados com êxito. Alguns outros alimentos, como as cebolas-pérolas, ficarão excelentes quando grelhados, se forem aferventados primeiro. Aferventar quase até o ponto da maciez e, em seguida, grelhar, assegura que o centro do legume ficará macio, no momento em que a parte externa assume uma agradável cor castanho-dourada.

Assar ou dourar ao forno

Assar e dourar ao forno são basicamente o mesmo método térmico seco de aquecimento dos alimentos. No entanto, o preparo habitual de assar é um pouco diferente do de dourar ao forno. Há muito tempo, batatas assadas têm sido uma instituição norte-americana, mas outros legumes, por exemplo, abóboras de inverno e berinjelas, também são adequados para assar, pois suas cascas as protegem de secar excessivamente durante o assamento. O preparo é simples: limpe com cuidado e asse até amaciar. Espigas de milho também são bem apropriadas para assar. Diversos outros vegetais, com a exceção de vegetais folhosos, podem ser assados de modo satisfatório se colocados em uma fôrma coberta para mantê-los úmidos.

As temperaturas para assar legumes podem variar de 149°C a 218°C, dependendo dos outros itens que podem estar presentes no forno ao mesmo tempo. A conservação de energia sugere que assar legumes quando alguns outros itens do cardápio também estão sendo assados é um bom uso dos recursos. Os forninhos elétricos são úteis para assar legumes quando são os únicos itens a ser assados.

As misturas de legumes dourados no forno são itens do cardápio coloridos e saudáveis. Pimentões de diversas cores, batatinhas, cenouras, fatias de berinjela ou outros legumes cortados em pedaços menores (2,5 cm, aproximadamente) são adequados para dourar. Aferventar antes cebolas inteiras ou outros vegetais grandes pode reduzir o tempo de dourar. Depois que foram pincelados ou pulverizados com azeite de oliva ou outro óleo e quaisquer temperos desejados, os vegetais são dourados em temperatura igual ou maior que 204°C, e são mexidos durante o douramento de cerca de uma hora ou até amaciar. Se necessário, os vegetais podem ser removidos da fôrma à medida que se tornam macios e agradavelmente dourados.

Fritar

Batatas fritas e *onion rings* (anéis de cebola fritos) são itens populares do cardápio, apesar do conselho de que os norte-americanos devem comer menos gordura. As técnicas utilizadas para fritar legumes podem ser direcionadas para manter o nível de gordura destes itens o mais baixo possível enquanto estão sendo preparados. A gordura para uma fritura deve estar em cerca de 190,5°C antes de os legumes serem imersos nela. Essa temperatura é bastante quente para o preparo do legume, mas não tão quente a ponto de queimá-lo na parte externa antes de ficar macio no centro. Com temperaturas mais baixas, o legume absorverá crescentes quantidades de óleo, pois o tempo de preparo aumentará.

Ao colocar pequenas quantidades de vegetais crus no óleo de fritura, a temperatura da gordura cairá só um pouco em relação ao calor de fritura desejado. O escoamento cuidadoso de óleo do alimento frito e a secagem em papel-toalha antes de o alimento ser servido também são maneiras importantes de manter o conteúdo de gordura dos alimentos fritos relativamente baixo.

Às vezes, os legumes a serem fritos são empanados em uma massa de farinha com ovos e leite antes da fritura, e, outras vezes, são secos com papel-toalha e, depois, imersos com cuidado no óleo quente. As batatas fritas são sempre fritas sem massa de farinha com ovos e leite, enquanto a imersão nessa massa antes da fritura realça os *onion rings* e o conhecido tempurá japonês, como batatas-doces, ervilhas e vagens fatiadas.

A fritura em pouca gordura é realizada em grau limitado. Frequentemente, as batatas são preparadas dessa maneira, com batatas em rodelas fritas e panquecas de batatas picadas fritas, sendo duas receitas bastante populares. Como o nível de óleo é muito baixo para controle com um termômetro, a regra é impedir o óleo de ficar quente a ponto de soltar fumaça.

Refogar à chinesa

Refogar à chinesa ou cozinhar com frigideira, utilizando um **wok** ou uma frigideira, é um método de preparo de vegetais emprestado da culinária oriental (Fig. 5.20). Um *wok* vale-se do intenso calor do seu fundo para refogar fatias finas de vegetais muito rapidamente, em uma pequena quantidade de óleo. Assim que as fatias ficam levemente douradas, são empurradas para o alto e para o lado, onde

Wok
Panela metálica em forma de tigela, desenvolvida na Ásia para fritura rápida em óleo bem quente.

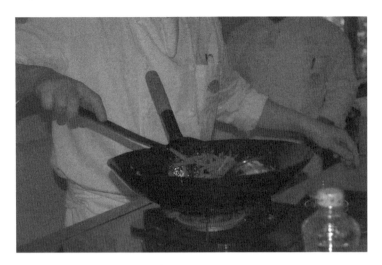

Figura 5.20 Vagens e brotos de feijão são os primeiros ingredientes a serem refogados à chinesa em uma receita tailandesa.
Cortesia de Plycon Press.

a condução de calor manterá as porções acabadas quentes, enquanto outras fatias estão sendo fritas no fundo.

Um dos prazeres de refogar à chinesa é que os vegetais, apesar de suas fatias finas, mantêm uma sugestão de crocância. Outra vantagem desse método é sua rapidez. Isso não só economiza tempo de preparo, mas também ajuda a manter os nutrientes. A combinação entre tempo de preparo muito curto e o contato limitado com água resulta em uma boa retenção de vitamina C e de outros nutrientes hidrossolúveis, apesar da grande área exposta pelas fatias finas. Entre outras vantagens desse tipo de preparo estão a cor verde vívida e vibrante mantida nos vegetais que contêm clorofila e os sabores frescos.

Embora muitos vegetais fiquem bastante macios apenas com o aquecimento que ocorre enquanto as fatias estão sendo douradas levemente, algumas requerem tempo adicional para alcançar a textura desejada. Com a fritura prolongada no calor intenso do *wok*, pedaços grossos podem ficar muito escuros ou até queimar antes de as fatias ficarem no ponto e a textura ficar suficientemente macia. No preparo de vegetais que amaciam lentamente, inicia-se como de costume (i. e., com uma pequena quantidade de óleo para salada, manteiga ou margarina no fundo do *wok*). No entanto, o *wok* pode ser coberto com uma tampa sempre que uma mexida não estiver sendo feita, e um pouco de água pode ser adicionado para formar vapor e ajudar a amaciar as fatias.

Outras técnicas

Preparo em micro-ondas. Os fornos de micro-ondas oferecem outro meio de preparo de vegetais, comparativamente mais rápido. Uma das vantagens do forno de micro-ondas é o rápido cozimento que pode acontecer se apenas pequenas quantidades estiverem sendo preparadas. Embora os métodos culinários no forno de micro-ondas muitas vezes incluam a adição de uma pequena quantidade de líquido e o revestimento do vegetal com papel-toalha ou outra proteção adequada para conter a umidade, a retenção das vitaminas hidrossolúveis (até mesmo as evasivas vitamina C e as vitaminas B) é boa.

A textura dos vegetais frescos que foram preparados em um forno de micro-ondas é muitas vezes um pouco mais tenaz e dura do que a dos vegetais similares que foram fervidos. Algumas pessoas consideram indesejável essa textura. Outros consideram que a cor e o sabor excelentes são uma compensação suficiente. Os resultados do preparo em micro-ondas são irregulares em diversas partes do vegetal. Isso poderá ser contrabalançado até certo ponto girando ou mexendo uma ou duas vezes os vegetais durante o período de preparo, se eles estiverem em fatias ou pedaços. Mesmo assim, a perda de água do parênquima será maior nessas hortaliças do que nas congêneres fervidas; essa perda explica, em parte, a diferença na textura resultante desses dois métodos culinários.

Preparo em panela de pressão. Algum tempo pode ser economizado no preparo de alguns vegetais mediante o uso de uma panela de pressão, mas as maiores economias são obtidas com vegetais que requerem um tempo igual ou maior de 20 minutos para ficarem macios de modo adequado. O uso de uma panela de pressão é bastante útil em altas altitudes, onde a temperatura reduzida da água em ebulição, em pressão atmosférica, provoca atraso considerável em amaciar os vegetais.

PONTOS DE AVALIAÇÃO

Vegetais frescos cozidos

- Corte de forma atraente
- Cor viva, agradável
- Textura bastante tenra para corte, mas não mole (purê deve ser bastante mole)
- Sabor delicado, mas característico do vegetal

Uma pequena quantidade de água é posta em uma panela de pressão, junto com os legumes lavados e aparados. A tampa é fechada e a panela é aquecida, mantendo a **válvula com pino** aberta. Quando o vapor começa a sair através da válvula aberta, o manômetro é posicionado e o aquecimento total é continuado até o manômetro começar a sacudir. Isso indica que a pressão correta foi alcançada, e o tempo desejado de cozinhar está começando. O aquecimento é ajustado para um nível inferior, até o manômetro sacudir cerca de três vezes por minuto. Como a pressão está criando uma temperatura muito alta, o controle de tempo deve ser realizado com cuidado, pois um erro de 30 segundos pode provocar variação significativa do resultado desejado no amaciamento do legume.

Válvula com pino
Pequena abertura na tampa da panela de pressão, para deixar o vapor escapar, e sobre a qual o manômetro é posicionado.

Assim que o tempo desejado expirar, a panela de pressão é removida do fogo e posta sob água corrente fria por curto tempo, para reduzir a pressão no interior. Em seguida, o manômetro é removido e a tampa é aberta. Os vegetais verdes e de sabor intenso são menos apropriados para o preparo em panela de pressão do que os outros vegetais, mas muitos podem ser preparados dessa maneira com êxito.

COMO PREPARAR VEGETAIS ENLATADOS E CONGELADOS

Vegetais enlatados

O preparo dos vegetais enlatados comercialmente é tão simples quanto abrir a lata e aquecer as hortaliças para servir em seu próprio líquido ou drenar a lata ou frasco e usá-las frias em saladas. O processo de produção de conservas e seu envasamento cozinham os vegetais completamente. O reaquecimento dos vegetais em um forno de micro-ondas é realizado em uma vasilha de vidro, incluindo unicamente líquido suficiente para fornecer o caldo desejado em servir (frequentemente só o líquido aderido ao vegetal conforme é tirado da lata com uma colher). Nenhuma tampa é necessária para esse breve tempo de aquecimento em micro-ondas, a menos que um molho, como o creme de milho, esteja sendo aquecido com o vegetal.

A produção caseira de conservas de vegetais representa o perigo potencial de ser uma fonte da toxina produzida pela *C. botulinum*. Como a toxina pode ser fatal em quantidades até muito pequenas, os vegetais envasados em casa devem ser fervidos ativamente por, no mínimo, 15 minutos, antes de serem provados. O uso de vegetais envasados em casa sem seguir essa precaução significa assumir um risco que pode resultar em morte (Cap. 19). A única exceção à regra de ferver durante 15 minutos envolve o tomate, pois ele, em geral, é bastante ácido, não favorecendo o desenvolvimento dos esporos da *C. botulinum*.

Vegetais congelados

Os vegetais congelados foram **branqueados** antes do congelamento, para inativar as enzimas capazes de provocar mudanças oxidativas durante o armazenamento congelado. Esse breve tempo de cozimento é suficiente para começar a amaciar as paredes celulares e abreviar o período de cozimento subsequente requerido quando

Branqueamento
Técnica de ferver ou cozinhar a vapor por breve período para inativar enzimas antes do congelamento.

o vegetal congelado finalmente é preparado. Em geral, o bloco de vegetal congelado é posto em uma pequena quantidade de água fervente (normalmente, cerca de meia xícara de água para uma porção de 285 g de vegetal), sendo fervido até o amaciamento do vegetal. Alguns vegetais congelados são embalados em sacos projetados para permanecerem vedados até após o cozimento. Esses vegetais devem ser preparados de acordo com as instruções da embalagem.

Uma tampa pode ser utilizada para ajudar a aprisionar o vapor, para derreter a porção superior do bloco congelado. Mesmo vegetais verdes podem ser preparados a partir do seu estado congelado até sua temperatura de consumo com a panela tampada, pois as enzimas oxidativas, que promovem a formação de feofitina, foram inativadas pelo período prévio de branqueamento. Além disso, é improvável que o período muito curto de fervura resulte em feofitina sendo formada a partir da clorofila.

O aquecimento em micro-ondas funciona muito bem para o preparo de vegetais congelados. À medida que o bloco congelado amolece durante o processo de aquecimento, os vegetais devem ser mexidos para promover aquecimento uniforme. A textura dos vegetais congelados aquecidos em um forno de micro-ondas é próxima da textura dos vegetais que são fervidos, pois as mudanças nas paredes celulares resultantes do período de branqueamento e a formação de cristais de gelo durante o congelamento resultam, em geral, em amaciamento adequado, mesmo com o tempo muito breve de cozimento no forno de micro-ondas.

COMO AGREGAR ATRATIVOS
AOS LEGUMES E VERDURAS

Mesmo quando os vegetais são preparados com perfeição, podem parecer monótonos se somente uma pequena variedade de hortaliças é preparada, sobretudo se apenas uma ou duas técnicas de preparo forem utilizadas. O uso de molhos, temperos e condimentos pode adicionar apelo considerável aos vegetais nas refeições. Entre os molhos apropriados para legumes e verduras, destacam-se o de manteiga e limão, o *hollandaise*, o bechamel e o *mornay*, bem como os molhos agridoces. O uso criativo das ervas é outra maneira de realçar os vegetais. O manjericão (Fig. 5.21), o endro, a manjerona, a hortelã, o orégano, a salsinha picada, a cebolinha picada, o alecrim, a sálvia, a segurelha, o estragão (muito moderadamente) e o tomilho são algumas das ervas apreciadas para as hortaliças.

A apresentação atraente e estimulante de legumes e verduras é importante para a aceitação. A drenagem cuidadosa antes da apresentação será fundamental se um molho for adicionado ou se a hortaliça for servida diretamente no prato principal. As ervas podem ser misturadas à hortaliça drenada, junto com a margarina ou a manteiga, antes da apresentação. Um pouco de suco de limão acrescido à hortaliça é outra maneira de adicionar um toque sutil de sabor.

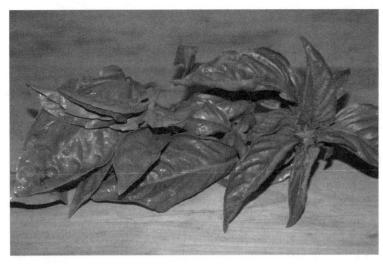

Figura 5.21 O manjericão é uma erva que pode ser utilizada como aromatizante ou guarnição para agregar atrativos aos vegetais.
Cortesia de Plycon Press.

RESUMO

Frequentemente, os vegetais são classificados de acordo com a parte da planta que é utilizada como alimento, com as classificações resultantes sendo bulbos, raízes, tubérculos, folhas e talos, frutos e sementes. Os vegetais possuem um revestimento externo, um sistema de transporte vascular e uma polpa, que é composta principalmente dos parênquimas. Os componentes estruturais dos vegetais são principalmente a celulose, as hemiceluloses e as substâncias pécticas. No interior dos parênquimas, o amido é formado e armazenado nos plastídios denominados leucoplastos; os pigmentos carotenoides, nos cromoplastos; as clorofilas, nos cloroplastos; e os pigmentos flavonoides, e também os açúcares, os ácidos e os sais, na porção grande da célula, denominada vacúolo.

Legumes e verduras são fontes valiosas de nutrientes quando preparadas e servidas de maneiras atraentes. Entre os nutrientes contidos nos vegetais incluem-se diversas vitaminas (especialmente a provitamina A nos vegetais verde-escuros, folhosos e amarelos) e minerais. Algumas hortaliças são excelentes fontes de amido. Na dieta, uma contribuição importante dos vegetais está em suas fibras, que são úteis para promover a motilidade intestinal.

Durante todo o ano, uma grande variedade de vegetais frescos pode ser obtida em grandes supermercados. Muitas dessas hortaliças devem ser armazenadas em geladeira, cuidadosamente embaladas para proteção contra a perda de umidade. Algumas delas, com as batatas sendo um exemplo notável, devem ser armazenadas em uma temperatura de cerca de 6°C abaixo da temperatura ambiente, para promover a conservação de qualidade ideal. Em 15,6°C, o teor de amido das batatas não cerosas permanece alto, fomentando seu excelente desempenho no sentido de preparar purê, assar e fritar. As batatas cerosas mantidas nessa temperatura reterão quantidades adequadas de açúcar, mas o conteúdo de amido será controlado para possibilitar que sejam utilizadas para seus melhores modos de preparo, incluindo fervura, saladas e ensopados de forno.

Consideráveis nutrientes e palatabilidade podem ser perdidos se não for tomado cuidado no manejo dos vegetais, desde a fazenda até a mesa da família, passando pelo mercado. O controle de temperatura é fundamental para a retenção de nutrientes e para evitar a deterioração. Durante o armazenamento, o controle do nível de umidade no ambiente circundante também é importante. O olho pode ser um bom guia para a seleção de vegetais de alta qualidade e valor nutriente.

As técnicas culinárias devem ser idealizadas para otimizar a cor, o sabor, a palatabilidade total e o teor nutritivo. É uma tarefa difícil, mas decisões apropriadas a respeito da quantidade de água a usar na fervura, do emprego de uma tampa e do tempo de cozimento podem ser tomadas. Os vegetais verdes reterão sua clorofila, em vez de formar feofitina, se o tempo de cozimento for breve e uma tampa não for usada. Um pouco de ácido ajuda a reter a cor desejada dos flavonoides (antoxantinas e antocianinas), mas adicionar muito ácido fará com que os vegetais continuem duros.

A utilização de uma tampa sobre o vegetal fervente ajuda a manter os ácidos orgânicos naturais. Uma quantidade mínima de água para ferver sobre um vegetal fresco e o uso de uma tampa promoverão sabor ideal em um vegetal de sabor suave, enquanto a ausência de uma tampa no preparo de um vegetal de sabor intenso, como o repolho, ajuda a aumentar a palatabilidade, enfraquecendo o sabor. Se a cor ou o sabor for melhorado sem a tampa, esta deve ser removida em favor da palatabilidade máxima.

Além da preparação por fervura, os vegetais podem ser preparadas por meio do cozimento no vapor. As leguminosas são fervidas lentamente porque levam muito tempo para amaciar. Entre outras técnicas apropriadas para o preparo de alguns vegetais, incluem-se grelhar, assar, fritar e refogar à chinesa. O preparo de vegetais em micro-ondas, sobretudo daqueles enlatados e congelados, também é outra técnica rápida. Uma panela de pressão economiza tempo para o preparo de legumes, que requerem ao menos 20 minutos para amaciar de modo adequado; esse utensílio é de valor inestimável especialmente para o preparo de legumes em regiões montanhosas.

QUESTÕES DE ESTUDO

1. Compare o custo e a palatabilidade dos seguintes vegetais, em suas formas frescas, congeladas e enlatadas: milho, ervilha, vagem, cenoura e batata. Que produtos representam (a) as escolhas mais econômicas e (b) a maior palatabilidade?

2. Elabore uma lista de diversos vegetais *gourmet* na seção de alimentos congelados. Que tipos de molhos ou ingredientes especiais são incorporados nesses itens? Como o custo se compara com o custo dos vegetais congelados simples?

3. Quais são alguns vegetais que são exemplos de cada uma das categorias de pigmento? Que mudança de cor pode ser antecipada em cada uma, na presença de ácidos e álcalis? Como a técnica de preparo pode influenciar a cor dos vegetais cozidos?

4. Descreva as técnicas envolvidas no preparo de vegetais mediante cada um dos seguintes métodos: ferver, cozer no vapor, grelhar, assar, fritar, refogar à chinesa, usar forno de micro-ondas e usar panela de pressão. Mencione ao menos um vegetal adequado para cada método.

5. Explique o uso de uma tampa e a quantidade de água a ser utilizada na fervura de cada um dos seguintes vegetais frescos: milho, brócolis, cebola, repolho-roxo, couve-de-bruxelas, espinafre, couve-flor, beterraba e cenoura. Explique por que você escolheu cada um.

BIBLIOGRAFIA

Backas, N. 2009. Eat your veggies. *Food Product Design* 19 (10): 44.

Camp, D. B., et al. 2010. Paradox of organic ingredients. *Food Technol. 64*(11): 20.

Cannon, R. 2008. Organic vs. natural. *Food Product Design 18*(8): 26.

Clemens, R. A. 2001. Redefining fiber. *Food Technol. 55*(2): 100.

Fan, X., et al. 2009. *Microbial Safety of Fresh Produce*. Wiley-Blackwell. New York.

Gerdes, S. 2004. Perusing the food-color palette. *Food Product Design 14*(9): 94.

Getz, J. G., et al. 2010. Nutrigenomics and public health. *Food Technol. 64*(2): 28.

Hoover, D. B. 1997. Minimally processed fruits and vegetables: Reducing microbial load by nonthermal physical treatments. *Food Technol. 51*(6): 66.

Johnston, C. S., and D. L. Bowling. 2002. Stability of ascorbic acid in commercially available orange juices. *J. Am. Dietet. Assoc. 102*(4): 525.

Kuntz, L. A. 2010. Beta-carotene's bonanza. *Food Product Design 20*(2): 16.

Luff, S. 2002. Phytochemical revolution. *Food Product Design: Functional Foods Annual* Sept.: 77.

Luff, S. 2005. Organic identity preservation. *Food Product Design 15*(7): 107.

Massengale, R. D. 2010. Biotechnology: Going beyond GMOs. *Food Technol. 64*(10): 30.

McCullum, C. 2000. Food biotechnology in the new millennium: Promises, realities, and challenges. *J. Am. Dietet. Assoc. 100*(11): 1311.

McWilliams, M. 2012. *Foods: Experimental Perspectives*. 7th ed. Prentice Hall. Upper Saddle River, NJ.

Miraglio, A. M. 2006. Beyond lycopene. *Food Product Design. 15*(10): 77.

Montecalvo, J. 2001. The National Organic Program: An opportunity for industry. *J. Food Technol: 55*(6): 26.

Newman, V. S., et al. 2002. Amount of raw vegetables and fruits needed to yield 1 c juice. *J. Am. Dietet. Assoc. 102*(7): 975.

Palmer, S. 2009. Coloring the anthocyanin age. *Food Product Design 19*(3): 26.

Park, J., and H. C. Brittin. 1997. Increased iron content of food due to stainless steel cookware. *J. Amer. Dietetic Assoc. 97*(6): 659.

Pszczola, D. E. 2007. Emerging ingredients: Good as gold. *Food Technol. 61*(7): 63.

Stables, G. J., et al. 2002. Changes in vegetable and fruit consumption and awareness among U.S. adults: Results of the 1991 and 1997 5-a-Day for Better Health Program surveys. *J. Am. Dietet. Assoc. 102*(6): 809.

Turner, R. Elaine. 2002. Organic standards. *Food Technol. 56*(6): 24.

Van Duyn, M. A. S., and E. Pivonka. 2000. Overview of the health benefits of fruit and vegetable consumption for the dietetics professional: Selected literature. *J. Am. Dietet. Assoc. 100*(12): 1511.

Winter, C. K. 2006. Organic foods. *Food Technol. 60*(10): 44.

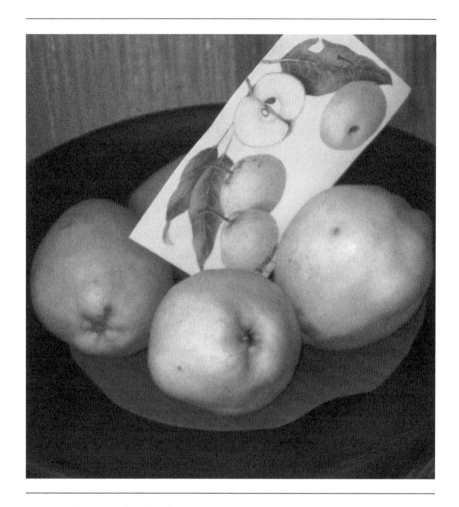

Peras asiáticas são classificadas como pomos.
Cortesia de Plycon Press.

CAPÍTULO 6

Frutas

Classificação, 127
  Bagas, 128
  Cítricos, 128
  Drupas, 130
  Uvas, 130
  Frutas hídricas, 131
  Pomos, 132
  Frutas tropicais e subtropicais, 133
Pigmentos, 134
Composição das frutas, 135
Valor nutricional, 136
Aspectos da comercialização, 137
Seleção, 138
Frutas frescas, 138
Frutas enlatadas e congeladas, 140
Frutas secas, 143
Armazenamento em casa, 145
Preparo, 146
  Frutas *in natura*, 146
  Frutas cozidas em fogo baixo, 147
  Outros procedimentos de preparo, 148
  Preparo com frutas enlatadas e congeladas, 149
Resumo, 150
Questões de estudo, 151
Bibliografia, 151

Conceitos básicos

1. Em geral, as frutas são mais delicadas e perecíveis que verduras e legumes.
2. Os tipos variados de fruta (bagas, cítricos, drupas, frutas hídricas, pomos, e frutas tropicais e subtropicais) não são apenas boas fontes de vitaminas e minerais, como também apresentam um amplo espectro de cores, sabores e texturas.
3. A seleção e o armazenamento cuidadoso das frutas proporcionarão a qualidade ideal a frutas frescas, congeladas, enlatadas e secas.
4. O controle de pressão osmótica é importante no preparo de frutas com células frágeis.

As frutas – frescas, congeladas, enlatadas ou secas – são os alimentos favoritos de muitas pessoas. São apreciadas em todas as refeições do dia e como lanche, pois são frequentemente consumidas cruas e exigem pouco preparo, exceto lavagem. As frutas apresentam sabores com um quê de doçura e texturas que variam do crocante ao muito macio, para animar qualquer refeição ou lanche. Em contraste, as verduras e os legumes requerem certa habilidade e imaginação para serem trazidas à mesa como destaque da refeição. O desafio relativo às frutas é selecionar as de alta qualidade e armazená-las adequadamente, até que sejam preparadas para um serviço de mesa simples ou elegante.

Durante todo o ano, o conjunto de frutas disponíveis para os consumidores atuais teria impressionado até mesmo a realeza de 50 anos atrás, pois a riqueza sozinha não poderia ter comprado itens considerados acessíveis hoje em dia. O segredo dessa diferença é a combinação entre mudanças significativas de práticas e expedição, bem como comercialização e inovações agrícolas (Fig. 6.1).

O verão ainda é o auge da estação de frutas, mas mesmo no inverno as escolhas se ampliam muito além das tradicionais laranjas, toranjas e maçãs do passado recente. Não só existem inúmeras frutas disponíveis, mas as escolhas também podem ser feitas entre frutas frescas, congeladas, enlatadas e secas. Este capítulo considera o fascinante mundo das frutas, incluindo a seleção, os valores nutritivos, os cuidados e os preparos.

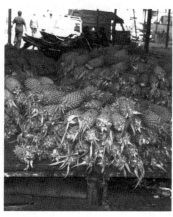

Figura 6.1 Nos dias de hoje, muitas vezes, as frutas dos mercados viajaram milhares de quilômetros e ainda assim preservam excelentes condições, para ampliar o espectro das escolhas alimentares. Cortesia de Plycon Press.

CLASSIFICAÇÃO

As frutas são definidas como produtos comestíveis mais ou menos suculentos de uma árvore ou planta, e consistem em sementes e tecidos adjacentes amadurecidos. Embora algumas frutas na realidade acabem classificadas como hortaliças, por causa do uso no prato principal de uma refeição (tomates, p. ex.), a maioria será utilizada para saladas, sobremesas ou para acentuar o sabor em combinação com um petisco, por causa de seu sabor naturalmente doce. Alguma ordem pode ser discernida de muitas frutas, classificando-as em grupos ou famílias com base na forma, estrutura celular, tipo de semente ou *habitat* natural. Em geral, as frutas são categorizadas de acordo com os seguintes grupos: bagas, cítricos, drupas, uvas, melões, pomos e tropicais e subtropicais.

Bagas

Normalmente, as bagas são frutinhas com estrutura celular frágil e de fácil danificação. Essas frutas contam com um alto conteúdo de água no interior das células, dando a rotundidade sumosa associada a elas. Esse alto conteúdo de água, junto com as paredes celulares finas, fazem as bagas perderem seu acentuado caráter sumoso e levemente firme se forem congeladas e descongeladas; os cristais de gelo afiados, que se formam durante o congelamento, rompem as paredes celulares e liberam o suco. Entre os membros familiares do grupo de bagas, destacam-se amoras, mirtilos, framboesas vermelhas e pretas, groselhas, morangos, *boysenberries*, *youngberries*, *cranberries* e *huckleberries*. Entre as bagas menos conhecidas, que podem ser encontradas ocasionalmente, incluem-se *lingonberries* (Fig. 6.2), *cloudberries* (nativas do Círculo Polar Ártico) e *dewberries*.

Como grupo, as bagas são utilizadas frequentemente como sobremesas, servidas simplesmente em uma tigela, ou integradas em produtos assados, como em uma torta de bagas frescas ou em outros tipos de produtos de panificação. Também podem estar presentes em tortas *gourmet*, preparando-se uma cobertura em que as bagas frescas são misturadas no preparo para cobrir uma crosta assada.

As framboesas, os mirtilos e os morangos são vendidos em grande escala no mercado de alimentos congelados. Os mirtilos são até comercializados em misturas para *muffins*. As panquecas e os *waffles* se tornam festivos quando são cobertos com bagas sob a forma de frutas frescas, melados, geleias e conservas de frutas. Os *cranberries* ganham lugar especial pelo fato da sua disponibilidade no outono, quando muitas outras frutas estão ausentes do mercado. São únicos entre as bagas, em suas diversas formas, em molho, conserva e suco de *cranberry*.

Cítricos

As frutas cítricas, incluindo laranjas, toranjas, limões, tangerinas, limas e tangores são uma rica fonte de vitamina C. Os nutricionistas recomendam o consumo de uma fruta cítrica diariamente. A incapacidade de o organismo armazenar vitamina C de modo eficiente foi uma dádiva para a indústria de cítricos, pois as laranjas e outras frutas cítricas são culturas que duram o ano todo e são uma fonte comparativamente barata dessa vitamina fundamental, mas um tanto elusiva. O cardápio não precisa se limitar a essas fontes cítricas de vitamina C. A laranjinha *kinkan* e a cidra são consumidas raramente, mas também podem fornecer essa vitamina.

Nos mercados norte-americanos, os dois tipos mais comuns de laranja são a Valência e a navelina. A Valência, preferida para suco, diferencia-se da navelina mediante o exame da parte inferior da laranja. O fundo da Valência é liso, enquanto o fundo da navelina possui uma formação que é o início de uma

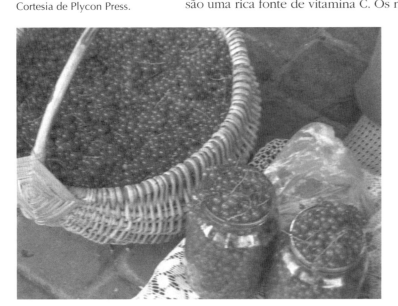

Figura 6.2 As *lingonberries* são muito frágeis para serem expedidas da Escandinávia. Assim, muitas vezes são transformadas em geleia, para venda em mercados distantes.
Cortesia de Plycon Press.

laranja dentro de outra laranja. A navelina é mais fácil de descascar que a Valência, não tem sementes, e é facilmente cortada em fatias. Esses atributos tornam a laranja navelina especialmente apreciada para comer.

A popularidade das laranjas vai muito além da sua função como fonte de vitamina C. O sabor prazeroso das laranjas confere um acento agradável aos outros alimentos; a cor viva também é outra vantagem. Comercialmente, a produção do suco de laranja para ser comercializado fresco (não concentrado), enlatado ou como concentrado congelado é um negócio em grande escala; por isso é um alimento de conveniência, que é um poupador de tempo bem-vindo em diversos lares norte-americanos. Também de interesse é o fato de a porção branca da casca (albedo) das frutas cítricas ser a principal fonte de pectina, que é utilizada na fabricação de geleias e conservas de frutas.

http://www.hort.purdue.edu/newcrop/morton/mandarin_orange.html
– Informações a respeito da mandarina.

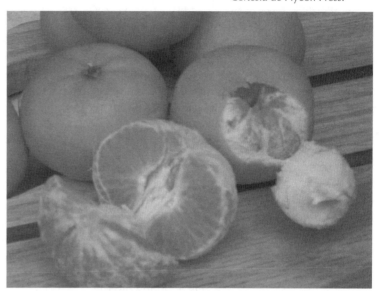

Figura 6.3 A mandarina possui uma casca que pode ser removida com facilidade e gomos que se separam sem dificuldade, características que a tornam um lanche ideal.
Cortesia de Plycon Press.

A tangerina, outro tipo de cítrico, tem a forma de uma laranja levemente achatada. Sua virtude particular é a casca frouxamente assentada, que pode ser descascada quase sem esforço; por outro lado, os gomos contêm inúmeras sementes, que precisam ser removidas. A mandarina – na realidade, um tipo de tangerina –, é utilizada na forma enlatada, frequentemente como ingrediente de salada ou sobremesa (Fig. 6.3). Um parente próximo é o tangelo, que é um híbrido entre a toranja e a tangerina. O tangor é outro resultado de experiências genéticas por botânicos. Essa fruta cítrica muito agradável possui a suculência da laranja e o descascamento fácil da tangerina.

A toranja, a maior das frutas cítricas, é apreciada não só nos Estados Unidos, mas também na África do Sul e em Israel. A polpa pode ser branca ou rosa. Embora a toranja seja muitas vezes consumida simplesmente cortada ao meio, também é excelente quando grelhada, talvez coberta com um pouco de açúcar mascavo e servida quente. O sudeste asiático é a origem do pomelo, cítrico muito grande, que parece uma toranja gigante, com uma casca muito grossa; seu sabor é menos ácido que o da toranja (Fig. 6.4).

Os limões são uma dádiva especial para pessoas que estão tentando seguir dietas de redução de peso, pois um pouco de suco de limão ou um pouco de casca de limão ralada pode adicionar um acento de sabor estimulante para diversos alimentos, sem o acréscimo de muitas calorias. Por exemplo, um toque de limão sobre uma salada verde pode substituir um molho de salada rico em calorias e oferecer um sabor agradável. Os limões também podem ser utilizados nos preparos ricos em calorias, como limonadas e tortas de limão com suspiro, bem como em outras sobremesas que se valem de grandes quantidades de açúcar, para compensar a acidez do suco de limão.

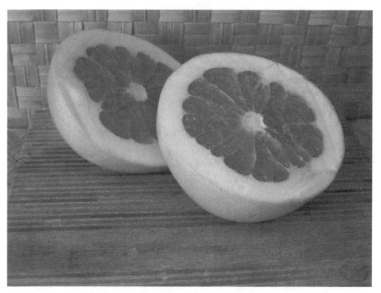

Figura 6.4 O pomelo é um cítrico que se assemelha a uma toranja gigante, com uma casca muito grossa e um sabor mais doce.
Cortesia de Plycon Press.

Duas outras frutas cítricas são a laranjinha *kinkan* e a cidra. A laranjinha *kinkan*, nativa da China, agora é cultivada na Flórida e na Califórnia. A fruta tem apenas

VISÃO DA INDÚSTRIA
Produtos e subprodutos

Inevitavelmente, a indústria de alimentos deve concentrar a atenção não só no produto principal em preparo, mas também nos subprodutos potencialmente comercializáveis, que talvez sejam descartados sem gerar renda e que, na realidade, têm custo para o descarte. Os exemplos de casos bem-sucedidos na indústria de cítricos são numerosos, incluindo o limoneno para uso na produção de resinas e sabões e também para possível uso em aromatizantes de alimentos; óleos prensados a frio para aromatizar sucos, outras bebidas e doces; essências para melhorar os sabores de sucos; pectina, complexo agente espessante de carboidrato; e melaços e polpa seca para rações animais.

A contaminação microbiológica dos produtos cítricos precisa ser monitorada com cuidado e controlada para evitar possíveis problemas de saúde, pois os produtos em suco, em particular, são muito propícios para o desenvolvimento de microrganismos, que florescem em ambientes frios, úmidos e ácidos. (A acidez típica do suco de laranja está dentro da faixa de pH 3 a 4.) Os consumidores foram ligeiros em aceitar o suco de laranja não concentrado (também denominado pronto para servir), por causa do frescor e da qualidade. No entanto, o suco extraído na hora possui um prazo de validade limitado, a menos que controles sanitários muito cuidadosos sejam seguidos e que a temperatura seja controlada durante a produção e a comercialização. A pasteurização leve, que envolve manter um líquido entre 85 e 95ºC, por 15 a 60 segundos, é um meio adequado para ajudar a controlar o desenvolvimento microbiológico durante o armazenamento do suco de laranja não concentrado. Embora esse tratamento térmico suave altere os compostos aromatizantes voláteis contidos no suco, o efeito é mínimo – sem dúvida, muito menor que as alterações encontradas no suco reconstituído a partir do concentrado congelado.

---

cerca de 2,5 cm de comprimento e, por causa do tamanho, torna-se uma guarnição atraente quando usada *in natura*, em conserva ou cristalizada. A cidra, fruta dos desertos quentes do Oriente Médio, agora cultivada na Califórnia e na Flórida, assemelha-se a um grande abacate com uma casca muito grossa. A cidra é valiosa por sua casca comestível, que, em geral, é cristalizada e utilizada em bolos de frutas e alguns biscoitos de festa.

Drupas

Drupa
Fruta com uma semente única cercada por polpa comestível.

As **drupas** são frutas que possuem uma única e grande semente cercada por uma polpa comestível. Entre as drupas conhecidas, incluem-se damascos, cerejas, pêssegos, ameixas e ameixas secas. Essas frutas são apreciadas em diversas formas: frescas, congeladas, enlatadas, em geleias e conservas de frutas, e, às vezes, até secas. Um exemplo vistoso de uma drupa é a cereja ao marasquino, que é feita de cerejas doces descoloridas com dióxido de enxofre e, em seguida, adicionando-se corante comestível. As ameixas, os damascos e os pêssegos são apreciados secos; em geral, os damascos e os pêssegos são sulfurados para conservar sua familiar cor laranja.

Exemplos menos comuns são as mangas e as tâmaras (Fig. 6.5). As tâmaras, outrora uma fruta exótica de distantes oásis do exterior, agora são cultivadas comercialmente na Califórnia. Os três estágios de maturação (*khalal*, ou seja, o desenvolvimento de uma cor amarela ou vermelha; *rutab*, ou seja, o amolecimento; e *tamar*, ou seja, a hora de curar a fruta) culminam na cura das tâmaras ricas em açúcar. A doçura das tâmaras as torna apreciadas em produtos assados, saladas, confeitos e bebidas com leite.

Uvas

As uvas são uma importante cultura frutícola em diversas regiões do mundo, valorizadas tanto pela própria fruta como pelo vinho que pode ser produzido a partir de certas variedades. As uvas comestíveis estão disponíveis em variedades como a Thompson, Flame Tokay, Emperor, moscatel, málaga e Concord. Essas uvas

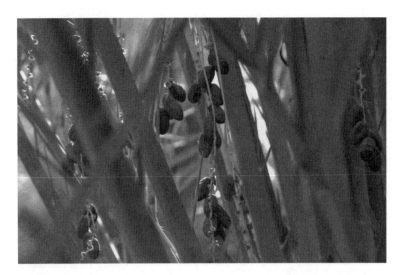

Figura 6.5 Tâmaras penduradas em cachos, em uma tamareira em Omã; são classificadas como drupas por causa da polpa densa que cerca uma única semente. Cortesia de Plycon Press.

se originam de dois tipos básicos: a uva norte-americana, com sua forma arredondada, e a uva europeia, caracterizada por um contorno oval. A conhecida uva azul Concord é um exemplo de uva norte-americana, enquanto a Thompson sem sementes é classificada como europeia.

As uvas Concord são consumidas frescas na estação, mas também são a base de diversos produtos comerciais, incluindo conservas, geleias, sucos e concentrados de suco congelado. Outras uvas são utilizadas para a produção de produtos comerciais. As Thompson sem sementes são enlatadas em coquetéis de frutas e são transformadas em passas pela secagem ao sol. As uvas do tipo moscatel e as groselhas pretas são outros produtos secos apreciados.

Frutas hídricas

Ao contrário da maioria das outras frutas, as frutas hídricas são em geral restritas ao consumo na forma fresca. Os métodos de conservação provocam mudanças texturais indesejáveis, com exceção dos picles de melancia. Mesmo o congelamento apresenta problemas; o congelamento danifica a delicada estrutura celular, resultando em uma textura escorregadia e levemente desagradável depois do descongelamento.

Felizmente, as frutas hídricas podem ser cultivadas em uma área geográfica bastante vasta, de norte a sul; assim, sua temporada de cultivo é muito longa. Por exemplo, os melões cultivados no Imperial Valley, no sul da Califórnia, são enviados para os mercados desde meados de maio até o começo de julho, época em que os cultivados no norte da Califórnia tomam conta do mercado, só para abrir mão de novo para os do Imperial Valley por causa de uma quebra de safra.

No grupo das frutas hídricas, as duas categorias gerais são as melancias e os melões (Fig. 6.6). Os **melões**, com a cavidade central repleta de sementes e a polpa densa e colorida, sob uma casca externa fina, são subdivididos em diversas variedades: cantalupo, amarelo, *honeydew*, persa, *casaba*, *honeyball* e *crenshaw*.

Os melões persas, célebres por sua polpa densa e de cor laranja, são parentes próximos do cantalupo, enquanto o *casaba* possui uma polpa tenra e cor cremosa. O persa e o *casaba* foram cruzados para produzir os *crenshaw*, variedade com sabor rico e atraente cor salmão. Tanto os melões *casaba* como os *crenshaw* possuem excelentes características de comercialização, pois são melhores se colhidos verdes e amadurecidos fora da trepadeira, tornando a exportação relativamente fácil. O melão-cantalupo e o melão persa apresentam problemas de exportação; são melhores quando podem amadurecer na trepadeira. Os *honeydew* contrastam com os outros melões por causa do sabor muito doce e do verde delicado. Ocasionalmente, os melões *honeyball* são vistos nos mercados. Eles têm um exterior semelhante ao *honeydew*, enquanto o interior é similar ao melão-cantalupo de sabor suave.

Melão
Uma das duas subdivisões gerais das frutas hídricas; inclui o cantalupo, o amarelo e outros melões, caracterizados pela existência de uma polpa densa cercada por uma grande cavidade central cheia de pequenas sementes.

Figura 6.6 As melancias são um tipo de fruta hídrica, apreciadas não só no Quênia, mas também nos Estados Unidos e em diversos outros países do mundo.
Cortesia de Plycon Press.

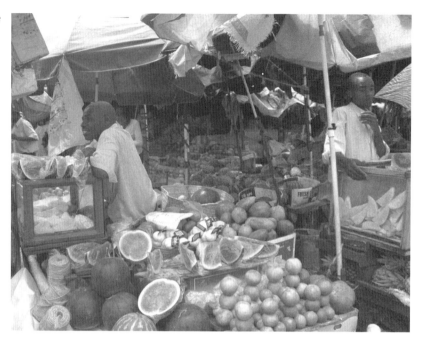

Pomos

www.rainierfruit.com/consumers/wax.html
– Informações a respeito de maçãs, cerejas e peras.

Pomo
Fruta com um núcleo central que contém cinco sementes cercadas por uma polpa grossa e comestível; as maçãs, os marmelos e as peras são exemplos de pomos.

Os **pomos** são frutas da família botânica *Malaceae*, que se caracteriza por um núcleo central contendo cinco sementes encapsuladas cercadas por uma camada comestível densa e polpuda. Essa estrutura central é característica de todas as frutas classificadas como pomos (Fig. 6.7). Entre os pomos conhecidos, destacam-se maçãs, peras e marmelos. As maçãs são especialmente comuns na dieta norte-americana, por causa da sua grande versatilidade e das suas qualidades excelentes de conservação. Comercialmente, as maçãs são processadas em suco, vinagre, conserva, manteiga de maçã, purê de maçã e recheios de torta. Elas também podem ser secas em fatias ou usadas em recheios de tortas congeladas. Nos lares, a maçã assada, a torta de maçã, a salada de frutas e a panqueca de maçã são apenas algumas das maneiras pelas quais as maçãs são incorporadas à dieta.

As peras podem ser utilizadas em diversas receitas alternadamente com as maçãs. Por exemplo, as peras podem ser usadas em saladas de frutas e na torta de pera. A maior suculência das peras torna necessário fazer alguns ajustes em certos produtos, como em pães de minuto, nos quais os níveis de líquido são muito impor-

Figura 6.7 A maçã é classificada como um pomo porque contém cinco sementes encapsuladas no interior do núcleo.
Cortesia de Plycon Press.

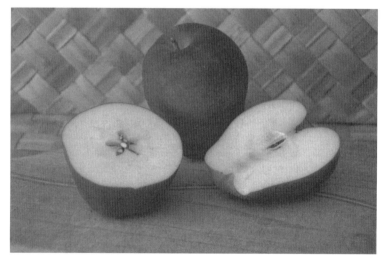

tantes. As peras Williams têm uma cor amarela viva; as peras d'Anjou são verdes na cor, mas cedem levemente à pressão quando maduras; as peras Bosc possuem uma rede amarronzada sobre a casca, que as faz parecer muito marrons no ponto de consumo.

Frutas tropicais e subtropicais

Em geral, as frutas tropicais e subtropicais estão disponíveis durante todo o ano, por causa das excelentes facilidades de transporte atuais. Embora em alguns casos precisem ser expedidas de regiões distantes, ainda podem servir como fontes alternativas de vitamina C na dieta. Também são importantes em virtude do interesse que podem agregar aos cardápios.

Entre as frutas tropicais e subtropicais apreciadas, destacam-se abacate, abacaxi, papaia, manga, banana, figo, tâmara e romã. O abacate é único entre as frutas por causa do seu conteúdo comparativamente rico em gordura (cerca de 13%), em contraste com outras frutas com níveis desprezíveis de gordura. A Gros Michel é uma variedade de banana utilizada para consumo *in natura*, em saladas e em diversos produtos assados. As receitas caribenhas pedem outro tipo de banana, a banana-da-terra, rica em amido e apropriada para fritar e assar, mas não consumida normalmente *in natura*.

Os figos eram populares nos países mediterrâneos há muitos séculos, mas nos Estados Unidos, hoje, são mais conhecidos como figos kadota enlatados ou como recheio dos biscoitos Fig Newton®. Atualmente, são cultivados na Califórnia e podem ser expedidos frescos das figueiras no fim do verão. Embora os figos frescos tenham disponibilidade limitada, pois são bastante perecíveis, os figos secos (a forma habitual) podem ser comprados durante todo o ano.

O abacaxi, encontrado originalmente na América Central, agora está disponível em grande escala a partir do Havaí, com Porto Rico e Flórida também acrescentando ao abastecimento. No Havaí, a produção e o processamento do abacaxi ainda representa uma indústria vital, apesar do fato de que os empreendimentos imobiliários estão começando a desalojar parte da terra outrora dedicada ao cultivo dessa importante fruta tropical. Não obstante, um grande volume de abacaxi, sob a forma de suco, fatias, anéis, triturado e em pedaços, é expedido regularmente para os Estados Unidos continentais.

Outra fruta tropical importante exportada do Havaí para os Estados Unidos continentais e também de outros países tropicais é a papaia (Fig. 6.8). O sabor delicado e a atraente cor laranja tornam essa fruta uma adição bem-vinda a saladas de frutas ou saladas de aves; as papaias são excelentes quando servidas sozinhas; às vezes, com o sabor intensificado por um pouco de suco de limão ou lima. Surpreendentemente, até as sementes das papaias podem ser utilizadas como alimentos, pois podem ser moídas e usadas no molho da salada. A papaia é a fonte da enzima papaína, empregada para amaciar cortes de carne menos macios.

As romãs são frutas únicas, já que são estimadas pelas sementes comestíveis, que contêm uma quantidade relativamente grande de saboroso suco vermelho (Fig. 6.9). O suco pode ser extraído das sementes, para o preparo do xarope de romã e de combinações de suco de fruta. As sementes são apreciadas como um detalhe de cor vermelha nas saladas de frutas.

www.itfnet.org
– Site da International Tropical Fruit Network; visão geral de diversas culturas de frutas tropicais.

http://www.friedas.com/index.cfm?show=products_category&side=products&category=Fresh%20Specialty%20Fruits
– Informações a respeito de frutas tropicais e frutas exóticas.

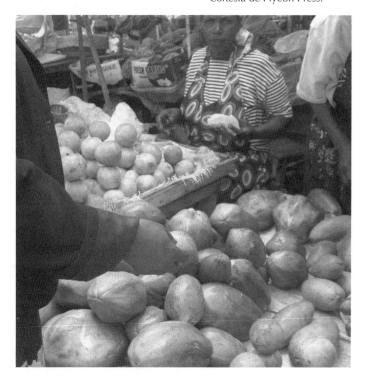

Figura 6.8 Um consumidor se detém para comprar papaias (à esquerda) e mangas (à direita, canto inferior) nessa feira de produtores de frutas tropicais.
Cortesia de Plycon Press.

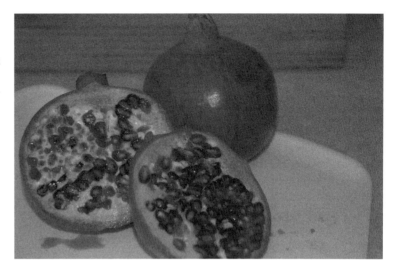

Figura 6.9 A romã, fruta subtropical, está conquistando popularidade, tanto por causa da sua bela cor avermelhada, como pela presença da antocianina e de outros fitoquímicos presentes no suco das suas sementes. Cortesia de Plycon Press.

Reverdecimento
Reversão da cor para verde em algumas laranjas maduras se a clorofila se tornar dominante sobre os carotenoides.

PIGMENTOS

Os pigmentos presentes nas frutas são classificados nas mesmas categorias discutidas no Capítulo 5. Assim como é o caso nas verduras e nos legumes, as frutas contêm uma mistura de pigmentos (alguns dos quais considerados fitoquímicos potencialmente úteis na proteção contra certas doenças crônicas). As laranjas proporcionam um excelente exemplo disso. A casca (flavedo) da maioria das laranjas possui apenas um pouco de clorofila, além dos característicos pigmentos carotenoides que dão a essa fruta o seu nome. As laranjas são suscetíveis a um processo denominado **reverdecimento**, em que a clorofila pode começar a dominar os carotenoides, fazendo os consumidores acharem (erroneamente) que as laranjas com reverdecimento ainda não estão maduras. Outros pigmentos também estão presentes nas laranjas. A área branca (albedo), exatamente abaixo do flavedo, contém antocianinas na polpa da fruta.

Pouquíssimas verduras e legumes fornecem exemplos de antocianinas, mas as frutas ilustram a variedade de antocianinas claramente. A delfinidina é uma antocianina azul, presente nas uvas Concord; outras frutas abrangem uma grande variedade de cores possíveis, no grupo das antocianinas, incluindo o azul da uva Concord, o roxo e o vermelho vivo. A Tabela 6.1 apresenta exemplos desses pigmentos.

Embora as mudanças de cor durante o cozimento não sejam um problema no preparo das frutas, haverá um considerável potencial para problemas se frutas que contêm antocianinas forem combinadas. A adição de um suco ácido, como o suco de limão, em um suco de fruta que contém antocianina, aumentará o vermelho, o que é, em geral, aceitável. No entanto, os sucos que contêm antocianinas podem se tornar azuis ao entrar em contato com água dura ou serem levados a uma reação alcalina. Nos morangos e nos *cranberries*, os pigmentos são bastante estáveis, o que os torna ingredientes úteis quando uma cor vermelha precisa ser mantida em uma mistura de suco de frutas.

Tabela 6.1 Pigmentos antocianinas nas frutas

Composto antocianina	Cor	Exemplos em frutas
Delfinidina	Azul	Uva Concord
Cianidina	De roxo a vermelho-escuro	Cereja Bing, cereja ácida, mirtilo, framboesa, *boysenberry*
Pelargonidina	Vermelho	Morango, framboesa vermelha

Os flavonoides (antocianinas e antoxantinas) são capazes de se misturar facilmente com íons metálicos, provocando mudanças indesejáveis de cor. Portanto, as frutas que contêm esses pigmentos devem ser mantidas longe de alumínio, ferro ou estanho.

COMPOSIÇÃO DAS FRUTAS

A maioria das frutas possui grande conteúdo de água, que varia de 80 a 90%, com as melancias e os melões-cantalupo no limite superior (cerca de 92% de nível de umidade). Mesmo as frutas secas contêm cerca de 25% de água. Em geral, nas frutas frescas, os níveis de carboidrato variam de 3 a 14%. Os níveis de proteína e gordura são especialmente baixos nas frutas (exceto no caso do abacate). A Tabela 6.2 fornece informações a respeito da composição de algumas frutas.

O tipo de carboidrato presente nas frutas individuais varia com a maturidade da fruta (Fig. 6.10), mas a quantidade total de carboidrato permanece relativamente constante durante o desenvolvimento da fruta do estado verde para o maduro. O teor de amido, alto nas frutas não maduras, geralmente declina com o amadurecimento, enquanto o nível de açúcar cresce. A relação dessas duas formas de carboidrato reflete a transição gradual de amido em açúcar com o amadurecimento; uma mudança que pode ser detectada no sabor doce das frutas maduras. Na realidade, há uma variação notável nos níveis de açúcar presentes nas frutas maduras, desde apenas 1%, aproximadamente, nos abacates, até cerca de 61% nas tâmaras. Entre os tipos de açúcares, incluem-se frutose, açúcar invertido (combinação igual de glucose e frutose), sacarose e glicose; todos os quais agregam um gosto doce às frutas em que estão presentes.

Muito do material estrutural das frutas é constituído de outro carboidrato, que é indigerível, geralmente referido como fibra. Esse componente estrutural, bastante importante para a textura, ocorre em proporções variáveis nas diversas frutas.

A celulose é um dos constituintes principais (Cap. 5), sobretudo nas células dérmicas que formam a casca protetora das frutas. O sistema vascular (que transporta

http://www.ars.usda.gov/SP2UserFiles/Place/80400525/Data/hg72/hg72_2002.pdf – Documento *Home and Garden Bulletin 72,* sobre valor nutricional dos alimentos, elaborado pelo USDA.

Tabela 6.2 Valores médios obtidos na análise de algumas frutas[a]

Fruta	Quantidade	Água (%)	Calorias	Carboidrato (g)	Vitamina A Valor (UI)	Ácido ascórbico (mg)
Maçã	1, média	84	81	21	73	8
Damasco	3	86	17	55	3.173	8
Abacate	140 g	73	50	2	174	2
Banana	1, média	74	109	28	96	11
Melão-cantalupo	1 xícara, cortado em cubos	90	56	13	5.158	68
Toranja	$^{1}/_{2}$, média	91	37	9	319	47
Laranja navelina	1, grande	87	62	15	269	70
Pêssego	1, médio	88	42	11	524	6
Pera	7,6 cm x 6,4 cm	84	98	25	33	7
Abacaxi	1 xícara, cortado em cubos	87	76	19	36	24
Morango	1 xícara	92	50	12	45	94
Melancia	fatia de 10 cm x 20 cm	92	92	21	1.047	27

Fonte: Departamento de Agricultura dos Estados Unidos.

[a] Todos os valores são para frutas *in natura.*

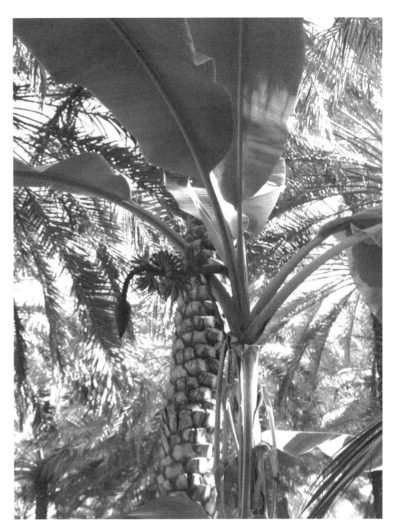

Figura 6.10 A flor na extremidade e as pequenas bananas podem ser vistas em formação no talo que se projeta à esquerda da bananeira (em frente a uma tamareira em um oásis em Omã); nas bananas, com o amadurecimento da fruta, o amido se converterá aos poucos em açúcares.
Cortesia de Plycon Press.

alimentos e água para os parênquimas) também contém celulose em suas paredes celulares. Os parênquimas são o tipo de células que incluem a maior parte da polpa comestível das frutas, e eles também possuem alguma celulose em suas paredes.

Além da celulose, as hemiceluloses contribuem para a resistência das paredes celulares, especialmente nos parênquimas. As substâncias pécticas são carboidratos complexos, que ajudam a unir as células individuais nas frutas. Nas substâncias pécticas, as mudanças são responsáveis em grande medida pela alteração observada na textura dura da fruta verde para a maciez da fruta bem madura.

Nas frutas, outros componentes importantes são as enzimas e os ácidos orgânicos. As enzimas são interessantes porque são responsáveis por realizar mudanças nas frutas durante o processo de maturação, incluindo o amolecimento da fruta, o desenvolvimento do açúcar e também de outros componentes de sabor da fruta madura. Infelizmente, às vezes, a ação enzimática deixa amarronzadas as superfícies cortadas. Os ácidos orgânicos são importantes por causa das contribuições ao sabor e do papel que desempenham nas técnicas de conservação, especificamente no preparo de geleias e conservas (Cap. 19).

VALOR NUTRICIONAL

Há muito tempo, as pessoas têm consciência de que as frutas são fontes importantes de nutrientes, ainda que os nutrientes específicos nas frutas individuais possam ter permanecido um mistério para elas. As contribuições reais das diversas frutas incluem uma variedade de nutrientes, mas as frutas, como grupo, são importantes no sentido nutricional principalmente pelo aporte de vitaminas A e C, pelas contribuições suplementares de vitaminas, cálcio e outros minerais, e também pelo seu excelente teor de fibras. As frutas também são boa fonte de energia, por causa do açúcar que fornecem na dieta.

Como é possível observar na Tabela 6.2, algumas das frutas amarelas (damascos, pêssegos e melões-cantalupo, por exemplo) são fontes potenciais de vitamina A, pois contêm carotenos, que podem ser convertidos em vitamina A no organismo. Diversas outras frutas são fontes importantes de ácido ascórbico, ou vitamina C, e a maioria das frutas contém ao menos uma quantidade dessa vitamina. As frutas cítricas são abundantes durante todo o ano e são fontes ricas de vitamina C, enquanto diversas frutas tropicais e subtropicais, bem como as bagas, proporcionam fontes importantes dessa vitamina.

As frutas também contribuem para o consumo total diário de minerais. As frutas frescas são fontes relativamente boas de ferro. Algum cálcio está presente nas laranjas, com outras frutas contribuindo com quantidades menores. Embora as laranjas sejam úteis na suplementação do cálcio do leite, seu nível é inadequado como fonte primária desse mineral essencial. No entanto, o suco de laranja processado comercialmente pode ser adquirido com cálcio e vitamina D adicionados, aproximando-se dos níveis presentes no leite.

A necessidade de fibras para ajudar a promover a motilidade do trato digestivo é muito importante do ponto de vista da boa saúde, ainda que as fibras não sejam realmente absorvidas pelo organismo e utilizadas da mesma forma que os nutrientes. Portanto, as frutas são alimentos importantes da dieta, pois fornecem quantidades excelentes de celulose, hemiceluloses e substâncias pécticas, que são componentes da fibra.

ASPECTOS DA COMERCIALIZAÇÃO

Como as frutas são produzidas frequentemente longe dos mercados em que serão adquiridas pelos consumidores (Tab. 6.3), a expedição deverá ser realizada de modo rápido e econômico, para levar os produtos às lojas enquanto ainda estão com excelente qualidade e ricos em nutrientes. Para isso, caminhões e vagões de carga frigoríficos são utilizados. O controle de umidade no interior dos veículos e nas áreas de armazenamento é fundamental, pois muita umidade favorece a formação de fungos e pouca umidade provoca desidratação e ressecamento.

A deterioração durante o armazenamento e a expedição das frutas também pode ser retardada mediante o controle do nível de dióxido de carbono na área de armazenamento, pois o dióxido de carbono inibe o desenvolvimento de leveduras e fungos, além de retardar o processo de amadurecimento. Infelizmente, muito dióxido de carbono promove a formação de álcool em maçãs e peras. No armazenamento de frutas, o uso do dióxido de carbono não está limitado às operações comerciais. Recipientes plásticos especialmente projetados, com uma tampa estanque e pequenas aberturas para permitir alguma entrada de oxigênio e para regular o nível de umidade, estão disponíveis para uso doméstico, ajudando os consumidores no controle do amadurecimento das frutas verdes. Nesses recipientes, o dióxido de carbono é produzido pelas próprias frutas, sendo aprisionado no recipiente fechado; um sistema que funciona de modo bastante eficiente.

As maçãs e os cítricos são frutas boas para o armazenamento de longo prazo, em parte por causa da sua excelente camada dérmica. A maioria das outras frutas precisa ingressar na cadeia de comercialização de modo relativamente rápido após a colheita, resultando, de vez em quando, em um quase excesso de oferta, com preços baixos, e, durante o restante do ano, apenas na oferta de produtos importados ou "de estufa", com preços altos.

www.cffausa.org/us_con_index.htm
– Informações a respeito da produção de frutas chilenas.

138 Parte II ▪ Preparo de alimentos

Tabela 6.3 Disponibilidade de frutas do Chile

Fruta	Jan	Fev	Mar	Abr	Maio	Jun	Jul	Ago	Set	Out	Nov	Dez
Maçã		X	X	X	X	X	X					
Mirtilo	X	X	X	X							X	X
Cereja	X										X	X
Uva	X	X	X	X	X						X	X
Kiwi			X	X	X	X	X	X	X		X	
Pêssego	X	X	X								X	X
Nectarina	X	X	X								X	X
Pera	X	X	X	X	X	X	X					X
Ameixa	X	X	X	X								
Abacate	X								X	X	X	X
Clementina					X	X	X					
Framboesa	X	X	X	X	X					X	X	

As uvas são um produto particularmente perecível, por causa da tendência de favorecer o desenvolvimento de fungos durante a expedição e o armazenamento. O uso de gás anidrido sulfuroso no ambiente de armazenamento é útil na redução dos problemas devidos aos fungos.

As bananas e os abacates são frutas que continuarão a amadurecer após a colheita. Isso permite que elas sejam colhidas verdes e expedidas enquanto ainda estão bastante firmes, reduzindo, assim, os danos durante a expedição. Por outro lado, os abacaxis, as frutas cítricas e alguns melões (cantalupo e persa) não desenvolvem o potencial pleno de sabor quando colhidos antes de ficarem maduros.

O gás etileno é um auxiliar valioso na comercialização de algumas frutas, por causa da capacidade de favorecer o amadurecimento e as mudanças de cor resultantes nas frutas. Quando o gás etileno está presente na atmosfera de armazenamento, a clorofila pode ser decomposta, revelando os pigmentos de carotenoides desejados nas laranjas. Nessas laranjas, embora o sabor não seja alterado, a melhoria da cor as torna muito comercializáveis. No armazenamento, laranjas, bananas e algumas outras frutas amadurecem com o uso do gás etileno.

Em grande medida, a seleção da fruta se baseia na mensagem visual dada pela cor e aparência. Desde 1922, as frutas cítricas têm sido enceradas para melhorar a aparência. Cera de carnaúba é aplicada, em uma película muito fina, em maçãs, pêssegos, melão-cantalupo e algumas outras frutas frescas, em uma quantidade tão pequena que 3,8 litros de cera revestem 5 toneladas de maçãs. No caso das laranjas, cerca de seis gotas são aplicadas em cada fruta e, em seguida, espalhadas com pincéis para contribuir para o apelo visual. Essa cera também atua como camada protetora, para reduzir a perda de umidade e o resultante ressecamento, e também como uma blindagem contra a deterioração. Portanto, a camada de cera ajuda a aumentar o período de tempo em que a qualidade da fruta será alta.

SELEÇÃO

Frutas frescas

Na compra de frutas frescas, selecione aquelas que são de tamanho adequado para o uso planejado. Verifique se estão frescas e roliças, livres de machucaduras e manchas, e no ponto desejado de amadurecimento. O frescor pode ser visualizado procurando-se frutas roliças, em vez de moles. Se possível, evite manchas e

INGREDIENTE EM DESTAQUE
Grãpple®

Os cientistas inocularam maçãs Fuji com aromatizante de uva e um pouco de água, criando uma maçã única denominada Grãpple®. O aspecto de uva é destacado porque o sabor de uva na maçã é o que torna consumir uma Grãpple® uma experiência única (Fig. 6.11). O valor nutricional é comparável ao das maçãs Fuji, e sua disponibilidade é a mesma.

A criação da Grãpple® é realizada mediante um processo patenteado. Essa abordagem única para criar uma nova fruta para o mercado contrasta com as frutas resultantes do cruzamento de duas frutas diferentes ou com modificação genética. Luther Burbank (1849-1926) empreendeu inúmeras experiências com diversas plantas em sua fazenda experimental, em Santa Rosa, na Califórnia, sendo reconhecido pelo desenvolvimento de diversas variedades de muitas frutas. Para identificar apenas uma parte de suas variedades, Burbank criou incríveis 113 variedades de ameixas, 10 de maçãs, 8 de pêssegos, 5 de nectarinas e 16 de amoras, além de diversos outros tipos de frutas.

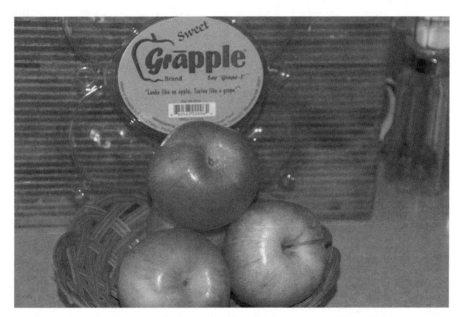

Figura 6.11 Maçãs Fuji inoculadas com sabor de uva são comercializadas como Grãpple®.
Cortesia de Plycon Press.

machucaduras, pois são áreas em que a deterioração começa durante o armazenamento.

Quando as frutas estão disponíveis em mais do que um tamanho, o tamanho maior quase invariavelmente será maior em preço do que o tamanho menor. Se a fruta tiver de ser exposta em um arranjo ou precisar ser servida inteira ou como guarnição, o tamanho grande poderá valer o preço, mas o tamanho pequeno poderá ser utilizado de modo muito satisfatório nas receitas, com uma economia significativa.

Frequentemente, as frutas são avaliadas de acordo com normas de avaliação dos governos federais, embora em geral os consumidores não vejam a designação. O Agricultural Marketing Service, do Departamento de Agricultura dos Estados Unidos, é a agência encarregada das normas de avaliação das frutas do país. Ao nível de atacado, o grau de qualidade é um importante determinante do preço, que, no fim, é repassado para os consumidores. Os graus de qualidade estabelecidos pelo Agricultural Marketing Service são os seguintes:

140 Parte II ▪ Preparo de alimentos

> http://www.ams.usda.gov/
> AMSv1.0/ams.
> fetchTemplateData.do?template
> =TemplateN&page=FreshMarke
> tFruitStandards
> – Normas de avaliação de
> frutas frescas.
>
> www.hort.purdue.edu/fruitveg/
> nutrition_labels.pdf
> – Diretrizes do governo norte-
> -americano a respeito da rotula-
> gem de frutas frescas.
>
> www.rules.utah.gov/publicat/
> code/r068/r068-004.htm
> – Normas de avaliação para
> frutas e hortaliças frescas, em
> Utah (EUA).

- *Fancy Premium produce* (Produto especial)
- *No. 1 Chief trading grade* (Grau superior de comercialização Nº 1)
- *No. 2 Intermediate quality range* (Variedade de qualidade intermediária Nº 2)
- *No. 3 Lowest commercially useful grade* (Grau comercialmente inferior Nº 3)

Frequentemente, somente dois desses graus de qualidade podem ser utilizados para uma fruta específica. Qualquer fruta que passa pela avaliação governamental terá seu contêiner marcado com um escudo oficial do USDA ou uma etiqueta com dizeres "*Packed Under Continuous Inspection of the U.S. Department of Agriculture*" ("Embalado sob inspeção contínua do Departamento de Agricultura dos Estados Unidos") ou "*Packed by _____ Under the Continuous Federal-State Inspection.*" ("Embalado por _____ sob a inspeção contínua do Estado Federal").

Geralmente, as designações de grau de qualidade das frutas frescas não são expostas no local de compra, mas os consumidores podem tomar decisões sensatas examinando a fruta. A Tabela 6.4 fornece algumas informações a respeito dos fatores de observação nas seleções em mercados. Recordando-se das considerações a respeito da qualidade das frutas, os compradores podem gradualmente desenvolver a capacidade de selecionar de maneira sensata.

Às vezes, as escolhas podem ser realizadas entre variedades, e também dentro das variedades de uma fruta. A escolha da variedade certa depende do uso final planejado da fruta. Por exemplo, as cerejas Bing e as cerejas ácidas podem estar disponíveis ao mesmo tempo. As cerejas Bing darão resultados especialmente bons em saladas ou poderão simplesmente ser consumidas *in natura*, enquanto as cerejas ácidas são excelentes para o preparo da torta de cereja.

Diversas variedades de tangerina também podem estar presentes no mercado ao mesmo tempo. Se for destinada ao almoço de uma criança na escola, a mandarina Satsuma, com suas poucas sementes e seu descascamento fácil, será uma escolha muito boa, enquanto o tangelo Orlando, com suas muitas sementes e seu descascamento difícil, será uma escolha inadequada. Em relação às tangerinas, a Dancy é uma variedade encontrada com mais facilidade; seu descascamento fácil e seu sabor ácido ajudam a compensar o aborrecimento da remoção das muitas sementes.

> www.grapplefruits.com
> – Informações a respeito da
> Grãpple®, uma maçã Fuji com
> sabor de uva.

No mercado, as variedades de maçãs mudam muito de uma parte dos Estados Unidos para outra, e novas variedades continuam a ser desenvolvidas pelos pesquisadores. Algumas são bem apropriadas para o consumo *in natura* ou em saladas, enquanto outras podem ser utilizadas em preparos como molhos e assados, e em tortas ou outros produtos ao forno. A Tabela 6.5 apresenta um guia parcial para o uso de diversas maçãs no preparo dos alimentos.

A natureza sazonal de diversas frutas limita seus usos na forma fresca a um espaço de tempo muito curto (Fig. 6.12). O conhecimento das épocas habituais em que se espera que cada uma das frutas estará disponível é uma ferramenta para o planejamento do cardápio. Em geral, a qualidade das frutas será melhor e o preço será menor quando a fruta fresca estiver no pico da sua estação. Nessas ocasiões, o uso generoso das frutas frescas pode agregar interesse considerável à dieta e também nutrientes. Claro que muitas frutas podem ser obtidas congeladas, enlatadas ou secas, em qualquer época do ano.

Frutas enlatadas e congeladas

O Agricultural Marketing Service, do Departamento de Agricultura dos Estados Unidos, é responsável pelas normas utilizadas para avaliar as frutas congeladas e enlatadas. O grau de qualidade mais elevado, o *U.S. Grade A or Fancy* (Grau A ou Especial), caracteriza-se por uma fruta de cor excelente, tamanho uniforme, amadurecimento ideal, e poucas manchas ou nenhuma. Quando frutas congeladas ou enlatadas estão sendo utilizadas em pratos com fruta, como acompanhamento assado

Tabela 6.4 Guia para a seleção de frutas frescas

Fruta	Qualidades desejáveis	Características a evitar
Maçã	Firme, crocante, cor adequada para a variedade da maçã	Muito madura, mole, farinhenta, machucadas
Damasco	Uniforme, cor dourada, roliço, sumoso, não muito macio	Mole ou muito mole, duro, amarelo-claro ou verde
Abacate	Firme, cor viva, livre de machucados	Machucados, casca descolorida
Blueberry	Azul-escuro com brilho prateado, roliço, firme, tamanho uniforme	Machucados, casca descolorida
Cereja	Cor escura em cerejas doces, vermelho vivo em cerejas ácidas; brilhante, roliça	Ressecada, aparência opaca, mole, suco gotejante, bolor
Cranberry	Roliço e firme, brilhante, vermelho	Mole e esponjoso, gotejante
Toranja	Firme, forma satisfatória, pesada em relação ao tamanho, casca fina indica suculência	Mole e áreas descoloridas, bolor
Uva	Roliça; aparência amarelada para uva branca ou verde; cor vermelha predominando para uva vermelha; talos verdes e flexíveis	Mole, enrugada, área descorada ao redor da haste, gotejante
Limão	Amarelo vivo (amarelo-claro ou esverdeado para maior teor ácido), firme, pesado	Duro ou ressecado, pontos moles, bolor, amarelo-escuro
Lima	Casca brilhante, pesada	Casca seca, apodrecida
Melão		
Cantalupo	Área lisa onde o talo cresce, aspecto reticulado nítido, aparência amarelada da casca	Casca mole, machucados
Casaba	Casca amarela, amolecimento leve no "umbigo"	Pontos podres
Crenshaw	Casca dourada escura, amolecimento muito leve da casca, aroma agradável	Pontos podres
Honeydew	Cheiro fraco, casca amarela tendendo para o creme, amolecimento leve no "umbigo"	Casca branca-esverdeada, casca dura e lisa
Persa	Igual ao cantalupo	Igual ao cantalupo
Melancia	Casca ligeiramente opaca, tonalidade bege na base	Fendas, casca opaca
Nectarina	Levemente mole, cor viva, roliça	Dura ou ressecada, mole
Laranja	Firme e pesada, brilhante, casca fresca, cor laranja ou verde	Leve, casca opaca, bolor
Pêssego	Levemente mole, cor amarela entre áreas vermelhas	Muito firme, duro, esverdeado, muito mole, podre
Pera	Firme, mas começando a amolecer, cor adequada para a variedade (Williams, amarela; d'Anjou ou Comice, verde-claro a verde-amarelado; Bosc, amarelo-esverdeada com casca amarronzada; Winter Nellis, verde médio a claro)	Enfraquecimento em torno da haste, ressecada, manchas
Abacaxi	Cheiro adequado de abacaxi, verde tendendo a amarelo, folhas afiadas e facilmente removíveis, pesado em relação ao tamanho	Machucados, cheiro insatisfatório, escamas com gominhos pontiagudos ou murchos ao toque
Ameixa	Cor adequada para a variedade, razoavelmente firme	Dura ou enrugada, cor insatisfatória, gotejante
Framboesa	Cor adequada para o tipo, roliça, limpa, sem hastes	Bolor, gotejante
Morango	Cor vermelha adequada, lustroso, limpo, com hastes afixadas	Bolor, gotejante, sementes grandes
Tangerina	Casca lustrosa, brilhante	Bolor, pontos moles

Tabela 6.5 Usos sugeridos para algumas variedades de maçã[a]

Variedade	Fresca e em saladas	Em tortas	Em molhos e cozida	Assada
Delicious				
Red	Excelente			
Golden	Excelente	Excelente	Bom	Bom
Fuji	Excelente	Bom	Bom	Bom
Gala	Excelente	Bom	Bom	Bom
Verde	Bom	Excelente	Excelente	Bom
Gravenstein	Bom	Bom	Bom	Bom
Jonathan	Bom	Bom	Excelente	Bom
McIntosh	Excelente	Excelente	Bom	
Newtown Pippin	Bom	Excelente	Bom	Bom
Northern Spy				Bom
Rhode Island Greening		Excelente	Excelente	Bom
Rome Beauty	Bom	Bom	Excelente	Excelente
Stayman	Bom	Bom	Bom	Bom
Wealthy	Bom	Bom	Bom	
Winesap	Excelente	Bom	Excelente	Bom
Yellow		Excelente	Bom	

[a] A falta de recomendação indica que a variedade não é apropriada para aquele uso.

ou grelhado em uma entrada, ou servidas sozinhas como uma simples sobremesa, esse grau de qualidade é a melhor escolha e proporcionará um apelo visual ideal. O *U.S. Grade B or Choice* (Grau B ou Seleto) é utilizado para designar uma fruta que é menos perfeita, mas, sem dúvida, é adequada para uso em produtos de gelatina moldada e em misturas de frutas, em que unidades perfeitas e grandes não são necessárias. Para os consumidores, o menor grau de qualidade disponível é o *U.S. Grade C or Standard* (Grau C ou Padrão); essas frutas são saudáveis e nutritivas, mas apresentam unidades irregulares e manchas ocasionais. São apropriadas para o preparo de molhos, geleias, *cobblers* ou outros produtos em que unidades individuais não têm grande importância.

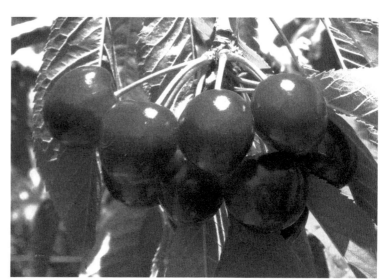

Figura 6.12 Cerejas prontas para serem colhidas, no início do verão.
Cortesia de Brian Jung.

Os consumidores são ajudados na escolha das frutas congeladas e enlatadas por causa dos requisitos de rotulagem. Isso é auspicioso, pois as embalagens geralmente obstruem a visão das frutas no interior, tornando essenciais a avaliação e outras informações do rótulo. Entre as informações obrigatórias, incluem-se as seguintes:

1. Nome comum ou habitual da fruta.
2. Forma (inteira, fatias, metades, descaroçada), se não visível no recipiente.
3. Variedade ou cor, no caso de algumas frutas.
4. Xarope, açúcar ou líquido usado na embalagem. As frutas enlatadas podem ser embaladas em xaropes de diversas viscosidades (extrapesado, pesado, leve, extraleve) ou simplesmente em água. Em geral, as frutas congeladas são embaladas em açúcar.
5. Peso líquido do conteúdo em gramas (ou, nos EUA, em onças ou libras).
6. Ingredientes, incluindo temperos, aromatizantes, corantes e quaisquer outros aditivos.
7. Qualquer tipo especial de tratamento.
8. Nome do empacotador ou distribuidor, e sede social.

A informação nutricional é outro recurso que deve obedecer aos requisitos do governo norte-americano em relação a esses rótulos. A Food and Drug Administration monitora a informação nutricional contida no rótulo. Se a fruta foi enlatada ou congelada sob a inspeção contínua do Departamento de Agricultura norte-americano, o escudo do grau de qualidade do USDA pode ser impresso no rótulo.

Gradualmente, as definições são estabelecidas para os produtos de frutas processadas. Por exemplo, diversos produtos de suco de laranja foram definidos pelo Departamento de Agricultura dos Estados Unidos da seguinte maneira:

Orange juice drink blend	Produto contendo de 70 a 95% de suco de laranja
Orange juice drink	Produto contendo de 35 a 70% de suco de laranja
Orange drink	Bebida contendo de 10 a 35% de suco de laranja
Orange-flavored drink	Bebida contendo mais que 0%, mas menos que 10% de suco de laranja

Como as diversas definições fornecem uma grande variedade de quantidade de suco de laranja, o rótulo deve indicar os 5% mais próximos da porcentagem de suco realmente incluída na bebida.

Frutas secas

Nos Estados Unidos, como as normas de avaliação do governo são raramente aplicadas para as frutas secas, a seleção deve se basear na experiência prévia e na cor, se a fruta puder ser visualizada através do material da embalagem. As frutas devem estar firmes, mas flexíveis. Independentemente do tipo de fruta seca, os preços no mercado correspondem ao tamanho da fruta, com os preços subindo conforme a fruta cresce, de pequena até extragrande, passando por média e grande.

Em geral, as maçãs secas possuem uma cor cremosa, que foi mantida mediante uma imersão em suco de fruta ácido ou ácido ascórbico antes da secagem. Da mesma forma, as peras secas são tratadas para reter a cor levemente amarela desejada.

Normalmente, os damascos, os pêssegos e as passas sem semente são expostos aos vapores de dióxido de enxofre durante a secagem, para que a desejada cor laranja não dê lugar a uma cor parda. As passas, as ameixas e as groselhas pretas assumem uma cor castanho-escura quando estão sendo secas.

PERFIL CULTURAL
Frutas de regiões distantes

Atualmente, diversas frutas tropicais são encontradas em muitos mercados, agregando muito para as aventuras gastronômicas disponíveis. Naturalmente, bananas e abacaxis se tornaram corriqueiros nos cardápios de diversas regiões do mundo. No entanto, diversas outras frutas estão começando a ganhar espaço nas refeições. A cherimólia é uma fruta tropical com um exterior um tanto intrigante de cor verde médio, que guarda uma ligeira semelhança com a alcachofra (Fig. 6.13). A semelhança acaba aí, pois o interior possui algumas sementes grandes e escuras, encaixadas em uma polpa lisa e macia, que tem um sabor suave e levemente doce. O México é a fonte de muitas das cherimólias vendidas nos Estados Unidos, mas a Califórnia também cultiva e comercializa algumas.

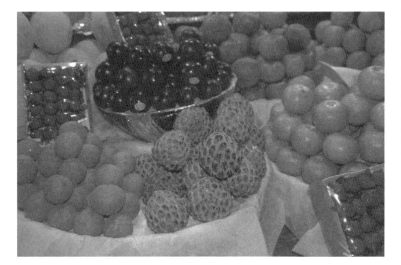

Figura 6.13 As cherimólias (na frente, no centro) estão cercadas por kiwis, ameixas e tangerinas.
Cortesia de Plycon Press.

A carambola, com sua forma esculpida (Fig. 6.14), é uma fruta tropical intrigante, nativa do Sri Lanka. É oblonga, possuindo uma casca amarela cerosa com cristas que terminam nas extremidades. A textura da fruta é algo crocante, e o sabor é suave e levemente doce. As fatias da seção transversal têm a forma de uma estrela, com as pontas sendo formadas pelas cristas da fruta. Essas estrelas amarelas proporcionam guarnições atraentes. A carambola costuma recompensar mais os olhos do que o paladar.

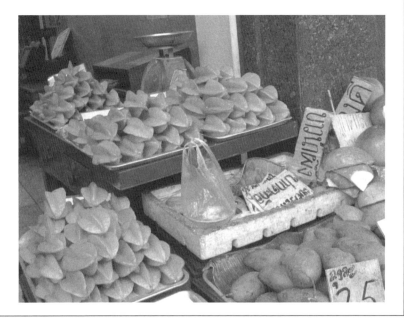

Figura 6.14 A carambola é atraente ao olhar por causa da aparência, mas o sabor e a textura podem não ser agradáveis a todos os paladares.
Cortesia de Plycon Press.

(continua)

(continuação)

A fruta-pão é conhecida por muitas pessoas por causa de sua famosa viagem a partir das Filipinas, em *O grande motim*. Aparentemente, os espanhóis merecem o crédito por trazer essa fruticultura para a América Central e Antilhas após sua descoberta nas Filipinas. Às vezes, essa grande fruta alcança 45 cm de comprimento, tamanho adequado para uma árvore que pode atingir 25 m de altura. Quando verde, o interior é fibroso, branco e muito rico em amido. Amolece um pouco e começa a desenvolver um sabor levemente doce quando amadurece, e a polpa assume uma cor amarelada. A fruta-pão é um alimento rotineiro no Caribe.

A pitaia, fruta vermelha de um cacto, apresenta uma aparência tão dramática com suas escamas que é até utilizada em arranjos florais (Fig. 6.15). Quando cortada ao meio, fica evidente que a casca vivamente colorida é bastante fina e encerra uma polpa um tanto mole, contendo inúmeras sementinhas comestíveis. O sabor é delicado e lembra o kiwi. É popular no Vietnã e em outros países do sudeste asiático, e, atualmente, está começando a entrar no mercado norte-americano e de outros países.

O durião é uma fruta grande e ligeiramente redonda (cerca de 30 cm de comprimento), coberta com espinhas afiadas em toda a sua superfície dura. O durião é alvo de muitas piadas porque exala um cheiro que se assemelha a queijo podre quando é aberto. Apesar do exterior hostil e do cheiro forte, o durião é apreciado em todo o sudeste asiático por causa da polpa doce e gosto residual perfumado.

Da mesma forma, a jaca é uma fruta imensa (geralmente, pesando entre 4,5 e 27 kg), que possui um cheiro terrível de coisa podre. A característica compensadora é o sabor da polpa, combinando matizes de banana e abacaxi.

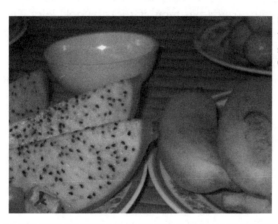

Figura 6.15 A pitaia possui casca vermelha fina e polpa branca cercando inúmeras sementinhas.
Cortesia de Plycon Press.

A maior parte das tâmaras do mundo é cultivada nas quentes regiões desérticas do Oriente Médio e do norte da África, mas algumas variedades também são produzidas no deserto da Califórnia (Fig. 6.16). Algumas são vendidas frescas, mas muitas são secas para o mercado varejista.

A secagem ao sol foi o método de conservação de certas frutas por milhares de anos, mas métodos mais novos foram desenvolvidos e, atualmente, incluem liofilização, desidratação e secagem a vácuo. Os níveis de umidade, independentemente da técnica utilizada, são levados abaixo de 25%. A exceção a essa regra se encontra no caso das ameixas secas, algumas das quais são comercializadas em embalagens especiais, que inibem o desenvolvimento de fungos, ainda que o nível de umidade esteja acima de 25%. Esse nível comparativamente alto de umidade resulta em ameixas secas que são macias e flexíveis, tendo a vantagem de serem facilmente reidratadas por meio de preparo em fogo baixo.

ARMAZENAMENTO EM CASA

O espaço de tempo em que as frutas podem ser armazenadas com sucesso em casa depende do tipo da fruta e da sua condição no momento da compra. Se as frutas estiverem maduras no momento da compra, precisarão ser consumidas o mais breve possível e armazenadas na temperatura adequada, geralmente na geladeira, até o consumo.

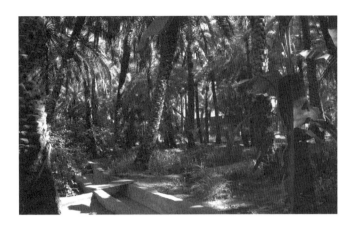

Figura 6.16 Geralmente, nos Emirados Árabes Unidos e em outros países desérticos de clima quente, os pomares de tamareiras possuem um sistema de irrigação.
Cortesia de Plycon Press.

http://www.fao.org/docrep/006/y4360e/y4360e00.htm
– Relatório da FAO a respeito de tâmaras e tamareiras em todo o mundo.

http://www.palmwonders.com/content/about-dates/
– Informações acerca de tâmaras e tamareiras na Península Arábica.

As bagas de todos os tipos são especialmente suscetíveis à deterioração, suportando um período curto de armazenamento. Por causa da sua natureza frágil e dos seus problemas com formação de fungos, as bagas devem ser selecionadas antes do armazenamento, para assegurar que todas aquelas estragadas sejam removidas. Caso contrário, as áreas deterioradas se espalharão rapidamente por todo o recipiente. Como a alta umidade favorece a formação de fungos, as bagas não são lavadas durante o preparo para o armazenamento. Em vez disso, elas são lavadas quando preparadas e servidas. Outras frutas só precisam ser inspecionadas antes de serem armazenadas se não foram verificadas durante a seleção no mercado.

Algumas frutas tropicais e subtropicais conservarão melhor sua qualidade se forem armazenadas em uma temperatura ambiente fria, em vez de na geladeira. A banana, o abacaxi e o melão se mantêm melhor em temperatura ambiente, a menos que estejam completamente maduros. Então, precisam ser refrigerados para retardar o processo de amadurecimento. No entanto, a casca da banana desenvolverá uma impressionante cor amarronzada nas temperaturas da geladeira. De maneira ideal, as frutas cítricas são armazenadas pouco acima da temperatura da geladeira; uma condição difícil de obter na maioria das casas. Portanto, muitas vezes, o armazenamento em geladeira pode ser necessário.

Frequentemente, os pêssegos, as ameixas, as peras, os damascos e as frutas similares estão muito verdes no momento da compra. Devem ser mantidos em temperatura ambiente até alcançar o ponto desejado de amadurecimento. Então, devem ser refrigerados e servidos em pouco tempo.

Se houver a possibilidade de as frutas serem consumidas sem lavagem após a retirada da geladeira, deverão ser lavadas e secas antes de serem colocadas na geladeira. Entre as exceções a essa recomendação, incluem-se bagas, cerejas e uvas, pois essas frutas tendem a mofar mesmo durante o armazenamento em geladeira se seu teor de umidade for alto.

Na geladeira, as frutas frescas devem ficar nas gavetas, onde o pequeno volume de ar frio limita a perda de umidade e ajuda a manter a alta qualidade. As frutas secas, como devem ter baixo teor de umidade, podem ser armazenadas em sacos plásticos selados ou pacotes não abertos em um armário. As frutas enlatadas não abertas reterão melhor seus níveis de nutrientes se forem armazenadas em um armário escuro e fresco por menos de um ano.

PREPARO

Frutas *in natura*

Frequentemente, o preparo da fruta fresca envolve apenas lavá-la e servi-la *in natura*, inteira ou fatiada, em saladas ou como sobremesa (Fig. 6.17). Tanto a aparência quanto o valor nutritivo devem ser lembrados no preparo das frutas *in natura*. Em particular, uma atenção especial deve ser dada para a retenção da vitamina C, que se oxida ou se dissolve na água com facilidade. Felizmente, a natureza ácida da maioria das frutas é útil na retenção da vitamina C. Entre os principais problemas a serem considerados na tentativa de manter altos os níveis de vitamina C, destacam-se a possibilidade de oxidação pela exposição das superfícies cortadas ao ar e a perda pelo fato de deixar a fruta de molho na água. As frutas que são boas fontes de vitamina C devem ser preparadas o mais perto possível da hora de servir, incluindo o revestimento das superfícies cortadas com uma solução de ácido ascórbico ou suco de uma fruta ácida (limão, laranja ou abacaxi funcionam bem). Essas mesmas práticas também ajudarão a manter os níveis de vitamina A.

As frutas possuem enorme potencial para embelezar uma refeição quando servidas e arranjadas de maneira artística. Fatias atraentes de frutas, arranjadas em um estilo agradável, podem ser um pouco menos nutritivas do que as frutas não cortadas, mas a aparência pode incitar as pessoas a comerem mais do que comeriam, resultando em um maior consumo de nutrientes. Por exemplo, uma laranja que foi cortada e arranjada com cuidado sobre um prato é mais acessível do que uma laranja não descascada. Bolinhas de melão, nacos de abacaxi, rodelas de bananas e fatias de pêssego são alguns dos diversos formatos disponíveis quando as frutas são cortadas de maneira criativa. O elemento de desenho do contorno pode ser muito importante no arranjo das frutas. A beleza que pode ser criada mais do que compensa o tempo extra requerido para arranjar as frutas de maneira atraente.

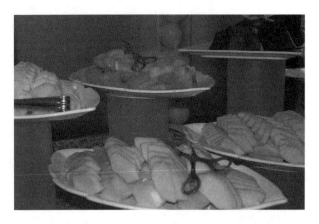

Figura 6.17 Melões descascados e fatiados arranjados de modo atraente são uma sobremesa nutritiva, com apelo específico para pessoas preocupadas com calorias. Cortesia de Plycon Press.

O amarronzado das superfícies cortadas pode ser um problema em certas frutas *in natura*, como maçãs, abacates, pêssegos e bananas. Essa mudança de cor é provocada pela ação de enzimas oxidativas, sobretudo a fenoloxidase, sobre a catequina, as leucoantocianinas e alguns outros compostos de flavonoides. Como essa mudança exige oxigênio, a enzima não pode provocar essa mudança oxidativa a menos que a fruta tenha sido cortada, expondo as superfícies cortadas ao ar. A solução para evitar esse problema é bloquear o ar em relação à superfície. Isso pode ser obtido mergulhando a fruta cortada em um suco ácido de fruta ou polvilhando algum açúcar granulado sobre a superfície e espalhando-o de modo uniforme. O açúcar extrai alguma água das células cortadas, formando uma solução de açúcar sobre a superfície, obstruindo de maneira eficaz o ar em relação à fruta. Uma solução de ácido ascórbico é ainda outro meio de impedir o desenvolvimento do amarronzado; nesse caso, provendo ácido ascórbico para interagir com o oxigênio e proteger os pigmentos. Os problemas relativos ao amarronzado podem ser reduzidos resfriando a fruta na geladeira desde o momento em que ela é cortada até a hora em que ela é servida.

Frutas cozidas em fogo baixo

As frutas podem ser aquecidas lentamente em água para amolecê-las. Quando as frutas são aquecidas em água pouco abaixo do ponto de ebulição, o processo é denominado escalfar, escaldar ou cozer em fogo baixo. A **escaldadura** amolece a celulose e outros tecidos fibrosos, modifica o sabor e interrompe a geração do amarronzado enzimático. Em geral, uma quantidade limitada de água é aquecida pouco abaixo do ponto de ebulição, em uma panela tampada contendo a fruta. Ao controlar o calor no cozimento em fogo baixo, a agitação da ebulição ativa é evitada, e a forma da fruta é conservada muito bem. A retenção dos sabores delicados das frutas é auxiliada mediante a manutenção da tampa durante todo o período do cozimento em fogo baixo, reduzindo, assim, a perda dos componentes aromatizantes voláteis.

Escaldadura
Processo de cozinhar em fogo baixo, em água ou outro líquido, pouco abaixo do ponto de ebulição, até o alimento ficar macio.

As maçãs, as peras e os pêssegos são apropriados para o cozimento em fogo baixo sem a perda da forma. Os *cranberries* e o ruibarbo também são cozidos em fogo baixo para o preparo de molhos, mas suas estruturas são quebradas, e suas formas ficam bastante indistintas durante o processo.

Frequentemente, as frutas secas são cozidas em fogo baixo para amaciá-las e reidratá-las antes de serem servidas ou utilizadas em outras receitas. As ameixas secas e outras frutas secas estão prontas quanto podem ser cortadas com facilidade. O tempo real do cozimento em fogo baixo depende do tempo de molho antes do aquecimento, do tamanho dos pedaços de fruta e da quantidade de superfície cortada exposta. Colocando-se a fruta seca de molho em água quente uma hora antes do início do cozimento em fogo baixo, o tempo de aquecimento é abreviado.

NOTA CIENTÍFICA
Pressão osmótica

As frutas possuem células com paredes que são membranas semipermeáveis; isto é, a água pode entrar e sair das células, mas a parede bloqueia outras substâncias. O equilíbrio acontece quando a concentração de soluto é igual nos dois lados da membrana celular. No entanto, uma mudança na concentração do soluto no solvente fora das células pode fazer a água se mover para dentro ou para fora da célula, dependendo da concentração externa. A pressão que se desenvolve para tentar igualar as concentrações denomina-se **pressão osmótica**.

Naturalmente, as frutas contêm açúcares dissolvidos na água no interior das células. Se maçãs ou outras frutas são colocadas na água e cozidas em fogo baixo, a água começará a se mover para dentro das células, em uma tentativa de diluir o açúcar existente nelas. Nessa circunstância, a pressão osmótica criada pode fazer com que muita água ingresse nas células, levando algumas paredes à ruptura e criando uma textura mole. Isso é desejável no preparo de um produto com textura pastosa. Esse é o motivo pelo qual, no preparo do purê de maçã, o açúcar só é adicionado a gosto depois da obtenção da textura mole desejada. A reidratação das frutas secas também é alcançada mediante o cozimento delas em fogo baixo, em água, sem adição de açúcar.

O inverso também pode ocorrer com frutas cozidas em fogo baixo e em melaço. O objetivo é ter açúcar suficiente no melaço de cozimento para equalizar o nível nas células. Então, a água vai entrar e sair das células em equilíbrio, não se desenvolvendo em excesso nas células. Um nível ligeiramente menor de açúcar no melaço de cozimento fará com que uma pequena quantidade de água seja extraída das células da fruta cozida, dando a indicação de rotundidade. Com o uso prolongado do melaço, a perda de água começará a aumentar a concentração relativa do açúcar, e a água poderá começar a se mover da fruta para o melaço, na tentativa de equalizar as duas soluções. Se isso acontecer, a fruta que está sendo cozida começará a parecer enrugada em razão da perda de água das células. Mediante a simples adição de um pouco de açúcar no melaço, a água poderá mais uma vez se mover para dentro das células da fruta.

A cobertura das bagas ou outras frutas com certa quantidade de açúcar seco possui um efeito desidratador sobre a fruta. Novamente, a pressão osmótica se desenvolve, pois a alta concentração de açúcar extrai água das células. A evidência disso é vista quando se permite que os morangos descansem por um tempo após a adição do açúcar. O suco das bagas começará a se juntar no fundo da tigela, e as bagas começarão a definhar. Portanto, as bagas devem ser açucaradas pouco antes de serem servidas.

Pressão osmótica
Pressão exercida para mover água para dentro ou para fora das células, a fim de equalizar a concentração de soluto na célula e no meio circundante.

As frutas secas com superfícies cortadas reidratam de maneira mais rápida que as frutas inteiras, pois as células cortadas proporcionam entrada fácil na fruta.

Outros procedimentos de preparo

Algumas frutas, em particular maçãs e peras, são apropriadas para assar, com as cascas servindo como proteção adequada contra a secagem. Uma quantidade considerável de pressão pode se desenvolver nessas frutas, por causa da conversão de parte do suco em vapor durante o assamento. Para evitar a possível explosão da fruta, uma tira estreita de casca deve ser descascada em torno do meio da fruta. Preparar no micro-ondas, em vez de assar essas frutas, economiza tempo considerável. Como o douramento não é necessário, a incapacidade do forno de micro-ondas de dourar não é um problema. No entanto, o aquecimento rápido da fruta é bastante eficaz em reter uma cor adequada da casca e um sabor excelente de fruta fresca.

Grelhar as frutas é uma maneira de agregar interesse a elas. Para um café da manhã especial ou depois de uma refeição pesada, as metades de uma toranja podem ser grelhadas, polvilhando-se um pouco de açúcar mascavo sobre elas em busca de cor e sabor. Metades de pêssegos enlatados ou frescos também podem ser grelhadas rapidamente, proporcionando guarnições vistosas para uma travessa de carnes.

A fritura é outra maneira de preparar frutas. Anéis de maçã podem ser fritos em pouca gordura, para proporcionar um complemento apetitoso para costeletas de porco. Fatias de fruta podem ser mergulhadas em massa de farinha com ovos e leite e, em seguida, fritas em gordura, em uma temperatura de 190°C, até dourarem, sendo servidas quentes com açúcar de confeiteiro ou melaço.

As frutas são apresentadas em diversas receitas para produtos assados. Alguns pães de minuto obtêm seus sabores inconfundíveis a partir das frutas incorporadas em suas massas. Os *muffins* de *cranberry*, mirtilo, laranja, tâmara, ameixa, maçã, figo e limão são algumas das variações possíveis com uma receita básica de *muffin*. Pães especiais podem ser assados usando diversas frutas amassadas, cozidas, enlatadas, congeladas, frescas, raladas ou cristalizadas. As tortas podem ter um recheio açucarado feito com frutas frescas, enlatadas ou congeladas, engrossado com amido. Cascas raladas de cítricos são excelentes substâncias aromatizantes para tortas *chiffon* e de suspiros, quando se toma cuidado para ralar somente o flavedo saboroso e colorido da casca. As tortas de creme são preparadas com uma camada de diversas frutas, tais como bananas, pêssegos ou morangos.

As frutas combinam bem com outros alimentos, para o preparo de sobremesas especiais. Por exemplo, frutas fatiadas podem ser servidas com pudins, iogurtes, em *sundaes* ou *parfaits*, *cheesecake* ou *cobbler* (Fig. 6.18). *Cherry jubilee*, pêssego Melba, tortas de frutas, pães de ló recheados com frutas e suflês de frutas são outros exemplos de excitação que as frutas podem trazer a uma sobremesa. Naturalmente, os sorvetes e os *sorbets* com sabor de frutas também se tornaram usos muito apreciados das frutas.

Preparo com frutas enlatadas e congeladas

Frequentemente, as frutas enlatadas são utilizadas no preparo de alimentos por causa da conveniência e da disponibilidade durante todo o ano. Muitas receitas se baseiam no uso de frutas enlatadas, sobretudo para o preparo de tortas e outras sobremesas. Para o sucesso no preparo dessas receitas, é importante drenar bem a fruta, usando somente a quantidade de suco especificada na receita, para evitar diluir o produto. O suco extra pode ser reservado para algum outro uso ou descartado.

Se o abacaxi for um ingrediente de produtos de gelatina, será importante o uso somente do abacaxi enlatado, e jamais da fruta fresca ou congelada (Fig. 6.19). O tratamento térmico no enlatamento do abacaxi é suficiente para destruir sua enzima proteolítica (bromelina). No entanto, a enzima está ativa no abacaxi fresco ou congelado; o resultado é uma mistura de gelatina que simplesmente não se solidificará.

As frutas congeladas conservam a cor viva e os sabores radiantes das congêneres frescas, mas as texturas são alteradas de maneira significativa pelo congelamento, pois os cristais de gelo quebram as paredes celulares. Se as frutas congeladas puderem ser servidas enquanto ainda possuírem alguns cristais de gelo, a textura será mais atraente do que quando a fruta se descongela até o ponto em que os pedaços estão moles. Se apenas pedaços da fruta precisarem ser utilizados em uma receita, o suco descongelado precisará ser totalmente drenado e removido. Caso contrário, haverá muito líquido na receita.

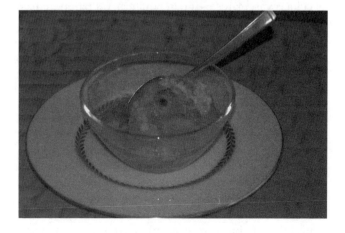

Figura 6.18 A sobremesa *cobbler* de pêssego fica especialmente deliciosa feita com pêssegos frescos, mas os enlatados podem ser usados fora da estação. Cortesia de Plycon Press.

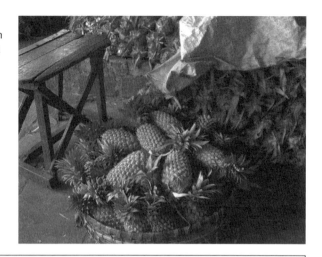

Figura 6.19 O abacaxi fresco não pode ser utilizado em receitas com gelatina, pois a bromelina, enzima que digere proteína, impedirá a solidificação da estrutura de gel. Cortesia de Plycon Press.

PONTOS DE AVALIAÇÃO
Frutas frescas

- Cor adequada, típica da fruta
- Cortada e/ou arranjada de modo atraente
- Macia, mas não mole, se cozida; ou mole, se açúcar for adicionado
- Sabor intenso e agradável

RESUMO

Entre as diversas classificações de frutas, incluem-se bagas, cítricos, drupas, uvas, melões e pomos, bem como tropicais e subtropicais. De forma característica, as frutas possuem muita água e contêm uma quantidade moderada de carboidrato, geralmente sob a forma de açúcares e fibras. Além das fibras, as frutas são fontes ricas de vitaminas A e C e apresentam quantidades modestas de outras vitaminas e minerais, sobretudo cálcio e ferro.

Nas frutas, as paredes celulares são fontes abundantes de celulose, hemiceluloses e substâncias pécticas, que muitas vezes ocorrem nos espaços intercelulares. As frutas possuem uma camada dérmica que cerca as células vasculares e os parênquimas. Os parênquimas dispõem de cloroplastos e leucoplastos que contêm pigmentos e amido no citoplasma. Seu grande vacúolo é o local dos pigmentos flavonoides, açúcares, ácidos, água e muitas outras substâncias aromatizantes.

O controle cuidadoso da temperatura e da atmosfera é necessário durante a comercialização das frutas, pois elas são muito suscetíveis à deterioração. Na seleção das frutas, evite aquelas com manchas e áreas estragadas. Cada tipo de fruta possui certas qualidades desejáveis para orientar os consumidores na seleção, e o conhecimento dessas qualidades é importante, pois, normalmente, as designações de grau de qualidade não estão disponíveis aos consumidores. A melhor variedade para o tipo de preparo planejado deve ser selecionada na escolha entre maçãs e outras frutas com mais de uma espécie, que se encontram no mercado, ao mesmo tempo. Selecione produtos enlatados ou congelados lendo os rótulos com atenção e também recordando experiências anteriores com marcas específicas.

Em casa, o controle de temperatura é necessário para manter a fruta em seu ponto ideal até o consumo. Em geral, o armazenamento em geladeira é recomendado, embora algumas frutas, como bananas, devam ser armazenadas em um local fresco.

O preparo da fruta *in natura* requer atenção na lavagem, no corte e no arranjo próximo da hora de servir, para evitar a perda de vitamina C e o possível problema do desenvolvimento do escurecimento enzimático. Sempre cozinhe em fogo baixo as frutas; a fervura deve ser evitada por causa do seu efeito destrutivo sobre a forma. O nível de açúcar no líquido de cozimento deve ser apropriado para o tipo de preparo, para que a pressão osmótica ajude na obtenção da textura desejada. Assar, grelhar e fritar são outras técnicas culinárias adequadas para o preparo de algumas frutas. Diversas frutas podem ser utilizadas em uma grande variedade de produtos assados, e também em elegantes combinações de sobremesas. As frutas enlatadas e congeladas poderão ser usadas em algumas receitas de maneira satisfatória, se forem drenadas completamente para evitar suco extra. Em geral, a textura das frutas congeladas é muito mole, a menos que elas sejam servidas enquanto alguns cristais de gelo ainda estiverem presentes. O abacaxi enlatado pode ser utilizado satisfatoriamente em produtos de gelatina, mas o abacaxi fresco e congelado deve ser evitado, pois a

gelatina não solidificará quando essas formas de abacaxi forem usadas.

QUESTÕES DE ESTUDO

1. Visite uma quitanda para ver que frutas frescas estão disponíveis. Qual é a diferença de preço entre as frutas frescas e suas congêneres enlatadas e congeladas?
2. Qual é a diferença de preço entre o concentrado de suco de laranja congelado reconstituído, o suco de laranja fresco e o suco artificial de laranja em pó?
3. Como as frutas a seguir são classificadas: laranjas, abacates, morangos, laranjinhas *kinkan*, damascos, ameixas, maçãs, nectarinas, tangerinas, uvas sem sementes Thompson, *cranberries*, peras, melões-cantalupo, marmelos, romãs, uvas-passas, uvas Tokay, bananas e abacaxis? Geralmente, quando cada uma delas está disponível?
4. Como a pressão osmótica pode ser controlada para ajudar no preparo do purê de maçã e das maçãs cozidas em fogo lento?
5. Por que o ácido ascórbico é adicionado a algumas frutas?

BIBLIOGRAFIA

American Home Economics Association. 2001. *Handbook of Food Preparation*. 10th ed. AHEA. Washington, DC.

Baker, R. A., and R. G. Hergenrather. 1997. Reduction of fluid loss from grapefruit segments with wax microemulsion coatings. *J. Food Sci. 62*(4): 789.

Barrett, D. M. 2007. Maximizing nutritional value of fruits and vegetables. *Food Technol. 7*(4): 40.

Braddock, R. J., and K. R. Cadwallader. 1992. Citrus byproducts manufactured for food use. *Food Technol. 46*(2): 105.

Camp, D. B., et al. 2010. Paradox of organic ingredients. *Food Technol. 64*(11): 20.

Clark, J. P. 2010. Considerations on drying. *Food Technol. 64*(3): 70.

Clark, J. P. 2010. Focus on freezing. *Food Technol. 64*(11): 70.

Decker, K. J. 2008. Fruit and nut snacks for the 21st century. *Food Product Design 18*(9): 34.

Decker, K. J. 2010. Time is ripe: Making sense of fruit flavors. *Food Product Design 20*(11): 26.

Duan, J., et al. 2010. Effect of edible coatings on the quality of fresh blueberries (Duke and Elliott) under commercial storage conditions. *Postharvest Biol. Tec.*, doi:10.1016/j.postharvbio.2010.08.006.

Fan, X., et al. 2009. *Microbial Safety of Fresh Produce*. Wiley-Blackwell. New York.

Foster, R. J. 2004. Fruit's plentiful phytochemicals. *Food Product Design. Functional Foods Annual* Sept.: 75.

Foster, R. J. 2010. Naturally colorful. *Food Product Design 20*(4 supplement): 3.

Harding, T. B., and L. R. Davis. 2005. Organic foods manufacturing and marketing. *Food Technol. 59*(1): 41.

Kenyon, N. 1997. Cultivated blueberries: Good-for-you blue food. *Nutr. Today 32*(3): 122.

Kuntz, L. A. 2010. Beta-carotene's bonanza. *Food Product Design 20*(2): 16.

Lila, M. A., and J. Raskin. 2005. Health-related interactions of phytochemicals. *J. Food Sci. 70*(1): R20.

Luff, S. 2005. Organic identity preservation. *Food Product Design 15*(7): 107.

Massengale, R. D. 2010. Biotechnology: Going beyond GMOs. *Food Technol. 64*(10): 30.

McWilliams, M. 2012. *Foods: Experimental Perspectives*. 7th ed. Prentice Hall. Upper Saddle River, NJ.

Mermelstein, N. H. 2010. Combating citrus disease. *Food Technol. 64*(3): 66.

Montez, J. K., and K. Eschbach. 2008. Country of birth and language are uniquely associated with intakes of fat, fiber, and fruits and vegetables among Mexican-American women in the United States. *J. Am. Dietet. Assoc. 108*(3): 473.

Ohr, L. M. 2009. Functional fruit baskets. *Food Technol. 63*(4): 75.

Palmer, S. 2009. Resveratrol to the rescue? *Food Product 19*(4): 28.

Palmer, S. 2009. Fabulous fruit fibers. *Food Product Design 19*(5): 24.

Parish, M. E. 1991. Microbiological concerns in citrus juice processing. *Food Technol. 45*(4): 128.

Rittman, A. 2003. Preserving your fruit options. *Food Product Design 13*(2): 90.

Rojas-Grau, M. A., et al. 2005. Browning inhibition in fresh-cut "Fuji" apple slices by natural anti-browning agents. *J. Food Science 71*(1): S59.

Sapers, G. M. 1993. Browning of foods: Control by sulfites, antioxidants, and other means. *Food Technol. 47*(10): 75.

Sideras, G. M. 2006. Sweet fruit meets savory. *Food Product Design 16*(2): 52.

Sloan, A. E. 2005. Fixated on fruit. *Food Technol. 59*(11): 19.

Spano, M. 2010. Superfruit nutrition. *Food Product Design 20*(12): 16.

Spano, M. 2010. The skinny on fiber and weight management. *Food Product Design 20*(9): 24.

Summers, S. 2004. In the beginning was the apple. *Food Product Design 14*(5): 15.

Sundaresan, K. 2009. New tropical fruit creations. *Food Product Design 19*(10): 52.

Winter, C. K. 2006. Organic foods. *Food Technol. 60* (10): 44.

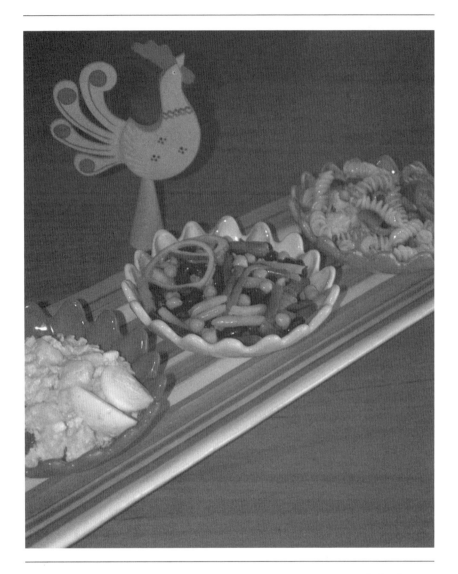

Batatas, feijões variados e massa são os ingredientes das atraentes saladas frias deste *buffet*.
Cortesia de Plycon Press.

CAPÍTULO 7

Saladas e molhos para salada

A perspectiva nutricional, 154
Como planejar saladas, 154
    Papel da salada na refeição, 154
    Saladas simples ou sofisticadas, 155
    Arranjo e forma, 156
    Cor, 157
    Sabor, 157
    Textura, 159
Tipos de saladas, 159
    Saladas de frutas, 159
    Saladas de legumes e verduras, 161
    Saladas de gelatina, 163
    Saladas ricas em proteína, 163
    Guarnições, 163
Princípios de preparo, 164
    Lavagem, 164

    Manejo das folhas verdes, 164
    Como montar uma salada, 165
    Como preparar saladas de gelatina, 166
Como servir as saladas, 169
Molhos para saladas, 169
    Emulsões temporárias, 170
    Emulsões semipermanentes, 170
    Emulsões permanentes, 171
    Molhos cozidos, 172
    Como variar os molhos, 173
    Como avaliar os molhos, 173
Resumo, 174
Questões de estudo, 174
Bibliografia, 175

Conceitos básicos

1. Saladas fornecem diversos nutrientes e adicionam apelo sensorial a cada parte de uma refeição.
2. Os ingredientes podem pertencer a qualquer ou a todos os grupos de alimentos (frutas e legumes, laticínios, carne, pães e cereais), na criação de saladas atraentes.
3. A estocagem correta de ingredientes frescos (p. ex., verduras) e o preparo cuidadoso dos ingredientes da salada, como massas e gelatinas, são importantes na criação de saladas de excelente qualidade.
4. Geralmente, os molhos para saladas são emulsões de óleo e vinagre, além de ingredientes opcionais que alteram a viscosidade e o sabor.

As saladas vêm ganhando crescente destaque nas refeições, em parte por causa do maior foco das pessoas no controle de peso e na importância de se consumir mais frutas e legumes a fim de promover a saúde. Os cardápios de espaços comerciais, desde estabelecimentos de *fast-food* até restaurantes finos, demonstram tal evidência: as saladas estão se tornando tão importantes para os norte-americanos como as massas para os italianos. Sua popularidade se deve à ampla variedade que pode ser criada usando praticamente qualquer tipo de alimento como ingredientes. *Chefs* criativos festejam as possibilidades de originalidade permitidas pelas saladas.

As saladas combinam com qualquer ocasião, temperatura ou condição climática; somente a imaginação coloca limites a isso. A variedade nas temperaturas e na composição de uma refeição pode ser estabelecida quando se serve uma salada que venha a completar outros pratos. Por exemplo, uma salada de batata quente provê um toque de calor e refinamento ao cardápio; uma salada de fruta ou gelatina gelada traz refrescância ao paladar no caso de temperos muito fortes no cardápio principal. Geralmente, as texturas são crocantes em saladas, mas a mistura de ingredientes garante variações dentro do próprio prato. Por exemplo, o uso de alface-americana ou de fatias de aipo em uma salada de camarões assegura um acentuado contraste de textura (Fig. 7.1). As saladas de gelatina são saboreadas frias e são digeridas com facilidade, apresentando um agradável contraste com outras texturas presentes na refeição.

A variedade de alimentos utilizados em saladas continua crescendo. Poucos anos atrás, brotos de alfafa ou rodelas de abobrinha raramente eram encontrados em saladas, e hoje são ingredientes comuns. De fato, muitos legumes que eram previamente cozidos para integrar uma salada agora são servidos crus e crocantes.

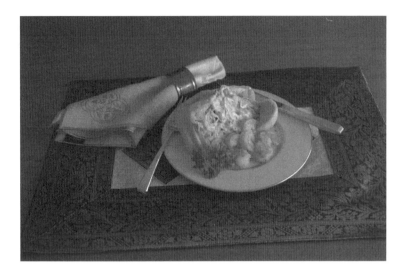

Figura 7.1 A base de alface-americana dá um ar festivo à salada de camarões com molho Thousand Island, que se destaca como prato de acompanhamento.
Cortesia de Plycon Press.

www.epicurious.com/tools/fooddictionary
– Dicionário de ingredientes.

www.evergreenherbs.com/new_website/Herbs.html
– Breve descrição de verduras *baby* e ervas.

Valor de saciedade
Capacidade de satisfazer a fome.

Da mesma forma, aumentou de modo expressivo a variedade de molhos usados em saladas.

A PERSPECTIVA NUTRICIONAL

É inviável montar uma tabela sobre o valor nutritivo das saladas, dada a extrema variedade dos elementos de sua composição. Com frequência, as saladas constituem excelentes fontes de vitaminas e minerais. Algumas, como as de batata e de massa, são ótimas fontes de carboidratos, enquanto outras, à base de peixe, carne, ovos ou queijo, fornecem boas fontes de proteínas. O excesso de molhos tornará a salada rica demais em gorduras, porém outras, menos temperadas, em geral são econômicas em gorduras; e as fibras seguem sendo abundantes.

O *MyPlate* (ver Cap. 2) também é uma maneira útil de identificar a variedade de ingredientes de diversas saladas. Em geral, eles pertencem aos seguintes grupos:

- Legumes e verduras – Muitos legumes e verduras (crus ou cozidos).
- Frutas – Praticamente qualquer fruta natural.
- Laticínios – Queijos de vários tipos e, às vezes, iogurte.
- Alimentos com proteínas – Carne bovina, carne de porco, presunto, frango, peru, peixe, ovos, leguminosas, nozes.
- Grãos – de preferência grãos integrais, cereais refinados e produtos de cereal.

Em função dessa inclusão representativa em todos os grupos de alimentos, é perfeitamente possível planejar uma grande salada como prato principal, já que ela fornece cerca de um terço do consumo diário recomendado de nutrientes, assim como a quantidade desejável de fibras.

COMO PLANEJAR SALADAS

Papel da salada na refeição

O preparo de uma salada começa com a definição do seu papel, ou seja, seu objetivo dentro da refeição (Tab. 7.1). Será ela o prato principal ou o mero acompanhamento de alguma outra escolha? Será servida como prato independente, em separado (Fig. 7.2)? Poderia constituir a sobremesa de um jantar? Todas essas possibilidades dependem do plano completo da refeição.

Uma vez identificado o papel da salada, certos aspectos do planejamento ficarão mais claros. Por exemplo, como entrada ela deve possuir o tamanho e o aspecto de algo para abrir o apetite, não para saciá-lo. Já como prato de destaque, precisa ser maior e demonstrar seu **valor de saciedade** (uma sensação de satisfação). Saladas de acompanhamento variam muito de dimensão, dependendo de seu valor na formação do cardápio. Um jantar farto deve, assim, ser complementado por saladas pequenas (Fig. 7.3), ao passo que uma entrada leve requer uma salada um pouco mais substanciosa. As saladas de sobremesa variam de tamanho dependendo do valor de saciedade da refeição em si, mas são usualmente de sabor doce, o que marca um final apropriado para a refeição. Após a definição do papel, tamanho e poder de saciedade de cada salada, é hora de decidir seus ingredientes e a combinação que pode ser feita.

Tabela 7.1 Resumo das funções exercidas por saladas em refeições

Função	Parâmetros	Exemplo
Entrada	Pequena	Tomate, queijo muçarela, alface-lisa, guarnição de endro
Acompanhamento	Pequeno a grande, para combinar com o resto do cardápio	Laranja cortada em rodelas sobre folhas de alface
Prato principal	Grande; ingredientes de diversos grupos de alimentos	Folhas mistas, frango grelhado, alho-poró, queijo ralado, *croûtons*
Sobremesa	Pequena; algo doce	Salada de frutas gelada

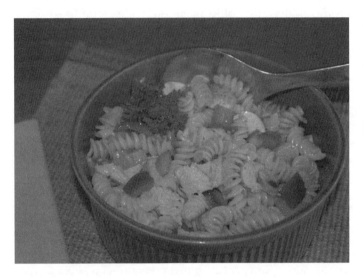

Figura 7.2 Esta salada de massa recebe cubos de peru assado em quantidade generosa, para aumentar o conteúdo proteico quando servida como prato principal.
Cortesia de Plycon Press.

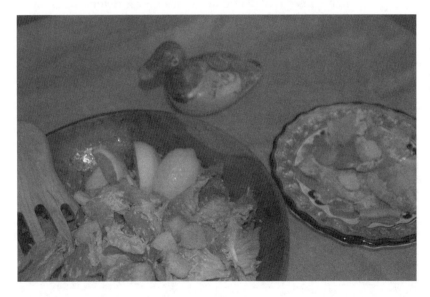

Figura 7.3 A salada Caesar pode ser um agradável acompanhamento para uma refeição que inclui uma entrada substanciosa.
Cortesia de Plycon Press.

Saladas simples ou sofisticadas

Se procurarmos uma classificação das saladas, sobretudo as verdes, elas se dividirão em simples ou sofisticadas. No primeiro caso, como o nome sugere, basta a junção dos ingredientes em uma travessa, dando prioridade a uma imagem infor-

http://www.epicurious.com/tools/browseresults?type=browse&att=34
– Receitas de saladas.

http://www.cooks.com/rec/ch/salads.html
– Receitas e informações sobre saladas e seus ingredientes.

http://www.wholefoodsmarket.com/recipes/search-results.php?recipeTypeId=8
– Receitas de saladas.

http://www.foodsubs.com/Greensld.html
– Glossário ilustrado de saladas de folhas verdes.

http://www.hort.purdue.edu/newcrop/ncnu02/pdf/ryder.pdf
– História da alface e demais verduras.

mal. O que se busca é a uniformidade da distribuição e a boa integração com os molhos. Elas geralmente contêm um ou mais tipos de folhas verdes, assim como muitos outros ingredientes opcionais para dar variedade aos cardápios.

As saladas sofisticadas são produzidas, ao contrário, para dar ao prato uma aparência artística e formal (Fig. 7.4). Um exemplo poderia ser a salada de peras, quando se utiliza uma folha de alface (em parte ou inteira) como base e se coloca sobre ela metade da fruta cozida e sem casca. Um pouco de *sorbet* de limão no meio da pera e gotas de menta no topo da composição completam essa salada para sobremesa. Outro exemplo reside em um prato como a salada Cobb, feita com fileiras de ovos duros fatiados, *bacon* crocante esfarelado, rodelas de salame, pedacinhos de pimentão verde e de queijo, tudo arranjado sobre uma camada de folhas verdes mistas. Uma salada sofisticada de entrada pode ser preparada colocando-se cinco pequenos camarões cozidos em uma pequena camada de folhas verdes mistas, com um pouco de molho picante e rodelas de limão para completar.

Arranjo e forma

Se toda comida tem potencial para a beleza, as saladas oferecem a maior oportunidade de se criar arranjos artísticos e tentadores (Fig. 7.5). Embora uma salada seja normalmente servida para uma pessoa ou para todos os convidados, existem quatro aspectos a considerar: (1) travessa ou tigela adequadas; (2) o uso de um recipiente com alface picada ou outro tira-gosto; (3) o corpo principal da salada; e (4) o eventual uso de uma guarnição em separado para servir como possível reforço ao paladar.

Não deixe de utilizar uma tigela ou travessa suficientemente grande para acomodar a salada de modo arejado. Se os ingredientes forem reunidos de modo precário, a ponto de dificultar a retirada de um deles durante a refeição, este será um dado negativo, provocando nos convidados o temor de desafiar a gravidade e estragar todo o arranjo, derrubando alguma coisa na mesa. Para uma aparência mais artística, tente juntar os elementos da salada de maneira a elevar determinada parte do conjunto. Isso pode se resumir simplesmente a colocar pedaços de abacate sobre um prato de folhas verdes, a fim de elevar o centro.

Com frequência, uma moldura de folhas verdes acrescenta beleza e atração à salada. Os ingredientes não devem se estender até a borda do prato ou travessa. Folhas penduradas na borda do recipiente causam a impressão de que a salada foi preparada com negligência e falta de capricho.

Figura 7.4 Fatias de laranja guarnecidas com coco ralado e cerejas secas completam esta salada cuidadosamente composta. Cortesia de Plycon Press.

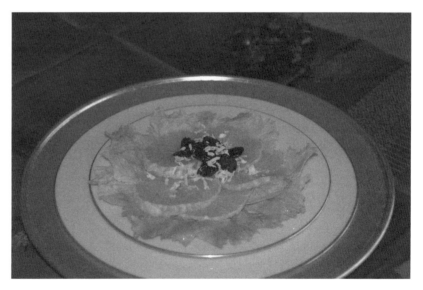

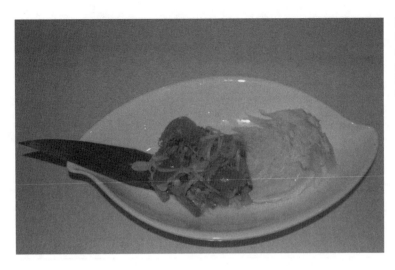

Figura 7.5 Uma folha verde soma um contorno agradável a esta salada de papaia verde, que apresenta ingredientes tailandeses.
Cortesia de Plycon Press.

O cuidado em fazer saladas atraentes paga dividendos reais; uma salada com aspargos perde a atração quando os talos parecem jogados ali sem maior cuidado. Por outro lado, tais aspargos ganham um valor tentador quando alinhados claramente como centro de interesse da salada. A mesma atenção merece ser dada quando se prepara uma salada individual ou um *buffet* de ingredientes diversos. O equilíbrio entre as diversas partes do arranjo é indispensável, mas sem a perda de um centro de interesse definido no resultado final.

Compor desenhos na apresentação das saladas pode ser algo metódico, embora abstrato. Certas pessoas até abordam saladas com a postura de um pintor sério. Quando a metade de uma pera, com alguma decoração complementar, lembra um coelho, ou metades de pêssego são empregadas para compor um boneco de neve, as crianças ficam encantadas, mas nem todos os adultos aplaudirão. Conhecer as preferências dos convidados serve de guia para o projeto de finalização de um prato.

Cor

Saladas possuem o potencial de prover um toque mágico à refeição. Ao se desenvolver a conscientização das cores e o potencial de vários ingredientes para criar ou aumentar alguma coloração e a harmonia do cardápio, belas saladas podem ser produzidas. Por vezes, o uso da cor pode ser subestimado, como no caso de saladas montadas segundo o espectro da cor verde, indo do verde profundo do espinafre ou da alface-romana, ao médio do verde quase amarelo da alface-manteiga e ao leve da alface-americana. Os tons avermelhados das folhas de alface-roxa, *radicchio* e endívia intensificam a paleta de cores nas saladas (Fig. 7.6).

Um forte contraste ao monocromático verde é a colorida e simples salada feita não só com uma variedade de folhas, mas também com tomates-cereja, lascas de repolho-roxo, rodelas de cebola colorida e várias tonalidades de pimentas, rabanetes e aipos. Uma salada Waldorf pode carecer de cor se as maçãs ficarem emparelhadas, porém, pedaços dessa fruta com a casca e alguns bagos de uva Tokay trazem o brilho necessário.

Sabor

Os sabores proporcionados por uma salada precisam combinar muito bem, favorecendo a impressão de gosto agradável na refeição inteira. Um prato com fatias de um queijo, levemente condimentadas com pimenta em pó, é capaz de dar mais intensidade a um jantar leve ou suave; gelatina com pedaços de frutas pode ser servida a fim de compensar a salinidade do presunto servido.

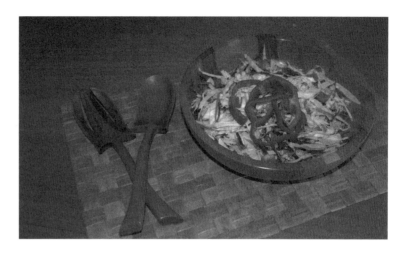

Figura 7.6 Uma salada Coleslaw à base de repolho-roxo e branco fica ainda mais colorida com a adição de cenouras em palitos e pimentões vermelhos e verdes cortados.
Cortesia de Plycon Press.

INGREDIENTE EM DESTAQUE
Azeitonas

Azeitonas de vários tipos estão disponíveis para acrescentar atrativos a diferentes saladas. A escolha não está limitada a azeitonas verdes e pretas, maduras. Todas as azeitonas sofrem algum processamento, porque não são comestíveis da maneira como crescem nas oliveiras. É o tipo e a duração do processamento que determinam a cor, textura, sabor e aparência das azeitonas existentes no mercado.

Como o nome sugere, azeitonas verdes são colhidas antes de estarem totalmente maduras, mas não até que alcancem o tamanho desejado. São mantidas em uma solução de lixívia (ou barrela), como primeiro passo do processo. Em seguida, passam por uma série de mergulhos em água, até serem levadas a uma salmoura. A fermentação ocorre durante os dois ou três meses exigidos para descer a acidez até o nível de pH 3,7. A cor verde-amarelada das azeitonas verdes é mantida graças à sua imersão em salmoura, para evitar o contato com oxigênio.

Em contraste com as verdes, as azeitonas pretas são apanhadas quando maduras (Fig. 7.7) e processadas em salmoura sem passar pelo tratamento com lixívia. Essas diferenças fazem que as azeitonas pretas tenham um pouco mais de gordura do que as verdes, além de textura mais suave e sabor mais ameno.

Entre as azeitonas verdes à venda, existem opções sem caroço e também recheadas (que usam pimentão, ou, às vezes, amêndoas ou alcaparras). Manzanilla e Sevillano estão entre as variedades geralmente processadas e comercializadas como azeitonas recheadas, sendo a última a de tamanho maior. Picolino é uma azeitona verde que o francês valoriza por sua acidez e textura crocante.

Comumente, as azeitonas pretas são vendidas como simples frutos maduros, com ou sem caroço, e às vezes fatiadas. No entanto, alguns mercados oferecem uma vasta linha de escolhas. A Kalamata é a azeitona preto-arroxeada usada em saladas gregas; possui textura suave com sabor defumado, que pode ser ressaltado por uma dose de vinagre de vinho tinto. As azeitonas pretas de Nice (sul da França) ganharam fama pela qualidade e pelo uso na salada Niçoise (azeitonas, vagem verde, atum, batatas e anchovas com molho vinagrete temperado com mostarda de Dijon).

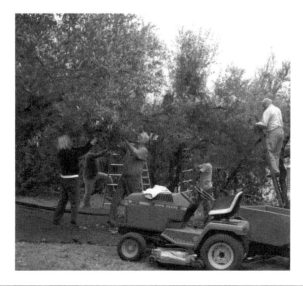

Figura 7.7 Azeitonas maduras sendo colhidas na Itália – o primeiro passo para a obtenção de azeitonas pretas.
Cortesia de June Kalajian Froncillo.

Os ingredientes devem combinar-se de modo a dar uma impressão favorável do sabor da salada. Um toque de pimentão verde, cortado dentro de um repolho cru, faz maravilhas quanto a acentuar o gosto do repolho, enquanto a adição de pedaços de couve-flor pouco representa de útil no sabor geral da salada. Para isso, deve-se pensar, de preferência, em adicionar ervas e outros condimentos. Sementes de aipo, cascas de outras plantas silvestres e mostarda são apenas algumas possibilidades dessa variedade de temperos. Por exemplo, aipo e mostarda, quando acompanhados de cebola fresca, acrescentam um gosto especial à salada de batatas (Fig. 7.8).

Textura

Enfim, a variedade de texturas dentro de uma salada dá a ela um maior poder de atração. Texturas fortes e suaves geralmente formam um bom casamento. A textura comparativamente suave do atum ou do tofu contrasta com o acento mais intenso fornecido pelo aipo ou pelo pimentão verde. A suavidade de tomates cortados em cunhas complementa a crocância de certas verduras em uma salada simples.

Outros alimentos da refeição devem ter sua textura considerada ao se elaborar uma salada. Purê de batatas, peixe assado e fatias de abacate certamente resultam em uma textura monótona, porém esse cardápio pode ser melhorado substituindo-se o abacate por uma salada de legumes crocantes. Por outro lado, frango frito crocante proporcionaria um agradável contraste a uma salada de abacate. Muitas variações são possíveis, mas o ponto importante está em considerar a textura, tanto da salada, isoladamente, como do restante da refeição.

TIPOS DE SALADAS

Saladas de frutas

A doçura e o frescor das frutas fazem delas uma excelente opção para sobremesas, embora possam ser usadas também como prato principal da refeição ou como um bom acompanhamento (Fig. 7.10). Uma simples bandeja de frutas naturais

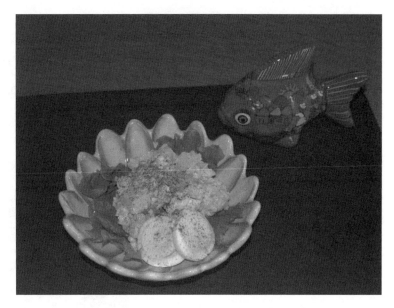

Figura 7.8 Saladas de batatas ganham apelo quando incorporam mostarda, cebola e sementes de aipo. Cortesia de Plycon Press.

PERFIL CULTURAL
Salsinha, salsinha italiana ou coentro?

Traços de sabor característicos de certa cultura podem perfeitamente ingressar nas saladas. São exemplos disso a salsinha, a salsinha italiana e o coentro. A salsinha mais comum possui uma folha ondulada, um toque crocante, e um gosto limpo e fresco. Sua cor verde profunda e a vivacidade de sua aparência com frequência participam da guarnição de refinadas apresentações. Contudo, outras ervas similares podem ser usadas para incluir toques de sabor.

A salsinha italiana, como o nome sugere, é membro da família da salsinha, porém sua folha é achatada e menos crocante (Fig. 7.9). De igual modo, porém, as folhas estão compactadas em galhos curtos. Essa erva caiu no gosto dos gregos antigos, mas foram os romanos que a utilizaram com tanta frequência que ficou conhecida como salsinha italiana. Seu sabor levemente apimentado é mais forte e menos amargo que o da salsinha, o que a tornou um ingrediente adequado em muitas saladas.

(continua)

(continuação)

O coentro mostra-se um tanto parecido com a salsinha italiana, por causa de sua folha achatada. No entanto, os ramos se dispõem em longos e delicados talos, confirmando que o coentro é membro da família das cenouras. Sua origem explica o gosto singular, distinto das outras salsas. Não é fácil descrevê-lo, mas palavras como pungente, marcante e "gosto de sabão" costumam ser aplicadas. Os antecedentes culturais do coentro estão na Ásia e na América Latina. De fato, outro nome para o coentro é "salsa chinesa". O coentro é caracterizado como um ingrediente aromatizante essencial em muitos pratos do México, outros países latino-americanos e cozinhas asiáticas.

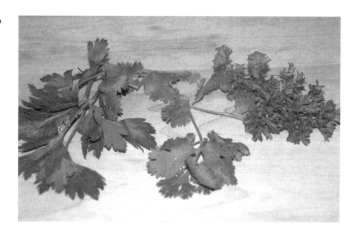

Figura 7.9 Salsinha italiana, coentro e salsa (da esquerda para a direita) contribuem muito para dar mais sabor e textura às saladas.
Cortesia de Plycon Press.

constitui a salada de um jantar no esquema de *buffet* de *self-service*. Mesmo para pequenos jantares em família, um modesto arranjo de frutas se torna uma palatável salada. Cortadas em formatos que aceitam um arranjo artístico, as frutas ganham considerável apelo. Qualquer corte, no entanto, deve destacar a aparência da fruta e a beleza natural de suas linhas. Picado em cubos pequenos, o material perde boa parte de seu apelo visual, mas os pedaços reconhecíveis continuam atraentes e tentadores.

As próprias frutas são uma fonte de ideias interessantes para servi-las como salada. A mistura de cubos de abacaxi, morangos frescos e rodelas de banana ganha em distinção quando apresentada em formato de barquinho, feito da quarta parte do abacaxi, resplandecente com algumas de suas folhas verdes espetadas. Toranjas podem ser escavadas para servir como cestas para saladas. A metade de uma melancia se torna uma saladeira admirável para uma salada de frutas em um *buffet* quando o interior é escavado para fazer bolinhas da polpa e a casca é recortada ou cortada em "V" em torno de toda a borda superior.

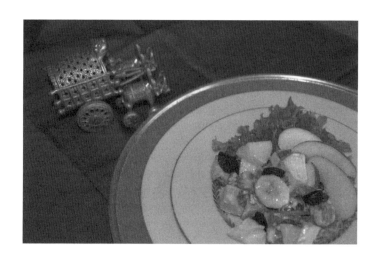

Figura 7.10 A mistura de sabores de maçãs, uvas, bananas, cerejas secas, aipo e nozes-pecãs torna a salada Waldorf um destaque como entrada, acompanhamento ou sobremesa, dependendo do restante do cardápio.
Cortesia de Plycon Press.

Dias quentes de verão se tornam mais agradáveis quando o cardápio inclui pratos de frutas frescas. Uma concha de queijo *cottage*, um *sorbet* de frutas, um bocado de iogurte ou algum outro queijo podem ser adicionados ao arranjo para assegurar mais nutrientes, particularmente um pouco de cálcio e (com exceção do *sorbet*) proteína.

Outro meio de usar frutas em refeições de verão é constituído por salada de frutas congeladas, receita que tem por base creme batido, maionese, açúcar e, às vezes, requeijão. Frutas frescas ou enlatadas, cortadas em pedacinhos, são misturadas à base líquida e então congeladas. Embora a adição de açúcar ajude a ressaltar o gosto do creme batido, isso não é absolutamente necessário. Na verdade, o excesso de açúcar pode tornar difícil servir a salada de frutas congeladas em dias quentes, porque o açúcar rebaixa o ponto de congelamento da mistura, fazendo que toda a salada amoleça e quase derreta, à temperatura ambiente.

Saladas de legumes e verduras

A maioria dos vegetais pode constituir ingredientes de uma salada. Alguns são usados crus; outros, cozidos e resfriados. Vegetais enlatados são práticos para uso em saladas, pois exigem apenas resfriamento e eliminação da água. Legumes frescos requerem maior tempo de preparo, mas suas cores brilhantes, os variados sabores e texturas acrescentam apelo a uma salada. Prontas para usar, misturas de folhas verdes em sacos plásticos vêm ganhando em popularidade, por causa da conveniência e qualidade.

O lado artístico pode embelezar as saladas de vegetais quando a cor, o formato e o desenho estão combinados com eficiência. Parte essencial disso consiste no corte hábil dos ingredientes, criando tiras ou fatias (Fig. 7.11), dividindo os cogumelos frescos em silhuetas ou obtendo outras formas agradáveis. Tomates, cenouras e cebolas dão oportunidade a diversas maneiras de cortá-los, somando atrativos ao aspecto das saladas.

A faixa de cores disponíveis nos vegetais é extensa: o amarelo do milho, o branco forte da couve-flor, o vermelho brilhante do tomate, o vermelho purpúreo do repolho-roxo e a alta variedade dos tons de verde, vistos em diferentes verduras, ilustram o grande impacto que a cor pode causar nas saladas de hortaliças.

Algumas dessas saladas são boas fontes de nutrientes e fibras, mas pobres em calorias – por exemplo, vários tipos de saladas verdes, caso tenham recebido uma quantidade modesta de molhos. Saladas mistas feitas com dois ou três tipos de ingredientes – como espinafre, alface-crespa e alface-americana – podem se tornar bonitos estudos de formas em tons de verde, e ainda são ricas em fibras e fornecem uma quantidade útil de provitamina A, folacina, além de outras fontes de minerais. Embora possuam esses valores nutricionais, as saladas verdes são principalmente uma fonte de água, com pouca energia calórica – propriedades que fazem delas uma preferência nas dietas de pessoas que desejam perder peso. Somados aos ingredientes comuns (espinafre, alface), outros como acelga, rúcula, alface-roxa, alface-romana, agrião, escarola e endívia podem ser utilizados em saladas interessantes. Várias dessas verduras participam do preparo de outras saladas também.

Os toques de sabor valorizam muito as saladas de vegetais. O gosto marcante da cebola crua, incluindo pedacinhos da parte superior verde e fresca, é um daqueles que dão vida à salada. Outras vezes, um legume marinado, como alcachofra, ou pequenos

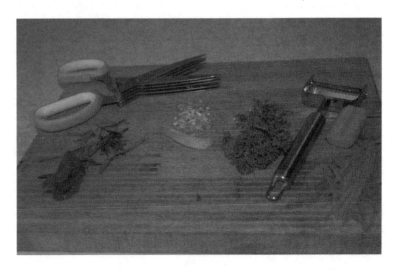

Figura 7.11 Tesouras com diversos tipos de lâminas são eficientes para cortar folhas de manjericão em tiras, bem como casca de laranja e salsinha em pedacinhos; a ferramenta à direita é usada para cortar em palitos.
Cortesia de Plycon Press.

http://homecooking.about.com/od/cookingfaqs/f/faqcapers.htm
– Informação sobre alcaparras.

http://www.foodsafetynews.com/2010/02/study-findsbacteria-in-packagedgreens/
– Relatório sobre doenças de verduras embaladas.

cogumelos, pode merecer destaque. O gosto marcante proporcionado pelas alcaparras (Fig. 7.12) ou por algum tempero com picles constitui outra maneira de intensificar o sabor.

Os vegetais também oferecem a chance de variar as texturas. Até mesmo as saladas de folhas mistas podem ganhar valor combinando-se a firmeza da alface-romana com o caráter amanteigado de outro tipo de alface. Saladas de leguminosas têm mais atratividade graças à adição de aipo cortado, tendo em vista sua textura crocante.

A variedade dessas saladas é, portanto, quase ilimitada. Entre as favoritas, está a salada de batatas, quase sempre servida fria. Mas a salada quente de batatas, com sua qualidade picante unida à riqueza do *bacon* e da cebola, é bem apropriada durante os dias frios. Saladas com repolho cru, chamadas, em inglês, de *coleslaw*, são baratas e populares. Acrescentando-se elementos como semente de aipo, cenouras gratinadas, pedacinhos de abacaxi, pimentões verdes picados ou outros destaques,

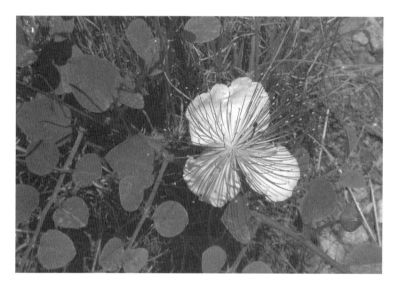

Figura 7.12 Alcaparras e brotos temperados desta planta mediterrânea dão um destaque picante a saladas e outros pratos. O botão que cresce a partir do talo, abaixo à direita, está pronto para ser colhido, ressecado e condimentado.
Cortesia de Bill Malcolm.

VISÃO DA INDÚSTRIA
A segurança dos produtos frescos

A eclosão de doenças ligadas a alimentos, que dominou os noticiários no final do verão de 2006, foi na verdade atribuída ao espinafre cultivado em certos campos da Califórnia, que era uma fonte de *E. coli* O157:H7. Como resultado desse problema e subsequente investigação, rigorosos pontos de checagem foram estabelecidos nas Fazendas Earthbound e em outros fornecedores de verduras e demais produtos frescos que seguiam diretrizes semelhantes. Como as plantações se acham expostas à potencial contaminação por essa bactéria, no próprio meio ambiente, crescente atenção foi dirigida ao monitoramento das fontes de água e riachos, e também à distância existente entre esses campos e as criações de gado.

Apesar do incessante controle, ainda existe a possibilidade de contaminação de produtos por bactérias perigosas. O grupo Earthbound pratica uma amostragem aleatória de cada 800 kg de verduras que são enviados ao depósito central, mantido à temperatura de 1°C. As amostras passam por um teste laboratorial de oito horas antes de seguirem para o processamento. Aquelas que não vencem o teste são testadas por mais quatro horas ou então descartadas.

As verduras aprovadas são limpas e lavadas três vezes em água clorada. Verifica-se, com o auxílio de *laser*, a presença de corpos estranhos e só então o produto recebe embalagem, mas ainda não vai para o mercado consumidor. Os pacotes são retidos por outras 12 horas e testados novamente até a liberação final. Graças a tudo isso, raras contaminações por bactérias, nos produtos frescos, têm sido apontadas. Os lotes comprometidos sofrem destruição, e o risco de o consumidor ingerir artigos impróprios é bastante reduzido.

a *coleslaw* pode ser incrementada e individualizada de maneira a completar outros itens do cardápio. Na outra ponta da escala de custos para saladas de vegetais encontram-se aquelas que exibem ingredientes como palmito, aspargos e pimentão doce (importado da Jamaica).

Saladas de gelatina

Tais saladas são práticas porque podem (de fato, devem) ser preparadas com um dia de antecedência e ainda exibir qualidade excelente. Isso as torna ideais para refeições em feriados ou demais ocasiões nas quais o tempo de preparo é limitado. Comumente, gelatinas com sabores formam a base dessas saladas, porque apresentam não só o gosto desejado, mas também a coloração que reforça sua imagem. Algumas saladas de gelatina, porém, são feitas de material sem sabor, que não possui cor. Ao preparar *aspic* de tomate, a cor vermelha deste é suficiente para proporcionar a coloração desejada.

A prática usual consiste em somar ingredientes à salada de gelatina. Frutas e vegetais de diferentes tipos podem ser selecionados para complementar esse prato. Desse modo, cenouras gratinadas, aipo picado e repolho cozido constituem ingredientes comuns. Por vezes, maionese ou queijo *cottage* são adicionados à gelatina antes que ela fique pronta, dando à salada um aspecto opaco ou modificando o gosto original.

Saladas ricas em proteína

Quando as saladas são o principal prato de uma refeição, elas precisam incluir a quantidade adequada de proteínas. Por exemplo, uma salada de camarões aninhada na metade de um abacate vale por uma significativa, embora cara, fonte de proteína. Outros alimentos ricos em proteínas e bem apropriados para o uso em saladas incluem atum e outros peixes, feijão-roxinho e outros (exceto vagem e feijão-de-cera), ovos duros, queijos de diversos tipos, presunto e outras carnes moídas, carne bovina grelhada ou congelada, carneiro, frango ou outra ave. Quase sempre, esses alimentos ricos em proteína são cozidos antes do seu uso em saladas. A mais notável exceção reside no uso de ovo cru em uma salada Caesar (e esse ovo deve ser pasteurizado por motivo de segurança).

Guarnições

As guarnições têm a intenção de acentuar a cor e o sabor de um prato, sem se apresentar como atração principal (Fig. 7.13). Para atingir essa meta, as guarnições

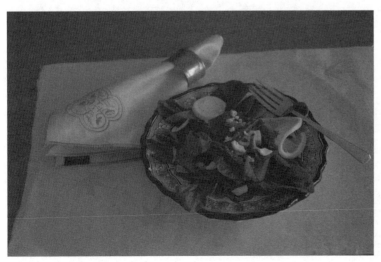

Figura 7.13 Uma fatia de ovo cozido e uma rodela de limão são exemplos de guarnições simples que podem servir de pontos focais. Cortesia de Plycon Press.

são usualmente pequenas. Podem ser um simples anel de cenoura, talvez um rabanete aberto, revelando seu interior branco sob a casca vermelha, e até mesmo uma colherada de grãos de milho sobre um pimentão verde. Algumas fatias de pepino, pedaços de aipo, anéis de pimentão, discos de cebola ou rodelas de endro sustentando talos de cenoura também constituem guarnições viáveis para uma salada pequena.

PRINCÍPIOS DE PREPARO

O frescor dos ingredientes é vital para o preparo bem-sucedido de uma salada. Some-se a isso a indispensável limpeza dos ingredientes. A qualidade do material utilizado e o preparo cuidadoso são, assim, os fundamentos da preparação de saladas.

Lavagem

As verduras costumam trazer areia ou terra em suas folhas enroladas, e é claro que a sujeira deve ser removida. Para começar, uma lavagem em água corrente na pia e a submersão das verduras em um recipiente com água ajudam a eliminar areia e terra (Fig. 7.14). As verduras devem ser submetidas a várias lavagens, até que a água não apresente mais nenhum sedimento das folhas. Correr os dedos sobre as folhas, enquanto o produto é lavado em água corrente, também constitui uma providência útil, em complemento ao "banho" na pia com água. Certifique-se de trocar a água de lavagem até que não sejam encontrados mais sedimentos.

Cogumelos frescos, por exemplo, transmitem uma indesejada textura às saladas, se não forem higienizados de modo adequado. Esfregar individualmente e de modo suave é essencial para eliminar detritos que teimam em permanecer no alimento. Certos produtos, como a abobrinha, são particularmente tenazes na retenção de sujeira. No entanto, todos os produtos frescos precisam ser esfregados enquanto estão sendo manuseados sob água corrente, para ter certeza de que toda a sujeira seja desalojada e removida.

Manejo das folhas verdes

A chave da qualidade em muitas saladas está na apresentação das folhas verdes. O ideal é que haja folhas atraentes e crocantes. O preparo correto torna-se essencial para esse objetivo, pois os produtos verdes carregam uma alta concentração de água em suas células, capaz de garantir a boa crocância.

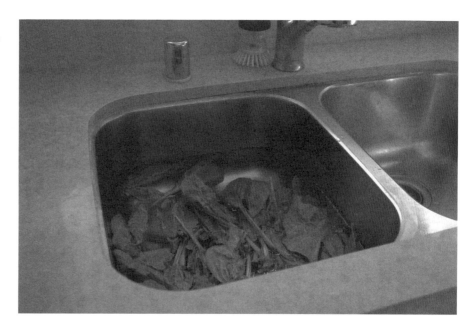

Figura 7.14 Espinafre e outras verduras tendem a acumular areia e sujidades em suas folhas. O mergulho em água fresca em uma pia deve ser repetido até que nenhum sedimento esteja evidente. Cortesia de Plycon Press.

NOTA CIENTÍFICA
Turgidez

Qualquer planta com reduzida quantidade de fibras em suas paredes celulares depende da água presente no interior das células para manter essas paredes celulares em posição estendida. As verduras constituem excelentes exemplos de vegetais que necessitam de alta dose de água dentro das células. A presença de água em seu interior exerce pressão contra as paredes, ajudando a mantê-las em posição estirada. Quanto maior a quantidade de água na célula, maior é a pressão contra as paredes celulares. Essa pressão é que cria a turgidez, um estado de tensão nas paredes celulares. Perda de água interna reduz tal tensão, e as células começam a fraquejar, as verduras perdem sua crocância e passam a vergar ou murchar.

Já que a firmeza das hortaliças é muito importante, técnicas de estocagem e preparo devem ser desenvolvidas a fim de manter o nível de água nas células e, por consequência, a desejada turgidez. Um dos problemas reside em conservar as perdas por evaporação no mínimo possível. A estocagem em um ambiente em que o ar está saturado de umidade reduz as perdas por evaporação. A alface e outras verduras irão contribuir com a umidade do local na tentativa de saturar o ar circundante.

Dois fatores podem ser controlados para reduzir o volume de água requerido pela saturação: a quantidade de ar a ser saturada e a temperatura dessa atmosfera. Obviamente, um pequeno volume de ar exigirá menos umidade para saturação do que uma vasta quantidade. Ao se estocar verduras em espaços reduzidos e fechados, o ar irá se saturar facilmente. Uma evidência disso é vista na condensação que ocorre no teto das gavetas dos refrigeradores. Menos óbvio, mas não menos importante, é o fato de que o ar frio não consegue reter tanta umidade quanto o ar quente. Desse modo, o ar frio torna-se saturado com pequeno volume de umidade, enquanto o ar quente provocará uma considerável perda de água das verduras, antes que alcance a saturação.

O desejável é estocar verduras em áreas pequenas, que são resfriadas para que as células do vegetal conservem a umidade natural e mantenham sua turgidez. No entanto, é possível devolver certa umidade a hortaliças debilitadas colocando-se panos molhados sobre as folhas e refrigerando as áreas cobertas até que as células voltem a "inchar" com água.

A turgidez também pode ser perdida depois que molhos são acrescentados às verduras de uma salada. Tal perda resulta da desfavorável pressão osmótica que se desenvolve quando aqueles alimentos entram em contato com determinado molho e o sal nele presente, por certo período de tempo. A água interna irá migrar das células para o molho, na vã tentativa de equalizar a concentração de ambos os lados das paredes celulares. Para minimizar esse problema, todo molho de saladas de folhas verdes e similares já preparadas deve ser aplicado pouco antes do momento de servir.

A alface pode ser utilizada como base para saladas individuais. Para se obter folhas íntegras, sem lacerações, a base do caule do ingrediente precisa ser removida, com o uso de uma faca (Fig. 7.15). Quando a água for posta a correr pela cavidade resultante, as folhas da alface começarão a se separar ou abrir gradualmente, facilitando o trabalho de fazer o prato com folhas individuais.

http://ucanr.org/freepubs/docs/7215.pdf
– Informação básica sobre a produção de alface.

Bastante água adere às verduras enquanto elas são lavadas por inteiro. É importante remover a maior parte dessa água antes de aproveitá-las em uma salada. Caso contrário, o molho acaba sendo diluído, prejudicando os sabores mais vibrantes. Uma centrífuga para saladas constitui a maneira mais rápida de retirar água dos produtos. Uma alternativa consiste em passar um guardanapo absorvente sobre as folhas.

O armazenamento das verduras na gaveta interna da geladeira, por pelo menos 30 minutos, é uma providência que promove a crocância. Depois disso, as folhas podem ser usadas inteiras ou divididas em pedaços do tamanho desejado. Despedaçar manualmente, em vez de cortar com faca, é recomendável porque a borda irregular acaba por produzir mais apelo visual à salada.

Como montar uma salada

O molho pode ser acrescido à salada durante o preparo ou permanecer na mesa posta, permitindo que os convidados se sirvam dele conforme sua vontade. Se uma

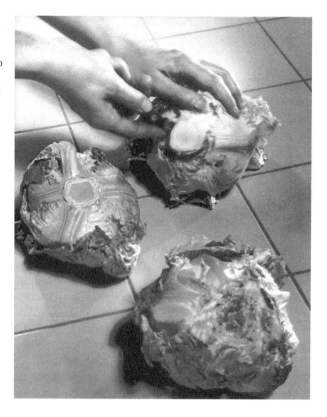

Figura 7.15 Folhas de alface para acomodação de saladas são preparadas cortando-se o cerne e passando-se água fria pelo orifício cônico, para dilatá-las um pouco. As folhas podem ser embrulhadas soltas em toalhas de papel e refrigeradas até o momento de uso.
Cortesia de Plycon Press.

salada verde é montada na cozinha, o molho deve ser colocado, de preferência, o mais próximo possível da hora de servir, porque ele se mistura à água contida nos ingredientes, fazendo com que estes percam parte de sua crocância. No entanto, algumas saladas simples, baseadas em massas, batatas ou outros elementos ricos em amido, podem ser marinadas horas antes do serviço, porque irão absorver positivamente o gosto dos molhos.

Saladas compostas ou mais refinadas podem contar com molhos fluidos levemente espalhados sobre elas, mas um bocado de maionese ou outro molho firme devem ser acrescidos em posição tal que ressalte a aparência do prato. Uma opção a mais consiste em posicionar o molho em um recipiente separado, que completa o serviço ou é passado em torno da mesa.

As apresentações variam conforme a salada e a ocasião. Pratos de salada individual frequentemente comportam uma folha de alface, uma xícara ou uma camada de folhas, deixando uma borda em volta da louça. Assim, ingredientes personalizados da salada são acrescentados em sequência, compondo um quadro agradável emoldurado pelas folhas já presentes no prato. Um determinado ponto focal, que ressalte uma parte da salada, aumenta o interesse por ela. E uma colorida guarnição ou certo ingrediente pode ser útil para criar esse relevo na salada (Fig. 7.16).

Como preparar saladas de gelatina

O frescor de uma salada de gelatina contrasta agradavelmente com os complementos que podem ser acrescentados a ela. Contudo, o efeito final depende de boas técnicas de preparo. Como passo preliminar, se você utilizar gelatina sem sabor, cuide de hidratá-las bem com água fria (1/4 de xícara de água por colher de sopa de gelatina). Suas partículas ásperas absorvem a água mais lentamente do que as usadas em pós de gelatina com sabor.

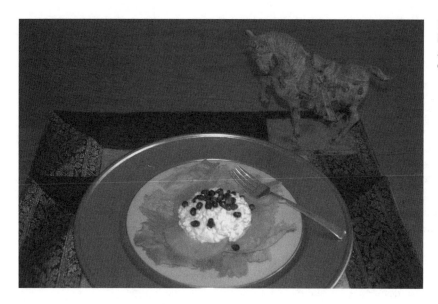

Figura 7.16 Sementes de romã brilham nessa sofisticada salada de abacaxi e queijo *cottage*.
Cortesia de Plycon Press.

Uma parte crucial do preparo consiste na completa dispersão da gelatina. Certa quantidade de líquido fervente, geralmente água ou suco de frutas, é escoada sobre cada pedaço já hidratado, para dar início ao processo de dispersão. O derramamento lento é necessário para facilitar a solução das partículas de gelatina, e isso deve prosseguir até que nenhuma partícula possa ser vista; em particular, o derramamento precisa ser direto sobre o fundo do pote, onde as partículas sólidas tendem a se concentrar. Se isso não for feito, pode se formar uma indesejável camada "emborrachada" na base do produto.

Quando a gelatina estiver completamente dissolvida, o restante do líquido especificado na receita se encontrará derramado na dispersão, e poderá formar cubos de gelo. É preciso jogar mais água enquanto os cubos estão derretendo, o que acelera a dispersão e logo inicia a formação da estrutura gelatinosa, garantindo uma concentração uniforme na mistura, que é toda resfriada no mesmo grau. Se a água adicional não for derramada, as regiões adjacentes ao gelo em derretimento começarão a se agregar e assim contribuir para uma textura mais sólida no produto final. Com a constante umidificação da gelatina em fase de resfriamento, a congelação começará devagar, e o primeiro sinal é o desenvolvimento de uma consistência de xarope. Qualquer fragmento de gelo, nesse ponto, deve ser removido, enquanto pedaços de frutas ou outros ingredientes podem ser incluídos e distribuídos na gelatina. Essa mistura, enfim, é refrigerada em uma vasilha ou moldada até que se transforme em gel.

Receitas de saladas de gelatina são baseadas em proporções capazes de produzir a desejada consistência, permitindo que o prato seja servido facilmente, sem necessidade de amaciamento. A inclusão pouco cuidadosa de líquido pode afetar os resultados; muito líquido resulta em produto mole demais, enquanto a carência gera uma textura emborrachada. Se certas frutas enlatadas não forem drenadas suficientemente, o líquido excedente enfraquecerá a estrutura gelatinosa. Mas, se assim for desejado, o suco drenado pode ser usado na confecção da gelatina, desde que o caldo obtido seja considerado como parte do líquido presente na receita.

A maioria das frutas frescas pode ser acrescentada às saladas de gelatina, com o fim de somar textura, sabor e cor. Mas, atenção: abacaxi fresco ou congelado, assim como papaia fresca e kiwi não podem ser usados dessa maneira, porque possuem enzimas que reagem com as proteínas da gelatina. O efeito será o colapso da gelatina na condição de **gel** e o surgimento de um **sol** (coloide mais firme) que somente poderia ser servido como sopa.

http://www.kraftbrands.com/knox/
– Receitas com gelatina.

Gel
Sistema coloidal no qual um sólido forma a fase contínua e um líquido forma a fase descontínua.

Sol
Sistema coloidal no qual a fase descontínua consiste em um sólido e a fase contínua é um líquido.

NOTA CIENTÍFICA
Géis gelatinosos

A dispersão da gelatina é uma dispersão coloidal, na qual as moléculas de gelatina formam a parte sólida. Se a gelatina (o sólido) está dispersa de modo uniforme em um líquido, a dispersão é classificada como sol. O sol constitui um sistema coloidal no qual o sólido é espalhado dentro de um líquido, ou seja, o sólido consiste na fase descontínua; e o líquido, na fase contínua. Em outras palavras, no sol é possível passar de uma molécula de gelatina a outra, apenas movendo-se através do líquido em que está espalhada. Esse é o sistema coloidal formado quando a gelatina se dispersa em um líquido fervente, durante o preparo de uma salada de gelatina.

Quando a gelatina classificada como sol começa a esfriar, suas moléculas gradualmente se movem cada vez mais devagar através do líquido. Tais moléculas fibrosas começam a se chocar umas com as outras, e ocasionalmente produzem cadeias de hidrogênio entre as moléculas. Quanto mais frio o sistema fica, mais lentamente as moléculas de proteína se movem, e maior se torna a semelhança dos laços de hidrogênio que mantêm uma molécula de gelatina próxima de outra. Gradativamente, muitas moléculas se ligam por elos de hidrogênio dentro de uma confusa rede na qual a água fica armazenada. Por fim, as partículas de gelatina produzem uma rede contínua, e a água se vê retida em segmentos descontínuos no interior dessa rede. Em suma, o sistema coloidal sofre uma transição do sol original para um sistema coloidal diferente, aquele de um gel. O gel carece das propriedades fluidas típicas do sol. Isso torna possível moldar a gelatina e servi-la sob determinada forma, previamente definida.

A facilidade com a qual as moléculas de gelatina se cruzam e ligam entre si, para estabelecer a estrutura do gel, é influenciada pelo pH da dispersão. A adição de algum ácido facilita trazer o sistema a um pH 5, auxiliando a formação do gel porque esse é o ponto isoelétrico da gelatina. Dentro desse pH, haverá uma mínima carga elétrica em cada molécula. E essa falta de energia na superfície colabora para impedir que as moléculas semelhantemente carregadas sejam repelidas entre si. Quando tais moléculas se dispõem de modo muito próximo, os elos de hidrogênio são capazes de se formar facilmente. Se o sistema estiver acidificado (com suco de limão ou outro ácido comestível) até um pH abaixo de 5, ou for mais alcalino do que 5, ainda é possível que os laços de hidrogênio se formem entre as moléculas da gelatina e componham um gel. Isso, porém, ocorre lentamente e produz uma emulsão menos forte do que outras com pH 5.

A quantidade de gelatina em um produto influi claramente na força do gel, pois haverá menos moléculas a serem ligadas por hidrogênio e a formarem a rede contínua quando a concentração da gelatina é baixa. Essa baixa concentração dá origem a um gel fraco ou nulo. Por outro lado, a alta concentração causa uma rede tão densa que o gel gelatinoso resulta firme ou duro demais para ser apreciado pelo consumidor. Recomenda-se, tendo em vista bons resultados, a proporção de uma colher de sopa de gelatina sem sabor por xícara de líquido.

Se a quantidade de açúcar for aumentada, em uma receita de gelatina, o gel será mais macio do que o produto original. O aumento excessivo pode até mesmo impedir a gelificação, efeito atribuído à redução na concentração de proteína quando a dose de açúcar é maior.

Os géis parecem sólidos, mas na verdade eles passam por contínuas mudanças durante o prazo de estocagem. Prova disso é a dificuldade de servir um prato com gelatina que tenha sido firmado por apenas uma hora, em comparação com outro que tenha sido refrigerado por seis horas ou mais. A gelatina será, nesse último caso, mais resistente ao derretimento e mais fácil de servir. O fator diferencial reside no crescente número de laços de hidrogênio entre as moléculas de gelatina, deixando a estrutura mais firme e íntegra. Isso explica, junto com a simultânea perda de água, o gradual desenvolvimento de uma textura firme, quase emborrachada, durante um longo período de estocagem.

A capacidade das partículas de gelatina de estabelecerem uma rede depende de suas moléculas estarem unidas por hidrogênio. Se uma enzima proteolítica (digestora de proteína) é adicionada ao sistema, como ocorre quando se acrescenta abacaxi fresco, as moléculas de gelatina serão alteradas no tamanho, para menos longas, e perderão a habilidade de formarem um gel. A bromelina, enzima contida no abacaxi, rapidamente quebra as moléculas de gelatina em unidades mais curtas, enquanto o tratamento de calor utilizado no enlatamento desta fruta altera as partículas de bromelina, tornando-as incapazes de catalisar o colapso digestivo da gelatina. A papaína das papaias e a actinidina do kiwi possuem idêntico efeito proteolítico.

COMO SERVIR AS SALADAS

A atenção aos detalhes torna as saladas particularmente apetitosas. Por exemplo, saladas frias assumem grande importância em uma refeição, quando servidas em separado, com a salada fria montada de forma atraente em um prato igualmente resfriado, e acompanhada de um talher também gelado. A louça de serviço deve estar livre de borrifos estranhos ou manchas de gordura.

Com frequência, as saladas de gelatina precisam ser desenformadas antes de ir à mesa, tarefa feita de preferência meia hora antes do evento, de tal modo que a gelatina possa voltar à geladeira e recuperar a consistência. Para removê-la, mergulhe rapidamente a parte inferior da fôrma em água quente. É fácil, nesse caso, encher a pia com água aquecida, até mais ou menos a altura da fôrma. Depois, um leve balanço basta para soltar o produto. Se isso não ocorrer, a fôrma deve retornar, por segundos, à água quente. Se a operação de desmontagem danificar as bordas da gelatina, a solução é inverter rapidamente o prato de serviço sobre a fôrma e acertar os danos com uma colher (Fig. 7.17). A gelatina desmontada pode voltar à geladeira para reverter o amolecimento e firmar a estrutura do produto conforme o plano original.

MOLHOS PARA SALADAS

Os molhos para saladas são de muitos tipos, porém, a maioria contém um óleo, um líquido ácido e temperos normais. A junção de óleo com um líquido aquoso costuma ser um arranjo instável, já que óleo e água não se misturam naturalmente.

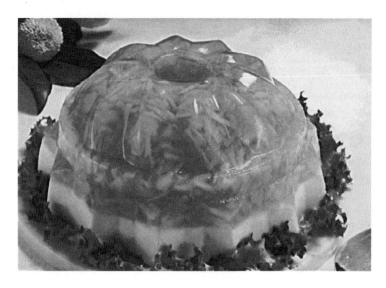

Figura 7.17 Para desenformar uma salada de gelatina, deve-se mergulhar brevemente a fôrma em água quente, balançar levemente para os lados, colocar um prato sobre a fôrma, invertê-la e bater com a mão no fundo, segurando-a firmemente. A gelatina cairá no prato e então ambos vão juntos ao refrigerador, ainda que por alguns minutos, a fim de firmar a superfície da gelatina. Cortesia de Plycon Press.

PONTOS DE AVALIAÇÃO
Preparo de saladas

- Uma margem deve permanecer visível na borda do prato.
- As folhas foram bem lavadas e secas.
- Os ingredientes foram cortados de maneira atraente.
- A cor é adequadamente variada.
- Os sabores se complementam.
- As texturas contrastam adequadamente.
- O arranjo é agradável e fácil de manusear no momento do consumo.

Emulsão
Dispersão coloidal de dois líquidos imiscíveis, com um tipo de líquido sendo disperso como gotículas em outro tipo de líquido.

Fase descontínua (dispersa)
Gotículas em uma emulsão.

Fase contínua
O líquido que rodeia as gotas suspensas em uma emulsão.

Emulsão temporária
Emulsão que se separa rapidamente em duas camadas.

Apesar disso, sob certas condições, os dois podem combinar entre si na forma de um sistema coloidal chamado **emulsão**. Usualmente, os molhos para salada consistem em gotinhas de óleo (a **fase descontínua**) suspensas em água (a **fase contínua**). Já que esses molhos são constituídos de gotas de óleo em água, o tipo de emulsão é classificado como óleo em água (abreviado simplesmente como o/a). Emulsões também se veem classificadas com base na sua estabilidade ou tendência à separação em duas camadas distintas, com a camada de óleo flutuando sobre a camada de água (Fig. 7.18).

Emulsões temporárias

Molhos para salada que necessitam ser agitados a cada uso, para distribuir os ingredientes com uniformidade, são chamados de **emulsões temporárias**. Molhos franceses e italianos constituem um exemplo familiar disso. A ação física de agitar o produto "quebra" a fase óleo em minúsculas gotas, mas estas coalescem entre si (se aglutinam) e logo geram uma camada oleosa, quando o molho é mantido em repouso. A única interferência capaz de impedir a aglutinação das gotas está em ingredientes secos, como mostarda e páprica ásperas, que em geral fazem parte dos temperos.

Os elementos de uma emulsão temporária incluem um vinagre dotado de algum sabor ou de outro ingrediente ácido, tal como o suco de limão, com a vantagem de adicionar ao molho um toque de sabor. O óleo empregado pode ser o de oliva, mas com frequência os óleos de milho, soja, amendoim, açafrão e outros são selecionados em virtude de sua durabilidade na prateleira e de seus sabores suaves. Usualmente, duas ou três partes de óleo para cada porção de vinagre são usadas no preparo do molho "vinagre e óleo", emulsão temporária, que oferece molhos fluidos bem razoáveis (Fig. 7.19).

Emulsões semipermanentes

Emulsão semipermanente
Emulsão viscosa que contém um agente emulsificante que raramente se separa em duas camadas.

As **emulsões semipermanentes** tendem a se manter intactas por vários dias. A viscosidade dessas emulsões, semelhante à do creme de leite, reduz a tendência que têm as gotas de óleo de se ligar e coalescer, rompendo a emulsão. Por vezes, essa maior viscosidade é devida a um líquido viscoso presente na receita: mel, xarope de açúcar, base para sopa enlatada não diluída, ou molho engrossado com amido. Marcas comerciais desse último tipo (particularmente "molhos leves") quase sempre contêm estabilizadores como goma arábica, pectina ou gelatina a fim de aumentar a viscosidade e promover a estabilidade do produto.

Molhos doces para salada de frutas, molhos de ervas e outros que pingam lentamente no prato servido são emulsões semipermanentes. Quando esses molhos ficam separados, a emulsão pode ser refeita facilmente por agitação ou balanço do recipiente.

Figura 7.18 Diagrama de uma emulsão água em óleo (a/o). Cortesia de Plycon Press.

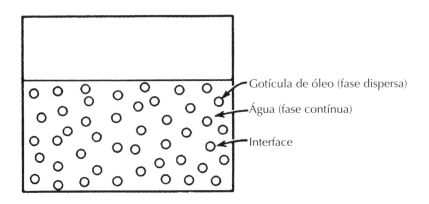

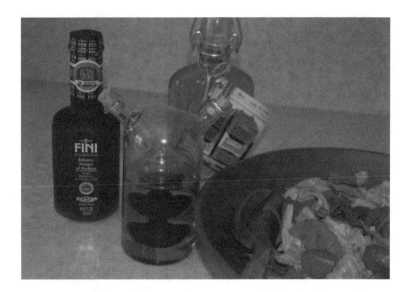

Figura 7.19 Vinagre balsâmico e azeite de oliva são ingredientes básicos em molhos de saladas. Cortesia de Plycon Press.

Emulsões permanentes

O exemplo clássico dessa categoria é a maionese, uma **emulsão permanente** de óleo em água. Sua textura firme restringe o movimento das gotas de óleo ao longo do molho e evita a separação entre óleo e vinagre. Em acréscimo a esse efeito de estabilidade, as emulsões permanentes perduram graças a um **agente emulsificante**, em geral a gema de ovo. Todo agente emulsificante é capaz de formar uma capa protetora em torno da superfície esférica de cada gota de óleo, e isso bloqueia a coalescência, impedindo que as gotas se toquem e aglutinem.

A gema de ovo é eficaz como agente emulsificante porque contém **lecitina**, composto atraído tanto pelo óleo quanto pela água. A lecitina ajuda a preservar a emulsão por formar uma proteção em volta das gotas de óleo. Além disso, a lecitina é mais eficaz, como agente emulsificante, do que muitos condimentos em pó, porque os grupos químicos funcionais que possui capacitam-na a cobrir uma grande superfície entre dois líquidos diferentes da emulsão.

Bastante requisitada na cozinha moderna, a maionese pode ser obtida facilmente misturando-se os temperos, a gema de ovo e parte do vinagre. O óleo é adicionado em gotas ou filetes enquanto se bate a mistura, iniciando a formação da emulsão. Quando a quantidade de óleo se eleva e o volume da maionese começa a aderir nas lâminas da batedeira, é hora de parar, pois a introdução de mais óleo dará uma aparência desfavorável ao prato, além da consistência demasiada mole. Tudo deve ser muito deliberado, ou a emulsão se romperá. Tal problema pode ser remediado por meio da inclusão de mais uma gema de ovo, colocada em uma vasilha à parte e gradualmente batida dentro da emulsão, sendo tratada como se fosse óleo.

A quantidade máxima de óleo incorporada à emulsão, antes que ela quebre, está entre 70 e 80% do peso total dos ingredientes. Nesses níveis altos de óleo, a maionese ficará tão firme que poderá até ser cortada e receber várias misturas de alimentos. Em caso de exagero, porém, vale repetir que, se muito óleo for usado, a emulsão se romperá, com a separação do óleo fluido.

Emulsões permanentes podem ser quebradas não só pelo excesso de óleo, mas também pelo congelamento ou armazenamento em lugares muito quentes, que provocam a coalescência das gotículas de óleo. Embora a agitação excessiva durante a expedição ou manejo possa ser outra causa de uma maionese quebrada, isso raramente se vê, tanto pela estabilidade da própria maionese, como pelo excelente controle atual do armazenamento e expedição de produtos de alimentação.

Emulsão permanente
Emulsão viscosa que contém um agente emulsificante que quase nunca se separa em duas camadas.

Agente emulsificante
Substância formadora de uma camada protetora sobre a superfície das gotículas (a interface) em uma emulsão.

Lecitina
Composto presente na gema do ovo, atraído pelo óleo e pela água, o que o torna um agente emulsificante muito eficaz.

http://www.hi-tm.com/Documents/Mayonnaise.html – Discussão sobre maionese e questões de segurança envolvendo ovos.

NOTA CIENTÍFICA
Maionese "segura"

Embora a maioria dos ovos esteja livre de bactérias em seu interior, cerca de 1 em cada 10 mil ovos tem a possibilidade de conter *Salmonella enteritidis* em sua gema. Essa contaminação bacteriana, se presente, ocorre nas galinhas em que a gema se acha em formação, não sendo, pois, o resultado de manejo anti-higiênico do ovo após a postura. Rigorosas medidas sanitárias nas instalações dos galinheiros se tornam essenciais para impedir a produção de ovos contaminados.

No caso da maionese, a fim de se assegurar que ela não contém *S. enteritidis* viável, o procedimento mais seguro reside em comprar sempre ovos pasteurizados ou então pasteurizar a gema antes de incorporá-la à maionese. A gema é aquecida a pelo menos 71°C depois de diluída com líquido (no mínimo duas colheres de sopa de líquido por ovo). Tal mistura aquecida precisa ser esfriada por 4 ou 5 minutos antes de ser colocada em um liquidificador. Em seguida, a emulsão se forma por meio do lento acréscimo de óleo no material borbulhante, com pausas ocasionais para raspar os borrifos que aparecem nas paredes do recipiente utilizado. (Caso sejam empregados produtos comerciais substitutos à base de ovo, as gemas sem dúvida foram pasteurizadas durante o processamento e não precisam ser aquecidas de novo.)

A maionese, de algum modo, se acha protegida contra infecções bacterianas em virtude da presença de suco de limão e/ou vinagre. No entanto, o pH deve ser bastante ácido (pH 4 ou menor) a fim de garantir segurança alimentar. A chance de que a maionese caseira não seja tão ácida torna a pasteurização, acima descrita, um importante passo em seu preparo.

Molhos cozidos

http://www.accessdata.fda.gov/scripts/cdrh/cfdocs/cfcfr/CFRSearch.cfm?fr=169.140 – Código dos regulamentos da FDA para a maionese.

http://www.cdc.gov/salmonella/enteritidis/ – Relatório sobre o surto infeccioso de 2010 por *Salmonella enteritidis*.

http://blog.thenibble.com/2010/09/09/food-factshow-to-pasteurize-eggs/ – Sugestão para pasteurizar ovos.

Outros molhos para salada seguem formulações bastante diferentes daquelas anteriormente descritas. De fato, existe um grupo de mercadorias anunciadas como molhos e usadas em diversas aplicações, no lugar da maionese, mais cara e trabalhosa. A Food and Drug Administration (FDA) define os ingredientes específicos da maionese, incluindo uma alta porcentagem de óleo, embora os molhos possam conter legalmente um agente espessante destinado a dar a mesma viscosidade obtida pelo uso de algum óleo dispendioso. Tais molhos requerem apenas 30% de óleo, ou pouco mais, o que reduz o custo do prato e também suas calorias. Existem vários agentes espessantes, mas o amido ou fécula representa um meio eficaz e barato de se produzir um molho cozido para salada com a desejada viscosidade.

Molhos caseiros geralmente são engrossados com amido e proteína do ovo. As misturas de amido são levadas à fervura com o fim de assegurar máxima firmeza e um sabor cozido antes que o ovo seja acrescentado; então a nova mistura é aquecida acima de 71°C para fixar as proteínas e eliminar qualquer bactéria *Salmonella enteritidis* talvez presente. O molho não é fervido ou cozido por muito tempo depois de receber o ovo, para evitar a coalhadura ou coagulação do leite. Caso o molho caseiro contenha sucos de fruta ou outros líquidos ácidos, estes devem ser adicionados depois que a goma (amido) já estiver gelatinizada. Do contrário, a goma se partirá, resultando em um produto fino demais. O cozimento do amido e do ovo tem seus princípios discutidos nos Capítulos 10 e 12, respectivamente.

Como variar os molhos

Molhos básicos para saladas se transformam em atrações especiais pela inclusão de ingredientes apropriados. Por exemplo, um molho cremoso pode ser feito com a utilização de creme azedo, creme de leite, iogurte ou requeijão. Sabores surpreendentes são introduzidos por picles cortados, fatias de queijos de vários tipos (incluindo o Roquefort), algum tempero avinagrado e cebolas gratinadas, bem como por outras espécies de condimentos. Também existem no mercado muitos molhos prontos para saladas, permitindo uma mistura de temperos fortes e um toque de "faça você mesmo".

Como avaliar os molhos

A recente popularidade das saladas transformou muitos consumidores em "*gourmets* peritos em molhos", capazes de inventar os próprios complementos, com a ajuda de produtos comerciais. É sempre importante que os molhos tenham um sabor agradável, objetivando intensificar o gosto dos ingredientes. Tais molhos devem ser suficientemente leves para se combinar sem problemas com os ingredientes da salada, porém, não fluidos demais a ponto de escorrer depressa até o fundo do prato. Gotas ou filetes de óleo, por sua vez, não devem ficar visíveis na superfície de emulsões permanentes, a exemplo da maionese. Molhos cozidos para saladas também ganham em qualidade quando livres de pelotas.

VISÃO DA INDÚSTRIA
Molhos dietéticos para saladas

Muitos norte-americanos não só têm consciência dos efeitos das gorduras e óleos sobre a saúde como também procuram produtos que reduzem a quantidade desses ingredientes na alimentação. Esse forte interesse do consumidor motivou os fabricantes de molhos para saladas a desenvolver e comercializar molhos com baixo teor de gordura ou mesmo com zero gordura. A redução de níveis de óleo provoca uma visível mudança nas propriedades de fluidez dos molhos para salada. As novas fórmulas precisam possuir suficiente viscosidade, para garantir a cobertura dos ingredientes da salada pelo molho, e uma sensação bucal agradável.

Diversas gomas são comumente usadas para contribuir com a adequada viscosidade nos casos de diminuição da gordura ou óleo nos molhos. A xantana e as gomas de celulose constituem dois espessantes particularmente tradicionais em molhos de baixa ou nenhuma gordura. As gomas têm a vantagem de não introduzir calorias nesses molhos dietéticos.

O amido modificado é outra substância que ajuda a criar a desejada consistência em casos de redução de óleo. Embora pouca quantidade de amido seja necessária, o conteúdo em calorias se soma ao total existente na salada. Outros espessantes energéticos às vezes utilizados são o próprio açúcar, xarope de milho ou óleo parcialmente hidrogenado. Os espessantes que contêm carboidratos (açúcares e amido) podem produzir a almejada viscosidade enquanto também reduzem a gordura e as calorias nos molhos para saladas. Óleo parcialmente hidrogenado incrementa a viscosidade do prato, permitindo o uso de menos óleo na receita.

RESUMO

De diferentes maneiras, as saladas possuem potencial para reunir praticamente todos os nutrientes essenciais da dieta. Seu uso abrange qualquer fase da refeição, da entrada à sobremesa, e cada salada se torna uma combinação artística de arranjo e forma, cor, sabor e texturas contrastantes. Frutas, vegetais, massa, cereais, gelatina, carnes, peixes, aves, ovos e queijos, todos são ingredientes possíveis. Podem ser preparados como uma salada simples ou sofisticada.

Esse preparo exige lavagem cuidadosa de produtos frescos, estocagem e serviço apropriados para assegurar que as verduras exibam um índice ótimo de turgidez. Géis de gelatina podem ser feitos a partir de gelatina com ou sem sabor. Com o preparo cuidadoso e, sobretudo, com a moldagem íntegra das porções, saladas de gelatina somam beleza e prazer à refeição. O produto mantém adequadamente sua forma quando refrigerado brevemente, logo após a retirada da fôrma.

Molhos para saladas consistem costumeiramente em emulsões de óleo em água, com sua estabilidade classificada como temporária, semipermanente ou permanente. Molhos franceses e italianos são fluidos, possuindo pouca quantidade de ingredientes emulsificantes, que se separam com rapidez – daí serem denominados de emulsões temporárias. Já as emulsões semipermanentes são consideravelmente mais viscosas e estáveis do que as temporárias. As permanentes raramente "quebram", embora o congelamento, as altas temperaturas e a agitação forte do vasilhame possam causar a quebra até mesmo da maionese. A gema do ovo contém lecitina, um agente emulsificante muito eficaz, que ajuda grandemente na firmeza e estabilidade da maionese como emulsão permanente. Gemas usadas na maionese e em outros molhos precisam ser pasteurizadas, com a finalidade de eliminar *S. enteritidis* eventualmente presente. Alguns molhos de baixa caloria incorporam gomas (amidos) ou outros estabilizadores, de tal maneira que o conteúdo em óleo pode ser reduzido sem afetar a viscosidade. Outros molhos podem ser engrossados com a utilização de amido ou fécula, ou mesmo de ovos.

Os molhos para salada devem ter um sabor fresco, característico de cada tipo de molho. Eles precisam revestir cada parte dos ingredientes da salada, porém não devem ser densos demais a ponto de escorrer pelo prato.

QUESTÕES DE ESTUDO

1. Descreva uma salada a ser servida como: (a) o prato principal da refeição, (b) a entrada, (c) o acompanhamento do prato principal, e (d) a sobremesa. Por que você acha que essas saladas são adequadas para cada utilização? Quais características distinguem cada tipo de salada?

2. Encontre cinco receitas de saladas e as classifique como simples ou sofisticadas; em cada caso, explique seus motivos.

3. Compare o custo dos molhos comerciais para saladas com os de elaboração caseira. Não se esqueça de incluir uma estimativa do tempo e do valor desse tempo requerido para preparar um produto doméstico. Sob quais condições você faria seu próprio molho? Ou o compraria já pronto?

4. Por que as gemas de ovo devem ser aquecidas quando se faz maionese em casa? Descreva o processo usado para esquentá-las.

5. Por que a viscosidade de um molho para salada influi na estabilidade de uma emulsão?

6. Identifique cada uma das categorias básicas de molhos para salada e cite exemplos. Identifique os ingredientes de uma receita em particular que contribuem para a estabilidade da emulsão.

7. Explique o preparo de uma salada de gelatina. Como se forma o gel de uma gelatina e o que acontece quando ele envelhece?

8. Qual é o efeito de adicionar abacaxi fresco a uma salada de gelatina? Como tal efeito pode ser evitado?

9. Compare os ingredientes listados nos rótulos ou etiquetas de molhos comuns com os de baixa gordura. Por que são diferentes em cada caso?

BIBLIOGRAFIA

Backas, N. 2009. Eat your veggies. *Food Product Design* 19(10): 44.

Barrett, D. M. 2007. Maximizing nutritional value of fruits and vegetables. *Food Technol.* 7(4): 40.

Beckwitt, R., and A. E. Yousef. 2009. Production of shelf-stable ranch dressing using high-pressure processing. *J. Food Sci.* 74(2): M83–M93.

Berry, D. 2004. Fresh advice on herbs and spices. *Food Product Design* 14(2): 61.

Berry, D. 2004. Keeping foods fresh. *Food Product Design* 23(10): 87.

Blumenthal, D. 1990. *Salmonella enteritidis* from the chicken to the egg. *FDA Consumer.* 24(3): 6.

Bruhn, C. M. 2009. Understanding 'green' consumers. *Food Technol.* 63(9): 28.

Camp, D. B., et al. 2010. Paradox of organic ingredients. *Food Technol.* 64(11): 20.

Caranfa, M., and D. Morris. 2009. Putting health on the menu. *Food Technol.* 63(6): 28.

Condrasky, M. 2008. Building the case for healthy menus. *Food Technol.* 62(6): 46.

Dev, S. R. S, G. S. V. Raghavan, and Y. Gariepy. 2008. Dielectric properties of egg components and microwave heating for in-shell pasteurization of eggs. *J Food Eng.* 86(2): 207–214.

Esquivel, T. 2010. Egg safety. *Food Product Design* 20(10): 14.

Fan, X., et al. 2009. *Microbial Safety of Fresh Produce*. Wiley-Blackwell. New York.

Foster, R. J. 2004. Fruit's plentiful phytochemicals. *Food Product Design. Functional Foods Annual* Sept.: 75.

Gan, R. 2010. Distinctively garlic. *Food Product Design* 20(10): 20.

Gerdes, S. 2004. Perusing the food-color palette. *Food Product Design* 14(9): 94.

Jen, J. J. 1989. *Quality Factors of Fruits and Vegetables—Chemistry and Technology*. ACS Symp. Series 405. Am. Chem. Soc., Washington, DC.

Kuntz, L. A. 2009. Locust bean gum: Good as gold. *Food Product Design* 19(11): 20.

Massengale, R. D. 2010. Biotechnology: Going beyond GMOs. *Food Technol.* 64(10): 30.

McWilliams, M. 2012. *Foods: Experimental Perspectives*. 7th ed. Prentice Hall. Upper Saddle River, NJ.

Mermelstein, N. H. (ed.) 1990. Quality of fruits and vegetables. *Food Technol.* 44(6): 99.

Montez, J. K., and K. Eschbach. 2008. Country of birth and language are uniquely associated with intakes of fat, fiber, and fruits and vegetables among Mexican-American women in the United States. *J. Am. Dietet. Assoc.* 108(3): 473.

Pszczola, D. E. 2010. Pondering the pasta possibilities. *Food Technol.* 64(11): 43.

Sapers, G. M. 1993. Browning of foods: Control by sulfites, antioxidants, and other means. *Food Technol.* 47(10): 75.

Silver, D. 2004. Seasonal ticket. *Food Product Design* 14(4): 75.

Sloan, A. E. 2005. Fixated on fruit. *Food Technol.* 59(11): 19.

Stuhler, G. 2003. Dressing salads with a gourmet touch. *Food Product Design* 13(4): 100.

Summers, S. 2004. In the beginning was the apple. *Food Product Design* 14(5): 15.

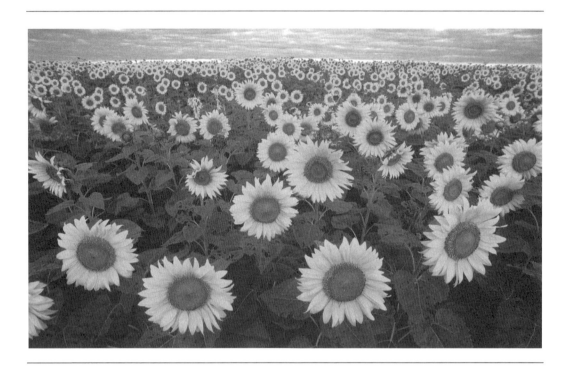
Girassóis em uma plantação na Dakota do Sul; provavelmente irão produzir sementes que serão prensadas para extrair o óleo de girassol.
Cortesia do Agricultural Research Service.

CAPÍTULO 8

Gorduras e óleos

Ingredientes controversos, 177
Tipos de gorduras e óleos, 178
  Banha, 178
  Manteiga, 178
  Margarina, 179
  Pastas cremosas, 180
  Gorduras vegetais, 180
  Óleos para saladas, 181
  Sprays culinários, 181
Tecnologia de gorduras, 182
  Origem das gorduras, 182
  Extração, 185
  Refino, 185
  Hidrogenação, 185
  Mistura e têmpera, 187
  Resfriamento controlado, 187
Armazenamento das gorduras, 187

Seleção das gorduras, 188
  Pastas, 188
  Fritura, 188
  Molhos para saladas, 190
  Produtos de panificação, 190
Funções no preparo de alimentos, 192
  Palatabilidade, 192
  Influências na textura, 193
  Meios para cozimento, 193
Desempenho das gorduras no preparo
  de alimentos, 193
  Valor de encurtamento, 193
  Fritura, 194
Resumo, 197
Questões de estudo, 198
Bibliografia, 198

Conceitos básicos

O conhecimento da química e da funcionalidade das gorduras e dos óleos comestíveis é importante quando se escolhe um produto específico para ser usado no preparo do alimento.

1. Muitas gorduras e óleos (alguns já conhecidos e novos produtos) disponíveis nos mercados passaram por etapas de processamento pensadas para atender aos requisitos determinados por cada país e ao desejo do consumidor por produtos saudáveis e funcionais.

2. As funções de um óleo ou de uma gordura em um produto alimentar determinam o tipo de gordura ou óleo a ser usado.

INGREDIENTES CONTROVERSOS

Entre nutricionistas e pessoas que se preocupam com o peso, as gorduras e os óleos (coletivamente identificados como **lipídios**) são de importante interesse na dieta, em razão de sua relação com a condição nutricional e de saúde. Gorduras e óleos são alimentos altamente calóricos, que fornecem nove calorias por grama em comparação com as quatro calorias dos carboidratos ou das proteínas. Até mesmo o álcool, com suas sete calorias por grama, é menos calórico do que as gorduras e os óleos. Não são apenas as gorduras e os óleos que são ricos em calorias, elas também são encontradas com frequência em alimentos que contêm apenas uma quantidade limitada de água. Consequentemente, muitos alimentos ricos em gorduras e óleos são fontes concentradas de calorias.

Para uma saúde perfeita, é necessário que as pessoas evitem o consumo de muita gordura (por causa da associação com o excesso de peso e as doenças do coração), especialmente das gorduras saturadas. No preparo dos alimentos, qualquer redução na gordura acaba reduzindo o teor calórico.

O ideal é que nas receitas as gorduras e os óleos sejam selecionados para realizar funções específicas. Hoje, com o conhecimento das propriedades dos vários tipos de produtos disponíveis, é possível fazer escolhas mais adequadas, que resultam em produtos de alta qualidade sem um elevado nível de gordura.

Lipídios
Termo abrangente que inclui gorduras, óleos e outros compostos orgânicos que contêm carbono e hidrogênio e apenas uma quantidade muito pequena de oxigênio.

Gordura de porco em rama
Gordura retirada da cavidade abdominal dos porcos; é a gordura suína de melhor qualidade.

Ghee
É uma manteiga cuidadosamente clarificada, da qual a água e o leite sólidos foram removidos por aquecimento e filtragem; pronuncia-se "gui".

TIPOS DE GORDURAS E ÓLEOS

Banha

A banha, uma gordura animal elaborada a partir de suínos, foi usada na culinária durante séculos, onde quer que esses animais fossem criados para alimentação. A **gordura de porco em rama**, considerada a banha principal, é obtida derretendo-se a gordura da cavidade abdominal em volta dos rins. Todas as banhas têm um sabor ligeiramente diferente que pode ser uma agradável contribuição ao sabor delicado dos doces e de outros produtos panificados. Sua tendência a se tornar rançosa, portanto com sabor bem forte, pode ser bastante retardada simplesmente armazenando-a na geladeira. Às vezes, a banha começa a desenvolver uma textura granulada; para minimizar esse problema, ela pode ser processada e comercializada como banha rearranjada.

Manteiga

Outro tipo de gordura animal é a manteiga. Na culinária, assim como a banha, a manteiga vem sendo usada há séculos como gordura. No entanto, sua popularidade hoje é significativamente mais elevada do que a da banha de porco; graças à

PERFIL CULTURAL
Ghee

Ghee é a gordura de cozimento básica utilizada na Índia e nas receitas típicas da culinária indiana (Fig. 8.1). Essa gordura é preparada em grande quantidade e, muitas vezes, é armazenada durante vários dias ou mesmo semanas. Para obtê-la é preciso aquecer 500 g de manteiga até que esta borbulhe de forma suficientemente vigorosa para evaporar a água. Esse processo também faz com que os sólidos de leite se aglutinem e mudem gradualmente de cor para um marrom-dourado. Nesse ponto, a gordura quente é arrefecida um pouco. Em seguida, é cuidadosamente despejada em uma gaze disposta sobre uma peneira até que os sólidos acastanhados começem a cair na gaze. Os sólidos remanescentes na panela e na gaze são descartados. Apenas a *ghee* muito clara e dourada é usada. Ela deve ser mantida em um recipiente fechado para posterior utilização, tanto nas receitas indianas quanto nas outras em que a clareza da *ghee* pode ser apreciada. A ausência das proteínas do leite impede que a *ghee* esquente demais ou queime quando usada na culinária.

Figura 8.1 A manteiga *ghee* geralmente é preparada nas casas indianas, mas também pode ser comprada em outras localidades, como no Egito e em outros países do Mediterrâneo e do Oriente Médio. Cortesia de Plycon Press.

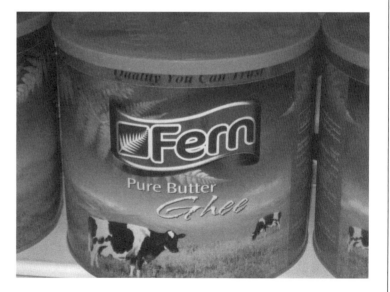

sua atraente cor amarelada e ao seu sabor agradável, ela é usada como manteiga de mesa e como uma gordura para cozinhar. O leite é batido até que sua emulsão inicial de óleo em água se rompa e forme a manteiga, uma emulsão de água em óleo. Apesar de uma quantidade considerável de água ser removida da manteiga, o produto final contém ainda praticamente 16%, um nítido contraste com a banha de porco, que não tem água.

A manteiga é classificada, sendo AA a nota máxima designada pelos padrões do Departamento de Agricultura dos Estados Unidos. Normalmente, adiciona-se uma pequena quantidade de sal à manteiga para deixá-la saborosa e para melhorar a qualidade de conservação; a manteiga sem sal (também chamada manteiga doce) está disponível na maioria dos mercados. O caroteno pode ser adicionado para a cor.

Margarina

As margarinas (às vezes chamadas de óleo hidrogenado) representam algumas conquistas notáveis em tecnologia de alimentos. Originalmente, o objetivo da extensa pesquisa em margarinas era desenvolver um produto, a partir de óleos vegetais, com as características da manteiga. Para fazê-lo, óleos de plantas (milho, soja, semente de algodão, cártamo, girassol ou canola) são hidrogenados para transformá-los em gorduras sólidas para passar no pão. A hidrogenação dos ácidos graxos insaturados faz com que alguns **ácidos graxos *trans*** se formem. O reconhecimento de que possivelmente esses ácidos graxos aumentam o risco de doença cardíaca coronária resultou na exigência, em diversos países, de que o conteúdo de ácidos graxos *trans* estivesse listado na tabela nutricional (Fig. 8.2).

Tabletes de margarinas são comercializados como uma pasta que pode substituir a manteiga em quaisquer preparações em que esta é solicitada. Seus rótulos devem indicar os ingredientes utilizados na fabricação das margarinas específicas. Como é o caso para todos os rótulos, os ingredientes devem ser listados em ordem decrescente de peso dentro do produto, começando com o item mais abundante. Uma comparação entre os rótulos de margarina permite que os consumidores possam escolher entre aquelas feitas com apenas um tipo específico de óleo ou com uma mistura de óleos. Também indicam se um óleo ou uma gordura hidrogenada é o ingrediente mais abundante, um assunto que interessa às pessoas que buscam uma alta ingestão de gorduras poli-insaturadas em relação às gorduras saturadas. Quando um óleo aparece como o primeiro ingrediente, a margarina terá mais ácidos graxos poli-insaturados do que se um parcialmente hidrogenado ou uma gordura hidrogenada fossem o primeiro item. Todas as margarinas, no entanto, são mais elevadas em ácidos graxos poli-insaturados do que a manteiga.

Margarinas cremosas são comercializadas em potes porque contêm uma elevada porcentagem desses ácidos graxos poli-insaturados que, em temperatura ambiente, não conseguem permanecer sob a forma de um tablete moldado. As fontes de óleo para preparar as margarinas cremosas são as mesmas que as usadas na fabricação das margarinas em tabletes. O ponto de fusão mais baixo das margarinas em pote facilita espalhá-las no pão, mas mesmo as de tablete são muito mais fáceis de espalhar do que a manteiga mesmo quando recém-saídas do refrigerador.

http://www.webexhibits.org/butter/
– História e informações gerais sobre a manteiga.

http://www.eatwisconsincheese.com/wisconsin/other_dairy/butter/default.aspx
– Informações gerais e receitas com manteiga.

http://www.margarine.org/historyofmargarine.html
– Informações gerais sobre o desenvolvimento da margarina.

Ácidos graxos *trans*
Ácidos graxos que às vezes se formam quando o hidrogênio é adicionado a uma ligação dupla em um ácido graxo insaturado.

www.margarine.org
– Associação Norte-americana dos Fabricantes de Margarina; informações sobre margarinas para profissionais.

http://www.fda.gov/Food/ResourcesForYou/Consumers/ucm079609.htm
– Informações sobre gorduras *trans*.

http://www.fda.gov/Food/LabelingNutrition/ConsumerInformation/ucm109832.htm
– Informações sobre rótulos de gordura *trans*.

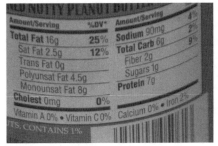

Figura 8.2 O rótulo nutricional deve listar não só a gordura total, mas também o teor de gordura saturada e de gordura *trans*. Cortesia do U.S. Food & Drug Administration (FDA).

Fitosterol ou ésteres de estanol

Compostos vegetais presentes naturalmente em alguns óleos vegetais que podem ajudar a reduzir o LDL e os níveis de colesterol total.

Ácidos graxos ômega-3

Os ácidos graxos poli--insaturados essenciais na dieta são: ácido α-linolênico (ALA), ácido eicosapentaenoico (EPA), e ácido docosaexaenoico (DHA).

http://benecolusa.com
– Informações sobre os produtos da marca Benecol®.

http://www.smartbalance.com/
– Informações sobre os produtos da marca Smart Balance®.

http://www.promisehealthyheart.com/Home.aspx
– Informações sobre os produtos da marca Promise®.

http://www.fao.org/ag/agn/agns/jecfa/cta/69/Phytosterols_CTA_69.pdf
– Artigo sobre fitoesteróis e estanóis.

http://www.iseo.org/
– Site do Institute of Shortening and Edible Oils (Instituto de Gorduras Vegetais e Óleos Comestíveis).

http://www.crisco.com/Cooking_Central/
– Informações sobre os produtos da marca Crisco® e a maneira de usá-los.

http://www.businessweek.com/news/2010-11-07/edible-oil-prices-to-rise-on-supply-curbs-mistry-says.html
– Visão geral de óleos comestíveis, oferta e preços.

CONTRIBUIÇÃO NUTRICIONAL
Colesterol e pastas especiais

Em resposta às preocupações de longa data sobre a relação entre os níveis séricos de colesterol e as doenças cardíacas, a indústria alimentícia desenvolveu algumas manteigas na forma de pastas suaves como possíveis substitutas para a manteiga. O componente-chave em tais pastas é um **fitosterol ou ésteres de estanol** com uma estrutura semelhante, mas um pouco diferente do colesterol. Óleos de milho e de soja estão entre as fontes vegetais de esteróis e estanóis; estes são então combinados com os ácidos graxos para formar ésteres que serão incorporados à pasta. Quando consumido nas quantidades recomendadas (1 a 2 colheres de sopa) como parte do consumo diário de gordura, essas pastas ajudam a diminuir o LDL (lipoproteínas de baixa densidade) e os níveis de colesterol total. Isso é resultado da limitada absorção do colesterol dietético. Além dos esteróis e estanóis vegetais, essas pastas contêm **ácidos graxos ômega-3**, que também estão associados ao estímulo da saúde do coração. Pessoas com fatores de risco para doenças do coração são o público-alvo desses produtos, que incluem Benecol®, Promise® e Smart Balance®. Não surpreende que essas alternativas sejam bem mais caras do que a manteiga ou a margarina.

Margarinas *diet* são mais uma opção para os consumidores. Elas são produtos formulados com uma porcentagem de água muito superior aos usuais 16% das outras margarinas. Ao substituir grande parte da gordura por água, a contribuição calórica das margarinas *diet* reduz-se sensivelmente. O elevado teor de água faz com que o uso das margarinas *diet* se limite à mesa. Elas não têm aplicações na cozinha.

Pastas cremosas

Ambas, manteiga e margarina, também são comercializadas em forma de creme batido. Bater adiciona ar e aumenta o volume dessas pastas, o que normalmente acaba limitando a quantidade no pão. Em relação ao volume, a manteiga ou a margarina batida contém aproximadamente metade do número de calorias do que a forma normal.

Gorduras vegetais

De certa forma, as gorduras vegetais são primas de primeiro grau das margarinas, pois são produtos fabricados a partir dos mesmos tipos de óleos usados na fabricação destas. Os óleos são modificados em uma gordura sólida, pela adição de hidrogênio, em um processo chamado de hidrogenação. A diferença fundamental é que as gorduras vegetais não contêm água. O sabor artificial de manteiga e/ou corante alimentar amarelo muitas vezes é adicionado às gorduras vegetais para melhorar seu apelo nos produtos de panificação. Gorduras vegetais não se tornam rançosas tão rapidamente quanto a banha de porco, o que torna possível seu armazenamento em uma temperatura ambiente fresca.

Gorduras vegetais, disponíveis em latas ou em tabletes, foram criadas principalmente para uso em produtos panificados. A inclusão de monoglicerídeos e de diglicerídeos ajuda na emulsificação dos ingredientes em massas de bolo para dar uma textura fina e retardar o endurecimento.

Óleos para saladas

Óleos para saladas são aqueles comumente feitos a partir de um ou mais dos seguintes produtos: milho, cártamo, semente de algodão, soja, amendoim, canola, semente de girassol ou azeitona (Fig. 8.3). Esses óleos de fontes vegetais são geralmente ricos em ácidos graxos poli-insaturados, apesar de azeites de oliva e óleos de palma terem teores bem baixos. O sabor característico do azeite é valorizado por alguns como um ingrediente em vinagretes e molhos para saladas, assim como em uma série de receitas para massas e pratos de legumes de origem italiana, grega ou do Oriente Médio (Fig. 8.4). Outros óleos para saladas também são utilizados como ingredientes para molhos de saladas.

Os óleos são de grande importância para frigir ou para fritura por imersão, por causa de seu alto ponto de fumaça. A maioria dos óleos de salada pode ser usada várias vezes para frituras por imersão antes que seu ponto de fumaça caia abaixo da temperatura de fritura (cerca de 190°C). A ausência de água nos óleos contribui para sua estabilidade em temperaturas elevadas. Ao contrário da manteiga e da margarina, óleos para saladas consistem inteiramente de substâncias graxas e não contêm água ou sólidos de leite; estes últimos provocam uma quebra durante a fritura.

Sprays culinários

Sprays culinários conquistaram um nicho no preparo dos alimentos como um produto prático que pode ser rapidamente aplicado para impedir que o alimento grude nas panelas durante o aquecimento. Parte do apelo dos *sprays* culinários é que eles quase não acrescentam calorias porque muito pouco é usado. Além disso, acrescentando-se apenas uma insignificante quantidade de gordura, os *sprays* culinários aromatizados podem adicionar um atrativo aos legumes.

Vários tipos de óleos são usados nos diversos *sprays* culinários encontrados nos mercados atualmente, mas todos contêm um emulsificante (lecitina) e um propelente. Óleos de milho, de canola e o azeite são o ingrediente principal em vários desses *sprays*. Alguns contêm água ou um álcool além dos três ingredientes básicos.

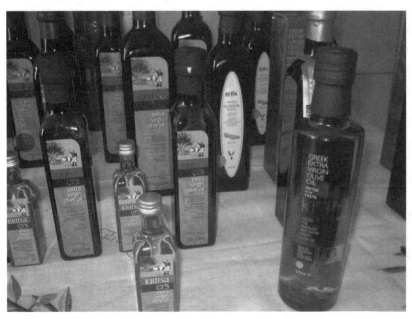

Figura 8.3 O azeite de oliva, como o produzido pela Cooperativa Agrícola de Kritsa, na ilha de Creta, na Grécia, é um ingrediente importante em muitos pratos do Mediterrâneo. Cortesia de Plycon Press.

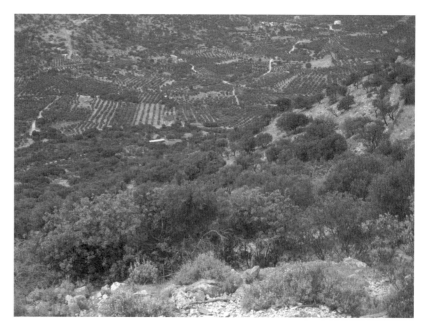

Figura 8.4 Estes olivais perto de Kritsa, Grécia, produzem as azeitonas que foram prensadas para a produção do azeite mostrado na Figura 8.3. Cortesia de Plycon Press.

INGREDIENTE EM DESTAQUE
Óleos especiais

Às vezes, os óleos especiais são utilizados para fazer molhos para salada ou completar o perfil de sabor de um prato específico, mas custam mais caro. No entanto, podem dar um toque diferente, mesmo quando se asperge apenas uma pequena quantidade. Para criar um óleo com um sabor incomparável, o azeite ou outros óleos podem ser misturados a outros ingredientes saborosos como, por exemplo, as trufas.

Também podem ser encontrados óleos de fontes exóticas. Macadâmia, nozes e avelãs são óleos especiais que trazem os sabores característicos dos seus frutos depois de prensados. A terra árida do sudoeste de Marrocos é a fonte do óleo de argan, um óleo incomum que tem sido tradicionalmente usado para realçar os sabores em pratos marroquinos. Apesar de o fruto ser semelhante às azeitonas verdes, são as sementes, e não a polpa, a fonte do óleo. As sementes são quebradas para liberar os grãos, que são torrados para melhorar o sabor. Em seguida, são moídos em um pó e trabalhados para formar uma pasta a partir da qual o óleo é extraído. O produto final é um óleo prensado a frio, que é um pouco mais escuro do que azeite de oliva e com um leve sabor de noz.

Apesar de todos os *sprays* culinários conterem um ou mais óleos, eles são usados de forma tão comedida que seus rótulos nutricionais indicam que zero caloria é fornecida em uma porção.

TECNOLOGIA DE GORDURAS

Origem das gorduras

As gorduras variam em suas características naturais, dependendo de sua origem. Por exemplo, na gordura do leite, os ácidos graxos variam em uma cadeia de comprimento de quatro a 26 átomos de carbono, destacando-se nove ácidos graxos saturados diferentes e sete ácidos graxos insaturados. Em contrapartida, em muitas outras gorduras apenas três ácidos graxos saturados e dois insaturados são abundantes nas suas estruturas. A gordura bovina tem mais ácidos graxos saturados do que a gordura de frangos e de outras aves, porcos ou cordeiros. Até mesmo sua

NOTA CIENTÍFICA
Química das gorduras

Todas as gorduras relacionadas ao preparo de alimentos contêm um componente em comum – o **glicerol**. Embora seja um pequeno álcool que contém apenas três átomos de carbono, o glicerol é o único que tem três grupos de hidroxilo (–OH), ao contrário do único grupo funcional geralmente encontrado nos alcoóis. Cada um destes grupos de hidroxilo pode ser combinado com um ácido graxo para formar uma ligação de éster pela eliminação de uma molécula de água.

Glicerol
Álcool que contém três átomos de carbono e três grupos de hidroxilo; comum nas gorduras utilizadas no preparo de alimentos.

Glicerol   Ácido graxo   Monoglicerídeo mostrando a ligação de éster (linhas tracejadas)

Os **ácidos graxos** são responsáveis pelas várias características das diferentes gorduras. Quanto menos átomos de carbono presentes em um ácido graxo, menor é o ponto de fusão em comparação com um ácido graxo com uma cadeia mais longa. As gorduras que contêm ácidos graxos com 16 ou mais átomos de carbono serão mais firmes em temperatura ambiente do que aquelas com cadeias curtas por causa da diferença do ponto de fusão dos ácidos graxos.

Ácido graxo
Ácido orgânico que contém entre 4 e 26 átomos de carbono; é combinado com o glicerol para formar uma gordura.

Outra variação nos ácidos graxos que ajuda a determinar se uma gordura será um fluido ou um sólido é a quantidade de saturação com hidrogênio. Cada átomo de carbono no interior da cadeia do ácido graxo é capaz de manter dois átomos de hidrogênio. Quando essa situação ocorre, o ácido graxo está saturado, isto é, não pode conter mais hidrogênio.

Às vezes cada um dos átomos de carbono adjacentes terá apenas um átomo de hidrogênio, criando, assim, uma ligação dupla ou um ácido graxo insaturado. Muitos óleos vegetais contêm moléculas de gordura que têm ácidos graxos que contêm duas ou três ligações duplas. Esses ácidos graxos são designados como poli-insaturados. Um aumento na quantidade de insaturação abaixa a temperatura do ponto de fusão. Assim, os óleos vegetais, com uma quantidade comparativamente elevada de poli--insaturação, permanecerão fluidos em uma temperatura ambiente, contrastando com as gorduras sólidas saturadas presentes na manteiga e em outras gorduras sólidas.

Trans
Configuração na ligação dupla de um ácido graxo insaturado que resulta em uma continuação de cadeia linear.

Cis
Configuração na ligação dupla de um ácido graxo insaturado que resulta em uma mudança na direção do ácido graxo.

A cadeia de carbono em um ácido graxo normalmente resulta de uma forma linear, mas na ligação dupla existe a possibilidade de alterar a direção da próxima porção da cadeia. A configuração na ligação dupla que faz com que a cadeia continue na sua forma linear é uma forma *trans*; a forma *cis* é a combinação que causa uma mudança na direção da molécula na ligação dupla. A forma *cis* faz com que o ponto de fusão do ácido graxo seja significativamente mais baixo em comparação com o do ácido graxo na forma *trans*.

As gorduras não apenas diferem no comprimento da cadeia e no grau de saturação dos ácidos graxos que contêm, mas também na quantidade de ácidos graxos em uma molécula. Quando uma gordura contém um único ácido graxo é chamada um monoglicerídeo. Esse ácido graxo pode ser esterificado no átomo de carbono terminal ou na posição de carbono central. Os diglicerídeos terão dois ácidos graxos esterificados com o glicerol ou com os dois átomos de carbono terminal, ou com os dois

(continua)

184 Parte II ▪ Preparo de alimentos

(continuação)

átomos de carbono adjacentes. A configuração final da maior parte das gorduras utilizadas no preparo de alimentos é a de um triglicerídeo, em que todas as três posições do carbono foram esterificadas com ácidos graxos. Essas várias possibilidades estão representadas na Tabela 8.1.

Tabela 8.1 Estruturas gerais de gorduras nos alimentos[a]

Tipo de gordura	Estruturas possíveis
Monoglicerídeos	(estrutura química) ou (estrutura química)
Diglicerídeos	(estrutura química) ou (estrutura química)
Triglicerídeos	(estrutura química)

[a]R, R′, R″ e R′″ representam o restante da cadeia de carbono-hidrogênio; R = (–CH$_2$)$_x$CH$_3$, em que x representa entre 2 e 22 grupos de CH$_2$.

localização dentro do animal influencia a composição da gordura; as mais próximas da superfície são mais macias e têm mais ácidos graxos poli-insaturados do que aquelas em torno dos órgãos internos.

Algumas modificações na composição do ácido graxo dos não ruminantes podem ser realizadas mudando-se a dieta. A gordura dos porcos pode ser um pouco alterada dessa forma. No entanto, mudar a dieta dos bovinos não altera a composição de sua gordura, porque as gorduras da dieta são modificadas pelas bactérias em seu rúmen antes de chegar à região intestinal, onde são absorvidas.

As gorduras de origem animal que têm interesse comercial são a gordura do leite, a banha e o sebo. A manteiga vem da gordura do leite quando este é batido até que a emulsão no leite se quebre e se inverta para formar a emulsão de água em óleo da manteiga. E a gordura que será comercializada como **banha** ou **sebo** deve ser extraída do tecido adiposo dos suínos e bovinos, respectivamente.

Banha
Gordura derretida a partir do tecido adiposo dos suínos.

Sebo
Gordura derretida a partir do tecido adiposo de bovinos.

Extração

O primeiro passo para a produção da banha ou do sebo é a extração da gordura dos tecidos. Nesse processo, os tecidos gordurosos são cortados em pequenos pedaços e depois são submetidos a uma pressão de vapor que varia de 40 a 60 libras para transformar as gorduras sólidas em um líquido. Cozinhar os tecidos gordurosos em uma panela aberta é outra maneira de derreter a banha. A banha seca derretida resultante desse processamento tem um sabor cozido, que agrada a algumas pessoas.

Os óleos são extraídos de algumas sementes de plantas (p. ex., milho, girassol), que são prensadas para fornecer os óleos ou tratadas com um solvente para extrair os materiais solúveis em gordura. Após a extração, os óleos são aquecidos por um curto período no vapor para coagular qualquer proteína que possa estar presente e produzir proteína insolúvel.

Refino

As gorduras e os óleos resultantes do derretimento ou da extração estão contaminados com muitos materiais indesejáveis como os ácidos graxos livres e outras substâncias. Para melhorar a qualidade das gorduras e dos óleos, é necessário refinar as matérias-primas adicionando o álcali, para que a gordura forme uma emulsão, que então é aquecida, quebrada e separada. Lavagens adicionais e centrifugação continuam até que o teor dos ácidos graxos livres seja reduzido para valores entre 0,01 e 0,05%, um grau de pureza essencial para a produção de uma gordura com um prazo de validade razoável. Uma vez que as gorduras e óleos foram purificados, eles são branqueados para clarear a cor e desodorizados para melhorar o odor e o sabor.

Hidrogenação

A **hidrogenação**, adição de hidrogênio aos ácidos graxos insaturados, é um processo fundamental para a fabricação de margarinas e de gorduras vegetais. Usando-se um catalisador de níquel em um ambiente mantido entre 100 e 200°C e a 15 atmosferas de pressão, o hidrogênio é adicionado (dois átomos de hidrogênio em cada ligação dupla) para transformar óleos em sólidos. O ponto de fusão dos ácidos graxos aumentará conforme a insaturação diminuir.

Hidrogenação
Processo de adição de hidrogênio aos ácidos graxos poli-insaturados para transformar óleos em gorduras sólidas.

A hidrogenação pode ser controlada para atingir o grau de saturação desejado. Para manter um elevado teor de ácidos graxos poli-insaturados viável, as margarinas podem ser fabricadas misturando-se óleo não hidrogenado com alguma gordura que passou por um processo bastante exaustivo de hidrogenação. Isso possibilita a fabricação de um produto que pode ser espalhado, mas com o alto teor desejado de ácidos graxos poli-insaturados.

A hidrogenação resulta na formação de alguns ácidos graxos *trans* bem como de alguns ácidos graxos *cis*. A preocupação com o potencial impacto negativo de níveis elevados de ácidos graxos *trans* sobre a saúde do coração resultou em uma regulamentação do FDA que exige que a quantidade de gordura *trans* seja citada nos rótulos de nutrição. Esse cuidado recente com o assunto desencadeou um aumento dos esforços dos fabricantes de margarina e de gorduras vegetais para reduzir a formação dessa configuração durante a hidrogenação. Atualmente, os resultados para reformular os produtos podem ser vistos nos rótulos das gorduras encontradas nos mercados; muitas contêm pouco ou nenhum ácido graxo *trans*. Essas mudanças na promoção da saúde foram realizadas por meio de alterações nos óleos, bem como pela utilização de técnicas como inter e intraesterificação para alterar as combinações de ácidos graxos nas moléculas.

NOTA CIENTÍFICA
Cristais de gordura

As gorduras sólidas são compostas de muitíssimos cristais de gordura com algum óleo preso entre eles. A facilidade com a qual esses cristais se formam é influenciada pelos ácidos graxos presentes nas moléculas de gorduras.

A forma dos cristais nas gorduras sólidas (Fig. 8.5) pode ser qualquer um dos quatro diferentes tipos: alfa (α), beta prima (β'), intermediário ou beta (β). A forma β' é um cristal transitório que derrete muito rapidamente e se recristaliza na forma β bastante estável. Os cristais β' são realmente muito pequenos e dão a aparência de uma superfície extremamente lisa, como se pode observar quando uma lata de gordura vegetal é aberta. Se as gorduras vegetais e outras gorduras sólidas são conservadas em baixas temperaturas, os úteis cristais β' serão conservados por meses. No entanto, se forem um pouco aquecidos, o cristais começam a derreter, e, quando se recristalizam, adquirem a forma de cristais intermediários maiores. Os cristais intermediários dão uma aparência um tanto grosseira à superfície de uma gordura.

Se a manteiga ou a margarina for derretida e logo depois deixada em repouso, a superfície será bastante granular porque se forma uma quantidade de grandes cristais β. Gorduras com cristais β não são recomendadas na utilização em bolos feitos com muita gordura, nos quais esta é batida com açúcar para se transformar em creme, pois esses grandes cristais resultam em um bolo com textura grossa.

Na verdade, a gordura derretida vai esfriar na forma de cristais β, a menos que o rápido arrefecimento e a cuidadosa agitação sejam usados para cristalizar a gordura. O procedimento utilizado na solidificação ou na cristalização das gorduras para fazer margarinas e gorduras vegetais é formulado para precipitar cristais β', em vez de cristais intermediários ou β. Enquanto as temperaturas estiverem bastante frias, estes cristais β' desejáveis permanecem estáveis durante o armazenamento e a comercialização.

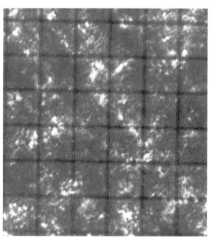

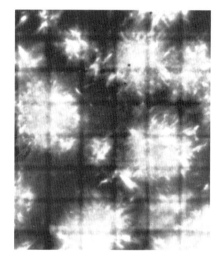

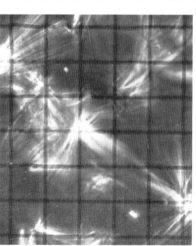

Figura 8.5 Fotomicrografias de cristais de gordura beta prima (no alto, à esquerda), cristais intermediários (no alto, à direita) e cristais beta (à esquerda), em luz polarizada (200x). As linhas de grade representam 18 mícrons (no alto, à esquerda).
Cortesia de Plycon Press.

(continua)

(continuação)

É particularmente importante quando o tempo está quente evitar que a margarina se aqueça, que os cristais β' derretam, e que a transição para o cristal intermediário e até mesmo para os cristais β bastante estáveis possa ocorrer ao longo de um prolongado armazenamento em temperaturas quentes. Para manter os cristais β', as gorduras vegetais e a banha precisam de armazenamento frio (15,5°C para as gorduras vegetais e 4,5°C para a banha).

Cristais de banha são particularmente instáveis, o que pode causar um aspecto granulado. Os ácidos graxos sobre as moléculas de banha podem ser retirados durante a fabricação e recombinados para modificar a forma dos cristais de gordura. A banha que passou por esse tratamento especial é chamada de **banha rearranjada**. A adição de flocos de gordura na forma de uma gordura β' na refrigeração da banha ajuda a promover a cristalização da banha na forma β' desejada.

Mistura e têmpera

As gorduras podem ser adaptadas para fornecer as características físicas desejadas para uma determinada aplicação. Os óleos podem ser misturados com gorduras sólidas para produzir uma gordura que se espalha muito bem e com características de creme ao longo de uma grande variação de temperatura. Para obter a fina estrutura cristalina desejada, as gorduras sólidas são aquecidas e completamente misturadas aos óleos que vão sendo adicionados. Em seguida, essa mistura é rapidamente superarrefecida e agitada para se obter uma matriz de cristais de gordura muito pequenos, na qual as gotículas de óleo estão presas. Esse superarrefecimento e a rápida cristalização são realizados colocando-se a gordura fluida dentro de um sistema fechado que contém nitrogênio para arrefecer a gordura a 18°C em 30 segundos. Em seguida, a gordura é trabalhada por até 4 minutos para que se chegue aos finos cristais desejados. Para completar o processo de fabricação, a gordura é mantida por um período em uma temperatura baixa controlada por alguns dias para temperar. Esse período de têmpera ajuda na estabilização dos cristais finos que são um benefício considerável em qualquer gordura sólida.

> **Banha rearranjada**
> É a banha que foi processada para remover os ácidos graxos do glicerol e depois reunir a molécula em uma configuração um pouco diferente para conseguir um produto que tende a formar cristais β'.

Resfriamento controlado

Os óleos para saladas são pensados para que possam ser mantidos refrigerados sem que neles se formem cristais de gordura. Para conseguir isso, eles são arrefecidos até a 7,2°C e, em seguida, filtrados para a remoção de quaisquer cristais que se formaram. Esse processo de refrigeração e filtragem é chamado de **resfriamento controlado**. Com esse processo, é possível armazenar os óleos para saladas e os molhos para salada que os contêm na geladeira e usá-los sem a necessidade de aquecê-los para derreter os cristais.

> **Resfriamento controlado**
> Processo de arrefecimento do óleo para 7,2°C e que depois é filtrado para remover quaisquer cristais de gordura.

ARMAZENAMENTO DAS GORDURAS

As baixas temperaturas são úteis para aumentar o prazo de validade de qualquer gordura ou óleo, porque há o retardamento da ação da enzima que leva ao desenvolvimento do ranço hidrolítico. No entanto, a temperatura ambiente do armazenamento torna desnecessário que se espere que as gorduras frias se aqueçam o suficiente para serem usadas com mais facilidade; e também economiza espaço na geladeira. Se as gorduras são para uso dentro de um curto espaço de tempo, não há necessidade do armazenamento no refrigerador. Isso é particularmente verdadeiro para os óleos para saladas. Estes podem ser armazenados em um local fresco e escuro durante várias semanas sem se tornarem rançosos. Geralmente, essa é a melhor maneira de armazenar esses produtos por causa da conveniência, mas o armazenamento frigorífico prolonga o prazo de validade. As gorduras vegetais também podem ser armazenadas em local fresco e escuro. Elas devem estar bem lacradas, pois isso ajuda a impedir a entrada do ar e retarda o ranço oxidativo.

O armazenamento de azeite apresenta um verdadeiro dilema. Em temperatura ambiente, ele se torna rançoso mais rapidamente do que outros óleos, mas na geladeira ele desenvolve cristais de gordura e só pode ser vertido depois de aquecido. Com um planejamento apropriado, o azeite pode ser armazenado na geladeira e retirado bem antes da utilização. O armazenamento em temperatura ambiente é prático, se o óleo for comprado em uma quantidade pequena o suficiente para ser utilizado em pouco tempo.

Manteiga, margarina e banha devem ser guardadas na geladeira para prolongar seu prazo de validade. Elas precisam estar bem lacradas para minimizar a oxidação e evitar a absorção de sabores voláteis de outros alimentos na geladeira. As gorduras assimilam os sabores voláteis de cebolas, queijos ou outros alimentos aromáticos, se não forem guardadas bem embaladas.

SELEÇÃO DAS GORDURAS

Selecionar a melhor gordura para uma tarefa particular na cozinha é uma parte importante da preparação de um produto de ótima qualidade, mas a simples compra da gordura mais cara não garante a melhor escolha. O papel que a gordura vai desempenhar na preparação do produto determina o tipo de escolha.

Pastas

A escolha de uma pasta é, na maioria das vezes, uma questão individual. Assim que retirada da geladeira, a manteiga é mais difícil de espalhar do que as várias margarinas. Se for preciso fazer muitos sanduíches rapidamente, a margarina pode representar uma economia de tempo. A preferência por uma marca específica de margarina ou de manteiga geralmente se baseia mais no sabor e no nível dos ácidos graxos poli-insaturados do que na plasticidade ou na facilidade de se espalhar.

Margarinas em potes são particularmente fáceis de espalhar por causa de sua cremosidade, resultado de uma alta proporção de gorduras poli-insaturadas em sua formulação. Essa cremosidade dificulta o uso eficaz à mesa, uma desvantagem que faz com que algumas pessoas as evitem.

Se a margarina for utilizada como um ingrediente em algum tipo de massa doce ou salgada, bem como em frituras, a escolha de uma margarina *diet* acaba se revelando insatisfatória. O baixo teor de gordura e o alto nível de água resultam em produtos assados duros, e um considerável salpico será um problema na fritura. O ponto de fumaça das margarinas *diet* é muito baixo, e essa é outra razão para não usá-las nas frituras.

A manteiga ou as margarinas comuns geralmente podem ser utilizadas de forma intercambiável, por causa de sua composição e das características semelhantes. Algumas pessoas afirmam que podem diferenciar entre a manteiga e qualquer margarina e estão dispostas a pagar mais pela manteiga. Outras não percebem qualquer diferença importante e optam pelas margarinas, ou por economia ou pelo desejo de menos gorduras saturadas e um nível mais alto de ácidos graxos poli-insaturados. Este é, certamente, um assunto de preferência individual.

Fritura

Algumas pessoas gostam de usar manteiga ou margarina para frituras com pouca gordura, porque elas contribuem para o sabor e a cor. No entanto, tanto a manteiga quanto a margarina podem ser utilizadas apenas por um período de tempo bem curto antes de começarem a esfumaçar e a se decompor (Tab. 8.2). Isso se deve à sua composição de gordura e à presença de água, bem como à presença de sólidos

Tabela 8.2 Ponto de fumaça de algumas gorduras e óleos[a]

Gordura/óleo	Ponto de fumaça °C	Ponto de fumaça °F
Óleo de cártamo	267	513
Óleo de girassol	213	415
Óleo de soja	248	478
Óleo de canola	243	470
Óleo de milho	242	468
Óleo de amendoim	234	453
Óleo de girassol com médio teor de ácido oleico	232	450
Azeite de oliva	191	375
Banha	183-205	361-401
Gorduras vegetais	180-188	356-370
Manteiga	≈177	≈350

[a] O ponto de fumaça cai durante um aquecimento prolongado.

de leite. A queima dessas gorduras (na verdade, os sólidos de leite em si) também pode ser um problema que afeta tanto a aparência quanto o sabor. Manteiga clarificada queima mais devagar do que a manteiga.

Para fritar, às vezes também são usadas gorduras como a banha e as gorduras vegetais (Fig. 8.6). Infelizmente, como elas têm um ponto de fumaça comparativamente baixo, acabam se mostrando escolhas não muito adequadas. A adição de mono e diglicerídeos às gorduras vegetais durante a fabricação reduz sua capacidade para fritar, esses tipos de glicerídeos se quebram e começam a esfumaçar logo após que a fritura é iniciada.

Óleos para saladas são boas opções para a fritura. O óleo de amendoim tem um sabor ligeiramente diferente apreciado por alguns, mas evitado por outros. O azeite de oliva, apesar de seu ponto de fumaça relativamente baixo, é uma escolha popular para fritar em países banhados pelo mar Mediterrâneo (Fig. 8.7). Os outros óleos para saladas têm pontos de fumaça altos e são essencialmente insípidos, características que os tornam particularmente bem adequados para serem usados em frituras por imersão. O seu conteúdo de antioxidantes é uma ajuda na extensão de sua vida útil.

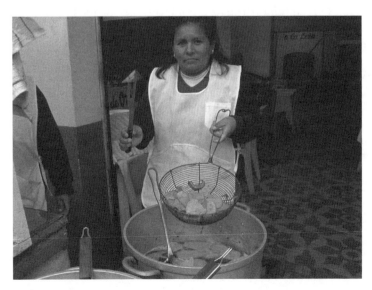

Figura 8.6 A banha é a gordura usada para fritar batatas e muitos outros alimentos no Peru e em outros países latino-americanos. Cortesia de Plycon Press.

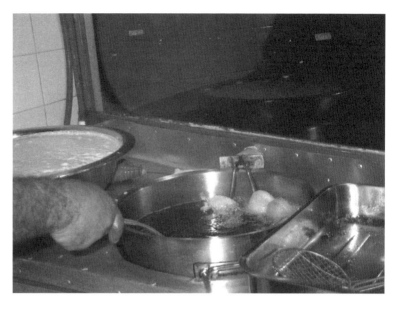

Figura 8.7 O azeite de oliva é a escolha deste cozinheiro para fritar *loukoumades*, bolinhos de mel que são uma deliciosa sobremesa para sua clientela na ilha de Creta. Cortesia de Plycon Press.

Molhos para saladas

Geralmente, os molhos para salada são feitos com óleos para salada; sua viscosidade e clareza os tornam componentes-chave de molhos. Embora o aroma de diversos molhos seja derivado dos temperos e dos vinagres usados, às vezes o azeite de oliva é escolhido por sua contribuição distinta ao sabor. A desvantagem de usar azeite de oliva é que ele cristaliza quando é armazenado na geladeira, tornando-se necessário aquecê-lo o suficiente para ser derramado. Os outros óleos para saladas geralmente tiveram seus componentes, com um alto ponto de fusão, removidos durante o processamento, para prevenir a formação de cristais e a imobilização do óleo durante o armazenamento na geladeira.

Produtos de panificação

Pães. A gordura não é o ingrediente principal na maioria dos pães e, às vezes, nem sequer é incluída, como é o caso do pão francês. Em pães com fermento, a manteiga ou a margarina muitas vezes são escolhidas porque contribuem para o sabor e a cor, mesmo que a quantidade usada seja pouca. É possível usar gorduras vegetais ou um óleo (Fig. 8.8), embora não haja a cor e o sabor trazidos pela manteiga ou pela margarina. Gorduras firmes fornecem um alto volume e uma crosta fina em pães com fermento.

Misturas prontas para pães são tão variadas que um comentário se faz necessário sobre o tipo de gordura mais adequado para tantos produtos diferentes. Por exemplo, a preparação de bolos leves requer que a gordura esteja na forma líquida. Esse líquido pode ser um óleo para salada ou uma gordura vegetal derretida. Manteiga e margarina geralmente não são usadas, a menos que a receita seja ajustada porque fornecem menos gordura e mais líquido.

Os *biscuits* são preparados com a adição de pedaços de gordura aos ingredientes secos. Para fazer isso, é necessário que a gordura seja facilmente cortada em pedaços e permaneça assim. Gorduras vegetais têm essa capacidade e, portanto, são as preferidas para essa finalidade. Manteiga e margarina são difíceis de serem cortadas em pequenos pedaços quando frias, e quando mornas acabam virando um creme enquanto são misturadas.

Alguns pães de forma de preparação rápida, como o pão de banana e nozes, são feitos batendo a gordura com o açúcar para estabelecer uma textura fina no pão.

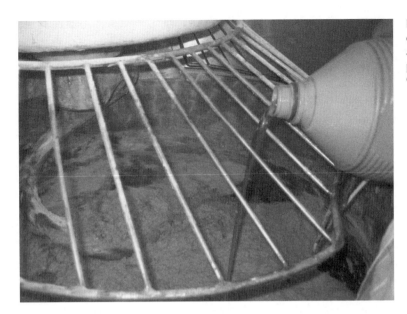

Figura 8.8 Um padeiro derrama uma quantidade generosa de azeite para ajudar a amaciar e dar sabor ao seu popular pão grego artesanal.
Cortesia de Plycon Press.

Gorduras vegetais são excelentes opções para esses pães, pois, além de serem muito plásticas, viram creme rapidamente e não ficam moles demais. A manteiga tem a desvantagem de, às vezes, se tornar mole demais durante a formação do creme, de modo que a emulsão na massa acaba quebrando e resultando em uma textura ligeiramente grosseira.

Bolos. Aqueles que usam muita gordura requerem a cremosidade perfeita desta e do açúcar como passo inicial na mistura dos ingredientes. Apesar de a manteiga e a margarina poderem se transformar em creme, elas podem se tornar demasiado moles. E também não têm os agentes emulsificantes (mono e diglicerídeos), que são adicionados às gorduras para melhorar seu desempenho na preparação de bolos de textura fina. Há um compromisso entre as contribuições da manteiga e da margarina para o sabor e a cor e a fina textura resultante do uso da gordura. As gorduras vegetais, que são aromatizadas e coloridas para imitar a manteiga, estão disponíveis e contribuem para as três qualidades desejáveis nos produtos de panificação. Às vezes, a banha é usada em bolos, mas sua natureza compacta e a falta de agentes emulsificantes fazem com que esses bolos sejam um pouco compactos, com uma casca ligeiramente gordurosa.

Bolos *chiffon* são únicos entre os bolos musses, pois usam óleo na receita. Bolos musse, que dependem da clara batida em neve para sua qualidade aerada, não podem ser feitos com gorduras sólidas. O óleo de salada, no entanto, pode ser misturado com os outros ingredientes para dar um pouco mais de suavidade aos bolos *chiffon* sem torná-los pesados.

Produtos de confeitaria. A proporção de gordura líquida na confeitaria é particularmente crucial. Com muita água ou muito pouca gordura, a massa pode rapidamente se tornar muito dura. Excelentes resultados podem ser obtidos usando banha ou gordura vegetal hidrogenada, ambas contêm apenas gordura e não contêm água.

Se a manteiga ou a margarina for substituída em uma massa, a receita precisa ser ajustada, aumentando a gordura e reduzindo a água. Essas modificações são necessárias porque a quantidade de gordura na manteiga é aproximadamente 16% menor do que na gordura vegetal ou na banha de porco, e, na verdade, um pouco de água é adicionado pela manteiga; as duas mudanças acabam sendo claramente contra a produção de uma massa de alta qualidade. Massas folhadas são especialidades preparadas com a colocação de manteiga entre as camadas finas de massa, para que estas permaneçam separadas e também para adicionar cor e sabor. Enquanto

VISÃO DA INDÚSTRIA
Substitutos da gordura

É claro que gorduras e óleos adicionam agradáveis qualidades sensoriais a uma vasta gama de alimentos, mas também concentram fontes de calorias que muitos consumidores preferem evitar. O fato de que o público consumidor deseja comer com prazer, sem ingerir muitas calorias, levou os tecnólogos em comida a buscarem caminhos alternativos para obter alimentos tentadores e agradáveis com um reduzido teor de gordura.

A indústria de alimentos vem usando vários bons substitutos para a gordura, que foram desenvolvidos com base nos carboidratos. Diversas gomas e combinações de gomas são utilizadas em inúmeros produtos formulados com reduzido teor de gordura. Amido, poliéster de sacarose e derivados de dextrina são ainda outros carboidratos usados em formulações de baixo teor de gordura.

Outros bons substitutos de gordura são feitos com proteínas obtidas das claras de ovos e do leite, que formaram partículas esféricas extremamente pequenas e que dão um paladar aos sorvetes e a outros produtos lácteos aparentemente idêntico à sensação fornecida por um elevado teor de gordura. Como esperado, o comportamento desses diversos tipos de substitutos de gordura será diferente em vários tipos de produtos alimentares. Nenhum substituto de gordura será ideal para todas as aplicações. Alguns substitutos de gordura que não são absorvidos pelo corpo (p. ex., Olestra®) podem causar diarreia se consumidos em quantidades excessivas.

Gerou-se um interesse considerável quando o Food and Drug Administration (FDA) aprovou nos Estados Unidos o Simplesse® (um produto de proteína da clara de ovo/leite comercializado como substituto de gordura) como um ingrediente alimentar. Seu teor de proteína fez do Simplesse® um produto particularmente adequado na utilização em sorvetes, porque não precisa passar por um tratamento térmico. As ricas propriedades texturais desses sorvetes foram consideradas muito semelhantes àquelas de sorvetes cremosos que continham níveis elevados de gordura (e também um alto teor calórico). Certamente, os substitutos de gordura estão destinados a um lugar permanente entre os produtos alimentares adequados.

são assadas, a água na manteiga ajuda a gerar vapor entre as camadas, e estas se expandem resultando em doces de alta qualidade. A gordura vegetal e a banha não costumam ser usadas na massa folhada, porque lhes faltam o sabor e a água necessária para o desenvolvimento de vapor.

Cookies. As características de fusão da manteiga, margarinas e gorduras vegetais são diferentes, e estas diferenças são bastante evidentes na confecção dos *cookies*. A maioria das receitas cria massas com untuosidade moderada. Durante a mistura, as massas podem parecer muito semelhantes em suas características de preparação, independentemente de quais dos três tipos de gorduras foram usados. No entanto, dependendo do tipo de gordura utilizada, as gotas de *cookies* vão se espalhar de forma bastante diferente enquanto são assadas. Aqueles feitos com gordura vegetal manterão sua forma e fluidez por mais tempo do que aqueles que contêm manteiga ou margarina. Com um desenvolvimento cuidadoso, uma receita de *cookie* pode ser formulada para um tipo particular de gordura. A manteiga e a margarina podem ser utilizadas alternadamente, mas não podem ser substituídas por gorduras vegetais, a menos que a receita seja ajustada.

O tipo de gordura utilizado desempenha um papel significativo na determinação do sabor dos *cookies* porque geralmente eles são feitos com uma elevada proporção de gordura. A manteiga é muitas vezes escolhida porque acrescenta um sabor rico, completo. A margarina nos *cookies* também pode adicionar um sabor satisfatório, que é bastante semelhante ao de manteiga. A banha é usada com menos frequência, porque acrescenta um sabor característico.

FUNÇÕES NO PREPARO DE ALIMENTOS

Palatabilidade

Cor, sabor e aroma são aspectos da palatabilidade que podem ser influenciados pelo tipo de gordura selecionado. A cor dourada da manteiga e das margarinas e a tonalidade clara das gorduras vegetais são consideradas para melhorar a palatabilidade dos produtos nos quais são utilizadas. Independentemente da cor da gordura usada, produtos de panificação que as contêm terão uma agradável cor marrom-dourado.

Os sabores e aromas da manteiga, do azeite, da banha de porco, e da maioria das margarinas são importantes na determinação da palatabilidade dos alimentos. Normalmente, manteiga e margarinas adicionam um sabor importante. A banha tem um sabor que é apreciado por algumas pessoas, enquanto outras podem não gostar. O azeite de oliva, assim como a banha de porco, tem seus devotos e seus detratores.

Influências na textura

A textura possui duas qualidades – ser macia e de consistência quebradiça –, que são influenciadas pelas gorduras. A maciez é um aspecto de textura muito importante nos produtos assados no forno. Bolos e doces de confeitaria em geral são avaliados por sua maciez, e a quantidade e o tipo de gordura selecionada podem ter um efeito significativo sobre essa característica. Gorduras fornecem a maciez porque impedem o contato da água com a proteína (glúten) na farinha, que endurece o produto. A gordura também acrescenta uma qualidade de lubrificação, outro fator na prevenção da dureza. A consequência dessas ações das gorduras durante a mistura das massas de doces ou de bolos é o aumento da maciez de acordo com o aumento da proporção de gordura.

As gorduras sólidas podem ser cortadas em pedaços, como acontece na confeitaria e nos *biscuits*. Esses pedaços derretem enquanto estão assando e se incorporam nas paredes das células, deixando buracos onde os pedaços estavam na mistura inicial. Isso contribui significativamente para a característica da textura, que possui uma consistência quebradiça (finas camadas que formam inúmeras pequenas bolsas que se quebram quando cortadas). Deve-se ressaltar que quando a gordura está em pedaços pequenos cria uma textura em lâminas; na verdade, há menos gordura revestindo os fios de glúten para promover a maciez. Essa redução da maciez pode ser notada quando a massa é cortada com um garfo. Nos produtos em que a consistência quebradiça é desejada, o uso de uma gordura dura é importante.

Meios para cozimento

Gorduras e óleos podem ser aquecidos a 190°C e a temperaturas mais altas (temperaturas muito mais quentes do que água fervente), acrescentando, assim, uma oportunidade considerável para a variedade na preparação dos alimentos. Quando estes são fritos, desenvolvem um caráter crocante no exterior e permanecem agradavelmente úmidos no interior. Os sabores dos pratos fritos são uma combinação da untuosidade proporcionada pela gordura absorvida, o sabor incomparável da gordura específica utilizada, e do próprio alimento cozido.

DESEMPENHO DAS GORDURAS NO PREPARO DE ALIMENTOS

Valor de encurtamento

A capacidade de uma gordura de ajudar na maciez dos produtos assados no forno é chamada de **valor de encurtamento**. Essa terminologia é derivada da capacidade das gorduras de encurtarem os fios de glúten (proteína), a rede estrutural de proteínas nas massas de doces e nas massas de bolo que contêm trigo. Em outras palavras, as gorduras contribuem para a fragilidade estrutural, ajudando a manter os produtos assados macios. Isso se consegue pela propagação da gordura em camadas cada vez mais finas que se desenvolvem ao longo dos fios de glúten durante a mistura. Esse revestimento de gordura ajuda a inibir a hidratação do glúten. O tipo de

Valor de encurtamento
É a capacidade de uma gordura de interferir no desenvolvimento do glúten e de tornar mais macio o produto de panificação.

Figura 8.9 Orientação dos ácidos graxos na interface óleo/água. Observe a área de superfície coberta quando três ligações duplas estão presentes. Cortesia de Plycon Press.

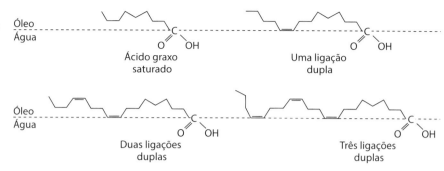

Plasticidade
É a capacidade de uma gordura de se espalhar facilmente em várias camadas finas.

gordura utilizado vai influenciar na maciez do produto. A plasticidade de uma gordura e sua capacidade de cobrir a área de superfície são duas qualidades importantes que determinam seu valor de encurtamento.

Plasticidade. Uma gordura ideal para amaciar deve ser mole o suficiente para se espalhar facilmente, mas não tão fluida que se perca na mistura. As gorduras sólidas são limitadas em sua eficácia como agentes de encurtamento, porque resistem aos esforços para espalhá-las em camadas finas durante a mistura, limitando, assim, a ação protetora da gordura. As gorduras que são macias o suficiente para serem espalhadas em camadas bastante finas durante a mistura possuem **plasticidade**. As gorduras vegetais são bons exemplos de gorduras que são plásticas ao longo de uma ampla faixa de temperatura, o que as torna excelentes opções para muitos produtos de panificação. Em contrapartida, a faixa de temperatura sobre a qual a manteiga exibe plasticidade é reduzida. Assim que removida da geladeira, ela é muito difícil de espalhar, mas em temperatura ambiente torna-se bastante fluida. Essa plasticidade limitada faz com que a manteiga seja menos eficaz como agente de encurtamento do que as gorduras vegetais.

Área da superfície. A composição de uma gordura determina a eficácia com que ela impede que água chegue ao glúten. Gorduras com adição de mono e diglicerídeos são encurtadores úteis porque o(s) grupo(s) hidroxilo (–OH) será atraído para a interface entre a água e a gordura. Da mesma forma, os ácidos graxos poli-insaturados nos óleos de saladas são capazes de cobrir uma grande área de superfície ao longo dos fios de glúten, porque as ligações duplas também são atraídas tanto pela água quanto pela gordura. Quando as moléculas têm recursos estruturais atraídos para a interface entre a água e o óleo, as gorduras são agentes de encurtamento muito bons. A Figura 8.9 ilustra a configuração particularmente eficaz de um ácido graxo com três ligações duplas, uma situação comum em óleos de salada. Observe que os ácidos graxos com uma ou duas ligações duplas são igualmente eficazes na cobertura da área de superfície porque é fisicamente impossível para a segunda ligação dupla ser atraída de volta para a interface. No entanto, qualquer ácido graxo insaturado é mais eficaz na cobertura da superfície na interface do que um ácido graxo saturado.

Fritura

A gordura é o meio de cozinhar utilizado tanto para fritar com pouca gordura quanto para fritura por imersão. Várias frutas, legumes, carnes, ovos, aves, peixes, e até mesmo algumas massas e produtos empanados podem ser fritos. Na verdade, trata-se de uma maneira rápida e popular de preparo de muitos alimentos, em grande parte por causa da textura crocante que se desenvolve na superfície de frituras bem preparadas.

Fritar com pouca gordura. Um bom controle do calor é a chave para se ter sucesso ao frigir os alimentos. A comida deve ser fritada rapidamente, mas com poucos salpicos e sem fumaça da gordura. Se a temperatura for alta demais, a gordura começa a esfumaçar, o que é irritante para os olhos e, ao longo do tempo, também provoca um acúmulo de gordura nas paredes da cozinha. Além disso, o alimento se torna duro e seco, ou pode até mesmo ficar queimado no exterior se a gordura estiver muito quente. Uma temperatura muito baixa cria alimentos gordurosos, por causa da absorção de gordura durante o longo período de fritura.

Fritar por imersão. O termômetro é um complemento importante para uma boa fritura por imersão, pois o controle da temperatura deve ser mantido se o alimento tiver de ser cozido sem queimar ou se tornar gorduroso. A maioria das frituras por imersão é feita a 190°C, e a gordura deve estar nesta temperatura antes de se adicionar qualquer alimento. Se não estiver suficientemente quente, a gordura em excesso será absorvida pelo alimento. Quando este é adicionado, a temperatura da gordura cai abaixo da temperatura de fritura desejada de 190°C, mas ela logo se restabelece, a menos que grandes quantidades de alimentos sejam adicionadas de uma só vez. Uma quantidade de 1,8 kg de óleo cai quase 10°C, até mesmo quando menos do que 57 g de batatas estão sendo fritas. O termostato de controle da fritadeira logo recupera a temperatura desejada, porque a queda aciona imediatamente a unidade para aquecer. Apesar dessa ação, ainda é importante evitar sobrecarregar a fritadeira, para que os alimentos sejam fritos na temperatura correta e não se tornem gordurosos por causa de uma temperatura muito baixa.

A aparência dos alimentos fritos por imersão pode ser uma indicação enganosa de cozimento, especialmente se o óleo de fritura estiver demasiado quente. Mesmo a 190°C, os alimentos douram muito rapidamente e parecem maravilhosos, enquanto continuam quase crus no centro. Esse problema é maior quando pedaços espessos (como frango) estão sendo fritos do que quando algo fino (como anéis de cebola) está sendo preparado. Felizmente, o processo de escurecimento continua de forma mais lenta após ter começado, o que faz com que seja possível fritar alimentos até que estejam cozidos no centro sem queimá-los, se a temperatura for controlada adequadamente. Quando o tempo correto para fritar por imersão tiver decorrido, você poderá cortar um pedacinho no centro para verificar o cozimento. Se o alimento estiver cozido, ele deverá ser drenado sobre uma toalha de papel para remover o excesso de gordura agarrado à superfície. Para uma ótima qualidade, alimentos fritos devem ser servidos assim que possível. Caso contrário, eles devem ser colocados entre camadas de toalhas de papel e mantidos na estufa a 60°C até serem servidos.

O óleo para frituras por imersão pode ser usado mais de uma vez. No entanto, mesmo quando se toma cuidado para armazená-lo de forma adequada, há uma queda gradual do ponto de fumaça, fazendo com que os alimentos fritos sejam menos atraentes do que seriam se fosse utilizado um óleo fresco. A vida útil de um óleo de fritar pode ser maximizada aquecendo-o pelo menor tempo possível. O pré-aquecimento deve ser feito pouco antes e durante o tempo suficiente para chegar à temperatura adequada antes de começar a fritar. O resfriamento deve começar assim que o alimento estiver frito.

PONTOS DE AVALIAÇÃO
Fritura por imersão

- A cor marrom-dourada (sem manchas marrons do óleo utilizado anteriormente)
- Aroma agradável (nenhum indício de ranço)
- O sabor do alimento combina com o tom apetitoso do óleo de fritura
- O interior do alimento está suficientemente cozido
- Uma sensação mínima de oleosidade

196 Parte II ▪ Preparo de alimentos

Para ampliar a vida útil do óleo, os alimentos que serão fritos devem conter um mínimo de água. Por exemplo, quando a água entra em contato com óleo quente ocorrem salpicos consideráveis, o que introduz oxigênio no óleo e também adiciona água. Tanto a água quanto o oxigênio aceleram a quebra do óleo, fazendo com que o ponto de fumaça caia. Usar papel-toalha para absorver a água das batatas e de outros alimentos antes de fritar pode reduzir esse problema.

Partículas estranhas no óleo para fritar por imersão também aceleram a decomposição química e a redução do ponto de fumaça. Após a fritura, o óleo resfriado pode ser coado para eliminar as pequenas partículas de alimentos que devem ter caído durante a fritura. O óleo de fritar pode ser usado mais de uma vez, mas deve ser trocado quando começar a escurecer e parecer um pouco viscoso.

NOTA CIENTÍFICA
Alterações químicas nas gorduras

Reações ao calor

As altas temperaturas usadas na fritura fazem com que as gorduras sofram hidrólise e polimerização dos ácidos graxos. O primeiro estágio na quebra das gorduras durante a fritura é a hidrólise, na qual uma molécula de água é utilizada para separar um ácido graxo livre da molécula de gordura, que acaba liberando o glicerol. A molécula de glicerol perde, então, duas moléculas de água, formando um aldeído muito irritante chamado acroleína. Essa reação está demonstrada abaixo:

Gordura   Glicerol   Ácidos graxos livres

Acroleína

Os ácidos graxos livres, liberados durante o uso prolongado de óleos, pouco a pouco se polimerizam em longas cadeias. As longas cadeias de carbono resultantes dessa mudança química apresentam uma resistência muito maior à circulação do que um único ácido graxo. A polimerização aumenta a viscosidade em óleos que foram utilizados por um período de tempo para uma fritura em grande quantidade de gordura, uma alteração que pouco a pouco se torna evidente.

A liberação de ácidos graxos livres e a formação da acroleína são acompanhadas pela fumaça da gordura. A temperatura em que isso pode ser observado é o ponto de fumaça (ver Tab. 8.2). Esse não é um valor constante, pois cai gradualmente à medida que a gordura começa a se quebrar. Os óleos têm um ponto de fumaça bem acima da temperatura necessária para fritar quando são usados pela primeira vez, mas começam a esfumaçar durante a fritura depois de um período de tempo. As gorduras vegetais hidrogenadas não são adequadas para frituras em grande quantidade de óleo porque seus monoglicerídeos perdem rapidamente o único ácido graxo, e o glicerol livre logo forma a acroleína, causando a fumaça que ocorre na temperatura utilizada na fritura.

Ranço

As gorduras sofrem lentas alterações químicas deteriorantes que criam odores e sabores indesejáveis por causa da oxidação ou da hidrólise. A reversão, primeira alteração detectável, é observada em gorduras poli-insaturadas quando elas desenvolvem um sabor e um aroma parecidos com os de peixe. Isso precede o verdadeiro ranço.

Ranço oxidativo

Os ácidos graxos insaturados nas gorduras se tornam rançosos quando absorvem o oxigênio nas duplas-ligações após a remoção de um átomo de hidrogênio do átomo de carbono adjacente até o ponto de insaturação. O calor e a luz estimulam o processo de oxidação inicial, mas, se o

(continua)

(continuação)

ranço já começou, a reação continuará mesmo no escuro. O resultado é a formação de peróxidos causados pela absorção de oxigênio. Consequentemente, o ranço oxidativo é medido pela determinação do valor de peróxido de uma gordura; quanto mais alto esse valor, mais baixa é a qualidade da gordura.

O ranço oxidativo é retardado pelos antioxidantes, tais como os tocoferóis, que podem estar naturalmente presentes nos óleos ou serem adicionados durante o processamento. Os antioxidantes são eficazes porque levam o oxigênio mais facilmente do que os ácidos graxos. Os metais (em especial o cobre, o ferro e o níquel) catalisam o ranço oxidativo por meio da redução da energia necessária para a formação de peróxido. Traços desses minerais precisam ser mantidos afastados do contato com as gorduras. A hematina (um composto de ferro contido na carne) pode catalisar reações de oxidação nas gorduras da carne, mesmo durante o armazenamento frigorífico. As lipoxida-

ses são enzimas dos vegetais capazes de catalisar o ranço oxidativo. No entanto, o congelamento ou o calor desativa as lipoxidases.

Ranço hidrolítico

O ranço hidrolítico ocorre quando os ácidos graxos livres se dividem a partir de moléculas de gordura como um resultado da ação das lípases (enzimas que catalisam a quebra das gorduras) durante o armazenamento. Ele é determinado por meio da medição do nível de ácidos graxos livres na gordura.

As baixas temperaturas retardam o desenvolvimento do ranço hidrolítico, mas mesmo o armazenamento frigorífico não detém essa lenta deterioração da qualidade. As mudanças de sabor são particularmente condenáveis quando o ranço hidrolítico resulta em ácidos graxos livres com 12 ou menos átomos de carbono. Felizmente, o calor é eficaz na desativação das lípases.

RESUMO

A seleção e uso criteriosos de gorduras e óleos são importantes do ponto de vista da nutrição e do controle de peso, bem como da qualidade dos alimentos. Há uma enorme oferta para escolha de óleos e gorduras. A banha e a manteiga são gorduras animais familiares, enquanto as margarinas, gorduras vegetais, óleos para saladas e *sprays* culinários são produzidos comercialmente a partir de várias fontes vegetais, incluindo milho, soja, cártamo, algodão, girassol, palma e azeitonas.

Em muitas áreas da preparação de alimentos, as gorduras são usadas para melhorar a palatabilidade pela modificação da textura, da cor e do sabor, assim como a melhoria da maciez. Os óleos e gorduras também são utilizados para fritar alimentos. A manteiga e a margarina são usadas para passar no pão e, às vezes, em bolos e biscoitos. A fritura é mais satisfatória quando são utilizados os óleos para saladas, mas a manteiga ou a margarina podem ser usadas se a fritura for rápida. Os óleos para saladas são bem adequados para a produção de molhos para salada, mas algumas pessoas dão preferência ao azeite de oliva. Para a maioria dos produtos panificados, as gorduras vegetais são particularmente adequadas, embora algumas pessoas possam preferir a banha para a confeitaria. Alguns produtos específicos da panificação podem ser feitos usando-se o óleo; bolos *chiffon* exigem óleo como o lipídio, e bolinhos podem ser feitos com óleo, em vez de gordura derretida, se desejado.

O armazenamento frigorífico aumenta o prazo de validade das gorduras e óleos, embora os óleos para

salada e as gorduras vegetais geralmente possam ser armazenados em temperatura ambiente durante semanas sem se tornarem rançosos. Caso não sejam usadas logo, manteiga, margarina e banha devem ser guardadas na geladeira a fim de retardar o desenvolvimento de ranço.

As gorduras são compostas de glicerol e de ácidos graxos (normalmente três ácidos graxos) em cada molécula. O ponto de fusão das gorduras é determinado pelo número de átomos de carbono e pela quantidade de insaturação nos ácidos graxos. Para preparar gorduras e óleos para o mercado comercial, as gorduras são extraídas de suas fontes de origem animal ou vegetal, e depois são refinadas e, às vezes, hidrogenadas para converter alguns óleos em gorduras sólidas. A mistura e a têmpera são feitas para se obter uma combinação de gorduras e óleos, cujo resultado é uma gordura bastante estável na forma de cristal beta prima (β'). Os óleos são submetidos a um resfriamento controlado para remover os cristais de gordura que se formam em temperaturas de refrigeração.

Quando as gorduras são utilizadas para que os produtos de panificação sejam macios, seu valor de encurtamento é muito importante, pois este determina quanta proteção contra a água uma determinada gordura dará ao glúten durante a mistura. As gorduras com ácidos graxos de cadeia curta e ácidos graxos poli-insaturados espalham-se rapidamente para dar uma boa cobertura. Monoglicerídeos e ácidos graxos com pelo menos uma ligação dupla ajudam a proteger o glúten da água por meio da coleta na interface entre a gordura e a água.

Frituras – com pouca gordura ou por imersão – causam alguma quebra das gorduras. Um controle cuidadoso da temperatura resulta em um produto frito de alta qualidade com um mínimo de gordura agarrada a ele. O aquecimento prolongado da gordura durante a fritura provoca a divisão dos ácidos graxos a partir de glicerol; o glicerol livre se decompõe em acroleína. Os ácidos graxos polimerizam enquanto o óleo for aquecido, causando um aumento de sua viscosidade. O ponto de fumaça começa a cair assim que essas mudanças acontecem.

O desenvolvimento do ranço é um resultado da oxidação ou da hidrólise durante o armazenamento prolongado das gorduras. O ranço oxidativo pode ser catalisado pela lipoxidase e é evidenciado pelo aumento do número de peróxidos em razão da perda de hidrogênio nas ligações duplas e na absorção de oxigênio. Metais e oxigênio na presença de gorduras armazenadas promovem o ranço oxidativo, ao passo que os antioxidantes retardam essa mudança pela rápida reação com o oxigênio que pode estar presente. O ranço hidrolítico, a divisão dos ácidos graxos, resulta em um aumento do nível de ácidos graxos livres conforme o ranço se desenvolve. A presença de água estimula essa reação, mas as lípases podem catalisar o ranço hidrolítico mesmo em alimentos desidratados. O calor paralisa as lípases.

QUESTÕES DE ESTUDO

1. Faça um inventário dos vários tipos de óleos e gorduras disponíveis em um supermercado. Como são comparados os ingredientes entre (a) as marcas e (b) os tipos de produtos? Compare o preço por quilo de cada item.

2. Usando a mesma receita para cada produto, prepare uma massa usando cada uma destas gorduras: gorduras vegetais, manteiga, tablete de margarina, banha de porco e óleo para salada. Compare a facilidade de preparo e as características de palatabilidade de cada massa.

3. Que fatores influenciam na fluidez de uma gordura?

4. Por que é importante que os cristais de gordura estejam na forma β' quando as gorduras são usadas para fazer bolos? Qual a importância desse tipo de cristal de gordura quando essas gorduras são usadas para fritar?

5. Quais são as mudanças que ocorrem em uma gordura durante o aquecimento prolongado?

6. De que forma as gorduras se tornam rançosas? Como o uso e as práticas de armazenamento podem ajudar a retardar o aparecimento do ranço?

7. Quais gorduras são os agentes mais eficazes para a maciez? Por quê?

8. Qual óleo ou gordura você recomendaria para fritar camarão? Explique por que essa foi a sua escolha.

BIBLIOGRAFIA

Albers, M. J., et al. 2008. 2006 marketplace survey of *trans* fatty acid content of margarines and butters, cookies and snack cakes, and savory snacks. *J. Am. Dietet. Assoc. 108*(2): 367.

Berry, D. 2005. Designer lipids. *Food Product Design 14*(12): 118.

Berry, D. 2009. Digging into our fatty-acid dilemma. *Food Product Design 19*(6): 70.

Blumenthal, M. M. 1991. New look at chemistry and physics of deep-fat frying. *Food Technol. 45*(2): 67.

Borra, S., et al. 2007. Update of *trans*-fat reduction in American diet. *J. Am. Dietet. Assoc. 107*(12): 2048.

Carr, R. A. 1991. Development of deep-fat frying fats. *Food Technol. 45*(2): 95.

Clark, J. P. 2005. Fats and oils processors adapt to changing needs. *Food Technol. 59*(5): 74.

Decker, K. J. 2005. ABCs of omega-3s. *Food Product Design 14*(11): 81.

Decker, K. J. 2011. Healthier fried foods. *Food Product Design 21*(1): 42.

Duxbury, D. 2005. Analyzing fats and oils. *Food Technol. 59*(4): 66.

Duxbury, D. 2005. Omega-3s offer solutions to trans fat substitution problems. *Food Technol. 59*(4): 34.

Esquivel, T. 2008. Understanding acrylamide. *Food Product Design 18*(11): 16.

Fortin, N. D. 2005. Fats in the fast lane. *Food Product Design 14*(12): 148.

Foster, R. J. 2008. Cholesterol control. *Food Product Design 18*(9): 56.

Foster, R. J. 2009. Checking the oil for snacks. *Food Product Design 19*(11): 54.

Galloway, R. 2011. Soybean oil innovations. *Food Product Design 21*(1): 20.

Hazen, C. 2004. Understanding fats and oils today. *Food Product Design 14*(11): 38.

Hazen, C. 2009. Better trans-fat baked goods. *Food Product Design 19*(1): 26.

Hazen, C. 2010. Baking sans *trans. Food Product Design 20*(8): 32.

Hicks, K. B., and R. A. Moreau. 2001. Phytosterols and phytostanols: Functional food cholesterol busters. *Food Technol. 55*(1): 63–67.

Hoerr, C. W. 1960. Morphology of fats, oils, and shortenings. *J. Am. Oil Chem. Soc. 37*: 539.

Hollingsworth, P. 2001. Margarine: Over-the-top functional food. *Food Technol. 55*(1): 59–62.

Jacklin, S. 2004. Food manufacturers in the frontline against obesity. *Food Product Design. Functional Foods Annual* Sept: 15.

Juttelstad, A. 2004. Marketing of *trans*-fat-free foods. *Food Technol. 58*(1): 20.

Kalua, C. M., et al. 2008. Changes in virgin olive oil quality during low-temperature fruit storage. *J. Agr. Food Chem. 56*(7): 2415–2422.

Kuntz, L. A. 2001. Fatty acid basics. *Food Product Design 11*(8): 93–108.

Kuntz, L. A. 2005. *Trans*-lating formulas. *Food Product Design 15*(7): 14.

Leake, L. L. 2007. *Trans* fat to go. *Food Technol. 61*(2): 66.

List, G. R. 2004. Decreasing *trans* and saturated fatty acid content in food oils. *Food Technol. 58*(1): 23.

Luff, S. 2004. Ascendancy of omega-3s. *Food Product Design. Functional Foods Annual* Sept.: 67.

Mermelstein, N. H. 2009. Analyzing for *trans* fats. *Food Technol. 63*(3): 71.

Miraglio, A. M. 2002. The low-down on *trans* fatty acids. *Food Product Design 12*(1): 31–34.

Narasimmon, R. G. 2009. Say low-fat cheese. *Food Product Design 19*(1): 24.

Ohr, L. M. 2005. Functional fatty acids. *Food Technol. 59*(4): 63.

Ohr, L. M. 2006. Functional fats. *Food Technol. 60*(3): 81.

Ohr, L. M. 2008. Not all fats are bad. *Food Technol. 62*(6): 101.

Ohr, L. M. 2009. Following functional oils. *Food Technol. 6*(2): 65.

Ohr, L. M. 2009. Matters of the heart. *Food Technol. 63*(5): 123.

Pszczola, D. E. 2004. Fats: In *trans*-ition. *Food Technol. 58*(4): 52.

Pszczola, D. E. 2006. Future strategies for fat replacement. *Food Technol. 60*(6): 61.

Remig, V., et al. 2010. *Trans* fats in America: Review of their use, consumption health implications, and regulation. *J. Amer. Dietet. Assoc. 110*(4): 585.

Sloan, A. E. 2005. Time to change the oil? *Food Technol. 59*(5): 17.

Spano, M. 2010. Heart health and fats. *Food Product Design 20*(3): 22.

Spano, M. 2010. Reconsidering ALA omega-3s. *Food Product Design 20*(6): 22.

Tiffany, T. 2007. Oil options for deep-fat frying. *Food Technol. 61*(7): 46.

Westman, E. C. 2009. Rethinking saturated fat. *Food Technol. 6*(2): 26.

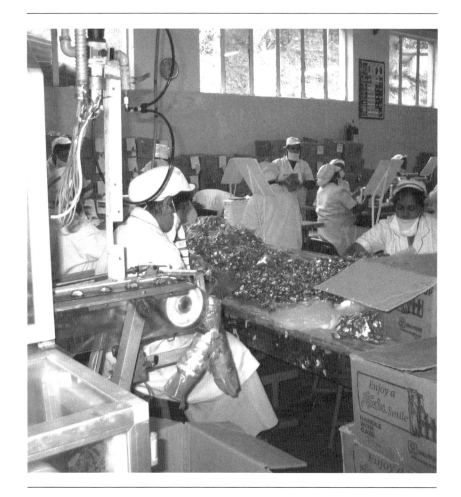

Trabalhadores em uma fábrica de doces no Sri Lanka ocupados em empacotar sua produção para despachar para mercados distantes.

CAPÍTULO 9

Carboidratos: açúcar

Apresentação dos carboidratos, 201
Açúcares comercializados, 202
    Açúcar cristal, 203
    Açúcar impalpável, 203
    Açúcar bruto, 203
    Açúcar mascavo, 204
    Açúcar e xarope de bordo, 204
    Melaço, 204
    Xarope de milho, 204
    Outros adoçantes, 205

O poder adoçante, 208
Reações dos açúcares, 208
    Hidrólise, 208
    Caramelização, 210
Tipos de doces, 210
    Doces cristalinos, 211
    Doces amorfos, 213
Resumo, 216
Questões de estudo, 217
Bibliografia, 217

Conceitos básicos

1. Mono e dissacarídeos, que são carboidratos simples capazes de sofrer hidrólise e caramelização, podem ser encontrados em uma variedade de produtos para adoçar os produtos alimentícios.
2. Diversas alternativas de edulcorantes entraram no mercado para adoçar vários produtos com redução das calorias dos carboidratos.
3. Doces cristalinos são elaborados fazendo-se uma solução supersaturada e, em seguida, controlando-se o resfriamento e a cristalização para se obter uma textura lisa.
4. A solução de açúcar nos doces amorfos chega a uma temperatura e a uma concentração de açúcar tão elevadas que impedem a formação de uma estrutura cristalina organizada.

Carboidratos
Compostos orgânicos que contêm carbono, hidrogênio e oxigênio, sendo a relação hidrogênio/oxigênio a mesma da água (H_2O); incluem açúcares, amidos, substâncias pécticas, celulose, gomas e outras substâncias complexas.

APRESENTAÇÃO DOS CARBOIDRATOS

Os **carboidratos** são reconhecidos na nutrição como uma importante fonte de energia, uma função vista de forma negativa pelas pessoas que se preocupam com seu peso. É verdade que alguns alimentos são fontes bastante concentradas de carboidratos, mas os carboidratos puros ainda fornecem, por grama, menos da metade das calorias procedentes de uma quantidade comparável de gordura pura.

No preparo dos alimentos, os vários tipos de carboidratos desempenham alguns papéis fundamentais que merecem uma discussão especial. Os carboidratos mais simples são os açúcares. Muitos alimentos, em especial as frutas, contêm naturalmente açúcares, que são responsáveis pelos sabores agradavelmente adocicados. No entanto, os açúcares em várias formas geralmente são adicionados à preparação de doces, sobremesas e até mesmo de molhos para carnes e legumes.

Outros carboidratos que são moléculas maiores do que os açúcares também são encontrados em uma grande variedade de alimentos. O amido talvez seja o carboidrato complexo mais familiar, mas a fibra nas frutas e nos vegetais também contém carboidratos em várias formas, como a celulose, hemicelulose, substâncias pécticas e gomas. Essas diferentes formas são valorizadas na preparação de alimentos por suas contribuições na textura e na estrutura dos alimentos.

À primeira vista, parece que o açúcar e seu sabor adocicado teriam muito pouco em comum com os carboidratos complexos estruturais que contribuem para uma variedade de texturas. Por que essas substâncias simples e complexas são agrupadas coletivamente na categoria dos compostos orgânicos chamados carboidratos? A resposta encontra-se no fato de que todos são feitos dos mesmos elementos – carbono, hidrogênio e oxigênio – e aproximadamente nas mesmas proporções. O termo *carboidrato* é uma combinação de *carbono* e *hidrato* (H_2O, ou água). Essa relação entre o hidrato e o carbono mantém-se independentemente do tamanho e da complexidade de um carboidrato em particular.

AÇÚCARES COMERCIALIZADOS

Os açúcares comercializados hoje diferem muito em termos de qualidade, quantidade e preço do primeiro açúcar conhecido no Oriente Médio. Embora o açúcar fosse um item raro e disponível apenas para a realeza, hoje é um item presente na maioria das cozinhas ao redor do mundo. A história do açúcar começou em algum momento entre 300 e 600 d.C., quando várias técnicas foram desenvolvidas no Oriente Médio para refinar e cristalizar o açúcar. As novidades sobre esse notável alimento chegaram à Europa por meio dos cruzados que retornavam, e elas acabaram alcançando o Novo Mundo quando, em 1493, Colombo o introduziu em Santo Domingo.

Claro que mudanças na produção do açúcar aconteceram ao longo dos séculos, mas talvez a descoberta mais importante tenha sido a de um químico alemão do século XIX que percebeu que a beterraba é uma excelente fonte de açúcar. Até o início do século XX, o açúcar de beterraba estava se aproximando do açúcar da cana como uma fonte de açúcar para a produção comercial. Nos EUA, os níveis de consumo do açúcar da cana em relação ao da beterraba variam em diferentes partes do país.

O açúcar de cana é produzido pela lavagem das hastes, e depois pela moagem para se extrair o caldo (Fig. 9.1), este é aquecido com cal para auxiliar na remoção de impurezas, e em seguida essa mistura é evaporada para se obter um xarope altamente viscoso e os cristais de açúcar bruto (Fig. 9.2). Esses cristais de açúcar bruto são a matéria-prima para o processo de refino. O açúcar grosseiro, amarelo bruto, é transformado de seu estado espesso em cristais brancos e finos mediante a utilização de carvão vegetal e do cuidadoso controle do processo de cristalização.

O açúcar de beterraba, obtido da beterraba sacarina, é extraído e processado para se obter um açúcar refinado da mesma maneira usada no processo para a fabricação do açúcar de cana. O produto final de ambos os processos de fabricação é o mesmo açúcar, sacarose, e é comercializado simplesmente como açúcar cristal ou em produtos ligados ao açúcar. Uma vez que não existe qualquer diferença entre o açúcar da cana e o da beterraba, qualquer um pode ser escolhido. Nos EUA, o mercado para os dois tipos é regulamentado pelo governo federal, que estabelece os níveis de importações de açúcar autorizadas a cada ano.

Um interessante subproduto da fabricação de açúcar é o glutamato monossódico, muitas vezes denominado simplesmente **GMS**. Trata-se de um sódio derivado do açúcar, mas ele mesmo não tem sabor adocicado. Seu mérito é ser um aditivo que ajuda a realçar os sabores existentes em alimentos. É um ingrediente familiar em várias cozinhas asiáticas.

GMS
Glutamato monossódico, um subproduto do processamento do açúcar; realça o sabor e é muito usado nas cozinhas asiáticas.

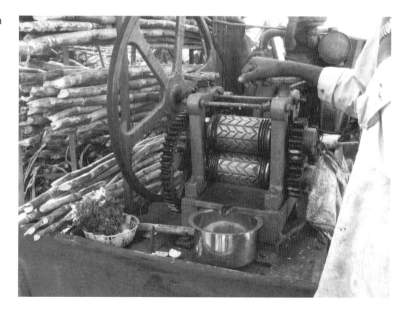

Figura 9.1 A moagem da cana para se obter o caldo é o primeiro passo na fabricação do açúcar de cana.
Cortesia de Plycon Press.

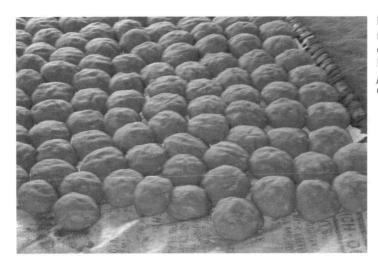

Figura 9.2 Peças de açúcar de cana não refinado prontas para serem despachadas para o mercado na Índia, onde são chamadas de *jaggery*.
Cortesia de Plycon Press.

Açúcar cristal

Entre 50 e 85% da produção de açúcar são dedicados ao açúcar cristal em razão da sua importante presença em muitos produtos alimentícios. A fonte do açúcar cristal, da cana ou da beterraba, será encontrada no rótulo da embalagem, embora ambos os produtos sejam a mesma coisa.

O açúcar branco ou açúcar cristal refinado pode ser comprado em diferentes granulometrias, variando de superfino até o açúcar cristal comum. O açúcar de confeiteiro, um sinônimo para superfino, indica que esse é o tipo preferido para fazer merengues e suspiros, bem como outras sobremesas em que a facilidade de solubilidade desses cristais muito pequenos é importante. O açúcar cristal comum é perfeitamente adequado para a maioria das utilizações e tem a vantagem de ser mais barato que o açúcar de confeiteiro.

O açúcar em cubo é simplesmente o açúcar comum umedecido com um xarope incolor, moldado em cubos e depois secado nessa forma. Esses cubos são usados para adoçar xícaras individuais de chá e café.

Açúcar impalpável

Um problema com qualquer tipo de açúcar é que ao ser armazenado em um ambiente úmido ele pode empedrar. Para que isso não aconteça, quando o açúcar reduzido a um pó bem fino é armazenado, adiciona-se amido de milho na fabricação do açúcar de confeiteiro. Uma mistura que contém 3% de amido de milho é suficiente para absorver a umidade que, caso contrário, poderia provocar a aglutinação das partículas muito finas desse açúcar. O açúcar de confeiteiro normalmente é usado para fazer coberturas e para adoçar certas frutas, como o morango.

Açúcar bruto

O açúcar bruto, um açúcar semirrefinado que tem uma cor castanho-clara, ganhou um lugar na prateleira dos mercados por causa da demanda dos consumidores por produtos naturais. No entanto, não há nenhum mérito nutricional no uso do açúcar bruto no lugar do açúcar cristal. (O açúcar bruto encontrado no mercado não é realmente o produto não refinado, pois este é impróprio para o consumo e não pode ser vendido.) O açúcar que é comercializado nos EUA como bruto se comporta como o açúcar mascavo no preparo dos alimentos e é às vezes usado para adoçar frutas ou para fazer biscoitos e outros produtos de panificação. A cor tostada será exibida quando esse açúcar for usado nos produtos de panificação de cor clara. O custo do açúcar bruto é surpreendentemente alto, tendo em vista o fato de que o processamento é um pouco mais fácil do que para o açúcar branco e não há benefícios nutricionais significativos.

Açúcar mascavo

Em virtude de seu sabor agradável e característico, o açúcar mascavo geralmente é usado em produtos de panificação. A sua cor e o seu sabor estão relacionados ao estado de refinamento: um açúcar mascavo escuro, de forte sabor, sofreu menos filtragem e purificação do que um produto claro e de sabor suave. Ambos podem ser usados de forma muito satisfatória. O teor de umidade comparativamente alto pode provocar o desenvolvimento de pedras durante o armazenamento. Embalar em sacos plásticos com fechos impermeáveis que podem ser novamente fechados ajuda a minimizar esse problema. Ele também pode ser encontrado em forma líquida ou em pastilhas, embora esta seja mais cara do que o açúcar mascavo comum.

Açúcar e xarope de bordo

A drenagem do açúcar das árvores de bordo (Fig. 9.3) e a fervura da seiva coletada para fazer o xarope e o açúcar de bordo remetem ao período da América colonial. Ainda é possível comprar o xarope e o açúcar de bordo, mas as limitações no processo de fabricação têm dificultado a produção, fazendo com que os preços sejam relativamente altos para esses produtos.

O xarope de bordo e o açúcar têm gosto adocicado e um sabor agradável e característico, o que contribui para sua popularidade. A demanda por aromatizante de bordo estimulou um esforço considerável para desenvolver uma contrapartida sintética, e o resultado é um sabor que tem uma razoável semelhança e um preço bem mais em conta. O xarope de bordo aromatizado sinteticamente é uma cobertura conhecida e muito usada nas panquecas e nos *waffles* e pode até mesmo ser usado para adoçar produtos de panificação.

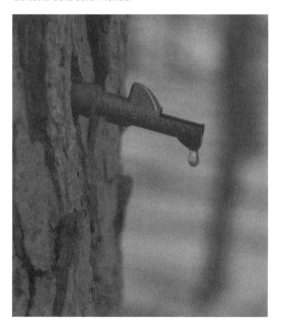

Figura 9.3 Por essa torneira em uma árvore de bordo escorre a seiva açucarada que é o prelúdio do xarope e do açúcar de bordo. Cortesia de Debra McRae.

Melaço

O melaço é um derivado da cana-de-açúcar que pode ser comercializado como não sulfurado, sulfurado, ou melaço negro. O melaço sulfurado varia na cor que vai do marrom-claro até o marrom-escuro médio, dependendo se é preparado por centrifugação (a cor é mais clara), como no primeiro, ou por ebulição, como no segundo, do caldo da cana-de-açúcar. O melaço sulfurado é o subproduto restante após o açúcar da cana ter sido cristalizado e removido do caldo da cana. Vapores de enxofre entram em contato com o líquido quando o açúcar é o principal produto que está sendo preparado, e o melaço é apenas um subproduto.

O melaço não sulfurado é um líquido de sabor forte, castanho-avermelhado que não foi exposto aos vapores de enxofre. O envelhecimento realça o sabor do melaço não sulfurado. O melaço negro, utilizado muitas vezes como alimento para os animais, é o material remanescente após o açúcar ter sido extraído do caldo de cana fervido.

Xarope de milho

Todos os adoçantes apresentados até agora são produzidos usando-se partes de plantas que possuem alto teor de açúcar. O xarope de milho é único na medida em que é produzido a partir de amido, um carboidrato complexo, por meio de uma série de modificações químicas, conhecidas como hidrólise. Essa quebra hidrolítica é obtida pelo tratamento do amido de milho com ácidos clorídrico ou sulfúrico na presença de calor e pressão para produzir uma mistura de produtos decompostos. Apesar de o próprio amido de milho não ter um sabor açucarado, as pequenas unidades que se dividem a partir do amido (glicose, maltose, dextrinas) são açucaradas. O xarope de milho, que é um líquido muito viscoso, ganha muito da sua doçura por causa de seu elevado teor de glicose. O xarope de milho *light* é de cor clara (mas não é *light* em calorias), e tem um ligeiro sabor de baunilha; o xarope de milho escuro tem um sabor mais intenso, pois há uma pequena adição de um derivado do melaço. Ambos podem ser usados para adequar a receita ou a preferência do cozinheiro, mas as diferenças de cor e sabor serão evidentes.

A abundância e o custo relativamente baixo do amido de milho são qualidades valorizadas que acabaram fazendo do xarope de milho um adoçante popular. No entanto, ainda é necessário encontrar formas de uso ou de comercialização para o excedente de amido de milho disponível, o que estimulou o empenho para sua aplicação em novos produtos. Uma abordagem criativa levou ao desenvolvimento de um xarope de milho chamado de **xarope de milho com alto teor de frutose**. Quimicamente, ele é um produto interessante; a enzima **isomerase** é usada para converter parte da glicose do xarope de milho em outro açúcar, a frutose. Teoricamente, esse xarope de milho com alto teor de frutose (na verdade, apenas cerca de 30% de frutose) tem uma vantagem sobre o xarope de milho original, porque a frutose é quase duas vezes mais doce do que a glicose. Isso significa que para adoçar um produto basta uma quantidade menor da frutose contida no xarope de milho do que seria necessário se o xarope de milho comum fosse usado. Essa diferença é uma vantagem em bebidas ou outras aplicações líquidas, mas não em produtos de panificação. Mesmo assim, existem muitas aplicações na indústria alimentícia para esse tipo de xarope. O xarope de milho com alto teor de frutose não está disponível diretamente aos consumidores no mercado.

Outros adoçantes

A sacarina, que não é um carboidrato, é um edulcorante não nutritivo usado há anos como adoçante (Sweet'N Low®) por diabéticos e também pelas pessoas que se preocupam com o peso e procuram reduzir seu consumo calórico. Ela é encontrada em muitos produtos alimentícios comercializados e nas formas de pó e líquidos para adoçar os alimentos em casa. A sacarina pode ser usada em produtos, como refrigerantes, nos quais a única função do açúcar é a de adoçar, embora algumas pessoas considerem o retrogosto questionável. Ela não é um substituto adequado para o açúcar nas receitas de doces tradicionais ou nas massas de doces e de bolos, em que o açúcar desempenha outras funções além de adoçar.

Outros adoçantes não nutritivos estão sendo desenvolvidos e atualmente vários são comercializados. Testes extensivos sobre a segurança de qualquer proposta de um novo aditivo, incluindo os adoçantes, devem ser concluídos e aprovados pela Food and Drug Administration dos Estados Unidos antes de serem usados em qualquer alimento. Os ciclamatos estão disponíveis em alguns países, mas não nos Estados Unidos, porque alguma evidência de carcinogenicidade foi encontrada em animais de laboratório alimentados com altas doses do adoçante. O aspartame (Equal, NutraSweet®) é um adoçante de baixa caloria aprovado para utilização em muitos produtos alimentícios (Fig. 9.5). Essa substância é um dipeptídeo composto de dois aminoácidos, ácido aspártico e fenilalanina, e este último é motivo de preocupação para as pessoas com fenilcetonúria. Por causa de sua composição química, o aspartame se comporta como uma proteína e perde sua característica adoçante quando aquecido. Um grama de aspartame proporciona quatro quilo-

http://www.internationalsugars.com/ISI_-_Home.html
– Informações sobre os açúcares disponíveis para uso comercial.

http://www.mayoclinic.com/health/high-fructosecorn-syrup/AN01588
– Discussão da Clínica Mayo sobre o xarope de milho com alto teor de frutose.

http://www.karosyrup.com/products.html
– Informações sobre os vários xaropes de milho.

Xarope de milho com alto teor de frutose (HFCS)
Xarope de milho cuja isomerase converteu parte do açúcar em frutose.

Isomerase
Enzima usada para converter a glicose em frutose para fazer o xarope de milho com alto teor de frutose.

http://www.fda.gov/Food/default.htm
– Informações podem ser obtidas procurando-se por substitutos específicos do açúcar.

ALERTA AO CONSUMIDOR
Polêmica sobre o xarope de milho

Nos Estados Unidos, a crise sobre os problemas relacionados ao peso lidera e está no centro de um grave problema de saúde. É evidente que essa questão é importante, mas o controle de peso é um fator de confusão particular para um número cada vez maior de pessoas. Como a publicidade tem se concentrado cada vez mais na perda de peso, uma grande quantidade de informação tem circulado por todos os meios possíveis de comunicação e por inúmeras pessoas, desde médicos influentes e autoridades em nutrição até oportunistas com vozes fortes e opiniões, mas com pouco conhecimento exato.

Quando dietas para perda de peso são elaboradas, o alvo geralmente são os alimentos doces, o que faz sentido por causa da contagem comparativamente alta de calorias em relação aos nutrientes essenciais. Uma resposta para deixar que as pessoas tenham direito ao seu bolo e o comam tem sido o desenvolvimento de vários adoçantes zero ou com baixas calorias. Infelizmente, muitos dos que usam esses produtos pensam que isso significa que podem comer qualquer quantidade sem somar calorias, ignorando as gorduras que muitas vezes estão embutidas nos doces.

A tempestade que estava se formando em torno dos doces na dieta acabou atingindo o xarope de milho com alto teor de frutose, alegando-se que ele é a causa da obesidade infantil e de muitos problemas relacionados. Sem dúvida esse xarope tem contribuído, mas, além dele, há todos os outros alimentos que vêm sendo consumidos além da quantidade necessária para se ter um peso saudável. Não há nada de especial sobre o xarope de milho com alto teor de frutose. Assim como os outros carboidratos de fácil digestão, ele contribui com 4 quilocalorias por grama. As pessoas precisam reduzir a ingestão de alimentos que fornecem poucos nutrientes em relação às calorias. Protestar contra o xarope de milho com alto teor de frutose não vai resolver o problema, mas comer menos, sim.

INGREDIENTE EM DESTAQUE
Mel

O mel é o único adoçante derivado de fontes animais. As abelhas, ao usar o néctar de diferentes plantas com flores, produzem esse singular líquido edulcorante (Fig. 9.4). Normalmente, as fontes de néctar para as abelhas são o trevo e a alfafa, mas existem muitos tipos de mel disponíveis, como o de flor de laranjeira, e com diferentes qualidades de sabor. O mel é um excelente adoçante porque contém uma grande quantidade de frutose e acrescenta um sabor característico aos produtos que o incluem.

As desvantagens do mel são o preço comparativamente alto e o escurecimento rápido quando massas de doces e de bolos que o contêm são assadas. Essa diferença na taxa de escurecimento, mais rápido do que com o açúcar, deve-se à grande quantidade de frutose.

Em algumas receitas, o mel pode substituir metade do açúcar, mas serão necessários alguns ajustes. Para cada xícara de mel utilizado, o líquido tem de ser reduzido a $1/4$ de xícara e $1/2$ colher de chá de bicarbonato de sódio deve ser adicionada para compensar a acidez do mel. Se o copo medidor for pulverizado com *spray* de cozinha antiaderente antes de acrescentar o mel, este escorrerá rapidamente. A temperatura para assar deve ser reduzida em 15°C.

O mel líquido deve ser armazenado em temperatura ambiente para retardar a cristalização; o armazenamento na geladeira causa a formação de cristais. O mel cristalizado pode ser liquefeito colocando-se o recipiente na água quente ou no micro-ondas pelo tempo suficiente até que os cristais desapareçam.

Figura 9.4 Apicultor usando um equipamento de proteção para colher o mel de suas colmeias.

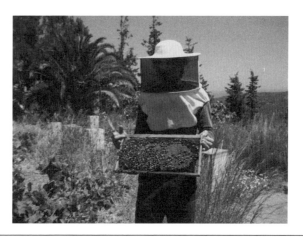

calorias de energia, mas seu poder adoçante às vezes é tão grande quanto duzentas vezes o da sacarose. Uma vez que somente pequenas quantidades de aspartame são necessárias, a sua utilização como um edulcorante pode reduzir o teor calórico das bebidas e de outros alimentos em que tradicionalmente a sacarose seria utilizada.

$$HO-\overset{O}{\overset{\|}{C}}-CH_1-\underset{NH_2}{\overset{}{CH}}-\overset{O}{\overset{\|}{C}}-NHCH-\overset{O}{\overset{\|}{C}}_{OCH_1}$$

Aspartame

O neotame, também um adoçante, é outro dipeptídeo. Tem uma capacidade edulcorante muito maior do que a do aspartame e tem a vantagem adicional de não produzir fenilalanina como uma decomposição do produto.

A sucralose (Splenda®) é um produto muito doce (sacarose com três átomos de cloro). É comercializada para que os consumidores a usem no lugar do açúcar em várias aplicações, incluindo produtos de panificação. A tagatose (Gaio®) é um edulcorante derivado de produtos lácteos, cuja qualificação foi aprovada como GRAS (geralmente reconhecido como seguro).

O acessulfame-K (Sweet One®, Sunette®), derivado do ácido acetoacético, é amplamente utilizado por causa de sua intensa doçura e adequação a vários produtos alimentícios comerciais. Em 2008, o FDA aprovou o uso da estévia, um composto muito doce feito de uma planta nativa do Paraguai. O rebaudiosídeo A (muitas vezes apresentado como Reb A) é o principal composto nesse adoçante não calórico. Atualmente, ele é comercializado como Truvia™. O Isomalt (derivado da sacarose) é amplamente usado na tecnologia de alimentos, mas seu poder adoçante é quase metade do da sacarose. Os pesquisadores estão desenvolvendo combinações desses vários edulcorantes com o objetivo de obter um adoçante com as melhores características de desempenho em vários alimentos doces.

http://www.caloriecontrol.org/sweeteners-and-lite/sugar-substitutes
– Informações resumidas sobre vários adoçantes.

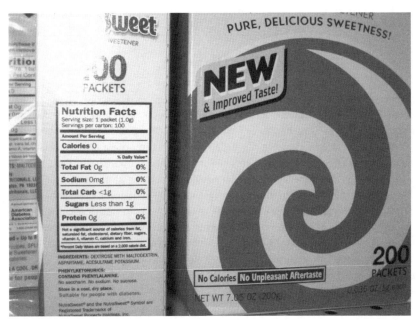

Figura 9.5 As embalagens de NutraSweet® trazem não só as informações sobre nutrição e ingredientes, mas também uma declaração de que contém fenilalanina e outra que diz que é seguro para diabéticos.

O PODER ADOÇANTE

O poder adoçante dos açúcares puros e dos produtos que contêm açúcares é muito importante na formulação de receitas, para que o sabor adocicado de qualquer alimento agrade o paladar de quem o consome. As pessoas variam na sensibilidade de seu paladar, algumas são capazes de detectar a doçura em uma concentração muito mais baixa do que outras. Uma maneira de considerar os açúcares como ingredientes é determinar o quão doce é um açúcar em relação ao outro. Os açúcares mais doces podem ser notados como algo doce em concentrações muito mais baixas do que aqueles que são apenas um pouco doces. Normalmente esses testes são feitos utilizando-se soluções de açúcar diluído provadas em temperatura ambiente.

REAÇÕES DOS AÇÚCARES

Hidrólise

A sacarose pode sofrer uma grave quebra química envolvida na caramelização, ou pode ser submetida a uma mudança mais branda que a da hidrólise. A hidrólise da sacarose resulta na formação do **açúcar invertido** (quantidades iguais de dois açúcares simples, glicose e frutose). Essa alteração, especificamente chamada inversão, afeta os produtos que contêm açúcar nos quais a hidrólise ocorre porque o resultado final comum é uma mistura de sacarose e de açúcar invertido, que juntos se cristalizam com menos facilidade do que a sacarose sozinha.

A **inversão** acontece quando o açúcar é cozido em uma solução na qual um ácido foi adicionado. Na produção dos doces cristalinos, o cremor tártaro é geralmente adicionado como um ingrediente ácido para garantir que uma quantidade moderada de açúcar invertido se forme e ajude a obter uma textura lisa. Um cozimento cujo ritmo vai de moderado a lento resulta em uma quantidade apreciável de inversão, ao passo que um doce cristalino fervido em um ritmo rápido oferece um tempo menor para que a inversão ocorra.

Quando os doces cristalinos estão sendo feitos, alguma inversão é desejável porque a presença de mais de um açúcar ajuda a inibir a formação de cristais durante o período de resfriamento, e isso acaba auxiliando a formação de um doce com uma textura lisa. No entanto, uma inversão excessiva representa um problema; quando há uma inversão demasiada da sacarose em glicose e frutose ela pode

---

Açúcar invertido
Uma mistura de quantidades iguais de glicose e frutose resultante da hidrólise da sacarose.

http://www.nyu.edu/pages/mathmol/library/sugars/ – Modelos de estruturas de açúcar.

Inversão
Termo específico para a hidrólise de sacarose em glicose e a frutose.

FOS
Fruto-oligossacarídeo; um carboidrato doce, não nutritivo, composto de uma molécula de sacarose e duas ou três unidades de frutose.

VISÃO DA INDÚSTRIA
Fruto-oligossacarídeos

Os fruto-oligossacarídeos (**FOS**) são açúcares em que a sacarose se une com duas ou três unidades de frutose, resultando em uma molécula de carboidrato um pouco mais complexa que não é facilmente digerida, mas que aumenta a doçura. Esses fruto-oligossacarídeos encontram-se de forma natural em uma proporção limitada nas bananas, nos tomates, nas cebolas, no mel e em alguns outros alimentos. Spiegel et al. (1994) fizeram algumas experiências adicionando FOS ao iogurte; eles demonstraram sua eficácia na melhoria do sabor e da textura. A razão para esse tipo de pesquisa é a esperança de obter alimentos altamente palatáveis e com menos calorias que atraiam os consumidores. O fato de que os seres humanos não podem digerir o FOS torna possível obter um iogurte satisfatório e doce sem a adição de calorias. O FOS é apenas um exemplo de adoçantes não nutritivos e da pesquisa por alimentos de baixa caloria.

NOTA CIENTÍFICA
Monossacarídeos e dissacarídeos

Os açúcares encontrados naturalmente nos alimentos são classificados em função do número de átomos de carbono nas suas unidades de base e da complexidade da molécula total. Alguns açúcares de cinco carbonos, chamados pentoses, são encontrados nos alimentos, mas eles têm uma aplicação limitada quando estes são preparados em casa. Ribose e arabinose são pentoses. As hexoses têm uma importância maior na preparação dos alimentos, e são assim chamadas porque contêm seis átomos de carbono. Glicose, frutose e galactose são três hexoses de interesse especial. As estruturas dos compostos são mostradas abaixo.

Glicose

Frutose

Galactose

Esses três monossacarídeos são utilizados na formação de três dissacarídeos comuns. Cada molécula de um dissacarídeo é composta de dois monossacarídeos que se uniram com a expulsão de uma molécula de água. Os três dissacarídeos de maior importância nos alimentos contêm uma unidade de glicose. De fato, a maltose contém duas unidades de glicose. A lactose contém galactose além de glicose, e a frutose é o segundo monossacarídeo na sacarose. Suas estruturas são apresentadas abaixo.

A sacarose é o mais comum dos dissacarídeos e é amplamente utilizada na preparação de alimentos. A lactose é o açúcar do leite e, às vezes, é classificada como açúcar do leite.

Maltose

Sacarose

Lactose

interferir de tal forma na formação de cristais que o doce resultante será muito mole. A adição de uma pequena quantidade de cremor tártaro, combinado com um ritmo moderado de aquecimento, fornece a combinação necessária para a produção de um doce apropriadamente firme, de textura lisa e cristalina.

Outro meio de provocar a hidrólise é o uso da enzima **invertase**. Ela é usada comercialmente para catalisar a inversão da sacarose. Como ocorre com qualquer enzima, se for para manter sua capacidade catalítica, a invertase não deve ser aquecida. Por isso, os *chocolate creams* (espécie de bombom com recheio macio do tipo *fondant*) produzidos comercialmente são feitos criando-se um centro com

Invertase
Enzima misturada aos recheios do tipo *fondant* para inverter parte da sacarose e amolecer a consistência dos chocolates comerciais.

NOTA CIENTÍFICA
Reações da caramelização

Quando aquecidos sem água, os cristais de sacarose derretem, e em seguida tem início a quebra química. Em primeiro lugar, há a quebra da ligação entre as unidades de frutose e glicose da sacarose. O aquecimento contínuo cria, então, muitos compostos químicos diferentes resultantes da quebra da estrutura de anel de ambos os monossacarídeos. Os ácidos orgânicos destacam-se entre os compostos criados pela caramelização. Uma evidência da formação desses ácidos pode ser observada quando se adiciona bicarbonato de sódio ao açúcar caramelizado; o ingrediente alcalino se une aos ácidos para formar o dióxido de carbono, fazendo com que o líquido caramelizado borbulhe e se torne poroso. Uma aplicação dessa reação para produzir o CO_2 está na fabricação do pé de moleque; esse tipo de doce é aquecido até o ponto em que ocorre a caramelização, e depois se adiciona o bicarbonato de sódio antes que a mistura muito viscosa consiga resfriar o suficiente para se tornar sólida. A reação do bicarbonato de sódio com os ácidos orgânicos nos doces faz com que os pequenos pedaços de amendoim se tornem opacos e porosos por causa da grande quantidade de dióxido de carbono gerado.

---

um recheio relativamente firme que é misturado com a invertase antes de mergulhar no chocolate. Depois de um período de vários dias de armazenamento, a invertase terá invertido sacarose suficiente para que o recheio amoleça com a consistência desejada.

Caramelização

A própria sacarose pode ser aquecida até ficar tão quente que derreta e rapidamente passe de um líquido incolor a um dourado e em seguida a um castanho-escuro, e a um líquido negro se o aquecimento continuar. Ao mesmo tempo que a cor está mudando, o aroma torna-se caramelizado e, a menos que seja imediatamente resfriado, acaba cheirando como açúcar queimado. Como a temperatura de caramelização do açúcar é muito alta, e a quebra química do açúcar acontece de forma muito rápida, normalmente na etapa desejada derrama-se água fervente no açúcar derretido para resfriar a mistura e parar a caramelização. Mesmo quando a água adicionada está fervendo existe uma grande diferença de temperatura entre o açúcar derretido e a água fervente, e o resultado é que por um curto período haverá alguns salpicos. Essa água adicionada não só interrompe a caramelização como também dilui o açúcar para fazer uma calda caramelizada para uso em receitas. Caso contrário, o açúcar não diluído vai solidificar em uma massa dura, frágil, que não pode ser incorporada a outros ingredientes.

TIPOS DE DOCES

O doce, independentemente do nome – pois é chamado *khandi* em árabe, *sweets* na Inglaterra e *candy* nos Estados Unidos –, tem um apelo universal. Do ponto de vista da nutrição, os doces por certo não são essenciais, mas sua tão variada popularidade ao redor do mundo indica que eles provavelmente existem e continuarão existindo como uma alegria de viver. Os diferentes doces são classificados como cristalinos ou amorfos, dependendo da sua organização interna. **Doces cristalinos** são aqueles que podem ser facilmente mordidos e podem ser cortados com uma faca. Quando observados sob um microscópio, esses doces apresentam várias áreas onde uma estrutura de cristal organizada pode ser vista, juntamente

www.exploratorium.edu/cooking/candy/sugar – Artigos sobre a ciência da confecção de doces.

Doces cristalinos
Têm uma estrutura cristalina organizada; podem ser facilmente mordidos ou cortados com uma faca.

com algum líquido. *Fondant, fudge, panochas,* * *torrones* e cremes são exemplos de doces cristalinos.

Doces amorfos, como o nome indica, não têm uma estrutura organizada. Esses doces geralmente têm uma maior concentração de açúcar do que os doces cristalinos. Sua calda cozida é tão viscosa que os cristais de açúcar não conseguem formar qualquer tipo de organização. Os doces amorfos, com sua falta de estrutura de cristal organizada, são difíceis de morder ou de cortar com uma faca. Sua textura varia dos caramelos extremamente moles até os muito duros ou mesmo quebradiços, como os *toffee*.

Embora os doces cristalinos e amorfos sejam dois exemplos da cozinha com açúcar, seus problemas de preparação são incomparáveis. Ambos exigem que sejam cozidos com a temperatura final correta, mas os problemas associados à produção de doces cristalinos são completamente diferentes daqueles que envolvem a produção de doces amorfos de alta qualidade.

> **Doces amorfos**
> Têm uma alta concentração de açúcar, o que os torna muito viscosos para formar uma estrutura cristalina organizada; a textura varia de mastigável a muito dura e quebradiça.

Doces cristalinos

A concentração de açúcar nos doces cristalinos é consideravelmente mais baixa do que nos doces amorfos; isso significa que eles não são fervidos por muito tempo ou a uma temperatura muito elevada (Tab. 9.1). O resultado é uma redução significativa da probabilidade de escaldar e de obter uma leitura imprecisa da temperatura. No entanto, assim como acontece com os doces amorfos, uma panela com as mesmas características de aquecimento deve ser utilizada. Uma vez que a temperatura de ebulição dos doces reflete a concentração de açúcar, é fundamental ter um controle bastante exato da temperatura para obter a firmeza correta dos doces cristalinos. Um pequeno erro para baixo fará com que o doce seja demasiado macio, e um ou dois graus acima da temperatura correta resulta em um produto quebradiço e duro.

Dois outros fatores, além da temperatura final atingida, influenciam na firmeza de um doce cristalino. Um deles é o ritmo de aquecimento. Se um doce é aquecido de uma forma muito lenta, a quantidade de inversão que ocorre será excessiva. Grande parte da glicose e da frutose resultante acaba tendo uma interferência maior no processo de cristalização, e o resultado será um doce um pouco mais mole do

---

* N.T.: *Panocha* é um pudim feito com açúcar mascavo, leite, manteiga, baunilha e avelãs; típico do Novo México e do sul do Colorado, EUA.

Tabela 9.1 Ingredientes e temperaturas finais para alguns doces típicos

Doces	Ingredientes básicos	Temperatura final (°C)
Cristalinos		
Fondant	Açúcar cristal, xarope de milho ou cremor tártaro, água	114
Fudge	Açúcar cristal, cacau ou chocolate, leite, xarope de milho, manteiga	112
Panocha	Açúcar mascavo, açúcar cristal, leite, xarope de milho, manteiga	112
Amorfos		
Caramelos	Açúcar cristal, xarope de milho, manteiga, creme	118
Puxa-puxa	Açúcar cristal, xarope de milho, água	127
Toffee	Açúcar cristal, manteiga, água, xarope de milho	149

Higroscópico
Que atrai (ou absorve) água.

Agentes interferentes
Manteiga, xarope de milho, ou outro ingrediente que iniba a formação de cristais.

que a temperatura final poderia sugerir. Esse problema pode ser evitado com o uso de uma panela grande o suficiente para permitir que o doce ferva vigorosamente sem salpicos na parte de cima.

O segundo fator para que um doce cristalino fique demasiado mole deve-se ao fato de fazê-lo em um dia chuvoso. E isso não é conto da carochinha; há provas científicas para apoiar o resultado. O açúcar é muito **higroscópico**, ou seja, atrai ou absorve água facilmente; e isso é ainda mais verdadeiro quando ele está em uma solução quente. Portanto, enquanto os doces cristalinos estão resfriando em um ambiente extremamente úmido, a umidade é retirada do ar e mantida no doce. O resultado é um doce com um teor de umidade maior do que tinha ao ser retirado do fogo.

Nos doces cristalinos, o nível de umidade é tão fundamental para a firmeza que esta pequena quantidade de umidade absorvida faz com que o doce fique um pouco mais mole. Para compensar isso, em um dia chuvoso os doces cristalinos devem ser cozidos cerca de um grau Fahrenheit ou 0,556°C mais alto do que o recomendado pela receita. Esse ajuste é desnecessário para doces amorfos porque seu nível de umidade é um pouco menos perigoso.

Além da firmeza, os doces cristalinos são avaliados por sua maciez. O ideal é que o doce cristalino seja perfeitamente macio quando a língua o coloca em contato contra o céu da boca. Não deve haver nenhuma sugestão de cristais ásperos ou irregulares, embora esses doces tenham por definição uma estrutura cristalina organizada. Para se obter um bom resultado, os cristais devem ser muito pequenos, e não grandes blocos compactos, pois são nesses grandes blocos de cristais que a língua sente a aspereza.

Existem três fatores muito importantes para a obtenção de uma textura muito macia e aveludada: (1) agentes interferentes, (2) batida adequada, e (3) cristalização rápida.

Agentes interferentes são ingredientes ou componentes que dificultam que os cristais de açúcar se formem e se aglutinem em grandes blocos. A manteiga e a gordura no chocolate são exemplos de agentes interferentes em receitas de *fudge* porque ajudam a manter os cristais de açúcar fortemente ligados entre si. O uso de xarope de milho é outro; sua qualidade viscosa e a presença de uma mistura de açúcares (maltose e glicose) são úteis para impedir a formação de blocos de cristais. O aumento da viscosidade dificulta que os cristais de açúcar cheguem perto o suficiente da ligação de hidrogênio, e as diferentes formas das moléculas de maltose e de glicose também ajudam a prevenir a ligação entre os cristais. O cremor tártaro e outros ingredientes ácidos interferem indiretamente, estimulando a inversão da sacarose para se obter uma mistura de açúcares.

O batimento é uma parte importante na preparação de doces cristalinos de alta qualidade. Quando esses doces são batidos de forma contínua a partir do momento em que a cristalização começa, os cristais de açúcar são mantidos em movimento e são incapazes de se unir em blocos grosseiros. Para conseguir um doce cristalino com a textura bem lisa desejada, é necessário continuar batendo assim que a cristalização começar e até que o doce se torne um pouco macio antes de se tornar firme. No entanto, mesmo uma batida constante e vigorosa não consegue impedir uma leve granulosidade caso a cristalização se inicie muito cedo no processo de resfriamento.

Bater não faz o doce ficar duro, simplesmente influencia na forma como os cristais vão se juntando. E também modifica a cor, uma vez que o ar fica aprisionado durante toda a solidificação, cristalizando os doces. A combinação de ar com os numerosos cristais de açúcar produz um doce mais opaco, branco ou de cor mais clara do que se não fosse batido.

O último fator que influencia na maciez dos doces cristalinos é o ponto em que a cristalização começa. Se os cristais se formam muito rapidamente, o doce vai ficar preso a uma estrutura cristalina fina que muda muito pouco ao longo do tempo.

Os cristais finos permanecem separados; não se reorganizam em grandes blocos se o processo total de cristalização ocorrer dentro de um período de tempo extremamente breve. Essa circunstância acontece quando todo o açúcar de um doce cristalino é dissolvido durante o período de ebulição e o doce resfria até 43°C, sem qualquer perturbação. Se a batida começar nesse ponto, muitos cristais de açúcar se formarão de uma maneira extremamente rápida, e a oportunidade para que se acumulem e criem uma textura granulosa será menor.

Quando os doces cristalinos são batidos, é possível que no início seja difícil perceber o ponto exato em que a batida tem de ser interrompida e os doces espalhados para que depois sejam cortados em pedaços. A dica para perceber esse ponto é o amolecimento muito leve do doce causado pelo **calor de cristalização** (energia térmica liberada quando a solução de açúcar muito viscosa se transforma em cristais). Com a experiência, esse amolecimento pode ser percebido, mas é mais difícil quando se faz uma pequena quantidade de doces, pois o calor se dissipa rapidamente. Se o doce não for logo espalhado, a massa quebradiça pode ser trabalhada suavemente para se obter um doce coeso, atraente e moldado na espessura desejada (Fig. 9.6).

Às vezes os doces cristalinos não saem como desejado. Talvez estejam muito duros ou muito moles, ou talvez tenham uma textura arenosa. Ao contrário de uma série de produtos alimentícios, esses doces podem ser recuperados. Basta adicionar água ao doce que está na panela, dissolvê-lo e depois reaquecê-lo até que a temperatura correta final seja alcançada. O resfriamento e a batida são feitos do mesmo modo que seriam para qualquer doce cristalino.

Depois que um doce cristalino de alta qualidade for preparado, ele será ainda melhor se passar por um período de amadurecimento de 24 horas em um recipiente bem lacrado. Durante esse período, haverá um ligeiro amolecimento e um aumento da maciez. No entanto, se esse tempo for muito longo permitirá que pequenos cristais se dissolvam no **licor mãe** e se recristalizem em blocos de cristais maiores. O licor mãe é a solução saturada de açúcar encontrada entre os cristais de açúcar em todo o doce. Esse líquido ajuda a amaciar um doce quebradiço, muito batido, e a transformá-lo em uma massa que pode ser trabalhada enquanto é batida. Uma vez que os cristais menores de açúcar em um doce são os mais suscetíveis de serem dissolvidos no licor mãe saturado, os doces cristalinos pouco a pouco se tornam granulosos durante o armazenamento prolongado.

Calor de cristalização
Energia de calor liberada quando uma solução de açúcar viscosa cristaliza e forma uma massa sólida.

Licor mãe
Solução saturada de açúcar entre os cristais nos doces cristalinos.

Doces amorfos

Durante o cozimento de doces amorfos, a água é evaporada até que a concentração correta de açúcar tenha sido alcançada. Isso é determinado pela temperatura de ebulição do doce, que varia entre aproximadamente 127 e 149°C, dependendo do tipo de doce amorfo que está sendo preparado. Conforme a água evapora, a concentração de açúcar efetivamente aumenta, e o resultado é que o ponto de ebulição da solução continua aumentando. Os efeitos do açúcar na pressão do vapor e na temperatura de ebulição são discutidos no Capítulo 4.

Esses doces tornam-se extremamente viscosos na última fase do cozimento, o que torna difícil manter o doce em total contato com o termômetro. Se houver ar preso em torno do bulbo, a leitura será imprecisamente baixa, e é possível que se cozinhe demais e se escalde o doce. Isso também pode ser um problema se os doces amorfos forem cozidos em panelas que aquecem de forma desigual; uma panela de alumínio pesada com fundo perfeitamente plano

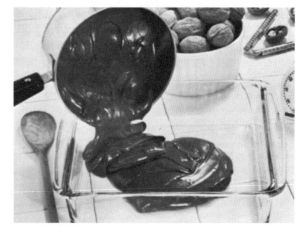

Figura 9.6 Doces cristalinos levemente moles (em virtude do calor de cristalização) pouco antes de se solidificar; este é o momento crítico para espalhá-los rapidamente e evitar que se tenha de trabalhar a massa.

NOTA CIENTÍFICA
Soluções saturadas e supersaturadas

Na culinária dos doces, o açúcar é um soluto que é dissolvido em um solvente (geralmente água ou leite) para fazer uma solução verdadeira, pois é homogênea, isto é, o conteúdo de amostras colhidas nas diferentes porções da mistura será sempre o mesmo. A capacidade da água de dissolver o açúcar varia com a temperatura da solução. Isso é bastante evidente quando os doces estão sendo feitos. Primeiramente, a solução é arenosa, não sendo muito importante o quanto ela é agitada, porque uma boa parte do açúcar não pode ser dissolvida até que a temperatura suba. Pouco a pouco, todo o açúcar se transforma em solução, e a temperatura de ebulição da mistura começa a subir. Nesse ponto, ela é uma **solução saturada**, o que significa que não é mais possível dissolver o açúcar nessa quantidade de água e a essa temperatura. No doce que está fervendo, no entanto, a porcentagem de açúcar em solução continua aumentando conforme a temperatura sobe e a água evapora. Ao longo desse período de ebulição e de evaporação, o doce é uma solução saturada, embora a porcentagem de açúcar em solução continue aumentando até que a temperatura final seja atingida e o doce seja retirado do calor.

Assim que o doce é retirado do calor, a solução começa a esfriar. Isso pode parecer perfeitamente natural, mas, na culinária dos doces, o resfriamento deve ser considerado em relação ao açúcar em solução. Lembre-se de que menos açúcar deveria estar em solução a uma temperatura mais baixa do que poderia ser dissolvido em solução saturada a uma temperatura mais elevada atingida durante o cozimento. Em outras palavras, mais açúcar foi colocado em solução por estar alcançando a temperatura final mais elevada do que, teoricamente, poderia estar em solução à medida que o doce resfria. E, no entanto, é possível manter esse açúcar extra em solução por um longo tempo enquanto ele resfria. Por meio desse cuidadoso resfriamento, uma **solução supersaturada** é criada, o que significa que mais açúcar está em solução do que, teoricamente, poderia estar em solução a essa temperatura. Resfriar o doce torna a solução supersaturada menos estável porque cada vez mais uma quantidade menor de açúcar pode ser dis-

solvida conforme a temperatura cai. O ideal seria a criação de um estado altamente supersaturado.

Se algum núcleo for introduzido em uma solução supersaturada, o excesso de açúcar em solução começa a cristalizar e a precipitar. A presença de um cristal de açúcar, um pedaço de gaze ou qualquer outro objeto pode servir como o ponto de partida para a formação dos cristais de açúcar. Caso isso ocorra quando o doce estiver apenas um pouco frio, haverá uma rápida cristalização da pequena quantidade de açúcar dissolvido que não deveria estar em solução. Gradualmente, conforme o doce vai resfriando, o açúcar extra continua cristalizando, aderindo ao núcleo cristalino existente e criando uma textura arenosa mesmo que seja batido de forma contínua a partir do momento em que os cristais começam a se formar até que o doce se torne sólido.

Em uma circunstância ideal, o doce cristalino resfria a 43°C antes que quaisquer cristais se formem, uma condição que cria uma situação extremamente instável. Caso se comece a bater nesse momento, o grande excesso de açúcar dissolvido começa a cristalizar quase simultaneamente, e o doce se torna uma massa sólida dentro de poucos minutos. Os blocos de cristal simplesmente não conseguem crescer muito sob essa circunstância se a batida for vigorosa até que o doce se solidifique. É por isso que o cuidadoso resfriamento para criar uma solução altamente supersaturada é tão importante para o sucesso ao se fazer doces cristalinos lisos.

Durante a aglomeração do açúcar cristal, é possível precipitar formações instantâneas de cristais a partir de uma solução altamente concentrada de açúcar puro batendo-se de uma forma extremamente rápida; esse procedimento é chamado de cristalização espontânea. O resultado são cristais muito minúsculos. Um segundo componente (uma goma ou um óleo, por exemplo) pode ser misturado à solução de açúcar imediatamente antes da cristalização. Os minúsculos cristais de açúcar capturam esse segundo ingrediente de forma uniforme e proporcionam uma textura muito lisa. Esse processo é designado **cocristalização**.

Solução saturada
Mistura homogênea que possui soluto em solução na maior quantidade possível em determinada temperatura.

Solução supersaturada
Solução na qual a quantidade de soluto dissolvido é maior do que teoricamente poderia ser; ela é criada pela ebulição de uma solução verdadeira a uma temperatura elevada e em seguida cuidadosamente resfriada.

proporciona uma distribuição uniforme do calor e evita uma possível queima de qualquer porção do doce. Mexer cuidadosamente durante todo o período de fervura é uma ajuda adicional quando se faz doces amorfos de alta qualidade.

Os doces amorfos são avaliados com base em sua textura e sabor, características que variam de acordo com o tipo específico de doce. Os caramelos devem ser maravilhosamente macios, já as balas puxa-puxa (Fig. 9.7) podem ser puxadas enquanto resfriam, mas normalmente são um pouco difícil de morder depois de frias; os *toffees* e os doces caramelizados como o pé de moleque se quebram facilmente quando batidos com um cabo da faca. Um doce amorfo específico é avaliado levando-se em consideração se ele deve ou não ser mastigável ou duro, isto é, se ele se encaixa naquilo que dele se espera. O sabor não deve ter qualquer vestígio de escaldado ou de queimado e deve ser agradavelmente rico e característico dos ingredientes e aromas utilizados.

Comercialmente, os doces são divididos em três categorias, de acordo com os seus ingredientes:

PONTOS DE AVALIAÇÃO
Doces cristalinos

- Textura lisa e aveludada
- Firmes, mas facilmente cortados ou mordidos sem esfarelar
- Sabor agradável sem sugestão de escaldados

1. Doces feitos inteiramente de açúcar, com ou sem sabor e cor (balas duras, cremes, doces em palitos).
2. Doces que contêm pelo menos ingredientes com 95% de açúcar e um máximo de 5% de ingredientes sem açúcar (geleias com pectina, *marshmallow*, nozes).
3. Doces com um mínimo de 75% de açúcar, e entre 5 e 25% de ingredientes sem açúcar (*fudge*, caramelos, geleias de amido, chocolates).

Os problemas encontrados na confeitaria comercial são uma combinação dos problemas encontrados quando se faz doces caseiros, além dos riscos de armazenamento e de transporte. Alguns desses problemas podem ser aliviados utilizando-se aditivos apropriados. Por exemplo, glicerol e grandes quantidades de xarope de milho são úteis na manutenção da umidade nos doces e no retardamento do desenvolvimento de uma textura arenosa nos cremes e balas de hortelã. Vários emulsificantes, incluindo monoglicerídeos, são úteis para retardar o envelhecimento e enrijecimento de doces que têm uma base de amido gelificado.

A inversão para promover uma mistura de açúcares e um doce cristalino liso é auxiliada pela adição de cremor tártaro nos doces comerciais. A invertase é um aditivo vital para os recheios macios e com creme depois que os chocolates foram mergulhados.

Para os doces que são géis e feitos em vários formatos (fatias de laranja, por exemplo), as gomas são essenciais para formar o gel. Em sua maioria, as gomas utilizadas na produção de doces são carboidratos derivados de algas, sementes de plantas, ou exsudados de árvores. Os extratos de algas, como o ágar e o musgo irlandês, foram usados comercialmente durante muito tempo, mas hoje muitas vezes são substituídos na fabricação de doces comerciais pelo amido e pela pectina. A carragenina (musgo irlandês) é usada para prevenir a "perda de óleo" que ocorre nos doces ricos em gordura, como caramelos, *toffees*, e *torrones*, em clima quente. Dois exsudados de árvore, goma arábica e goma tragacanto, têm a dupla função de prevenir o crescimento de cristais e a emulsificação da gordura para evitar que esta se separe nos doces.

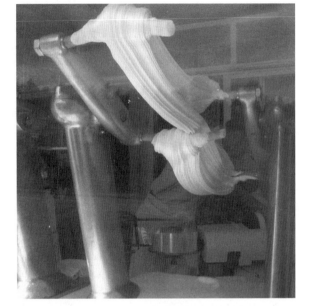

Figura 9.7 O doce puxa-puxa sendo trabalhado por máquinas que não apenas atingem a textura desejada para o doce como também atraem clientes para comê-lo.

Cocristalização
Adição de goma ou de outro ingrediente a uma solução de açúcar altamente concentrada pouco antes de se começar a bater muito rápido, processo que prende a segunda substância a uma massa de microcristais.

PONTOS DE AVALIAÇÃO
Doces amorfos

- Textura apropriada para o tipo de doce (caramelos: mastigável; puxa-puxa: duro; pé de moleque e *toffee*: crocante, facilmente quebrável)
- Um marrom dourado agradável para caramelos, pés de moleque e *toffees*; cor clara para o puxa-puxa
- Sabor completo, sem vestígio de ter sido escaldado ou queimado

PERFIL CULTURAL
Delícia turca

Delícia turca, uma unanimidade nacional da Turquia, é um doce gelatinoso incomparável que muitos consideram merecedor do nome. Aparentemente, esse doce (também conhecido como *lokum*) foi criado para um dos sultões otomanos porque ele desejava algo para encantar as mulheres do harém. O cozinheiro tentou várias combinações de ingredientes, até que finalmente misturou amido de milho com uma goma (provavelmente goma arábica), açúcar, água de rosas, e várias nozes. O resultado foi um enorme sucesso, e continua sendo muito apreciado na Turquia.

Esse doce tem um paladar pastoso e é apenas moderadamente doce, embora na maioria das vezes seja revestido com um pouco de açúcar de confeiteiro. A água de rosas, um ingrediente aromático familiar na culinária do Oriente Médio, oferece ao doce um sabor delicado e de flores. Os pistaches são onipresentes na Turquia, por isso não é de estranhar que uma delícia turca feita com pistache seja o tipo favorito de *lokum*.

RESUMO

Os carboidratos são importantes fontes de energia na dieta, ainda que na forma de vários açúcares ou amido; outros carboidratos complexos são valorizados porque são fibrosos. No preparo dos alimentos, os carboidratos simples, os açúcares, são usados como adoçantes para aumentar o prazer de comer. A palavra *carboidrato* etimologicamente deriva do fato de, quimicamente, todos os compostos dessa classe serem hidratos de carbono.

Hoje, entre os diversos adoçantes disponíveis para os consumidores, os vários tipos de açúcares de cana e de beterraba são de longe aqueles mais usados em grandes quantidades, sendo o açúcar cristal a principal forma escolhida. O açúcar de confeiteiro e o açúcar impalpável também são adoçantes refinados, e ao último adiciona-se amido de milho para não empedrar. O açúcar bruto, um açúcar parcialmente refinado, é nutricionalmente comparável ao açúcar refinado e é mais caro. Açúcares claros e escuros contêm impurezas que alteram sua cor e sabor. Xarope e açúcar de bordo têm sabores incomparáveis atribuídos às impurezas presentes na seiva de bordo da qual eles são feitos. O melaço é outro adoçante típico e é o subproduto, sulfurado ou não sulfurado, resultante do processamento da cana-de-açúcar.

O xarope de milho é feito a partir de amido de milho por hidrólise. Uma variação produzida a partir de xarope de milho é o xarope de milho com alto teor de frutose, resultado da ação da isomerase (uma enzima) sobre os açúcares, no xarope de milho. O mel também é um adoçante líquido e é naturalmente rico em frutose. O sabor típico do mel pode variar de acordo com a fonte do néctar das abelhas coletado, mas todos os tipos causam um rápido escurecimento nos produtos de panificação.

A sacarina é um adoçante não nutritivo utilizada por muitos para evitar as calorias provenientes do açúcar e pelos diabéticos como um meio de limitar o consumo de açúcar. O sabor final amargo é desagradável para algumas pessoas. O aspartame, um dipeptídeo, é um adoçante de baixa caloria. Sua doçura intensa significa que apenas pequenas quantidades de aspartame são necessárias para adoçar uma bebida ou outro item alimentar.

A sucralose (Splenda®) é um adoçante derivado de produtos lácteos, que foram aprovados como GRAS (geralmente reconhecido como seguro). Outros adoçantes são o acessulfame-K (Sweet One®, Sunette®), a tagatose (Gaio®) e o FOS.

Os açúcares são classificados como monossacarídeos e dissacarídeos, sendo os dissacarídeos compostos de duas unidades de monossacarídeos. Glicose, frutose, galactose e (todas as hexoses) são monossacarídeos comuns; estes são combinados de várias maneiras para formar a sacarose (açúcar de mesa), a maltose e a lactose (açúcar de leite).

A sacarose, o açúcar utilizado na cozinha para adoçar, amaciar, escurecer os produtos de panificação, e para outros fins, sofre uma grave quebra química quando aquecida a temperaturas muito altas. Esse processo, chamado de caramelização, resulta na formação de muitos compostos diferentes, incluindo os ácidos orgânicos. A hidrólise é uma reação menos severa e acarreta a formação de uma mistura igual de dois açúcares (glicose e frutose); essa mistura é chamada de açúcar invertido.

Os dois tipos de doces são o cristalino e o amorfo; a diferença é que os doces cristalinos organizaram os cristais de açúcar por toda parte, enquanto os doces amorfos são completamente desorganizados e variam de mastigáveis a muito duros. O tipo de doce, cristalino ou amorfo, é determinado em grande medida pela temperatura final de cozimento; os doces cristalinos são cozidos a temperaturas mais baixas do que os doces amorfos. Essa temperatura mais baixa significa que a concentração de açúcar é um pouco menor nos doces cristalinos bastante viscosos, uma diferença que permite que os cristais de açúcar formem uma rede organizada durante o resfriamento.

Doces amorfos devem ter a textura correta para o tipo de doce (variando de caramelos mastigáveis a *toffees* quebradiços) e não devem ter qualquer vestígio de escaldado, o problema mais comum na sua preparação. Em contrapartida, os doces cristalinos são avaliados por serem firmes, mas macios o suficiente para serem facilmente mordidos, e por terem uma textura lisa. Essa textura é o resultado da obtenção de uma solução altamente supersaturada e que depois foi batida de modo adequado até formar conjuntos estruturados. Doces comerciais são classificados de acordo com a porcentagem de açúcar que contêm. Muitos deles contêm vários aditivos, usados para melhorar sua qualidade quando chegam aos consumidores.

QUESTÕES DE ESTUDO

1. Qual é o resultado de um ritmo muito lento de aquecimento em um doce cristalino? Explique a reação que ocorre.
2. Qual a influência da quantidade de batidas em um doce cristalino?
3. O tempo de início da batida influencia a qualidade de um doce cristalino? Explique.
4. Explique o objetivo e a ação quando cada um dos seguintes ingredientes é adicionado a uma receita básica de *fondant*: cremor tártaro, xarope de milho, chocolate, manteiga. Explique a ação de cada um.
5. Por que a temperatura de ebulição dos doces sobe gradualmente?

BIBLIOGRAFIA

Awad, A., and A. C. Chen. 1993. New generation of sucrose products made by co-crystallization. *Food Technol.* 47(1): 146.

Berry, D. 2008. Low-cal sweet tooth satisfaction. *Food Product Design* 18(9): 24.

Berry, D. 2010. Coloring confections. *Food Product Design* 20(7): 38.

Chinachoti, P. 1993. Water mobility and its relation to functionality of sucrose-containing food systems. *Food Technol.* 47(1): 134.

Clark, J. P. 2004. Crystallization is key in confectionery processes. *Food Technol.* 58(12): 94.

Clark, P. J. 2007. Lessons from chocolate processing. *Food Technol.* 61(12): 89.

Clemens, R., and P. Pressmann. 2007. HFCS—A sticky matter. *Food Technol.* 61(12): 19.

Dea, P. 2004. Chewy confections. *Food Product Design* 14(6): 63.

Dea, P. 2004. Sweet success: Nutty confections. *Food Product Design* 13(11): 62.

Dea, P. 2005. Secrets of chocolate and confectionery coatings. *Food Product Design* 15(9): 80.

Decker, K. H. 2009. A little chocolate luxury. *Food Product Design* 19(5): 26.

Decker, K. J. 2010. Grown-up confections. *Food Product Design* 20(9): 32.

Deis, R. C. 2009. Seamlessly sugar-free sweets. *Food Product Design* 19(6): 50.

Deis, R. C. 2005. How sweet it is—Using polyols and high-potency sweeteners. *Food Product Design* 15(7): 57.

Hartel, R. W. 1993. Controlling sugar crystallization in food products. *Food Technol.* 47(11): 99.

Hollingsworth, P. 2002. Artificial sweeteners face sweet 'n sour consumer market. *Food Technol.* 56(7): 24–27.

Kuntz, L. A. 2010. Stevia's sweet story. *Food Product Design* 20(6): 16.

McQuate, R. S., and R. C. Kraska. 2009. Where are stevia-derived sweeteners headed? *Food Product* 19(4): 18.

Nabors, L. O. 2002. Sweet choices: Sugar replacements for foods and beverages. *Food Technol.* 56(7): 28–34.

Nabors, L. O. 2007. Regulatory status of alternative sweeteners. *Food Technol.* 61(2): 24.

Natchay, K. 2010. Thinking outside the box of chocolates. *Food Technol.* 64(12): 22.

Palmer, S. 2004. Sweetening power of polyols. *Food Product Design* 14(2): 30.

Prakash, I., et al. 2002. Neotame: Next-generation sweetener. *Food Technol.* 56(7): 36–40.

Pszczola, D. E. 2004. Confection: Sweet acronym. *Food Technol.* 58(10): 50.

Spiegel, J. E., et al. 1994. Safety and benefits of fructooligosaccharides as food ingredients. *Food Technol.* 48(1): 85.

Taylor, T. P., et al. 2008. Physical properties and consumer liking of cookies prepared by replacing sucrose with tagatose. *J. Food Sci.* 73(3): S145–S151.

Tragash, K., and Y. Tomiyama. 2005. Aspartame revisited. *Food Product Design* 15(7): 73.

Turner, J. 2003. Honey of an option. *Food Product Design* 13(4): 14.

Wallace, T. C., et al. 2009. Unlocking the benefits of cocoa flavanols. *Food Technol.* 63(10): 34.

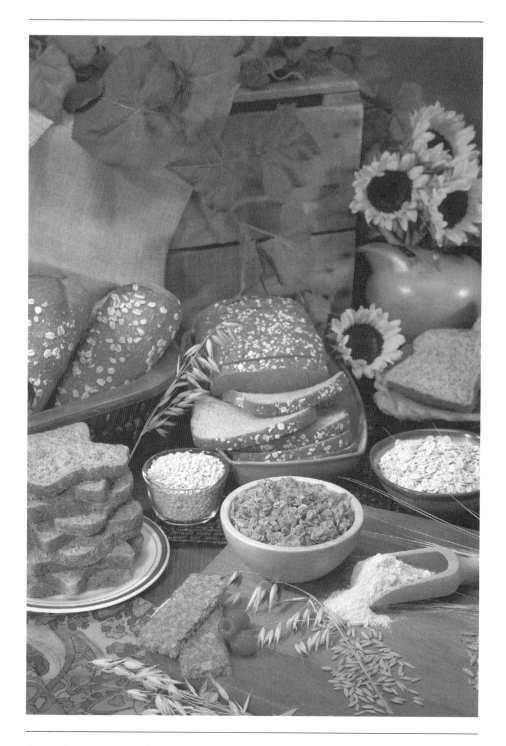
A cevada e a aveia são dois cereais que produzem grãos com um elevado teor de amido. Cortesia do Agricultural Research Service.

CAPÍTULO 10

Carboidratos: amidos e cereais

Amido, um polissacarídeo fundamental, 219
Fontes, 219
O amido no preparo de alimentos, 220
Dextrinização, 220
Gelatinização, 221
Fatores que influenciam nas propriedades, 224
Géis de amido, 227
Produtos amiláceos, 229
O amido na culinária, 231
Molhos brancos, 231
Gravies, 233
Sopas cremosas, 233
Pudins de amido de milho, 234

Cereais, 235
Cereais na dieta, 235
Estrutura do grão, 237
Contribuição nutricional, 237
Processamento comercial, 238
Milho e cevada, 240
Arroz, 240
Trigo, 243
Outros grãos, 243
Armazenamento, 244
Preparo de cereais, 245
Resumo, 247
Questões de estudo, 248
Bibliografia, 249

Conceitos básicos

1. O amido é um polissacarídeo vegetal que pode sofrer mudanças químicas e físicas durante o preparo de alimentos para alterar suas características físicas.
2. A gelatinização do amido, na presença da água e do calor, faz que as misturas de amido engrossem (p. ex., molhos cremosos e sopas).
3. As misturas de amido gelatinizado podem formar géis (p. ex., pudins que utilizam o amido como espessante) por meio de um processo chamado gelificação.
4. Os cereais são ricos em amidos, que têm de ser gelatinizados pelo aquecimento com água.

AMIDO, UM POLISSACARÍDEO FUNDAMENTAL

Amido é a forma pela qual as plantas armazenam energia, sendo um carboidrato classificado como polissacarídeo. Embora seja constituído de longas cadeias de unidades de glicose ligadas a moléculas muito grandes, surpreendentemente falta-lhe o sabor adocicado da glicose. Na preparação dos alimentos ele é importante graças à sua incomparável capacidade de inchar e engrossar misturas de alimentos quando aquecido com água. Apesar de terem propriedades muito diferentes, a glicose e o amido contribuem com a mesma energia (4 kcal por grama).

Fontes

Os cereais são fontes ricas em amido. Os que são utilizados como fontes comerciais incluem milho, trigo, milho ceroso e arroz; o amido de milho é um amido particularmente comum, mas a farinha (que contém amido de trigo) é a mais usada nas casas para se fazer o *gravy* – molho feito com o suco da carne assada ou grelhada – e molhos em geral (Fig. 10.1). **Tapioca**, batata e araruta são amidos comumente obtidos das raízes ou dos tubérculos de plantas (Fig. 10.2). Menos familiar para os consumidores é o sagu, um amido extraído do miolo da palmeira sagu.

Quer o cereal venha de uma raiz (Fig. 10.3) ou de uma árvore, cada tipo de amido se comporta de forma única quando utilizado na preparação de produtos alimentícios. Isso não é surpreendente, porque cada um deles apresenta aspectos

Amido
Carboidrato complexo (polissacarídeo) feito de unidades de glicose; é valorizado como agente espessante.

Tapioca
Amido feito da raiz da mandioca.

http://www.nationalstarch.com/Pages/home.aspx
– Site da National Starch and Chemical Company (EUA).

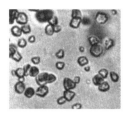

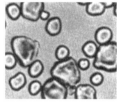

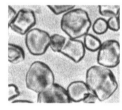

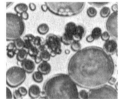

Figura 10.1 Amidos de cereais (de cima para baixo): arroz, milho, milho ceroso e trigo (500x).
Cortesia de Plycon Press.

muito diferentes quando vistos microscopicamente. Por exemplo, o amido de batata é muito grande e bastante redondo, e o amido de arroz é bastante angular e pequeno.

O amido no preparo de alimentos

O amido funciona como um agente espessante em vários molhos, sopas, *gravies*, pudins, recheios de tortas, e outros alimentos. A **reologia** (estudo das propriedades de fluidez) de alimentos como molhos e sopas é importante para a palatabilidade. As características apropriadas para um determinado produto podem ser obtidas selecionando-se o amido que irá absorver a água durante o aquecimento para criar a fluidez e o paladar desejados. Se durante o cozimento uma quantidade correta de amido for usada, o alimento se tornará mais espesso, com a viscosidade adequada.

Em certos alimentos que contêm amido, o primeiro passo é o espessamento, que é obtido quando se gelatiniza o amido ao aquecê-lo. Depois, o resfriamento pode transformar a pasta espessada (solução) em um sólido (gel). Pudins que utilizam-se de espessantes como amido, e tortas de creme, são alimentos que se aproveitam dessas transições físicas que podem ocorrer quando ele é um ingrediente. Outro exemplo de amido que absorve água e depois de frio forma um gel pode ser visto nos produtos de panificação; o amido na farinha de trigo é o responsável por ligar uma parte do líquido para transformar a massa do bolo em um bolo assado firme, mas com uma estrutura macia.

O calor altera o comportamento do amido. A presença da água é fundamental na determinação de que tipo de mudança ocorre quando ele é aquecido. Se for aquecido a uma temperatura elevada sem água, uma mudança química (dextrinização) ocorre e altera suas propriedades físicas. No entanto, uma alteração apenas física (gelatinização) acontece quando o amido é aquecido com água; não há alteração química. O significado dessas modificações, quando se preparam os alimentos que contêm amido, será discutido de forma mais detalhada nas seções seguintes.

Dextrinização

Às vezes o amido (geralmente a farinha) é aquecido sozinho em uma frigideira para se obter uma farinha tostada usada na preparação de um molho escuro ou *gravy*. Este mesmo escurecimento ocorre na superfície de um pedaço de pão quando

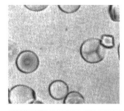

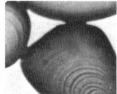

Figura 10.2 Amidos de raízes incluem a tapioca (acima) e a batata (500x).
Cortesia de Plycon Press.

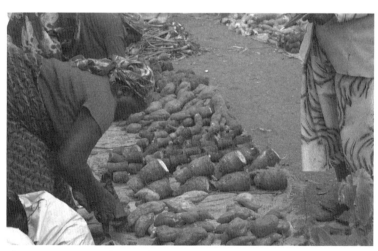

Figura 10.3 Raízes de mandioca, fonte de amido da tapioca, sendo organizadas ao lado das batatas-doces que a vendedora está empacotando em uma feira, no Quênia.
Cortesia de Plycon Press.

é torrado. Quando o amido é submetido ao calor seco, ele passa por uma **dextrinização**, uma alteração química. As grandes moléculas de amido se quebram em cadeias mais curtas de unidades de glicose chamadas **dextrinas**. Estas são mais solúveis do que o amido, e têm menos capacidade de espessamento. Esta mudança química é ilustrada quando se usa farinha tostada na preparação do *gravy*; é preciso mais farinha tostada para engrossar esse molho do que se fosse usada a farinha comum.

Gelatinização

De acordo com as temperaturas, o amido disperso na água apresenta características diferentes. Na água fria, apenas uma pequena parte do amido incha, e a maior parte pode ser mantida em suspensão apenas sendo mexida. Os amidos de raízes são um pouco mais solúveis em água fria e vão inchar um pouco mais do que os amidos de cereais sem a aplicação de calor.

Para o amido servir como um agente espessante eficaz, calor e água adequados são itens necessários. Sem o calor ou a água, não há espessamento. Esta ação espessante do amido é o resultado de um processo chamado gelatinização. Ela ocorre na medida em que os grânulos de amido gradualmente absorvem a água na presença do calor adequado. Embora isso pareça bastante simples, grumos pouco atraentes rapidamente se formam, a menos que o amido seja disperso por completo e a gelatinização se faça sob um controle cuidadoso do aquecimento e da agitação.

O primeiro passo é a completa dispersão dos grânulos de amido na água. Para isso, três diferentes procedimentos podem ser feitos:

1. Misturar o amido com água fria para formar uma pasta de amido lisa (pasta fluida).
2. Misturar o amido com óleo ou gordura derretida para formar uma pasta lisa.
3. Combinar o amido com uma quantidade bastante grande de outro ingrediente seco antes de adicionar o líquido.

Note-se que em cada uma dessas técnicas os requisitos tanto da água quanto do calor não são satisfeitos. Consequentemente, o processo de gelatinização não começa durante essa etapa, e a mistura pode ser realizada sem a formação de grumos.

Uma vez que os ingredientes tenham sido combinados delicadamente, a mistura é aquecida para gelatinizar o amido e engrossar o produto. A agitação é essencial quando o amido começa a gelatinizar. Sem a adequada agitação, a temperatura acaba variando de uma parte da mistura para outra, e as áreas mais quentes gelatinizam os grânulos de amido, que estão mais espessos do que nas outras áreas e acabam formando grumos.

Durante a gelatinização, uma parte da água no produto será absorvida e mantida por cada grânulo de amido, tornando-se então água ligada (Fig. 10.4). A água ligada não consegue mais fluir; a água que está ligada aos grânulos faz com que estes inchem de forma significativa. É a combinação entre a menor quantidade de água livre realmente disponível no sistema e os grânulos de amido fisicamente inchados que é responsável pelo espessamento evidente que ocorre durante a gelatinização dos amidos.

À medida que a mistura engrossa durante a gelatinização do amido, ocorre um aumento da translucidez do sistema, uma clara mudança do leitoso, que é a qualidade opaca de suspensões de amido não gelatinizado. Essa mudança para a translucidez é causada pela solução de algumas das porções da estrutura cristalina dentro dos grânulos e a perda de algum teor de amilose do grânulo para a água circundante. Na verdade, a qualidade translúcida é uma forma de dizer que a gelatinização foi concluída. No entanto, existe uma variação considerável dessa característica, dependendo do tipo de amido que será gelatinizado. Os amidos de raízes (p. ex., a batata) são mais translúcidos do que os amidos de cereais, como o milho

Reologia
Estudo das propriedades de escoamento da matéria.

Dextrinização
Quebra química do amido em cadeias mais curtas de glicose quando o amido é submetido a um intenso calor seco.

Dextrina
Polissacarídeo feito de unidades de glicose; menor e mais solúvel do que o amido e com uma capacidade reduzida de espessamento.

Amilose
Fração linear do amido (ligações 1,4-α-glicosídicas) que é um pouco solúvel em água e capaz de formar géis.

Amilopectina
Fração de amido bastante insolúvel; contém tanto ligações 1,4-α como 1,6-α-glicosídicas, que resultam em uma molécula ramificada volumosa que não forma um gel.

Grânulos de amido
Unidades de amido (geralmente compostas de cerca de 20% de amilose e 80% de amilopectina) depositadas em camadas concêntricas dentro dos leucoplastos presentes nas células vegetais.

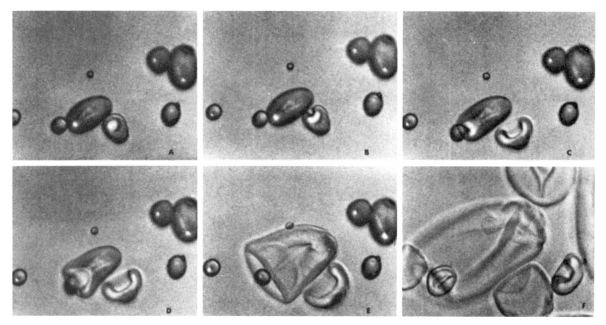

Figura 10.4 Gelatinização do amido da batata entre a hidratação inicial (a) e a hidratação completa (f). Observe a mudança no tamanho e na transparência.
Cortesia de Plycon Press.

NOTA CIENTÍFICA
Descrição química e física

Amido é uma palavra muito curta que representa o polissacarídeo complexo nas plantas que pode causar espessamento quando aquecido em água. No entanto, esse não é um termo muito específico. Os químicos estabeleceram uma diferença entre dois componentes do amido – **amilose** e **amilopectina**. Estes dois carboidratos são feitos de glicose como unidade de construção única, mas a amilose é basicamente uma molécula linear em que as unidades de glicose se encontram ligadas por meio de uma ligação alfa (α)-glicosídica entre o primeiro carbono de uma glicose e o quarto da próxima unidade. Essa linearidade é importante, pois permite que moléculas de amilose escapem do grânulo de amido para se dissolver em uma quantidade de água. Também torna possível que molécu-las de amilose estabeleçam ligações cruzadas umas com as outras em sistemas de consumo de energia bastante baixo para formar géis. Parte da estrutura da amilose é mostrada abaixo. Na verdade, existem provavelmente mais de 600 unidades de glicose em uma única molécula de amilose.

A outra fração de amido, a amilopectina, tem muitas porções nas quais as unidades de glicose estão unidas pela mesma ligação 1,4-α-glicosídica encontrada na amilose. No entanto, depois de 20 a 25 unidades dispostas linearmente, ocorre uma ligação 1,6-α-glicosídica. É esta ligação ao carbono no exterior da estrutura do anel que gera uma ramificação nas moléculas de amilopectina, dando-lhes uma estrutura volumosa. Como consequência, as moléculas de amilopectina são bastante insolúveis e não se ligam facilmente para formar géis. A menor das moléculas de amilopectina contém provavelmente pelo menos 1.000 unidades de glicose, e as complexas são tão grandes quanto 1.500 unidades de glicose. A estrutura tem muitos pontos de ramificação, uma porção da molécula está representada na página seguinte.

Os **grânulos de amido** são unidades organizadas nas quais moléculas de amido – na verdade, amilose e amilo-

(continua)

(continuação)

Amilopectina

pectina – são depositadas nos leucoplastos das plantas. A forma dos grânulos varia de acordo com o tipo de planta (ver Figs. 10.1 e 10.2), mas as características básicas são as mesmas em todos os grânulos de amido. A relação mais comum entre a amilose e a amilopectina é de cerca de uma molécula de amilose para quatro de amilopectina, mas isso pode variar.

As moléculas estão dispostas em esferas concêntricas, como na organização de um brinquedo de criança em que uma esfera está contida dentro de uma esfera dentro de outra esfera, e assim por diante, até que, finalmente, a esfera central bem menor é atingida. No entanto, as camadas do grânulo são compostas de regiões onde as moléculas de amilose estão alinhadas de forma muito ordenada, criando algumas áreas cristalinas, enquanto as moléculas de amilopectina são aleatórias nas suas associações. Nas camadas concêntricas, todas as moléculas estão presas umas às outras por meios das ligações de hidrogênio. Não há película ou outro revestimento de proteção em torno do grânulo reunido. É este grânulo que pode ser gelatinizado.

Com essa imagem em mente, a gelatinização pode ser visualizada e avaliada. O calor aplicado durante a gelatinização aumenta a energia no sistema. A energia gera algumas ligações de hidrogênio que se quebram dentro do grânulo, permitindo que um pouco de água se mova para os vazios criados. Essa água continua se movendo na direção do centro do grânulo conforme o aquecimento contínuo vai quebrando mais e mais ligações de hidrogênio responsáveis pela estrutura granular original, bastante apertada. A solução de algumas das moléculas de amilose liberadas faz com que elas comecem a sair do grânulo, e a água continue entrando no grânulo e ligando-se a ele.

À medida que a água vai entrando, o grânulo se torna cada vez maior, mas a densidade das moléculas de amido dentro do grânulo é reduzida por causa da diluição pela água. Isso provoca o espessamento desejado, mas também torna os grânulos inchados pouco suscetíveis a se deteriorarem quando a mistura gelatinizada for mexida por causa das distâncias potenciais entre moléculas de amilose e de amilopectina dentro dos grânulos. Essa desorganização das áreas pouco cristalinas de amilose dentro do grânulo de amido e a densidade reduzida dentro do grânulo contribuem para o aumento da transparência observada nos amidos gelatinizados.

Quando a gelatinização estiver completa, o sistema será uma solução na qual os grânulos de amido e a amilose são a fase descontínua e o líquido é a fase contínua. A viscosidade dessa solução de amido (muitas vezes chamada de pasta de amido quente) é influenciada por vários fatores, sendo a temperatura o mais importante.

Quando uma pasta de amido está quente, o sistema contém uma quantidade considerável de energia, e as moléculas de amilose externa aos grânulos se movem dentro do sistema total. No entanto, o sistema perde energia conforme a solução começa a esfriar. O resultado é o movimento cada vez mais lento dos sólidos na solução. Gradualmente, as ligações de hidrogênio começam a se formar entre as várias moléculas de amilose fora dos grânulos, fazendo uma rede aleatória na qual os grânulos de amido dilatados se enredam. O resultado final é que uma rede contínua do sólido se desenvolve, e o líquido torna-se a fase descontínua ou dispersa. Em outras palavras, o sistema se torna justamente o oposto da solução que foi originalmente formada. O novo sistema coloidal é um gel.

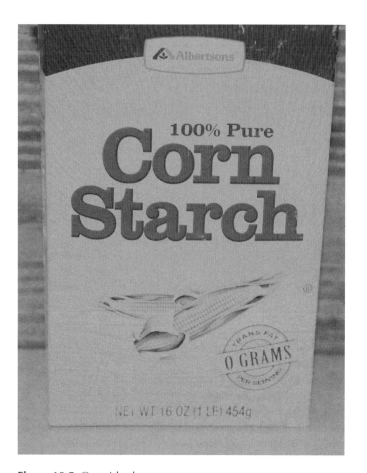

Figura 10.5 O amido de milho é um amido de cereal geralmente usado para engrossar recheios de torta ou outros itens em que a translucidez seja importante para o produto final.
Cortesia de Plycon Press.

www.iowacorn.org
– Site dos produtores de milho de Iowa.

(Fig. 10.5). A farinha, que muitas vezes é gelatinizada na culinária, permanece opaca mesmo quando a gelatinização foi concluída; a proteína na farinha continua bloqueando a transmissão da luz através da pasta de amido, mesmo quando ele próprio sofreu alteração suficiente para deixar passar a luz.

Fatores que influenciam nas propriedades

O tipo de amido submetido à gelatinização influencia nas propriedades de um sistema de amido. Uma das diferenças é a quantidade de água que pode ser absorvida pelos grânulos de amido antes que ele se rompa. Os grânulos de amido rompidos são indesejáveis, pois podem criar uma leve sensação pegajosa na boca. Os amidos de cereais têm uma capacidade limitada de absorção da água em comparação com os amidos de raízes. Grânulos de amido de milho e de trigo se rompem quando o equivalente a cerca de 40% do seu peso em água foram absorvidos, ou seja, é provável que ocorra uma ruptura se 100 g de um desses amidos absorver 40 g de água. Já o amido de batata pode absorver muito mais água (100 g de água por 100 g de amido) antes que os grânulos se desintegrem.

A escala de temperatura na qual ocorre a gelatinização também varia de acordo com o tipo de amido. Amidos de raízes começam a inchar entre 65,6° e 71,1°C, e a gelatinização está completa a uma temperatura bem abaixo da ebulição, formando pastas muito claras. De fato, os amidos de raízes podem se desintegrar quando aquecidos a temperaturas pouco abaixo da ebulição. No entanto, os amidos de cereais são bastante resistentes à penetração da água nas fases iniciais da gelatinização, e esses tipos de amido devem ser aquecidos a temperaturas que variam de 93,3° a 100°C para uma completa gelatinização. Mesmo quando esta tiver sido finalizada, os amidos de cereais serão menos translúcidos do que os de raízes. Essas características encontram-se resumidas na Tabela 10.1.

Diversos fatores determinam a viscosidade do amido em solução e em gel:

1. Concentração de amido
2. Tipo de amido
3. Extensão da gelatinização
4. Adição de ácido ou de açúcar
5. Profundidade da dispersão do amido

A concentração de amido é muito importante para determinar a viscosidade dos produtos que o contêm. Quanto maior a proporção de amido em relação ao líquido, mais espesso será o produto. As pastas mais finas de amido são obtidas quando o teor de amido é diminuído ou o líquido é aumentado. Por outro lado, para fazer uma sopa ou um molho mais espesso, o amido tem de ser aumentado ou o líquido diminuído (Fig. 10.6).

O tipo de amido utilizado em produtos espessantes também influencia na viscosidade da mistura gelatinizada. Substituir amidos de cereais por amidos de raiz resulta em géis mais macios do que os produzidos com o amido de arroz. Portanto, os amidos de tapioca e de araruta devem ser usados em quantidades maiores se substituírem os amidos de cereais.

Tabela 10.1 Os amidos mais comuns e suas características

Amido	Tipo	Capacidade relativa de espessamento	Características da pasta
Amido de milho	Cereal	Grande	Ótimo espessamento por aquecimento a 93,3°-100°C; moderadamente translúcido
Farinha[a]	Cereal	Metade da do amido de milho	Ótimo espessamento por aquecimento a 93,3°-100°C; mais opaca que a do amido de milho
Amido de arroz	Cereal	Moderada	Ótimo espessamento por aquecimento a 93,3°-100°C; moderadamente translúcido
Amido de batata	Tubérculo	Menos do que o amido de milho	Ótimo espessamento por aquecimento a 87,8°C; afina quando cozido; tendência a se tornar pegajoso; bastante translúcido
Tapioca	Raiz	Menos do que o amido de milho	Ótimo espessamento por aquecimento a 71,1°C; afina quando cozida; tendência a se tornar pegajosa; bastante translúcida
Araruta	Raiz	Menos do que a tapioca	Ótimo espessamento por aquecimento a 79,4°C; afina quando cozida; tendência a se tornar pegajosa; bastante translúcida

[a] Contém amido de trigo e proteína.

A diferença não é apenas entre a capacidade de espessamento dos amidos de cereais mais eficazes e os amidos de raízes menos eficazes; há também diferenças dentro dos grupos. O amido de arroz tem uma capacidade de espessamento menor do que o amido de milho ou de araruta. A farinha de trigo tem apenas cerca da metade da capacidade espessante do amido de milho, um reflexo da diferença na capacidade de espessamento do trigo em relação a do amido de milho e também porque na farinha o amido foi substituído por alguma proteína, o que significa que a farinha, na verdade, tem menos amido por medida do que o amido de milho. Se a farinha tiver de substituir o amido de milho em uma receita, sua medida deve ser o dobro da quantidade indicada de amido de milho. Por outro lado, a metade do amido de milho pode substituir a quantidade de farinha indicada como agente espessante em uma receita. Para pessoas preocupadas com as calorias, esta pode ser uma boa opção (Fig. 10.7).

A temperatura final para que uma pasta de amido seja aquecida tem uma grande influência na viscosidade. Para se obter o máximo de espessamento usando-se um amido específico, a solução de amido deve ser aquecida a uma temperatura suficientemente elevada para assegurar a completa gelatinização. Para os amidos de cereais, isto significa uma temperatura próxima da ebulição. No entanto, os amidos de raízes requerem um tratamento térmico menos severo. Na verdade, os amidos de tapioca e de araruta atingem a viscosidade máxima a uma temperatura relativamente baixa (Tab. 10.1) e começam realmente a afinar conforme a mistura se aproxima da ebulição.

Muitos livros de receitas sugerem cozinhar uma mistura de amido em banho-maria, mas esta solução requer um tempo considerável para que a mistura de amido alcance uma temperatura suficientemente alta para a gelatinização máxima dos amidos de cereais. Nas altitudes muito elevadas, é fisicamente impossível aquecer a mistura de amido a uma temperatura alta

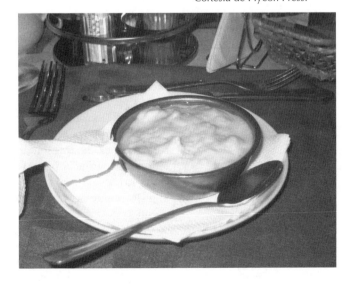

Figura 10.6 Uma sopa cremosa de batata pode ser engrossada até a consistência desejada usando-se amido de milho ou farinha de trigo, mas em menor quantidade do que em outras sopas cremosas, pois as batatas liberam algum amido, e isso também aumenta a viscosidade.
Cortesia de Plycon Press.

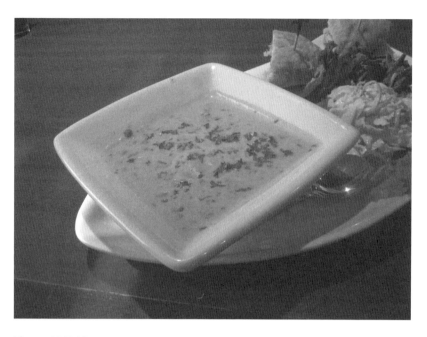

Figura 10.7 Uma sopa cremosa de cogumelos pode ser engrossada com farinha porque o leite presente na sopa faz com que esta seja opaca, independentemente do tipo de amido escolhido. Cortesia de Plycon Press.

Sinérese
Separação do líquido de um gel.

Hidrólise ácida
Clivagem de uma molécula utilizando uma molécula de água na presença de um ácido, o qual serve como um catalisador.

o suficiente usando-se um banho-maria. Os amidos de cereais podem ser aquecidos de forma bastante rápida para alcançar a gelatinização máxima sobre um calor direto moderado; um banho-maria é útil para evitar o superaquecimento dos produtos de amido de raiz.

Se as misturas de amido também têm ovos como um agente espessante, o amido deve ser gelatinizado em primeiro lugar, sendo aquecido apenas até o ponto de ebulição. Em seguida, a proteína deve ser cuidadosamente adicionada e toda a mistura aquecida em água fervente apenas o suficiente para coagular a proteína.

O açúcar tem um efeito significativo em vários aspectos dos produtos de amido gelatinizados, incluindo o efeito de amaciamento sobre o gel de amido. Na receita, a natureza bastante higroscópica do açúcar lhe permite competir com o amido pela água; em outras palavras, quanto mais açúcar, menos água disponível para auxiliar na gelatinização do amido. Por causa dessa competição pela água, a presença do açúcar nas misturas de amido gera as seguintes alterações:

1. As temperaturas em que ocorrem o inchaço inicial e o inchaço máximo são mais elevadas para a mistura de açúcar-amido do que para um produto de amido sem açúcar.
2. A viscosidade máxima da pasta de amido é reduzida quando o açúcar está presente, porque ele compete pela água e reduz a absorção feita pelos grânulos de amido.
3. Há uma menor desintegração dos grãos de amido quando o açúcar está presente, porque há menos inchaço dos grânulos.
4. Quando o açúcar está presente, o gel resultante é menos rígido porque menos amilose é liberada no líquido para formar a rede de gel.
5. A **sinérese**, perda de líquido a partir do gel, vai aumentando conforme o nível de açúcar nos produtos de amido aumenta.
6. O aumento do açúcar aumenta a translucidez.

Se a concentração de açúcar excede em 20% o peso no produto, os efeitos anteriores são bastante pronunciados.

A formação de grumos em uma mistura de amido que está gelatinizando pode ser a causa da viscosidade reduzida no produto porque há grânulos de amido secos presos no interior dos grumos. E como esses grânulos secos não podem obter água para a gelatinização, eles permanecerão em seu estado original, ou seja, não gelatinizados. Com efeito, os produtos amiláceos com grumos contêm menos amido gelatinizado para engrossar a pasta do que deveriam conter. Além da desagradável característica de apresentarem-se pouco consistentes, os produtos contendo grumos têm uma aparência pouco atraente e não causam uma boa sensação na boca. Todas essas razões são importantes para que um ou mais dos procedimentos descritos anteriormente sejam seguidos para dispersar o amido junto com os outros ingredientes.

A adição de ácido antes do aquecimento de uma mistura de amido gera uma diminuição da espessura do produto durante a gelatinização por causa da **hidrólise ácida** de algum amido. É por isso que, ao preparar esses produtos de amido gela-

NOTA CIENTÍFICA
Degradação química

As ligações entre as unidades de glicose que compõem as moléculas de amido são ligações covalentes, mas ainda são suscetíveis a uma clivagem pelo ácido ou pelo calor intenso. Durante a gelatinização do amido, a presença de ácido gera alguma hidrólise ácida das moléculas, especialmente das moléculas de amilose liberadas dos grânulos inchados. A reação envolve a incorporação de uma molécula de água para formar grupos hidroxila nos átomos de carbono envolvidos nessa reação. O resultado são dois fragmentos, cada um dos quais é mais curto do que a molécula original. Esses fragmentos são mais solúveis e têm menos capacidade de espessamento do que a cadeia original mais longa. No aquecimento prolongado, essa reação pode ser repetida muitas vezes para produzir fragmentos muito curtos. A reação da hidrólise pode ser vista a seguir:

A dextrinização é outro meio de degradar as moléculas de amido. Nesse processo, o amido seco é aquecido a temperaturas bem acima da temperatura de ebulição possível quando a água é o meio usado para cozinhar. Essa intensa energia do calor permite que algumas das ligações entre as unidades de glicose nas moléculas de amido se dividam, com a captura de uma molécula de água. Essa água está disponível a partir do teor de umidade muito limitado presente naturalmente na farinha e em outros alimentos que contêm amido. Com efeito, a mudança química que ocorre durante a dextrinização resulta no mesmo tipo de produtos que são liberados na reação de hidrólise ácida, e a verdadeira reação envolve a formação de um grupo hidroxila em cada carbono envolvido na ligação entre as unidades de glicose, assim como é demonstrado na reação abaixo. A diferença entre as duas reações é a quantidade de energia necessária: sem o ácido como catalisador, é necessária uma grande quantidade de energia, que é fornecida pelo calor no processo de dextrinização.

tinizado contendo ácido, como a beterraba à moda Harvard ou o recheio de merengue da torta de limão, o amido deve ser gelatinizado antes de se adicionar o ácido. O sumo de limão, ou o vinagre, pode ser agitado depois da gelatinização sem que ocorra uma quantidade significativa de hidrólise ácida.

A redução da capacidade de espessamento também ocorre quando a farinha é dextrinizada ou tostada; quanto mais escura, menor é sua capacidade de espessamento. Uma solução prática para isso é adicionar um pouco de farinha não dextrinizada para aumentar a capacidade de espessamento do produto tostado e alcançar a viscosidade desejada em um molho escuro.

Géis de amido

Gelificação. A maioria das pastas de amido gelatinizado perde sua fluidez quando esfria. Esta formação de um gel é chamada de **gelificação**, um termo infelizmente semelhante à *gelatinização*, ainda que signifique algo muito diferente. Para evitar possíveis confusões, essa mudança no estado coloidal muitas vezes é simplesmente chamada *formação do gel*. Na preparação de recheios de tortas de creme e pudins e em algumas outras sobremesas, o amido é o ingrediente utilizado para conseguir a firmeza desejada. Esses produtos devem manter a forma e não escorrer, mas devem ser suficientemente macios para ceder um pouco ou se romper muito pouco quando cortados, e não se mover na base do corte (Fig. 10.8). Muito amido provoca uma textura tão dura que a torta ou outro produto permanecerá absolutamente rígido quando for cortado, em vez de se romper. Ele também terá um paladar excessivamente forte. Por outro lado, amido de menos, açúcar demais, grumos ou hidrólise ácida podem produzir um produto muito fino para ser facilmente servido.

Gelificação
Formação de um gel, uma dispersão coloidal em que o sólido forma uma fase contínua e o líquido forma a fase descontínua ou dispersa.

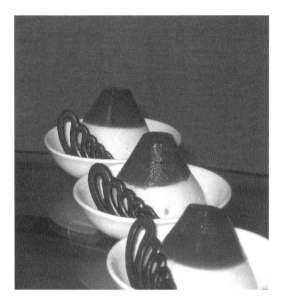

Figura 10.8 A base desta sobremesa é um manjar branco (pudim de baunilha), no qual foi utilizado o amido de milho como agente espessante. Observe que o pudim mostra um ligeiro amolecimento, mas não escorre, sendo esta a característica da consistência desejada. Cortesia de Plycon Press.

Nem todos os sistemas de amido gelatinizados passarão por gelificação. Para que essa transição para o gel ocorra, deve haver uma concentração suficiente de amido gelatinizado, com uma quantidade razoável de moléculas de amilose livres. Sem a amilose livre, não haverá a formação necessária da estrutura de bloqueio. Além disso, se houver muita hidrólise das moléculas de amilose, os fios moleculares serão demasiado curtos para formar uma rede de aprisionamento, e o sistema gelatinizado permanecerá uma solução.

Sinérese. Os géis parecem ser sólidos, com pouca propensão para mudar, mas na verdade a rede de amilose é mantida no lugar pelas ligações de hidrogênio entre as moléculas. Essas ligações estão constantemente se quebrando e se refazendo, resultando em um movimento molecular dentro do gel. O líquido (fase dispersa) no gel é aprisionado dentro dos interstícios da rede de amilose. No entanto, o constante rearranjo da amilose oferece a oportunidade para que o líquido escape do gel. Esta drenagem do líquido de um gel é chamada sinérese. Quando se corta um gel de amido, muitas bolsas de líquido preso aparecem, e a sinérese começará lentamente a ser perceptível.

Retrogradação. Quando os géis de amido estão estabelecidos, eles passam por uma mudança gradual chamada **retrogradação**. Esta mudança ocorre à medida que as ligações de hidrogênio entre as moléculas de amilose se quebram e as moléculas se reorganizam; posteriormente, novas ligações se formam e capturam as moléculas e os grânulos. A tendência é que se agrupem cada vez mais perto e mais juntas em uma relação cristalina pouco organizada. Este agregado cristalino que se desenvolve durante a retrogradação é percebido como uma textura arenosa. A textura um pouco mais dura, um pouco mais enrugada que se desenvolve à medida que o pão envelhece é um exemplo de retrogradação.

VISÃO DA INDÚSTRIA
Estabilidade no congelamento e descongelamento do amido

O amido é valorizado como um agente espessante em muitos molhos, pratos principais e algumas sobremesas que são preparadas para serem comercializadas congeladas. Alguns desses itens serão reaquecidos quando preparados para serem servidos, enquanto muitos outros serão descongelados e servidos sem aquecimento adicional. O comportamento de géis de amido após o congelamento e o armazenamento frigorífico é fundamental para a qualidade desses produtos descongelados que não serão reaquecidos.

Quando os géis de amido são congelados, o líquido no gel forma cristais fortes, os quais interferem na manutenção da forte rede de moléculas de amilose durante o descongelamento. O rompimento da rede de amilose nos géis de amido gelatinizados provoca a sinérese, e esse líquido liberado é prejudicial para a qualidade da crosta nas tortas congeladas e em outros produtos congelados engrossados com amido. Normalmente os amidos nativos formam géis com pouca estabilidade ao congelar e descongelar e com uma considerável sinérese. A indústria alimentícia tem se dedicado à resolução desse problema.

Os alimentos congelados devem ter a capacidade de passar por pelo menos seis ciclos de congelamento e descongelamento, sem perder a qualidade, uma exigência que pode ser alcançada dando-se uma atenção cuidadosa ao congelamento rápido para a produção de minúsculos cristais de gelo e selecionando-se cuidadosamente o amido adequado para uma determinada aplicação nos alimentos. Os minúsculos cristais de gelo ajudam a manter o grânulo de amido intacto, enquanto os cristais de gelo grandes e afiados tendem a fragmentar porções do grânulo. Um par de amidos modificados (amido de milho ceroso e tapioca) está disponível na forma de monossubstituto e ligação cruzada que pode ser submetido com muito sucesso a condições de congelamento e descongelamento, o que pode ocorrer ao ser transportado até o mercado.

O amido retrogradado é resistente à digestão no intestino delgado e atua como fibra dietética quando os alimentos que o contêm são consumidos frios. O amido presente nas batatas e nas leguminosas cozidas, quando consumidas frias, é uma fonte de amido resistente classificado como RS3, o que os torna uma fonte de fibra dietética. No entanto, o seu teor de amido se torna digerível se esses alimentos são comidos mornos ou quentes.

A retrogradação é um processo reversível. Simplesmente pelo aquecimento do gel de amido as ligações de hidrogênio começam a se romper, permitindo que o teor de amilose se mova livremente mais uma vez. No entanto, depois do resfriamento as áreas cristalinas se formarão de novo. Essa formação de áreas cristalinas é observada no pão velho, que se torna aparentemente fresco e macio quando reaquecido. Outro exemplo é o *gravy* ou o molho branco que foi armazenado na geladeira. O molho de amido retrogradado perderá seu caráter cristalino quando reaquecido.

Retrogradação
Formação de agregados cristalinos em um produto de amido gelatinizado durante o armazenamento.

Produtos amiláceos

Amidos especiais. A reprodução seletiva é feita para que novas variedades de plantas produzam amido com as características físicas desejadas. Um produto especialmente importante foi o desenvolvimento de cepas de plantas que produzem amido que não contém quase nenhuma amilose. Estes amidos, que são quase 100% amilopectina, são chamados **amidos cerosos**. A *amioca*, também chamada amido de milho ceroso, é o resultado de uma pesquisa genética destinada a fornecer variações úteis em amido. Amidos cerosos são valorizados porque engrossam, mas não formam um gel, pois não têm amilose. Esse tipo de solução de amido é ideal para recheios de tortas de frutas comerciais, bem como em alguns molhos para saladas e pudins instantâneos.

Em baixas concentrações, os amidos cerosos produzem pastas que possuem viscosidade comparável às pastas feitas com amido de batata; no entanto, em altas concentrações, e com mais tempo de cozimento, a pasta de *amioca* será um pouco mais grossa do que a de tapioca e distintamente menos viscosa do que uma pasta semelhante de amido de batata. Um interessante recurso dos amidos cerosos é que eles não formam espuma ou uma película por cima, porque na superfície não há amilose presente para retrogradar.

Amidos cerosos
Amidos de plantas cultivadas para produzir um amido que praticamente possui apenas amilopectina e nenhuma amilose; valorizados no uso de produtos em que um gel não é desejável.

Os **filmes comestíveis à base de amido** estão ganhando interesse, em parte pela novidade e em parte por causa de sua utilidade. Em 1957, geneticistas desenvolveram um milho que produziu amido com cerca de 20% de amilopectina e 80% de amilose, uma relação quase inversa da do amido de milho comum. Um traço interessante deste amido especial é que o aumento da concentração de amilose torna possível a produção de finos filmes comestíveis que o usam como base depois de ter sido gelatinizado. Filmes comestíveis de amido podem ser utilizados em aplicações como invólucros para doces; estes invólucros mastigáveis e digeríveis podem ser consumidos junto com os doces. Os doces japoneses embrulhados em papel de arroz são exemplos familiares dessa aplicação de produtos de amido de alto teor de amilose. Tripas para produtos de carne e pacotes solúveis para os alimentos a serem cozidos são outras aplicações possíveis.

Filmes comestíveis à base de amido
Filmes comestíveis feitos a partir de amidos especiais que contêm cerca de 80% de amilose.

Amidos pré-gelatinizados. Um dos primeiros produtos amiláceos tratados foi o arroz Minute®, fruto de cinco anos de pesquisa e comercializado pela primeira vez em 1946. Ele é cozido para gelatinizar o amido até que o processo esteja cerca de 60% concluído e depois é secado. A tapioca Minute® é outro produto amiláceo pré-gelatinizado. Pudins e purês de batata instantâneos são outros exemplos de produtos amiláceos pré-cozidos especiais disponíveis no mercado. Estes produtos requerem uma reidratação antes de serem servidos, mas não precisam da ebulição ou de outro aquecimento normalmente exigido para gelatinizar o amido.

Produtos congelados. Os consumidores que gostam de sobremesas, mas não têm tempo para fazê-las, incentivaram um mercado para tortas de creme congeladas.

INGREDIENTE EM DESTAQUE
Hi-maize®, um amido resistente

Milho cultivado para produzir plantas com as variações desejadas, algumas das quais aumentam o rendimento das culturas e outras modificam características específicas. O Hi-maize®, um amido de milho de alto teor de amilose, é um amido resistente que se tornou disponível por meio desse tipo de pesquisa. Ele é interessante do ponto de vista nutricional; é classificado como um amido RS2 e é uma fonte de fibra dietética.

Embora seja um amido, seu elevado teor de amilose reduz a capacidade de espessar um molho durante o aquecimento. No entanto, ele pode ser incorporado para substituir um quarto da farinha no pão e em outros produtos de panificação. Essa substituição reduz um pouco as calorias porque a reduzida digestibilidade significa que as pessoas acabam incorporando entre duas e três calorias por grama de amido contra as quatro calorias fornecidas pela farinha. Além disso, a fibra adicionada ajuda a promover a motilidade.

Amidos estabilizados (modificados)
Amidos resistentes à retrogradação e à sinérese por causa da formação de fosfato ou ésteres acetila de amido; geralmente são chamados de amidos modificados.

Amidos de ligações cruzadas
Amidos tratados com vários compostos de fosfato antes da gelatinização para reduzir a ruptura do grânulo de amido.

Amido resistente
Amido que é excretado pelo intestino delgado sem ser digerido.

Carboidrase
Termo geral para a enzima que catalisa a digestão de carboidratos.

http://www.resistantstarch.com/ResistantStarch/
– Informações sobre o amido resistente e o Hi-maize®.

Elas podem ser servidas assim que retiradas do congelador e descongeladas. Como essas sobremesas não são reaquecidas ou mexidas antes de serem servidas, a estabilidade da estrutura do gel após o congelamento e descongelamento é um importante fator na avaliação da palatabilidade. A retrogradação do gel de amido pode transmitir uma aspereza perceptível; a sinérese pode levar a uma crosta encharcada.

Um doce crocante pode ser feito quando uma pasta com 5% de amido é gelatinizada, cozida e depois congelada para produzir uma esponja frágil de amido que pode ser mergulhada no chocolate.

Alguns pudins congelados e recheios de tortas são feitos com farinha de arroz ceroso como um substituto para os espessantes do ovo e do amido de milho. O uso da farinha de arroz ceroso em pudins comerciais congelados faz com que o produto descongelado tenha uma consistência desejável, com pouca sinérese quando comparado aos produtos similares feitos com outros amidos. Os pudins feitos com farinha de arroz ceroso (às vezes chamada farinha de arroz glutinoso) podem ser armazenados a -18°C por até nove meses e ainda ter características satisfatórias quando descongelados. A principal objeção a essa farinha é o sabor de amido cru que persiste.

Amidos modificados. Outra maneira de fabricar produtos congelados feitos com amido espessado é a utilização de um amido com ligações cruzadas de fosfato. Fosfato ou acetila podem ser esterificados nos átomos de carbono externos até formarem anéis de glicose que incluem as moléculas de amido. Esse arranjo ajuda a minimizar a tendência para retrogradar e exibir sinérese. Estes amidos com ligações cruzadas com seus ésteres são às vezes chamados **amidos modificados** ou **estabilizados**.

Uma queixa em relação aos produtos engrossados com amido é sua qualidade pastosa ou fibrosa que às vezes ocorre por causa da fragilidade dos grânulos de amido. Vários compostos que contêm fósforo (metafosfato, por exemplo) podem ser usados para fazer ligações cruzadas de moléculas de amido dentro dos grânulos de amido não cozidos. Esta alteração da natureza química dos grânulos resulta na resistência à ruptura durante o processo de gelatinização, o que reduz a qualidade pastosa do produto gelatinizado. Estes **amidos com ligações cruzadas** sofreram menos processamento do que os amidos estabilizados, pois o tratamento não foi suficiente para formar as ligações de éster típicas dos amidos estabilizados.

Amidos modificados por via ácida são úteis em algumas aplicações comerciais, como na fabricação de balas de goma, em que sua natureza fluida e fina permite que o amido gelatinizado seja facilmente derramado. No entanto, eles formam géis com a rigidez necessária quando resfriados após a gelatinização. Estes amidos únicos são feitos quando se permite a ocorrência de uma hidrólise ácida limitada ao se aquecer suavemente o amido cru em um ácido diluído.

Amidos resistentes são os únicos que resistem à digestão por **carboidrases** no intestino delgado, proporcionando, assim, alguma fibra e pouca energia quando consumidos. Atualmente, como a indústria alimentícia trabalha no desenvolvimento de produtos com poucas calorias, esses amidos têm um interesse bastante especial. Alguns amidos resistentes estão contidos naturalmente nas leguminosas, sementes e grãos que tenham sido apenas parcialmente moídos. Eles estão sendo usados como ingredientes pelos produtores de alguns cereais instantâneos, porque podem ser comercializados por suas qualidades benéficas para a saúde.

O AMIDO NA CULINÁRIA

Molhos brancos

Molhos engrossados com amido são uma presença constante na culinária, e a capacidade de preparar um molho liso com a viscosidade adequada para o uso final desejado é a chave para fazer produtos tão diversos como suflês e sopas cremosas (Fig. 10.9). Molhos brancos básicos e suas variações podem ser preparados com sucesso se certos conhecimentos necessários foram adquiridos. Uma informação fundamental é a viscosidade adequada que o molho branco deve ter para as diferentes aplicações. As quatro viscosidades e seus usos sugeridos são:

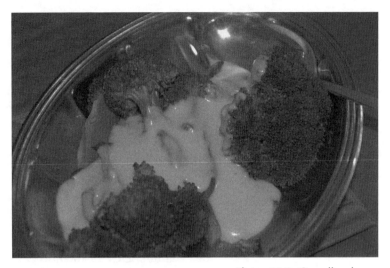

Figura 10.9 O molho de queijo (molho branco de consistência média combinado com um saboroso queijo) pode adicionar mais cor e sabor aos brócolis e outros vegetais.
Cortesia de Plycon Press.

1. Molho de pouca consistência: sopas cremosas.
2. Molho de consistência média: legumes com creme, molho de queijo e *gravy*.
3. Molho espesso: suflês.
4. Molho firme: agente de ligação para croquetes.

O que varia nesses molhos é a proporção de farinha e de gordura que eles contêm em relação ao leite. A gordura utilizada pode ser manteiga, margarina, gordura vegetal ou óleo de salada, dependendo das características de sabor e cor desejadas no produto final. As proporções para fazer os diferentes molhos brancos são apresentadas na Tabela 10.2.

Molhos brancos utilizam duas das técnicas mencionadas anteriormente para dispersar uniformemente o amido antes da gelatinização. Em primeiro lugar, o amido é cuidadosamente mexido com a gordura sob a forma líquida ou com o óleo para ajudar a separar os grânulos de amido. Em seguida, essa pasta de gordura e de amido é misturada ao líquido frio para que o amido se disperse ainda mais antes de ser aquecido e começar a gelatinização. Ao fazer grandes quantidades de molho branco, cerca de ¼ do leite é usado frio para dispersar o amido, enquanto o restante é fervido antes de ser adicionado. Isso ajuda a reduzir o tempo de cozimento, sem causar a formação de grumos que resultaria se o leite fervido fosse inteiramente adicionado diretamente à mistura de gordura e amido. Um produto absolutamente

Tabela 10.2 Proporções para molhos brancos

Tipo	Farinha (colher de sopa)	Gordura (colher de sopa)	Leite (xícara)	Sal (colher de chá)
Pouca consistência	1	1	1	¼
Consistência média	2	2	1	¼
Espesso	3	3	1	¼
Firme	4	4	1	¼

PONTOS DE AVALIAÇÃO
Molhos brancos

- Viscosidade adequada para o tipo de molho (de pouca consistência: um pouco engrossado; de consistência média: escorre lentamente quando derramado da colher; espesso: espalha-se; firme: consistência pastosa)

- Liso, sem grumos
- Nenhuma película de gordura
- Nenhum sabor de amido cru

liso deve ser obtido antes de se aquecer a mistura de amido. Todos os grumos presentes antes do aquecimento permanecerão durante toda a preparação, pois o amido do lado de fora dos grumos vai gelatinizar e prender o amido seco dentro de cada um deles, resultando em uma textura insatisfatória e em um produto que é um pouco mais ralo do que o desejável.

Quando o molho estiver completamente liso, inicia-se o aquecimento em ritmo moderado. Mexer constantemente em torno e em toda a parte inferior da panela durante todo o período de aquecimento é essencial para se obter um molho liso. Caso contrário, o amido começa a gelatinizar de forma muito rápida ao longo das bordas e por toda a parte inferior da panela onde a mistura se aquece mais rapidamente; em seguida, quando essas áreas são mexidas, algumas porções mais espessas se desprendem e se tornam grandes grumos dentro do molho.

A avaliação dos molhos brancos é baseada na sua consistência, textura, sabor e aparência da superfície. A consistência varia com o tipo de molho que está sendo preparado. Um molho de pouca consistência deve ser levemente espesso, mas deve ter uma natureza definitivamente fluida. Ao contrário do molho ralo, o molho médio deve escorrer muito lentamente, para que uma comida cremosa não escorra rapidamente por todo o prato. Se um molho espesso precisa ser adicionado às claras de ovos batidas, ele deve ser capaz de se espalhar, mas deve fluir de forma extremamente lenta. Um molho muito firme serve como cola para ligar os ingredientes para frituras por imersão.

Independentemente da viscosidade do molho, o produto deve ser perfeitamente liso. Os grumos podem ser resultado de uma mistura inadequada do amido com os outros ingredientes antes da gelatinização. Eles também podem ser o resultado de muito pouca agitação em todas as áreas da panela durante a gelatinização. Se um molho começa a formar grumos durante o cozimento, o calor deve ser reduzido para que a agitação tenha tempo de produzir efeito durante o processo de gelatinização.

O sabor de um molho branco normalmente é bastante simples. Não deve haver nenhum vestígio de sabor de amido cru. Uma gelatinização adequada deve eliminar esse problema. Também não deve haver nenhuma sugestão de que passou do ponto de cozimento. O uso de uma panela pesada quando se aquece o molho branco pode ser inestimável para que não se passe do ponto, pois a combinação do açúcar e da proteína no leite pode queimar muito facilmente se algumas áreas quentes se desenvolverem na panela. O tipo de gordura escolhido para fazer o molho pode dar uma contribuição positiva ao sabor, e o sal (e possivelmente mais alguns temperos) ajuda a criar um molho saboroso.

Um filme de gordura indesejável às vezes aparece no molho branco; quando ele é ralo ou médio normalmente há uma falha da gelatinização completa do amido ou o uso de muito pouco amido em relação à quantidade de gordura utilizada. Se o filme for evidente, a primeira medida é ferver novamente o molho para assegurar que a gelatinização foi concluída. Na maioria das vezes, isso resolve o problema. Se não, deve-se fazer uma pasta fluida com algum amido e um líquido frio, adicioná-la ao molho e mexê-la, e aquecer o suficiente para gelatinizar o amido recentemente adicionado e ligar a gordura.

Nos molhos brancos firmes ou muito firmes, uma película de gordura geralmente é o resultado de uma evaporação excessiva do líquido. É bem possível que isso aconteça se a quantidade de molho preparada é muito pouca e o aquecimento é feito muito devagar. Em contrapartida, o espessamento muito rápido que ocorre quando molhos firmes e muitos firmes são preparados rapidamente pode resultar na formação de grumos, a menos que o calor seja drasticamente reduzido. Esta circunstância resulta geralmente em uma perda de muito líquido por meio da evaporação que o molho interrompe, o que acaba liberando uma camada de gordura bastante perceptível. Embora isso pareça terrível, o problema pode ser remediado com facilidade mexendo-o lentamente em uma pequena quantidade de líquido para ajudar a refazer a emulsão e incorporar a gordura. Antes de os molhos firmes poderem ser utilizados na preparação de suflê, a gordura separada deve ser reincorporada ao molho.

Gravies

São molhos brancos de consistência média nos quais o suco que sai da carne quando é assada é utilizado como fonte de gordura. A técnica para a preparação desse molho depende do método utilizado para cozinhar a carne. Esse suco proveniente da carne frita ou assada é basicamente gordura e pode ser usado combinado diretamente com a farinha para ajudar a separar os grânulos de amido antes da adição do líquido e da gelatinização do molho. Nesses casos, o suco deve ser medido, usando-se duas colheres de sopa de suco para cada xícara de *gravy* desejado (as proporções para um molho branco de consistência média); o suco restante deve ser removido da panela. Não fazer isso resulta em um *gravy* com uma camada de gordura, porque haverá muita gordura a ser vinculada à farinha ou ao amido no molho. O amido é mexido diretamente com a quantidade de gordura medida; esse método chama-se **método *roux*.**

Como carnes refogadas e guisadas são cozidas em meio líquido, isso significa que este pode ser usado para dar início à gelatinização do amido assim que entrar em contato com o amido. Mas quase sempre o resultado é um *gravy* com grumos, a menos que uma pasta lisa de amido e água fria ou leite seja feita e, em seguida, lentamente adicionada ao líquido quente, mexendo-se constantemente. Esse método, o mesmo usado para se fazer sopas industriais, também é utilizado para a elaboração do *gravy*, sendo chamado às vezes de método *kettle*.

Independentemente da técnica usada para fazer o *gravy*, o resultado desejado é um molho com aroma e cores agradáveis, com uma textura perfeitamente lisa e uma consistência média. Não deve haver nenhum sobrenadante de gordura. A causa mais provável para essa camada sobrenadante de gordura é a incapacidade de medir com precisão a gordura necessária para a quantidade de *gravy* a ser preparada. A formação de grumos pode acontecer porque o amido não foi disperso uniformemente antes da gelatinização ou não foi mexido de forma adequada durante o espessamento. O problema de se mexer de uma forma inadequada aumenta quando o molho é feito em uma frigideira ou outra panela com uma grande superfície.

Método *roux*
Preparação de *gravy* que mistura o amido ao suco das carnes fritas ou assadas.

Sopas cremosas

Sopas cremosas são molhos brancos fluidos com purês de legumes ou outro alimento adicionado para dar cor, sabor e despertar o interesse. Para que seja mais atraente, adicionam-se vários temperos adequados ao tipo de sopa cremosa que está sendo preparada. Embora por definição estrita as sopas cremosas devam conter somente purês de alimentos, muitas pessoas pré-cozinham os alimentos que serão adicionados e os picam (em vez de bater) para que a textura da sopa seja mais interessante. A única exceção para usar as proporções de um molho ralo quando se faz sopas cremosas é o creme de batata. O amido presente nas batatas ajuda na viscosidade da sopa, tornando-se necessário reduzir a quantidade de amido usado na produção do molho branco.

> ## PONTOS DE AVALIAÇÃO
> ### Sopas cremosas
>
> - Um pouco espessa, mas ainda fluida
> - Lisa, sem grumos de amido
> - Nenhuma película de óleo na superfície
> - Cor apropriada para o tipo de sopa
> - Sabor agradável (nenhum aspecto de que passou do ponto de cozimento)

A preferência em relação à quantidade de purê de legumes usada em sopas cremosas varia de acordo com o gosto individual e também com o vegetal, mas geralmente vai de duas a quatro colheres de sopa para cada xícara de sopa. O espinafre, por exemplo, é utilizado em medida menor para produzir a cor e o sabor desejados, já que em uma medida maior resultaria em um sabor indesejável. Por outro lado, o aipo é tão brando e tem uma cor tão sutil que uma grande quantidade resulta em uma sopa mais atraente.

A maioria das sopas cremosas exige atenção cuidadosa na correção das medidas, na adequada dispersão do amido e na gelatinização uniforme com agitação para que se prepare um excelente produto. No entanto, a sopa cremosa de tomate acrescenta outra dimensão por causa da acidez dos tomates. As proteínas do leite na sopa cremosa vão coalhar caso sejam colocadas em um meio muito ácido, e os tomates têm potencial para coalhar. Os tomates ácidos devem ser lentamente adicionados ao molho branco e deve-se mexer para que o leite nunca se torne ácido o suficiente para precipitar as proteínas. O leite usado também deve ser fresco (mas pasteurizado), e o período de aquecimento precisa ser o mais curto possível, pois tudo isso minimiza a tendência para coalhar. Em outras palavras, adicione o purê de tomate à sopa apenas o tempo necessário para aquecer até a temperatura desejada e sirva imediatamente.

A cor da sopa cremosa de tomate caseira é muito importante para a palatabilidade. Se apenas o suco de tomate for usado, o produto terá uma cor vermelho-alaranjada doente e não será apetitosa. No entanto, se a polpa for vigorosamente pressionada através do espremedor usado para fazer o purê, ela dará uma cor vermelha agradável, assim como um sabor saudável.

Sopas cremosas devem ser perfeitamente lisas, livres de qualquer vestígio de película de gordura, bem temperadas, e com cor e sabor adequados para o tipo de sopa preparado. Todas as sopas cremosas devem ter a viscosidade de um molho branco pouco consistente.

Pudins de amido de milho

Quer sejam chamados de *manjar branco* ou simplesmente de pudim de amido de milho, eles são nutritivos e uma forma simples de fornecer uma quantidade considerável de leite (Fig. 10.10). A preparação é a mesma utilizada para muitos outros produtos engrossados com amido. Uma vez que pudins de amido de milho têm muito pouca gordura (na verdade, apenas manteiga suficiente para realçar o sabor), o amido é disperso misturando-o cuidadosamente com o açúcar pedido na receita e, em seguida, misturando-se cerca de ¼ de leite frio para formar uma pasta. Por meio dessas duas etapas, o amido de milho deve ser disperso uniformemente, eliminando, assim, a maior parte do potencial para a formação de grumos.

Em seguida, o leite fervido pode ser adicionado, mexendo o líquido sempre para assegurar a distribuição uniforme do calor. Quando se ferve ¾ do leite, o período de aquecimento real para gelatinizar o amido mantém-se relativamente curto, o que reduz o trabalho envolvido e também ajuda a minimizar a textura pegajosa que pode

---

> **PONTOS DE AVALIAÇÃO**
> **Pudins de amido de milho**
>
> - Liso (sem grumos)
> - Textura suave na língua (não pastosa ou pegajosa)
> - Firme o suficiente para não amolecer muito quando cortado
> - Sabor agradável (nenhum traço de que passou do ponto de cozimento ou de amido cru)

---

se desenvolver quando os grânulos de amido começam a se romper ao serem excessivamente mexidos. Deve-se mexer o líquido durante todo o processo de gelatinização para evitar a formação de grumos – assim como se deve fazer com qualquer produto no qual se usa o amido como espessante. Um ritmo moderado de aquecimento é recomendado, pois permite que o controle da gelatinização seja suave e uniforme, sem prejudicar o amido com uma agitação prolongada. A gelatinização está completa quando se puxa uma colher do interior do pudim e ela deixa um rastro discreto.

Um pudim de amido de milho bem preparado será perfeitamente liso, com um paladar leve, bastante delicado e com sabor atraente sem nenhum indício de sabor de amido cru. Quando o pudim esfriar, a borda deve amolecer ligeiramente quando cortada com uma colher, mas não deve escorrer. O sabor não deve indicar qualquer evidência de que passou do ponto de cozimento.

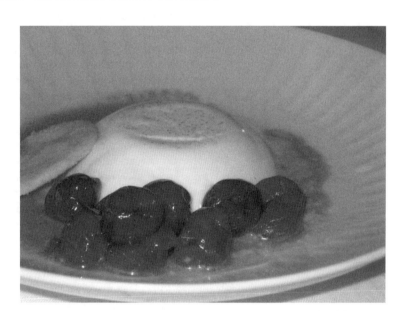

Figura 10.10 Uma pitada de noz-moscada e uma generosa guarnição de calda de cereja (engrossada com amido de milho para ficar mais clara) adiciona cor e sabor a este simples manjar branco.
Cortesia de Plycon Press.

CEREAIS

Cereais na dieta

Por incontáveis séculos, desde os primeiros esforços para o cultivo das plantas, os cereais, assim chamados por causa de Ceres, a deusa romana dos grãos, têm sido o esteio das dietas das pessoas. Dependendo do solo e das condições climáticas, a principal cultura do cereal pode ser milho, trigo, arroz, aveia, centeio ou painço; arroz e trigo são de particular importância. Curiosamente, tanto o trigo como o arroz fornecem quase a mesma quantidade de calorias, mas o cultivo de arroz é feito de forma tão intensa que apenas a metade do solo usado para plantar o arroz é usado para plantar todo o trigo do mundo. Quando todas as culturas de grãos são consideradas, mais de 70% do total de terras cultivadas na Terra são utilizados para o cultivo de cereais.

A relativa abundância de cereais e sua contribuição nutricional fizeram com que ocupem um lugar de destaque nos cardápios. O consumo de arroz nos Estados Unidos aumentou, em parte como consequência do aumento da imigração de pessoas de regiões onde ele tem sido o cereal tradicional e em parte por causa do avanço da imagem do arroz como cereal especial ou *gourmet*. O trigo, o cereal mais tradicional nos Estados Unidos, cada vez mais faz parte dos produtos de panificação e dos cereais instantâneos, no lugar das farinhas ou dos cereais que precisam ser cozidos.

Ao contrário de muitos dos alimentos que se originaram em outras partes do mundo, o milho é considerado uma cultura americana muito especial: seu antepassado, chamado *maize*, já florescia por aqui quando as caravelas de Colombo chegaram. Na verdade, o milho se espalhou pela Europa a partir do continente americano quando os exploradores levaram sementes de volta ao continente europeu. Atualmente, uma grande porcentagem desse cereal consumido pelas pessoas, e também pelo gado nos Estados Unidos, é cultivada no centro-oeste, em uma área do país muitas vezes chamada Cinturão do milho. Existem três tipos básicos: milho-doce para o consumo humano, o milho-grão para alimentação de animais e o milho-pipoca, um petisco bem popular.

O arroz é o principal grão no extremo Oriente, que vai desde o Japão até a China, passando pela Índia, onde há séculos tem sido o grão mais importante. Embora se fale do arroz como um único cereal, existem na verdade três diferentes tipos disponíveis de grão: curto, médio e longo. O arroz de grão curto (às vezes chamado arroz glutinoso) é particularmente popular no Japão (Fig. 10.11), enquanto o arroz de grão longo é o preferido nos Estados Unidos. Neste país a produção é limitada, e Missouri, Arkansas, Mississipi, Louisiana, Texas e Califórnia representam a maior parte do arroz cultivado.

O trigo, o principal grão na dieta dos Estados Unidos, inclui vários tipos diferentes: duro e vermelho da primavera, duro e vermelho do inverno, macio e vermelho do inverno, branco, e duro. O duro e vermelho da primavera e o duro e vermelho do inverno são cultivados intensivamente no Kansas, Montana, Nebraska, Minnesota e Texas, e fornecem o trigo para a farinha utilizada na fabricação da maioria dos produtos de panificação. O trigo macio e vermelho do inverno é cultivado principalmente nos estados do sul e leste de Illinois, enquanto o trigo branco é plantado no noroeste do Pacífico. A farinha desses tipos de trigo macios é usada para fazer bolos e doces.

O **trigo duro** é único, um trigo de cor âmbar de uma espécie diferente e é valorizado por fazer massa curta seca, espaguete, e as várias outras massas alimentícias. Esta é a mais dura de todas as variedades de trigo. Desde que foi importado pela primeira vez da Crimeia, em meados do século XIX, ele tem sido cultivado pelo seu alto teor de proteínas e resistência às doenças. Notavelmente, treze municípios na Dakota do Norte (na parte nordeste do estado) produzem praticamente 85% do trigo duro cultivado nos Estados Unidos, e o restante sendo principalmente por Minnesota e Montana.

A aveia é cultivada ao longo do norte dos estados da Dakota do Sul e do Norte e Nebraska até a Pensilvânia e Nova York, além do Texas. A cevada, um cereal pouco menos familiar, é cultivada no norte dos estados de Washington até Minnesota e na Califórnia. Aveia e cevada são usadas principalmente para os cereais matinais e têm um uso limitado nos produtos de panificação. O centeio é outro cereal valorizado por seu sabor e também pela sua capacidade estrutural nos produtos de panificação, às vezes é utilizado combinado com a farinha de trigo para fazer pão. Triticale, um tipo de cereal relativamente novo, é um cruzamento entre o trigo e o centeio que foi desenvolvido pelos geneticistas. O fornecimento de triticale é um pouco limitado, mas é um grão interessante para uso em produtos de panificação.

Trigo duro
Trigo muito duro, de alta proteína, cultivado principalmente na Dakota do Norte e especialmente adequado para a fabricação de massas.

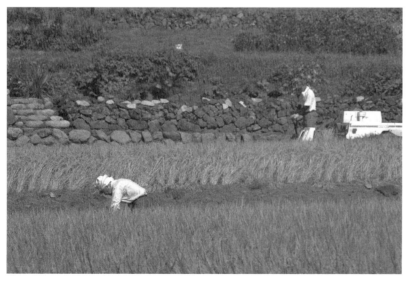

Figura 10.11 Arroz de grão curto sendo colhido em uma pequena plantação de arroz nas montanhas da ilha de Honshu, no Japão. Cortesia de Plycon Press.

Estrutura do grão

Todos os grãos de cereais são constituídos de três partes distintas: farelo, endosperma e germe (também chamado embrião). A parte do farelo consiste, na verdade, de várias camadas que cobrem o endosperma e o germe (Fig. 10.12). Essas camadas de farelo são ricas em celulose e, por isso, avaliadas como boas fontes de fibra, fornecendo também quantidades benéficas de várias das vitaminas do complexo B (Tab. 10.3).

O endosperma é a região do núcleo onde o amido está depositado em uma matriz proteica. Essa área, que compreende a grande maioria do núcleo, é uma fonte de amido e de proteínas, além de quantidades bastante limitadas das vitaminas do complexo B. É a fração utilizada principalmente na moagem das farinhas de trigo.

A menor porção do grão é, sem dúvida, o germe, ou embrião, pois este constitui apenas 2,5% do núcleo. No entanto, ele é a parte que pode produzir brotos viáveis. Uma característica única do germe é que ele contém gordura. E também é uma rica fonte de tiamina. A presença de gordura no germe limita o prazo de validade dos grãos inteiros, pois a gordura acaba se tornando rançosa ao longo do tempo, especialmente se a temperatura de armazenamento for quente.

Contribuição nutricional

Os cereais sofrem vários graus de processamento, o que resulta em algumas variações no teor de nutrientes de um produto a base de cereal para outro. No entanto, algumas generalizações podem ser esboçadas. O teor de proteína dos cereais é modesto, mas quando ocupam uma parte importante da dieta eles acabam fornecendo quantidades significativas de proteínas. Por exemplo, uma pessoa que consome quatro xícaras de arroz por dia obtém 16 g de proteína, que é cerca de 30% da necessidade diária para um homem adulto. Esta proteína é classificada como incompleta, pois não fornece quantidades suficientes de todos os aminoácidos essenciais. No entanto, a proteína dos cereais é muito bem utilizada quando combinada com proteína animal, o que é o caso quando os cereais são ingeridos com leite. Os cereais também complementam a proteína das leguminosas e oleaginosas, permitindo que estas fontes de proteína vegetal sejam utilizadas com maior eficiência. A natureza complementar dos cereais e proteínas das leguminosas é particularmente importante para pessoas em dietas vegetarianas.

Todos os cereais são excelentes fontes de amido, o que os torna úteis como fontes baratas de energia. Tiamina, riboflavina e niacina são naturalmente abundantes nos grãos de cereais; o farelo e o germe contêm sensivelmente mais vitaminas do que o endosperma, ao passo que a pro-

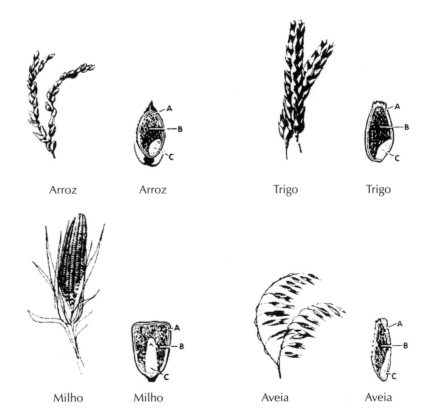

Figura 10.12 Grãos de cereais na planta e em corte transversal [camada de farelo (A), endosperma (B), e germe ou embrião (C)]. Cortesia de Plycon Press.

teína é mais abundante no endosperma (Tab. 10.3). Os cereais integrais também são boas fontes de fibras.

Na Tabela 10.4 são oferecidas informações sobre o teor real de nutrientes de uma variedade de cereais e de produtos a base de cereais. Além dos nutrientes mencionados, os cereais contêm pequenas quantidades de outras vitaminas e minerais. No entanto, estes podem ser perdidos durante o processamento, particularmente quando os produtos a base de cereais refinados são manufaturados, uma vez que o farelo e os embriões são removidos.

Processamento comercial

Entre as várias técnicas usadas no processamento dos cereais, a refinação, ou fracionamento, é a mais comum. O fracionamento pode ser realizado pelo descascamento (como é feito com pipocas), moagem (utilizado na fabricação de farinha), e polimento (arroz); o objetivo é a remoção do farelo, do germe ou do endosperma

Tabela 10.3 Nutrientes presentes no núcleo do trigo

Nutriente	Grão integral (/100 g)	Germe (/100 g)	Farelo (/100 g)
Proteína	13,21 g	3,15 g	15,55 g
Vitaminas B			
Tiamina	0,50 mg	1,88 mg	0,52 mg
Riboflavina	0,17 mg	0,50 mg/100 g	0,58 mg
Niacina	5,00 mg	6,81 mg/100 g	13,58 mg
Piridoxina	0,41 mg	1,30 mg/100 g	1,30 mg
Ácido pantotênico	0,60 mg	0,26 mg/100 g	2,18 mg

Fonte: Adaptado do USDA National Database for Standard Reference.

Tabela 10.4 Teor de nutrientes de cereais selecionados[a]

Alimento	Energia (kcal)	Proteína (g)	Ferro (mg)	Tiamina (mg)	Riboflavina (mg)	Niacina (mg)
Flocos de farelo de trigo	128	4	10,5	0,50	0,57	6,7
Pão, fatia						
Trigo partido	65	2	0,7	0,48	0,06	0,9
Centeio	83	3	0,9	0,14	0,11	1,2
Branco, enriquecido	66	2	0,9	0,11	0,08	1,1
Trigo integral	69		0,7	0,11	0,06	1,3
Bulgur	154	6	1,8	0,18	0,05	1,8
Flocos de milho	101	2	5,4	0,38	0,04	0,5
Canjiquinha de milho, enriquecida	182	4	1,4	0,22	0,15	1,0
Fécula de batata	105	3	0,7	0,12	0,07	1,9
Massa curta seca enriquecida	221	8	1,8	0,38	0,19	2,4
Talharim, enriquecido	221	7	2,4	0,46	0,21	3,3
Farinha de aveia	166	6	2,1	0,17	0,04	0,5
Arroz branco, enriquecido	194	5	2,9	0,34	0,03	3,6

Fonte: Departamento de Agricultura dos Estados Unidos.
[a] Todos os itens são apresentados como cozidos ou prontos para consumo. As porções são 1 xícara (1 fatia no caso do pão).

para facilitar o cozimento e/ou aumentar o prazo de validade. Quando o trigo é refinado para fazer a farinha branca, o farelo e o germe são removidos, resultando na cor branca, em um produto com um prazo maior de validade (pois os lipídios do germe foram removidos) e na perda de fibras e de algumas das vitaminas. Produtos a base de cereais refinados têm claras vantagens, bem como desvantagens.

Para compensar a perda de vitaminas resultante da refinação dos produtos a base de cereais, muitas vezes eles são enriquecidos com tiamina, riboflavina, niacina, ácido fólico e ferro nos níveis necessários, sendo opcional a adição de cálcio e de vitamina D. Os **cereais enriquecidos** devem ter esta informação indicada no rótulo, assim como as quantidades específicas de vitaminas do complexo B e de ferro adicionadas (Tab. 10.5). Embora diversos estados dos EUA exijam que os cereais refinados sejam enriquecidos, isso não acontece em todos eles. Portanto, é importante para os consumidores lerem os rótulos para ter certeza de adquirir o produto enriquecido ao escolher cereais refinados.

> **Cereais enriquecidos**
> Cereais refinados aos quais foram adicionados tiamina, riboflavina, niacina, ácido fólico e ferro nos níveis especificados.

Alguns produtos a base de cereais são fortificados com vários nutrientes que normalmente não estão presentes nos alimentos, e alguns produtos têm tantos nutrientes acrescentados que grande parte da sua necessidade total diária é fornecida por uma simples tigela. Estes cereais são geralmente muito caros e não são obrigatórios para uma boa nutrição.

Além do enriquecimento, os cereais podem ser submetidos a uma variedade de alterações resultantes da tecnologia. Os grãos de cereais integrais geralmente são quebrados de várias maneiras em partículas menores para facilitar o cozimento. Trigo partido e aveia em flocos são cereais integrais que foram quebrados mecanicamente em pedaços menores para facilitar o amolecimento da celulose e a gelatinização do amido durante a preparação.

Novos cereais matinais, prontos para o consumo ou quentes, são lançados no comércio a um ritmo aparentemente constante. A grande variedade de tipos, sabores e formas representa um grande investimento na criatividade e recursos na tentativa de conquistar partes significativas desse mercado altamente competitivo. Os cereais matinais geralmente são transformados em um destes seis tipos: extrudados, flocos, granulados, expandidos, laminados ou em filamentos. Há também uma variedade adicional obtida pela combinação de mais de um grão de cereal e pela adição de níveis variáveis de fibras.

Entre os cereais que são servidos quentes, produtos estes de cozimento rápido ou instantâneo, competem com aqueles que não sofreram nenhuma alteração. Para produzir arroz e **cereais de cozimento rápido** adiciona-se fosfato dissódico. Esta adição agiliza o amolecimento, reduzindo a energia térmica necessária para que a água penetre nos grânulos de amido. O lado negativo: o produto resultante é mais viscoso e pegajoso do que o cereal não alterado. Os **cereais pré-cozidos de preparo**

> **Cereais de cozimento rápido**
> Cereais tratados com fosfato dissódico para acelerar o amolecimento durante o cozimento.

Tabela 10.5 Normas norte-americanas para arroz e massa curta seca enriquecidos

Nutriente	Massa curta seca (nutriente/0,5 kg)	Arroz (nutriente/0,5 kg)
Exigido		
Tiamina	4,0-5,0 mg	2,5-4,0 mg
Riboflavina	1,7-2,2 mg	1,2-1,4 mg
Niacina	27,0-34,0 mg	16,0-32,0 mg
Ácido fólico	0,9-1,2 mg	0,7-1,4 mg
Opcional		
Cálcio	500-625 mg	
Vitamina D	250-1.000 unidades USP[a]	

[a] Uma unidade USP é igual a uma unidade internacional (UI).

Cereais pré-cozidos de preparo instantâneo
Cereais que foram pré-cozidos para gelatinizar o amido e depois hidratados para se obter um produto final que, para ser servido, precisa apenas ser reidratado.

Canjica
Endosperma produzido por imersão do milho em soda cáustica.

Canjiquinha
Canjica picada grosseiramente.

instantâneo são submetidos a uma gelatinização antes de serem desidratados e embalados; portanto, precisam apenas ser reidratados com água fervente antes de serem servidos.

Milho e cevada

Apesar de o milho mais popular ser o milho-doce apresentado em várias formas, fresco, congelado e enlatado, ele representa apenas uma parte dos itens alimentares que podem ser feitos com esse cereal. Para muitas pessoas, a **canjica** e a canjiquinha são dois itens populares do milho processado, especialmente no sul dos EUA. A canjica é feita mediante a remoção do farelo e do germe do núcleo do milho (utilizando um tratamento de lixiviação) para produzir uma forma única de endosperma de milho. A **canjiquinha**, outro produto de milho tratado com soda cáustica e intimamente relacionado com a canjica, assim como ela, também é moída grosseiramente. Canjica e canjiquinha podem ser feitas a partir do milho branco ou amarelo; o branco é tradicional no sul e o amarelo é comum nos estados do norte dos EUA.

O fubá é outro produto familiar à base de cereal e que muitas vezes é usado como um ingrediente na culinária. Essa farinha é o milho finamente moído e do qual o germe foi removido para aumentar o prazo de validade. O fubá e a canjica, independentemente do fato de serem produzidos usando-se o milho branco ou amarelo, geralmente são comercializados como produtos enriquecidos por causa da perda de nutrientes durante a fabricação.

O amido de milho, um produto familiar derivado do milho, é um agente espessante usado na preparação de alimentos. O endosperma, separado do restante do núcleo do milho pela moagem úmida, serve como fonte do amido e do xarope de milho. A produção desse amido exige a separação do amido da proteína e de outros compostos estranhos no endosperma. O xarope de milho pode então ser produzido usando-se o amido de milho por meio da hidrólise ácida e/ou enzimas adequadas ao produto final desejado.

O uso da cevada é muito limitado nos Estados Unidos. A cevada perolada, que é a porção que resta após a remoção do farelo, é a forma mais comum comercializada para ser usada como um ingrediente alimentar. Ela também é usada em produtos maltados e na fabricação do uísque.

Arroz

Nos EUA, o arroz nunca desfrutou de tanta popularidade como agora. A combinação do aumento do interesse pela culinária criativa e a comercialização das várias formas deste cereal como um item *gourmet* têm contribuído para o seu mercado crescente. Vários tipos de arroz são encontrados na maioria dos mercados. O arroz integral é aquele que contém o farelo e o germe, bem como o endosperma; apesar de levar cerca de duas vezes mais tempo para cozinhar do que o arroz polido, ele é bastante popular, especialmente entre as pessoas que estão buscando o teor de fibras, de vitaminas e sais minerais fornecidos por este cereal integral. O arroz integral de preparo instantâneo está disponível para aqueles que desejam evitar os 40 minutos necessários para prepará-lo. O sabor característico de noz, a textura levemente crocante e a cor castanho-clara são característicos do arroz integral que foi preparado com cuidado.

Por um tempo, e em alguns círculos, o arroz polido foi um símbolo de *status*. Quando comparado à cor ligeiramente marrom do arroz integral, o branco nevado do arroz polido cozido era considerado muito mais desejável. Contribui para isso também o fato de que o arroz polido fica pronto em 20 minutos (metade do tempo necessário para o arroz integral). No entanto, a remoção do farelo e do germe durante o polimento ou a moagem também significa a remoção de muitos dos nutrientes presentes em quantidades benéficas no arroz de grão integral. O enri-

www.irri.org
– Site do International Rice Research Institute.

quecimento do arroz polido geralmente é feito para substituir a tiamina, a riboflavina, a niacina, o ácido fólico e o ferro perdidos durante a moagem, fazendo com que o arroz polido enriquecido seja apenas um pouco menos nutritivo do que o arroz integral. Se for ele o escolhido, certifique-se de que foi enriquecido, o que deve estar indicado no rótulo.

O arroz parboilizado é outra opção no mercado. Ele é um pouco mais amarelo do que o arroz polido, tendo, no entanto, uma aparência bastante similar. Para produzi-lo, os grãos de arroz são cozidos no vapor sob pressão e depois são secos antes de serem polidos. Esse período no vapor aciona as vitaminas B hidrossolúveis do farelo e do endosperma dos grãos, onde essas vitaminas permanecem depois da moagem. É a cor amarelada da riboflavina que contribui para o mesmo tom do arroz parboilizado. Após esse processo, quase 92% da tiamina, 70% da riboflavina, e quase 78% da niacina presentes no farelo serão retidos nos grãos polidos do arroz parboilizado. Esse processamento aumenta significativamente o seu custo, mas ainda está bem abaixo do preço do arroz instantâneo ou desidratado, pré--gelatinizado.

Atualmente, algumas variedades especiais de arroz estão sendo importadas para ampliar a escolha ao servi-lo. Para muitos asiáticos, o mochigome e o calmochi são os dois tipos preferidos de arroz mais glutinosos. O basmati é um tipo de arroz com grãos anormalmente longos e com certo aroma. O arbóreo, um arroz de grão médio, revela-se vantajoso na *paella*, um prato espanhol.

Outro "arroz" vendido nos mercados é o selvagem, mas ele não é verdadeiramente um arroz. Trata-se da semente de uma erva selvagem cultivada nas regiões

PERFIL CULTURAL

Moti

Uma tradição especial para as pessoas no Japão e para muitos nipo-americanos é preparar o moti. Ele é feito fervendo-se o arroz glutinoso na água para gelatinizar os grânulos de amido até que comecem a se romper. Esta massa quente é então socada várias vezes com uma marreta enorme de madeira até que o arroz se torne uma massa extremamente pegajosa semelhante à cola (Fig. 10.13). O ato de socar geralmente é feito de forma cerimonial, com pelo menos duas pessoas fortes se alternando em levantar suas marretas acima da cabeça e batendo-as com força sobre o arroz. Dessa massa são retirados pequenos bolinhos que são servidos como uma iguaria bem macia, que também pode ter pasta de feijão ou outros alimentos adicionados se desejado.

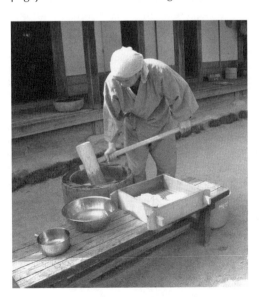

Figura 10.13 O moti é feito tradicionalmente no Japão socando-se o arroz glutinoso doce cozido com uma marreta de madeira, até formar uma massa coesa e pegajosa. Cortesia de Plycon Press.

frias e pantanosas do norte de Minnesota e no sul do Canadá. Os povos indígenas que vivem nessas áreas são as únicas pessoas autorizadas a fazer a colheita da safra. Eles fazem isso empurrando canoas através dos pântanos e balançando as sementes maduras das gramíneas dentro das canoas, não é exatamente uma técnica de colheita moderna. As limitações sobre a colheita do arroz são a razão do alto preço. No entanto, o sabor característico, a textura crocante e o excelente valor nutritivo fazem dele um agradável e saudável, ainda que caro, item quando usado nos cardápios.

Embora o arroz selvagem só possa ser cultivado no clima severo do norte de Minnesota e da região vizinha, no Canadá, uma planta muito semelhante foi desenvolvida no norte da Califórnia e está competindo com o arroz selvagem no mercado. O arroz selvagem da Califórnia não é idêntico ao verdadeiro, mas os consumidores estão comprando-o por causa de sua disponibilidade e preços competitivos.

NOTA CIENTÍFICA
Características dos grãos de arroz

A discussão anterior centrou-se nos méritos dos diferentes métodos de processamento do arroz que influenciam na cor, nas características de textura e no tempo de cozimento. No entanto, o tipo de arroz selecionado para o processamento também tem muita influência nas características do arroz cozido. O comprimento do grão de arroz (curto, médio e longo) normalmente é o critério utilizado para diferenciar os tipos de arroz (Fig. 10.14). As suas características de cozimento variam por causa das diferenças gerais nas relações entre a amilose e a amilopectina.

O arroz de grão longo, caracterizado por ser longo e fino, se torna macio quando cozido; o arroz de grão médio é um intermediário entre o longo e as variedades de grão curto; e o arroz de grão curto é facilmente distinguido por sua gordura, forma atarracada e qualidade pegajosa após o cozimento.

O arroz de grão longo é o tipo preferido por muitas pessoas porque, quando cozido, os grãos ficam bem separados e macios. Bem preparado, o arroz de grão longo tem um aspecto agradável, e não pegajoso ao ser mastigado. Ele absorve uma quantidade considerável de água durante o cozimento, quando comparado com a quantidade absorvida pelo arroz médio ou as variedades de grão curto. Estas características parecem ser o resultado de uma elevada proporção de amilose em seus grânulos de amido.

O arroz de grão curto tem uma qualidade bastante coesa, pegajosa, quando devidamente preparado. Essas características são valorizadas quando se usa o arroz para fazer *sushi*, bolinhos ou quando comido com *hashi*. A viscosidade provavelmente vem da tendência do arroz de grão curto de se dividir nas extremidades durante o cozimento, liberando, assim, algum amido na água de cozimento e desestabilizando também a estrutura geral dos grãos individuais. Tanto o arroz médio quanto o de grão curto têm um teor reduzido de amilose em comparação com a variedade de grão longo. O processo de gelatinização ocorre a uma temperatura um pouco mais baixa no grão curto do que no arroz de grão longo.

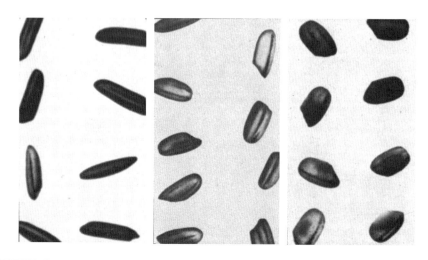

Figura 10.14 O arroz de grão longo (à esquerda) fica macio; o de grão médio (centro) é relativamente macio, mas um pouco pegajoso; o de grão curto (à direita) é pegajoso quando cozido.
Cortesia de Plycon Press.

Trigo

O trigo é um cereal extremamente versátil, que se adapta a muitos usos. A sua importância como fonte da principal farinha usada nos produtos de panificação é responsável por grande parte do trigo consumido nos EUA (Caps. 15-17). No entanto, existem outros produtos derivados do trigo que também são importantes na dieta. O trigo é utilizado nos cereais consumidos quentes ou frios. Farina®, marca tradicional de um mix de cereais para preparo de mingau, é feita de pequenos pedaços do endosperma do trigo e não contém farelo e um máximo de 3% de farinha. O trigo laminado pode ser comprado como flocos de trigo e utilizado como um cereal instantâneo ou como um ingrediente para os produtos de panificação e cozidos.

O **cuscuz** é um produto a base de cereal feito misturando-se sêmola (farinha de trigo duro grosseiramente moído) e um pouco de farinha de trigo com uma pequena quantidade de água e esfregando-o então entre as mãos para formar incontáveis pequenos grânulos. Geralmente, ele é cozido no vapor ou na água; às vezes, adicionam-se alguns temperos e outros ingredientes como nozes ou passas. No norte da África, há séculos o cuscuz tem um importante papel nas refeições, e nos Estados Unidos está se tornando popular como uma alternativa ocasional para batatas ou arroz.

O **bulgur** é uma antiga forma de trigo que há séculos é popular na culinária do Oriente Médio e que recentemente ganhou popularidade nos Estados Unidos como um substituto para o arroz ou as batatas. O produto cozido tem uma textura ligeiramente pegajosa e um característico sabor amendoado. Para produzi-lo, os grãos de trigo são parboilizados e secos antes da remoção de parte da camada de farelo. Apesar de o bulgur com seu núcleo integral estar disponível, a forma mais comum é o trigo partido.

Massas alimentícias com várias formas e formulações também são produtos feitos com trigo, mas normalmente elas utilizam o trigo duro (Fig. 10.15). As massas usadas na fabricação dos três tipos de massas alimentícias (espaguete, massa curta seca, talharim) contêm uma grande proporção de **semolina**, que é um produto granulado feito a partir da moagem do trigo duro e com um máximo de 3% de farinha. Massa curta seca e espaguete, bem como suas variações são extrudados de massas que contêm semolina, granulados (trigo duro moído com mais farinha do que é permitido na semolina), e água. Os talharins diferem porque também contêm mais do que 5% de ovos inteiros ou gemas em suas massas.

Algumas variações de massas alimentícias incluem os talharins verdes, que usam espinafre como ingrediente. Os talharins verdes ficam especialmente atraentes quando servidos cobertos com queijo ralado ou sementes de gergelim. Uma tendência popular é o uso de massas frescas no lugar dos conhecidos produtos desidratados. Essas massas alimentícias exigem refrigeração e devem ser fervidas e utilizadas imediatamente antes que ocorra qualquer fermentação na massa. Elas podem ser encontradas em alguns mercados. Máquinas de macarrão são equipamentos populares nas cozinhas americanas, nas quais as pessoas adquiriram um gosto pela alta qualidade das massas frescas.

O trigo-sarraceno, um parente do trigo, é a fonte para a preparação do *kasha*, que se parece com o bulgur. A casca do grão é removida antes que o núcleo seja fragmentado para produzir o *kasha*.

Outros grãos

Trigo-vermelho (espelta), painço e quinoa são grãos que já tiveram uma importância em várias regiões do mundo e atualmente estão ganhando um renovado interesse. O trigo-vermelho aparentemente surgiu na região da Mesopotâmia, atual Iraque, e ainda é um grão familiar tanto nos mercados desse país quanto em outros. Os seus grãos são

---

Cuscuz
Produto de cereais de trigo feito pela adição de uma pequena quantidade de água a uma mistura de semolina e um pouco de farinha. Essa mistura depois é esfregada até se obter pequenos grânulos que são então cozidos no vapor ou na água.

Bulgur
Trigo partido, parboilizado; tem uma consistência e sabor amendoado.

Massas alimentícias
Vários tipos de massas que contêm trigo duro e água e que são extrudadas ou enroladas e cortadas em formas achatadas, arredondadas ou torcidas.

Semolina
Trigo duro moído, granuloso, com um máximo de 3% de farinha.

Kasha
Grãos de trigo-sarraceno moídos grosseiramente (casca e partículas fragmentadas).

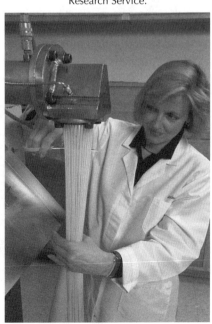

Figura 10.15 Como parte de experimentos de melhoria genética, a semolina (trigo duro moído) é extrudada como espaguete por um técnico, que vai secá-lo e cozinhá-lo para que a qualidade seja avaliada.
Cortesia do Agricultural Research Service.

moídos até virarem farinha. O painço é um cereal cujo cultivo é feito em lugares onde as condições são bastante áridas. Seus grãos têm uma casca bem dura, o que contribui com textura e fibras quando consumidos cozidos. A quinoa é um grão do Peru e de outros países da parte norte da América do Sul, onde é particularmente valorizada quando moída em farinha. Recentemente, a grama de arroz indiana (gramínea cultivada em Montana) está sendo cultivada para a produção de uma farinha comercializada com o nome Montina. Esta farinha e a de outros cereais que não estão geneticamente ligados ao trigo são de interesse particular na preparação de produtos de panificação e de outros alimentos para pacientes com alergia ou intolerância ao glúten (p. ex., a doença celíaca).

Armazenamento

Há dois problemas básicos no armazenamento de cereais e massas alimentícias em casa: a possível eclosão de larvas e a potencial absorção de umidade e de sabores desagradáveis. As condições de armazenamento ideais compreendem um armário fresco e seco, para adiar as mudanças deterioradoras. Sob essas condições, o tempo máximo de armazenamento para pacotes de cereais, ainda não abertos ou bem fechados, varia entre dois meses e um ano (Tab. 10.6). Produtos à base de grãos integrais têm um prazo de validade limitado, pois a gordura no germe pode gerar o ranço.

Às vezes, o armazenamento refrigerado ou congelado dos cereais pode ser útil, pois essas temperaturas evitam a eclosão de larvas quando eles devem ser estocados por um longo período e geralmente também retardam o aparecimento do ranço.

www.quinoa.com/
– Site da Northern Quinoa Corporation.

http://www.fmi.org/consumer/foodkeeper/
– Informações sobre armazenamento seguro de cereais e outros alimentos.

INGREDIENTE EM DESTAQUE
Quinoa

Apesar de ser originária do Peru (Fig. 10.16), a quinoa também está sendo plantada por alguns agricultores do Canadá e do Colorado. Ela é comercializada tanto em grão como em farinha. E como não tem glúten, essa farinha precisa ser misturada com um pouco de farinha de trigo durante a preparação de produtos de panificação fermentados. As pastas, no entanto, podem ser feitas com farinha de quinoa, um produto de particular interesse para pessoas com doença celíaca.

O grão de quinoa não tratado tem um sabor amargo por causa das saponinas, compostos sobre a superfície das sementes que contribuem para a formação de espuma durante o cozimento. A lavagem remove as saponinas, reduz de forma eficaz a formação de espuma e melhora o sabor do grão cozido. Para se obter um sabor semelhante ao da noz, os grãos secos podem ser tostados em uma frigideira em fogo baixo, mexendo-se por cerca de 5 minutos antes de cozinhá-los. Cozinhar em água fervente por 15 minutos e com o dobro de água gelatiniza o amido da quinoa, desenvolve a transparência e divide o germe o suficiente para formar uma calda branca em cada grão.

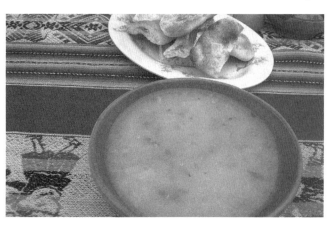

Figura 10.16 A quinoa, um grão nativo cultivado nos Andes, é um dos pilares da dieta e um ingrediente-chave nesta sopa tradicional peruana.
Cortesia de Plycon Press.

Tabela 10.6 Tempo estimado de armazenamento para cereais e massas alimentícias

Produto	Armazenamento máximo recomendado (meses)
Cereais matinais	2-3
Bulgur	6
Fubá e canjiquinha	4-6
Massa alimentícia	
Massa curta seca e espaguete	12
Talharim com ovos	6
Arroz	
Branco, parboilizado, embalado e pré-cozido	12
Integral e selvagem	6

Claro que o armazenamento refrigerado é mais caro do que o uso de um armário de cozinha fresco. Contrabalançar esse custo pode prevenir perdas por deterioração e ser uma oportunidade para se tirar vantagem dos baixos preços de venda. Se os cereais secos perderem seu frescor por causa da absorção da umidade do ar, eles podem ser aquecidos em um forno a 175°C até que o excesso de umidade desapareça.

Preparo de cereais

Os objetivos do cozimento de vários tipos de cereais são: (1) amolecer a celulose e (2) gelatinizar o amido. As instruções específicas de preparação geralmente estão na embalagem, e muitas vezes são o melhor guia para prepará-los. As variações podem incluir o uso de leite como meio de cozimento em vez de água, uma alteração que modifica o sabor e aumenta o valor nutritivo do cereal preparado. Quando bem feitos, os cereais quentes não têm grumos, são macios sobre a língua em vez de pastosos, têm um sabor agradável, sem sugestão de sabor de amido cru, e se aglomeram delicadamente quando quentes.

Mingaus. Um dos problemas básicos na preparação de mingaus é evitar a formação de grumos quando o cereal e a água são misturados e depois aquecidos para gelatinizar o amido. A técnica utilizada para adicioná-los à água fervente varia de acordo com o tamanho de suas partículas. Os cereais finos, como o fubá, formam grumos se adicionados diretamente à água fervente. Para que isso não aconteça, o fubá e outros produtos semelhantes devem ser misturados com um pouco de água fria antes de serem adicionados à água fervente. Outros cereais não exigem esse procedimento. Eles são adicionados quando a água começa a ferver, o que reduz o tempo de cozimento e a quantidade de agitação necessária. Enquanto são fervidos, os cereais granulosos precisam ser mexidos até estarem cozidos, para alcançar uma gelatinização uniforme do amido e um produto liso; por isso, se o tempo de cozimento e, consequentemente, o da agitação for longo, é provável que o resultado seja um produto pegajoso.

A duração real do tempo necessário para atingir o ponto exato de um cereal cozido é determinada por: (1) tamanho das partículas do cereal (partículas grandes levam mais tempo), (2) a quantidade de celulose presente, (3) o tratamento prévio do cereal, e (4) a altitude do local de cozimento. Como a celulose amolece de forma relativamente lenta, quanto mais houver em um cereal, mais longo será o tempo de cozimento. O tratamento prévio pode incluir gelatinização e desidratação, o que exige apenas a adição de água fervente antes de prepará-lo. O fosfato dissódico, que acelera o processo de gelatinização, pode ter sido incorporado como um aditivo.

246   Parte II   ▪   Preparo de alimentos

Os cereais são normalmente adicionados a uma quantidade certa de água fervente e são cozidos sobre o calor direto (mexendo-se, se for um produto granuloso) até se atingir o ponto desejado. A quantidade de água utilizada varia de acordo com o tipo de cereal preparado e depende da natureza das partículas, como se pode observar na Tabela 10.7. Quando disponíveis, as instruções da embalagem devem ser seguidas. Para evitar a formação de espuma e para que não derramem, uma pequena quantidade de margarina, manteiga ou óleo pode ser adicionada à água fervente. Se o meio líquido for o leite, recomenda-se o uso do banho-maria, porque o calor moderado diminui a possibilidade de o leite queimar e derramar, pois esses são problemas comuns quando se usa o leite sobre o calor direto. Se um cereal cozido precisa ser guardado após ter sido preparado, a panela deve ser coberta – isso evita, ou pelo menos minimiza, a formação de uma película sobre a superfície.

Cozimento do arroz. A menos que a embalagem indique o contrário, o arroz polido deve ser cozido usando-se de 2 a 2 1/4 xícaras de água com sal por xícara de arroz; um pouco de azeite ou outro óleo pode ser adicionado para ajudar o arroz de grão longo a se aglomerar. Normalmente, toda a água terá sido absorvida apenas quando o arroz estiver pronto. Isso evita que as vitaminas solúveis do complexo B se percam durante o cozimento, e significa que se deve colocar água suficiente para permitir que o amido se gelatinize. Caso contrário, o arroz não vai amolecer adequadamente. Se a água do cozimento foi absorvida e isso não ocorreu, mais água deve ser adicionada para completar o processo de gelatinização.

O tempo médio de cozimento do arroz polido é de cerca de 20 minutos, ao passo que o arroz integral exige cerca de 40 minutos, e o arroz selvagem pode levar 60 minutos. O arroz pré-cozido e o arroz integral de cozimento rápido requerem muito menos tempo do que os similares convencionais. Os testes para cozimento variam com o tipo de arroz: arroz polido deve estar macio quando esfregado entre os dedos; o arroz integral deve estar macio, ainda que um pouco crocante; e o arroz selvagem começa a abrir nas extremidades dos grãos.

Uma maneira de preparar o arroz é assá-lo. Coloca-se água fervente ou leite fervido sobre o arroz em uma assadeira, cobrindo bem, e assando por aproximadamente 35 minutos a 176,7°C até que os testes mostrem que está pronto. Outra maneira, conhecida como método *pilaf*, é fritar levemente os grãos de arroz cru e depois adicionar água ou outro líquido de cozimento e ferver ou cozinhar em fogo brando até estar pronto. Um caldo também pode ser usado como líquido neste método.

Bulgur e outros cereais. Os métodos utilizados para a preparação do arroz são os mesmos usados para o bulgur. Como o arroz, o bulgur leva cerca de 20 minutos de fervura em uma panela coberta para alcançar o grau desejado de cozimento. Ambos os cereais incham consideravelmente por causa da gelatinização do amido, na verdade, eles triplicam o volume original do grão. O cuscuz deve ser preparado de acordo com as instruções da embalagem, porque o cuscuz instantâneo não exige tanto tempo de hidratação.

Tabela 10.7 Proporções para o preparo de cereais[a]

Tipo de cereal	Quantidade		
	Cereal (xícara)	Sal (colher de chá)	Água (xícara)
Laminados, flocos	1	½	2-3
Em grão ou partido	1	1	3-4
Grânulos finos	1	1 ¼	4-5

[a] As instruções da embalagem são o melhor guia para preparar cereais específicos. Esta tabela é apenas um guia geral.

Capítulo 10 ▪ Carboidratos: amidos e cereais **247**

O *kasha* (grânulos de trigo-sarraceno) deve ser fervido até o grau desejado de cozimento por cerca de 15 minutos após ter sido levemente refogado na manteiga ou no óleo. Geralmente uma proporção adequada para a preparação desse cereal é a de apenas duas vezes mais água do que a quantidade de *kasha*. A preparação da cevada perolada também é semelhante, embora seja necessário mais tempo do que para o arroz para que ela fique bem macia.

A canjica grosseiramente moída exige cinco vezes mais água do que quando os grãos secos são preparados. Isso é mais do que o dobro da quantidade de água necessária para a preparação do arroz e do bulgur. Portanto, não é uma surpresa ela ter um volume quatro vezes maior após o cozimento (em contrapartida, o arroz se expande cerca de três vezes). Ela se torna macia e pronta para consumo após cerca de 15 minutos de fervura.

Massas alimentícias. As explicações para a preparação das massas geralmente está nas embalagens, mas os passos seguintes são algumas sugestões gerais que podem ser usadas se as orientações não forem fornecidas. Cerca de seis xícaras de água devem ser levadas a ferver antes de se adicionar meio quilo de massa. Para essa quantidade, geralmente se adiciona uma colher de chá de sal e uma colher de chá de óleo, este último serve para reduzir a formação de espuma e para prevenir que pedaços de massa se grudem facilmente uns aos outros. Massas longas devem ser adicionadas empurrando-as lentamente para dentro da água em ebulição, conforme a primeira porção amoleça e se curve. Toda a massa deve ser imersa na água fervente para que o cozimento seja uniforme. O tempo necessário para o desejado *al dente* varia com o tipo de massa e geralmente se aproxima do tempo indicado na embalagem. Verifica-se o cozimento pressionando-se um pedaço com um garfo contra um lado da panela ou experimentando-o. A massa deve estar firme e mastigável, e o miolo não deve parecer duro. Uma parte importante na sua preparação é usar um escorredor e drenar toda a água antes de servir. Se isso não for feito com cuidado, o prato de massa pode se transformar em um pequeno lago com uma ilha de massa.

www.thenibble.com/reviews/main/pastas/glossary.asp – Visão geral sobre os tipos de massas alimentícias.

RESUMO

Embora a maior parte do amido utilizado na cozinha seja obtida a partir de cereais, alguns amidos de raízes de árvores também são usados no espessamento de uma série de produtos alimentícios. O amido é composto por duas frações – amilose e amilopectina –; estas frações são depositadas de forma organizada em grânulos. Quando aquecido em calor seco até temperaturas extremamente elevadas, ocorre a dextrinização, e a capacidade para conferir espessamento é um pouco reduzida. Quando o amido é aquecido na presença de água, a gelatinização ou a absorção de água pelos grânulos de amido, e o inchaço resultante causam um espessamento perceptível. Algumas das amiloses lineares e ligeiramente solúveis deixarão os grânulos se moverem livremente na água, enquanto uma parte da água entra no grânulo e adere ao interior. A dispersão do amido gelatinizado que flui é chamada de solução; se as propriedades de fluxo se perdem após o resfriamento, a dispersão denomina-se gel.

A concentração, tipo de amido, temperatura final durante o cozimento, quantidade de açúcar, presença de grumos, adição de ácido antes da gelatinização (causando a hidrólise ácida) e a extensão da dextrinização (se o amido dextrinizado for usado), tudo isso influencia na viscosidade das soluções de amido e na firmeza dos seus géis resultantes. Os géis sofrem alterações durante o armazenamento. A sinérese é a perda de uma parte do líquido a partir de um gel e ocorre particularmente onde existe uma superfície cortada. As moléculas de amilose que se encontram fora dos grânulos pouco a pouco se reorganizam em algumas áreas cristalinas mais organizadas enquanto o gel está armazenado, um processo chamado de retrogradação. O resultado é a possibilidade de algumas áreas cristalinas, o que causa uma característica arenosa.

Amidos criados para conter quase a totalidade da amilopectina são chamados de amidos cerosos e são úteis quando os géis não são desejados, mas o produto precisa de algum espessamento. Amidos de alta amilose são criados para fornecer películas comestíveis finas. Amidos comuns (cerca de 20% de amilose e 80% de amilopectina) podem ser pré-cozidos e depois desidratados para a obtenção de produtos de amido "instantâneos". O amido de arroz ceroso ou outros amidos com ligações cruzadas de fosfato são suficientemente estabilizados para passar por armazenamento congelado com ocorrência de pouca retrogradação. Amidos resistentes (tais como o Hi-maize® e a batata fria ou os amidos de leguminosas) fornecem alguma fibra na dieta, pois não são digeridos no intestino delgado. Amidos modificados por via ácida, para a fabricação de doces que contêm géis de amido, sofrem alguma hidrólise de ácido, mas não o suficiente para interferir com a capacidade de formar um gel forte.

Exemplos de produtos que utilizam o amido como espessante incluem molhos brancos (de pouca consistência, consistência média espesso e firme), *gravies,* sopas cremosas e pudins de amido de milho. A completa dispersão do amido usando uma gordura em forma líquida, um líquido frio ou ingredientes secos deve ser feita antes de o amido entrar em contato com o líquido quente, caso os grumos precisem ser evitados. Mexer é necessário durante todo o período de gelatinização para a obtenção de um produto liso. As camadas de gordura sobrenadantes não são desejáveis e podem ser o resultado de (1) gelatinização incompleta, (2) muito pouco amido ou muita gordura, ou (3) a perda de umidade excessiva ao fazer produtos espessos e firmes.

Os cereais que ocupam lugares importantes na dieta como fontes de amido, energia e vitaminas do complexo B incluem milho, trigo, arroz, aveia e painço. O trigo é particularmente importante nos Estados Unidos porque sua farinha é usada na maioria dos produtos de panificação, e o trigo duro é o principal ingrediente de mas-

sas. Todos os grãos de cereais são compostos do farelo (rico em nutrientes), do germe (uma fonte de vitaminas do complexo B e gordura), e do endosperma (rico em amido e em algumas proteínas). Nos cereais o farelo e o embrião são frequentemente removidos para dar ao produto refinado um prazo de validade mais longo (sem gordura) e uma redução do tempo de cozimento (remoção do farelo fibroso). O enriquecimento frequentemente é feito para substituir alguns dos nutrientes retirados dos cereais refinados. A parboilização é feita no processamento do arroz como um meio de transferir nutrientes para o endosperma antes do polimento dos grãos.

O armazenamento dos grãos é limitado pela possibilidade de infestação por insetos e pelo desenvolvimento do ranço em produtos de grãos integrais. Um local frio e seco para o armazenamento, e talvez até mesmo o armazenamento na geladeira ou no *freezer,* ampliam o prazo de validade.

O preparo de cereais objetiva o amaciamento da celulose e a gelatinização do amido. Os grumos podem ser um problema em alguns cereais matinais quentes (mingaus), mas o arroz e outros grãos individuais não apresentam esse problema e, portanto, não precisam ser mexidos durante o cozimento. Quando estão prontos, os cereais não devem ter nenhum traço de sabor de amido cru, e os grãos devem estar macios. Arroz e outros cereais e seus derivados se expandem significativamente (em geral, três ou até quatro vezes, no caso dos grãos de canjica) como resultado da gelatinização do amido. Geralmente a massa é adicionada à água em ebulição com um pouco de óleo e fervida até ficar *al dente.*

QUESTÕES DE ESTUDO

1. Qual é a relação entre glicose e amido? E entre amilose e amilopectina?
2. Descreva um grânulo de amido e as mudanças que acontecem durante a gelatinização.
3. Qual é a diferença entre uma solução de amido e um gel? Como ambos podem ser usados nos alimentos?
4. Que fatores influenciam na viscosidade das soluções e dos géis de amido?
5. Quais são as formas em que o amido pode ser disperso uniformemente sem que ocorram a formação de grumos nos produtos que se utilizam do amido como espessante?

6. Explique cada um dos seguintes processos e indique por que cada um deles é importante quando se trabalha com amido: dextrinização, hidrólise, retrogradação.
7. Descreva as diferenças entre os produtos amiláceos instantâneos e os de cozimento rápido.
8. Que tipos de arroz estão disponíveis? Como o tipo de arroz influencia na sua preparação?
9. Identifique cinco alimentos que podem ser servidos como o amido em um cardápio de jantar e explique como cada um é preparado.

BIBLIOGRAFIA

Benedict, T. 2009. Cheese and sauce—Perfect match. *Food Product Design. 19*(6): 60.

Berry, D. 2003. New times for cereals. *Food Product Design 13*(1): 35–60.

Berry, D. 2009. Breakfast cereals go organic. *Food Product Design 19*(2): 70.

Chauhan, G. S., et al. 1992. Nutrients and antinutrients in quinoa seed. *Cereal Chem. 69*(1): 85.

Clark, J. P. 2006. Ethanol growth inspires advances in cereal milling. *Food Technol. 60*(9): 73.

Davis, R. C. 1998. The new starches. *Food Product Design 7*(11): 40.

Darling, K. 2009. Starch on the side. *Food Product Design 19*(11): 46.

Foster, R. J. 2008. Morning brings the grain event. *Food Product Design 18*(12): 42.

Grenus, K. 2004. Natural state of breakfast cereals. *Food Product Design 14*(5): 88.

Hazen, C. 2002. Breakfast cereal—Original functional food. *Food Product Design: Functional Foods Annual.* Sept.: 47.

Hazen, C. 2008. Grain-based ingredients. *Food Product Design 18*(8): 70.

Henrich, S. 2010. Battling obesity with resistant starch. *Food Technol. 64*(3): 22.

Jane, J. L., and J. F. Chen. 1992. Effect of amylose molecular size and amylopectin branch chain length on paste properties of starch. *Cereal Chem. 69*(1): 60.

Marquart, L., and E. A. Cohen. 2005. Increasing whole grain consumption. *Food Technol. 59*(12): 24.

Miraglio, A. M. 2003. Fiber in the morning. *Food Product Design 13*(4): 131.

Ohr, L. M. 2006. Go with the grain. *Food Technol. 60*(9): 63.

Ohr, L. M. 2009. Good-for-you grains. *Food Technol. 63*(1): 57.

Pszczola, D. E. 2001. Rice: Not just for throwing. *Food Technol. 55*(2): 53–59.

Pszczola, D. E. 2003. New ingredient developments are going with the grain. *Food Technol. 57*(2): 46–61.

Pszczola, D. E. 2006. Which starch is on first? *Food Technol. 60*(4): 51.

Pszczola, D. E. 2008. Reawakening of breakfast foods. *Food Technol. 62*(1): 46.

Pszczola, D. E. 2010. Pondering the pasta possibilities. *Food Technol. 64*(11): 43.

Worrell, B. 2010. Peruvian culinary wonders. *Food Product Design 20*(9): 71.

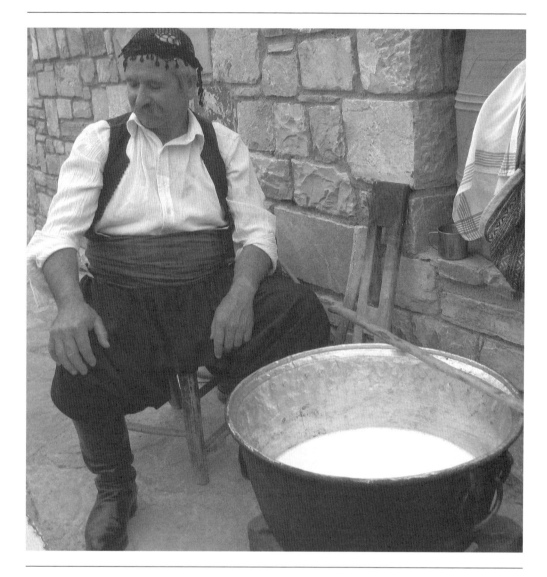
Este paciente fabricante de queijo está fazendo o queijo feta, e o mexe com um galho de oliveira à medida que o leite e a renina começam a formar um coalho.
Cortesia de Plycon Press.

CAPÍTULO 11

Proteínas: leites e queijos

Introdução, 251
Valor nutricional do leite, 252
Para um leite saudável, 254
    Na fazenda, 254
    Pasteurização, 254
    Armazenamento do leite
    e do creme, 255
Processamento do leite, 255
    Homogeneização, 255
    Fortificação, 256
Produtos lácteos, 257
    Leites para consumo, 257
    Leites enlatados, 259
    Leites em pó, 260
    Cremes, 260
    Manteiga, 261
    Produtos lácteos congelados, 261
    Substitutos lácteos, 262
Inspeção e classificação, 263
    Leite na culinária e problemas
    encontrados, 263

Formação de película, 263
Passar do ponto de cozimento, 267
Coalhar, 267
Coagulação do leite, 268
Cremes lácteos, 270
    Creme de leite, 270
    Creme de leite evaporado, 270
    Creme de leite em pó desnatado, 271
Sorvetes e outras sobremesas
    congeladas, 271
    Os ingredientes e sua influência, 271
    Congelamento da mistura, 272
    Avaliação dos sorvetes cremosos, 274
Queijos, 274
    Origens e aplicações, 274
    Tipos de queijos, 274
    Queijos processados, 280
O queijo na culinária, 282
Resumo, 283
Questões de estudo, 283
Bibliografia, 284

Conceitos básicos

1. O leite, um alimento rico em proteínas, normalmente é pasteurizado e homogeneizado antes de ser comercializado líquido, enlatado, ou em pó com teor de gordura variável.
2. A solubilidade das proteínas do leite é influenciada pelo calor e pela acidez, ambas têm de ser consideradas na preparação de alimentos que contêm leite para evitar o excesso de cozimento, a coagulação e/ou o derramamento.
3. Os cremes de estabilidade variável podem ser feitos usando-se creme de leite ou leite em pó com adequada gordura ou proteína, respectivamente.
4. Misturas de leite e/ou creme podem ser congeladas para fazer sorvetes com as qualidades desejadas de textura e de sabor.
5. Queijos naturais e processados são feitos pela coagulação do leite e a drenagem do soro de leite do coalho; às vezes fungos ou bactérias apropriados ou outros agentes aromatizantes são adicionados aos queijos naturais antes de envelhecerem, ao passo que os queijos processados não são envelhecidos.

INTRODUÇÃO

A composição do leite, o líquido secretado pelos mamíferos lactantes, varia de acordo com a fonte, mas suas qualidades tanto do ponto de vista nutricional quanto do culinário são muito apreciadas. Na verdade, o leite é um líquido complexo que contém proteína, gordura e carboidratos (apenas sob a forma de lactose). Por seu alto valor nutritivo, ele é um importante alimento para as pessoas e também um meio favorável para a invasão de microrganismos.

Este capítulo examina as qualidades nutricionais do leite e seus diversos produtos, o controle de microrganismos durante seu armazenamento, as técnicas para produzir os produtos desejados, e os princípios de culinária envolvidos no preparo de alimentos que utilizam os vários produtos lácteos, com seus teores de proteínas. Na verdade, grande parte da discussão sobre o leite e o queijo na culinária baseia-se no comportamento da proteína sob diversas circunstâncias nos alimentos.

Nos Estados Unidos, considera-se que o leite seja o leite de vaca, a menos que no produto mencione-se que ele vem de uma fonte diferente. Outro tipo de leite encontrado em alguns mercados é o de cabra (Fig. 11.1). Ele pode ser uma opção para crianças que são alérgicas ao leite de vaca. A diferença nas proteínas pode significar que o leite de cabra não causa uma reação alérgica. Outros clientes podem escolher o leite de cabra porque gostam do seu sabor característico. Em alguns

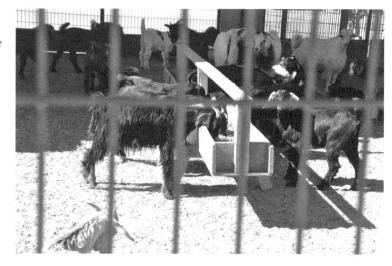

Figura 11.1 O leite de cabra representa uma opção para as pessoas alérgicas à proteína do leite de vaca ou para as que gostam de seu sabor.
Cortesia de Plycon Press.

www.fao.org/DOCREP/003/X6528E/X6528E00.htm
– Informações sobre leite de camelo.

www.indiadairy.com/info_buffalo_milk.html
– Produção de leite de búfala.

países do mundo, o leite mais comum pode ser o de cabras, de ovelhas, ou de fontes exóticas como as búfalas.

VALOR NUTRICIONAL DO LEITE

O leite integral é praticamente 87% de água, o restante é quase 4,9% de carboidratos, 3,5% de gordura, 3,5% de proteína, e um resíduo de cinza. O carboidrato no leite é a lactose, que é responsável pelo seu sabor adocicado. A lactose, assim

---

PERFIL CULTURAL
Fontes exóticas

Em alguns países, o gado leiteiro não é criado em larga escala para o fornecimento de leite. Em vez disso, ele pode vir de outros mamíferos típicos da região. Na Índia e no Sudeste Asiático, o leite de búfala-asiática é um alimento familiar. Os camelos são uma fonte de leite em regiões desérticas ao redor do mundo, principalmente no Saara, na península arábica, e no norte da Índia (Fig. 11.2). Vicunhas e lhamas, que são parentes do camelo, produzem leite para os filhotes e para as pessoas que vivem nas regiões altas dos Andes, na América do Sul. No Tibete, o iaque é a fonte de leite; seus grossos pelos serviram efetivamente para isolá-lo dos invernos rigorosos ao longo dos séculos. Na verdade, o leite obtido dos iaques é tanto que a China resolveu estabelecer uma fábrica de produção de leite de iaque em pó. Os lapões da região ártica da península escandinava bebem o leite produzido pelos seus rebanhos de renas.

A composição do leite dessas diversas fontes varia, apesar de todos os tipos serem muito nutritivos. Cada espécie tem um tipo único de proteína e, como mencionado anteriormente, isso pode ser importante para as crianças que são alérgicas ao leite de vaca. O teor de gordura é muito maior no leite de rena, iaque, camelo e búfala do que no leite de cabra ou mesmo da vaca.

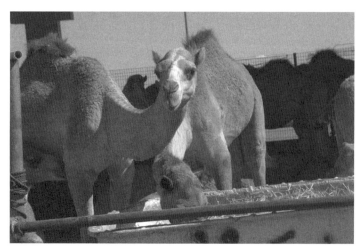

Figura 11.2 O leite de camelo é encontrado no norte da África, no Oriente Médio e no norte da Índia.
Cortesia de Plycon Press.

como outros açúcares que podem ser metabolizados, serve como fonte de energia (quatro calorias por grama). O leite é a principal fonte de lactose na cadeia alimentar; esse açúcar é responsável pelo desconforto abdominal que algumas pessoas experimentam ao consumi-lo, porque elas têm uma deficiência de **lactase**, a enzima necessária para digerir a lactose.

A gordura do leite, como muitas gorduras animais, é relativamente pobre em ácidos graxos poli-insaturados. Os ácidos graxos mais abundantes nessa gordura são oleico, palmítico e ácidos esteáricos; o butanoico e outros ácidos graxos de cadeia bastante curta contribuem tanto para o sabor do leite como para seu valor energético.

O leite é fonte de proteínas tidas como completas. Na verdade, ele contém uma variedade de proteínas, algumas das quais são solúveis em água, outras podem precipitar de acordo com as condições usadas quando se cozinha ou se fabrica o queijo. A **caseína** é a principal fração proteica no leite (Fig. 11.3). As proteínas do soro, as proteínas solúveis em água que são parte do **soro de leite** formado na produção do queijo, incluem a lactoalbumina e lactoglobulina. Várias proteínas do leite são muito bem utilizadas pelo corpo.

As qualidades nutritivas do leite são tão elevadas que ele parece até mesmo possuir uma auréola. Certamente, as quantidades úteis de proteínas e carboidratos são importantes para uma boa alimentação, mas esses nutrientes por si só não explicam a importância do leite na dieta. Ele também possui níveis bastante elevados da maioria das vitaminas e de muitos minerais (Tab. 11.1).

A riboflavina, uma das vitaminas do complexo B, está presente em quantidades significativas no leite e contribui com uma delicada cor amarelo-esverdeada presente no soro produzido na fabricação de queijos. Uma vez que essa vitamina é muito sensível à luz e é muito abundante no leite, a embalagem e o armazenamento cui-

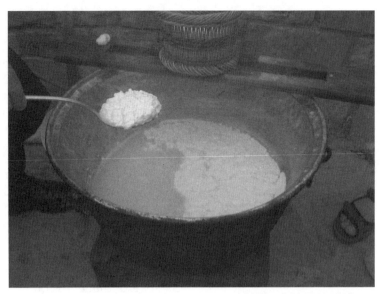

Figura 11.3 A caseína é a principal proteína no coalho que se forma durante a fabricação do queijo; outras proteínas do soro de leite líquido remanescente podem ser posteriormente precipitadas por meio da adição de ácido.
Cortesia de Plycon Press.

Lactase
Enzima necessária para digerir a lactose.

Caseína
Principal proteína no leite; precipitada na fabricação do queijo feito com leite.

Soro de leite
Líquido retirado do leite coagulado na produção de queijo.

Tabela 11.1 Contribuição nutricional de 1 xícara de leite desnatado

Nutriente	% VD[a]
Gordura	0
Colesterol (menos do que 5 mg)	0
Sódio (120 mg)	5
Carboidrato total (12 g)	
Fibras (0 g)	0
Açúcar (12 g)	4
Proteína (9 g)	20
Vitamina A	10
Vitamina C	4
Vitamina D	25
Cálcio	30
Ferro	0

[a] Valores diários com base em uma dieta de 2.000 calorias.

dadosos para evitar sua exposição à luz solar são importantes para o nível de riboflavina quando o leite é consumido. Recipientes de papelão ou de vidro em tons de marrom são instrumentos importantes para a conservação da riboflavina durante a comercialização. O leite também contribui com quantidades benéficas de tiamina e vitamina A (se ele é integral ou foi enriquecido com vitamina A, no caso do leite desnatado). O leite comum é enriquecido com vitamina D no nível de 400 UI (unidades internacionais; 10 microgramas) por litro, de forma que 1 L de leite diariamente fornece toda a vitamina D necessária a uma criança.

Entre os minerais contidos no leite, cálcio e fósforo estão presentes em quantidades particularmente significativas. Na verdade, ele serve como uma fonte tão importante desses dois minerais essenciais que, sem um consumo generoso, é extremamente difícil obter o suficiente de qualquer um deles (especialmente de cálcio). A proporção benéfica entre cálcio e fósforo e a adição da vitamina D torna a utilização do cálcio e do fósforo particularmente eficaz.

PARA UM LEITE SAUDÁVEL

O leite e os alimentos que o contêm exigem um tratamento cuidadoso para evitar a possibilidade de doenças de origem alimentar. Alguns microrganismos que podem proliferar no leite são capazes de causar tuberculose, brucelose, escarlatina, dor de garganta estreptocócica, febre tifoide, gastroenterite e difteria. Esses microrganismos podem estar no leite se a vaca estiver infectada. Se as pessoas que o manipulam estiverem doentes, elas podem também ser uma fonte de microrganismos. Assim, o ponto de contaminação pode estar nas instalações de ordenha, ou pode estar em casa.

Na fazenda

Para reduzir a possibilidade das doenças transmitidas pelo leite nas fazendas, há um empenho para garantir que o rebanho e os manipuladores estejam todos em bom estado de saúde. Todos os bovinos leiteiros são testados para tuberculose bovina, e muitos são testados para *Brucella abortus*, a bactéria que causa a brucelose em humanos. Instalações adequadas para as vacas e altos padrões de saneamento são essenciais para manter rebanhos leiteiros saudáveis. As instalações de ordenha também têm uma responsabilidade significativa para a certeza de que todos os equipamentos utilizados no manuseio do leite são absolutamente limpos. O resfriamento rápido do leite é essencial para ajudar a manter o crescimento de microrganismos em um mínimo antes de o leite ser pasteurizado (Fig. 11.4).

Pasteurização
Tratamento térmico para matar microrganismos causadores de doenças no leite.

http://www.ext.colostate.edu/safefood/newsltr/v10n2s04.html – Discussão sobre leite pasteurizado e cru.

Figura 11.4 O saneamento nas instalações de ordenha é de suma importância para minimizar a possibilidade de contaminação do leite por microrganismos nocivos.
Cortesia do Agricultural Research Service.

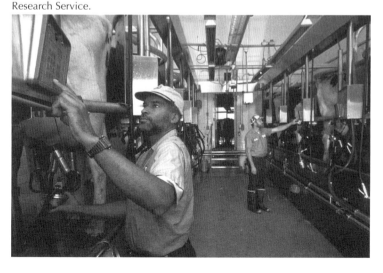

Pasteurização

Um tratamento extremamente importante para garantir a segurança do leite é a **pasteurização**. Esse processo é um tratamento de aquecimento desenvolvido por Louis Pasteur como um método de inativação de microrganismos produtores de doenças. Não há maneira de evitar a presença de alguns microrganismos no leite cru retirado da vaca. Mesmo quando altos níveis de saneamento são mantidos em uma fazenda, haverá microrganismos vivos no leite, e alguns deles podem ser prejudiciais. É por essa razão que a pasteurização é vital.

Vários tratamentos de aquecimento podem ser utilizados para pasteurizar o leite.

ALERTA AO CONSUMIDOR
A controvérsia do leite cru

Há mais de um século, a pasteurização do leite tem protegido os consumidores de uma ampla gama de doenças de origem alimentar, tais como listeriose, tuberculose e brucelose. O calor da pasteurização é suficiente para matar as *E. coli*, a *Campylobacter*, a *Salmonella* e outros microrganismos nocivos para que os benefícios nutricionais do leite possam ser obtidos sem o risco de uma doença de origem alimentar.

Apesar desse longo histórico de benefícios da pasteurização, algumas pessoas acreditam que só o leite cru pode proporcionar a melhor nutrição; elas alegam que ele é seguro e mais nutritivo, pois é natural. Reivindicações surpreendentes sobre suas virtudes são feitas, geralmente apoiadas mais em emoção do que evidência científica.

Argumentos sobre o direito de comprar leite cru aparecem esporadicamente nos noticiários e os defensores continuam sua luta para converter os outros à sua causa. Algumas pessoas já compraram sua própria ou estão compartilhando uma vaca com outras para que possam obter leite cru sem ter que procurá-lo em mercados. Nos Estados Unidos, o leite comercializado deve ser pasteurizado e seguir os regulamentos federais. No entanto, os estados têm o poder de definir sua própria legislação para o leite vendido dentro de suas fronteiras, e essas leis variam de estado para estado. Os consumidores precisam estar cientes da importância da pasteurização para que possam fazer uma escolha segura ao comprá-lo.

A pasteurização lenta é feita por meio do aquecimento do leite a 62,8°C; ele é mantido nessa temperatura durante 30 minutos, e logo em seguida é rapidamente resfriado para, pelo menos, 7,2°C ou mais frio. O método mais comumente usado hoje é o de alta temperatura e curto tempo (às vezes chamado HTST), em que o leite é aquecido a 71,7°C e mantido nesta temperatura por pelo menos 15 segundos antes de ser resfriado a 10°C ou mais baixo. Outros tratamentos de temperatura também estão autorizados e incluem 88,3°C durante um segundo, 95,6°C durante 0,05 segundo, ou 100°C durante 0,01 segundo.

Um desenvolvimento relativamente novo é a pasteurização com temperatura ultraelevada (**UHT**). Esse processo envolve um aquecimento rápido a 137,8°C durante pelo menos 2 segundos, um tratamento extremo que possibilita que o leite seja armazenado em um recipiente esterilizado à temperatura ambiente até que seja aberto. Esse produto embalado assepticamente pode ser armazenado por até seis meses na prateleira, se não for aberto. Uma vez aberto, o conteúdo deve ser refrigerado para evitar a deterioração. Às vezes o UHT é utilizado no preparo de cremes de diferentes porcentagens de gordura para serem comercializados. A alta temperatura envolvida no processamento do leite e dos cremes por UHT resulta em um leve sabor de "cozido", mas a conveniência do armazenamento à temperatura ambiente faz dele um tratamento útil para algumas aplicações.

> http://www.foodsafety.gov/keep/types/milk/index.html – Informações sobre a segurança do leite.
>
> http://www.fda.gov/Food/ResourcesForYou/Consumers/ucm079516.htm – Indicação do FDA sobre o leite cru e o pasteurizado.
>
> **UHT**
> Pasteurização com temperatura ultraelevada do leite (137,8°C por 2 segundos) para esterilizá-lo na sua embalagem, podendo então ser armazenado à temperatura ambiente até que ela seja aberta.

Armazenamento do leite e do creme

O leite e os produtos lácteos são bastante perecíveis, o que torna importante que todos os produtos frescos sejam mantidos em armazenamento refrigerado para prolongar seu prazo de validade. Isso é verdade não só para esses leites, mas também para leites em lata depois de serem abertos e para o leite em pó reconstituído. A prática de retirar o leite da geladeira apenas o tempo suficiente para utilizar a quantidade necessária é útil para retardar sua deterioração. Sugestões em relação ao armazenamento em casa de vários produtos lácteos são apresentadas na Tabela 11.2.

PROCESSAMENTO DO LEITE

Homogeneização

O creme no leite, por causa de sua baixa gravidade específica, flutua naturalmente na parte de cima, onde uma camada pode ser observada e mesmo decantada

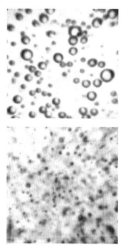

Figura 11.5 Quando se pressiona o leite através de pequenas aberturas, os grandes glóbulos de gordura do leite (em cima) são divididos em várias pequenas esferas, que permanecem em suspensão no leite homogeneizado (embaixo). As menores graduações na escala são dois mícrons. Para fazer essas microfotografias, usou-se uma iluminação de campo escuro.
Cortesia de Plycon Press.

Tabela 11.2 Armazenamento dos produtos lácteos em casa[a]

Produto	Condições de armazenamento	Duração quando armazenado corretamente
Leite fresco integral	Fechado, geladeira	3-5 dias
Leite fresco desnatado	Fechado, geladeira	3-5 dias
Leite em pó desnatado reconstituído	Fechado, geladeira	3-5 dias
Leite evaporado		
Lata fechada	Temperatura ambiente	6 meses
Lata aberta	Fechado, geladeira	3-5 dias
Leite condensado adoçado		
Lata fechada	Temperatura ambiente	Vários meses
Lata aberta	Tampada, geladeira	3-5 dias
Leites em pó		
Integral	Geladeira	Poucas semanas
Desnatado	Temperatura ambiente	Poucos meses
Creme de leite (para bater)	Fechado, geladeira	3-5 dias
Creme chantili (aerossol)	Geladeira	Poucas semanas

Fonte: Adaptado de Milk in family meals. Home and Garden Bulletin No. 127, U.S. Dept. Agriculture, Washington, DC, Rev. 1972, p. 5.
[a] A data de abertura serve como um guia de frescor no armazenamento.

ou separada do resto do leite. Embora esse leite, geralmente referido como "nata" do leite, costumasse ser o único tipo disponível, os consumidores descobriram que a gordura do leite podia variar se a garrafa não fosse suficientemente agitada. A resposta dos pesquisadores a essa queixa foi o desenvolvimento de uma técnica em que o leite aquecido é forçado através de pequenas aberturas a uma pressão entre 34 e 170 atm. Essa força faz com que os glóbulos de gordura se quebrem em gotículas tão pequenas que ficam suspensas e distribuídas uniformemente pelo leite (Fig. 11.5). Esse processo também desnatura algumas das proteínas do leite (particularmente a caseína) à medida que são forçadas através das pequenas aberturas, uma mudança que faz do leite homogeneizado algo um pouco mais digerível do que seu similar não homogeneizado.

Fortificação

A adição de vitamina D ao leite é uma medida inestimável para ajudar na redução da incidência de raquitismo entre as crianças. Como a vitamina D promove a absorção da grande quantidade de cálcio presente no leite, ele foi o veículo escolhido para essa fortificação. Existem três maneiras diferentes de adicionar as exatas 400 UI de vitamina D por litro: alimentando as vacas com levedura irradiada, irradiar o leite, deixando uma fina corrente de leite correr sob uma luz ultravioleta antes da pasteurização, ou adicionando vitamina D concentrada antes da pasteurização. A inviabilidade dos dois primeiros métodos praticamente determina que o terceiro método – o que adiciona a vitamina D concentrada – seja a técnica utilizada.

PRODUTOS LÁCTEOS

Leites para consumo

Leite integral. O leite integral comercializado hoje geralmente foi homogeneizado e pasteurizado, e esses processos estão indicados no rótulo. Por definição legal, o leite integral deve conter um mínimo de 3,25% de gordura e pelo menos 8,25% de sólidos não gordurosos do leite. Geralmente, ele também é fortificado com 400 UI de vitamina D por litro. Em geral esse é o tipo-padrão quando se utiliza o termo *leite*. O seu nível de gordura proporciona um sabor agradável a muitos produtos e também contribui com um pouco de gordura para os produtos preparados com leite integral (Fig. 11.6).

Leite semidesnatado. O interesse pela redução da gordura na dieta e na perda de peso resultou em um crescente mercado para o **leite semidesnatado**, que é produzido quando 25% do creme é removido do leite integral. A quantidade de gordura nesse leite é de cerca de 2%. A pasteurização e a homogeneização normalmente são peças-chave na preparação do leite semidesnatado para o mercado. O teor de sólidos não gordurosos do leite deve ser de pelo menos 8,25%. Como há uma perda de vitamina A quando a gordura é removida, é obrigatório adicionar 2000 UI de vitamina A; a adição de vitamina D é opcional. A retenção do baixo nível de gordura faz com que o sabor seja aceitável para muitas pessoas que estão interessadas em reduzir sua ingestão de calorias sem abrir mão do prazer do sabor.

Leite com baixo teor de gordura ou *light*. Esse leite é processado da mesma maneira que o semidesnatado, mas há mais remoção de gordura para levá-la a 1%.

Leite desnatado. As especificações para que o **leite desnatado** seja comercializado exigem um teor de gordura máximo de 0,1% ou menos e um mínimo de 8,25% de sólidos não gordurosos do leite. Normalmente, esse tipo de leite é homogeneizado, apesar do seu teor mínimo de gordura; também é pasteurizado e fortificado com 2000 UI de vitamina A e 400 UI de vitamina D por litro. A eliminação virtual da gordura resulta na redução de quase metade das calorias quando o leite desnatado é comparado ao leite integral.

Essa remoção de gordura é um atrativo para as pessoas que fazem dieta e para aquelas que estão tentando diminuir o seu consumo, principalmente o de gorduras animais. O nível reduzido de gordura resulta em uma perda da riqueza do sabor

---

http://www.foodsci.uoguelph.ca/dairyedu/homogenization.html
– Descrição do processo de homogeneização.

www.nationaldairycouncil.org
– Site do National Dairy Council (Conselho Norte-americano de Produtos Lácteos).

www.wisdairy.com
– Site do Dairy Council Wisconsin (Conselho de Produtos Lácteos do Wisconsin).

www.dairycouncilofca.org
– Site do Dairy Council of California (Conselho de Produtos Lácteos da Califórnia)

Leite semidesnatado
Leite cujo teor de gordura foi reduzido em 25% (para cerca de 2% de gordura).

Leite com baixo teor de gordura ou *light*
Leite com gordura reduzida para 1%.

Leite desnatado
Leite cuja gordura foi reduzida a um nível de 0,1% ou menos.

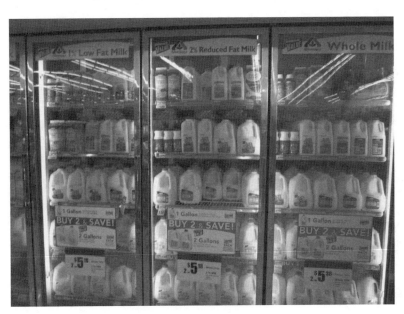

Figura 11.6 As opções de leite pasteurizado nas geladeiras dos mercados incluem leite desnatado, com 1%, 2%, e o integral, bem como o leite orgânico e sem lactose. Cortesia de Plycon Press.

apreciado por muitas pessoas. No entanto, nutricionalmente, o leite desnatado é uma excelente escolha. De fato, a concentração de nutrientes é ligeiramente bem superior (com a exclusão da gordura) no leite desnatado do que no leite integral, e o teor de proteínas (identificada como "proteína fortificada") é de pelo menos 10% de sólidos não gordurosos do leite.

Leites aromatizados. Leite com chocolate, disponível como leite integral ou com níveis menores de gorduras, é aromatizado com um xarope de chocolate ou com cacau em pó, com sólidos de chocolate entre 1,0 a 1,5%. A sacarose ou outro açúcar, adicionado a um nível entre 5 e 7%, aumenta o teor calórico. O nível de gordura (integral, semidesnatado, baixo teor ou desnatado) está indicado no rótulo, assim como as etapas de processamento como pasteurização, homogeneização e fortificação com vitaminas A e D.

Leites fermentados. O **leite acidificado** teve a bactéria *Lactobacillus acidophilus* adicionada a ele. O resultado é a produção de ácido láctico a partir da lactose conforme as bactérias metabolizam o carboidrato. Do ponto de vista nutricional, o leite acidificado é comparável ao desnatado a partir do qual é feito, embora o preço seja significativamente mais elevado do que o do leite desnatado comum. No entanto, esse custo pode ser muito aceitável para pessoas que normalmente têm dificuldade de digerir o leite por causa da intolerância à lactose. O seu sabor também é um atrativo para um público de tamanho moderado, que o aprecia como uma bebida ou um ingrediente para várias receitas.

Leitelho fermentado é produzido adicionando-se bactérias produtoras de ácido láctico aos leites pasteurizado desnatado, integral, concentrado sob a forma líquida ou ao leite em pó desnatado reconstituído. Geralmente, o leite desnatado é usado para fazer o leitelho fermentado, e às vezes pedacinhos de manteiga são adicionados para aumentar a palatabilidade, e o resultado é que o leitelho fermentado pode ter algo em torno de 1% de gordura.

Iogurte não é um produto de leite líquido, mas como é comercializado em seu estado fresco e é um produto fermentado, será tratado aqui. A consistência do iogurte é cremosa e não líquida. Essa textura é o resultado da fermentação do leite, integral ou desnatado, por um inóculo de *Streptococcus thermophilus* e da *Bacterium bulgaricus*. O ácido produzido por essas bactérias que digerem a lactose resulta na precipitação das proteínas no leite para formar a familiar coalhada suave de iogurte. Frutas e outros aromatizantes geralmente são adicionados para proporcionar uma variedade de sabores para o iogurte comercializado. Esses produtos ganharam popularidade como molhos para saladas de frutas, como itens de sobremesa e como lanches. Aqueles feitos a partir do leite desnatado podem ser benéficos nas dietas de redução de peso.

O *frozen* iogurte, um iogurte que foi adoçado, aromatizado e congelado, é uma sobremesa popular. O alto teor de açúcar muitas vezes encontrado nos *frozen* iogurtes aumenta significativamente o valor calórico dessa sobremesa, que é vista como uma concorrente do sorvete.

Leite com lactose reduzida. Algumas pessoas têm uma quantidade inadequada de lactase, a enzima necessária para digerir a lactose, e o resultado são cãibras no estômago por causa da formação de gases. Para essas pessoas, o leite sem lactose é produzido adicionando-se a lactase, que digere o dissacarídeo no leite antes de chegar ao consumidor (Fig. 11.7).

Leites alternativos. Algumas pessoas não incluem o leite em sua dieta por uma alergia à caseína ou a outras proteínas do leite. Em resposta a esse problema, "leites" que contêm

Leite acidificado
Contém o *Lactobacillus acidophilus*, que metaboliza a lactose no leite.

Leitelho fermentado
Leite desnatado que às vezes contém salpicos de manteiga.

Iogurte
Alimento à base de leite produzido quando este é coagulado pelas bactérias produtoras de ácido láctico.

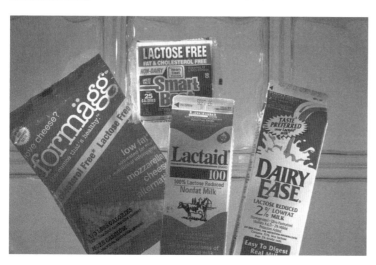

Figura 11.7 A lactase é introduzida no leite para digerir a lactose antes de ser consumido pelas pessoas que não têm naturalmente uma quantidade suficiente dessa enzima.
Cortesia do Agricultural Research Service.

Tabela 11.3 Nutrientes em uma xícara de leite e bebidas alternativas

Tipo de leite	Calorias	Proteínas (g)	Gordura (g)	Carboidrato (g)	Cálcio (mg)	Vitamina D (UI)
Desnatado	83	8,26	0,2	12,47	299	115
Bebida de soja	100	7,00	4,00	7,99	299	119
Bebida de arroz, não adoçada	113	0,67	2,33	22,01	283	101

Fonte: Departamento de Agricultura dos Estados Unidos.

proteínas de soja ou de arroz foram desenvolvidos (Tab. 11.3). São feitos para serem consumidos como uma bebida, mas também podem ser utilizados em receitas adaptadas à sua composição específica.

Leites enlatados

Leites evaporados. Embora o leite integral evaporado tenha sido, durante anos, o único tipo de **leite evaporado** encontrado no mercado, a aceitação generalizada dos leites sob a forma de líquidos semidesnatados e desnatados viabilizou uma maior produção de leites evaporados com esses níveis reduzidos de gordura (Fig. 11.8). Eles encontraram um lugar satisfatório no mercado. Regulamentos relativos à composição do leite desnatado evaporado estipulam um teor de gordura não superior a 0,5% e um teor de pelo menos 20% de sólidos não gordurosos do leite. As vitaminas A e D têm de ser adicionadas. Às vezes os leites evaporados são utilizados não diluídos e às vezes reconstituídos com uma quantidade igual de água. O leite não diluído pode ser batido e usado como cobertura.

Leite condensado adoçado. Uma vez que tanto o **leite condensado adoçado** quanto o leite evaporado são comercializados em latas, alguns consumidores se confundem sobre os dois tipos. Eles têm uma característica importante em comum – um pouco mais da metade da água do leite foi evaporada. No entanto, o leite condensado adoçado, como o nome sugere, contém uma alta porcentagem de sacarose e/ou glicose (na verdade, 44%) para ajudar a retardar o crescimento bacteriano. Por isso, o leite condensado enlatado pode ser armazenado de maneira muito satisfatória à temperatura ambiente durante um ano ou mais, se o recipiente não for aberto.

O elevado teor de açúcar contribui para a viscosidade do leite condensado adoçado, bem como para o escurecimento quando é lentamente aquecido durante um período de duas horas ou mais. Além disso, a alta concentração de proteína do leite, combinada com uma tendência para precipitar e espessar muito rapidamente com a adição de ácido ou a aplicação de calor, faz com que ele seja um ingrediente útil em algumas sobremesas.

http://www.tastethedream.com/recipes/index.php
– Informações e receitas que usam bebida feita de arroz.

http://silksoymilk.com/
– Informações e receitas que utilizam bebida de soja.

Leite evaporado
Leite em lata feito pela evaporação de quase metade da água antes de ser enlatado; disponível com vários níveis de gordura.

http://www.verybestbaking.com/Carnation/Products.aspx
– Informações sobre leites evaporados.

Leite condensado adoçado
Leite enlatado feito pela evaporação de quase metade da água e adição de cerca de 44% de açúcar.

INGREDIENTE EM DESTAQUE
Crème fraîche

Crème fraîche é um ingrediente pedido com muita frequência nas receitas francesas ou *gourmet*. Esse valoroso creme é um creme fermentado que é coagulado por bactérias formadoras de ácido. A acidez e o creme se combinam e dão uma acidez agradável e untuosidade aos produtos feitos com ele. O *crème fraîche* pode ser feito aquecendo-se o creme de leite fresco e adicionando-se um pouco de leitelho, a fonte da cultura bacteriana. Depois de repousar em um local quente por um dia, o creme desenvolve ácido suficiente para formar um coalho suave, e está pronto para o uso. Depois ele tem de ser armazenado em um local refrigerado; dura por 10 dias.

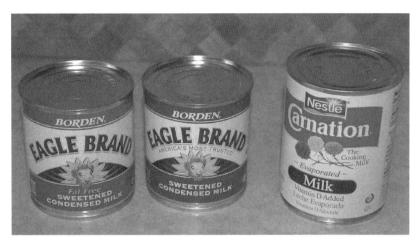

Figura 11.8 O leite evaporado (à direita) é bastante diferente dos leites condensados adoçados (à esquerda e no centro), porque não tem nenhum açúcar adicionado. Cortesia de Plycon Press.

http://www.eaglebrand.com/ – Informações sobre o teor de nutrientes nos leites condensados adoçados.

http://extension.usu.edu/foodstorage/htm/dried-milk/ – Informações sobre o uso e o armazenamento de leites em pó.

Chantili
Creme com um teor de gordura bastante elevado para ser batido (pelo menos 30%).

Creme de leite acidificado
Creme de leite viscoso e ácido que contém pelo menos 18% de gordura; acidificado pela ação de bactérias lácticas sobre a lactose.

Leites em pó

Sólidos não gordurosos do leite seco são os produtos mais comuns de leite em pó. Esse tipo de leite geralmente é preparado pela evaporação de parte de sua água a partir do leite desnatado pasteurizado com a utilização de um vácuo. Depois esse produto concentrado é pulverizado dentro de uma câmara de secagem para remover o restante da água. Os sólidos são recolhidos e o leite em pó é então umidificado com vapor para que se aglomere em agregados que rapidamente se dispersam quando reconstituídos em água. As vitaminas A e D podem ser adicionadas para melhorar o valor nutritivo.

Muitas vezes, o leite em pó desnatado pode ser armazenado à temperatura ambiente, e geralmente é menos volumoso e pesado do que o leite desnatado original a partir do qual foi produzido. Embora tenha um leve sabor de "processado" quando reconstituído, resfriá-lo completamente e/ou misturá-lo com um pouco de leite líquido pode torná-lo aceitável como bebida. Esse leite, quando apenas parcialmente reconstituído (quantidades iguais de sólidos e de água) pode ser batido para fornecer um chantili alternativo de baixo teor calórico e de baixo custo.

O leite integral e o leite semidesnatado também podem ser desidratados para produzir seus homólogos de leite em pó. Infelizmente, a gordura desses produtos limita seu prazo de validade, por causa do potencial ranço. Portanto, essas formas de leite em pó nem sempre estão disponíveis no mercado de varejo. No entanto, são utilizadas na fabricação de chocolate e de doces comerciais, bem como, em alguns casos, em fórmulas de alimentação infantil.

Cremes

Cremes com diferentes níveis de gordura estão disponíveis para diversas aplicações (Tab. 11.4). Esses cremes têm designações que podem confundir os compradores. *Half-and-half,*[*] o creme de leite com o menor teor de gordura, geralmente é usado em cereais ou no café e outras bebidas. Algumas pessoas preferem o *light cream,*[**] também chamado de creme para o café ou creme de mesa, porque elas gostam de uma contribuição mais encorpada em seus cereais e café.

Geralmente o creme de leite batido, chamado de **chantili**, é batido até formar um creme leve. A nata batida, com um teor mais elevado de gordura, quando batida forma um creme mais espesso. A não ser que o teor de gordura seja de pelo menos 30%, o creme quando batido não fica espesso e não tem utilidade. Há também chantilis comercializados no mercado, muitas vezes com estabilizantes adicionados, e seu teor de gordura pode variar significativamente de um produto para outro.

Creme de leite acidificado é um creme popular utilizado na preparação de molhos e molhos para saladas, bem como em alguns produtos de panificação. O teor de gordura é de pelo menos 18%, o que faz com que seja muito abaixo do teor de gordura da manteiga e, portanto, um creme de teor calórico comparativamente baixo para acompanhar batatas assadas. A pasteurização é realizada durante 30 minutos a temperaturas entre 73,9° e 82,2°C, um procedimento adequado não

---

[*] N.T.: É uma mistura de partes iguais de leite e creme, geralmente tem entre 10,5 a 18% de gordura.
[**] N.T.: Possui entre 18 e 30% de gordura.

Tabela 11.4 Teor de gordura dos cremes[a]

Tipo de creme	% de gordura
Half-and-half	10,5-18,0
Light cream (café ou mesa)	18,0-30,0
Light whipping cream (chantili)	30,0-36,0
Heavy cream (creme espesso)	36,0
Creme de leite acidificado (creme fermentado)	18,0

[a] Termos entre parênteses são nomes alternativos sob os quais o creme pode ser comercializado.

só para matar as bactérias prejudiciais, como também para a produção do desejado corpo firme característico do creme de leite acidificado. Uma cultura controlada de bactérias de ácido láctico é adicionada para desenvolver o desejado sabor picante ácido e para gerar firmeza. Uma vez que o creme de leite acidificado coagula rapidamente com o calor, deve ser adicionado aos molhos aquecidos ou às carnes apenas o tempo suficiente para ser aquecido à temperatura desejada.

Manteiga

A manteiga é única entre os produtos lácteos, pois é principalmente gordura (pelo menos 80%) e não é útil como fonte de cálcio e de outros nutrientes para os quais se recomenda o leite. No entanto, ela é popular como uma gordura no preparo dos alimentos por causa de sua cor e sabor. Creme de leite ou creme de leite acidificado podem ser batidos para fazer manteiga, sendo o leitelho drenado da gordura para que o teor exigido de gordura na manteiga se concentre em pelo menos 80%. Outros passos na produção da maioria das manteigas incluem lavar, salgar, trabalhar (pressionar para retirar o excesso de água), e cortar em blocos.

Algumas receitas pedem manteiga com ou sem sal. Se uma receita pede manteiga sem sal e também especifica a adição de sal, não há motivo para comprar a manteiga sem sal. O sal adicionado pode ser reduzido ou eliminado e em vez disso usar manteiga comum ou margarina.

A manteiga aerada é uma variação da manteiga sólida. Às vezes ela é utilizada à mesa por pessoas que desejam reduzir a quantidade de gordura e calorias nas suas dietas. A substituição da manteiga comum pela manteiga aerada nas receitas deve ser feita com base no peso, em vez do volume.

Produtos lácteos congelados

Produtos lácteos congelados de várias composições estão disponíveis nos mercados de hoje. O sorvete cremoso é um leite congelado adoçado, geralmente aromatizado, com um teor mínimo de gordura de 10%, a menos que o aromatizante seja uma substância volumosa, caso em que o nível mínimo de gordura é de 8%. O sorvete feito com leite desnatado (*ice milk*) tem menos calorias do que o sorvete cremoso, porque seu teor de gordura está entre 2 e 7%. Os *sherbets* (sorvetes feitos com suco de frutas e leite) contêm tão pouco sólidos do leite (limitado entre 2 e 5%) que realmente não são considerados como produtos lácteos. Eles também têm apenas entre 1 e 2% de gordura do leite, o que lhes dá uma textura granulosa. Mesmo o sorvete de leite desnatado tem pelo menos 11% de sólidos do leite e sorvetes cremosos variam de 16% para os sorvetes volumosos aromatizados e 20% ou mais nos outros sorvetes cremosos.

Alguns mercados vendem uma imitação de sorvete cremoso. Esse produto deve ser rotulado como "imitação". Algumas imitações são chamadas *mellorine*, indicando que a gordura do leite original foi substituída por outra gordura. Outras são do tipo conhecido como ***parevine***, o que indica que essa sobremesa congelada não contém

http://cfr.vlex.com/vid/135-130-mellorine-19705055 – Regulação federal norte-americana que define a *mellorine*.

www.pacode.com/secure/data/007/chapter39/s39.32.html – Regulações sobre a *parevine*.

Mellorine
Sobremesa congelada feita geralmente com uma gordura vegetal.

Parevine
Sobremesa congelada geralmente feita sem quaisquer produtos lácteos ou derivados de carne.

262 Parte II ▪ Preparo de alimentos

ingredientes lácteos. Tofutti®, um alimento à base de tofu congelado (fermentado de soja) é outro "sorvete" não lácteo.

Além da gordura do leite, sorvetes cremosos e seus derivados contêm quantidades variáveis de açúcar, sólidos do leite, estabilizantes, aromatizantes e corantes para obter as características desejadas. Esses ingredientes são misturados e pasteurizados antes de serem congelados, ou em um processo por lotes ou em um congelamento contínuo. A agitação durante o congelamento em lotes permite a incorporação do ar, enquanto o congelamento contínuo introduz quantidades fixas de ar conforme os sorvetes se movem pelo congelador. Qualquer método aumenta o volume por meio da adição de ar; essa adição e a expansão por causa do congelamento da água resultam em um fenômeno conhecido como *overrun*. Algum *overrun* é desejável para a obtenção de uma consistência agradável e leve e com uma textura suave, mas muito *overrun* cria um sorvete desagradavelmente aerado e fofo. Os estabilizantes contribuem para a textura do produto congelado, facilitando o desenvolvimento de pequenos cristais de gelo. Eles também ajudam a retardar o derretimento dos sorvetes quando são servidos.

> *Overrun*
> Aumento do volume do sorvete resultante da expansão à medida que a água se transforma em gelo e o ar vai sendo incorporado durante o congelamento.

Substitutos lácteos

Certos alimentos disponíveis no mercado devem ser rotulados como produtos que substituem lácteos. Substitutos lácteos podem ser utilizados em produtos para que se assemelhem ao leite e o substituam. No entanto, suas formulações podem ser bastante diferentes do leite. Por exemplo, a gordura vegetal pode substituir a gordura de leite em certos produtos; a dextrose, ou xarope de milho, pode substituir a lactose em outros; caseinato de sódio, que é derivado do leite, muitas vezes serve como fonte de proteína. Não foram estabelecidas normas para essas imitações de leite; portanto, a leitura do rótulo é necessária antes de se usar uma delas.

Nos Estados Unidos, o leite condensado foi definido na Lei dos substitutos do leite (PL-513) de 1923 como segue:

> ...qualquer leite, creme, ou leite desnatado condensado ou não, evaporado, concentrado, em pó, seco, ou desidratado, ao qual foi adicionado ou ao qual tenha sido misturado ou combinado qualquer outro tipo de gordura ou óleo que não seja a gordura láctea, de forma que o produto resultante seja uma imitação ou se pareça com o leite, creme, ou leite desnatado condensado ou não, evaporado, concentrado, em pó, seco, ou desidratado.

De acordo com essa definição, o óleo de coco, um óleo vegetal com mais de 90% de ácidos graxos saturados, pode ser utilizado como substituto para a gordura do leite; essa substituição claramente não fornece nenhuma vantagem em relação ao teor de ácidos graxos saturados em cerca de 60% na gordura do leite.

O interesse pelas imitações de leite hoje é tão baixo que existe pouca preocupação com a regulação da produção desses tipos de produtos. No entanto, as imitações de cremes para café são populares entre os consumidores por causa de seu excelente prazo de validade (seis meses, quando armazenados a 38°C; ou dois anos, quando armazenados a 21°C). Tal longevidade é uma grande vantagem para as pessoas que raramente usam creme. Embora essas imitações de creme possam variar um pouco em seus ingredientes, elas geralmente são uma combinação de uma gordura vegetal (óleo de coco, na maioria das vezes), uma proteína (casamata de sódio), xarope de milho ou outro adoçante, emulsificantes, estabilizantes, corantes e aromatizantes. Esses produtos em geral podem ser adicionados diretamente a uma bebida quente, ou então serem reconstituídos com água quente e depois gelados para serem servidos como uma imitação de creme líquido. O conteúdo calórico dessas imitações de creme de café e *light cream* é quase o mesmo.

INSPEÇÃO E CLASSIFICAÇÃO

O Agricultural Marketing Service do U.S. Department of Agriculture (USDA) [Serviço de Comercialização Agrícola do Departamento de Agricultura dos EUA] é o órgão responsável pela fiscalização do leite e de outros produtos lácteos que fazem parte do comércio interestadual (Fig. 11.9). Os estados são individualmente responsáveis pelo controle dentro de seus limites, embora seus regulamentos para inspeção intraestadual devam obedecer minimamente as diretrizes federais. As responsabilidades de monitoramento incluem a inspeção das fábricas de lacticínios e as áreas adjacentes para garantir a limpeza, a ordem e instalações físicas bem cuidadas para a produção. Por segurança, as matérias-primas recebidas são verificadas regularmente, e todos os produtos estão sujeitos a padrões de controle de qualidade rigorosos antes de sair da fábrica. O melhor tipo de leite, o tipo que chega aos consumidores, é o A.

De acordo com as normas de classificação dos Estados Unidos, a manteiga é classificada como tipo AA (alta qualidade), tipo A, ou tipo B. Esse último tipo normalmente é feito com creme de leite acidificado, pois mesmo tendo um sabor levemente ácido, ele geralmente é bem aceito.

O tipo Extra é a designação para o leite em pó desnatado instantâneo de ótima qualidade, que tem um sabor adocicado e agradável, uma cor natural, e a capacidade de se dissolver imediatamente na água. O leite em pó desnatado instantâneo que apresenta o selo "USDA Quality Approved" [Qualidade aprovada pelo USDA] foi processado em condições sanitárias e é de boa qualidade.

Às vezes os queijos também são classificados. O queijo *cheddar* pode ser classificado como AA, o melhor tipo, ou como A, sendo apenas ligeiramente inferior em qualidade. O selo "Qualidade aprovada pelo USDA" é colocado sobre o queijo *cottage* e sobre os queijos pasteurizados processados que atendem às normas de qualidade e produção do Departamento de Agricultura americano.

Leite na culinária e problemas encontrados

O leite é um ingrediente valorizado em muitos produtos alimentícios diferentes, mas certas precauções devem ser observadas quando ele é aquecido. As mudanças que exigem uma atenção especial são aquelas associadas à formação de película, de coalho e quando passa do ponto de cozimento. Esses resultados são atribuídos às proteínas do leite, e são indesejáveis porque impedem a qualidade do produto final. Uma vez que as proteínas no leite estão na raiz dessas dificuldades, será mais fácil evitar os problemas se a natureza delas for explicada.

Formação de película

Quando o leite é aquecido, uma camada ou uma película pode se formar em sua superfície, especialmente se o recipiente não estiver coberto. Essa película retém de forma eficaz o vapor, criando pressão e fazendo com que o leite derrame, a menos que o calor seja bastante reduzido. Essa película parece ser o resultado da evaporação da superfície do leite, a qual concentra a proteína (particularmente a caseína) na superfície.

A película retém os sólidos do leite, incluindo proteínas e sais de cálcio, os quais podem ser removidos quando ela é retirada com frequência com uma colher. Infelizmente, esse procedimento não resolve a formação dessa película, pois uma nova se forma assim que a outra for removida. Cobrir por um tempo a panela na qual uma sopa cremosa quente está sendo feita ou colocar um papel alumínio ou um filme plástico diretamente sobre a superfície de um pudim à base de leite que está resfriando minimiza a formação da película sobre esses produtos.

Aminoácido
Subunidade da proteína; contém um grupo de amino (–NH$_2$) e um grupo de ácido orgânico (–COOH).

Ligação peptídica
Ligação formada entre o grupo carboxila de um aminoácido e o grupo amino de um segundo aminoácido com a perda de uma molécula de água.

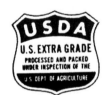

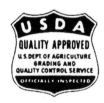

Figura 11.9 Grau dos selos (de cima para baixo) dados à manteiga, ao leite em pó desnatado instantâneo e aos queijos *cottage* e processados. Cortesia de Plycon Press.

NOTA CIENTÍFICA
Proteínas e desnaturação

As proteínas são compostos orgânicos que contêm duas características estruturais únicas – um grupo amino ($-NH_2$) e um radical de ácido orgânico.

Essas características se encontram em cada uma das unidades básicas de uma proteína e são chamadas **aminoácidos**. Todas têm a seguinte estrutura básica, com R representando uma série de estruturas diferentes, que vão de um simples átomo de hidrogênio na glicina até uma estrutura bastante complexa de duplo anel no triptofano. O grupo R para cada um dos aminoácidos é diferente, dando uma qualidade única para cada aminoácido específico (Tab. 11.5).

As proteínas são constituídas de vários aminoácidos unidos entre si por um elo chamado elo peptídico ou **ligação peptídica**. A ligação peptídica é covalente, uma ligação muito forte entre o grupo ácido (carboxila) de um aminoácido e o grupo amino de outro aminoácido, uma ligação que é formada pela perda de uma molécula de água. Um exemplo de ligação peptídica e de união de dois aminoácidos para formar um dipeptídeo é dado logo abaixo. Isso se repete continuamente para formar moléculas de proteína que são extremamente grandes.

Tabela 11.5 Os grupos R de alguns aminoácidos

Aminoácido	Fórmula do grupo R
Alanina	$-CH_3$
Arginina	$-(CH_2)_3 - NH - C - (NH_2)_2$
Glicina	$-H$
Histidina	$-CH_2 - CH - CH$
Isoleucina	$-CH - CH_2 - CH_3$
Leucina	$-(CH_2)_4 - NH_2$
Lisina	$-CH_2 - CH_2 - CH_2 - CH_2 - NH_2$
Metionina	$-CH_2 - CH_2 - S - CH_3$
Triptofano	$-CH_2 - C$
Tirosina	$-CH_2 - \bigcirc - OH$
Valina	$-CH - (CH_3)_2$
Fenilalanina	$-CH_2 - \bigcirc$

(continua)

(continuação)

Estrutura primária

A ligação de um aminoácido com outro e em seguida com outro cria uma cadeia estrutural que consiste na repetição de um padrão de um átomo de carbono (com o grupo R vinculado) unido a um segundo átomo de carbono (com um átomo de oxigênio ligado para fazer um carbonilo ou –C==O) e em seguida vinculado a um átomo de nitrogênio (com um átomo de hidrogênio). Assim, o padrão de repetição da cadeia básica de uma proteína é –C–C–N– C–C–N–C–C–N em toda a molécula extremamente grande. Note-se que ao longo de todo o comprimento da molécula, todas as ligações na cadeia estrutural são covalentes, o que confere a essa cadeia estrutural básica uma estrutura linear com uma força considerável. Essa cadeia estrutural básica é chamada estrutura primária da proteína, e é formada inteiramente por ligação covalente. A aparência geral da estrutura primária é mostrada abaixo, com uma das ligações peptídicas indicadas por uma linha tracejada.

Estrutura primária

Durante a preparação dos alimentos, essa estrutura primária é resistente à mudança. No entanto, algumas enzimas, denominadas **enzimas proteolíticas**, porque atacam a proteína, podem causar uma clivagem ao longo dessa cadeia estrutural. Quando isso acontece, a hidrólise enzimática resulta em uma captura da água na ligação peptídica, e o resultado são dois peptídeos mais curtos, ou cadeias de aminoácidos.

Essa cadeia estrutural ou estrutura primária é a mesma em todas as proteínas. A diferença em proteínas individuais deve-se aos grupos R dos vários aminoácidos que compreendem a molécula de proteína específica. A sequência de aminoácidos das proteínas individuais varia de acordo com a proteína específica e com as espécies que sintetizam a proteína.

Estrutura secundária

As proteínas são encontradas na natureza em um arranjo mais complexo do que o observado na estrutura primária. Em contrapartida, na natureza, a estrutura primária das moléculas de proteína está enrolada em um estado de energia menos tenso, mais baixo; esse arranjo é a estrutura secundária, muitas vezes referida como estrutura helicoidal, e está sobreposta à estrutura primária. Na maioria dos casos, a estrutura secundária, ao contrário da primária, é mantida na posição apenas pelas forças de ligação secundárias.

A combinação para essa estrutura secundária (helicoidal) está em uma hélice alfa à direita, que é uma forma estável, não estressada. As forças de ligação que operam dentro da estrutura secundária são ligações de hidrogênio, forças de van der Waals e pontes de dissulfeto (ligação covalente). As ligações de hidrogênio e as forças de van der Waals são as ligações predominantes. Elas são as forças de ligação secundárias e são mais suscetíveis à alteração do que a ligação covalente que compreende a estrutura primária. A configuração esférica é reforçada pelas ligações de hidrogênio entre o oxigênio do carbonilo em um aminoácido e o hidrogênio ligado a um átomo de nitrogênio em um aminoácido em uma posição comparável sobre a espiral adjacente da hélice.

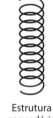

Estrutura secundária

A estrutura secundária espiralada se assemelha a uma mola em que a estrutura primária corresponde ao fio das molas, representando a cadeia ligada de forma covalente contínua. Isso aparece no diagrama.

A ligação entre as porções da molécula de proteína é ilustrada pela ligação de hidrogênio no diagrama, que mostra uma pequena porção da estrutura de proteína na sua configuração secundária. Essa estrutura secundária é quase um estado de baixa energia e é mais estabilizada pela ligação de hidrogênio que ocorre entre cada quatro resíduos de aminoácidos (Fig. 11.10).

Algumas proteínas são classificadas como proteínas fibrosas, que assumem uma estrutura um pouco diferente, geralmente referida como estrutura em folha plissada. Nessas proteínas fibrosas, a hélice, em vez de bem enrolada, estende-se distintamente em um extenso zigue-zague conhecido como configuração beta. Essa estrutura em folha plissada é encontrada na lã e nos cabelos, os quais cumprem a exigência de serem bastante elásticos por causa da composição plissada. Essa configuração é de importância limitada em produtos alimentares.

A única proteína fibrosa original importante na preparação de alimentos é o tecido conjuntivo conhecido como colágeno. Prolina e hidroxiprolina são repetidas com frequência no colágeno, mas esses aminoácidos fornecem um caráter nitidamente rígido onde quer que ocorram ao longo da cadeia de aminoácidos. No Capítulo 13, isso é explorado no contexto do tecido conjuntivo na carne.

Estrutura terciária

Outro nível de organização em moléculas de proteínas é referido como estrutura terciária. A distorção

(continua)

(continuação)

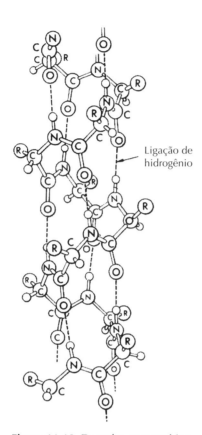

Figura 11.10 Desenho esquemático de parte de uma hélice alfa de uma molécula de proteína.
Cortesia da Commonwealth of Scientific and Industrial Research Organization.

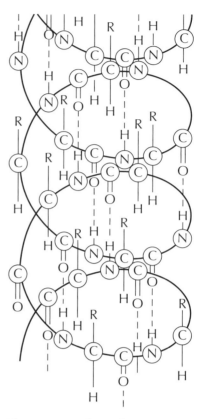

Figura 11.11 Esboço da estrutura terciária de uma proteína globular.
Cortesia de Plycon Press.

da estrutura helicoidal parece existir em algumas moléculas da proteína na natureza, fazendo com que sejam tortuosas dentro de um arranjo espacial semelhante a um globo ou a uma forma globular; algumas partes da hélice espiralada tornam-se um pouco comprimidas, enquanto outras áreas podem ser completamente esticadas. Essa organização terciária pode ser visualizada torcendo-se uma mola em uma forma globular (esférica). Note-se que algumas áreas da mola helicoidal se tornam comprimidas, e outras são esticadas. A organização terciária de proteínas na natureza é mantida no lugar pelas forças de ligação secundárias, mas a maior distorção de ângulos de ligação de baixa energia nessa estrutura terciária faz com que ela seja suscetível de alteração mais facilmente do que é verdade para a estrutura secundária não estressada. Uma possível visualização da estrutura terciária da proteína é mostrada no diagrama, com uma linha representando a estrutura primária, as espirais helicoidais identificadas mostram a estrutura secundária, e a configuração global é a estrutura terciária (Fig. 11.11).

Estrutura quaternária

Algumas moléculas muito grandes de proteína, com pesos moleculares superiores a 50.000, podem ter mais do que uma cadeia peptídica associada em conjunto. Essa associação é referida como estrutura quaternária. Um exemplo disso é visto na carne (Cap. 13).

Desnaturação

Conforme as proteínas nos alimentos são colhidas, elas são referidas como proteínas nativas. Suas estruturas estão em conformidade com os níveis anteriores de organização e de disposição descritos acima. No entanto, essas proteínas nativas são capazes de sofrer algumas alterações físicas durante certos tratamentos comumente utilizados na preparação de alimentos. Uma alteração-chave é a **desnaturação**, uma mudança física que altera o comportamento das proteínas de nativa para proteína desnaturada.

(continua)

(continuação)

A desnaturação é o desdobramento da estrutura terciária da proteína conforme o aquecimento ou a batida abastecem energia suficiente para romper as forças das ligações secundárias responsáveis pela manutenção da proteína nativa em sua forma torcida, geralmente globular. A forma física da molécula de proteína começa a se assemelhar à estrutura secundária helicoidal, exemplificada por uma mola enrolada. Quando isso acontece com muitas moléculas de proteína, é possível que algumas dessas "molas espiraladas" se alinhem o suficiente e comecem a formar ligações de hidrogênio entre as moléculas. Essa ligação em conjunto das moléculas reduz as propriedades de fluxo do sistema, porque esses grandes agregados ou aglomerados de proteína apresentam considerável resistência ao movimento. Em outras palavras, a proteína se torna menos solúvel e tende a precipitar ou resistir ao movimento, isto é, ela é desnaturada.

Além dos agregados maiores que são formados, as proteínas também são alteradas no seu comportamento por causa dos diferentes grupos R expostos pelas alterações nos contornos físicos das moléculas individuais. Os vários grupos R têm a capacidade de serem atraídos ou repelidos por outras moléculas de proteína como resultado dos tipos de substâncias que compreendem os grupos R individuais. Assim, cargas elétricas nas moléculas de proteínas estão sujeitas a alterações durante o processo de desnaturação à medida que a forma física e a conformação das moléculas mudam.

Outro termo associado às mudanças físicas nas proteínas é a **coagulação**. Muitas vezes, ela é utilizada de forma intercambiável com a desnaturação. No entanto, o que realmente acontece é uma fina distinção entre esses dois termos. Tecnicamente, a coagulação, que é a aglomeração das moléculas parcialmente desnaturadas, refere-se apenas à segunda etapa do processo de desnaturação.

Cacau e chocolate quente são notórios por formarem uma película. Para que isso não ocorra com essas bebidas, elas devem ser batidas até formar uma espuma na superfície. Outra maneira é adicionar um *marshmallow* ou uma cobertura de chantili, ambos formam uma barreira que impede o ar de entrar em contato com a superfície da bebida.

Passar do ponto de cozimento

O uso de uma panela pesada ou de banho-maria para o aquecimento do leite ajuda a não passar do ponto de cozimento, que é causado pelo superaquecimento das proteínas do soro que precipitam durante o cozimento. Essas proteínas são alteradas pelo calor e rapidamente submetidas à desnaturação. A desnaturação das proteínas do soro também leva algum fosfato de cálcio para o fundo da panela, capturado pelo precipitado de proteína. O açúcar no leite interage com o precipitado de proteína provocando o escurecimento, denominado **reação de Maillard**. Juntamente com a precipitação das proteínas do soro, também se desenvolve um sabor de leite cozido. Esse é o resultado da formação de compostos que contêm enxofre, principalmente sulfeto de hidrogênio.

Uma maneira de atenuar quando se passa do ponto de cozimento é manter o aquecimento por um tempo mínimo e mexer com frequência para que as proteínas precipitadas do soro não grudem no fundo da panela e superaqueçam. Uma panela de banho-maria é particularmente eficaz para prevenir que isso aconteça, porque a água sob a panela com leite fornece um ritmo lento de aquecimento, permitindo uma excelente distribuição do calor por todo o leite.

Coalhar

Um problema importante quando se trabalha com o leite é a formação de produtos coalhados disformes. Esses coalhos são agregados de proteína precipitada e podem ser causados por vários fatores. Alguns alimentos à base de leite são mais propensos a coalhar do que outros, pois contêm ingredientes ácidos ou muito sal; qualquer uma dessas características pode causar o coalho, embora por razões diferentes.

Quando se combinam frutas com o leite, este tende a coalhar. Conforme as frutas ácidas são adicionadas, a proteína do leite se torna menos solúvel. Essas

Enzima proteolítica
Enzima capaz de catalisar uma quebra em uma proteína na ligação peptídica.

Desnaturação
Desdobramento da estrutura terciária e aglutinação de moléculas de proteína em virtude de aquecimento ou batimento.

Coagulação
Aglomeração de moléculas de proteína parcialmente desnaturadas para fazer uma massa de proteína relativamente insolúvel.

Reação de Maillard
Reação de escurecimento em alimentos causada pela reação entre a proteína e um açúcar.

> ## PONTOS DE AVALIAÇÃO
> ### Produtos que contêm leite
>
> - Nenhuma película ou uma película mínima
> - Não há manchas marrons ou sabor de queimado por ter cozido demais
> - Aparência uniforme sem evidência de coagulação

proteínas precipitadas, principalmente a caseína, formam os desagradáveis coalhos. Uma maneira de reduzir a probabilidade de formação de coalho quando leite e frutas ou tomates são aquecidos juntos é se certificar de que o leite é fresco, pois à medida que envelhece ele se torna mais ácido. Como essa acidez aumenta a ação dos ingredientes ácidos adicionados, é provável que o coalhamento ocorra. Quando se trabalha com o leite, os tempos de aquecimento devem ser os mais curtos possíveis, pois ele tende a desestabilizar a proteína, tornando o coalhamento mais provável.

O efeito do sal sobre o coalhamento pode ser visto quando batatas gratinadas são assadas no leite e com quantidades generosas de pedaços de presunto salgado. Quanto mais salgado o presunto, maior a chance de o molho à base de leite coalhar. Esse coalhamento ocorre porque os íons de sódio e o cloreto do sal interagem com as cargas elétricas na superfície das proteínas do leite. Quando as cargas nas moléculas de proteína, que normalmente são repelentes (cargas iguais impedem que as moléculas se aproximem umas das outras), são anuladas pelos íons do sal, as moléculas de proteína podem formar agregados conforme são unidas pelas ligações de hidrogênio. A aparência desses agregados moleculares de proteínas do leite nas batatas assadas é a de um molho coalhado.

Coagulação do leite

Na maioria dos produtos lácteos, o objetivo é evitar o coalhamento da proteína do leite, para que o resultado seja a textura lisa e fluida desejada. Às vezes, no entanto, a capacidade da caseína de formar um precipitado é utilizada para produzir produtos lácteos coagulados (talhados). Na verdade, os queijos são produtos lácteos coagulados submetidos a uma variedade de técnicas de acordo com o verdadeiro processo de coagulação. Como os queijos são uma parte tão importante da dieta, serão tratados em uma seção separada deste capítulo.

Renina
Enzima de proteína de digestão do estômago de um bezerro.

Existem dois tipos de produtos lácteos coagulados que algumas vezes são produzidos em casa – pudins e iogurtes feitos com a enzima **renina** (coagulante). O interesse desses dois produtos é que cada um deles usa diferentes mecanismos de coagulação.

Pudins são feitos pela adição da renina, uma enzima disponível sinteticamente ou encontrada no revestimento do estômago de bezerros e que digere as proteínas. A ação dessa enzima resulta na formação de um gel macio em que a proteína precipitada serve como uma sólida rede contínua. A água do leite fica presa dentro dessa rede de proteínas, produzindo um gel delicado e macio que, com os aromatizantes adequados, é uma sobremesa nutritiva e de fácil digestão. Embora esse procedimento de coagulação não seja complexo, o controle da temperatura em torno de 38°C é essencial. Se a renina for submetida a uma temperatura demasiado elevada, a enzima acaba desnaturando porque é uma proteína e não será mais eficaz na catálise da formação de coágulos. Uma temperatura muito fria retarda a formação do gel, o grau de retardamento depende de quão fria está a mistura.

O iogurte baseia-se no crescimento de uma cultura bacteriana produzida pelas bactérias do ácido láctico especial inoculado no leite. A temperatura perto de 46°C,

NOTA CIENTÍFICA
pH e desnaturação de proteína

pH

O efeito dos ácidos e bases em certos componentes alimentares como pigmentos e carboidratos foi apontado nos capítulos anteriores. As proteínas sofrem alterações dramáticas especiais como um resultado dos ácidos. A acidez ou alcalinidade de uma substância alimentar ou outra é expressa nos termos do seu pH, que é definido como o logaritmo negativo do potencial de íons de hidrogênio. Essa escala de pH varia de 0 a 14, com pH 7 representando o neutro (nem ácido nem alcalino). O intervalo entre 0 e 7 é ácido, e quanto menor for o número, mais ácida é a substância. Entre pH 7 e 14, a comida é alcalina, tornando-se cada vez mais alcalina conforme o número aumenta.

Ponto isoelétrico

As proteínas são compostos **anfotéricos** (capazes de se comportar como ácidos ou bases, dependendo da forma em que são encontrados). Essa dupla natureza é o resultado da presença tanto do ácido carboxílico quanto dos grupos amino nas moléculas de proteínas. Na variação dos valores de pH, os grupos de ácido carboxílico podem ionizar (CO^-), resultando em uma carga negativa global sobre as moléculas de proteína, ao passo que sob outras condições os grupos amino podem ionizar para formar NH^+, dando, assim, uma carga global positiva. Em virtude dessa capacidade de ionizar no grupo carboxila ou amino, e também por causa dos seus vários grupos R, as proteínas transportam cargas elétricas diferentes, dependendo do pH do meio.

Em um pH específico (que difere para cada proteína), a carga elétrica sobre uma proteína será neutralizada (nem demais nem de menos) na superfície da molécula. Quando essa carga elétrica está no seu ponto mínimo ou neutro, a proteína está no seu chamado **ponto isoelétrico**. Nesse ponto, as moléculas de proteína são muito instáveis ou insolúveis; precipitam ou formam coalhos porque as moléculas ficam suficientemente perto umas das outras para formar ligações de hidrogênio que as mantêm em agregados. Às vezes, essa é a ação que está sendo procurada (como na fabricação do queijo); outras vezes a coagulação é uma catástrofe culinária.

O ponto isoelétrico da caseína no leite é pH 4,6. O pH do leite varia de acordo com seu frescor, mas geralmente é de 6,5 ou superior. Se o leite é adicionado a uma fruta com um pH de talvez 3,5, a combinação dos dois alimentos conduz claramente a um pH que se aproxima do ponto isoelétrico da caseína. Na verdade, se uma pequena quantidade de leite for misturada com uma fruta ou com tomates, ele passará pela zona do ponto isoelétrico da caseína, e haverá formação de coalhos.

Se for o inverso, isto é, se alguma fruta for batida em uma quantidade de leite, o ácido reduzirá gradualmente o pH da mistura à medida que a fruta for adicionada, mas nenhuma proteína do leite estará no pH do ponto isoelétrico da caseína, a menos que a fruta adicionada seja suficiente para reduzir todo o sistema a um pH que se aproxime de 5 ou menos.

Quando se trabalha com a proteína, seja do leite ou de outros alimentos com uma quantidade significativa de proteínas, é importante considerar o ponto isoelétrico do sistema da proteína específica, se o pH do sistema vai ser modificado por quaisquer ingredientes. As técnicas de preparação ou proporções de ingredientes podem ser modificadas para alcançar os resultados desejados se a probabilidade de precipitação da proteína no ponto isoelétrico não for deixada de lado.

---

bem acima da temperatura ambiente, é mantida para transformar a digestão da lactose pelas bactérias em ácido láctico. Conforme o ácido láctico se acumula, o pH do leite diminui até que o fluido comece a se aproximar do ponto isoelétrico da caseína, nesse ponto a caseína começa a precipitar e forma a estrutura do gel macio característico do iogurte.

Assim como para os pudins feitos com a enzima renina, o controle da temperatura é vital, embora por outra razão. No caso do iogurte, uma temperatura demasiado elevada acabaria matando os microrganismos, e o ácido láctico não seria mais produzido. Os fabricantes de iogurteiras elétricas fornecem a temperatura controlada necessária para produzir a qualidade desejada.

Algumas pessoas fazem queijo *cottage* em casa. Esse processo pode ser realizado pelo uso da renina ou pela coagulação ácida. Independentemente do mecanismo de coagulação utilizado, a estrutura do gel formado captura uma grande quantidade

Anfotérico
Capaz de agir como um ácido (transportando uma carga positiva) ou uma base (uma carga negativa). Seus grupos carboxila e amino permitem que as proteínas façam isso.

Ponto isoelétrico
O pH em que a carga elétrica de uma proteína é essencialmente neutra.

de água normalmente encontrada no leite. A fim de produzir um queijo *cottage* caseiro, é necessário cortar em vários locais através da estrutura do gel para permitir que o líquido (o soro do leite) drene a partir do coalho. Aquecer de forma branda o coalho ou espremê-lo em uma gaze ajuda a concentrar o coalho de proteína.

CREMES LÁCTEOS

Alimentos que contêm proteínas geralmente são capazes de formar cremes (Cap. 12), e alguns deles são bastante úteis na preparação de alimentos. Os produtos lácteos utilizados para os cremes incluem creme de leite, leite evaporado e sólidos não gordurosos do leite em pó. A facilidade para moldar e a estabilidade dos cremes resultantes são qualidades bem interessantes quando se decide qual produto usar.

Creme de leite

O creme de leite é o creme lácteo com o mais alto teor de gordura; de fato, pelo menos 30% de gordura são necessários para que ele se transforme em um creme satisfatório. A estabilidade do creme de leite é excelente se for mantido refrigerado, pois ele se estabiliza pela agregação das minúsculas partículas de gordura nos filmes do líquido que formam as paredes limitantes das bolhas de ar. Se o creme for ligeiramente aquecido, a gordura começa a amolecer, e ele perde a força originalmente dada pelos aglomerados de gordura sólida no creme gelado. A proteína no creme de leite contribui de alguma maneira na formação do creme chantili, mas, sem o elevado teor de gordura, ela é bastante insuficiente para formar o creme desejado.

Além de ter a certeza de que o creme para ser batido esteja bem gelado, é importante, na preparação do chantili, parar de bater antes que a emulsão se inverta. O creme é uma emulsão de óleo em água, mas o ato de batê-lo para fazer o chantili basta para deixar a emulsão um pouco menos estável. Caso não se pare de bater no ponto certo, a emulsão quebra, e rapidamente se formam aglomerados de manteiga (uma emulsão de água em óleo). Infelizmente, essa mudança não pode ser revertida.

Geralmente se adiciona o açúcar ao creme batido para dar um toque de doçura. Ele também ajuda a manter a gordura aglomerada dentro dos filmes que rodeiam as bolhas de ar, portanto é necessário continuar batendo se ele for adicionado antes de se atingir o ponto final desejado. É menos provável que se bata demais se o açúcar for adicionado ao creme ainda durante o batimento do que depois, mas ele pode ser adicionado em qualquer momento de forma satisfatória.

Chantili e coberturas congeladas ou refrigeradas podem ser comprados prontos para usar. Agentes estabilizantes são adicionados durante a fabricação desses produtos para conseguir a estabilidade necessária. Alguns deles são formulados com estabilizantes e adoçantes com baixo teor de gordura e baixa ou nenhuma caloria para atrair as pessoas que fazem dietas.

Creme de leite evaporado

O leite evaporado pode ser usado para se fazer um creme menos dispendioso e de baixa caloria do que quando se usa como ponto de partida o creme de leite. No entanto, a estabilidade nos cremes de leite evaporado pode ser um desafio concreto. O leite evaporado não diluído deixa o creme mais estável quando o leite for resfriado em forminhas de gelo até o ponto em que alguns cristais de gelo se formam. Resfriar a tigela e as lâminas da batedeira que serão utilizadas para batê-lo também ajuda a manter o desenvolvimento de um creme tão frio quanto possível.

Um creme de leite evaporado é estabilizado essencialmente pela natureza viscosa da dispersão concentrada de proteína de leite. O teor de gordura é de apenas

7,5%, bem abaixo dos 30-35% encontrados no creme de leite fresco; o teor de proteína é cerca de três vezes maior do que no creme de leite fresco. A composição de um creme de leite evaporado é certamente diferente da do creme de leite fresco.

Creme de leite em pó desnatado

Creme de leite em pó desnatado, quando diluído com uma quantidade igual de água fria (de preferência uma proporção de 1,5 partes de sólidos para 1 parte de água gelada), pode ser batido até formar um creme fino que pode ser mantido na geladeira por algumas horas. Como esse creme não tem gordura, ele tem a vantagem de ter muito menos calorias do que outros cremes lácteos. A desvantagem é a falta de um sabor rico.

A estabilidade desse tipo de creme, ainda que um pouco limitada, é adequada para ser usada como uma cobertura. A adição de suco de limão ajuda a aproximar a mistura do ponto isoelétrico da caseína, o que ajuda a desnaturar a proteína e adiciona certa estabilidade ao creme resultante. Os cremes de sólidos de leite em pó desnatado são estabilizados pela desnaturação de uma parte da proteína enquanto é batido. A concentração de proteína varia de acordo com a quantidade de água adicionada aos sólidos, mas geralmente é de 20%, ou até mesmo mais elevada, o que é muito mais do que os menos de 3% encontrados no creme de leite fresco. Essa grande quantidade de proteína facilita a estabilização do creme pela desnaturação da proteína. Claro, o teor de gordura é essencialmente nulo, fazendo com que o efeito de estabilização da proteína seja vital para os cremes de sólidos de leite em pó desnatado.

SORVETES E OUTRAS SOBREMESAS CONGELADAS

Muitas pessoas gostam de sorvetes e de sobremesas congeladas derivadas por causa de seus sabores agradáveis, da sensação refrescante e da suavidade na boca. Um aspecto importante dessas sobremesas é a presença de minúsculos cristais de gelo, juntamente com uma sensação leve sobre a língua. Muito da tecnologia associada aos sorvetes e a outras sobremesas congeladas dá especial atenção aos fatores que influenciam no tamanho dos cristais. Um fator também importante são os vários ingredientes incluídos na mistura a ser congelada.

Os ingredientes e sua influência

Açúcar. O papel óbvio do açúcar nos sorvetes é adoçar o produto. No entanto, ele também desempenha um papel na determinação das características texturais do sorvete congelado, porque o açúcar faz com que a temperatura de congelamento da mistura caia. Na verdade, uma xícara de açúcar em 1 L da mistura de sorvete diminui o ponto de congelamento em aproximadamente 0,7°C. Isso significa que o sorvete deve ser resfriado abaixo da temperatura normal de congelamento da água se é preciso haver formação de cristais de gelo.

Quanto maior o teor de açúcar em um sorvete, menor é o ponto de congelamento. Essa temperatura de congelamento reduzida faz com que os cristais de gelo no sorvete continuem minúsculos, já que durante o processo de congelamento uma quantidade razoável de agitação pode ser feita para ajudar a quebrar quaisquer agregados de cristais de gelo à medida que eles vão lentamente se formando. Há um contrabalanço negativo no papel do açúcar nos sorvetes. Quando servidos, sorvetes muito doces derretem mais rapidamente do que aqueles com muito pouco açúcar, um resultado direto do efeito do açúcar nos pontos de congelamento (e, inversamente, de fusão).

Ingredientes lácteos. Creme com vários teores de gordura são geralmente usados como líquido na produção do sorvete, o que faz jus ao nome em inglês: *ice cream*, creme gelado. O creme é valorizado por sua plenitude de sabor, uma contribuição da presença de gordura no creme. Esta também contribui interferindo na agregação de cristais de gelo na mistura fria, uma influência desejável na obtenção de um sorvete liso. Cremes homogeneizados são ainda mais eficazes na obtenção de uma textura lisa do que os não homogeneizados por causa do maior número de pequenos glóbulos de gordura formados durante a homogeneização.

Alguns sólidos do leite podem ser adicionados para se obter a textura desejada. Esses sólidos ajudam a desenvolver uma textura lisa, porque aumentam a viscosidade da mistura que deve ser congelada. Eles também contribuem um pouco para a suavidade na boca porque o teor de proteína adicionado faz com que tendam a formar um creme. A ação do leite evaporado, quando usado sem a adição de água para diluir seu vigor natural, é semelhante à dos sólidos não gordurosos do leite em pó. No entanto, esses dois produtos introduzem lactose adicionada, o que não só aumenta a doçura, como também pode gerar uma textura arenosa quando congelados. Esse problema textural é um bom indício de que a lactose está comparativamente pouco dissolvida e pode precipitar em grosseiros agregados cristalinos quando é aumentada para além da concentração normal no creme.

Sucos. Os sucos de frutas são o principal líquido dos *sherbets* e dos sorvetes de frutas. Esses sucos contribuem para os deliciosos sabores, mas sua acidez pode exigir o uso de uma quantidade maior de açúcar, o que faz com que tenham mais calorias e possam derreter quando servidos. Quando são usados sucos de fruta e leite, o coalhamento da mistura de creme pode ser um problema, embora o tempo de congelamento possa mantê-lo a um mínimo. Curiosamente, porque essas misturas ácidas precisam de mais açúcar para um adequado adoçado, sua adição aumenta a viscosidade da mistura, contribuindo, assim, para a formação de pequenos cristais em vez de grandes agregados.

Congelamento da mistura

Com agitação. Os sorvetes cremosos comerciais são pasteurizados, homogeneizados e geralmente podem ser refrigerados por um curto período de tempo para permitir a mistura de sabores e a hidratação de quaisquer estabilizantes adicionados antes do congelamento. No entanto, as misturas de sorvetes cremosos preparadas em casa frequentemente não são aquecidas antes de serem congeladas. Se as misturas são aquecidas antes, elas devem resfriar até a temperatura da geladeira antes de serem colocadas no recipiente para congelar. O processo de congelamento pode ser feito com ou sem agitação, embora esta seja geralmente considerada desejável sempre que possível por causa da textura mais lisa e mais leve alcançada quando isso é feito durante o congelamento (Fig. 11.12).

Os modelos de batedeiras de sorvetes variam um pouco, mas a maioria é composta de um balde com um pequeno dreno no qual estão suspensos um recipiente que contém o sorvete e um batedor rotativo, com um motor ou manivela mecânica ligada a ele. Uma variação desse dispositivo é um pequeno recipiente com um batedor motorizado que pode ser operado dentro do congelador de uma geladeira, eliminando, assim, a necessidade de um grande balde e de gelo. Embora esse dispositivo seja pequeno e conveniente, o ritmo de congelamento é consideravelmente mais lento do que com o conjunto do balde convencional.

O congelador de sorvetes convencional foi concebido para permitir o resfriamento rápido da mistura de sorvete enquanto ela é batida. O congelamento rápido é realizado vedando-se o balde em torno do recipiente do sorvete com uma mistura de gelo e sal grosso, a quantidade habitual é uma parte de sal grosso (um grosseiro sal de sorvete) para oito partes de gelo. O processo de con-

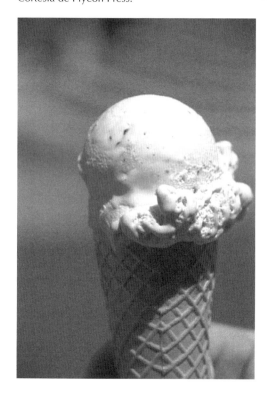

Figura 11.12 O sorvete atinge a textura ideal quando agitado durante o congelamento.
Cortesia de Plycon Press.

gelamento envolve a remoção do calor da mistura do sorvete até que o produto se torne tão frio que os cristais de gelo comecem a se formar. A remoção do calor é facilitada pelo uso de um recipiente metálico para segurar o sorvete porque o metal ajuda a conduzir o calor para fora do sorvete e transfere a energia para o derretimento do gelo. À medida que o gelo vai derretendo, o sal que está se dissolvendo forma uma salmoura. A presença do sódio e dos íons de cloreto provenientes do sal dissolvido reduz progressivamente o ponto de congelamento (ou de derretimento) à medida que a quantidade de sal utilizada é aumentada.

A proporção recomendada congela a mistura de forma suficientemente lenta para permitir que algum ar seja incorporado à mistura cada vez mais viscosa, e também quebra os grandes agregados de cristais de gelo que podem começar a se formar. Os *sherbets*, que têm um ponto de congelamento mais baixo do que os sorvetes cremosos, exigem uma proporção de uma parte de sal para apenas seis partes de gelo, de forma que a salmoura de sal gelado derretido será suficientemente fria para congelar até mesmo esses alimentos. A temperatura mais baixa que pode ser atingida por essa técnica é de -21°C, resultado do uso de uma proporção de 29% de sal e 71% de gelo (em peso). Esse procedimento para o congelamento do sorvete é insatisfatório, no entanto, uma vez que o sorvete resfria tão rapidamente, o ar incorporado não será suficiente para dar a textura macia desejada antes que a massa congele.

O ritmo de rotação para a mistura congelante precisa ser variado, dependendo da fase do processo de congelamento. Para começar, uma rotação lenta é adequada para ajudar a manter toda a mistura a uma temperatura relativamente uniforme, em vez de ter um congelamento que começa em torno das bordas do recipiente, enquanto o centro ainda está relativamente quente. À medida que a mistura começa a congelar, o ritmo de rotação deve ser aumentado para ajudar a manter os pequenos cristais de gelo e evitar a formação dos agregados grosseiros que fazem com que o sorvete final seja áspero.

À medida que os cristais de gelo se formam, a mistura se torna cada vez mais viscosa, tornando-se necessário uma rotação mais lenta até que uma nova agitação se torne muito difícil. O sorvete então pode começar a esfriar, coberto e sem ser agitado, e deve permanecer na solução de salmoura por cerca de meia hora. Durante esse período de repouso, ele adquire a consistência firme desejada. O batedor tem de ser removido assim que a agitação for interrompida para não congelar dentro do sorvete.

A chave para o preparo de sobremesas geladas é misturar em um ritmo adequado durante todo o processo de congelamento. Um ritmo de rotação muito rápido antes que os cristais de gelo comecem a se formar pode fazer com que a gordura láctea se acumule no sorvete e contribua para o coalhamento. Uma agitação insuficiente durante a formação ativa de cristais de gelo contribui para a textura áspera característica de sorvetes que contêm grandes agregados de cristais de gelo. Esses agregados ocorrerão a menos que o batedor ou outro dispositivo passe regularmente pelo meio do sorvete congelado para quebrar o desenvolvimento dos aglomerados antes de solidificar.

Sem agitação. As sobremesas também podem ser congeladas sem agitação, em um processo muitas vezes chamado *congelamento contínuo*. Esse método de congelamento do sorvete pode ser feito em qualquer congelador sem nenhum outro equipamento especial. Às vezes, essas misturas são removidas rapidamente do congelador assim que os cristais de gelo começam a se formar e são um pouco batidas. Esse método ajuda a deixar a textura mais leve e lisa, mas o resultado é ainda um produto que tem uma consistência bastante pesada e uma sugestão de aspereza.

Para ajudar a superar esses inconvenientes, receitas de sorvetes de congelamento contínuo geralmente contêm substâncias interferentes para ajudar a minimizar a tendência dos cristais de gelo a se reunirem. Uma receita que use creme de leite ou outra fonte rica em gordura aumenta a viscosidade da mistura e reduz a probabilidade da formação de cristais de gelo grosseiros. Se o creme usado for o chantili ou algum outro tipo de creme (talvez clara de ovo batida, gelatina batida, ou creme não diluído de leite evaporado), o produto congelado terá uma textura razoavelmente leve, embora não tão agradável como o sorvete feito com agitação.

Avaliação dos sorvetes cremosos

O ideal é que sobremesas congeladas de todos os tipos tenham uma sensação suave, consistente, macia sobre a língua. A textura deve estar livre de coalhos e aspereza. Tanto o sabor quanto a cor devem ser agradáveis, mas distintos. Essas sobremesas congeladas, quando servidas e consumidas, não devem amolecer muito.

QUEIJOS

Origens e aplicações

A fabricação dos queijos é uma habilidade que já existia em 9000 a.C e, possivelmente, até mesmo antes. Até onde se sabe, a produção de queijo começou na Arábia e floresceu na Europa (Fig. 11.13), durante a Idade Média, especialmente nos mosteiros. Nos Estados Unidos, até meados do século XIX, era comum que ele fosse feito em casa, até que uma fábrica de queijo foi construída no estado de Nova York. A maior parte do queijo consumido nos Estados Unidos hoje em dia é queijo comercial.

O queijo e o leite têm muitos atributos nutricionais em comum, embora a quantidade concreta dos vários nutrientes no queijo dependa do seu tipo. A maioria dos queijos é rica em gordura e calorias e é boa fonte de proteína completa; queijo *cottage* e outros feitos com leite desnatado são pobres em gordura. Os nutrientes estão geralmente bastante concentrados nos queijos. Isso porque eles são feitos com leite cuja maior parte do teor de água natural foi removida. Por isso, cálcio, fósforo e vitamina A são abundantes em muitos queijos.

Queijo natural
Coalho de leite concentrado; a maturação é opcional.

Tipos de queijos

As duas principais divisões na categorização dos queijos são naturais e processados. Queijos naturais podem ser classificados com base nos seguintes critérios: meios de coagulação (ácido láctico ou renina), quantidade de maturação (curado ou não curado), firmeza e fonte do leite (vaca, cabra ou ovelha). Produtos à base de queijos processados são diferenciados em categorias que se baseiam na umidade e no teor de gordura.

Queijos naturais. A produção de **queijos naturais** começa com a coagulação das proteínas do leite para formar um coalho, que é então cortado e trabalhado para retirar a maior parte do líquido do gel. O líquido separado do coalho é o soro de leite, um produto distintamente fluido com uma coloração verde-amarelada por causa da riboflavina e com um sabor bastante doce, em virtude de seu teor de lactose. O coalho é prensado até se obter uma massa compacta e, em seguida, é submetido a qualquer um dos vários tratamentos para se conseguir o produto final desejado. Alguns queijos terão corantes adicionados, enquanto outros podem ser inoculados com bactéria e/ou

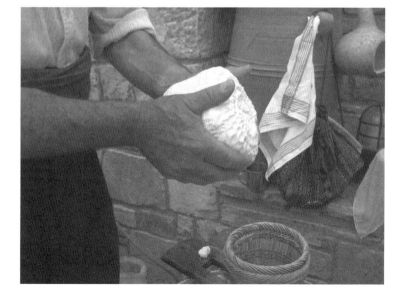

Figura 11.13 A fabricação artesanal de queijo ainda é feita em algumas aldeias em torno do Mediterrâneo e de outras partes do mundo. Cortesia de Plycon Press.

fungos para modificar o sabor e a textura. Nesse ponto, alguns queijos naturais são comercializados como não maturados, mas muitos são armazenados para permitir que várias alterações ocorram, o resultado são queijos maturados com características únicas para o tipo particular maturado (Fig. 11.14).

A maturação dos queijos pode ser muito breve, ou pode levar meses para alcançar as típicas mudanças desejadas de uma determinada variedade. Queijos naturais maturados perdem algumas de suas características naturalmente duras e emborrachadas, permitindo que se misturem com facilidade com outros ingredientes em receitas.

As texturas dos queijos naturais maturados variam, dependendo do tratamento. Alguns se tornam muito suaves,

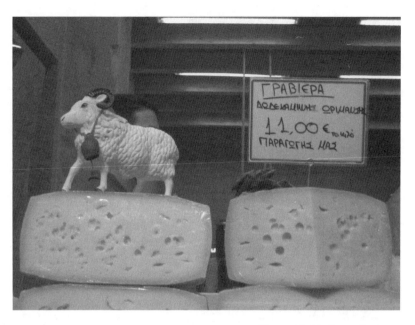

Figura 11.14 O queijo feta é um queijo maturado normalmente feito com leite de ovelha, embora o leite de cabra também possa ser utilizado.
Cortesia de Plycon Press.

enquanto outros podem se tornar bastante duros e até um pouco quebradiços. Alguns se tornam distintamente porosos: o queijo suíço é um bom exemplo dessa qualidade. Outra área importante de mudança está no sabor, que geralmente se torna cada vez mais diferenciado e completo conforme o avanço do processo de envelhecimento. A extensão real dessas várias mudanças durante o envelhecimento depende do tempo de armazenamento e da temperatura, temperaturas de armazenamento quentes aceleram o desenvolvimento do sabor.

A Tabela 11.6 fornece uma visão geral dos queijos mais populares disponíveis para os consumidores, informações sobre o tipo de leite utilizado e o processo de maturação (ou falta de maturação). A firmeza do queijo é um meio comum de diferenciar entre os vários queijos naturais. A maturação é outra distinção geralmente feita nas classificações de queijo.

Essas são as características usadas para fornecer as classificações da Tabela 11.6: macio, não maturado; firme, não maturado; macio, maturado; semimacio, maturado; firme, maturado; muito duro, maturado; e fungo com veios azuis, maturado.

Queijos naturais macios. O queijo *cottage* é feito comercialmente ou em casa usando-se leite desnatado coagulado pela renina e/ou pelo ácido láctico. O *Streptococcus lactis*, bactéria produtora de ácido láctico, converte a lactose em ácido láctico quando o leite é deixado em repouso a uma temperatura moderadamente quente por um período de tempo, fazendo com que o leite se aproxime do ponto isoelétrico da caseína. Sob essas condições, a caseína precipita, deixando a maior parte do cálcio no soro do leite sob a forma de lactato de cálcio, um sal de cálcio solúvel. Isso explica por que o queijo *cottage* feito por precipitação de caseína com ácido tem menos cálcio do que o leite com o qual foi feito.

A renina muitas vezes é usada para coagular o leite quando se faz queijo (Fig. 11.15). Quando ela é o mecanismo para coagular o leite com o qual se faz o queijo, o cálcio fica retido no coalho em vez de se perder no soro, porque o cálcio forma um sal insolúvel com a caseína (caseinato de cálcio). Embora o queijo *cottage* normalmente não contenha gordura no coalho por causa da ausência de gordura no leite desnatado que está sendo coagulado, alguns queijos *cottage* têm creme adicionado. Quando isso é feito, o teor de gordura é de 4%, e o queijo é identificado como queijo *cottage* cremoso.

O *cream cheese* é outro queijo natural macio, mas é feito de leite integral com um pouco de creme adicionado, o que explica seu nome. O ácido láctico é o agente responsável pela formação de coalho. O queijo *neufchâtel* é bastante similar ao *cream chesse*, a diferença é que esse tipo de queijo cremoso contém um pouco menos de creme do que é utilizado na fabricação do *cream cheese*.

Tabela 11.6 Características de algumas variedades populares de queijos naturais

Tipo ou nome (Lugar de origem)	Tipo de leite usado na produção	Maturação ou tempo de cura	Sabor	Corpo e textura	Usos
Macio, variedades não maturadas					
Cottage, natural ou cremoso (desconhecido)	Leite de vaca desnatado; coalho natural ou coalho natural com adição de creme	Não maturado	Suave, ácido	Macio, partículas de coalho de tamanho variável	Saladas, com frutas, vegetais, sanduíches, molhos, *cheesecakes*
Cremoso, natural (Estados Unidos)	Creme de leite de vaca	Não maturado	Suave, ácido	Macio e liso	Saladas, molhos, sanduíches, salgadinhos, *cheesecakes*, sobremesas
Neufchâtel (França)	Leite de vaca	Não maturado	Suave, ácido	Macio e liso, similar a *cream cheese*, mas com pouca gordura de leite	Saladas, molhos, sanduíches, salgadinhos, *cheesecakes*, sobremesas
Ricota (Itália)	Leite de vaca, integral ou parcialmente desnatado, ou soro do leite de vaca com leite integral ou desnatado adicionado; na Itália, o soro é de leite de ovelha	Não maturado	Doce, como nozes	Macio, úmido ou seco	Aperitivos, saladas, salgadinhos, lasanhas, ravióli, talharim e outros pratos cozidos, gratinados, sobremesas
Firme, variedades não maturadas					
Mysost, também chamado *Primost* (Noruega)	Soro de leite de vaca	Não maturado	Adocicado, caramelo	Firme, consistência de manteiga	Salgadinhos, sobremesas; servido com pão preto
Muçarela (Itália)	Leite de vaca integral ou parcialmente desnatado	Não maturado	Delicado, suave	Levemente firme, plástico	Salgadinhos, pizza, lasanhas, produtos que passaram por cocção
Macio, variedades maturadas					
Brie (França)	Leite de vaca	4-8 semanas	Suave a pungente	Macio, liso quando maturado	Aperitivos, sanduíches, salgadinhos; bom com bolachas e frutas, sobremesas com queijo
Camembert (França)	Leite de vaca	4-8 semanas	Suave a pungente	Macio, liso, muito macio quando totalmente maturado	Aperitivos, sanduíches, salgadinhos; bom com bolachas e frutas como peras e maçãs, queijo de sobremesa

Capítulo 11 ▪ Proteínas: leites e queijos 277

Queijo (origem)	Fonte de leite	Sabor	Textura	Tempo de cura	Usos
Limburger (Bélgica)	Leite de vaca	Altamente pungente, muito forte	Macio, liso quando maturado; normalmente contém pequenas aberturas irregulares	4-8 semanas	Aperitivos, salgadinhos; bom com bolachas, pão preto ou de centeio; queijo servido como sobremesa
Semimacio, variedades maturadas					
Muenster (Alemanha)	Leite de vaca	Suave para maduro	Semimacio, inúmeras pequenas aberturas mecânicas, contém mais mistura que o *brick*	1-8 semanas	Aperitivos, sanduíches, salgadinhos, queijo de sobremesa
Firme, variedades maturadas					
Cheddar (Inglaterra)	Leite de vaca	Suave a muito ácido	Firme, regular, com algumas aberturas mecânicas	1-12 meses ou mais	Petiscos, sanduíches, molhos, com vegetais, em pratos quentes, sanduíches quentes, ralado, *cheeseburgers*, queijo de sobremesa
Edam (Holanda)	Leite de vaca, parcialmente desnatado	Maduro, gosto de nozes	Semimacio a firme, liso, pequenos buracos de forma irregular ou redonda, gordura do leite inferior ao *gouda*	2-3 meses	Aperitivos, petiscos, saladas, sanduíches, molhos de frutos do mar, queijo de sobremesa
Suíço também chamado *Emmenthal* (Suíça)	Leite de vaca	Doce, gosto de nozes	Firme, liso com grandes furos redondos	3-9 meses	Sanduíches, salgadinhos, molhos, *fondue*, *cheeseburgers*
Muito duro, variedades maturadas					
Parmesão também chamado *Reggiano* (Itália)	Leite de vaca parcialmente desnatado	Ácido, picante	Muito duro, granular, umidade e gordura de leite mais baixas do que o romano	14 meses a 2 anos	Ralado para acompanhar sopas, espaguete, ravióli, pães, pipoca; muito usado em pizzas e lasanhas
Romano, também chamado *Sardo Romano* ou *Pecorino Romano* (Itália)	Leite de vaca; na Itália, leite de ovelha (lei italiana)	Ácido, picante	Muito duro, granular	5-12 meses	Tempero em sopas, produtos que passaram por cocção, ravióli, molhos, pães; apropriado para ralar quando curado por cerca de um ano

(continua)

278 Parte II ▪ Preparo de alimentos

Tabela 11.6 Características de algumas variedades populares de queijos naturais (*continuação*)

Fungo com veios azuis, variedades maturadas

Tipo ou nome (Lugar de origem)	Tipo de leite usado na produção	Maturação ou tempo de cura	Sabor	Corpo e textura	Usos
Bleu (França)	Leite de vaca	2-6 meses	Picante, apimentado	Semimacio, pastoso, algumas vezes quebradiço	Aperitivos, saladas, molhos, molhos de salada, pasta para sanduíche; bom com bolachas, queijo de sobremesa
Gorgonzola (Itália)	Leite de vaca; na Itália, leite de vaca ou leite de cabra ou uma mistura dos dois	3-12 meses	Picante, apimentado	Semimacio, pastoso, algumas vezes quebradiço, umidade mais baixa que o *bleu*	Aperitivos, salgadinhos, saladas, molhos, molhos para salada, pasta para sanduíche; bom com bolachas, queijo de sobremesa
Roquefort (França)	Leite de ovelha	2-5 meses ou mais	Ácido, levemente apimentado	Semimacio, pastoso, às vezes quebradiço	Aperitivos, salgadinhos, saladas, molhos, pasta para sanduíche; bom com bolachas, queijo de sobremesa
Stilton[a] (Inglaterra)	Leite de vaca	2-6 meses	Picante, mais suave que o gorgonzola ou o *roquefort*	Semimacio, em lâminas, levemente mais quebradiço que o *bleu*	Aperitivos, salgadinhos, saladas, queijo de sobremesa

Fonte: Adaptado de Fenton, F. E., How to buy cheese, Home and Garden Bulletin, No. 193, U.S. Dept. Agriculture, Washington, DC, 1971. pp. 8-17.
[a] Apenas importado.

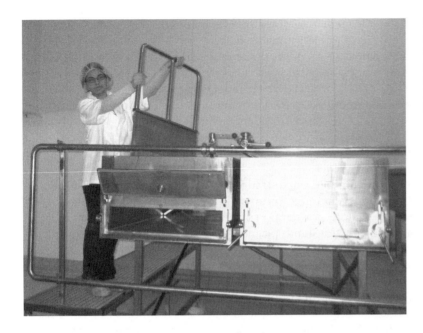

Figura 11.15 Na fabricação do queijo, este dispositivo é usado para cortar o coalho que se forma depois que a renina é adicionada ao leite.
Cortesia de Plycon Press.

O *camembert* é um queijo macio, maturado e curado com o *Penicillium camemberti*. Caracteristicamente, o centro é bastante mole quando completamente maduro. O *brie* está intimamente relacionado ao *camembert*, porém é mais firme.

Dois queijos de sobremesa populares classificados como suaves – *limburger* e *liederkranz* – são conhecidos por seus aromas e sabores altamente desenvolvidos, que são o resultado do processo de maturação.

Queijos naturais semimacios. Existem três queijos semelhantes que apresentam uma cor azul-esverdeada e um sabor característicos. Esses queijos coagulados com a enzima renina, que são nitidamente mais firmes do que os queijos macios, incluem o gorgonzola, o *roquefort* e o *bleu*. O fungo *Penicillium roqueforti*, ou outro semelhante, injetado no queijo, cresce de forma impressionante durante o período de maturação que leva de dois a doze meses para desenvolver as mudanças de textura e sabor desejadas. O gorgonzola e o *bleu* são produzidos com leite de vaca, enquanto o *roquefort* é feito com leite de ovelha. O outro requisito distintivo de um queijo para ser chamado *roquefort* é que ele seja maturado nas cavernas perto de Roquefort, na França, onde as condições atmosféricas são bastante uniformes e adaptadas exclusivamente para realizar a maturação desejada.

O *muenster* é um queijo que reflete o local onde foi produzido. O *muenster* dos Estados Unidos é leve em comparação com o sabor bem desenvolvido dos produzidos na Europa.

INGREDIENTE EM DESTAQUE
Mascarpone

Mascarpone é um queijo macio originário do sul de Milão, Itália. É feito aquecendo-se o creme a 85°C, acidificando-o com o ácido tartárico, depois é colocado na geladeira durante 24 horas para que coagule. O coágulo é prensado para remover o soro antes de ser embalado para venda. O mascarpone precisa ser consumido no prazo de uma semana; seu alto teor de umidade significa que estraga mais rápido do que um queijo mais firme. O *tiramisu*, uma sobremesa popular italiana, tem o mascarpone como ingrediente principal. O mel pode ser misturado ao *mascarpone* para acompanhar frutas vermelhas ou outras. Quando aromatizado com ervas, também pode ser servido como uma pasta saborosa para bolachas.

O queijo *brick* (tijolo) tem esse nome porque consegue ser moldado na forma de tijolos. O sabor é suave e relativamente doce.

Queijos naturais duros. O *cheddar*, nome da cidade na Inglaterra onde ele foi criado, é produzido usando-se bactérias lácticas para acidificar o leite até o pH em que a renina é eficaz para a formação de coalho. O urucum (um extrato das sementes de uma árvore da América Central), em geral, é adicionado para produzir a característica cor amarelo-alaranjada frequentemente associada ao queijo *cheddar*. O corte repetido do coalho e a drenagem do soro do leite, um processo chamado *cheddaring*, é feito para atingir o teor de umidade desejado antes da salga e da maturação.

Esse queijo é normalmente encontrado no comércio nos vários estágios de maturação, variando de leve a muito picante. O custo de um armazenamento prolongado para que ele mature por tempo suficiente para produzir o sabor característico e penetrante do *cheddar* muito picante se reflete em seu custo relativamente mais elevado em comparação com o suave, o mais barato.

O *edam* e o *gouda* são queijos duros de sobremesa que ganham distinção ostentando coloridos revestimentos de cera. A Holanda é o lar desses dois tipos de queijos duros. Outro queijo popular que às vezes é utilizado na sobremesa (assim como em muitas outras ocasiões) é o queijo suíço *emmenthal*. O *Streptococcus thermophilus* e o *Lactobacillus bulgaricus* são os microrganismos utilizados para precipitar o coalho. No entanto, é a produção do gás resultante da inclusão do *Propionibacterium shermanii* que gera os impressionantes furos no queijo suíço maturado.

O queijo parmesão, desenvolvido na Itália, é praticamente sinônimo de culinária italiana. Para que esse queijo muito duro mature de forma satisfatória ao longo de um período que vai de 16 meses a vários anos, o exterior é esfregado com uma mistura oleosa que pouco a pouco desenvolve uma cor que vai do verde-escuro ao preto no seu exterior.

Queijos processados

> **Queijo processado**
> Mistura de queijos naturais aquecida a pelo menos 63°C com a adição de um agente emulsificante e água; nunca é maturado.

O **queijo processado** é feito de uma combinação de queijos naturais e de um emulsificante misturado com aquecimento controlado. Os vários sabores desses queijos provêm dos queijos naturais selecionados para a fabricação de um tipo especial de queijo processado. O emulsificante adicionado pode ser citrato de sódio, fosfato dissódico, ou outro aditivo eficaz na ligação entre o elevado teor de gordura dos ingredientes do queijo natural e a água adicionada ao queijo processado para produzir a consistência desejada. Aquecendo-se essa mistura até no mínimo 63°C e não ultrapassando 74°C, bem como agitando-a para obter uma mistura homogênea, produz-se um queijo com excelentes qualidades de manutenção e geralmente com um sabor suave. O calor aumenta o prazo de validade, pois a ação bacteriana e enzimática é interrompida, impedindo, assim, a maturação. Por meio desse processo obtém-se um produto pasteurizado, o nome exato seria queijo processado pasteurizado.

> **Alimento à base de queijo processado**
> Queijo processado com cerca de 4% a mais de água do que no queijo processado.

> **Pastas de queijo processado**
> Queijo processado com cerca de 4% a mais de água do que no alimento à base de queijo processado, ou cerca de 8% a mais que no queijo processado.

Para alguns objetivos, os queijos processados com diferentes características de textura podem ser úteis. O queijo processado pasteurizado tem um teor de umidade um pouco maior do que os queijos naturais usados para fazê-los, o que torna-os um pouco mais suaves. No entanto, algumas variedades de queijos processados contêm ainda mais umidade e menos gordura do que o queijo processado. **Alimentos à base de queijo processado** contêm cerca de 4% mais água do que o próprio queijo processado, mas as pastas feitas com esse tipo de queijo têm pelo menos 4% mais água do que os alimentos feitos com ele. O resultado dessa água adicional nas **pastas de queijo processado** é que elas se espalham de forma excelente.

PONTOS DE AVALIAÇÃO
Produtos que contêm queijo

- Sabor agradável de queijo
- Nenhuma separação de óleo ou oleosidade
- Sem fios ou textura emborrachada

Embora os produtos à base de queijo processado não sofram alterações de sabor por causa da maturação, é possível variá-lo adicionando-se ingredientes como pimentão, abacaxi amassado ou pedaços de *bacon*. Temperos adicionados são usados em várias pastas de queijo processado para aumentar o sabor basicamente suave desses produtos.

O *cold pack cheese** não é um queijo processado, apesar da sua formulação semelhante, pois nenhum calor é aplicado na sua fabricação. (*Cold pack* também é conhecido como *club cheese*, uma mistura de queijo *cheddar*, outros queijos e condimentos). A falta de calor nesse tipo de queijo resulta em sabores semelhantes aos queijos naturais utilizados na sua produção, mas com uma melhor qualidade de espalhamento por causa da adição do emulsificante.

O resultado dos avanços tecnológicos e das embalagens foi a disponibilidade de uma grande variedade de pastas e de alimentos à base de queijo processado, alguns dos quais podem ser armazenados em suas embalagens sem refrigeração até a abertura.

VISÃO DA INDÚSTRIA
Produtos com soro de leite

A produção de queijo cria grandes quantidades de soro de leite, que devem ou ser transformadas em produtos vendáveis ou descartadas. A eliminação é cara, não só por causa do lucro do produto perdido, mas também em razão do impacto ambiental que esse líquido rico em nutrientes pode criar. Esses fatores têm estimulado a indústria a desenvolver maneiras de usar o soro de leite.

Concentrado de proteína de soro de leite (WPC) e isolado proteico de soro (WPI) são dois produtos disponíveis para as empresas de alimentos comerciais. O WPC tem um teor de proteína de 35-75%, enquanto o WPI tem pelo menos 90% de proteína. O Simplesse® e outros produtos de concentrado de proteína de soro de leite são utilizados para melhorar as propriedades físicas e o valor nutritivo de muitos alimentos comerciais, incluindo bolos, sobremesas, pães, biscoitos, produtos lácteos, sopas, doces, misturas, bebidas e carnes processadas.

O soro de leite pode ser concentrado para fazer vários queijos de soro de leite, que caracteristicamente possuem uma cor caramelo e um sabor bastante doce. A ricota é um queijo de soro de leite macio e com alto teor de umidade. O WPC também está procurando um nicho como um suplemento nutricional. Alimentos similares podem incluir o WPI como um ingrediente. Na maioria das vezes, o desempenho do WPI é mais previsível e pode ter uma qualidade melhor do que o WPC, mas ambos têm um bom desempenho nos produtos em que são usados.

---

* N.T.: *Cold pack cheese:* queijo originário do estado de Wisconsin. Foi criado misturando-se queijos naturais, mas sem o uso de calor.

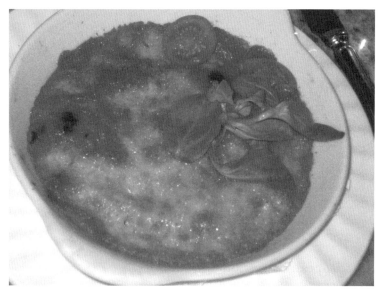

Figura 11.16 O *rarebit* de queijo, basicamente molho de queijo sobre uma torrada, é um prato clássico na Inglaterra, que é conhecida por seu excelente queijo *cheddar*. Cortesia de Plycon Press.

O queijo na culinária

Na cozinha, o uso de queijos processados e produtos derivados é algo simples, pois eles derretem e se misturam facilmente com outros ingredientes. O emulsificante que eles contêm ajuda a evitar que o óleo se separe e forme um produto gorduroso. O teor de gordura um pouco menor dos queijos processados aumenta seu desempenho nos alimentos aquecidos. A desvantagem desses tipos de queijos é a falta de sabores característicos.

Queijos naturais proporcionam uma gama agradável e distinta de sabores para uso em diferentes alimentos. Os queijos naturais maturados derretem e se combinam bem com outros alimentos porque a caseína do leite é modificada pela ação dos fungos ou das bactérias que facilitam a dispersão dessa proteína. Um queijo natural não muito maturado será difícil de dispersar e não apresentará o sabor bem desenvolvido do queijo completamente maturado.

Na culinária, os excitantes sabores dos queijos naturais maturados explicam por que muitas pessoas os escolhem no lugar dos queijos processados. Como acabamos de observar, os queijos naturais não maturados se misturam com menos facilidade do que os maturados, mas até mesmo estes tendem a se separar mais facilmente do que os queijos processados. Queijos naturais também podem se tornar resistentes e emborrachados quando mantidos na temperatura em que são servidos por um período de tempo ou quando aquecidos a uma temperatura muito alta.

O sucesso na culinária com queijos naturais é alcançado quando se dá atenção a alguns fatores, começando por uma cuidadosa seleção de queijos naturais bem maturados por causa de sua facilidade em se misturar com outros ingredientes. E durante o processo de aquecimento também é importante:

1. Evitar as altas temperaturas.
2. Manter o período de aquecimento o mais breve possível.

Essas precauções são coerentes uma vez que os queijos naturais são ricos em proteína e gordura. As baixas temperaturas e períodos de aquecimento curtos são pensados para manter as mudanças da desnaturação das proteínas em um nível desejável. Quando submetidas a um calor elevado, as moléculas de proteína se aglutinam com muita força, liberando uma gordura considerável e gerando um coalho áspero de proteína fibrosa. Quanto maior o período de aquecimento e/ou maior for a temperatura, mais intensas serão essas alterações. Uma *pizza* de queijo que é assada a uma temperatura demasiado elevada é um exemplo familiar dessas alterações deteriorantes. O endurecimento das proteínas de queijo é evidente quando um pedaço de *pizza* é acompanhado de fios de queijo aparentemente sem fim e de um resíduo oleoso.

Geralmente, os produtos que contêm queijo são engrossados com amido. Os melhores resultados são obtidos quando a mistura de amido é gelatinizada antes da adição do queijo. Basicamente, em pratos como *fondue*, sopa de queijo, *rarebit*[*] ou outros o queijo só precisa ser adicionado o tempo suficiente para que derreta

---

[*] N.T.: Também conhecido por *Welsh rarebit*, é um prato típico do País de Gales. Consiste em um molho feito com uma mistura de queijo e manteiga que é adicionado sobre pão torrado e moído.

completamente (Fig. 11.16). Claramente, esses itens não devem ser fervidos se o queijo já foi incorporado; o resultado quando o queijo é superaquecido são molhos granulosos e fibrosos.

Ao fazer produtos que passaram por cocção e outros produtos de panificação contendo queijo, as temperaturas do forno devem ser tão baixas quanto possível para que o conjunto tenha uma boa qualidade, e o tempo no forno deve ser curto. Quando possível, o queijo deve ser protegido do calor do forno por uma camada de migalhas de pão com manteiga, molho ou outro isolamento. As laterais e o fundo da panela, como nos diversos tipos de macarrão com queijo, podem ser protegidos colocando-se a panela dentro de outra com água quente, isolando, assim, o queijo que está na panela de parte do calor do forno. Em alguns casos, o queijo é usado para guarnecer o topo do assado. Ele pode ser adicionado apenas um pouco antes do fim do período de cozimento para permitir que o queijo derreta.

RESUMO

O leite é um alimento nutricionalmente importante, sendo uma fonte particularmente valiosa de cálcio, fósforo, vitamina D, riboflavina e proteína, bem como de outros nutrientes. A pasteurização e a refrigeração são inestimáveis para ajudar a manter a segurança do leite. A homogeneização e a fortificação são valorizadas por suas contribuições para a conveniência, a palatabilidade e o teor de nutrientes. Esses processos são utilizados no tratamento de leites frescos de diferentes teores de gordura, bem como no processamento de leites em lata e em pó. Manteiga, cremes, sorvetes cremosos, e produtos de imitação, bem como os vários produtos lácteos, são manipulados e armazenados de acordo com controles rigorosos estaduais e federais.

A estrutura da proteína (a partir das unidades de aminoácidos de uma única molécula, desde a primária até a estrutura quaternária) é muito complexa e está sujeita a alterações quando várias formas de energia são aplicadas, principalmente quando o calor ou a agitação mecânica são utilizados durante a preparação dos alimentos. A desnaturação envolve mudanças físicas, particularmente na estrutura terciária das proteínas, e uma aglutinação das moléculas.

As proteínas do leite são motivo de preocupação no preparo de alimentos porque participam de mudanças como formação de película, passar do ponto de cozimento, coalhamento e coagulação. O controle da acidez das misturas que contêm proteína pode ajudar a manter a proteína distante do ponto isoelétrico, reduzindo, assim, a probabilidade de alterações prejudiciais na proteína.

Creme de leite com um teor de gordura de 30% ou mais é batido e rapidamente forma um creme com uma razoável estabilidade. Cremes de leite evaporado podem ser feitos se o leite não diluído for resfriado até que os cristais comecem a se formar nas bordas. A estabilidade dos cremes de leite evaporado é muito limitada, a não ser que gelatina ou outro estabilizante sejam usados. Cremes de leite em pó podem ser feitos quando os sólidos são diluídos na água na proporção de 3:2.

Os queijos naturais são valorizados pelo sabor e pela grande variedade de texturas. No entanto, na preparação de alimentos, o endurecimento da proteína e a tendência para a gordura se separar são problemas potenciais que podem ser minimizados mantendo-se as temperaturas baixas e tempos de aquecimento curtos.

Queijo processado, pastas e alimentos à base de queijo processado são combinações de queijos naturais misturados com um emulsificante e água que depois são pasteurizados para a produção de queijos suaves fáceis de serem usados, sem se tornarem excessivamente duros ou exibirem uma separação de gordura. O *cold pack cheese* é praticamente igual ao queijo processado, mas não usa aquecimento.

QUESTÕES DE ESTUDO

1. Que alterações úteis ocorrem no leite como resultado do processo de homogeneização?
2. Compare a facilidade de formação e estabilidade dos cremes feitos com creme de leite fresco, creme para café, leite evaporado e sólidos não gordurosos do leite. O que contribui para a estabilidade dos diferentes cremes?
3. Por que o teor de cálcio do queijo *cottage* coagulado com ácido é menor do que o coagulado com renina?
4. Descreva o resultado do uso de um queijo processado *versus* um queijo natural bem maturado em um sanduíche de queijo quente. Quais as vantagens e desvantagens que você pode citar para os dois tipos de queijos utilizados nessa preparação?

5. Compare o sorvete feito sem agitação e a mesma receita feita com agitação. Explique as diferenças.

6. Por que a rotação de uma batedeira de sorvete é lenta no início? O que pode acontecer se a rotação for muito mais rápida do que o recomendado?

7. Por que o sal é adicionado ao gelo utilizado na batedeira de sorvete?

8. Faça o diagrama da estrutura (a) primária, (b) secundária, e (c) terciária de uma proteína.

9. Por que o ponto isoelétrico de uma proteína é importante?

10. Por que o calor causa a desnaturação das proteínas?

BIBLIOGRAFIA

Baggs, C. 2002. Saying more than just cheese. *Food Product Design 11*(12): 72–79.

Beardmore, G. 2006. Cheese, the right stuff(ing). *Food Technol. 60*(5): 21.

Beckley, J., and H. Ashman. 2008. Developing compelling dairy foods. *Food Technol. 62*(12): 26.

Brody, J. 2010. Say Mozzarella. *Food Product Design 20*(4): 22.

Bullens, C., et al. 1994. Reduced-fat cheese products using carrageenan and microcrystalline cellulose. *Food Technol. 48*(1): 79.

Burrington, K. J. 2002. New dairy ingredients "moove" to enhance products. *Food Product Design 12*(1): 63–74.

Burrington, K. J. 2002. More than just milk. *Food Product Design 12*(7): 37–64.

Burrington, K. J. 2004. 21st century ice creams. *Food Product Design 14*(2): 88.

Burrington, K. J. 2006. Fine-tuning cheese performance. *Food Product Design 15*(10): 45.

Criado, M. T., et al. 1994. Importance of bacterial adhesion in the dairy industry. *Food Technol. 48*(2): 123.

Crick, F. H. C., and J. C. Kendrew. 1957. X-ray analysis and protein structure. *Adv. Prot. Chem. 12:* 133.

Decker, K. J. 2009. Yogurt in a high state of ferment. *Food Product Design 19*(3): 76.

Feder, D. 2009. Smile and say *formaggio*. *Food Product Design 19*(10): 30.

Foster, R. J. 2009. Reduced-fat dairy indulgences. *Food Product Design 19*(1): 18.

Handojo, A., Y. Zhai, G. Frankel and M. A. Pascall. 2009. Measurement of adhesion strengths between various milk products on glass surfaces using contact angle. *J. Food Eng. 92*(3): 305–311.

Hazen, C. 2004. Cultured dairy products. *Food Product Design 13*(12): 73.

Hazen, C. 2009. Stabilizing ice cream. *Food Product Design 19*(2): 32.

Hazen, C. 2010. Crafting better dairy stability. *Food Product Design 20*(11): 28.

Hazen, C. 2011. Dairy-based beverages. *Food Product Design 21*(1): 32.

Hollingsworth, P. 2003. Culture revolution. *Food Technol. 57*(3): 20.

Hollingsworth, P. 2003. Frozen desserts: Formulating, manufacturing, and marketing. *Food Technol. 57*(5): 26–45.

Klahorst, S. 2002. Nutrients from dairy sources. *Food Product Design: Functional Foods Annual*. Sept.: 89.

Knehr, E. 2004. Whey protein gives beverages a boost. *Food Product Design. Functional Foods Annual*. Sept.: 29.

Koski, S. 2008. Power of whey. *Food Product Design 18*(8): 22.

Kuntz, L. A. 2010. Concentrating on whey protein isolate. *Food Product Design 20*(3): 18.

Light, A., et al. 1992. Hedonic responses to dairy products: Effects of fat levels, label information, and risk perception. *Food Technol. 46*(7): 54.

Marshall, R. T., and D. Goff. 2003. Formulating and manufacturing ice cream and other frozen desserts. *Food Technol. 57*(5): 32–45.

Miraglio, A. M. 2004. Wheying the positives. *Food Product Design 13*(11): 33.

Miraglio, A. M. 2006. Better-tasting, better-for-you ice cream. *Food Product Design 16*(2): 82.

Morr, C. V. 1992. Improving texture and functionality of whey protein concentrate. *Food Technol. 46*(1): 110.

Narasimmon, R. G. 2009. Say low-fat cheese. *Food Product Design 19*(1): 24.

Ohr, L. M. 2007. Technological advances spur dairy innovation. *Food Technol. 61*(7): 77.

Olson, N. F., and M. E. Johnson. 1990. Light cheese products: Characteristics and economics. *Food Technol. 44*(10): 93.

Pszczola, D. E. 2009. Uses for dairy deepen. *Food Technol. 63*(1): 46.

Pszczola, D. E. 2010. Permissible indulgence in dairy. *Food Technol. 64*(2): 49.

Rittman, A. 2005. From cheese to sauce. *Food Product Design 14*(12): 75.

Rockwell, B. P. 2010. Healthier kid's beverages. *Food Product Design* 20(10): 88.

Salminen, S., et al. 1991. Fermented whey drink and yogurt-type product manufactured using Lactobacillus strain. *Food Technol.* 45(6): 112.

Sloan, A. E. 2002. Got milk? Get cultured. *Food Technol.* 56(2): 16.

Spano, M. 2010. The many faces of soy. *Food Product Design* 20(10): 26.

Spano, M. 2010. Whey to better health. *Food Product Design* 20(11): 14.

Tharp, B. W., and T. V. Gottemoller. 1990. Light frozen dairy desserts: Effect of compositional changes on processing and sensory characteristics. *Food Technol.* 44(10): 86.

Turner, J. 2004. Fine-tuning the art of cheese making. *Food Product Design* 14(11): 126.

Van Hekken, D. L., and N. Y. Farkye. 2003. Hispanic cheeses: The quest for queso. *Food Technol.* 57(1): 32–38.

Young, J. 2008. Ethnic cheeses perceptions. *Food Product Design* 18(9): 48.

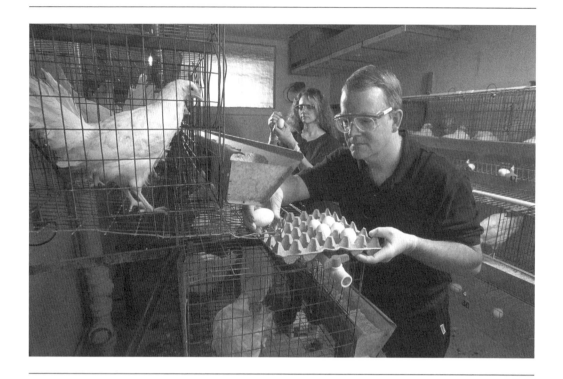

O imunologista Peter Holt (primeiro plano) e a veterinária Lara Vaughn coletam e etiquetam ovos que serão testados para *Salmonella enteritidis*.
Cortesia do Agricultural Research Service.

CAPÍTULO 12

Proteínas: ovos

Introdução, 287
Valor nutricional, 288
Estrutura, 288
Seleção, 289
  Alterações decorrentes da deterioração, 289
  Supervisão da segurança, 290
  Classificação, 291
  Classificação por peso, 293
  Outros tipos de ovos, 294
Alternativas para os ovos frescos, 294
  Ovos congelados, 294
  Ovos em pó, 295
Armazenamento, 295

O ovo na culinária, 296
  O ovo como alimento funcional, 296
  Medidas de segurança, 299
  Na casca, 299
  Fora da casca, 301
  Cremes com ovos (*custards*), 304
  Pudins e tortas de creme, 306
  Merengues, 308
  Omeletes de forno, 312
  Suflês, 314
  Bolo com ovos batidos em espuma, 316
Resumo, 316
Questões de estudo, 317
Bibliografia, 317

Conceitos básicos

1. Os ovos são um alimento nutritivo, com alta quantidade de proteína, que precisa ser refrigerado o tempo todo para manter sua segurança e qualidade.
2. No preparo de alimentos, os ovos contribuem com cor e sabor, estimulam a formação da emulsão, atuam como agente espessante ou clarificante, e contribuem para a estrutura e a textura.
3. Para preparar produtos com ovos de alta qualidade, evite o superaquecimento usando temperaturas moderadas e aquecendo apenas o tempo suficiente para atingir o ponto final desejado.
4. As espumas de ovos têm de ser batidas até o ponto adequado para atingir o volume e a textura exigidos nos suflês, nas omeletes de forno e nos bolos-espuma.
5. Os consumidores e os fabricantes de alimentos podem escolher entre ovos frescos, ovos fortificados, substitutos do ovo, ovos em pó e congelados.

INTRODUÇÃO

Se apenas uma palavra fosse usada para descrever a utilização dos ovos na preparação de alimentos, essa palavra seria *versátil*, pois além de serem consumidos sozinhos, podem também fazer parte de muitos outros sistemas alimentares complexos. Podem ser o único ingrediente: talvez fritos, *poché*, assados, mexidos ou cozidos na casca. Algumas das receitas mais complexas feitas com ovos incluem suflês, omeletes, *angel food cakes* e pão de ló.

Na preparação de alimentos, os ovos são valorizados pela sua capacidade de:

1. Emulsificar
2. Espessar
3. Clarificar e ligar
4. Formar espuma

Os sistemas alimentares que contêm tanto gordura quanto líquido podem ser emulsificados usando-se ovos, especialmente as gemas. Essa propriedade emulsificante é utilizada na estabilização de molhos para saladas, profiteroles, massas de bolo, e em muitos outros alimentos. A capacidade de espessamento dos ovos também é muito importante na preparação de cremes e de alguns molhos. Essa capacidade é usada para clarificar alguns caldos ou bebidas. E a massa utilizada nas frituras de vegetais por imersão também é um exemplo do uso do ovo como um agente de ligação. Claras batidas em neve adicionam volume e textura aos produtos alimentares como o pão de ló e os *angel food cakes*, bem como aos produtos assados, como os suspiros. Às vezes as gemas batidas também são usadas.

VALOR NUTRICIONAL

Os ovos são um dos meios mais baratos para a obtenção de proteína completa. Cada um fornece aproximadamente 6 g de proteína animal, e o preço de cada porção é muito baixo quando comparado ao da carne e ao de outros alimentos ricos em proteína animal. O teor de gordura dos ovos (6 g) está inteiramente na gema. A combinação entre a proteína e a gordura soma cerca de 80 calorias por ovo. A maioria das dietas vegetarianas permite o uso generoso de ovos como forma de garantir a ingestão adequada de proteínas e também de outros nutrientes.

A gema é uma fonte de outros nutrientes e também de gordura. Por exemplo, o ferro contido na gema (0,9 mg) é valioso para ajudar a satisfazer a ingestão necessária desse importante mineral. Outro benefício nutricional positivo é que ela contém quantidades benéficas de vitamina A, ainda que o nível real varie um pouco de acordo com a dieta da galinha. A contribuição negativa é o colesterol, uma substância a ser evitada ou pouco consumida por pessoas que os médicos consideram propensas a um ataque cardíaco. A gema de um ovo fornece 186 mg de colesterol. Uma resposta a essa preocupação foi o desenvolvimento e a comercialização de ovos ricos em gorduras poli-insaturadas e de substitutos do ovo, mas são alternativas bastante onerosas para os ovos frescos.

Branca ou vermelha, a cor da casca do ovo é determinada pelo tipo de galinha que o botou. Por exemplo, as galinhas Legorne brancas sempre põem ovos com cascas brancas e as Rhode Island Reds põem ovos vermelhos. A cor é uma questão mais de estética, pois não influencia no valor nutricional do ovo.

ESTRUTURA

Todas as diferentes características estruturais dos ovos são importantes porque contribuem para os aspectos práticos de comercialização e armazenamento, bem como para os papéis funcionais desempenhados na preparação de alimentos. A casca, constituída principalmente de carbonato de cálcio, serve como uma proteção para o conteúdo dos ovos, apesar de ser perfurada por incontáveis orifícios minúsculos. Esses orifícios mantêm o potencial de contaminação bacteriana e de infiltração no interior e também fornecem uma oportunidade para que o ovo perca um pouco de água e de dióxido de carbono. A camada de mucina, chamada cutícula, reveste o exterior da casca até que o ovo seja lavado ou polido.

Dentro da casca, encontra-se outro dispositivo de proteção. Na verdade, existem duas membranas protetoras (a interna e a externa); ambas ajudam a bloquear a passagem de substâncias através da casca. Há uma câmara de ar entre as duas membranas em uma das extremidades do ovo. Dentro da membrana interna (Fig. 12.1)

INGREDIENTE EM DESTAQUE

A cor da gema

A cor da gema é influenciada pela dieta da galinha e é um indicador do nível de xantofilas. As gemas com uma cor laranja mais intensa e mais brilhante são nutricionalmente preferíveis porque contêm mais luteína e zeaxantina, fitoquímicos que contribuem para a saúde dos olhos. No olho humano, luteína e zeaxantina localizam-se na mácula lútea, onde impedem que a luz ultravioleta penetre no olho.

Pétalas de calêndula e páprica são fontes particularmente ricas em xantofilas, e às vezes são usadas na alimentação comercial para melhorar o valor nutritivo da gema do ovo. A calêndula intensifica o amarelo e a páprica acentua o vermelho que contribuem para a desejada gema bem colorida (com níveis mais altos de luteína e zeaxantina). O milho, que é um alimento comum para galinhas, também contém naturalmente xantofilas, mas os níveis caem durante o tempo de armazenamento. A adição de pétalas de calêndula e páprica em pequenas quantidades faz com que a ração de milho ou de trigo atinja os níveis desejáveis de xantofilas.

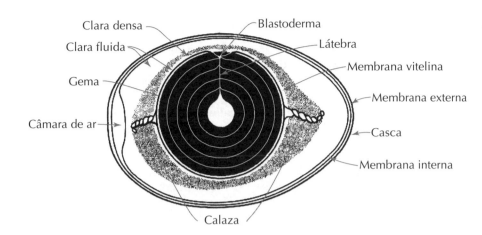

Figura 12.1 Diagrama transversal de um ovo. Cortesia de Plycon Press.

há uma camada de clara fluida. Prensada entre essa primeira camada e a outra camada de clara fluida encontra-se a clara densa. A gema é cercada pelas três camadas de clara, e está contida dentro da **membrana vitelina**. A **calaza**, dois tecidos fibrosos, se estende pelas duas extremidades da gema, ajudando-a a se manter centralizada dentro do ovo e limitando seu movimento. O disco germinativo, ou **blastoderma**, é visto como uma mancha indistinta na gema. A látebra é o filamento de clara que se estende do blastoderma até o centro da gema. Na verdade, embora difícil de ver, a gema é composta de seções de camadas de clara e de gema.

A composição da clara é bastante diferente da gema. Ela tem muita água (87%) e basicamente não contém gordura. Em contrapartida, a gema é quase 35% gordura e apenas cerca de 50% água. Essas diferenças ajudam a explicar o comportamento distintivo da gema e da clara na preparação de alimentos.

Membrana vitelina
Membrana que envolve a gema.

Calaza
Estruturas fibrosas nos lados da gema, que auxiliam na centralização da gema no interior da clara.

Blastoderma
Disco germinativo na gema de ovo.

SELEÇÃO

Alterações decorrentes da deterioração

Ainda que todos os ovos tenham as mesmas características estruturais, a qualidade vai variar em função das condições de armazenamento e das mudanças deteriorantes. Uma mudança óbvia nos ovos, à medida que perdem qualidade, é o aumento do tamanho da câmara de ar. Isso ocorre porque o ovo perde um pouco de umidade e de dióxido de carbono através dos poros da casca. O ritmo em que isso acontece depende das condições de armazenamento e da retenção da cobertura protetora sobre a casca. A perda de dióxido de carbono vem da clara, uma perda que faz com que ela se torne cada vez mais alcalina conforme a deterioração avança.

Essa perda de dióxido de carbono e o aumento da alcalinidade são acompanhados por um afinamento da clara densa. Conforme isso ocorre, a gema é capaz de se mover através da clara mais facilmente do que através da clara densa original, e ela tende a flutuar para a superfície superior no interior da clara. Esse movimento é possível apesar da impedância fornecida pela calaza. Além disso, há também o enfraquecimento da membrana vitelina.

Quando os ovos são quebrados, essas mudanças podem ser observadas (Fig. 12.2). A clara se espalha por uma grande área de superfície e não consegue se acumular ao redor da gema. Esta, em vez de manter uma forma arredondada, fica achatada na superfície por causa do enfraquecimento da membrana vitelina. Existe também uma considerável probabilidade de a gema se quebrar. Essas mudanças são a base para a classificação dos ovos.

Supervisão da segurança

Os ovos têm um potencial de contaminação por microrganismos antes mesmo de serem postos e até que sejam consumidos. Esse espaço de tempo significa que várias agências governamentais e inúmeras pessoas trabalham para que ovos saudáveis cheguem à mesa.

Quando os ovos estão se formando na galinha, existe um remoto potencial de que uma infecção transovariana possa transmitir a *Salmonella enteritidis* ao ovo,

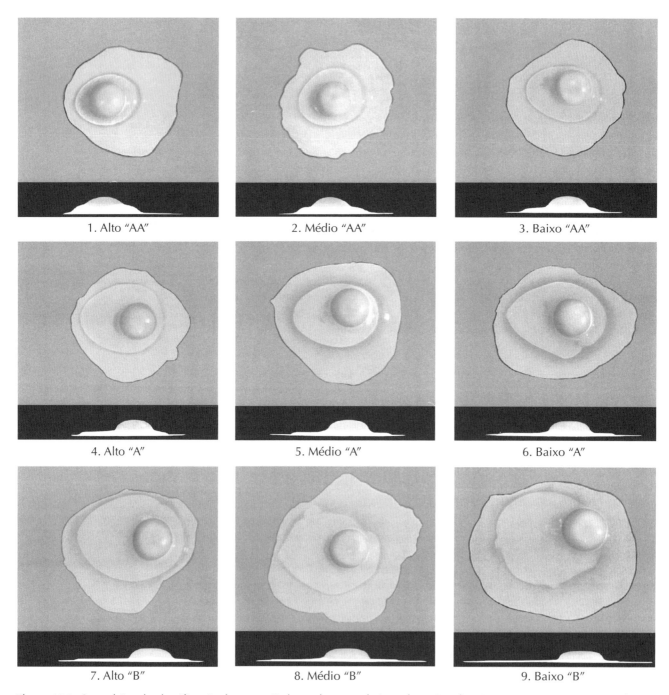

Figura 12.2 Os padrões de classificação dos ovos são baseados nas relativas alterações deteriorantes que ocorreram. As classes variam de ovos classe AA de alta qualidade aos de classes A e B. Observe a maior área de superfície coberta pela clara e a altura reduzida da gema nas classes inferiores.
Cortesia do Departamento de Agricultura dos Estados Unidos.

onde as bactérias permanecem viáveis até serem destruídas pelo calor durante o cozimento. A prevenção dessa infecção requer boas medidas sanitárias no local onde os ovos estão sendo postos.

Existe também a oportunidade de os microrganismos contaminarem os ovos entrando pelos poros da casca. Se os ovos forem contaminados internamente, os microrganismos se multiplicarão. O ritmo da multiplicação depende das temperaturas de armazenamento, por isso um cuidadoso controle sanitário e das temperaturas de armazenamento em todo o processo de comercialização deve ser mantido para garantir a segurança dos ovos comercializados.

Nos Estados Unidos, diversas agências governamentais nos níveis estaduais e federais estão envolvidas no monitoramento dos ovos e em sua segurança. Entre aquelas no nível federal estão o U.S. Department of Agriculture, Animal and Plant Health Inspection Service (APHIS) [Departamento de Agricultura, Serviço de Inspeção de Saúde Animal e Vegetal dos Estados Unidos], Food Safety and Inspection Service (FSIS) [Segurança Alimentar e Serviço de Inspeção], o Food and Drug Administration (FDA) [Controle de Alimentos e Medicamentos], Agricultural Research Service (ARS) [Serviço de Pesquisa Agrícola] e o National Agricultural Statistics Service (NASS) [Serviço Norte-americano de Estatística Agrícola]. Muitas agências estaduais também estão envolvidos em programas de segurança no estado.

Classificação

Nos Estados Unidos, a classificação dos ovos é feita sob a direção do Departamento de Agricultura do país. Uma vez que essa classificação geralmente é feita em conjunto com programas estaduais, esse programa conjunto é referido como Programa Estadual-Federal de Classificação. As classificações para os ovos que chegam aos mercados de varejo são classe AA (classificação máxima), classe A, e classe B (Fig. 12.3).

Para ser classificada como AA, a casca dos ovos deve estar limpa, sem fissuras, a câmara de ar com menos do que 0,3 cm de profundidade, e a gema bem centralizada e livre de defeitos. Quando a câmara de ar tem no máximo 0,6 cm de profundidade, a gema está bem centralizada e relativamente livre de imperfeições, e a casca está limpa e sadia, a qualidade do ovo é classificada como A. A classe B, a de qualidade mais baixa para os consumidores, é atribuída se a gema se move pouco e tem uma aparência achatada, a câmara de ar tem no máximo 1,9 cm de profundidade, e a casca está apenas ligeiramente manchada.

As classes são estabelecidas antes do processo de comercialização, sendo geralmente determinadas antes de um período de armazenamento prolongado. Por isso, a classe indicada sobre os ovos mostra a condição de classificação e não necessariamente reflete a classe real no momento da compra. Esse é um problema para os consumidores, mas nenhuma alternativa adequada foi encontrada.

Na casca. A ovoscopia é o processo usado para classificar os ovos na casca antes de entrarem no mercado consumidor. Este é um processo simples em que os ovos são rodados à medida que passam na frente de uma luz (Fig. 12.4). O tamanho da câmara de ar, a posição e a mobilidade da gema, e a possível presença de substâncias estranhas como decomposição, fungos e manchas de sangue podem ser vistas como silhuetas. A natureza viscosa da clara em um ovo de alta qualidade impede a gema de se mover facilmente, e ela aparece como uma silhueta indistinta, escura no centro do ovo, ao passo que um ovo de classe B tem uma gema que revela uma silhueta bastante distinta se movendo próximo da extremidade do ovo (Fig. 12.5a, b, c).

Quando há uma mancha de sangue na gema, esta não é classificada para baixo, pois pode ser removida facilmente, mas o sangue na clara não é aceitável, uma vez que esta condição provoca uma rápida deterioração. Ovos com uma casca porosa são classificados para baixo por causa da maior facilidade de umidade e da perda de dióxido de carbono. A cor da casca é ignorada na determinação das classes dos ovos, pois esta característica não tem absolutamente qualquer influência sobre a

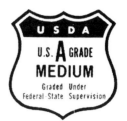
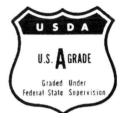
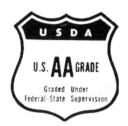

Figura 12.3 Selo de classificação dos ovos. AA é a classe máxima. Note-se que o tamanho é indicado na etiqueta na parte superior do selo. O tamanho não está relacionado à classe. Cortesia de Plycon Press.

http://www.foodsafety.gov/keep/types/eggs/index.html – Informações do governo norte-americano sobre a segurança do ovo e também para aqueles que consomem ovos.

Ovoscopia
Procedimento utilizado para classificar os ovos na casca.

http://www.ams.usda.gov/AMSv1.0/getfile?dDocName=STELDEV3004502 – Manual de classificação dos ovos.

http://www.fsis.usda.gov/fact_sheets/Focus_On_Shell_Eggs/index.asp – Extensa informação sobre ovos na casca.

Figura 12.4 Um procedimento desenvolvido pelo ARS faz pequenas rachaduras (microfissuras) visíveis nesta ovoscopia.
Cortesia do Agricultural Research Service.

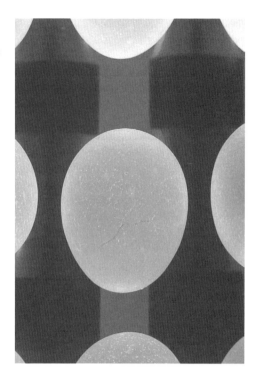

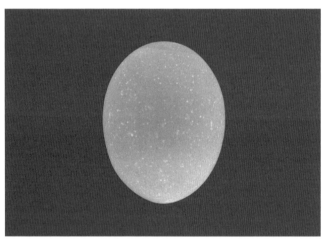

a

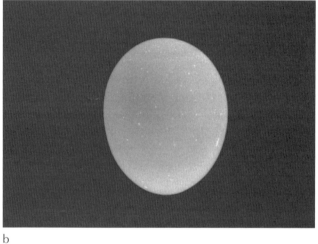

b

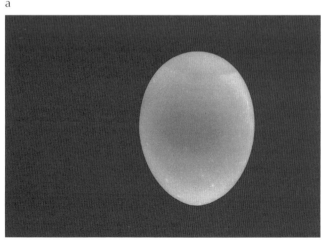

c

Figura 12.5 Os ovos classificados pela ovoscopia são iluminados para revelar a qualidade do ovo ainda na casca intacta: (a) contorno da gema ligeiramente definido (classe AA), (b) contorno da gema razoavelmente bem definido (classe A), e (c) contorno da gema claramente visível (classe B).
Cortesia do Departamento de Agricultura dos Estados Unidos.

qualidade do ovo ou seu valor nutritivo. A cor da casca é simplesmente uma característica determinada pela hereditariedade.

Fora da casca. Para a indústria de alimentos comerciais, geralmente os ovos são vendidos a granel depois de serem descascados. Estes ovos descascados são classificados por vários métodos. Um sistema utiliza o **índice de gema**, um valor obtido medindo-se e dividindo-se a altura pelo diâmetro da gema. Outra medida é a altura da espessura do albúmen (clara densa), expressa em unidades arbitrárias chamadas unidades Haugh. Neste sistema, a classe AA das claras tem um valor mínimo de 72 unidades Haugh; a classe A, 60-71; e a B, 31-59 (Fig. 12.6). A cor da gema é ignorada na classificação do ovo fora da casca, pois a cor é meramente uma indicação da alimentação da galinha, e não da qualidade.

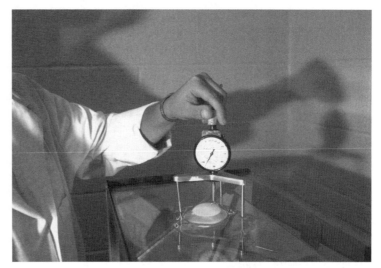

Figura 12.6 Um micrômetro é usado para classificar a qualidade quando os ovos são analisados fora da casca. A altura do albúmen denso, medida em unidades Haugh, é cada vez menor da classe AA à classe B. Cortesia do Departamento de Agricultura dos Estados Unidos.

Índice de gema
Medida da qualidade do ovo fora da casca; altura da gema dividida pelo diâmetro.

Classificação por peso

As caixas de ovos no mercado de varejo trazem a identificação não só da classificação da qualidade, como também do tipo de peso (com base em uma dúzia de ovos). Uma dúzia dos ovos maiores (jumbo) pesa 850 g, e a dúzia do menor (industrial) pesa apenas 425 g. Os tipos de peso (por dúzia) são os seguintes:

Jumbo	850 g
Extragrande	765 g
Grande	680 g
Médio	595 g
Pequeno	510 g
Industrial	425 g

Estas designações de peso fornecem uma indicação do tamanho geral dos ovos dentro da embalagem, mas individualmente o tamanho real deles pode variar de forma considerável dentro de uma única embalagem. Por exemplo, um ovo pequeno pode compensar um grande, de forma que o peso da dúzia será, em média, adequado.

As receitas geralmente se baseiam na utilização de ovos grandes, embora a maioria delas possa ter tolerância suficiente para permitir a utilização dos ovos extragrandes. Na verdade, receitas que usam claras batidas em neve, na maioria das vezes são bem melhores quando feitas usando-se ovos extragrandes.

Classe e tipo de peso são duas características independentes da comercialização dos ovos. A classe designa claramente a qualidade no momento em que a ovoscopia foi feita. O peso indica somente o tamanho e não exerce qualquer influência na qualidade do ovo. A maioria dos mercados oferece opções tanto em tamanhos quanto em classes. As escolhas mais comuns são entre os tamanhos extragrande e grande e entre as classes AA e A.

Em geral, se a diferença de preço entre os tamanhos for inferior a nove centavos por dúzia, o tamanho maior custa menos do que o tamanho menor por grama. Por outro lado, se a diferença de preço for mais do que nove centavos, talvez o tamanho menor seja a compra mais econômica. Para muitos pratos que levam ovos, incluindo fritos e *poché*, a classe AA é a melhor escolha, mas a classe A ou mesmo a B podem ser usadas de forma satisfatória em pudins e em muitos produtos de panificação. *Angel food cakes* e outros produtos que usam claras em neve são melhores quando preparados com ovos de alta qualidade.

http://www.egglandsbest.com/home.aspx
– O melhor site de informação sobre os ovos especiais.

http://edis.ifas.ufl.edu/PS048
– Informações ao consumidor sobre os ovos enriquecidos.
www.aeb.org

– O site americano *Egg Board* traz uma variedade de informações sobre os ovos.

Outros tipos de ovos

Atualmente, os consumidores têm mais opções quando compram ovos frescos. Alguns são comercializados como ovos caipiras (Fig. 12.7). Os benefícios de tal tratamento podem ser bons para as galinhas, mas ovos postos por galinhas criadas em granjas têm um ambiente mais higiênico do que os postos ao ar livre. Ovos orgânicos são outra opção. Eles só podem ser rotulados como "orgânico" se a alimentação da galinha atender às regulamentações federais para esse tipo de ovo.

Ovos com ômega-3 estão sendo produzidos e comercializados como uma fonte dietética de ácidos graxos ômega-3 que podem ajudar a reduzir o risco de doença cardíaca (Fig. 12.8). Os valores desses ácidos graxos nos ovos aumentam quando as galinhas são alimentadas com uma dieta especial que muitas vezes inclui óleo de linhaça e peixes. A gema amarela mais escura também é fruto dessa dieta.

As granjas também estão produzindo ovos com níveis reduzidos de colesterol e/ou de gordura saturada. Para que sejam comercializados com essas características, eles devem ter uma redução de pelo menos 25% em comparação com os ovos comuns. Os preços desses ovos que requerem que as galinhas tenham uma dieta especial são normalmente mais elevados do que para os outros ovos.

ALTERNATIVAS PARA OS OVOS FRESCOS

Ovos congelados

Quando se trata de alimentação em larga escala, os ovos congelados representam uma valiosa economia de tempo, pois para quebrá-los em grande quantidade o tempo gasto é enorme, e maior ainda quando depois é preciso separar as claras das gemas. Acrescente-se a isso o fato de que as gemas podem se misturar às claras quando os ovos estão sendo separados, e torna-se óbvio que, quando usados em quantidade na culinária, os ovos congelados são uma alternativa viável aos frescos.

Um dos problemas importantes quando se congelam ovos é o controle de microrganismos. Para reduzir a contaminação, as cascas são lavadas pouco antes de os ovos serem quebrados. Então o congelamento é feito o mais rapidamente possível, e há um cuidado durante todo o processamento para eliminar qualquer contaminação. A pasteurização da clara, da gema ou do ovo inteiro ajuda a reduzir a contagem de microrganismos. O tratamento térmico da pasteurização tem apenas um efeito muito baixo sobre os produtos de panificação feitos com ovos congelados pasteurizados.

O ovo inteiro e a clara do ovo congelados são mais satisfatórios do que as gemas congeladas, porque estas começam a engrossar durante o armazenamento frigorífico e depois não se misturam bem com outros ingredientes. No entanto, a adição de sal ou de açúcar às gemas ou aos ovos inteiros antes do congelamento reduz essa tendência. É importante considerar como as gemas e os ovos inteiros congelados serão usados, porque aqueles que contêm açúcar podem ser usados de forma muito satisfatória nas sobremesas, mas não são aceitáveis nos ovos mexidos e itens semelhantes.

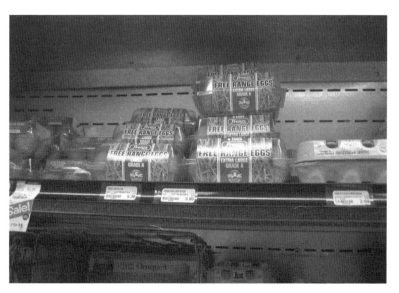

Figura 12.7 Neste mercado, os ovos caipiras são duas vezes mais caros do que os postos pelas galinhas criadas em granjas.
Cortesia de Plycon Press.

As claras podem ser congeladas comercialmente ou em casa sem adição de outros ingredientes. Elas podem ser descongeladas e utilizadas como seriam as claras frescas.

Ovos em pó

Misturas prontas são um exemplo familiar do uso de ovos em pó, sendo a do *angel food cake* a mais popular. Eles também são usados na alimentação em larga escala. Os ovos em pó são produzidos forçando-se o ovo líquido através de um atomizador de pulverização fina, em seguida, ele é rapidamente seco, resfriado e embalado. O controle bacteriano é vital para a produção de um ovo em pó de alta qualidade. A gema do ovo, a clara ou o ovo inteiro podem ser convertidos em um produto em pó, mas as inaceitáveis alterações na cor, sabor, odor, solubilidade ocorrem quando as gemas ou os ovos inteiros em pó são armazenados a uma temperatura acima de 4°C. Padarias comerciais que utilizam produtos feitos com ovos em pó podem incorporá-los com outros ingredientes de forma muito satisfatória se a mistura for feita a altas temperaturas (tão altas quanto 68-80°C).

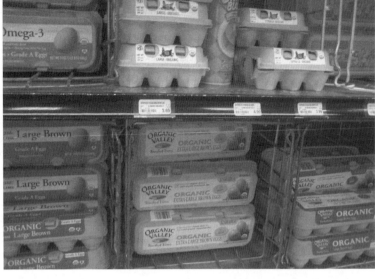

Figura 12.8 Ovos com ômega-3 e ovos orgânicos são opções disponíveis para os consumidores dispostos a pagar mais por eles.
Cortesia de Plycon Press.

ARMAZENAMENTO

Uma das características marcantes dos ovos é sua capacidade de serem armazenados por mais de seis meses, se as condições forem cuidadosamente controladas. Se isso for feito, o fornecimento de ovos aos mercados pode ser constante durante todo o ano, ajudando, assim, a manter o preço deles relativamente baixo. Os ovos têm naturalmente uma excelente proteção sob a forma de casca, mas certas técnicas

---

VISÃO DA INDÚSTRIA
Substitutos para os ovos

Como resposta à preocupação das pessoas sobre o teor de colesterol das gemas de ovos, alguns substitutos do ovo já são comercializados. As fórmulas das diferentes marcas variam, mas, basicamente, a clara do ovo é mantida e a gema é substituída por produtos de óleo vegetal e carotenoides (como agentes corantes) e um aditivo nutricional. Outras substâncias também são adicionadas para tornar o produto final similar ao ovo fresco inteiro. Esses substitutos estão disponíveis nas formas congelada e líquida (refrigeradas). As análises nutricionais variam de acordo com o produto, e o valor calórico vai de superior a inferior ao ovo fresco inteiro.

Todos os substitutos do ovo são semelhantes na medida em que não contêm colesterol, e são significativamente mais caros do que os ovos. Esses substitutos podem ser utilizados em várias receitas em que ovo fresco inteiro é um ingrediente sugerido pelos fabricantes, mas geralmente os resultados não são idênticos aos feitos com ovos. No entanto, a maioria dos produtos é bastante aceitável para aqueles que foram aconselhados a reduzir a ingestão de colesterol por causa de problemas de saúde diagnosticados. O uso desses substitutos nos ovos mexidos e nas omeletes tradicionais é mais satisfatório do que em algumas preparações mais elaboradas com ovos. Os consumidores precisam saber que as caixas desses substitutos geralmente contêm menos do que o equivalente a uma dúzia de ovos.

são utilizadas para reforçar a manutenção da qualidade durante o armazenamento. Condições adequadas de armazenamento incluem uma atmosfera controlada de dióxido de carbono e temperaturas muito frias (entre -2 e -1°C). Essas condições reduzem a perda de dióxido de carbono e inibem a ação enzimática e microbiológica. A umidade deve ser suficientemente baixa para inibir a formação de fungos nas cascas.

Como os poros existentes nas cascas podem ser um risco para ativar os mecanismos deterioradores, os ovos que precisam ser limpos antes de serem armazenados são lavados, isso remove a cutícula bem como o material sujo. Os poros são novamente selados revestindo-se as cascas, em geral elas são imersas em óleo mineral mantido a 43°C, uma temperatura suficientemente alta para impedir que o óleo penetre através dos poros do ovo durante a imersão.

Um aspecto crucial para manter a qualidade durante o armazenamento é o controle da temperatura, pois os ovos perdem qualidade rapidamente quando não são refrigerados. Em nenhum momento durante a comercialização os ovos devem chegar a 16°C e, preferencialmente, a temperatura deve ser mantida um pouco acima de zero. A menos que sejam transportados e comercializados refrigerados, a qualidade vai ser um pouco mais baixa do que a indicada pela classificação.

Os consumidores não são capazes de observar uma boa parte do processo de armazenamento e comercialização, mas têm a oportunidade de observar como os ovos são manipulados nas prateleiras do mercado. Claramente, aqueles exibidos nos corredores dos mercados sem nenhuma refrigeração terão uma qualidade inferior à daqueles mantidos adequadamente refrigerados. Mesmo vitrines com um excesso de caixas de ovos não conseguem manter a adequada refrigeração para a manutenção ideal da qualidade. Uma refrigeração adequada dos ovos na parte de trás da loja e em todas as fases anteriores ao processo de comercialização só pode ser avaliada pela qualidade real dos ovos quando eles são usados.

A escolha deve se basear na conhecida qualidade dos ovos adquiridos em um mercado, bem como na classe indicada na caixa, pois existem várias oportunidades para uma refrigeração inadequada e para perda da qualidade. Em outras palavras, para comprar ovos de qualidade deve-se escolher um mercado com altos padrões de manutenção de um bom controle da temperatura dos ovos.

Os consumidores precisam assumir a responsabilidade pelo armazenamento seguro depois de comprá-los. As orientações são apresentadas na Tabela 3.3, página 55.

O OVO NA CULINÁRIA

O ovo como alimento funcional

Agente de coloração e de aromatização. Quando se fazem produtos com gemas, elas adicionam uma agradável riqueza de cor, além de melhorar os sabores. Por exemplo, em um recheio de torta merengue de limão, é a gema do ovo, e não o limão, que contribui com a cor amarela esperada. Os recheios de creme e os pudins cremosos ganham essa cor das gemas dos ovos.

Agente emulsificante. A capacidade da gema do ovo para atuar como um agente emulsificante deve-se, pelo menos em parte, à lecitina, um fosfolipídio presente na gema. A lecitina é atraída para a interface entre a fase aquosa e a fase lipídica de uma emulsão. Em essência, a lecitina contribui para formar uma camada protetora, monomolecular em torno das gotículas da emulsão. Na maioria das emulsões alimentícias, essa camada impede as gotículas oriundas da coalescência e quebra da emulsão porque a lecitina bloqueia o contato direto das gotículas de óleo umas com as outras. O molho holandês e as profiteroles são dois exemplos clássicos de alimentos que dependem muito da gema do ovo para o sucesso das emulsões.

Agente espessante. A capacidade para servir como um espessante ou agente de ligação depende da mudança na solubilidade que ocorre quando as proteínas são desnaturadas pelo calor. As proteínas presentes na gema são diferentes daquelas da clara, e o resultado é que essas duas partes do ovo têm comportamentos um pouco diferentes quando aquecidas. No entanto, tanto a clara como a gema são capazes de espessamento quando aquecidas.

O aquecimento de misturas espessadas com ovo exige que o controle da temperatura seja muito mais cuidadoso do que quando se gelatiniza o amido na preparação das misturas espessadas com esse ingrediente. Misturas com ovo devem ser aquecidas apenas até se conseguir o ponto máximo de espessamento sem qualquer sinal de coalhamento, e devem ser servidas imediatamente ou resfriadas para impedir que o calor residual na mistura gere o coalhamento. Essas precauções não são necessárias quando o espessamento é feito com a maioria dos amidos. Os iniciantes podem superaquecer os produtos quando estão aprendendo a utilizar o ovo como um agente de espessamento, pois esperam que o mesmo espessamento perceptível que ocorre com o amido aconteça com o ovo. Na verdade, o que ocorre com o espessamento do ovo é bastante sutil.

Agente clarificador. A capacidade de espessamento das proteínas do ovo também é usada em algumas receitas para ligar as partículas durante a coagulação. Por exemplo, um caldo de legumes pode ser clarificado adicionando-se lentamente uma clara de ovo batida (um ovo por litro de caldo) e, em seguida, misturando-a completamente ao caldo. Enquanto o caldo cozinha em fogo brando por aproximadamente 10 minutos, as proteínas coagulam e capturam as partículas. Depois se adiciona uma xícara de água fria, remove-se a gordura da superfície, e o caldo é coado em um filtro fino para remover a película. O resultado é um caldo claro. Uma técnica similar às vezes é usada pelos campistas quando adicionam cascas de ovos ao café fervido para retirar os sedimentos.

Agente estrutural e textural. Quando são desnaturadas, as proteínas do ovo se tornam um tanto rígidas e são capazes de fornecer uma resistência estrutural e textural aos produtos alimentícios, especialmente se a concentração de ovo for alta. Talvez o melhor exemplo da importância dos ovos como um agente estrutural seja a preparação de bolinhos como os *popovers*. A alta concentração de ovo explica a rigidez, ainda que um tanto elástica, a qualidade das paredes das células nos *popovers*, e a textura completamente diferente da dos pães. Da mesma forma, muitas das características das paredes do pão de ló e dos *angel foods cakes* são devidas aos ovos batidos que eles contêm.

O torrone é um doce que ilustra a incrível contribuição da proteína da clara do ovo na textura. Nesse caso, a clara em neve e a calda quente de açúcar concentrado são batidas juntas. As proteínas da clara de ovo são desnaturadas pela combinação do batimento e do calor da calda. Essas proteínas desnaturadas auxiliam na separação dos cristais de açúcar no torrone, bloqueando, assim, a agregação de cristais que resultariam em um doce arenoso.

Espumas, particularmente as de claras batidas em neve, auxiliam tanto na estrutura quanto na textura de vários diferentes tipos de produtos. Omeletes de forno, suflês e bolos tipo espuma (pão de ló, *angel food cake* e *chiffon*) são exemplos conhecidos do uso de espumas para atingir grande volume, leveza e uma textura um pouco porosa. A preparação habilidosa e uma cuidadosa incorporação dessas espumas com outros ingredientes são necessárias se o resultado deve ser um produto de alta qualidade.

As espumas podem ser preparadas utilizando-se as claras, as gemas, ou até mesmo uma mistura das duas, mas o maior volume certamente é obtido utilizando-se apenas as claras do ovo. As espumas precisam ser batidas até o ponto correto e depois incorporadas de forma bastante suave com quaisquer outros ingredientes para evitar o máximo possível a perda de ar. Por fim, o produto que contém espuma é normalmente assado para ajudar a estabilizá-la pela desnaturação da proteína que reforça as paredes das células. Assar imediatamente em forno pré-aquecido reduz o tempo disponível para as células entrarem em colapso e para que a espuma perca o volume.

Ovalbumina
Uma proteína abundante na clara de ovo e sensível ao calor.

Ovomucina
Proteína estrutural abundante na clara densa do ovo.

NOTA CIENTÍFICA
Fatores que influenciam na desnaturação

Existem várias proteínas na clara do ovo que interessam ao estudo da desnaturação. A **ovalbumina**, a mais abundante dessas proteínas, pode ser desnaturada pela agitação mecânica e pelo calor. A **ovomucina** e a lisozima são outras duas proteínas estudadas que têm relação com a desnaturação do calor. A ovomucina é responsável por grande parte da estrutura da clara densa e é cerca de quatro vezes mais abundante na clara densa do que na clara fluida. O início da verdadeira coagulação da clara do ovo é considerado como o resultado da formação de um complexo entre as moléculas da ovomucina e as da lisozima na clara, uma alteração que causa um aumento da opacidade conforme a desnaturação avança.

A gema do ovo contém uma mistura de proteínas. A fração de proteína solúvel em água na gema do ovo é chamada livetina. Duas outras proteínas contribuem para a capacidade de emulsão da gema do ovo, e também aumentam o poder de espessamento das gemas. Essas proteínas, lipovitelina e lipovitelinina, são lipoproteínas; a combinação de proteínas e de lipídios nas suas estruturas representa seu poder emulsificante.

Tipo de proteína

As proteínas na clara do ovo são mais sensíveis ao calor da desnaturação do que as na gema. A desnaturação começa aproximadamente aos 52°C em condições laboratoriais extremamente controladas. Em condições comuns de aquecimento, as claras começam a coagular sensivelmente perto dos 60°C e deixam de fluir perto dos 65°C. A gema começa a coagular apenas na temperatura em que as claras deixam de fluir (65°C). As gemas perdem sua fluidez perto dos 70°C.

Uma vez que existe uma diferença na temperatura de coagulação entre as gemas e as claras, não causa espanto que a utilização das claras, das gemas ou do ovo inteiro provoque uma pequena diferença na temperatura de aquecimento que os produtos espessados com o ovo necessitam para a obtenção de um ótimo espessamento. Um produto que contém apenas as claras vai engrossar mais facilmente do que um contendo apenas as gemas, enquanto misturas com o ovo inteiro engrossam ao longo de uma ampla faixa de temperatura.

Ritmo de aquecimento

Um ritmo lento de aquecimento permite que a coagulação se complete na extremidade inferior da escala de temperatura para o tipo de proteína aquecida porque há tempo suficiente para o necessário desenrolamento da estrutura terciária e para a agregação de várias dessas moléculas relaxadas antes de a temperatura subir muito. Quando a absorção de calor é grande e a temperatura aumenta rapidamente, há muito pouco tempo para o relaxamento, e a subsequente agregação das moléculas de proteína ocorre antes que a temperatura esteja na extremidade superior da escala para a desnaturação.

O tempo é um fator importante a se considerar durante a desnaturação das proteínas do ovo, pois está intimamente ligado à temperatura e ao possível coalhamento dos produtos. O aumento gradual da temperatura resultante de um ritmo lento de aquecimento proporciona um tempo adequado para avaliar o progresso do processo de desnaturação e para retirar o produto do calor antes que o coalhamento ocorra. Um calor intenso faz com que a desnaturação ocorra a uma temperatura relativamente elevada, mas resta pouco tempo entre alcançar o grau desejado de desnaturação e o aparecimento do coalho, que é, infelizmente, uma condição irreversível e sem atrativos.

Ingredientes adicionados

A adição de ácidos, tais como o suco de limão e o cremor tártaro, diminui a temperatura de coagulação porque ajudam a reduzir a alcalinidade do ovo, levando as proteínas aos seus pontos isoelétricos. Uma vez que as cargas elétricas na superfície das moléculas de proteína são reduzidas conforme o ponto isoelétrico é alcançado, a repulsão elétrica das moléculas se reduz na superfície, e a aglutinação de todas as moléculas será facilitada pela adição dos ingredientes ácidos. Embora seja teoricamente possível adicionar tanto ácido a um sistema de alimentação que o pH acaba caindo abaixo do ponto isoelétrico da proteína, isso não ocorre nos produtos alimentícios normais. Por isso, é realista dizer que a adição de ácido reduz a temperatura de coagulação das proteínas do ovo.

O açúcar tem o efeito oposto ao do ácido na temperatura de coagulação dos produtos espessados com ovo. Quando o açúcar é adicionado, a temperatura de coagulação também sobe. Esse efeito se deve, pelo menos em parte, à diluição da concentração de proteína pelo açúcar adicionado. A diluição da proteína, pelo açúcar ou outro ingrediente em uma quantidade razoável, causa um aumento perceptível na temperatura do sistema de coagulação da proteína. Isso é verdade mesmo quando o leite é adicionado, apesar do fato de que a adição de leite é a adição de algumas proteínas. O efeito global da adição do leite é diluir a proteína, porque o leite contém princi-

(continua)

(continuação)

palmente água. O inverso acontece se a concentração de proteína do ovo é aumentada pelo acréscimo da quantidade de ovo utilizado ou pela diminuição do nível de açúcar, leite, ou outro ingrediente importante. O aumento da concentração de proteína faz com que a faixa da temperatura de desnaturação diminua e se aproxime muito da faixa de concentração da clara do ovo, do ovo inteiro ou da gema.

Por causa de sua clara influência no sucesso na preparação de produtos, é importante reconhecer os efeitos do ritmo de aquecimento, o tipo de proteína, e a concentração de proteína, bem como o pH do meio. Sais, por causa da sua capacidade de ionizar, estão reconhecidamente envolvidos na desnaturação das proteínas do ovo.

No entanto, isso não tem significado prático, uma vez que praticamente qualquer alimento preparado terá sal suficiente para permitir a desnaturação. Isso pode ser demonstrado quando se assa um creme com ovos preparado com água destilada em vez de leite. Esse creme feito com água não vai gelatinizar de forma adequada até que um sal seja adicionado para fornecer os íons elétricos necessários para interagir com as cargas elétricas na superfície das moléculas de proteína. Uma vez que os íons estejam disponíveis, o processo completo de coagulação pode ser observado. O leite e outros ingredientes normalmente usados em produtos espessados com ovo proporcionam os íons adequados para que uma desnaturação normal ocorra; por isso, o sal não precisa ser adicionado.

Medidas de segurança

Apenas aproximadamente 0,005% dos ovos comercializados estão infectados com *S. enteritidis*, mas mesmo esse pequeno risco de infecção torna prudente aquecer todos os ovos frescos a pelo menos 71°C (ou 60°C por 3 ½ minutos) para matar todas as *S. enteritidis* que podem estar presentes (Fig. 12.9). Vários produtos que contêm ovos exigem diferentes técnicas para que se garanta o aquecimento adequado. O processo para utilizar as gemas de ovos quando se faz maionese está descrito no Capítulo 7. Creme com ovos (*custard*) batido, gemada, ou misturas de sorvete que contêm ovos têm de ser aquecidos a 71°C. Ovos mexidos já estão suficientemente aquecidos quando nenhum líquido é visível. Ovos *poché* e fritos devem ser cozidos até que as claras estejam coaguladas e as gemas comecem a endurecer.

No caso de merengues que vão ao forno, é suficiente que sejam assados por pelo menos 15 minutos a 163°C. No caso de merengues que façam parte de receitas que não vão ao forno, como suflês frios, as claras e o açúcar precisam ser aquecidos sobre a água quente quando batidos até que as claras formem picos moles. Esse merengue ficará quente o suficiente para matar as bactérias prejudiciais que podem estar presentes.

Na casca

Os ovos podem ser cozidos moles ou duros, colocando-os delicadamente na água fervente e, em seguida, mantendo a temperatura de fervura a 85°C até que o ponto desejado de cozimento seja atingido (Fig. 12.10). Para os ovos cozidos moles, entre 3 e 5 minutos são suficientes para engrossar a clara e engrossar de maneira perceptível a gema sem endurecê-la; cerca de 18 minutos completam a coagulação da gema de um ovo cozido duro se o ovo estiver em temperatura ambiente antes de ser cozido, mas um pouco mais de tempo será necessário se ele estiver mais frio no início do aquecimento.

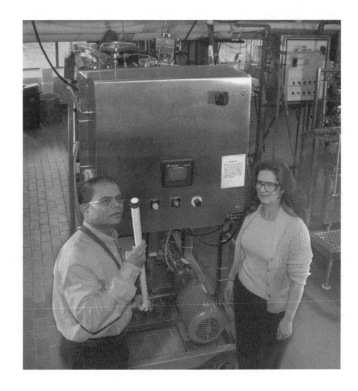

Figura 12.9 Sudarsan Mukhopadhyay (à esquerda) e Peggy Tomasula, engenheiros químicos do Eastern Regional Research Center, examinam um módulo de membrana cerâmica para uso na microfiltração do líquido das claras para eliminar potenciais patógenos, tais como a *Salmonella enteritidis*.
Cortesia do Agricultural Research Service.

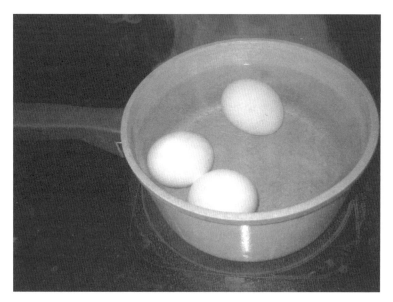

Figura 12.10 Ao preparar ovos cozidos moles ou duros, a água deve ser mantida a uma temperatura branda para evitar o endurecimento das proteínas.
Cortesia de Plycon Press.

Figura 12.11 O ovo cozido bem preparado tem a clara macia e a gema completamente coagulada, sem vestígios de sulfeto de ferro em torno dela.
Cortesia de Plycon Press.

Recomenda-se manter uma temperatura branda enquanto o ovo estiver sendo cozido para evitar o endurecimento da proteína da clara antes que o calor tenha tido tempo suficiente para penetrar e coagular a gema. Para que os ovos não rachem quando são adicionados à água fervente, cada um deles deve ser mergulhado algumas vezes usando-se uma escumadeira, isso permite que o gás em expansão na câmara de ar escape através dos poros em um ritmo moderado e não em um ritmo explosivo. Quando o cozimento for concluído, os ovos cozidos duros devem ser imediatamente imersos em água fria e então descascados, para que resfriem rapidamente.

Um ovo cozido mole bem preparado deve possuir a clara macia, mas completamente coagulada, e a gema, quando o ovo for cortado, deve escorrer de forma lenta. O sabor deve ser agradavelmente fresco. Ovos de alta qualidade cozidos duros devem ter a clara firme e macia envolvendo a gema bem centralizada, completamente coagulada, sem palidez e descoloração em torno dela (Fig. 12.11).

O sucesso no preparo de ovos cozidos moles depende do uso de um ovo de qualidade aceitável e do tempo exato. Ovos cozidos duros apresentam exigências semelhantes, mas neste caso a qualidade do ovo é mais importante do que para os ovos cozidos moles. O ovo cozido duro imortaliza a qualidade, de modo que um retrato dessa qualidade pode ser visto quando ele é descascado e cortado ao meio. Se a gema estiver perto de um dos lados e a câmara de ar for grande, o ovo é de baixa qualidade.

Uma evidência adicional da baixa qualidade é a formação de um anel escuro de sulfureto ferroso sobre a superfície da gema. Essa combinação de ferro e enxofre da gema e da clara, respectivamente, é uma evidência pouco atraente de um ovo de baixa qualidade, de controle insuficiente do fogo brando e das condições de resfriamento, ou de ambos. A relativa alcalinidade elevada de um ovo de baixa qualidade promove a formação do sulfureto ferroso, mas esse composto irá se formar mesmo em um ovo de alta qualidade, se o período de cozimento for extremamente longo, ou se o ovo não for resfriado rapidamente após o período de cozimento.

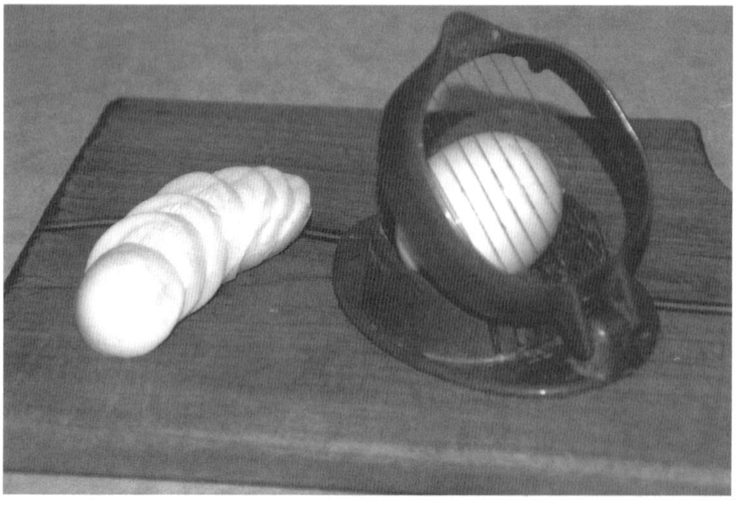

Às vezes, os ovos cozidos duros são difíceis de descascar. O problema de eliminar alguma clara junto com a casca é que isso deixa um esboço topográfico angustiante, mas esse é o sinal de que o ovo é de alta qualidade. A facilidade de descascar está associada aos ovos que têm um pH de pelo menos 8,9, o que significa que o dióxido de carbono do ovo foi perdido e que a qualidade está se deteriorando. Os únicos ovos com um pH inferior a 8,9 são os que têm menos de dois dias ou aqueles que foram mergulhados para selar seus poros e evitar a perda de dióxido de carbono.

Fora da casca

Ovos fritos. Ovos preparados de maneiras bem simples geralmente fazem parte das refeições, especialmente no café da manhã. Os ovos fritos, o jeito preferido de fazer ovos fora da casca, são preparados aquecendo-se ovos de alta qualidade em um frigideira com gordura de acordo com os seguintes métodos. Em um deles, os ovos são fritos lentamente usando-se uma quantidade excessiva de gordura quente, que é espalhada com o auxílio de uma colher pela superfície superior do ovo até que a proteína esteja uniformemente coagulada, incluindo a camada de clara fluida que reveste a superfície da gema. No outro método, usa-se um pouco de gordura para evitar que os ovos grudem, e se adiciona uma pequena quantidade de água para formar vapor no interior da frigideira firmemente coberta. O vapor auxilia a coagulação da superfície superior.

Independentemente do método, o ovo deve ter a clara macia e ligeiramente espessa, e a gema inteira coberta por uma película de clara coagulada. A clara não deve apresentar partes escuras e quebradiças, pois isso indica que houve um extremo superaquecimento de suas proteínas e o resultado é uma rigidez desnecessária. Para evitar que o ovo endureça, deve-se manter um controle cuidadoso do calor em qualquer um dos métodos de fritura.

Ovos _poché_. Dada a importância do controle do peso e da dieta com baixo teor de gordura, os ovos _poché_ são uma forma adequada de prepará-los. Apenas ovos de alta qualidade serão satisfatórios quando cozidos dessa forma, porque os de baixa qualidade se espalham mal quando colocados na água quase fervente. Um ovo de alta qualidade, com uma abundante clara densa, terá pouca tendência a se espalhar para longe da gema.

Para fazer um ovo _poché_, deve-se aquecer a água até o ponto de quase fervura antes de deslizar o ovo muito delicadamente, direcionando-o para o lado da panela para ajudar a manter a forma desejada (Fig. 12.12). A água é mantida em fogo brando para coagular o ovo sem, no entanto, endurecer a proteína. O borbulhar associado à ebulição também pode fragmentar a estrutura do ovo, que será menos atraente do que seria se feito em fogo brando. O cozimento deve ser mantido

---

PONTOS DE AVALIAÇÃO

Ovos cozidos moles

- A gema deve agir como espessante, uniformemente
- A clara deve estar coagulada por inteira, mas não dura
- Devem ter um sabor agradável e fresco

PONTOS DE AVALIAÇÃO

Ovos cozidos duros

- A gema deve ser firme, mas suave, sem vestígios de gema não desnaturada
- Nenhum traço de anel escuro ao redor da gema
- A gema dever estar bem centrada
- A clara deve estar firme, mas macia

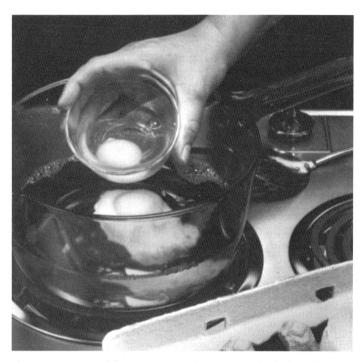

Figura 12.12 Um delicioso ovo *poché* é preparado deslizando-se muito delicadamente um ovo de alta qualidade na água quase fervente e removendo-o cuidadosamente com uma escumadeira quando a clara estiver completamente coagulada e a gema um pouco espessa.
Cortesia de Plycon Press.

somente até a clara coagular em uma massa sólida, e a gema se desnaturar de forma bastante leve até uma consistência parecida com a do mel. Assim que esse ponto for alcançado, o ovo deve ser cuidadosamente removido com uma escumadeira para permitir que a água adicional seja drenada.

A clara do ovo *poché* deve ser firme, macia e estar acumulada em torno da gema espessa e intacta. Nenhuma parte da gema deve estar coagulada a ponto de começar a se solidificar. A clara deve formar uma massa compacta e não exibir fios de clara fluida desnaturada. Se desejado, um escalfador pode ser utilizado para fazer o ovo *poché*, isso evita que o ovo se espalhe durante o cozimento.

Ovos assados. Assar é outra maneira de preparar ovos com pouca ou nenhuma gordura. Eles são preparados quebrando-se os ovos em formas individuais ou em uma tigela refratária e assando-os em um forno a 163°C. Apesar de manteiga, sal e pimenta serem às vezes adicionados à superfície do ovo antes do cozimento, isso não é necessário para aqueles que estão atentos à ingestão de gordura e sal. Para assar, os ovos de alta qualidade são melhores, porque têm o sabor mais fresco do que aqueles de baixa qualidade.

A clara do ovo assado bem preparado fica macia e completamente coagulada, a gema é viscosa, mas não escorre quando é cortada. Não deve haver qualquer vestígio de escurecimento em torno da borda.

PONTOS DE AVALIAÇÃO
Ovos fritos

- A clara deve estar completamente coagulada e ocupar uma área relativamente pequena e sem evidência de fritura em torno das bordas
- Gema inteira, bem arredondada com um véu de clara coagulado na superfície
- Gema que escorre lentamente quando cortada, mas sem nenhuma parte endurecida

---

PONTOS DE AVALIAÇÃO
Ovos *poché*

- A maior parte da clara deve estar coagulada em uma massa firme, mas macia e envolvendo a gema
- Gema inteira e ligeiramente coagulada, mas que não está firme em nenhum lugar
- Sabor fresco
- Bem drenados

Ovos mexidos. Mexer é uma boa maneira de preparar ovos com qualidade inferior aos de classe AA, pois eles são batidos delicadamente para que as claras e as gemas se misturem completamente antes de serem aquecidas. Uma gema fraca e a quantidade limitada de clara densa não representam um problema especial quando os ovos são misturados, e o hábito de adicionar leite para amaciar o produto por meio da diluição da proteína do ovo tem também a vantagem de aumentar o sabor, que de outra forma poderia ser insosso. É claro que ovos de alta qualidade também podem ser utilizados para fazer os ovos mexidos.

Quando os ingredientes tiverem sido completamente misturados, mas sem criar uma espuma, a mistura é vertida em uma frigideira untada ou antiaderente e lentamente aquecida. Deve-se mexer de forma contínua e lenta durante todo o período de cozimento para raspar moderadamente grandes pedaços de ovo coagulado do fundo da frigideira e permitir que o fluido não desnaturado do ovo receba o calor da frigideira. Esse procedimento continua até que a mistura não escorra mais, mas a superfície dos grandes pedaços dos ovos mexidos esteja ainda bastante brilhante. Para melhores resultados, eles são servidos imediatamente; conservá-los aumenta a rigidez do produto e pode levar à sinérese (separação do líquido das massas coaguladas).

A avaliação dos ovos mexidos é feita com base na aparência e nas qualidades alimentícias. Os pedaços devem ser sólidos (não porosos), moderadamente grandes, e com uma cor uniforme, amarelada por toda parte. Não deve haver nenhum vestígio de escurecimento, pois isso é uma evidência de calor muito intenso. As superfícies devem estar apenas ligeiramente brilhantes, mas não podem escorrer. Na boca, eles devem ser macios e ter um sabor agradável.

Omelete tradicional. Essa omelete poderia ser descrita como uma mistura de ovos cozidos com o formato de uma meia-lua dourada (Fig. 12.13). Na verdade, a mistura para se cozer os ovos mexidos é a mesma utilizada para fazer uma omelete tradicional; só o método de cozimento é diferente, Entretanto, os resultados também são surpreendentemente diferentes.

Os ovos são cuidadosamente misturados junto com uma colher de sopa de leite (a mesma medida para os ovos mexidos) para cada ovo e um pouco de sal para o sabor; ao fazer os dois produtos, deve-se evitar a incorporação de ar à mistura

---

PONTOS DE AVALIAÇÃO
Ovos assados

- Clara macia, mas completamente coagulada
- Gema arredondada, com um véu de clara coagulado na superfície
- Gema pouco espessa, mas não solidificada
- Sabor fresco

PONTOS DE AVALIAÇÃO
Ovos mexidos

- Amarelo homogêneo e sem manchas brancas ou marrons
- Macios
- Pedaços moderadamente grandes e irregulares e com ligeira umidade nas superfícies
- Sabor agradável e fresco

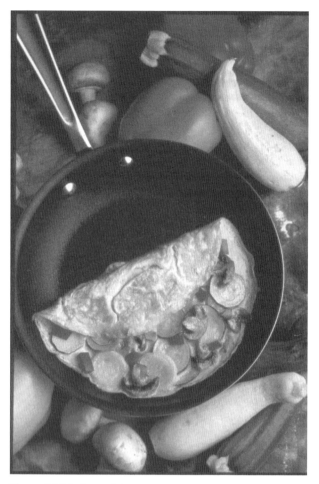

Figura 12.13 A omelete tradicional, ao contrário dos ovos mexidos, deve estar delicadamente dourada antes de ser dobrada e servida. O dourado é dado pela manteiga bem quente quando a mistura de ovo é adicionada.
Cortesia do Agricultural Research Service.

quando se bate, pois o produto final não deve ser poroso. Ao contrário da preparação dos ovos mexidos, feita em uma frigideira bastante fria, quando se prepara a omelete tradicional, a manteiga é aquecida na frigideira até escaldar antes de a mistura ser adicionada. Esse calor deve ser bastante intenso para que o ovo em contato com a frigideira comece a coagular quase imediatamente e desenvolva a cor dourada desejada e uma superfície lisa no lado de fora da omelete quando pronta.

À medida que o ovo vai cozinhando, levanta-se a omelete em alguns lugares com uma espátula estreita para permitir que ovo cru escorra para o fundo da frigideira. Quando nenhum ovo cru escorrer mais para o fundo, não é mais necessário levantar a omelete, exceto para verificar se a cor dourada desejada foi alcançada. Se não, aumenta-se um pouco o calor para terminar de dourar. Em seguida, o recheio é espalhado sobre metade da omelete, e ela é dobrada ou enrolada de forma que a superfície inferior escurecida fique do lado de fora.

A omelete tradicional deve ter uma superfície agradável, com uma cor dourada no exterior, e o interior deve ser de um amarelo uniforme, sem resquícios de clara ou de porosidade. O centro deve ser brilhante, mas não escorrer. O sabor deve ser agradável, e a omelete macia, exceto na crosta que é levemente endurecida.

Cremes com ovos (*custards*)

Creme com ovos (custard) batido. Ao contrário dos produtos já apresentados, que são feitos apenas com ovo e talvez uma pequena quantidade de diluentes, o creme de ovos batido é a mistura de uma quantidade relativamente elevada de leite, aromatizado com açúcar e extrato e espessada com uma pequena quantidade de ovos. Quando preparado com cuidado, esse creme é um molho muito suave, delicadamente aromatizado com uma viscosidade semelhante à do creme de leite (Fig. 12.14). O conteúdo do leite e do ovo faz do creme de ovos batido um molho muito nutritivo para ser servido com frutas frescas, pão de gengibre, ou outras sobremesas assadas.

A preparação desse creme requer alguma paciência e diligência para alcançar a viscosidade desejada sem coalhar. Em primeiro lugar, todos os ingredientes são batidos delicadamente e depois coados para remover a calaza. Então, ele é aquecido muito suavemente em um banho-maria ou sobre fogo brando direto. Ele é mexido de forma lenta e constante para garantir o aquecimento uniforme e a desnaturação

---

PONTOS DE AVALIAÇÃO
Omelete tradicional

- Cor amarela uniforme em todo o interior, sem manchas brancas
- Exterior dourado
- Interior coagulado, mas ligeiramente úmido
- Macia, exceto no exterior
- Sabor agradável
- Bem dobrada ao meio ou enrolada

da proteína do ovo. Lentamente, a mistura se aproxima da temperatura em que ocorre a desnaturação.

O aquecimento continua até que uma colher de metal saia uniformemente coberta quando mergulhada no creme. Assim que esse teste for feito, o creme é derramado em um prato raso que descansa sobre um leito de gelo para que se resfrie rapidamente. Isso é necessário para que o calor residual não coalhe a mistura sobreaquecendo a proteína desnaturada. Se as proteínas do ovo forem sobreaquecidas e o creme coalhar, não há nenhuma maneira de reverter o processo, embora a utilização judiciosa de um batedor de ovos deixe a textura um pouco mais lisa. O ritmo lento de aquecimento recomendado não só ajuda a obter uma desnaturação uniforme, como também fornece certo tempo para determinar quando o ponto final desejado foi alcançado e iniciar o resfriamento antes que o coalhamento possa ocorrer. Independentemente do ritmo de aquecimento, o calor residual pode provocar o coalhamento depois de o creme ter sido retirado do calor, a menos que o resfriamento seja feito de modo muito rápido.

Creme de ovos (*custard*) assado. Cozido ou assado, o creme batido pode ser preparado usando-se a mesma mistura de leite e ovo, a diferença está apenas no método utilizado para aquecer os dois produtos. Quando mexido constantemente, o creme conserva suas propriedades de fluxo porque esse procedimento impede a formação de uma estrutura de gel. No entanto, o creme de ovos é aquecido muito lentamente no forno a 177°C, até que uma faca fina possa ser inserida entre a lateral e o centro da forma e sair limpa (Fig. 12.15). Nesse ponto, o centro ainda vai se mexer um pouco quando o creme for transferido, mas o calor residual será suficiente para defini-lo pela desnaturação da

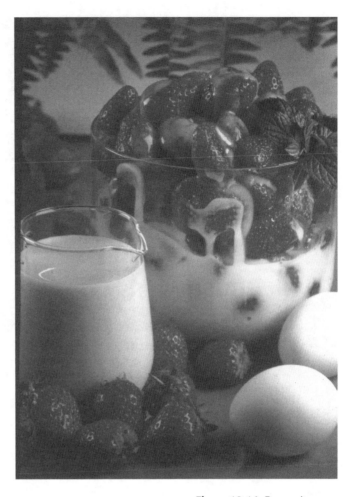

Figura 12.14 Para evitar o coalhamento provocado pelo calor residual, o creme batido deve ser resfriado muito rápido, logo que estiver suficientemente quente para coagular a mistura a fim de cobrir uma colher quando esta for nele mergulhada.
Cortesia do Agricultural Research Service.

PONTOS DE AVALIAÇÃO
Creme de ovos batido

- Com um amarelo leve e uniforme
- Textura suave, sem evidência de coalho
- Consistência do *heavy cream*
- Sabor agradavelmente doce

PONTOS DE AVALIAÇÃO
Creme de ovos assado

- Macio, mas firme o suficiente para manter uma borda forte quando cortado
- Textura suave sem buracos
- Cor uniforme, exceto por um leve escurecimento da crosta superior

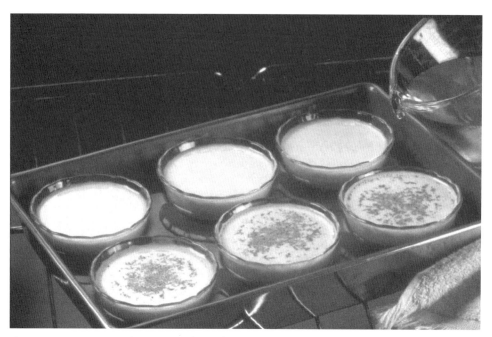

Figura 12.15 O creme de ovos assado (isolado pela água fervente durante o cozimento para evitar o sobreaquecimento das partes exteriores) está pronto quando uma faca é inserida entre a lateral e o centro e sai limpa.
Cortesia de Plycon Press.

proteína do ovo mesmo no centro do prato. Esse teste não é realizado no centro do creme, porque o calor residual vai superaquecer demais a proteína se o creme for cozido até que uma faca saia limpa do centro. Assar demais gera um creme assado com textura porosa e sinérese. Por outro lado, assá-lo menos deixa o centro indefinido (formação de gel), e o produto será bastante suave e irá escorrer.

O creme assado bem feito fica suficientemente macio para que o centro se mexa um pouquinho, mas tem a borda fácil de ser cortada. A textura interior é perfeitamente lisa, sem buracos, e sem nenhuma evidência de sinérese. A superfície superior pode ter um toque de marrom-dourado, mas não tem nenhum traço de queimado. Nenhum vestígio de clara vai interromper o amarelo-dourado do interior. O *crème brûlée*, com sua cobertura de açúcar caramelizado, é uma das variações que podem ser feitas utilizando-se uma base de creme de ovos.

Tortas de creme de ovos (*custard*) e *quiches* também são populares. Essas tortas devem ser testadas com uma faca entre a lateral e o centro para determinar se estão suficientemente assadas. Cozinhar demais abóbora, nozes-pecãs, ou simples tortas de creme é a razão mais comum para que tenham uma crosta úmida. Outra forma para evitar que isso ocorra é assar parcialmente a crosta, mas não o suficiente para que fique dourada, antes de acrescentar o recheio. Para os aventureiros, a crosta pode ser assada em uma forma de torta e o recheio em outra. Após resfriar, o recheio é cuidadosamente colocado dentro da crosta.

Pudins e tortas de creme

Sobremesas nutritivas e deliciosas podem ser feitas combinando-se a gema do ovo com pudins espessados com amido de milho para enriquecer a cor e o sabor. Pudins de creme, como o de amido de milho descrito no Capítulo 10, são preparados com a completa gelatinização do amido sobre o calor direto. Em seguida, o pudim é retirado do calor, e uma colher com um pouco de pudim é adicionada às gemas batidas, essa mistura é vigorosamente mexida para se ter certeza de que o pudim quente se dispersa imediatamente pelas gemas, fazendo com que elas gra-

PERFIL CULTURAL
Quiche

Quiche Lorraine e outros tipos de *quiche* estão entre os pratos saborosos que vêm à mente quando se pensa na culinária com ovos e nas adaptações culturais. A cozinha francesa apresenta *quiches*, que são tortas cremosas com vários ingredientes que adicionam variedade e sabor. O primeiro passo é a preparação da crosta que reveste a fôrma da *quiche*. Essa fôrma especial é uma assadeira redonda com laterais retas e baixas. Geralmente, a parte inferior é removível para que a *quiche* assada seja servida mais facil-mente. O recheio de creme é tradicionalmente feito com ovos e creme de leite, além dos ingredientes adicionais desejados. Para os que fazem dieta, o creme pode ser subs-tituído pelo leite. Uma vez que o recheio usa ovos como agente espessante, é importante assar a *quiche* apenas até que o creme esteja definido. Assar demais faz com que as proteínas do ovo se aglomerem e, gradualmente percam água. Esse líquido umedece a crosta e ela acaba perdendo sua crocância, alterando negativamente sua textura.

---

dualmente se aproximem da temperatura de coagulação. Esse processo é repetido mais três vezes para diluir as gemas e ajudar a elevar a temperatura da coagulação das suas proteínas antes que sejam batidas com o pudim quente. A mistura morna de proteína do ovo diluída é batida junto com o pudim cremoso, e o aquecimento continua suavemente durante quase 5 minutos para garantir que as proteínas da gema sejam coaguladas. Esse aquecimento é imperativo, pois na fase de repouso as gemas não coaguladas acabam deixando o pudim bastante fino. A coagulação das gemas é evidenciada pelo sutil aumento da viscosidade do pudim quente e uma ligeira perda de brilho.

Um pudim que contém gema não deve ser superaquecido, seja por fervura ou por aquecimento demasiado prolongado, para que ele não desenvolva uma textura coalhada. O uso de um banho-maria ou um ajuste muito baixo de calor ajuda a evitar esse problema. Deve-se notar que o processo de gelatinização do amido, com seu longo período de intenso aquecimento, é completado antes que o ovo seja adicionado para ajudar a evitar o sobreaquecimento das proteínas do ovo.

Ao se preparar um pudim de creme ou uma torta de creme, o procedimento usado é esse que foi apenas esboçado. Os pudins são geralmente vertidos em pra-tos adequados e refrigerados antes de serem servidos. Os recheios de torta de creme são colocados dentro da torta assada e depois eles geralmente são cobertos com um merengue e assados. Pudins de creme e tortas de creme precisam ser mantidos na geladeira, assim que resfriarem um pouco porque em seu conteúdo (ovo e leite) pode haver um forte crescimento de possíveis microrganismos presentes. A refrige-ração é importante para a segurança alimentar.

O pudim de creme ou o recheio de torta bem preparados devem ser perfeita-mente lisos, sem pelotas do amido ou da proteína do ovo superaquecida. Quando refrigerado e cortado, o produto deve ficar um pouco mais macio, mas não deve escorrer. Em outras palavras, ele fica um pouco mais macio do que o creme com ovos assado. Pudins de creme devem ter uma sensação um pouco leve sobre a

---

PONTOS DE AVALIAÇÃO
Pudins de creme

- Consistência lisa, sem ser pastosa ou com grumos
- Amolece ligeiramente, mas não escorre ao ser cortado
- Sabor agradável, sem vestígio de amido cru ou de que passou do ponto

língua, sem nenhum traço de viscosidade ou consistência pastosa. Bater demais, muitas vezes resultado de um ritmo muito lento de cozimento durante a gelatinização, leva a uma qualidade pastosa. O sabor deve ser agradável e apropriado para o tipo específico de produto que está sendo preparado, e não deve passar do ponto de cozimento.

Merengues

Fases das batidas. Claras batidas em neve formam a base de suspiros e de merengues, além de serem utilizadas em muitos bolos e outros produtos de panificação. As características das espumas variam de acordo com a extensão das batidas, e essas fases têm de ser reconhecidas caso se deseje que os produtos que as utilizam tenham uma ótima qualidade As claras de ovos são batidas até a **fase de formação de espuma** antes da adição dos outros ingredientes. A fase em que começam a formar espuma é caracterizada por uma textura porosa, com bolhas de ar grandes e irregulares, e uma aparência transparente. Nessa fase, o cremor tártaro ou suco de limão pode ser adicionado para ajudar na estabilização da espuma. O açúcar também é pouco a pouco adicionado nessa fase.

Continuar batendo além da fase em que a espuma se forma aumenta gradualmente a viscosidade e também a opacidade da espuma. A textura torna-se cada vez mais fina e uniforme quando se continua batendo além dessa fase. Durante esse período, o açúcar vai sendo pouco a pouco adicionado, se ele for parte da receita. Na maioria das receitas, deve-se continuar batendo até que o batedor possa ser puxado lentamente para fora da espuma, e os picos resultantes apenas se curvem. Na maioria das vezes essa fase é referida como **a fase de picos moles** (Fig. 12.16). Nesse ponto, as claras batidas em neve têm alguma elasticidade, e se forem utilizadas de imediato ainda serão suficientemente estáveis para manter um bom volume enquanto são misturadas aos outros ingredientes e assadas no forno.

A fase de picos moles é a mais utilizada na culinária. Essa fase é atingida muito rapidamente se as claras forem batidas sem a adição de açúcar ou de ácido, mas com um atraso significativo quando um desses ingredientes for usado. Nesse caso, o uso de uma batedeira é recomendado.

Fase de formação de espuma
Transparente, grosseira, um pouco fluida; fase adequada para a adição de ácido e, pouco a pouco, do açúcar, mas inadequada para a utilização em misturas alimentícias.

Fase de picos moles
As claras são batidas em neve até que os picos apenas se curvem; ponto em que outros ingredientes geralmente são incorporados por causa da sua flexibilidade e estabilidade.

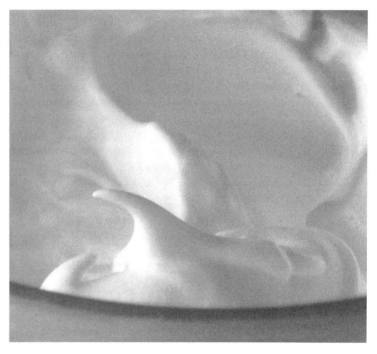

Figura 12.16 Se os picos apenas se curvam quando uma espátula é puxada lentamente para fora das claras batidas, a espuma está na fase de picos moles, o ponto em que a maior parte das claras em neve é utilizada ou incorporada aos outros ingredientes. Cortesia de Plycon Press.

PERFIL CULTURAL
Espumas de ovos

Espumas são dispersões coloidais em que as bolhas de ar estão rodeadas por camadas finas de líquido, que por vezes contêm proteína. Espumas de ovos são apenas um exemplo de espumas encontradas nos alimentos. Outros tipos são formados com gelatina e com alguns produtos lácteos. É a proteína que fornece estabilidade a todas essas espumas. Elas podem ser formadas porque o líquido que contém a proteína tem uma **tensão de superfície** relativamente baixa, o que permite que o líquido aumente sua área de superfície em torno das bolhas de gás sem expelir muito rapidamente o ar para fora. Outra característica importante, além da baixa tensão de superfície, é a baixa pressão de vapor do líquido; baixa pressão de vapor assegura que o líquido não se evaporará rapidamente.

As proteínas do ovo têm excelentes qualidades para a formação de espumas por causa de sua baixa tensão de superfície e sua baixa pressão de vapor. Com uma quantidade limitada de esforço, o líquido pode se alongar em filmes finos que abrangem o ar para formar espumas com o alto volume desejado. Isso é particularmente verdadeiro nas proteínas da clara do ovo. A ovomucina na clara densa é cortada pelas lâminas da batedeira em fibras relativamente curtas, que, à medida que são batidas, podem formar películas monomoleculares que ajudam a estabilizar a formação da espuma. A ovalbumina e outras proteínas das claras também formam filmes finos que auxiliam na formação da clara em neve. A tensão de superfície relativamente baixa dessas proteínas explica por que as claras de ovos podem formar filmes finos com a ajuda de uma batedeira. O fato de que as espumas têm certo grau de estabilidade é atribuído a uma desnaturação da proteína quando batida, mas o mais importante é o fato de que a pressão de vapor dos líquidos da proteína do ovo utilizados nas espumas é bastante baixa, mostrando somente uma limitada tendência para evaporar.

Estabilidade e facilidade de formação são duas características interessantes na preparação de espumas de ovos. A facilidade de formação é diminuída quando açúcar ou ingredientes ácidos são adicionados à fase de formação de espuma durante sua preparação. Presumivelmente, a demora na formação de uma espuma quando se adiciona açúcar deve-se em grande parte à diluição da proteína pelo açúcar. Essa adição parece inibir a desnaturação da proteína enquanto é batida, embora, eventualmente, o resultado seja uma espuma estável com textura fina. Essa textura é alcançada por causa do aumento da quantidade de batidas necessárias. Bater de forma contínua alonga e modifica o tamanho das paredes das bolhas de ar individuais até formar bolhas cada vez mais finas com paredes mais finas.

O atraso na formação da espuma observado quando se adiciona o cremor tártaro ou outro ingrediente ácido parece ocorrer porque o pH da clara do ovo está afastando o ponto isoelétrico da **lisozima**, uma das proteínas envolvidas na formação da espuma. Porém, esse atraso é benéfico para a formação de uma espuma de textura fina, pois o fato de bater por mais tempo permite que o alongamento continue até que as paredes das bolhas de ar e as pequenas bolhas sejam cada vez mais finas.

A temperatura das claras de ovo influencia na facilidade da formação das espumas; claras em temperatura ambiente podem ser facilmente batidas até formar uma espuma de textura fina, enquanto as claras de ovos refrigerados são mais viscosas e difíceis de bater, exigindo que se bata por mais tempo para formar uma espuma de menor volume e de textura mais grosseira.

Outros fatores que influenciam na facilidade da formação das espumas das claras são a presença de gordura e o uso de claras em pó. A presença de qualquer traço de gordura retarda significativamente a formação da espuma das claras. Esta é a razão pela qual nenhuma gema, com o seu teor de gordura, deve contaminar as claras que foram separadas para fazer espumas.

A estabilidade das espumas de ovos é determinada por vários fatores: a qualidade do ovo (quantidade de clara densa), a concentração da proteína, o pH do sistema, a presença de açúcar, e o tempo de batimento. Ovos de relativa baixa qualidade formam rapidamente uma espuma porque têm uma clara fluida abundante, mas essa espuma é menos estável do que uma feita com mais esforço e usando-se ovos de alta qualidade com uma clara densa abundante. A adição de água ou outro líquido às claras ou às gemas do ovo aumenta o volume inicial da espuma, mas tem um efeito nitidamente negativo sobre a estabilidade delas, em virtude da reduzida concentração de proteína.

As proteínas, que são desnaturadas pela ação mecânica das batidas, são essenciais para a resistência e a estabilidade das paredes das bolhas de ar nas espumas. A adição de um ácido proporciona um efeito estabilizador nas espumas de ovos, e o mesmo acontece com a utilização de açúcar. Além disso, o açúcar dá uma qualidade um pouco elástica e resistente às espumas, o que permite que sejam incorporadas aos outros ingredientes com um mínimo de perda de ar. As claras em neve são batidas em diferentes fases para aplicações específicas, mas são menos estáveis quando são batidas de menos do que quando o são até o ponto em que os picos apenas se curvam.

310 Parte II ■ Preparo de alimentos

Fase de picos firmes
Ponto em que as claras batidas em neve ficam com volume, mas o creme não quebra quando os ingredientes são incorporados; utilizada na fabricação de suspiros e bolos *chiffon*.

Fase de picos secos
Ponto em que as claras batidas em neve tornam-se frágeis e perdem o brilho encontrado normalmente nas claras batidas em neve.

Tensão de superfície
Tendência de um líquido apresentar a menor área de superfície possível (formando uma esfera em vez de se espalhar em uma película); baixa tensão de superfície é essencial na formação de espuma e na estabilidade.

Lisozima
Proteína envolvida nas claras em neve; ponto isoelétrico é pH 10,7.

Perda de água
Perda de líquido entre o recheio e o merengue em virtude da inadequada desnaturação das proteínas no merengue; também chamado sinérese.

Gotículas
Gotas de umidade que se formam em um merengue quando ele é assado demais.

Batendo-se mais um pouco, as claras batidas em neve se tornam ainda mais firmes do que na fase de picos moles. Os picos ficarão em pé quando o batedor for retirado nesse momento, a superfície tem um brilho e as claras batidas em neve permanecem intactas. Essa **fase de picos firmes** é usada para fazer suspiros e bolos *chiffon*.

Caso se continue batendo além da fase de picos firmes, algumas poucas batidas fazem com que as claras passem do ponto e fiquem tão firmes que se tornam frágeis e as claras em neve começam a se quebrar em pedaços. Essa fase de **picos secos** não é adequada para qualquer aplicação no preparo de alimentos. A rigidez das paredes das bolhas de ar é causada pela considerável desnaturação da proteína pela ação mecânica.

É preciso prestar atenção para garantir que se pare de bater no ponto correto. No entanto, se essa fase de picos secos for atingida, pode-se conseguir uma inversão parcial batendo-se um pouco mais de açúcar, o que ajuda a amaciar as claras batidas e facilita a incorporação dos ingredientes. Infelizmente, isso significará um excesso de açúcar no produto. Não bater demais é a melhor solução.

Merengues. As claras batidas com um ácido e açúcar no começo da fase em que começam a formar espuma podem ser batidas até a fase de picos moles e depois espalhadas sobre um recheio de torta ou de outra sobremesa adequada que esteja sendo preparada para ser assada. A quantidade usual de açúcar adicionado no preparo dos merengues é de 2 a 2 ½ colheres de sopa por clara de ovo, a última gerando um produto mais doce, com altas calorias, mas que corta melhor do que aquele com menos açúcar. A adição de açúcar deve ser iniciada gradualmente na fase da espuma; a textura e o volume não serão tão agradáveis se a espuma for batida além desse ponto, antes de se começar a adicionar o açúcar.

Bater de forma adequada para atingir a fase de picos moles que apenas se curvam é essencial para obter o volume e a textura fina desejados. Quando os merengues são pouco batidos, eles têm pouco volume e tendem a encolher, pois começam a entrar em colapso enquanto são assados. Quando batidos demais, eles são difíceis de espalhar de uma forma atraente, e a superfície parece bastante seca depois de assada.

Merengues devem ser espalhados sobre recheios adequados e assados imediatamente em um forno pré-aquecido a 177°C até que a superfície tenha um agradável dourado (cerca de 15 minutos ou um pouco mais). Quando assado, o merengue deve ter toda a proteína coagulada (Fig. 12.17). Isso é um pouco difícil de fazer sem assar demais a superfície superior, por causa do efeito de isolamento do ar na espuma.

Quando possível, o merengue deve ser colocado sobre o recheio na crosta da torta enquanto o recheio ainda se encontra na temperatura entre 60° e 77°C e imediatamente assado. O calor do recheio ajudará a desnaturar a proteína da parte de baixo do merengue, enquanto o calor do forno exerce seu efeito sobre a parte de cima. O motivo para essa pressa em assá-lo sobre um recheio quente é evitar a **perda de água**, e a formação de líquido entre o merengue e o recheio. A perda de água é causada pela inadequada desnaturação da proteína no merengue.

Espalhar o merengue com uma espessura relativamente uniforme ao longo de toda a superfície de uma torta facilita que ele todo tenha um aquecimento adequado. Isso significa que picos altos devem ser evitados, pois serão superassados e podem até queimar antes que o restante do merengue esteja suficientemente assado. Uma aparência agradável é criada usando-se uma espátula de borracha para distribuir o merengue de forma circular e baixa e sem nenhuma ponta.

A espátula também pode ser utilizada de forma eficaz para vedar hermeticamente o merengue em toda a volta da crosta. Isso evita que ele encolha e o mantém afastado da crosta. E também reduz a possibilidade de assar demais, de queimar os picos e de formar gotículas escuras de calda sobre a superfície dos merengues assados, um problema denominado **gotículas**.

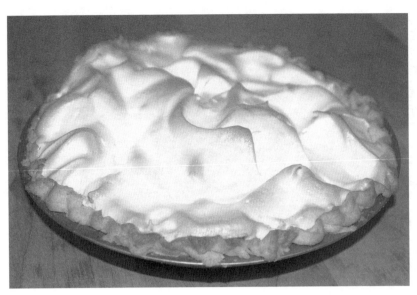

Figura 12.17 Merengues são preparados batendo-se claras de ovos e açúcar até a fase de picos moles, depois espalhando a mistura sobre uma torta de creme ou outra sobremesa, e assando até obter um tom dourado.

As gotículas ocorrem quando a proteína coagula demasiadamente durante o cozimento dos merengues, ela parece forçar a saída de um pouco do líquido adocicado na forma de pequenas gotículas. As gotículas são particularmente evidentes se os merengues são colocados sobre recheios quentes e, em seguida, assam demais. Para evitar a perda de água, mais uma vez recomenda-se o uso de um recheio quente, mas também assar os merengues até que fiquem dourados. Mesmo com todas essas precauções, a perda de água pode ocorrer se uma torta com merengue tiver de descansar mais do que algumas poucas horas antes de ser servida.

Em resumo, o merengue tem um excelente volume e a textura fina, com ausência de vazamento entre o recheio e o merengue e nenhuma gotícula na superfície. A cor é agradável. Ele é facilmente cortado e não gruda na faca. Um merengue pouco assado tem um vazamento considerável; e o que é assado demais expõe as gotículas e gruda na faca quando cortado.

Um uso notável do merengue é a preparação de um *baked Alaska*. Para essa sobremesa, o forno é preaquecido a 232°C. Para fazê-lo, o merengue deve estar pronto antes do resto da preparação. Em seguida, um bloco firme de sorvete é colocado sobre uma camada de bolo, e depois é recoberto por uma camada de merengue, que é espalhado de forma cuidadosa por todos os lados e no topo, e então assado de imediato a 232°C. O calor intenso doura o merengue rapidamente antes que o calor penetre e derreta o sorvete. O contraste de temperatura entre o merengue quente e o sorvete muito frio torna essa sobremesa algo mágico, ainda

---

PONTOS DE AVALIAÇÃO

Merengues

- Superfície agradável com algumas áreas douradas
- Bom volume
- Textura fina
- Sem gotículas na superfície
- Sem perda de água na superfície do recheio
- Fácil de cortar

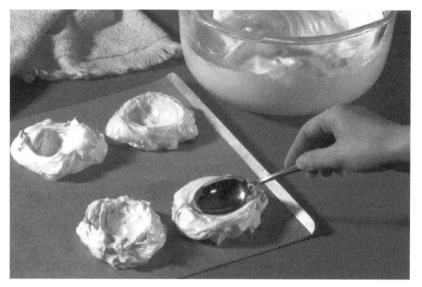

Figura 12.18 Os suspiros contêm duas vezes mais açúcar que os merengues, o que exige que se bata por mais tempo até chegar à fase de picos moles antes de serem assados a 93°C até secar e ficar crocantes, mas não escuros.
Cortesia de Plycon Press.

que simples de se preparar. Uma vez que esse merengue é consumido logo após o cozimento, não há nenhuma preocupação com a formação de grânulos, apesar do fato de que, na verdade, o calor muito intenso do forno acabe assando demais.

Suspiros. Eles precisam ser feitos usando-se uma batedeira; o elevado teor de açúcar (quase o dobro do que é recomendado para os merengues) atrasa significativamente a formação da espuma. A técnica mais fácil é adicionar metade do açúcar da mesma maneira usada para fazer os merengues e, em seguida, continuar batendo vigorosamente enquanto se adiciona a outra metade. Deve-se continuar batendo até os picos ficarem absolutamente em pé. Mesmo assim, a grande quantidade de açúcar torna possível moldar a mistura bastante firme nas formas desejadas ou derramar colheradas sobre uma assadeira antiaderente ou uma folha de papel-manteiga. Quando se coloca para assar, as claras secam e as proteínas desnaturam (Fig. 12.18). Não é preciso ter pressa em relação ao tempo de cozimento, pois as claras em neve são extremamente estáveis por causa da grande quantidade de açúcar. Os suspiros são assados em um forno a 93°C ou ligeiramente superior, isso evita o escurecimento enquanto eles secam até o ponto em que se tornam crocantes, mas não quebradiços.

O suspiro bem feito tem um tamanho apropriado, é fácil de cortar, não é pegajoso e é branco, com um leve vestígio de escurecimento. Suspiros pegajosos são o resultado de pouco cozimento ou de poucas batidas. Suspiros firmes, rígidos, são o resultado de muito cozimento. O escurecimento ocorre por causa da utilização de uma temperatura do forno muito alta para o cozimento.

Omeletes de forno

Omeletes de forno são o exemplo de um produto que utiliza tanto creme de gemas quanto claras batidas. Depois de separadas, as gemas precisam ser batidas até que fiquem bem espessas e uniformes, um processo que exige que se bata em acelerada velocidade por um bom tempo. Em seguida, as claras são batidas (com adição de líquido) até formarem o que se chama de picos moles, que é quando a estrutura das claras em neve começa a ser formada, e se deixadas 1 minuto em descanso, voltam a ser apenas claras novamente. As gemas são imediatamente despejadas de forma bem delicada sobre as claras e incorporadas até que não haja nenhum resquício de amarelo e nenhuma gema no fundo da tigela. Durante esse processo de incorporação, a manteiga é aquecida até borbulhar em uma frigideira, e o forno é pré-aquecido a 163°C.

Assim que a incorporação estiver concluída, a omelete é delicadamente transferida para a frigideira e aquecida por 30 segundos para dourar a parte inferior e começar o processo de desnaturação. Em seguida, a frigideira é levada ao forno quente e a omelete é assada até que a superfície superior esteja seca e a proteína coagulada, isso pode ser verificado quando se insere uma faca até o centro e ela sai sem nenhum vestígio. A omelete é então dobrada ao meio e servida com ou sem molho (Fig. 12.19).

Em uma omelete de forno, é bem provável que uma camada do creme de gemas incorporado se acumule na parte inferior por causa da relativa instabilidade das claras batidas em neve, que foram diluídas pela adição de um líquido. No entanto, batendo-se até o ponto final correto, incorporando-se até que todo o creme de gemas esteja misturado por completo às claras em neve e imediatamente aquecido a um ritmo bastante rápido, pouca drenagem pode ocorrer antes que as claras e o seu conteúdo sejam desnaturados e mantidos estáveis.

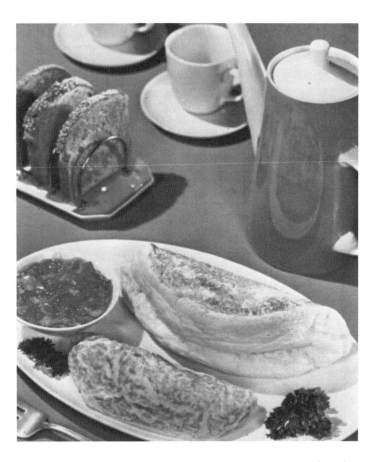

Figura 12.19 A omelete de forno (atrás) tem um volume alto por causa da clara batida em neve em comparação com uma omelete tradicional (primeiro plano), que é feita sem a clara batida em neve. Cortesia de Plycon Press.

É mais provável que uma pessoa que faz tudo rapidamente tenha mais sucesso do que uma mais lenta. No entanto, até mesmo aquelas que são muito lentas podem fazer excelentes omeletes de forno se usarem ácido para ajudar a estabilizar a clara batida em neve e se baterem o creme de gema por tempo suficiente para que ele fique muito espesso. Suco de tomate, suco de limão ou cremor tártaro podem ser utilizados de forma eficaz para reduzir a drenagem e ajudar a estabilizar as claras batidas em neve. Também não se deve bater pouco ou demais as claras, ou fazer uma incorporação inadequada, nem deixar que as espumas ou a omelete repousem antes de completar a mistura e o cozimento.

O volume máximo é atingido quando gemas e claras são batidas apenas até as fases certas, quando as duas espumas são incorporadas de forma eficiente e suave apenas até que estejam misturadas, e imediatamente assadas, e também se deve evitar assar pouco ou demais. Gemas ou claras mal batidas perdem estabilidade e não incorporam a quantidade máxima de ar, contribuindo para volumes insatisfatórios. Claras batidas demais não têm a elasticidade necessária para poder crescer no forno. Além disso, são difíceis de serem incorporadas às gemas porque se quebram em pedaços. Esse problema exige uma incorporação adicional para eliminar os pedaços de claras e provoca a perda de volume, mesmo antes de assar. Uma omelete mal assada acaba colapsando quando retirada do forno, mas uma assada demais começa a perder volume dentro do forno, pois, como a coagulação da proteína foi exagerada, ela tende a encolher.

A omelete de forno bem preparada é leve, macia e com bom volume, com um exterior agradavelmente dourado. Não há absolutamente nenhuma sugestão de uma camada, nem quaisquer resquícios de clara ou de gema não misturados. Quando a omelete é retirada do forno, observa-se apenas um leve encolhimento.

PONTOS DE AVALIAÇÃO
Omeletes de forno

- Bom volume
- Nenhuma camada
- Dourado no exterior e com um interior amarelo e uniforme
- Encolhimento mínimo

Suflês

Suflês e omeletes de forno têm muitas características em comum, pois ambos são produtos em que uma mistura viscosa de gema é combinada com claras batidas em neve e assada. No entanto, existem várias diferenças. Para começar, a mistura de gema em um suflê é, na verdade, um molho branco espesso ao qual se incorporam as gemas. O amido nesse molho espesso deve ser gelatinizado (Cap. 10) quando o molho é fervido, e depois as gemas devem ser adicionadas usando-se o método descrito anteriormente neste capítulo quando os pudins de creme foram abordados; isto é, misturando-se uma colher de molho de amido gelatinizado às gemas batidas, e isso deve ser repetido mais três vezes antes de misturar as gemas ao molho.

Esse molho é posto de lado, coberto, enquanto as claras são batidas até a fase conhecida como de picos moles. As claras em neve se formam de uma maneira muito mais eficaz adicionando-se cremor tártaro ou algum outro ácido na fase em que a espuma está se formando e usando-se uma batedeira até que a fase de picos moles seja atingida. De forma delicada, mas rapidamente, a mistura de gema quente é despejada pela lateral da tigela que contém as claras batidas em neve, e as duas são incorporadas de maneira eficiente e suave apenas até que não haja traços e nem a mistura da gema permaneça no fundo.

Em seguida, o suflê é transferido para uma forma funda, um círculo é traçado a 3 cm da borda na superfície (Isso define um círculo interno que será maior do que o círculo externo), e a forma é colocada no forno preaquecido a 177°C. Uma hora é o tempo normalmente necessário para que o suflê se fixe o suficiente para que uma faca fina seja inserida em seu centro e saia limpa. Os suflês precisam ser servidos assim que retirados do forno, porque vão se acomodar um pouco, mesmo depois de prontos, e isso parece menos dramático do que quando começam a crescer. Mantê-los no forno após assados não é bom, porque o sobreaquecimento faz com que toda a proteína comece a encolher e se perca muito volume.

Um dos problemas encontrados na preparação do suflê é a quebra da emulsão no molho espesso. Isso pode acontecer quando se prepara um suflê de queijo ou de chocolate por causa da adição de gordura de um ou de outro desses ingredientes. A causa mais comum é muita evaporação do líquido durante a gelatinização. Embora o molho não tenha uma boa aparência quando a emulsão se quebra, a adição de uma quantidade bem pequena de água ou de leite e algumas mexidas acaba lhe devolvendo o seu estado liso inicial, e a preparação do suflê pode continuar. Essa solução deve ser aplicada antes de o molho ser combinado às gemas do ovo ou às claras batidas em neve, para que o suflê possa ser facilmente incorporado.

Os suflês devem ser muito altos e leves, agradavelmente dourados e bem misturados, sem nenhuma sugestão de uma camada no fundo (Fig. 12.20). Um bom suflê é macio e saboroso. A impressão de um suflê particularmente leve pode ser criada assando-o em uma forma que é um pouco pequena demais e colocando-se

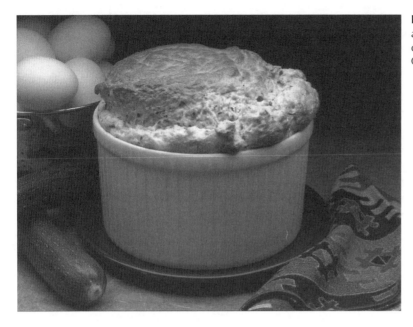

Figura 12.20 Suflês devem ser altos, agradavelmente dourados e sem uma camada no fundo.
Cortesia de Plycon Press.

um colar de papel alumínio ao redor do aro para conter o suflê à medida que ele cresce. Quando o cozimento estiver completo, o colar é removido, deixando o suflê crescer bem acima da forma. Isso tem um benefício psicológico dramático, mas é um pouco difícil de fazê-lo com sucesso.

O volume e a possível presença de uma camada são duas preocupações que devem ser abordadas quando se prepara um suflê. Um adequado batimento das claras até a fase de picos moles e uma adequada incorporação do creme de gema às claras são duas contribuições para se atingir o volume máximo. Assar imediatamente à temperatura desejada e apenas até o ponto final correto também ajuda. Note-se que a posição para testar um suflê é o centro, e não o ponto médio entre o centro e a borda utilizado para testar cremes com ovos. O centro do suflê deve estar definido antes de o produto ser retirado do forno. Caso contrário, a temperatura ambiente fria fará com que o gás quente expandido no suflê se contraia; o creme com ovo não desnaturado não terá força para se manter no alto, e o suflê cairá.

Uma camada no suflê pode ser o resultado de um molho de pouca consistência, de modo que o molho drena até o fundo do suflê antes que a estrutura se defina. A incorporação inadequada do molho com as claras pode causar um problema similar. Como previsto, deixar o suflê descansando antes de ser assado no forno preaquecido ou não preaquecer o forno pode fazer com que até mesmo um suflê devidamente preparado sofra alguma drenagem e o molho forme uma camada.

Os suflês que contêm vegetais são servidos como prato principal em um almoço ou como acompanhamento em um jantar, ao passo que os suflês doces são servidos como sobremesas. Às vezes, os molhos são servidos sobre os suflês. Um suflê de

---

PONTOS DE AVALIAÇÃO

Suflês

- Volume alto, encolhimento mínimo
- Nenhuma camada
- Crosta com um dourado profundo
- Interior uniforme, sem resquícios de clara de ovo

milho (originário do sul dos Estados Unidos), que é apreciado com manteiga, é um substituto para o purê de batatas em uma refeição.

Bolo com ovos batidos em espuma

São tipos especiais de bolos que usam uma grande quantidade de claras batidas em neve para fornecer um alto volume e uma estrutura relativamente aberta. As espumas são preparadas de acordo com os princípios descritos neste capítulo. No entanto, existem ingredientes e princípios adicionais envolvidos na preparação de bolos. Essa discussão é apresentada no Capítulo 17. Os problemas na formação da espuma e o possível depósito de camadas durante o cozimento são motivos de preocupação quando se fazem pães de ló, assim como na preparação de suflês e outros pratos que utilizam espumas.

RESUMO

Os ovos são utilizados sozinhos ou em combinações de alimentos para realizar várias funções diferentes na culinária. Eles são avaliados por sua capacidade de emulsificar os ingredientes, engrossar produtos, formar espumas e ligar ingredientes. Eles são capazes de realizar essas funções diferentes porque contêm uma quantidade útil de proteínas, tanto na gema quanto na clara. Também são fontes de outros nutrientes; a gema é uma fonte de vitamina A, colesterol, alguma gordura, e outras vitaminas e minerais.

O ovo está contido em uma casca de proteção ligeiramente porosa, que engloba a clara (claras fluida e densa), bem como a gema, com a sua membrana vitelina e a calaza que se estende para os dois lados. Entre as principais mudanças quando os ovos não são estocados em boas condições de armazenamento refrigerado estão o enfraquecimento da membrana vitelina, aumento de alcalinidade, câmara de ar maior, aumento da clara fluida, e diminuição da clara densa. Essas mudanças podem ser avaliadas por meio da ovoscopia da casca para classificá-los desde a classe AA até a B. Os pesos variam de jumbo a industrial, sendo o extragrande e o grande os tamanhos mais comuns no mercado de varejo.

Ovos em pó e congelados são utilizados comercialmente. As gemas de ovos e ovos inteiros congelados precisam de um pouco de sal ou de açúcar adicionado para evitar o desenvolvimento de uma estrutura extremamente pegajosa. Substitutos de ovos estão disponíveis na forma congelada e líquida para proporcionar um produto que simula os ovos, mas sem o colesterol das gemas de ovos. Eles são mais caros do que os ovos normais, mas podem ser importantes para as pessoas que seguem dietas restritas, uma vez que podem substituir de forma satisfatória os ovos frescos em alguns produtos.

Os ovos são ingredientes importantes em omeletes (tradicional e de forno), cremes de ovos (mexidos e assados), pudins e tortas de creme, merengues, suspiros, suflês e bolos espuma. Eles também são preparados individualmente na casca (ovo cozido mole ou duro) e fora da casca como fritos, cozidos, assados e mexidos. Em muitos desses produtos, espumas de ovo são importantes para o volume e a textura. A temperatura de coagulação dos ovos é influenciada pelo tipo e pela concentração de proteína, ritmo de aquecimento, e pelos ingredientes adicionados. Os ovos têm de ser aquecidos a 71°C para evitar o pequeno risco de *Salmonella enteritidis*.

Os ovos, especialmente as claras, são utilizados muitas vezes para formar espumas e aumentar o volume, bem como modificar a textura de produtos alimentícios. A baixa tensão de superfície e a pressão de vapor das claras de ovos são características importantes para a formação de espumas estáveis. Açúcar e ácido estabilizam espumas, mas atrasam a sua formação. A diluição de proteína e o batimento inadequado reduzem a estabilidade da espuma. A presença de gorduras interfere na formação das claras batidas em neve.

As características e as técnicas desejáveis para alcançar essas qualidades nas várias preparações diferentes com ovos estão incluídas neste capítulo. Produtos e testes apropriados para o cozimento são apresentados para os ovos cozidos na casca (cozidos moles ou duros), fora da casca (fritos, cozidos, assados e mexidos), omeletes (tradicional e de forno), cremes batidos ou assados, pudins de creme e recheios de tortas, merengues e suspiros, suflês e bolos espuma (pão de ló, *angel food cake* e *chiffon*). As claras em neve são estabilizadas adicionando-se ácido na fase da formação de espuma e devem ser batidas até que a fase de picos moles seja atingida. Para suspiros e bolos *chiffon*, deve-se bater até a fase de picos firmes. Quando as claras são batidas em excesso há uma redução no volume e na qualidade final.

QUESTÕES DE ESTUDO

1. Como são classificados os ovos dentro e fora da casca? Que mudanças ocorrem nos ovos, à medida que eles se deterioram gradualmente?
2. Que fatores determinam a temperatura de coagulação de uma mistura de ovos?
3. Compare as causas de uma camada no fundo de uma omelete de forno com as causas em um suflê.
4. Se algo pode ser feito para remediar a separação da gordura do molho branco espesso usado para fazer um suflê, o que seria?
5. Compare os testes para cozimento do creme com ovos assado e de um suflê. Por que os testes são diferentes?
6. Descreva os resultados quando um creme com ovos assa demais; um creme batido.
7. Quais são as quatro funções que os ovos podem desempenhar na preparação dos alimentos? Cite um exemplo de cada um em uma comida preparada em casa.
8. Compare o tamanho da embalagem e o custo de quantias equivalentes entre ovos frescos e os substitutos do ovo.

BIBLIOGRAFIA

Berry, D. 2008. Lifetime of egg nutrition. *Food Product Design 18*(9 supplement): 3.

Blumenthal, D. 1990. *Salmonella enteritidis:* From the chicken to the egg. *FDA Consumer 24*(3): 6.

Cannon, R. 2008. Organic vs. natural. *Food Product Design 18*(8): 26.

Esquivel, T. 2010. Egg safety. *Food Product Design 20*(10): 14.

Grisanti, G. 2004. Whipping up dessert. *Food Product Design 23*(10): 78.

Hazen, C. 2004. Proteins: Nutrition and function. *Food Product Design 14*(5): 34.

Hester, E. E., and C. J. Personius. 1949. Factors affecting beading and leakage of soft meringues. *Food Technol.* 3: 346.

Luff, S. 2002. Phytochemical revolution. *Food Product Design: Functional Foods Annual.* Sept.: 77.

Miraglio, A. M. 2005. Return of the egg. *Food Product Design 15*(1): 93.

Sauter, E. A., and J. E. Montoure. 1972. Relation of lysozyme content of egg white to volume and stability of foam. *J. Food Sci. 37*: 918.

Schmidt, R. H. 1981. *Gelation and coagulation.* ACS Symposium Series 147. p. 131.

Shane, S. M. 2007. Health, market stimulate interest in yolk color. *Egg Industry Aug.*: 1.

Stadelman, W., et al. 1982. Thermally processed hard cooked eggs. *Poultry Sci. 61*(2): 388.

Wang, A. C., et al. 1974. Effects of sucrose on quality characteristics of baked custard. *Poultry Sci. 53*: 807.

Zuromski, W. 2010. Cracking open new egg ideas. *Food Product Design 20*(11): 44.

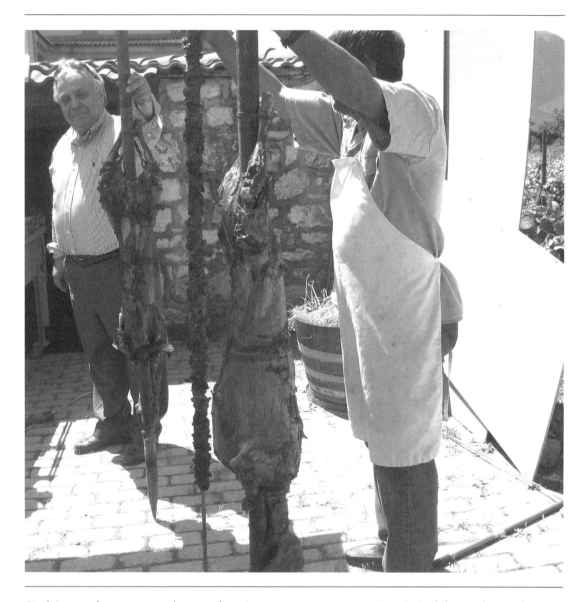
Cordeiro assado em espeto sobre uma fogueira, pronto para ser a atração principal de um almoço de primavera.
Cortesia de Plycon Press.

CAPÍTULO 13

Proteínas: carnes, aves, peixes e frutos do mar

Carnes, 319
    Definição das carnes, 320
    Músculo, 320
    Tecido conjuntivo, 321
    Gordura, 322
    Contribuições nutricionais, 323
    Preparo da carne para
        a comercialização, 323
    Inspeção, 328
    Classificação, 329
    Escolha e cuidados, 330
    A seleção de um método adequado
        de cozimento, 340
    Métodos por calor seco, 341
    Métodos por calor úmido, 346
Aves, 348
    Classificação, 349

Para comprar aves, 350
    Armazenamento, 351
    Culinária, 352
Peixe, 354
    Tipos de peixes, 354
    Inspeção e classificação, 355
    Escolha e cuidados, 356
    Culinária, 356
Produtos à base de proteína de soja, 358
    Proteína texturizada de soja, 358
    Tofu, 359
Resumo, 360
Questões de estudo, 362
Bibliografia, 362

Conceitos básicos

1. Carnes (compostas de músculo, tecido conjuntivo e gordura) são inspecionadas e classificadas antes de serem cortadas em cortes primários e de varejo; para a segurança, a refrigeração e o saneamento cuidadoso (APPCC) são importantes durante a comercialização e continuam até o preparo e o consumo.
2. Cortes macios de carne podem ser preparados com sucesso usando-se métodos por calor seco (assar, fritar em pouco óleo, fritar por imersão, assar na panela e grelhar), mas cortes menos macios precisam de calor úmido (brasear e ensopar ou cozinhar em líquido).
3. O preparo de frangos e outras aves pode usar os mesmos métodos da carne vermelha; elas precisam de uma cuidadosa refrigeração e elevados padrões de saneamento.
4. Os peixes têm um prazo de validade bem curto, porque são particularmente suscetíveis à deterioração; o tempo de cozimento deve ser curto para evitar que fiquem duros e secos.
5. Alimentos à base de proteína de soja são saudáveis e podem adicionar variedade ao cardápio.
6. Os vegetarianos precisam planejar cuidadosamente o cardápio para atender às necessidades nutricionais.

CARNES

Na preparação de alimentos, a carne é definida como a porção comestível de animais. De acordo com essa definição, as carnes comumente utilizadas nos Estados Unidos incluem carne bovina, carne de vitela, de porco e de cordeiro. Essas carnes vermelhas são a principal base das dietas de muitos americanos e são importantes não só pela parcela de dinheiro gasto na alimentação, mas também em razão da quantidade consumida. Outros tipos de alimentos proteicos (aves, peixes, ovos e queijos) são consumidos em quantidades muito menores do que as carnes vermelhas, embora o consumo desses alimentos tenha aumentado. Das carnes vermelhas, a carne bovina é certamente a favorita; na verdade, seu consumo representa cerca de uma vez e meia o total das outras carnes vermelhas consumidas por ano pelos americanos.

O custo dos alimentos ricos em proteínas e, particularmente, da carne faz da escolha do prato principal o ponto de partida lógico para se planejar um cardápio. Todos os aspectos das carnes, desde a escolha, passando pelo armazenamento, pela preparação e pelo serviço, merecem uma atenção especial porque a carne é o ponto central de uma refeição, assim como o item principal no orçamento alimentar. Um profundo conhecimento sobre todos os aspectos da carne em um cardápio fará com que o consumidor seja capaz de obter o máximo prazer e eficácia das carnes macias, saborosas e suculentas.

320 Parte II ▪ Preparo de alimentos

Este capítulo está dividido em três partes principais – carnes, aves e peixes, que são as três principais categorias de alimentos do tipo muscular. Os princípios básicos para a manipulação e o preparo desses vários tipos de alimentos ricos em proteínas são essencialmente os mesmos, embora existam especificidades que exigem um pouco mais de atenção. E também são discutidos os aspectos nutricionais das dietas vegetarianas.

Definição das carnes

Vários termos são usados para designar determinados animais e certos tipos de carne. Essas designações são úteis porque indicam quais características se pode esperar uma vez que a cor, o sabor e a maciez variam com a idade do animal. Conforme os animais amadurecem e envelhecem, a cor dos músculos se torna mais escura. O sabor torna-se mais intenso com a idade de qualquer um dos animais e é particularmente perceptível nas ovelhas. Da mesma forma, a carne bovina também tem um sabor mais rico, mais completo do que a carne de vitela. As designações para as carnes dos animais nas diferentes idades encontram-se na Tabela 13.1.

Músculo

Estrutura. As carnes são compostas de músculo, tecido conjuntivo, tecido adiposo e osso. Como este último faz parte das porções que são consumidas, ele é, portanto, interessante por causa do tipo e quantidade associados a um corte especial de carne. Uma vez que o osso é removido do músculo, quer no mercado ou à mesa, o músculo, tecido conjuntivo, e parte da gordura podem ser consumidos. As mudanças que ocorrem nesses componentes da carne são de especial interesse.

O músculo é aproximadamente 75% água e 20% proteína, e os 5% restantes representam uma combinação de gordura, carboidratos e minerais. O teor de

Tabela 13.1 Visão geral das classificações da carne[a]

Nome	Idade	Descrição
Vitela	Menos de 18 semanas, 204 kg	Cor muito clara, sabor delicado
Bezerro (*baby beef*)	Menos de 9 meses, 340 kg	Cor média, sabor moderado, alta proporção de tecido conjuntivo
Boi	Mais de 1 ano	Vermelho brilhante, sabor completo
Porco	5 a 12 meses	Rosa-acinzentado, algum marmoreio, sabor completo
Cordeiro	Até 1 ano	Vermelho-cereja, sabor delicado, macio
Carneiro	Mais de 1 ano	Vermelho-cereja escuro, sabor forte, menos macia do que a de cordeiro

[a]A classificação dos animais baseia-se no sexo, na idade, e na condição sexual do bovino, suíno e ovino. Estas classificações incluem o seguinte:
Bovino novilho: macho castrado em uma idade jovem; novilha: fêmea que nunca deu cria; vaca: fêmea que deu cria; touro: adulto, macho não castrado; capão: adulto, macho castrado.
Suíno leitão: jovem macho castrado; leitoa: fêmea jovem; porca: fêmea que deu cria cedo; cachaço: macho não castrado; porco capão: adulto, macho castrado.
Ovino cordeiro: menos de um ano de idade, pode ser um jovem macho castrado; borrego: ovelha com um ano; carneiro: ovelha mais velha, sendo o carneiro o macho, e a ovelha a fêmea.

água da carne varia com o tipo de músculo, o tipo de carne, a estação do ano, e o pH da carne. A capacidade que a carne tem de armazenar água, denominada **capacidade de retenção de água**, é importante para a suculência da carne.

A estrutura do músculo é muito mais complexa do que parece a olho nu, pois consiste em vários níveis de organização (Fig. 13.1). A estrutura de base começa com uma solução de proteína chamada sarcoplasma que é ligada por uma membrana muito fina, o sarcolema, para constituir uma fibra muscular. Dentro da estrutura dessas fibras existem unidades chamadas miofibrilas.

Avançando na exploração dessa estrutura do músculo, temos as miofibrilas, que são compostas de miofilamentos grossos e finos. Quando ampliados, esses miofilamentos dão uma aparência estriada ou listrada ao tecido muscular. Aparentemente, o número dessas fibras musculares para de aumentar após o nascimento do animal, mas as fibras existentes crescem, o que resulta no evidente crescimento dos animais jovens.

As fibras são mantidas em feixes de fibras, ou fascículos, pelo tecido conjuntivo. Esses fascículos são volumosos o suficiente para serem vistos a olho nu e são percebidos como fios no interior dos músculos. O tecido conjuntivo que envolve cada um dos fascículos de um músculo é chamado endomísio. O músculo inteiro é composto de muitos desses fascículos e mais alguns depósitos de gordura, e tudo está disposto de forma ordenada e mantido em posição por uma membrana que envolve o tecido conjuntivo, o perimísio. Claramente, esse arranjo complexo envolve uma boa organização a partir dos miofilamentos grossos e finos das miofibrilas até as fibras, os fascículos, e o músculo total.

Proteínas do músculo. A **miosina**, a mais abundante das proteínas musculares, aumenta a rigidez das fibras do músculo quando aquecida. A tropomiosina, outra proteína do músculo com propriedades semelhantes às da miosina, e a actina, uma proteína globular, são importantes nas fibras musculares. De acordo com certas teorias, a contração do músculo é o resultado da complexação da actina e da miosina para formar **actomiosina**.

As cores nas carnes são o resultado da presença de algumas outras proteínas. A **mioglobina** é o pigmento principal na coloração da carne. Esse pigmento que contém ferro é uma proteína com uma estrutura semelhante à da hemoglobina, e é capaz de se combinar com várias substâncias diferentes, incluindo o oxigênio. Com o oxigênio, forma-se a oximioglobina, o que dá à carne uma cor vermelha particularmente brilhante. Em combinação com água, conforme a metamioglobina vai se formando, desenvolve-se uma cor vermelho-acastanhada. Além disso, o átomo central de ferro na mioglobina pode mudar de valência, resultando em alterações de cor.

Carnes curadas têm nitratos adicionados para formar o **miocromo de óxido nítrico**, um composto que contribui para a permanente cor rosada dessas carnes. Às vezes, o anel de porfirina de heme é oxidado, causando uma cor esverdeada iridescente na superfície do presunto ou de outras carnes curadas. A exposição à luz ultravioleta e ao oxigênio acelera o desenvolvimento dessa condição.

Os problemas com a descoloração da carne podem ser retardados quando os cortes de carne são colocados em embalagens relativamente herméticas e armazenados longe da luz. Normalmente, a descoloração pode ser mínima durante três dias, quando a carne é exibida em uma vitrine refrigerada em um comércio. O congelamento causa algum desbotamento, embora a mudança de cor seja minimizada embalando-se cuidadosamente para excluir a maior parte do ar.

Tecido conjuntivo

Nos cortes de carne, os dois tipos de proteínas do tecido conjuntivo são o colágeno e a elastina. O **colágeno** é de particular importância na culinária da carne, pois é a proteína estrutural das membranas de tecido conjuntivo ao longo dos músculos. Às vezes ele é chamado simplesmente de tecido conjuntivo branco.

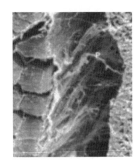

Figura 13.1 Corte transversal do semitendíneo (pequeno músculo redondo da parte inferior), como pode ser visto em uma micrografia eletrônica de varredura.
Cortesia de Plycon Press.

Capacidade de retenção de água
Capacidade que os músculos têm de reter água; uma contribuição importante para a suculência das carnes.

Miosina
A mais abundante proteína muscular.

Actomiosina
Complexo de proteína muscular composto de actina e miosina, formado durante a contração muscular.

Mioglobina
Pigmento da carne que contém ferro; composto semelhante à hemoglobina e capaz de reagir com várias substâncias para efetuar alterações de cor no músculo.

Miocromo de óxido nítrico
Composto que contribui para a cor rosa das carnes salgadas.

Colágeno
Tecido conjuntivo branco nas carnes; proteína estrutural que reveste as proteínas musculares.

Elastina
Tecido conjuntivo extremamente forte; uma proteína amarelada na carne que não é amaciada pelo cozimento.

Moléculas de colágeno são moléculas fibrosas alongadas e estão dispostas de forma aleatória e às vezes em paralelo.

A **elastina** é mais encontrada em depósitos concentrados, nos quais esse tipo de tecido conjuntivo aparece como uma massa amarela, quase elástica. Esse tipo de proteína do tecido conjuntivo em geral é descartado como cartilagem porque permanece essencialmente inalterado e resistente ao longo de qualquer tipo de técnica culinária.

Gordura

Nas carnes, a gordura é encontrada entre os músculos e no interior deles, e em ambos os locais a gordura contribui para o completo sabor e para a suculência das carnes. Esses depósitos de gordura nos animais consistem em inúmeros agregados de células de gordura que são formados no início da vida e que, em seguida, aumentam. Primeiro, a gordura se estabelece subcutaneamente como uma camada protetora ao redor dos órgãos na cavidade abdominal, e, em seguida, ela começa a se acumular ao redor e entre os músculos, e, por último, se estabelecem os depósitos de gordura intramuscular.

NOTA CIENTÍFICA
Colágeno e gelatina

O colágeno é o tecido conjuntivo que forma as membranas que revestem as proteínas musculares nos músculos. A natureza fibrosa do colágeno se deve ao fato de dois aminoácidos incomuns (na verdade, um iminoácido) – prolina e hidroxiprolina – se repetirem com frequência na cadeia de aminoácidos que constitui a organização primária das moléculas. Esses dois ácidos (ver as fórmulas estruturais abaixo) interferem com o espiralado helicoidal à medida que o colágeno tenta assumir a estrutura espiralada normal (secundária) da maioria das proteínas. A dificuldade para realizar uma hélice é porque o nitrogênio necessário para a ligação peptídica entre aminoácidos é parte concreta de uma estrutura em anel dos dois ácidos, o que limita a capacidade da cadeia principal da proteína de se curvar.

Hidroxiprolina   Prolina

Essas cadeias alongadas são um pouco mais complexas do que o sugerido pelo simples exame da linearidade única provocada pela hidroxiprolina e a prolina. No colágeno, geralmente três dessas cadeias estão trançadas espontaneamente em um arranjo comparável ao de um cabo com três fios. As cadeias são mantidas unidas pelas ligações de hidrogênio entre os filamentos individuais para produzir uma molécula de colágeno. Esse tipo de associação dos filamentos faz do colágeno uma fibra muito resistente e contribui significativamente para a aparente rigidez da carne na qual o colágeno é abundante. A analogia com o cabo de três fios pode ser usada para demonstrar o aumento da força resultante do arranjo dos três fios em vez de examinar os filamentos simples.

Essas moléculas de colágeno de três fios são fundamentais para manter os músculos de carne unidos de uma forma organizada. A sua natureza fibrosa, no entanto, pode sofrer alguma mudança quando há um fornecimento de calor que permite que as ligações de hidrogênio que mantêm as três cadeias unidas comecem a quebrar. Quando o calor, particularmente o calor úmido, é aplicado, essas ligações começam a quebrar. Durante um extenso período de tempo, muitas dessas ligações de hidrogênio se rompem e fazem com que as cadeias espontaneamente torcidas comecem a se afastar umas das outras. Nenhuma decomposição química ocorre dentro de uma só cadeia; ao contrário, a mudança é uma dissociação entre cadeias. Pouco a pouco, os filamentos simples começam a se afastar individualmente, o que resulta em um efeito distinto no amaciamento da carne. Esses filamentos individuais que se separam do colágeno são a gelatina. Uma vez que eles representam filamentos com apenas um terço do corte transversal do colágeno, essas moléculas de gelatina apresentam muito menos resistência ao corte do que o colágeno original. Por essa razão, carnes braseadas durante um longo período de tempo podem ser cortadas com um garfo e dispensam o uso de uma faca.

A deposição de gordura dentro dos músculos é conhecida como **marmoreio**. Na carne bovina, ele é considerado desejável quando se está procurando um corte particularmente suculento, saboroso e macio. No entanto, na carne de porco, o marmoreio abundante é considerado indesejável por causa da qualidade gordurosa transmitida pelo excesso de gordura (a carne de porco já tem naturalmente uma quantidade relativamente grande de marmoreio). A criação seletiva na produção de suínos é usada no intento de minimizar o teor de gordura e reduzir a untuosidade dessa carne, um esforço que obteve um sucesso considerável.

Marmoreio
Depósitos de gordura no músculo das carnes.

Contribuições nutricionais

Todas as carnes vermelhas são importantes fontes de proteína completa, com uma contribuição concreta que varia entre 9 e 19%, dependendo da espécie (na carne bovina é maior do que na carne de porco) e do corte. Essa proteína é utilizada de forma eficiente no interior do corpo, a menos que o calor extremo seja usado no preparo da carne.

A gordura nas carnes é uma fonte de calorias e de ácidos graxos saturados, e estes últimos constituem a principal crítica à carne bovina. Na verdade, é por causa da abundância de gordura, dos ácidos graxos saturados em particular, que os americanos têm sido incentivados a mudar os padrões de consumo de carne para reduzir a quantidade de carnes vermelhas e aumentar a de aves e peixes. No entanto, com a remoção sensata dos depósitos de gordura em torno dos músculos e com porções de tamanho adequado, as carnes vermelhas podem ser utilizadas como um alimento nutritivo, pelo menos três ou quatro vezes por semana pela maioria das pessoas.

As carnes vermelhas são excelentes fontes de ferro e cobre, assim como de alguns outros minerais, e por essa razão a carne bovina e outras carnes vermelhas são importantes componentes da dieta. Na verdade, as pessoas que evitam as carnes vermelhas muitas vezes têm dificuldade em ingerir a dose diária recomendada de ferro. As carnes dos órgãos, em especial do fígado, são fontes particularmente ricas de vários minerais, embora todas as carnes vermelhas sejam fontes úteis.

Tiamina, riboflavina e niacina são vitaminas B particularmente abundantes nas carnes vermelhas. Das carnes, a de porco é a que contém o mais alto teor em tiamina, embora todas as carnes vermelhas sejam boas fontes, inclusive da vitamina B_{12}. Como o fígado é a área de armazenamento de vitamina A, não é surpreendente que o fígado de qualquer animal seja uma boa fonte dessa vitamina.

Quando a carne é preparada usando-se o método por calor seco, a retenção de vitaminas é muito boa. No entanto, a culinária que usa o método por calor úmido causa a migração de algumas das vitaminas B (tiamina, riboflavina e niacina) para o líquido de cozimento. Se o líquido for consumido com a carne, isso não representa um problema, mas se ele for rejeitado, algumas das vitaminas B se perderão.

PREPARO DA CARNE PARA A COMERCIALIZAÇÃO

Práticas de produção. Uma das principais preocupações entre os produtores de carne é o custo para se obter gado para os frigoríficos (Fig. 13.2). Quanto mais tempo um animal é alimentado antes da comercialização, mais cara é a sua produção. Na engorda de um animal para o abate estão envolvidos os custos de alimentação, de espaço de confinamento e de mão de obra.

Os animais podem ser levados à maturidade e ao mercado mais rapidamente quando são administrados hormônios sexuais (por via oral ou como implantes) do que se não houver tal fornecimento. Uma extensa pesquisa foi realizada ao longo de muitos anos para determinar (1) a eficácia na promoção do crescimento de animais e aves destinados à mesa de jantar e (2) a segurança da carne de animais criados com a suplementação hormonal. Com base nesse conjunto de pesquisas, o FDA aprovou o uso atual dos seguintes hormônios naturais e sintéticos: estradiol,

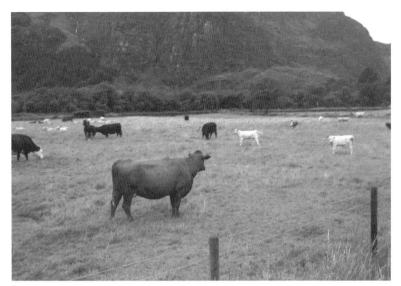

Figura 13.2 Os animais podem pastar o quanto quiserem em pastos com grama abundante, mas devem ser alimentados quando estão confinados. Cortesia de Plycon Press.

EEB
Sigla para a encefalopatia espongiforme bovina, uma doença cerebral fatal que pode ocorrer no gado.
http://www.cdc.gov/ncidod/dvrd/bse/
– Site do CDC com informações sobre a EEB.

progesterona, testosterona, acetato de trembolona, zeranol, e acetato de melengestrol (MGA). A administração de qualquer um desses hormônios deve ser feita sob as condições estabelecidas pela FDA; implantes de *pellet* no ouvido são eficazes e podem ser facilmente removidos.

A alimentação do gado vem sofrendo um severo exame conforme foram aparecendo notícias da incidência de encefalopatia espongiforme bovina (**EEB**) e a possibilidade de transmissão para os seres humanos por meio de carne bovina contaminada. Essa doença cerebral fatal do gado pode aparentemente ser transmitida aos seres humanos, nos quais se manifesta como a doença de Creutzfeldt-Jakob. As preocupações iniciais foram levantadas no Reino Unido em 1986, mas uma vaca infectada no estado de Washington, em 2004, trouxe o problema para os Estados Unidos via Canadá. As medidas tomadas para controlar o problema incluem a proibição do uso de tecido cerebral na alimentação do gado e o desenvolvimento e a aplicação de normas relativas ao estado de saúde do gado para ser usado no fornecimento de alimentos para os animais e de carne.

Os consumidores que se preocupam em comer apenas o que consideram como alimentos naturais criaram um nicho de mercado para aves ou carne bovina que é identificado como caipira. Os fazendeiros vangloriam-se de que sua produção de carne, aves ou ovos caipiras e/ou orgânicos não é apenas mais humana para os animais durante o tempo em que vivem na fazenda, como também o alimento resultante é melhor para a saúde dos consumidores. Os méritos de estimular o bem-estar dos animais precisam ser avaliados pelos consumidores em relação à dor que pode ser experimentada no bolso quando os produtos caipiras são comprados. Os benefícios nutricionais não são comprovados.

VISÃO DA INDÚSTRIA
Alta tecnologia e pecuária

Algumas fazendas de engorda e de fabricação de produtos lácteos estão usando etiquetas eletrônicas nas orelhas e o monitoramento cuidadoso de todos os aspectos da produção para alcançar maiores lucros por cabeça de gado. O peso de cada animal, a quantidade e o tipo de alimento consumido, vacinação, e até mesmo imagens de ultrassom para determinar o marmoreio podem ser medidos e monitorados ao longo de todo o período de engorda para obter em qualquer momento uma imagem clara do ganho de peso, da qualidade e do custo. As informações assim recolhidas também podem ser analisadas para ajudar os criadores conforme eles procuram produzir gado com características ideais para o mercado. Os gastos com uma prática sofisticada para a produção de gado aumentam, mas o aumento também nos lucros mais do que compensa o custo dessas grandes operações.

Atualmente, o monitoramento eletrônico está sendo usado mais na produção de gado leiteiro do que na produção de carne bovina. A etiqueta eletrônica no rebanho dispara um sensor quando ele é colocado em uma estação de ordenha. A quantidade de leite e de gordura no leite retirado da vaca são inseridas em um computador. Mesmo a saúde do animal pode ser monitorada observando-se a contagem de glóbulos brancos no leite. Um sensor no quarto traseiro de uma vaca leiteira pode ser usado para anotar o breve (de 6 a 12 horas) período de máxima fertilidade, o que gera uma máxima produtividade da reprodução para manter a produção futura de leite.

Capítulo 13 ▪ Proteínas: carnes, aves, peixes e frutos do mar **325**

Rigor. Progressivas alterações químicas ocorrem após o abate de um animal, mudanças que levam ao aparecimento e, finalmente, à passagem do *rigor mortis*. O animal vivo tem algum glicogênio (carboidrato) armazenado, mas essa fonte de energia apresenta considerável variação em quantidade e é particularmente dependente das circunstâncias do momento do abate. Um nível relativamente alto de glicogênio no momento do abate é desejado para que a carcaça desenvolva um pH baixo durante o rigor. Para ajudar a alcançar esse objetivo – a calma –, a expedição rápida é muito útil. Qualquer exercício, esgotamento nervoso, liberação de insulina, ou jejum antes do abate acaba reduzindo a quantidade de reserva de glicogênio.

O nível de **glicogênio** no animal é importante porque esse carboidrato é a fonte de energia para as reações químicas e também para a formação de ácido láctico na carcaça durante o rigor. Com um suprimento adequado de glicogênio no momento do abate, a acidez da carcaça vai cair para um pH em torno de 5,3. Quando a carne atinge este pH ácido, sua cor, sua maciez e suculência serão ótimas. No entanto, se há pouca reserva de glicogênio no momento do abate, o pH da carcaça não cairá suficientemente baixo. A carne resultante terá uma cor escura indesejável e traços pegajosos e espessos. A carne bovina na qual o pH permaneceu demasiado elevado é designada como **carne de corte escuro** e é considerada de qualidade inferior.

O *rigor mortis*, a rigidez dos músculos na carcaça, parece ser devido à formação da actomiosina proveniente da actina e da miosina à medida que o glicogênio cai e se formam o ATP (trifosfato de adenosina, um composto de alta energia) e o ácido láctico. Primeiro, a tendência é de redução do pH em virtude da formação do ácido láctico, mas, em seguida, a amônia é finalmente liberada quando o ATP desaba. A produção de amônia faz com que o pH da carcaça suba um pouco, e a rigidez dos músculos ocorre. Nos bovinos, o *rigor mortis* geralmente atinge o seu pico em quase 24 horas, e depois disso ocorre um gradual amolecimento dos músculos.

Armazenamento frigorífico. Altas normas de saneamento e manutenção de uma baixa umidade relativa e de uma baixa temperatura constante são essenciais durante a refrigeração inicial das carcaças e armazenamento das carnes até chegar ao consumidor. Carnes, como outros alimentos ricos em proteínas, são muito suscetíveis à deterioração por microrganismos, a menos que as condições de armazenamento sejam cuidadosamente controladas. Uma vez que a deterioração ocorre nas superfícies, os problemas de armazenamento podem ser minimizados, se as carcaças forem cortadas para produzir as maiores peças possíveis que podem ser manipuladas.

Nos abatedouros, normalmente as carcaças são divididas ao meio para permitir uma limpeza completa da região interior. A introdução de ozônio ou de dióxido de carbono nas câmaras de refrigeração e de preservação nos frigoríficos, bem como a manutenção de temperaturas pouco acima de zero, ajudam a prolongar para 10 dias o período de tempo em que as carcaças podem ser mantidas nos frigoríficos antes de serem enviadas e vendidas.

Rigor mortis
Séries de mudanças químicas que ocorrem na carcaça logo após o abate.

Glicogênio
Polissacarídeo no músculo, que se decompõe para produzir energia e ácido láctico na carcaça após o abate.

Carne de corte escuro
Carne bovina escura, com uma aparência pegajosa, resultado de pouquíssimo glicogênio no momento do abate, geralmente por causa da exaustão ou da alimentação inadequada no local de expedição.

PERFIL CULTURAL
Carne bovina Kobe

A carne bovina Kobe, que foi produzida pela primeira vez em Kobe, no Japão, é a carne mais cara do mundo para produzir e também para comprar. Os custos de produção estão ligados à maneira pela qual alguns gados de corte são preparados para o mercado. Saquê (álcool de arroz) é esfregado sobre o animal conforme os músculos são massageados para que a carne fique macia. Esses animais mimados também são alimentados com cerveja, que é misturada à sua alimentação durante os meses quentes do verão para estimular o apetite. O objetivo é levar um boi feliz ao mercado consumidor, com uma carne bem marmorizada, macia e suculenta – características apreciadas pelos aficionados da carne bovina. Essa carne, que é a mais cara para consumo, acabou criando um nicho especial só para ela em alguns mercados de luxo nos Estados Unidos, bem como no Japão.

Antes de serem comercializadas ou congeladas, todas as carnes são mantidas em câmara frigorífica até o rigor passar. A manutenção da carne até que os músculos relaxem novamente é importante para atingir a capacidade de retenção de água ideal. Se a carne for congelada antes de a carcaça passar pelo rigor, a capacidade de retenção de água será mínima, e o resultado será uma considerável perda por gotejamento quando a carne for descongelada. Em contrapartida, a carne congelada após o rigor ter passado terá uma alta capacidade de reter água, de modo que grande parte desta será ligada quando a carne for congelada. Essa água ligada será mantida na carne depois do descongelamento, permitindo, assim, apenas uma perda limitada por gotejamento.

Maturação. Uma pequena quantidade de carne nobre é mantida na câmara fria para um período de maturação de 15 a 40 dias antes de ser comercializada. Durante esse período de retenção, cresce um fungo na superfície exterior da peça de carne, mas nessa carne a camada de gordura sobre a superfície é tão espessa que o fungo e parte da gordura podem ser facilmente aparados da **carne maturada** conforme a carcaça entra na cadeia de comercialização. A carne bovina de qualidade inferior e também a de vitela não têm gordura suficiente para permitir a maturação ou envelhecimento. A carne de porco não pode ser maturada, embora tenha uma espessa camada de gordura, porque esta vai começar a se tornar rançosa durante o período de armazenamento.

A carne bovina maturada por um período entre 10 e 29 dias se tornará cada vez mais macia por causa da ação de enzimas proteolíticas sobre as várias proteínas nos músculos. Há também um aumento da hidratação da proteína durante a maturação. O tecido conjuntivo permanece inalterado durante o processo de envelhecimento, mas ocorrem mudanças significativas na cor e no sabor. A cor vermelha fresca dá lugar a um cinza-castanho nas temperaturas de cozimento mais baixas do que são necessárias para a mudança de cor da carne não maturada. Mesmo antes de cozinhar, a carne maturada é visivelmente mais escura do que a carne não maturada. O sabor se torna cada vez mais distintivo e intenso conforme os avanços do envelhecimento e é geralmente considerado melhor quando a carne bovina é maturada de 20 a 40 dias. Todas essas mudanças ocorrem mais lentamente em temperaturas pouco acima de 0°C do que em temperaturas mais quentes, mas os problemas microbiológicos em temperaturas mais quentes fazem do armazenamento muito frio (não congelado) algo importante.

Curar. Tanto a carne bovina como a suína podem ser preservadas quando são **curadas**; os produtos resultantes são chamados de carne em conserva e pernil salgado. A cor avermelhada permanente é o resultado de tratamento com uma combinação de sal, nitrato de sódio e calor. Durante o período de salga, o nitrato inicial é reduzido a nitrito, que depois reage com a mioglobina da carne para produzir a cor vermelha familiar e para prevenir o botulismo.

A possível carcinogenicidade dos nitratos e nitritos gerou um bom diálogo sobre a tolerância desses produtos químicos nas carnes curadas. Embora pareça haver um risco extremamente pequeno de que os nitratos contribuam para o desenvolvimento de câncer, o risco (se é que existe realmente um) é tão pequeno que esses produtos químicos ainda são permitidos nas carnes curadas. O risco de botulismo nas salsichas e outras carnes curadas sem esses produtos químicos é consideravelmente maior do que qualquer perigo de câncer possível se os nitratos fossem proibidos na fabricação de produtos curados. A controvérsia sobre o uso dos nitratos em carnes curadas resultou em uma enxurrada de atividades de investigação que culminou com uma redução no nível dos nitratos usados, mas não em uma eliminação desses importantes conservantes.

A extensão da penetração de agentes de cura varia de acordo com o pH da carne a ser curada, e a carne com um pH perto de 5,2 alcança uma maior penetração do que a um pH menos ácido de 6,6. As carnes que não são muito ácidas são mais sensíveis à deterioração do que aquelas que se aproximam do pH 5,2.

Carne maturada
Carne nobre que foi mantida em armazenamento muito frio de 15 a 40 dias para intensificar o sabor e amaciar os músculos.

Curar
Tratar as carnes com sal, nitrato de sódio e calor para alcançar alterações de sabor, cor, aumentar o prazo de validade e reduzir a deterioração.

No entanto, aquecer as carnes até níveis mais elevados de pH ajuda a reduzir a deterioração, pois o aquecimento aumenta a penetração dos agentes de cura. Sálvia, pimenta-do-reino e sal aceleram a rancidez das gorduras em carnes curadas, enquanto outras especiarias retardam esse problema.

Defumar. A **defumação** do pernil e, por vezes, de outras carnes é feita para melhorar os sabores e aumentar o prazo de validade. A defumação, de preferência feita com o uso de serragem de madeiras, seca a superfície e também adiciona sabores distintos, dependendo do tipo de madeira utilizada como combustível para o processo de defumação. Não só a superfície fica seca, mas as proteínas da carne são lentamente desnaturadas pelo calor vindo do combustível usado na defumação.

Congelar. As carnes podem ser congeladas por meio de um forte congelamento ou de um congelamento rápido. O congelamento forte é feito mantendo-se a carne em uma câmara frigorífica cujo ar se move rapidamente e a uma temperatura de -23°C. Esse método é lento em comparação com o congelamento rápido. Como resultado, os cristais de gelo nas carnes que passaram por um congelamento forte tendem a ser bastante grandes (Cap. 19).

Congelamento rápido é o termo usado para qualquer técnica que resulta em um congelamento extremamente rápido. Os métodos são: (1) imersão, (2) contato, e (3) convecção. O congelamento por imersão usa uma solução de salmoura para atingir temperaturas inferiores ao ponto de congelamento da água. Uma rajada de ar frio é a técnica utilizada no congelamento por convecção. Qualquer um dos métodos de congelamento rápido resulta em uma carne congelada com pequenos cristais de gelo e com baixíssimo crescimento de bactérias, ou de fungos em virtude do rápido resfriamento a temperaturas que não favorecem a atividade microbiológica.

A perda de água será relativamente menor para os pedaços finos de carne congelada do que para os cortes mais grossos porque o centro destes pedaços congela lentamente. Isso significa que a umidade tende a sair e a congelar entre as fibras, enquanto os pedaços finos congelam tão rapidamente que a umidade é aprisionada no interior das fibras. A carne bovina deve ser guardada por pelo menos 48 horas após o abate, antes de ser congelada; as outras carnes devem ser guardadas pelo menos 24 horas para permitir as mudanças necessárias para que a perda por gotejamento das carnes congeladas seja mínima.

No armazenamento frigorífico, as carnes podem ser guardadas por várias semanas sem grave perda de qualidade, ao passo que a carne fresca precisaria ser consumida dentro de poucos dias. Outra vantagem do congelamento é que elas se tornam mais macias. As carnes devem ser guardadas em armazenamento frigorífico de -23 a -18°C para atingir um período de armazenamento longo satisfatoriamente seguro.

As embalagens utilizadas para a carne congelada é outro fator importante na determinação de quanto tempo ela pode ser guardada. Elas devem ser resistentes a danos e permitir que se ajustem firmemente em torno da carne. Também precisam manter o ar longe da carne. Se a embalagem tiver quaisquer fissuras ou outras aberturas, o ambiente muito seco do *freezer* acabará formando uma área seca, dura, por causa da dessecação sobre a superfície do corte, uma circunstância denominada **queimadura de congelador**. Uma vez que a queimadura de congelador ocorreu, a área nunca mais voltará ao seu estado anterior hidratado, independentemente do tratamento aplicado.

Secagem por congelamento. A secagem foi, durante muito tempo, um meio de preservação das carnes, mas a adição de um segundo processo, o congelamento, criou uma forma única e eficaz de preservação da carne. A **secagem por congelamento**, como o nome sugere, envolve o congelamento da carne e, em seguida, a sublimação do gelo da carne para produzir um produto muito leve que não necessita de refrigeração para armazenamento. Esse método de conservação tem provado ser particularmente útil na fabricação de sopas desidratadas com carne.

Defumação
Meio usado para aumentar o prazo de validade da carne, que é pendurada em câmaras de defumação para secar a superfície e dar sabor à carne.

Queimadura de congelador
Dessecação de parte da superfície da carne congelada, resultante de embalagem imprópria que permite que o ar entre em contato com a superfície da carne.

Secagem por congelamento
Processo de secagem de alimentos congelados.

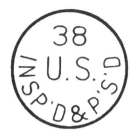

Figura 13.3 Selo de inspeção exigido para todas as peças de carne que atravessam as fronteiras estaduais dos EUA. Os selos levam o número do inspetor e a mensagem "US Inspected and Passed" [inspecionado e aprovado] e são impressos em cada corte primário.
Cortesia do Departamento de Agricultura dos Estados Unidos.

Figura 13.4 Nos EUA, as laterais de carne inspecionada e classificada pelos inspetores federais trazem o selo redondo de inspeção em pontos que vão marcar cada um dos cortes primários. O selo federal em forma de escudo é impresso em uma faixa contínua por um rolo de tinta por toda a carcaça.
Cortesia do Agricultural Research Service.

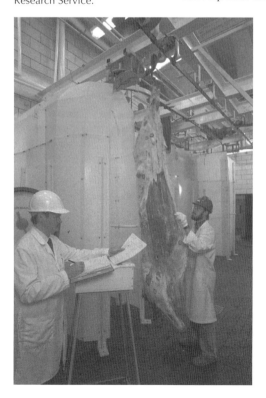

Inspeção

O potencial da carne para carregar microrganismos nocivos exigiu uma legislação para inspeção nos Estados Unidos, e esta surgiu em 1890 com a aprovação da *Meat Inspection Act* (Lei de Inspeção de Carnes) (Fig. 13.3). Desde então, outras leis que regem a inspeção foram aprovadas pelo governo federal e cobrem as normas sanitárias exigidas para que carnes e aves entrem no comércio interestadual. Na verdade, a *Wholesome Meat Act* (Ata da Carne Saudável) de 1967, e a *Wholesome Poultry Products Act* (Ata de Produtos Avícolas Saudáveis) de 1968 determinaram que carnes e aves envolvidas no comércio intraestadual sejam inspecionadas no âmbito de programas estaduais, pelo menos tão rigorosos quanto os padrões exigidos para a comercialização interestadual. Essa legislação efetivamente assegurou que qualquer carne que chegasse aos consumidores deveria ter sido abatida em condições sanitárias e que seria de animais livres de doença no momento do abate.

Em 1996, o Food Safety and Inspection Service (FSIS) (Serviço de Inspeção e Segurança Alimentar), do Departamento de Agricultura dos Estados Unidos, começou a implementar a Pathogen Reduction and Hazard Analysis and Critical Control Points (HACCP) (Redução de Patógenos e a Norma Final para Análise de Perigos e Pontos Críticos de Controle – APPCC). Essa inspeção intensificada de carnes e aves foi desencadeada por alguns episódios graves de carne moída contaminada com *E. coli* O157:H7. Os regulamentos necessários em cada abatedouro incluem:

- Controles de processos baseados nos princípios APPCC
- Testes microbianos para *E. coli*, que é um indicador de contaminação fecal
- Padrões de desempenho de redução de organismos patogênicos para assegurar que a contaminação por salmonela esteja abaixo do patamar nacional
- Padrão de procedimentos operacionais de saneamento

Inspetores autorizados são responsáveis pela inspeção de carnes e aves (Fig. 13.4). Os estados podem optar por ter os seus próprios inspetores para a carne que vai ser comercializada no interior do estado, ou podem utilizar os inspetores federais. Apenas inspetores federais estão autorizados a inspecionar carne para o comércio interestadual. A inspeção inclui a avaliação de toda a operação de abate e embalagem, a verificação da saúde do animal por meio de todos os padrões de saneamento e de refrigeração do abatedouro.

O fato de uma carcaça de carne possuir o carimbo de inspeção em cada corte primário significa apenas que a carne era segura para o consumo no momento da inspeção. Esse selo não traz nenhuma garantia de que o tratamento subsequente atendeu aos mesmos padrões de limpeza. Além disso, o selo de inspeção não é uma certeza da palatabilidade ou da qualidade gustativa da carne. Ele simplesmente indica que ela foi inspecionada e aprovada, e identifica o embalador por um número. Os consumidores podem muitas vezes comprar cortes comerciais que não mostram nenhum sinal do selo de inspeção, pois apenas um pequeno selo é impresso com uma tinta vegetal segura (geralmente vermelha ou amarela) em cada corte primário.

Um perigo potencial na carne que não é revelado pela inspeção é a *Trichinella spiralis* (Cap. 3). Esse é um verme parasita que às vezes é encontrado na carne de porco, se os porcos foram alimentados com lixo cru. Apesar de todos os estados exigirem que qualquer lixo dado como alimento aos porcos seja cozido, o tratamento térmico inadequado ainda é uma possibilidade. Se triquinas viáveis estiverem presentes na carne de porco, o parasita pode infectar os seres humanos também, resultando em uma infecção chamada **triquinose**. As triquinas geralmente podem ser mortas mantendo-se as carnes congeladas em armazenamento a temperaturas não superiores a -15°C durante vinte dias, pelo aquecimento da carne de porco fresca a 76,7°C ou pernis a 71,1°C, ou por processamento térmico por um período de tempo a uma temperatura interna de 58,3°C.

Classificação

Ao contrário da inspeção, que é obrigatória, a classificação é feita segundo o critério dos frigoríficos que poderão eleger qualquer uma das três opções: (1) classificação federal, (2) do embalador, ou (3) sem classificação. Se a classificação federal for a escolha, selecionadores federais serão contratados pelos embaladores para classificar a carne de acordo com as especificações do governo para a classe adequada (ver gráfico abaixo). Ocasionalmente, os embaladores também podem usar o seu próprio sistema de classificação, uma prática que é mais comum na comercialização de pernis que trazem os nomes da classificação dos empacotadores. O principal valor da classificação para o consumidor é ser um guia para a qualidade da carne. No entanto, uma escala de qualidade em algumas categorias de classe ainda é algo útil para que boas escolhas sejam feitas dentro da classe.

Carne bovina. As classificações para a carne bovina foram estabelecidas pelo Departamento de Agricultura dos EUA, a unidade federal responsável também pela administração e aplicação de normas de classificação federais da carne. As descrições das características exigidas em cada classe foram alteradas de tempos em tempos, e o resultado foi que o U.S. Choice, a classe comumente disponível para os consumidores nos mercados, acabou abrangendo uma ampla gama de qualidade. Embora a designação de classe seja útil nesse caso, é essencial que o consumidor conheça a qualidade para fazer as melhores escolhas dentro da classe.

A classificação máxima da carne bovina é o U.S. Prime (Tab. 13.2); os restaurantes são o principal mercado para essa classe. Se a carne bovina recebeu essa classificação, ela traz um selo em forma de escudo (Fig. 13.5) exibido em um padrão de repetição contínuo impresso por um rolo, que repete a classe do selo ao longo de todo o comprimento da carcaça. Uma impressão semelhante é feita para o USDA Choice e para as outras classes. Por causa da faixa contínua de símbolos de classificação, muitos cortes de retalho terão pelo menos uma porção do selo exibido no lado externo dos cortes (Fig. 13.6).

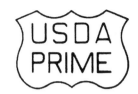

Figura 13.5 Nos EUA, a classificação pelos funcionários federais é opcional, mas só eles devem indicar que a carne recebeu a classificação USDA Prime ou outra, e deve atender aos critérios estabelecidos pela classe impressa.
Cortesia do Departamento de Agricultura dos Estados Unidos.

Triquinose
Doença causada pela *Trichinella spiralis* viável, um parasita encontrado às vezes na carne de porco e transmitido aos seres humanos se ela estiver infectada e for aquecida de forma inadequada.

http://www.askthemeatman.com/hog_cuts_interactive_chart.htm
– Gráfico interativo sobre cortes suínos.

http://www.beef.org
– Informações extensas sobre vários aspectos da carne bovina.

http://www.americanlamb.com/
– Informações sobre cordeiros.

http://www.askthemeatman.com/beef.htm
– Informações sobre cortes de carne bovina.

Relação entre marmoreio, maturidade e classe da qualidade da carcaça*

Grau de marmoreio	Maturidade**					Grau de marmoreio
	A***	B	C	D	E	
Levemente abundante	Prime					Levemente abundante
Moderado			Comercial			Moderado
Modesto	Seleção					Modesto
Pouco						Pouco
Leve	Selecionado			Utilidade		Leve
Traços					Corte	Traços
Praticamente ausente	Tradicional					Praticamente ausente

* Atesta que a firmeza da carne com pouca gordura está relativamente desenvolvida com o grau de marmoreio e que a carcaça não é um "corte escuro".
** A maturidade aumenta da esquerda para a direita (A até E).
*** A maturidade da porção A do quadro é a única porção aplicável para as carcaças de boi.

Tabela 13.2 Classificação do Departamento de Agricultura dos Estados Unidos para a carne de boi, vitela e cordeiro

Boi	Vitela	Cordeiro	Porco
Prime	Prime	Prime	Não é classificada por causa da uniformidade
Seleção	Seleção	Seleção	
Selecionado	Selecionado	Selecionado	
Tradicional	Tradicional	Comercial	
Comercial	Comercial	Utilidade	
Utilidade	Utilidade	Abate	
Corte	Abate		
Enlatado			

Porco. O porco considerado como aceitável para o mercado consumidor é avaliado a partir do U.S. Nº 1, a classe mais alta, até o U.S. Nº 4. Essas classes se baseiam mais no rendimento do que nas distinções de qualidade, porque as diferenças são mínimas entre as carcaças para palatabilidade. A designação é usada no mercado atacadista, pois indica o rendimento relativo dos quatro cortes magros principais, mas a designação de classe não é evidente no caso da carne de varejo. A carne de porco macia e aquosa é classificada apenas como USDA Utility, considerada uma classificação inaceitável para o mercado consumidor.

Cordeiro. A qualidade da carne de cordeiro varia muito mais do que a de porco, apesar de que ambas as espécies geralmente são comercializadas em uma idade muito mais tenra do que a da carne bovina. O cordeiro tem seis classes de qualidade (USDA Prime até USDA Cull), como mostra a Tabela 13.2. Para a carne de carneiro, a classe máxima é a USDA Choice, e em seguida vêm Good, Utility e Cull. As designações de rendimento variam de 1 a 5, e a classificação é determinada pela quantidade de gordura que cobre o exterior da carcaça e pela gordura depositada no interior.

Escolha e cuidados

Para decidir a escolha dos cortes, o primeiro passo é planejar o cardápio. O tempo disponível para o preparo e a soma de dinheiro destinada à carne no orçamento alimentar são dois pontos importantes para guiar essa escolha. A maneira mais comum de olhar para as carnes em relação a esses dois fatores é classificá-las em cortes macios e menos macios.

Cortes macios muitas vezes requerem pouco tempo de preparo, mas geralmente são mais caros; cortes menos macios são melhores quando preparados por um aquecimento longo, mas em geral custam menos do que os cortes macios. As pessoas que trabalham fora de casa podem se decidir a não comprar cortes menos macios, a menos que possam usar uma panela elétrica ou cozinhar a carne no fim de semana ou em outras ocasiões em que estão em casa.

A classificação de um determinado corte depende da localização na carcaça, do tipo de carne, e da classe. Geralmente, as partes do animal que recebem pouco exercício serão mais macias do que os cortes das áreas que são muito usadas pelo animal. Na verdade, o músculo do

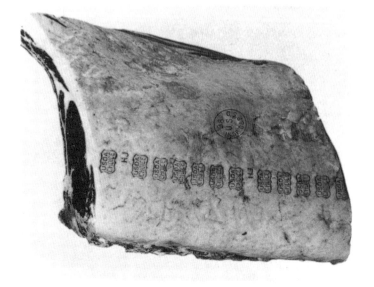

Figura 13.6 Esta costela bovina (corte primário) é classificada como U.S. Choice por causa de sua capa de gordura relativamente espessa, bem como do marmoreio no interior do músculo. Observe o único carimbo redondo de inspeção sobre o corte primário e a impressão contínua em forma de escudo para a classe.
Cortesia do Departamento de Agricultura dos Estados Unidos.

filé-mignon não recebe quase nenhum exercício, seja qual for o tipo de animal, e é macio independentemente da classe da carcaça. Na carne bovina, os cortes da paleta, alcatra e barriga são classificados como menos macios, enquanto a costela, lombo curto, e cortes primários da região da alcatra são as fontes de cortes macios. No entanto, a alcatra do USDA Prime é classificada como macia, enquanto o USDA Choice e classes mais baixas produzem alcatras classificadas como menos macias.

A designação de macia ou menos macia para uma parte específica do animal depende do tipo de animal, pois a alcatra bovina geralmente é classificada como menos macia, já a alcatra de porco é macia. De fato, o porco é, na maioria das vezes, classificado como macio, independentemente do corte. A vitela, embora seja um animal muito jovem, é apenas moderadamente macia porque existe uma proporção relativamente elevada de tecido conjuntivo em relação às proteínas musculares. Há também muito pouca gordura depositada na vitela. O cordeiro, a partir do corte primário (com exceção do pernil), até a costela, é classificado como macio. No entanto, o pernil da perna, o pescoço, a paleta e o peito de cordeiro são todos considerados cortes menos macios, pois refletem o exercício pesado nessas áreas.

Identificação dos cortes. Reconhecer os vários cortes é uma tremenda ajuda quando se está no açougue. O primeiro ponto é determinar o tipo de carne, e isso pode ser feito examinando o tamanho dos cortes, a cor dos músculos e o aspecto da gordura. Das carnes, os maiores cortes são os da carne bovina, os de vitela são um pouco menores, seguido pela carne de porco, e finalmente pela de cordeiro.

A cor do músculo acrescenta mais informações porque a carne bovina é vermelha, enquanto a da vitela vai do extremamente claro ao moderadamente rosa, a carne de porco é cinzento-rosa, e a de cordeiro é um vermelho-escuro. Mesmo a gordura serve como um meio de distinguir entre as carnes. A bovina tem uma gordura dura que geralmente é branca, mas quando a carne é muito madura pode começar a assumir um tom amarelado. A vitela tem pouquíssima gordura, e ela tem um tom rosa. A gordura de porco é a mais macia das gorduras, e é ligeiramente cor-de-rosa. A de cordeiro é a mais dura e é bastante branca.

O reconhecimento dos cortes precisa ser desenvolvido em dois níveis – os cortes primários e os cortes de varejo (Tab. 13.3). Os **cortes primários** são os primeiros cortes feitos em cada metade da carcaça. As figuras 13.7 até 13.10 apresentam os vários cortes para cada tipo de animal. Vale notar que a carne bovina recebe mais cortes do que a dos animais menores. Isso é feito para que o açougueiro possa manusear um corte primário; se comparados aos cortes da carne de porco, os da carne bovina seriam tão pesados que o açougueiro teria muita dificuldade para manipulá-los.

> http://www.uen.org/Lessonplan/preview.cgi?LPid=5365 – Informações extensas sobre a carne bovina oferecida pelo Utah Education Network.
>
> http://www.ams.usda.gov/LSG/stand/imps.htm – Institutional Meat Purchases Specifications (IMPS) (site institucional com informações sobre especificações para a compra de carnes).
>
> http://www.ams.usda.gov/AMSv1.0/getfile?dDocName=STELDEV3002633 – Site do Serviço de comercialização de produtos agrícolas; compra de carne.
>
> **Cortes primários**
> Primeiros cortes (cortes no atacado) para fornecer grandes peças, mas pequenas o suficiente para que o açougueiro possa manuseá-las.

Tabela 13.3 Cortes primários do boi, da vitela, do porco e do cordeiro

Boi	Vitela	Porco	Cordeiro
Acém, paleta e pescoço	Paleta	Garganta	Paleta
Costela	Costela	Parte superior da paleta de porco	Costela (inteira)
Contrafilé	*Loin* (parte posterior da costela)	Lombo	Lombo
Sirloin (região da alcatra)	*Sirloin* (partes da alcatra, do contrafilé e da picanha)	Pernil	Lombo
Coxão	Perna	Costelinha	Perna
Parte superior da alcatra	Peito	Paleta	Peito
Fraldinha	Músculo	Pé	Músculo
Ponta de agulha			
Peito			
Músculo dianteiro			

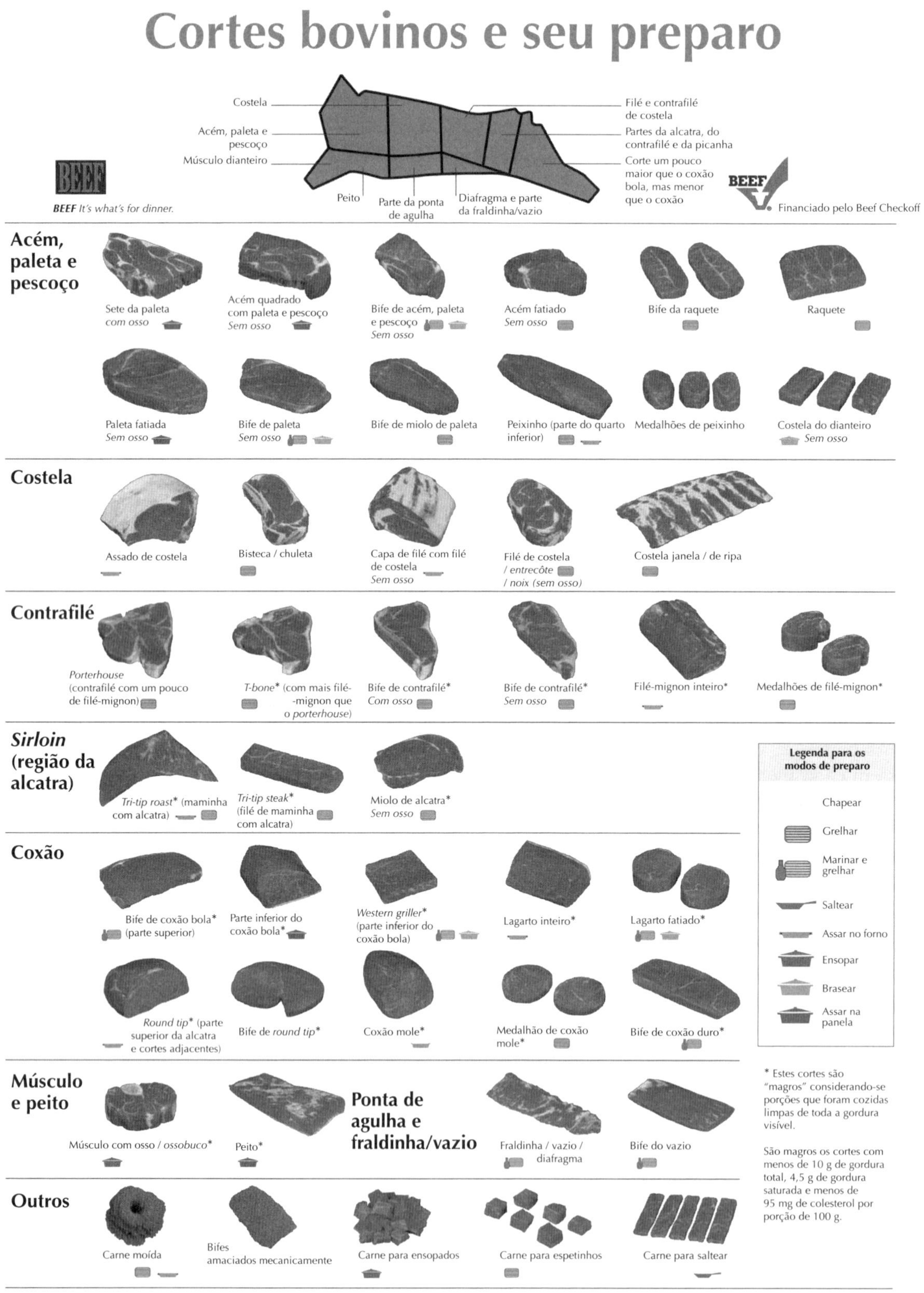

Cortes bovinos e seu preparo

Figura 13.7 Cortes de carne bovina primário e para o varejo.
Cortesia do Beef Checkoff.

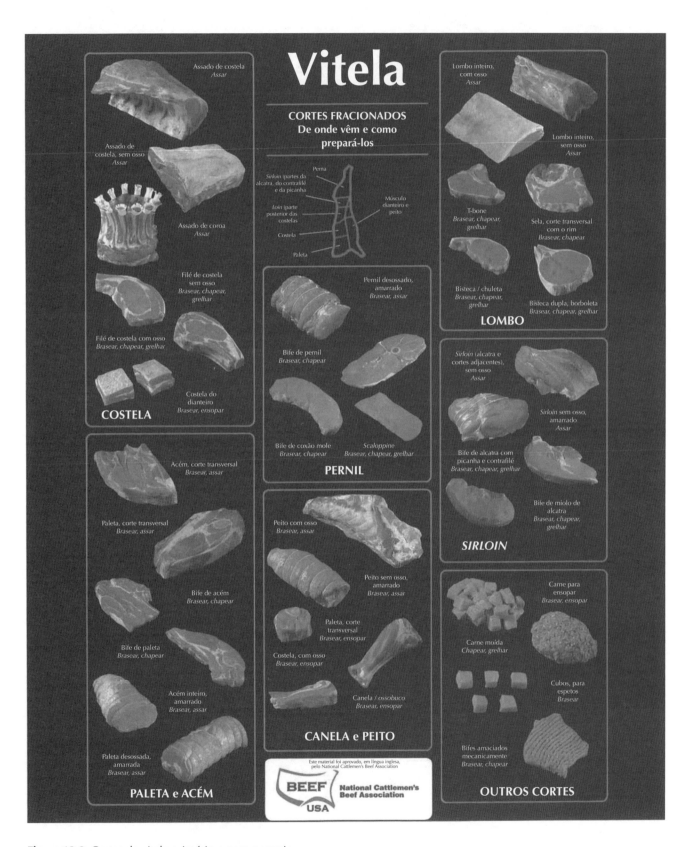

Figura 13.8 Cortes de vitela primário e para o varejo.
Cortesia da National Cattlemen's Beef Association.

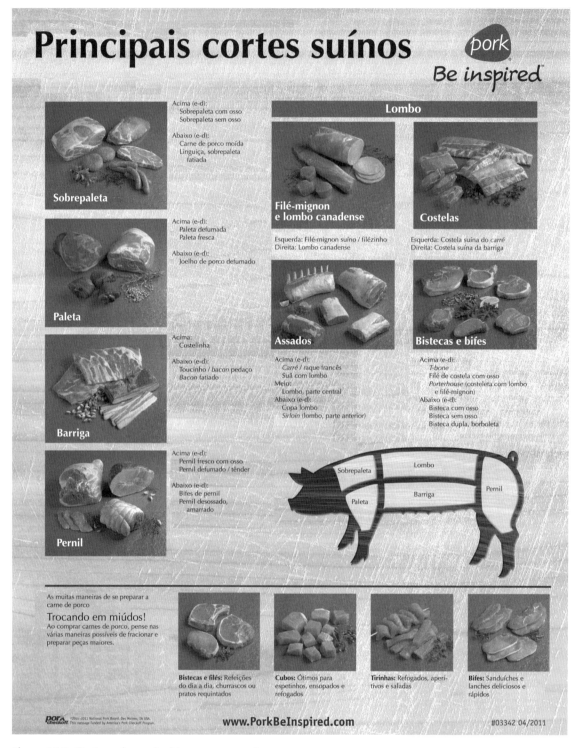

Figura 13.9 Cortes suínos primário e para o varejo.
Cortesia do Pork Checkoff.

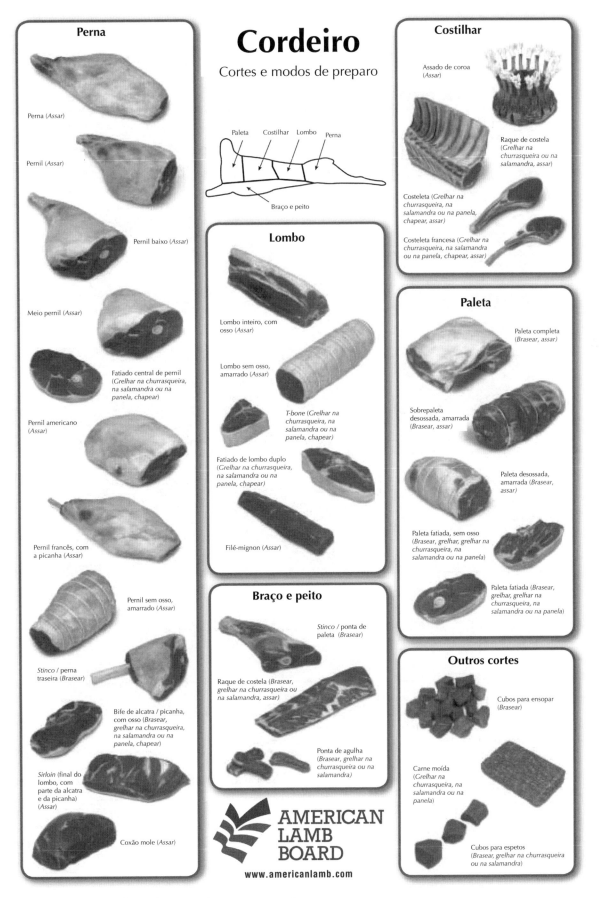

Figura 13.10 Cortes de cordeiro primário e para o varejo.
Cortesia do American Lamb Board.

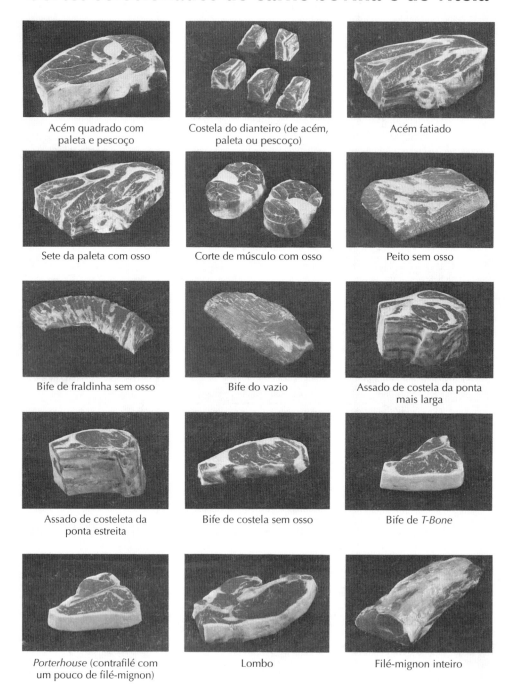

Figura 13.11 Cortes de varejo selecionados para a carne bovina, de vitela, de porco e de cordeiro. Cortesia da National Cattlemen's Beef Association (*continua*).

Capítulo 13 ■ Proteínas: carnes, aves, peixes e frutos do mar 337

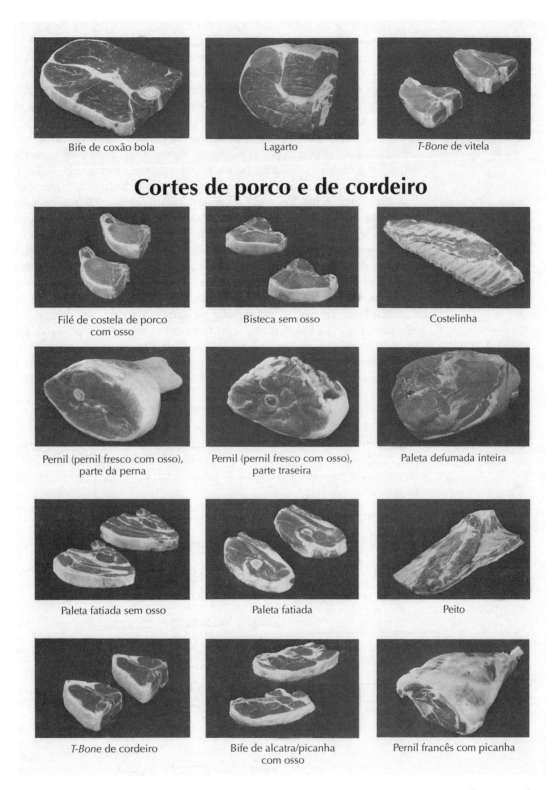

Figura 13.11 (*continuação*) Cortes de varejo selecionados para a carne bovina, de vitela, de porco e de cordeiro.
Cortesia da National Cattlemen's Beef Association.

338 Parte II ■ Preparo de alimentos

Cortes de varejo
Cortes de carne disponíveis para os consumidores.

Dentro de cada um dos cortes primários, alguns **cortes de varejo** serão feitos para proporcionar os cortes de carne disponíveis no mercado (Fig. 13.11). Os ossos também ajudam a identificar um corte de carne específico, pois os ossos de várias partes da carcaça têm formas únicas e facilmente reconhecíveis. Por exemplo, a presença de um osso redondo indica claramente que o corte é a partir da frente ou para trás da perna, e o *T-bone* é a espinha dorsal. Esses e outros exemplos são apresentados na Tabela 13.4.

Quando já se conhece a localização do corte e o tipo de carne foi identificado, a classificação do corte como macio ou menos macio torna-se mais fácil. Essa classificação é muito importante, pois a escolha de uma técnica de cozimento adequada à maciez do corte é essencial para o sucesso na culinária da carne. Consumir cortes macios e menos macios pode ser muito agradável quando são preparados corretamente, e até mesmo o mais macios dos cortes pode ser decepcionante quando cozido de forma inadequada.

A escolha. Na maioria dos mercados, as decisões podem ser feitas entre duas ou mais embalagens do mesmo corte de carne. Um guia óbvio na escolha é se uma embalagem específica contém ou não a quantidade aproximada de carne necessária para servir aqueles que devem ser alimentados. Os valores a seguir são uma orientação geral para a quantidade de carne que deve ser comprada por pessoa, embora o que os indivíduos consomem em uma refeição possa variar muito:

Cortes desossados	114 g
Ossos pequenos	151 g
Osso médio	227 g
Osso largo	340 g

Os consumidores devem procurar embalagens com a menor quantidade de osso em relação à carne quando escolher entre embalagens dos mesmos cortes. Além disso, o tamanho dos depósitos de gordura em torno da porção comestível do corte

Tabela 13.4 Identificação dos cortes no varejo pela forma do osso

Nome	Forma do osso			Cortes
Osso do braço (úmero)				Paleta, cortes do braço
Escápula	(próximo ao pescoço)	(centro)	(próximo à costela)	Cortes da omoplata
Espinha dorsal e osso da costela				Cortes da costela
Espinha dorsal (*T-bone*)				Cortes do lombo
Ílio	(osso fino)	(osso plano)[a]	(osso cuneiforme)[b]	Cortes do ílio (lombo)
Osso da coxa (fêmur)				Cortes da perna ou da coxa
Esterno e ossos da costela				Cortes do esterno ou peito

[a] Antigamente, uma parte do "osso duplo", mas hoje a espinha dorsal é geralmente removida, deixando apenas o "osso plano" (também chamado de "osso fino") no bife.
[b] Osso cuneiforme, que é perto do osso da coxa, pode ser em forma de cunha em um lado do bife do lombo, mas do outro lado do mesmo osso pode ser redondo.

deve ser levado em conta. Uma vez que os depósitos de ossos e gordura geralmente são descartados, eles podem representar um desperdício e uma despesa significativa em comparação com um possível corte similar que foi cortado mais rente.

A textura dos pedaços de carne também é importante. Para um determinado corte, quanto mais fina a textura parece ser, geralmente mais macio ele é. Uma cor brilhante característica do tipo particular de carne é mais uma pista para escolher um corte fresco e de ótima qualidade. No entanto, o dinheiro pode ser economizado comprando-se uma embalagem cujo preço foi reduzido porque a carne foi cortada no dia anterior. Mas essa recomendação só vale se a carne for cozida e servida no mesmo dia em que foi comprada, pois ela vai estragar mais rapidamente do que aquela que foi recém-cortada.

Armazenamento. A carne é um alimento altamente perecível e deve ser mantida refrigerada. O tempo entre a saída do balcão de refrigeração no mercado até que as embalagens (fechadas) sejam refrigeradas ou congeladas em casa deve ser mínimo para reduzir o potencial de deterioração por microrganismos. Mesmo presuntos enlatados devem ser refrigerados fechados nas suas embalagens, a menos que estas indiquem que a refrigeração não é necessária. Essa precaução é necessária porque alguns presuntos enlatados não foram submetidos a um tratamento térmico suficiente durante o processamento para permitir o armazenamento seguro em temperatura ambiente.

Muitas geladeiras têm um compartimento especial para a carne que deve ser mantido entre 1,7 e 4,4°C, de preferência a 1,7°C. Se esse compartimento não estiver disponível, a carne deve ser armazenada na parte mais fria do refrigerador para armazenagem de curta duração (Tab. 13.5). Para períodos um pouco mais longos, as carnes podem ser armazenadas no congelador da geladeira. No entanto, esse compartimento não mantém uma temperatura suficientemente baixa de modo uni-

http://www.fsis.usda.gov/fact_sheets/Ham/index.asp – Ficha informativa sobre pernil.

http://www.foodsafety.gov/keep/charts/storagetimes.html – Site para informação sobre armazenamento seguro nos EUA.

http://www.fsis.usda.gov/fact_sheets/Meat_Preparation_Fact_Sheets/index.asp – Ficha informativa sobre preparação de carnes.

Tabela 13.5 Guia de armazenamento para carnes frescas, processadas e cozidas

Produto	Período de armazenamento para manter a qualidade	
	Geladeira a 4,4°C ou abaixo (dias)	*Freezer* -17,8°C (meses)
Carnes frescas (boi, vitela, cordeiro, porco)		
Assadas	3-5	4-12
Bifes	3-5	6-12
Costeletas	3-5	4-6
Moída	1-2	3-4
Carnes variadas	1-2	3-4
Linguiça	1-2	1-2
Carnes processadas		
Bacon	7	1
Salsicha	7	1-2
Presunto (inteiro)	7	6
Presunto (meio)	3-5	6
Presunto (fatiado)	3-5	1-2
Carnes para o lanche	3-5	1-2
Linguiça (crua)	2	1-2
Linguiça (seca e semisseca)	14-21	Não recomendado
Carnes cozidas		
Carnes cozidas e pratos à base de carne	3-4	2-3
Gravy e caldo de carne	1-2	2-3

forme para o armazenamento congelado prolongado. Um *freezer* separado deve ser mantido a uma temperatura máxima de -17,8°C, caso a carne seja armazenada pelos longos períodos sugeridos na Tabela 13.5.

A SELEÇÃO DE UM MÉTODO ADEQUADO DE COZIMENTO

http://www.ams.usda.gov/LSG/stand/imps.htm
– Institutional Meat Purchases Specifications (IMPS) (site institucional com informações sobre especificações para a compra de carnes).

Às vezes, a preparação da carne começa esfregando-se uma mistura de ervas secas e/ou especiarias sobre a superfície ou fazendo uma marinada com uma saborosa combinação de vinho, suco, ou outros ingredientes. Peças finas ou pequenas de carne são capazes de absorver mais sabores porque esfregar ou marinar penetra apenas uma camada pouco espessa. Ambas as técnicas realçam o sabor. As marinadas também podem tornar a carne mais tenra, como resultado da ação do ácido sobre as proteínas da carne. A marinada pode ser feita por um tempo bastante curto ou durante vários dias, como na preparação de um *Sauerbraten*. Independentemente do período de tempo envolvido, as carnes sempre deverão ser marinadas na geladeira para garantir a segurança. A marinada usada é um meio bom para o crescimento de microrganismos nocivos. Se for utilizada para pincelar ou para qualquer outro propósito, ela deve ser fervida para matar quaisquer microrganismos que possam estar presentes.

Uma decisão importante na culinária da carne é escolher ou um método por calor seco ou um por calor úmido. Para os cortes macios de carne, o calor seco é o preferido, enquanto os cortes menos macios precisam de um cozimento longo e lento fornecido pelos métodos de calor úmido. Essa distinção baseia-se nos principais componentes da proteína encontrada na carne macia em comparação com os cortes menos macios.

Nos cortes macios, é importante levar em consideração as proteínas musculares (Fig. 13.12). Uma vez que elas são bastante solúveis e macias antes de cozinhar, o calor só vai servir para enrijecer as características globais da carne ao desnaturar as proteínas musculares. Como resultado, quanto mais os cortes macios de carne são cozidos, mais vão se tornando menos macios, pois as proteínas do músculo se aproximam cada vez mais enquanto desnaturam. Assar, grelhar, assar em uma panela, fritar em pouco óleo e fritar por imersão são os métodos para se cozinhar carnes por calor seco.

Por outro lado, os cortes menos macios são dominados por um teor relativamente elevado de colágeno (Fig. 13.13). Cozinhar de modo lento e por um longo período de tempo fornece exatamente a circunstância ideal para que as moléculas de colágeno relaxem e soltem os fios individuais de gelatina. O resultado extremamente macio da culinária por calor úmido sobre os cortes menos macios enfatiza os méritos de escolher esse tipo de preparação. Os dois tipos básicos de culinária por calor úmido são brasear e cozinhar em líquido (também chamado de ensopar).

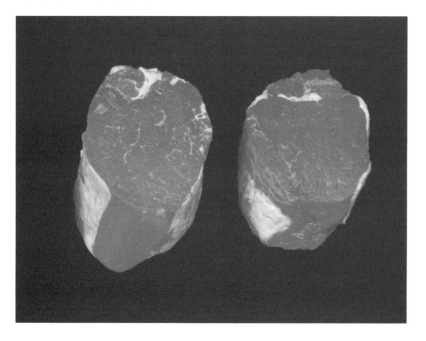

Figura 13.12 Lombo, o músculo mais macio, fica bem melhor usando-se um método de culinária por calor seco e cozinhando apenas até a temperatura final desejada (63°C para ao ponto/malpassado). Cortesia da National Cattlemen's Beef Association.

Independentemente do tipo de método culinário escolhido, os testes para o cozimento são guias importantes para obter um produto de alta qualidade. Cortes macios de carne são testados de forma mais precisa utilizando-se um termômetro de carne para indicar a temperatura interna. A temperatura final para a carne bovina, carne de vitela e de cordeiro depende da preferência pessoal. Para a carne malpassada, a temperatura interna deve ser de 63°C; para ao ponto, 71°C; e para bem passada, o centro da carne deve atingir 77°C. Carne moída deve ser aquecida

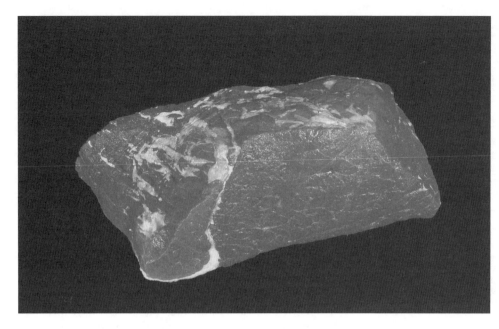

Figura 13.13 Bife da parte interior do coxão bola é um corte menos macio, por isso fica melhor quando preparado braseado ou ensopado (métodos por calor úmido). Cortesia da National Cattlemen's Beef Association.

pelo menos a 71°C. O potencial risco de triquinas recomenda que a carne de porco seja cozida a uma temperatura interna de 71°C para que haja uma margem de segurança. Pernis que não passaram pelo processamento térmico devem ser aquecidos a pelo menos 71°C e de preferência a 77°C. Pernis totalmente cozidos devem ser reaquecidos a uma temperatura interna de pelo menos 60°C.

Cortes menos macios de carne estão prontos quando um garfo é inserido e removido facilmente. Em todos os casos, isso significa que a carne está bem cozida e bem passada. No entanto, um termômetro não é necessário para determinar isso; na culinária caseira, o teste do garfo é um meio conveniente e suficientemente preciso para determinar o cozimento.

O ritmo em que as várias carnes alcançam o ponto final desejado varia um pouco de uma peça para outra. As variações são devidas à quantidade de osso, de gordura e às dimensões do corte. É claro que pequenas variações no controle da temperatura durante o período de cozimento também acabam influenciando nas possíveis variações do tempo necessário para que a carne possa ser servida. Apesar dessas muitas influências, alguma orientação é necessária para ajudar a decidir quando se deve começar a cozinhar a carne para uma refeição. Os horários foram elaborados para várias carnes, vários cortes e diferentes métodos culinários. Esses horários são apenas orientações. Os testes de cozimento recomendados deverão ser aplicados (uso de um termômetro ou de um garfo, dependendo do método de culinária usado) para garantir que se alcançou o resultado final desejado.

http://www.beefitswhatsfordinner.com/
– Sugestões sobre a culinária da carne.

http://www.beefitswhatsfordinner.com/meatcase.aspx
– Site interativo sobre o cozimento de vários cortes de carne bovina.

http://www.beefitswhatsfordinner.com/cookinglessons.aspx
– Indicação dos métodos recomendados para cozinhar os vários cortes de carne bovina.

Métodos por calor seco

Assar. Essa é uma técnica apropriada para grandes cortes macios de carne, como um assado de costela. O processo de preparação é muito simples, começando pela montagem da carne em uma assadeira rasa e, em seguida, inserindo o termômetro (a não ser que ele não possa ir ao forno) no centro do assado, que é a porção sensível, mas sem tocar nenhum osso ou gordura (Fig. 13.14). Assados de costelas com o osso podem se apoiar em sua própria estrutura óssea em vez de precisar de uma grelha apropriada para mantê-los distantes da gordura que escorre; daí o nome "costela assada em pé".

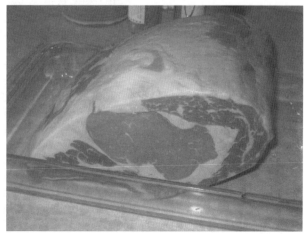

Figura 13.14 Costela para assar, um corte macio, apoiada em seus ossos com o lado da gordura para cima em uma travessa rasa descoberta, pronta para assar em um forno a 163°C. Cortesia de Plycon Press.

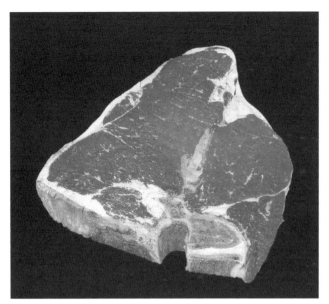

Figura 13.15 *Porterhouse*, bife de contrafilé com um pouco de filé-mignon. Como é um corte macio, é ideal para grelhar. Cortesia da National Cattlemen's Beef Association.

Grelhar
Cozinhar sobre o fogo direto, geralmente a uma distância de aproximadamente 3 cm; deixa-se a gordura escorrer da carne.

Depois desses preparativos, a carne é colocada sem qualquer cobertura no centro do forno e de forma que o termômetro possa ser rápida e facilmente lido, enquanto ela estiver assando. Uma vez que esse é um método de aquecimento a seco, sem cobertura, nem mesmo uma folha de alumínio deverá ser utilizada. Termômetros refratários são usados em vez de termômetros de plástico, pois estes virão derreter nas temperaturas utilizadas para assar. Termômetros de plástico são inseridos quando a carne está quase chegando perto do tempo da temperatura final desejada e, em seguida, ele é removido se for necessário mais tempo no forno.

A temperatura utilizada para assar é influenciada pelo tamanho do assado. A temperatura para os assados pequenos normalmente é de 163°C, enquanto a dos assados grandes é fixada em 150°C, a temperatura mais baixa é utilizada para que haja uma penetração mais uniforme do calor através da grande massa de músculo. Quando essas temperaturas relativamente baixas do forno são usadas, as carnes liberam menos sucos, encolhem menos, há um aumento da suculência, e mais uniformidade na penetração de calor do que se as carnes são assadas em fornos entre 218 e 232°C. As baixas temperaturas também causam menos respingos e estes queimam menos, o que facilita a limpeza do forno e da assadeira. Também se pode regar enquanto se assa, mas este passo não é de todo necessário.

O tempo para assar pode ser calculado baseando-se nos valores indicados na Tabela 13.6. Além do tempo real para assar, deve haver um tempo de repouso entre 10 e 20 minutos em temperatura ambiente para que a carne se torne ligeiramente firme e facilite o corte.

Algumas pessoas começam a assar a carne secando ou dourando rapidamente a superfície em um forno a 260°C e depois continuam assando a 150°C. Não há nenhum benefício particular na utilização dessa técnica; pelo contrário, consome-se mais gás e há um aumento na liberação de sucos e nas perdas por evaporação. Por esses motivos, esse método não é recomendado.

Grelhar. Essa é a única preparação que utiliza calor direto para cozinhar a carne. Ela pode ser feita em uma churrasqueira ou em uma chapa *hibachi* em que o calor vem de baixo, ou usar um compartimento ou uma grelha especial do forno. Em qualquer um desses tipos de compartimentos, o calor vem de cima para a superfície superior da carne. Em certo sentido, a churrasqueira pode ser considerada como grelhar de "cabeça para baixo".

Ambas as abordagens para grelhar exigem cortes macios de carne de 2,5 cm ou mais de espessura, e esta deve ser uniforme em todo o corte a ser grelhado. Cortes mais finos se tornam desagradavelmente secos enquanto são grelhados. *Porterhouse*, *T-bone*, chuleta, e bifes de costela de carne bovina, fatias de presunto curado, bisteca de cordeiro, e *bacon* todos grelham bem (Fig. 13.15).

Grelhar no forno exige uma grelha especial que permite que a gordura seja recolhida na parte inferior sob uma bandeja que tem a dupla função de manter a carne distante dos gotejamentos e proteger a gordura coletada da fonte de calor intenso. Esse tipo de grelha minimiza a fumaça da gordura enquanto se grelha e, o que é mais importante, reduz drasticamente a possibilidade de uma combustão.

Uma vez que o grelhado é feito usando-se um calor intenso e contínuo, é importante que toda a superfície da carne esteja a uma distância uniforme da fonte de calor. Em outras palavras, as carnes que estão sendo grelhadas não devem ser viradas. Quando elas são viradas, acumulam-se bolsas de gordura na superfície que apresentam um risco de incêndio; além disso, a carne mais próxima da fonte de calor pode queimar, ao passo que o restante não estará cozido. Todo esse problema pode ser evitado marcando-se as bordas do bife em intervalos de aproximadamente 2,5 cm, certificando-se de cortar completamente através do tecido conjuntivo em torno do músculo sem fazer um corte na própria carne (Fig. 13.16). Esses cortes no tecido conjuntivo evitam que a carne se enrole por causa do encolhimento do tecido conjuntivo no local do perímetro de músculo enquanto é grelhada, e a carne permanece lisa.

Tabela 13.6 Tempo para assar

Corte	Peso (kg)	Temperatura do forno (°C)	Temperatura interna quando retirado do forno (°C)	Tempo aproximado de cozimento (minutos/kg)
Boi				
Costelas com osso	2,5-3,5	150-160	63 (malpassado) 71 (ao ponto) 77 (bem passado)	46-50 54-60 64-70
	1,8-2,7	150-160	63 (malpassado) 71 (ao ponto) 77 (bem passado)	52-64 68-76 80-84
Costela desossada	2,3-3,2	150-160	63 (malpassado) 71 (ao ponto) 77 (bem passado)	56-68 76 96
Vitela				
Perna	2,3-3,6	150-160	77 (bem passado)	50-70
Parte posterior da costela	1,8-2,7	150-160	77 (bem passado)	60-70
Costela (assadeira)	1,4-2,3	150-160	77 (bem passado)	70-80
Porco				
Lombo	2,3-3,6	160-175	71 (ao ponto) 77 (bem passado)	40-60 60-70
Pernil, com osso (meio)	2,3-3,6	160-175	71 (ao ponto) 77 (bem passado)	60-70 70-80
Porco (salgado)				
Pernil (sem processamento térmico prévio)	4,5-6,5	150-160	71	36-40
Pernil (totalmente cozido)	4,5-6,5	160	60	30
Cordeiro				
Perna	2,3-3,6	150-160	63 (malpassado/ao ponto) 71 (ao ponto) 80-82 (bem passado)	30-40 40-50 50-60
Paleta, enrolada	1,4-2,3	150-160	63 (malpassado/ao ponto) 71 (ao ponto) 79-82 (bem passado)	50-60 60-70 70-80

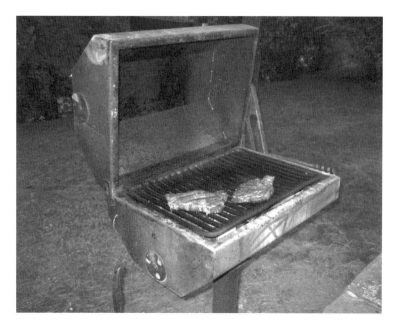

Figura 13.16 Os bifes permanecem planos quando grelhados receberem cortes nas bordas, isso ocorre porque o colágeno é cortado. Cortesia de Plycon Press.

Assar na panela
Cozinhar em uma frigideira, removendo sempre a gordura que escorre da carne.

Fritar em pouco óleo
Cozinhar a carne em uma frigideira e deixar que a gordura se acumule na frigideira.

Geralmente a superfície superior da carne a ser grelhada é posicionada a uma distância de 7,5 cm da fonte de calor. No entanto, se ela deve ficar bem passada, coloque-a um pouco mais para baixo, assim haverá mais tempo para que o calor penetre na carne antes de a superfície cozinhar demais. Grelhe um lado da carne primeiro até que esteja malpassado; se desejar, salgue a superfície e vire a carne. Em seguida, grelhe o segundo lado até atingir o ponto desejado de cozimento. A carne não é virada uma segunda vez. Para manter o calor direto constante, a maioria das grelhas deve ser operada com a porta entreaberta.

Se o corte for suficientemente espesso, insira um termômetro no lado e paralelo às duas superfícies de corte para que a temperatura no centro do corte possa ser medida. No entanto, nem sempre isso é possível. O tempo para grelhar (Tab. 13.7), serve como um guia em tais casos, mas o grau real de cozimento pode ser determinado fazendo-se uma pequena incisão no pedaço de carne assado.

Para que as carnes grelhadas fiquem saborosas, elas podem ser marinadas por pelo menos uma hora antes de assar. Sucos de frutas ácidas em uma marinada também podem deixar a carne macia. Outro tratamento antes de grelhar é adicionar um amaciante de carne seguindo as instruções da embalagem para os cortes menos macios e menos caros de carnes. A papaína, uma enzima proteolítica de papaia, muitas vezes é utilizada. Infelizmente, essa digestão enzimática muitas vezes resulta em uma textura quebradiça.

Assar na panela. Grelhar e assar na panela são métodos culinários que produzem um teor de gordura relativamente baixo no produto pronto, pois em ambos os métodos a gordura é retirada da carne, uma vez que ela escorre. Os cortes que podem ser grelhados também podem ser assados na panela. Além disso, cortes macios de carne demasiado finos para grelhar podem ser assados na panela de forma satisfatória (Fig. 13.17).

Para ter sucesso ao assar na panela é preciso uma frigideira bem grossa e não untada para que o aquecimento possa ser feito de forma relativamente lenta, sem queimar a carne. Quando a carne é assada na panela, a gordura deve ser removida à medida que escorre da carne. É essa remoção da gordura que diferencia a carne assada na panela da frita. Ao contrário de quando se grelha, a carne assada na panela é virada várias vezes com o uso de pegadores até que alcance o grau desejado de cozimento sem que a superfície exterior superaqueça e sem que a carne seque.

Fritar em pouco óleo. Cortes macios de carne de 1,25 a 2,5 cm de espessura são adequados para serem fritos em pouco óleo. Para um bom resultado, é necessário uma frigideira pesada e um controle uniforme do calor. Isso permite que a carne frite de maneira uniforme e não queime antes de alcançar o ponto final desejado. A preparação da carne para fritar exige que a gordura e o tecido conjuntivo sejam cortados da mesma forma usada para grelhar e assar na panela. Em seguida, a carne é colocada na frigideira contendo gordura suficiente apenas para que ela não grude. Um cuidadoso controle da temperatura durante a fritura é importante para a qualidade do produto final. Se o calor for muito intenso, a gordura que escorre da carne começa a esfumaçar, a irritar os olhos e acaba dando um sabor queimado à carne.

Tabela 13.7 Tempo necessário para grelhar

| Corte | Espessura (cm) | Tempo total aproximado de cozimento (minutos) | |
		Malpassado	Ao ponto
Carne de boi			
Bisteca	2,5	15	20
	4	25	30
	5	35	45
Chuleta	2,5	15	20
	4	25	30
	5	35	45
Miolo de alcatra	2,5	20	25
	4	30	35
	5	40	45
Porterhouse steak (contrafilé com um pouco de filé-mignon)	2,5	20	25
	4	30	35
	5	40	45
Hambúrguer	2,5	15	25
Cordeiro			
Paleta fatiada	2,5		12
	4		18
	5		22
Costela fatiada	2,5		12
	4		18
	5		22
Lombo fatiado	2,5		12
	4		18
	5		22
Hambúrguer	2,5		18

A principal diferença entre assar na panela e fritar em pouco óleo é o tratamento da gordura liberada pela carne. Na frigideira, a gordura se acumula ao longo da fritura. Isso faz com que a superfície da carne frita pareça crocante e que também haja um maior teor de gordura e de calorias quando ela for servida. Para as pessoas preocupadas com a redução da ingestão de gordura, esse tipo de fritura não é tão adequado para a preparação de cortes macios de carnes quanto grelhar, ou assar na panela.

Fritar por imersão. É o método por calor seco que emprega gordura suficiente para mergulhar completamente o alimento na gordura quente. Muitas vezes, isso é feito usando-se uma fritadeira (Fig. 13.18), mas uma panela profunda, sobre um elemento com aquecimento controlado por termostato, também pode ser utilizada de forma satisfatória. O controle cuidadoso da temperatura na fritura por imersão é muito importante, pois, se a gordura estiver muito quente, o alimento queima por fora e o centro permanece cru. Se a gordura estiver muito fria, o tempo de cozimento se prolonga, e a excessiva absorção de gordura acaba dando uma sensação gordurosa ao alimento.

Uma vez que a temperatura de fritura correta (geralmente 175-190°C) foi atingida, ela pode ser mantida razoavelmente bem se apenas uma pequena quantidade

Fritar por imersão
Método por calor seco em que a carne é imersa em gordura bem quente.

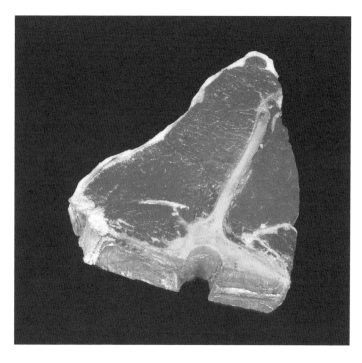

Figura 13.17 O *T-bone* é um corte macio bem adequado para assar na panela ou fritar em pouco óleo.
Cortesia da National Cattlemen's Beef Association.

de alimento for adicionada de cada vez. Se uma grande quantidade for adicionada, o alimento frio fará com que a temperatura caia consideravelmente, e vários minutos serão necessários para aquecer a gordura à temperatura de fritura correta.

O mais comum é que a fritura por imersão seja usada para fritar frango e peixe. Muito raramente as carnes vermelhas são preparadas dessa forma. Às vezes, no entanto, porções individuais de filé-mignon ou de outro bife macio, como uma *fondue* de carne bovina, são preparadas dessa maneira geral.

Pedaços de carne ou outros itens que serão fritos por imersão devem ser secados para eliminar o excesso de água. Isso reduz a formação de espuma e os salpicos que podem ocorrer quando a gordura quente e a água fria entram em contato. Os alimentos fritos devem ser bem drenados e secados sobre um papel-toalha antes de serem servidos, esse procedimento também reduz a quantidade de gordura consumida.

Surgiram dúvidas sobre a segurança da **acrilamida**, um composto que se forma quando carnes e outros alimentos são submetidos a temperaturas muito elevadas. Uma pesquisa está sendo realizada para determinar mais sobre a carcinogenicidade da acrilamida, mas as respostas sobre os níveis seguros e os possíveis danos ainda não se encontram disponíveis. Entre os alimentos observados que podem ser fontes potenciais de acrilamida estão as carnes grelhadas e fritas, pois as superfícies dessas carnes atingem temperaturas bem acima da temperatura de ebulição da água. (Produtos de panificação e vegetais fritos são outras fontes.)

Métodos por calor úmido

Brasear. Esse método é usado com muita frequência na preparação de cortes menos macios de carne (Fig. 13.19). Às vezes, esse método por calor úmido é iniciado dourando-se completamente todos os lados do corte de carne, antes de adicionar uma pequena quantidade de líquido e de cobrir a panela durante o longo período de cozimento. Dourar rapidamente dá à carne uma cor agradável e desenvolve um sabor completo, ambos influenciam na palatibilidade do líquido e também na própria carne. Às vezes, quando não se doura no início, o resultado é um produto satisfatório, mas lhe faltam a cor e o sabor mais intensos obtidos quando são dourados.

Acrilamida
Cancerígeno potencial que se forma quando as carnes, legumes e produtos de panificação atingem temperaturas extremamente altas.

Brasear
Método por calor úmido em que se usa uma panela com tampa para cozinhar a carne lentamente em uma pequena quantidade de água até ela ficar macia.

Durante o período de cozimento, é bom verificar o nível do líquido e, se necessário, adicionar mais para compensar a evaporação que ocorreu. Se o cozimento está sendo feito no queimador mais forte, o calor deve ser ajustado muito baixo, e o recipiente deve ter uma tampa que se encaixe perfeitamente. Mesmo com essas precauções, a evaporação ocorre durante as duas ou três horas de cozimento necessárias para alcançar o grau desejado de maciez. Deve-se continuar a brasear até que um garfo possa ser inserido e removido facilmente, o que significa que as carnes braseadas são sempre bem passadas.

Uma das características interessantes de se brasear é que uma variedade de sabores pode ser introduzida para tornar mais interessante o prato principal da refeição. Por exemplo, tomates, alguns temperos como tomilho e manjericão, cebolas, e vários outros ingredientes saborosos podem ser adicionados para se mesclar com os sabores da carne durante o longo período de cozimento. Além disso, a acidez do tomate ou de outros ingredientes ajuda a amaciar a carne. No entanto, ainda é necessário um longo período de cozimento para que a carne alcance o grau desejado de maciez.

Muitos tipos diferentes de cortes de carne se adaptam bem ao brasear. Quaisquer cortes classificados como menos macios podem ser preparados de forma muito mais satisfatória dessa maneira. Vitela, independentemente do corte, se beneficia ao ser braseada, pois a proporção relativamente elevada de colágeno na carne será convertida em gelatina, o que torna a vitela extremamente macia. Outro benefício quando se usa esse método é o sabor adicional, porque a vitela em si tem um sabor extremamente delicado, e até mesmo suave. Grossas costeletas de porco também devem ser braseadas para assegurar que o interior atinja a temperatura necessária de 71°C no centro antes que elas fiquem demasiado escuras e secas no exterior.

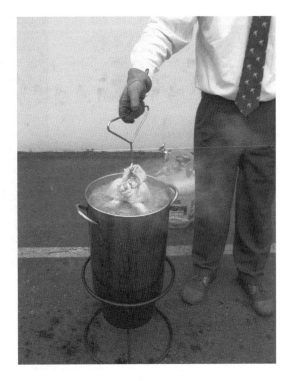

Figura 13.18 Fritar um peru por imersão pode ser perigoso porque desloca uma grande quantidade de gordura muito quente quando ele é inserido dentro da fritadeira, mas os resultados são suculentos e saborosos, quando a temperatura e a quantidade de óleo são controladas. Cortesia de Plycon Press.

Ensopar (cozinhar em líquido). O outro método categorizado como culinária por calor úmido é ensopar ou cozinhar em líquido (Fig. 13.20). Brasear e ensopar são métodos muito semelhantes, sendo a principal diferença que as carnes ensopadas têm bastante líquido adicionado para cobri-las, enquanto as carnes braseadas têm bastante líquido adicionado apenas para cobrir o fundo da panela e impedir que a carne grude. Dourar as carnes que serão ensopadas é opcional, embora geralmente todos os pedaços dessas carnes sejam dourados antes da adição de água ou de outro líquido.

Na maioria dos casos, o líquido utilizado para ensopar é a água, muitas vezes com a adição de um *bouquet garni* ou de temperos selecionados. Assim que o líquido for adicionado, a temperatura deve ser controlada para manter uma temperatura de quase fervura. Ferver gera a produção de um produto um pouco mais resistente do que quando cozido em fogo brando. Um pouco menos de energia

---

PONTOS DE AVALIAÇÃO
Carne cozida por calor seco

- A superfície exibe um atraente dourado, sem evidência de queimado
- O interior tem a cor adequada para o grau desejado de cozimento
- A carne é macia para cortar e mastigar
- A carne é suculenta e não seca
- Sabor agradável

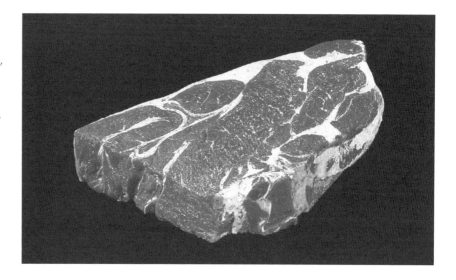

Figura 13.19 O corte sete da paleta com osso é menos macio, mas quando braseado (um método por calor úmido), se torna uma carne que pode ser cortada apenas com um garfo.
Cortesia da National Cattlemen's Beef Association.

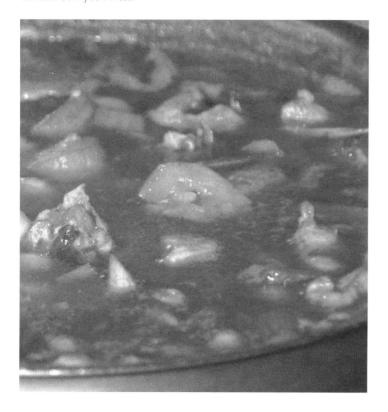

Figura 13.20 O preparo de ensopados é um método que utiliza água, amaciando os cortes menos tenros, e propicia uma mistura de sabores com a adição de especiarias e de outros ingredientes.
Cortesia de Plycon Press.

será necessária para manter a temperatura de quase fervura em vez da necessária para ferver, o que é uma vantagem adicional do controle de temperatura.

Carnes ensopadas são testadas da mesma maneira que as braseadas (inserir um garfo e removê-lo sem dificuldade). Embora o tempo varie um pouco de acordo com o tamanho dos cortes de carne que devem ser ensopados, o normal é cerca de três horas.

Muitas vezes adicionam-se vegetais às carnes ensopadas. O tamanho e os tipos de vegetais irão influenciar no tempo necessário para atingir o desejado grau de maciez, mas o período de tempo para os vegetais será sempre muito menor do que para as carnes. Portanto, eles são adicionados às carnes ensopadas bem perto do fim do período de cozimento para evitar que cozinhem demais. O ensopado pode ser engrossado, se desejado, adicionando-se um agente espessante (geralmente farinha) com um pouco de água fria até se obter uma pasta perfeitamente lisa antes de misturá-la ao ensopado que contém a carne macia e os legumes. Todo o ensopado é então aquecido, mexendo sempre, até que o amido esteja gelatinizado (Cap. 10).

Além das cortadas em cubos, outras variedades de carnes são bem adequadas para cozinhar em líquido. Língua, rim, coração, tripa, molejas e cérebros são apropriados para essa técnica culinária. Os tempos variam de três a quatro horas para o coração de boi e língua até 15 a 20 minutos para molejas e cérebros. Presuntos crus e defumados, bem como carne enlatada, são adequados para cozinhar em líquido, o tempo necessário para os presuntos é aproximadamente 20 a 30 minutos por quilo. Pernis defumados e carne enlatada exigem perto de 45 minutos por quilo.

AVES

O interesse na redução dos níveis séricos de colesterol e, possivelmente, na incidência de ataques cardíacos, e também o desejo de

> ## PONTOS DE AVALIAÇÃO
> ### Carne cozida por calor úmido
>
> - Aparência agradável
> - Macia em contato com o garfo (mal precisa de uma faca para cortá-la)
> - Adequadamente úmida na boca
> - Sabor agradável

reduzir a ingestão de gordura têm estimulado o aumento considerável no consumo de aves. Do ponto de vista da alimentação, as aves de todos os tipos podem ser altamente recomendadas. Os orçamentos para os alimentos também se beneficiam com o uso das aves, especialmente frango e peru.

Classificação

Os tipos de aves disponíveis mais comuns nos Estados Unidos incluem frangos, perus, patos e gansos. Os frangos são populares durante todo o ano, mas os perus estão começando a competir com eles nas compras feitas fora das festas tradicionais. Cada tipo de ave tem classes específicas, como segue:

Frangos

1. Galeto híbrido das linhagens Cornish e Plymouth-Rock. Galeto jovem (Cornish ou um cruzamento entre uma e outra raça Cornish) geralmente com 5 a 7 semanas de idade e pesando no máximo 1 kg.
2. Frangos de carne. Normalmente entre 9 e 12 semanas de idade.
3. Frango. A partir de 3 a 5 meses de idade.
4. Capão. Macho castrado geralmente com menos de 8 meses de idade.
5. Macho adulto. Macho com menos de 10 meses de idade.
6. Galinha. Fêmea madura com menos de 10 meses de idade.
7. Galo. Macho maduro que tem a pele grossa e a carne rígida e escura.

Perus

1. Peru filhote. Normalmente com menos de 16 semanas de idade.
2. Fêmea jovem. Geralmente entre 5 e 7 meses de idade.
3. Macho jovem. Normalmente entre 5 e 7 meses de idade.
4. Fêmea adulta. Com menos de 15 meses de idade.
5. Macho adulto. Com menos de 15 meses de idade.
6. Peru maduro ou velho. Mais de 15 meses de idade.

Patos

1. Patinhos. Normalmente com menos de 8 semanas de idade.
2. Patos jovens. Normalmente com menos de 16 semanas de idade.
3. Pato maduro ou velho. Normalmente, mais de 6 meses de idade.

Gansos

1. Ganso novo. Carne macia, traqueia frágil.
2. Ganso maduro ou velho. Carne rígida, traqueia endurecida.

INGREDIENTE EM DESTAQUE
Avestruz

Se estiver interessado em experimentar um novo prato, você pode tentar a carne de avestruz, uma carne vermelha originária da África (Fig. 13.21). Essa ave superdimensionada não consegue voar apesar de suas grandes asas; suas pernas são poderosas e conseguem correr tão rápido quanto 72,5 km por hora. Os méritos nutricionais da carne de avestruz são a razão do aumento de sua comercialização nos Estados Unidos. O teor de proteína é elevado e o conteúdo de colesterol é baixo. O teor de gordura varia de acordo com o corte específico, mas em geral fica entre 1,9 e menos de 4%, em comparação com os aproximadamente 15% da carne bovina. Para os que fazem dieta, experimentar essa carne pode ser interessante por causa de suas baixas calorias. O outro lado da moeda é o custo relativamente elevado e a sensação seca na boca.

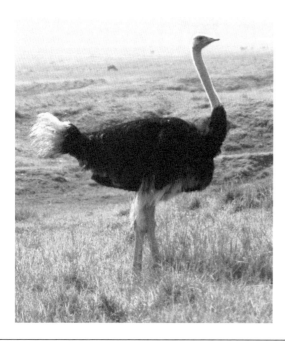

Figura 13.21 As avestruzes são selvagens no Quênia, mas algumas são criadas em fazendas nos Estados Unidos com foco na produção e venda de sua carne. Cortesia de Plycon Press.

http://www.ostriches.org/recipes.html
– Informações sobre a preparação de cortes de carne de avestruz.

Para comprar aves

Nos EUA, as aves devem ser inspecionadas pelos fiscais federais ou estaduais apropriados antes de serem comercializadas nos mercados interestaduais e intraestaduais. A verificação desses inspetores baseia-se nas diretrizes para a salubridade das aves descritas na *Wholesome Poultry Products Act* de 1968. A classificação geralmente vem depois da inspeção, com as normas federais de classificação servindo como base comum para a avaliação da qualidade. De acordo com as diretrizes federais, as aves podem ser classificadas como classe A, B e C. No entanto, a classe A é a mais comum encontrada nos mercados. Essa classe baseia-se em uma boa aparência geral, denotando boa conformação e conteúdo de carne, uma camada bem definida de gordura na pele, e esta última praticamente livre de defeitos. As duas classes mais baixas às vezes podem ser vendidas no mercado de varejo, mas geralmente sua classificação não é exibida. O uso comum para as classes mais baixas é o de produtos à base de aves.

Os consumidores devem decidir se querem comprar aves inteiras ou em pedaços. No caso dos frangos, aqueles que foram cortados custam mais do que aqueles que são adquiridos inteiros. No entanto, não ter que cortá-los é uma economia de tempo. Para as pessoas que preferem apenas certas partes, comprá-las pode ser

Tabela 13.8 Quantidades sugeridas de aves por porção

Tipo	Guia de compra
Peru	Menos de 250 g
Pato jovem	Mais de 250 g
Ganso	Mais de 250 g
Frango	
Para fazer churrasco ou grelhar	¼ de frango (frango com 1,5 kg)
Para fritar	250 g

satisfatório, embora mais caro do que comprar toda a ave. O peito é a parte mais cara, seguido em ordem decrescente pelas coxas, sobrecoxas e asas. Muitas vezes, os consumidores poderão optar entre aves sem pele, desossadas e macias.

A proporção entre o músculo e o osso varia muito com o tipo de ave escolhida, o que torna difícil calcular a quantidade que deve ser comprada. Normalmente, um galeto Cornish é servido como uma porção individual, o que pode ser muito mais do que algumas pessoas desejam a menos que ele seja muito pequeno. Para as pessoas com pouco apetite, metade de um galeto Cornish é bastante adequado. Da mesma forma, é possível que outros tipos de aves exijam uma porção um pouco maior para proporcionar carne suficiente se a ave tiver mais osso do que carne. Exemplos da quantidade por porção de várias escolhas de aves são apresentados na Tabela 13.8.

Armazenamento

É necessário um cuidado especial quando se armazena aves porque os microrganismos crescem rapidamente, sobretudo nas superfícies da cavidade do corpo. Refrigerar assim que possível após a compra é extremamente importante para minimizar os potenciais perigos. A Tabela 13.9 apresenta períodos de armazenamento satisfatórios na geladeira e no *freezer*.

Grande parte das aves é adquirida congelada. O ideal é que elas estejam completamente descongeladas apenas quando se começar a preparação. Para uma ave pequena, o descongelamento pode ser feito dentro de um período razoável de tempo na geladeira, embora a temperatura ambiente seja significativamente mais rápida, como pode ser visto na Tabela 13.10. Uma técnica de descongelamento conveniente é a de aquecimento intermitente e a do tempo de repouso fornecido pelo forno de micro-ondas. Outros métodos envolvem a imersão das aves (dentro de um saco à prova de água) em água fria, trocando com frequência a água para ajudar a descongelar. Quando é possível separar os pedaços e remover os miúdos e o pescoço do interior da cavidade do corpo da ave inteira, o descongelamento será mais rápido. A preocupação com o descongelamento das aves muito grandes

Tabela 13.9 Período de armazenamento de aves na geladeira e no *freezer* para manter a qualidade

Tipo de ave	Geladeira (1,7-7,2°C) (dias)	*Freezer* (-17,8°C) (meses)
Aves frescas		
Frango	1-2	12
Peru	1-2	12
Frango cozido		
Pedaços ensopados	1-2	2-6

http://www.foodsafety.gov/keep/charts/storagetimes.html – Site com informações sobre armazenamento seguro nos EUA.

Tabela 13.10 Tempo estimado de descongelamento para frango e peru

	Tempo exigido	
	Geladeira[a]	Água fria[b]
Frangos		
Menos de 1,8 kg	12-16 horas	1-1h30
1,8 kg ou mais	1-1 ½ dias	2 horas
Perus		
2,8-5,5 kg	1-3 dias	4-6 horas
5,5-9,7 kg	3-5 dias	6-8 horas
9,7-11 kg	5-6 dias	10-12 horas

[a] Deixar na embalagem original, com as aves descansando em uma bandeja.
[b] Recobrir a ave inserida em um saco hermético com água fria. Mudar a água com frequência.

em temperatura ambiente é que as porções exteriores estarão a uma temperatura favorável ao crescimento de microrganismos antes de o interior estar descongelado. No entanto, o calor enquanto se assa ou se frita será suficiente para matar esses microrganismos.

Culinária

Os vários métodos descritos para a culinária das carnes também são utilizados na preparação de aves. A ave inteira, especialmente peru e outras de grande porte, com frequência são assadas. Na preparação para assar, os miúdos e o pescoço são removidos da cavidade interior, e a carcaça é cuidadosamente esfregada no exterior e no interior. Quaisquer penugens restantes ou outras penas devem ser removidas. Pouco antes de começar a assar, as cavidades do corpo e do pescoço são recheadas, se desejado, e coloca-se para assar, evitando, assim, uma oportunidade potencialmente perigosa de desenvolvimento de microrganismos. O peru nunca deve ser recheado e depois refrigerado durante a noite antes de assar. O recheio não deve ocupar toda a cavidade porque ele precisa de algum espaço para se expandir a partir dos sucos. A aba de pele é puxada sobre a cavidade do pescoço e presa para que o recheio não saia.

O peru amarrado pode ser assado de forma bastante fácil se for mantido invertido em uma placa em forma de V colocada sobre uma travessa rasa para coletar os sucos liberados. O peru e a assadeira são colocados na grade do forno, localizada geralmente na posição inferior, para que o peru fique muito bem centrado para uma boa circulação do calor. Um termômetro de carne colocado no recheio deve chegar a 73,9°C.

Quando os perus são assados sem recheio, o termômetro com o dispositivo de detecção deve ser posicionado no centro da coxa, pois nessa posição a temperatura que indica que ele está cozido é de 73,9°C. O tempo para refeições com peru assado pode ser facilitado calculando-se o tempo aproximado exigido para assar, de acordo com o peso. Orientações são apresentadas na Tabela 13.11.

Como é um método de assar por calor seco, nenhuma tampa é colocada sobre o peru, mesmo que as assadeiras próprias para isso tenham tradicionalmente uma (Fig. 13.22). O uso de papel-alumínio em torno do peru gera o calor úmido usado para preparar frangos, e o resultado é uma pele pálida cinzenta em vez do marrom-dourado tradicionalmente visto no peru assado. Mesmo quando a temperatura do forno é aumentada para 220°C para compensar o efeito isolante da folha, essa cor pobre continua sendo um problema, e a energia necessária para assar aumenta significativamente. A vantagem é que os respingos no forno são mínimos, embora eles ocorram quando se retira a folha na fase final para que ele doure um pouco. Os frangos tam-

Tabela 13.11 Tempo para assar as aves

	Peso pronto para assar (kg)	Tempo estimado em horas para assar a 163°C
Frangos		
Inteiros na grelha e na fritadeira	1,5-2	1h15-1h30
Inteiro na assadeira	2,3-3,2	2-2h15
Capão	2-3,5	2-3h
Patos	2-2,7	2-3h
Ganso	2,7-3,5	3h30-4h30
Perus, inteiros[a,b]	2,7-3,5	3-3h30
	3,5-5,5	2h45-3h
	5,5-7,2	3h15-4h30
	7,2-9,7	4h30
	9,7-10,9	4h30-5h
Metades, quartos e pedaços	1,5-3,5	2-3h
Assados desossados	1,5-4,5	3-4h

[a] Adicione aproximadamente 15 minutos por quilo se o peru for recheado.
[b] Se ele for assado ainda congelado, adicione pelo menos 50% a mais de tempo.

bém podem ser preparados em uma panela de barro com uma tampa relativamente apertada. Mais uma vez, esse dispositivo cozinha no vapor em vez de assar.

Uma das razões dadas pelas pessoas que optam pelo método de culinária por calor úmido é que elas acham que o peru fica muito seco quando assado. Na verdade, a carne de peru ficará muito seca se, e somente se, ele for assado por muito tempo. Quando assado à temperatura final correta, a carne de peru é muito suculenta. Quando superaquecida, ela ficará seca, –mesmo quando se usa o calor úmido.

Outros métodos de culinária da carne por calor seco também podem ser utilizados com muito sucesso na preparação de aves, a menos que a ave seja muito madura e rígida. Os métodos adequados incluem fritar por imersão, grelhar e fritar. Fritura no forno é uma variação da fritura citada como um meio para se economizar tempo ao preparar frango. Pedaços de frango são cuidadosamente lavados, passados na farinha de trigo ou na de rosca, e, em seguida, são untados com um pouco de óleo ou gordura derretida antes de serem colocados em uma assadeira rasa. São assados a 205°C até estarem cozidos, e os pedaços são virados uma única vez para que fiquem dourados de maneira uniforme.

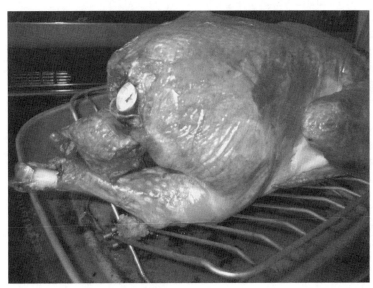

Figura 13.22 O peru fica suculento e macio quando assado descoberto com o peito para baixo em uma grelha em forma de V colocada dentro de uma grande travessa rasa para coleta dos gotejamentos.
Cortesia de Plycon Press.

PONTOS DE AVALIAÇÃO

Aves cozidas

- Aparência agradável
- Cozidas de forma adequada por toda parte, mas ainda macias

- Úmidas na boca
- Sabor fresco e agradável

Aves muito maduras precisam ser preparadas utilizando-se o método por calor úmido. Ainda que se possa brasear, ensopar é o mais comum. A ave que será preparada dessa maneira pode ser deixada inteira se um recipiente suficientemente grande estiver disponível; uma opção é cortá-la em pedaços antes de ensopar. A utilização de uma panela de pressão funda ou rasa economiza um tempo considerável. As aves ensopadas estarão cozidas quando macias o suficiente para que um garfo seja inserido e saia facilmente. Isso em geral requer cerca de duas horas.

PEIXE

Peixes
Animais aquáticos de sangue frio; a designação geralmente se refere àqueles com barbatanas, uma espinha dorsal, crânio e guelras.

Nos Estados Unidos, **peixes** vieram conquistando ao longo dos anos um lugar razoável nos cardápios. Hoje, o consumo de peixe aumentou de forma significativa, uma vez que a publicidade vem incentivando o aumento do uso de peixes para substituir carnes, já que esta última tem alto teor de gordura saturada e colesterol. Do ponto de vista nutricional, os peixes em geral têm muito menos gordura do que as carnes vermelhas e, consequentemente, também têm menos calorias. A gordura que contêm é rica em ácidos graxos poli-insaturados. Sob a perspectiva da culinária, os peixes têm a vantagem de geralmente serem rápidos e fáceis de preparar.

Tipos de peixes

Mariscos
Categoria de pescado; equipados com uma casca ou uma carapaça externa.

Moluscos
Mariscos protegidos por uma carapaça externa; por exemplo, vieiras, mariscos e ostras.

Crustáceos
Cobertos por uma carapaça; por exemplo, camarões, lagostas e caranguejos.

Mais de 240 tipos de peixe e **mariscos** estão disponíveis para os consumidores em diferentes partes dos Estados Unidos. Na diferenciação entre peixes e mariscos, o primeiro é definido como um animal aquático de sangue frio equipado com barbatanas, espinha dorsal, crânio, e guelras para retirar o ar da água, enquanto o segundo tem uma concha ou uma espessa carapaça externa. Os peixes são classificados de acordo com seu teor de óleo (Tab. 13.12); mariscos são divididos em **moluscos** com conchas (ostras, vieiras, mexilhões e vôngoles) e **crustáceos** (Fig.13.23) com carapaças externas (camarão, lagostas e caranguejos).

Os peixes podem viver em água doce ou salgada, ou podem passar parte de suas vidas na água doce e parte na água salgada (anádromos). Por causa de suas diferenças de *habitat*, eles geralmente são rotulados como de água doce ou de água salgada. Essas duas fontes de água correm o risco de ser poluídas, e isso pode influenciar na segurança do peixe vindo de uma delas. A poluição pode ter causas naturais, como a maré vermelha (Cap. 3), o que pode causar envenenamento paralítico por mariscos em determinadas épocas do ano. Além disso, os resíduos industriais ou de tratamento de esgoto inadequado podem ser importantes entre as fontes de contaminação, tanto da água doce quanto da salgada.

O aumento do consumo de peixe por motivos de saúde e a preocupação com o desenvolvimento de todas as fontes possíveis de alimentos para atender às necessidades da crescente população mundial estimularam uma considerável atividade para aumentar as fontes de alimento vindas do mar e também da água doce. A piscicultura resultou em produção controlada de peixes selecionados, como a truta e o salmão. No entanto, esse tipo de criação está em sua infância em comparação com os métodos sofisticados que têm sido desenvolvidos para uma produção agrícola em terra.

Tabela 13.12 Teor aproximado de gordura do peixe comum

Espécies oleosas (6-20% de óleo ou mais)	Intermediário (2-6%)	Espécies não oleosas (menos que 2% de óleo)
Caboz, lago	Anchova	Vôngoles
Arenque, mar	Cherne	Bacalhau
Cavalinha	Carpa	Linguado
Salmão-rei	Caranguejo	Hadoque
Salmão prateado (vermelho médio)	Ostras	Alabote
Salmão vermelho	Salmão, chum	Lagosta
Sardinhas	Salmão, rosa	Tainha
Eperlano	Camarão	Perca, oceano
Peixe-espada		Polvo
Atum (enlatado)		Ostra
Peixe branco, lago		Lúcio, lago
		Robalo
		Vieira
		Lula
		Solha
		Badejo

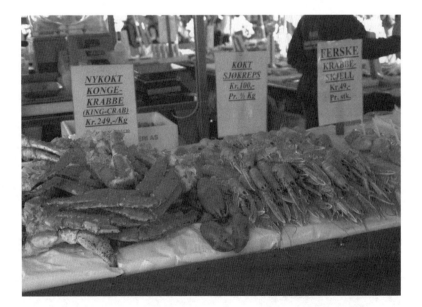

Figura 13.23 Caranguejos, lagostas e camarões (da esquerda para a direita) são classificados como crustáceos e são muito apreciados.
Cortesia de Plycon Press.

Inspeção e classificação

O Serviço Norte-americano de Pesca Marinha, que faz parte da National Oceanic and Atmospheric Administration (NOAA) (Administração Norte-americana Oceânica e Atmosférica) dentro do Departamento de Comércio dos Estados Unidos, é a unidade governamental responsável pela inspeção e classificação dos peixes. A inspeção engloba a vigilância da condição do peixe antes do seu processamento e as condições em toda a instalação de manuseio do peixe. Uma vez que os peixes se deterioram com muita facilidade, saneamento e controle de temperatura são absolutamente vitais para a manutenção de limites microbiológicos aceitáveis. Padrões de inspeção são direcionados para esses tipos de controles.

A classificação identifica se a qualidade de um peixe está na categoria A, B, ou abaixo da norma. A qualidade superior é a classe A. Sendo a classe B de qualidade muito satisfatória, mas uma maior variação no tamanho e nas manchas é mais aceitável do que na classe superior. Peixes monitorados e classificados pelas normas federais terão um selo impresso na embalagem afirmando Classe A, ou um selo anunciando que os peixes foram embalados sob inspeção contínua do Departamento de Comércio dos EUA.

http://www.seafood.nmfs.noaa.gov/ServicesBrochure.pdf
– Folheto sobre classificação e inspeção.

Escolha e cuidados

O peixe pode ser muito caro ou muito barato, dependendo do tipo escolhido. Lagostas vivas transportadas por via aérea para o mercado estão no topo da escala, enquanto as capturadas nos locais, na maioria das vezes, são relativamente baratas (Fig. 13.24). A dificuldade para manter a alta qualidade do peixe fresco acabou resultando em um amplo mercado de peixe congelado como um meio de manter uma qualidade excelente e segura durante o processo de comercialização. Como o congelamento traz uma significativa redução nos desperdícios, os peixes congelados podem ser comercializados a preços muito competitivos.

Os critérios para a escolha de peixe fresco incluem uma pele brilhante e inalterada, guelras vermelhas e olhos claros (Fig. 13.25). O odor deve ser leve. Se o peixe tiver superfícies cortadas, elas devem parecer frescas e não secas. Os peixes congelados devem ser encerrados em embalagem hermética e solidamente congelados. O peixe na embalagem deve ter uma aparência roliça em vez do aspecto esponjoso e meio desidratado.

São várias as maneiras de se preparar os peixes para o comércio. **Peixes limpos** são aqueles que tiveram as cabeças e caudas, as escamas e as vísceras retiradas, mas os ossos ainda estão presentes. Os peixes são cortados em **filés** retirando-se a carne no sentido do comprimento da espinha dorsal. **Postas** são simplesmente fatias de corte transversal de um grande peixe limpo, como o salmão. O tamanho da porção recomendada de peixe é a seguinte:

Limpo	225 g
Filés	150 g
Postas	150 g
Palitos	114 g
Conservas	76 g

Para que tenha uma ótima qualidade, o peixe fresco deve ser refrigerado imediatamente após a compra e preparado no mesmo dia, ou o mais tardar no dia seguinte. Se não é para ser utilizado dentro de três dias, ele deve ser congelado assim que vier do mercado para a cozinha. O armazenamento frigorífico deve ser limitado a um máximo absoluto de seis meses, mas a qualidade será melhor se o peixe for usado dentro de um período de cerca de três meses. Durante o armazenamento, se a bordo do navio quando o peixe é pego, ou em casa, a contaminação começa no lodo da pele, causando a perda da firmeza e da cor na carne que está por baixo. A trimetilamina, um composto que contribui fortemente para o mau odor dos peixes, é formada durante o armazenamento, a menos que se tome um grande cuidado para regular o saneamento e a temperatura.

Culinária

Os peixes têm uma quantidade limitada de tecido conjuntivo, e mesmo esse tecido é mais macio do que o encontrado nos mamíferos (Fig. 13.26). Por isso que a culinária do peixe é basicamente um problema de aquecimento até uma tem-

Peixe limpo
Peixe do qual foram removidas as guelras, nadadeiras, cabeça, cauda e as vísceras.

Filés
Pedaços cortados na longitudinal de peixes livres da coluna vertebral e dos ossos associados.

Posta
Corte transversal de espessura uniforme.

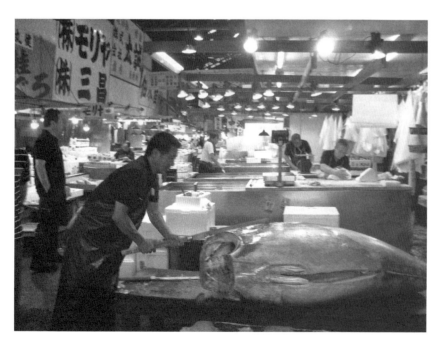

Figura 13.24 Um enorme atum, um prêmio do mar, sendo preparado para ser vendido em *sushi bars*. Cortesia de Plycon Press.

peratura desejável que não deixe o peixe seco e duro. A proteína vai coagular quando o peixe estiver quente o suficiente para ser servido, e a carne se separar em flocos quando um garfo for inserido. Além desse ponto, o aquecimento contínuo reduz a qualidade do peixe porque a proteína continua se agregando com mais força, e a carne acaba se tornando mais rígida e forçando o líquido para fora, o que reduz a suculência. A suculência e a maciez perfeitas são alcançadas cozinhando-se pouco.

A culinária do peixe é incomum, pois tanto o método por calor seco como por calor úmido podem ser usados com sucesso. De todos os métodos, assar é o que requer o tempo mais longo, possivelmente até uma hora, dependendo do tamanho do peixe. Grelhar e fritar no forno ou assar (a 232°C ou menos) exigem cerca de 15 minutos, se o peixe tiver aproximadamente 2,5 cm de espessura. Fritar em pouco óleo é ligeiramente mais rápido porque o aquecimento com a gordura muito quente é mais eficaz. Na verdade, a fritura por imersão geralmente requer de 3 a 5 minutos para atingir o ponto final desejado. Ainda que se possa adicionar molho ou temperos sobre os peixes que estão sendo assados, os outros métodos por calor seco não contribuem com sabores.

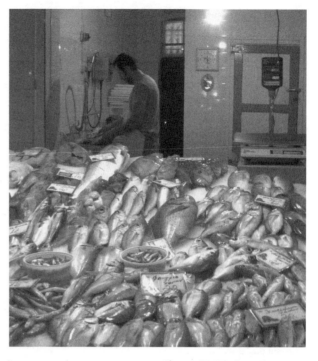

Figura 13.25 Os peixes descansam sobre gelo picado para ajudar a manter a sua pele brilhante, as guelras vermelhas e os olhos claros.
Cortesia de Plycon Press.

Uma das razões para que se use o calor úmido na culinária é a possibilidade de adicionar um aroma sutil ao peixe. Fazer peixe *poché* ou no vapor são os métodos por calor úmido favoritos. Para fazê-lo *poché*, basta colocar uma única camada de peixe em uma frigideira grande contendo leite fervendo, água ou vinho branco. O peixe deve ser cozido em fogo brando até que a carne forme flocos quando testada com um garfo, o que geralmente requer entre 5 e 10 minutos. Quando cozido no vapor, o peixe é colocado em uma grelha acima da água fervente e, em seguida, é coberto com uma tampa para que o vapor envolva o peixe. O teste de cozimento também é inserir um garfo e a carne formar flocos, e o tempo de cozimento é basicamente o mesmo necessário para o peixe *poché*. Muitas pessoas preferem o peixe *poché* ao cozido no vapor, pois outros sabores podem ser adicionados, ao passo que cozinhá-lo no vapor simplesmente aquece o peixe e coagula a proteína sem adicionar sabores.

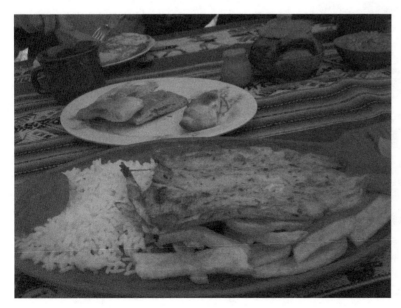

Figura 13.26 Filés de peixe podem ser fritos rapidamente em pouco óleo, porque são finos e têm pouco tecido conjuntivo.
Cortesia de Plycon Press.

> ### PONTOS DE AVALIAÇÃO
> ### Peixe cozido
>
> - Aparência atraente
> - A carne está em flocos e é macia de se mastigar
> - Úmido na boca
> - Sabor fresco e agradável

Proteína texturizada de soja (PTS)
Produto concentrado de proteína de soja a partir da farinha de soja desengordurada; proteína vegetal que substitui a carne.

PRODUTOS À BASE DE PROTEÍNA DE SOJA

Proteína texturizada de soja

O interesse no desenvolvimento da **proteína texturizada de soja (PTS)** vem sendo estimulado por uma combinação de fatores, que incluem o movimento vegetariano, o custo relativamente elevado da carne e a provável escassez de alimentos para abastecer a crescente população mundial. O perfil de aminoácidos da proteína de soja é o mais completo das proteínas vegetais, o que torna esse grão uma escolha particularmente adequada do ponto de vista nutricional (Fig. 13.27). Os agricultores a consideram uma boa fonte de dinheiro, pois ela cresce fácil e tem a capacidade de devolver o nitrogênio ao solo, deixando-o mais fértil do que antes da soja ser plantada.

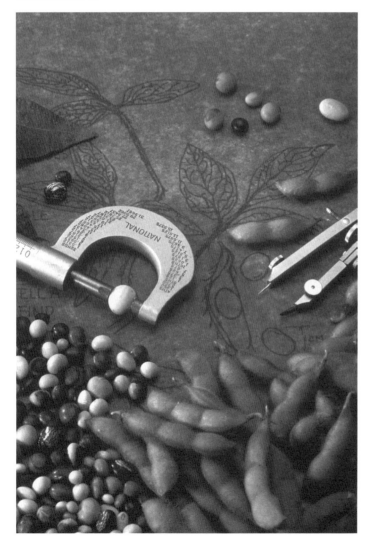

Figura 13.27 Os grãos de soja são valorizados pela alta qualidade de sua proteína vegetal e sua capacidade de serem usados em uma ampla gama de produtos de proteína comestíveis, incluindo componentes de carne texturizada.
Cortesia do Agricultural Research Service.

A engenharia de alimentos desenvolveu vários tipos de produtos à base de soja (Tab. 13.13). A proteína texturizada de soja, também conhecida como PTS ou PVT (proteína vegetal texturizada), pode ser usada com sucesso considerável para dar mais volume à carne, o que reduz substancialmente os gastos com a carne. Esta pode ser substituída pela soja em até 30% e ainda ser aceitável para os consumidores. Na verdade, esse nível de substituição está autorizado no programa de merenda escolar. O uso da PTS nos hambúrgueres traz um aumento do teor de tiamina, uma redução das perdas por gotejamento e retenção de gordura. Embora a proteína de soja não contenha tanta gordura quanto a carne moída, a capacidade da PTS para absorvê-la durante o período de cozimento resulta em níveis de gordura comparáveis nos hambúrgueres cozidos com substituição e sem substituição. É essa capacidade de absorver a gordura que contribui para a suculência agradável dos produtos feitos com carne moída que contém PTS.

Entre os vários itens comerciais desenvolvidos com PTS, a imitação do *bacon* é um dos mais bem-sucedidos. Os pedacinhos de "*bacon*" são acompanhamentos comuns para saladas por causa da sua textura crocante e do sabor semelhante ao do *bacon*. Algumas carnes fabricadas foram feitas usando-se PTS, e elas têm encontrado um mercado entre as pessoas que evitam consumir carnes.

Tofu

Em certo sentido, o tofu de soja é o equivalente do queijo. Ele é fabricado pela coagulação das proteínas no leite de soja e, em seguida, o coágulo é cortado e drenado para produzir o coalho conhecido. A firmeza do coalho de tofu varia do tofu macio ou suave ao macio médio, firme, e até mesmo extrafirme. O tofu suave é adequado para se misturar com outros ingredientes na confecção de molhos, molhos espessos e glacês. Se o tofu deve ser incorporado aos *cheesecakes*, pudins e tortas, o de consistência macia média é o que funciona melhor. Quando são necessários pedaços grandes ou pequenos de tofu, o tipo apropriado é o firme ou extrafirme.

Ele é comercializado em potes lacrados que contêm água para cobrir o bloco de tofu. O armazenamento refrigerado e mudanças diárias de água fria são necessários para armazená-lo por até uma semana. Se necessário, ele pode ser congelado, embora a textura se torne um pouco farinhenta após o descongelamento.

Tabela 13.13 Alguns valores da carne e de produtos à base de soja

Alimento	Calorias	Proteína (g)	Gordura (g)	Carboidrato (g)	Cálcio (mg)	Ferro (mg)	Tiamina (mg)	Riboflavina (mg)	Niacina (mg)	Vitamina B_{12} (mcg)
Fontes de proteína animal										
Acém, paleta assados com ⅛ de gordura[a, b]	318	27,33	22,35	0,00	13	3,20	0,070	0,250	2,460	2,310
Carne bovina, moída, 15% de gordura, grelhada	232	24,62	14,02	0,00	20	2,68	0,043	0,178	5,778	2,810
Peito de frango assado	231	43,43	5	0,00	21	1,46	0,098	0,160	19,197	0,480
Ovo, frango, grande, não cozido	72	6,28	4,75	0,36	28	0,88	0,020	0,229	0,037	0,450
Leite, desnatado líquido	83	8,26	0,2	12,15	299	0,07	0,110	0,446	0,230	1,230
Produtos à base de soja										
Iogurte de baunilha	150	5,00	2,99	25,01	199	1,45	NA	NA	NA	NA
Farinha de soja sem gordura	346	49,36	1,28	40,29	253	9,70	0,733	0,266	2,743	0,000
Proteína de soja concentrada[a]	328	63,63	0,46	25,41	363	10,78	0,316	0,142	0,716	0,000
Proteína de soja isolada[a]	338	80,69	3,39	7,36	178	14,50	0,176	0,1	1,438	0,000
Leite de soja sem açúcar	335	6,95	3,91	4,23	301	1,12	0,374	0,503	0,401	2,700
Tofu, cru, firme, $CaSO_4$	290	31,56	17,44	8,54	1366	5,32	0,316	0,204	7,620	0,000

Fonte: USDA Nutrient Database; valores para 1 xícara.

[a] Porção de 100 gramas.

[b] Carne bovina selecionada.

PERFIL CULTURAL
Adaptações vegetarianas

Este capítulo versa sobre a proteína animal na dieta, mas atualmente muitas pessoas são vegetarianas, pelo menos em algum grau. Aquelas que consomem ovos e laticínios (ovolactovegetarianas), além de uma dieta vegetal, podem obter os nutrientes necessários para uma boa saúde aumentando o consumo de seus vários alimentos preferidos; elas, basicamente, precisam substituir os nutrientes que faltam por causa da ausência de carne.

Um dos desafios nutricionais para os vegetarianos que eliminam completamente os alimentos de origem animal é obter a quantidade e o equilíbrio necessário de aminoácidos essenciais dos alimentos vegetais. Mesmo a proteína de soja, a mais completa das proteínas vegetais, não contém um perfil benéfico de aminoácidos como é encontrado nos ovos, no leite ou na carne. Felizmente, uma combinação adequada está disponível quando duas ou mais fontes de proteínas complementares são consumidas: cereais, leguminosas e frutas secas. A tradicional combinação de arroz e feijão em uma refeição mexicana fornece uma mistura de proteína completa para atender à necessidade do corpo. Outras combinações que fornecem aminoácidos essenciais são cereais e frutas secas, frutas secas e leguminosas, ou todos os três tipos juntos.

O ferro de fontes vegetais é absorvido com maior dificuldade do que o de fontes animais (ver Tab. 13.13). Se os ovos são consumidos, eles ajudam a satisfazer a necessidade desse mineral; no leite a quantidade é muito baixa para fornecer o bastante, mas é uma importante fonte de cálcio. A vitamina B_{12} é encontrada apenas em alimentos de origem animal, por isso os vegetarianos muito rigorosos não podem se esquecer de tomar um suplemento dessa vitamina, bem como um para o ferro. Eles também devem se certificar de que estão ingerindo calorias suficientes para manter um peso desejável. Esse aspecto do vegetarianismo pode atrair algumas pessoas com excesso de peso para, pelo menos, reduzirem a quantidade de carne consumida; a carne definitivamente traz uma contagem bastante elevada de calorias, a menos que o tamanho das porções seja controlado. Uma porção do tamanho de um baralho de cartas é recomendada.

RESUMO

Na dieta, as carnes vermelhas (bovina, vitela, porco e cordeiro), aves e peixes são fontes muito importantes de proteína. Os cortes de carne compreendem músculo, tecido conjuntivo, tecido adiposo e osso. No músculo, o sarcoplasma liga-se ao sarcolema para fazer uma fibra muscular na qual se encontram as miofibrilas e seus miofilamentos grossos e finos. As fibras formam feixes (fascículos), cada um dos quais está envolto em tecido conjuntivo (endomísio), e os fascículos estão agrupados e rodeados pelo perimísio.

Miosina, actina, actomiosina (no músculo contraído) e tropomiosina são proteínas musculares importantes. A mioglobina e pigmentos relacionados são responsáveis pela cor das carnes. O tecido conjuntivo pode ser elastina ou colágeno; este pode ser convertido em gelatina por um longo e lento período de cozimento para amaciar as carnes. As gorduras adicionam sabor e suculência às carnes. Além da gordura e da proteína, as carnes são excelentes fontes de ferro ou cobre, e também fornecedoras de tiamina, riboflavina e niacina.

A carne passa pelo rigor após o abate, e as condições de abate influenciam na queda no pH que ocorre durante o rigor. Como as carnes se deterioram com facilidade, elas exigem um saneamento cuidadoso e refrigeração, mas a carne nobre que será envelhecida por duas e às vezes mais de cinco semanas para aumentar o sabor, precisa de condições especiais e bem controladas. Curar, defumar, congelar e até mesmo secar por congelamento são técnicas utilizadas para aumentar o prazo de validade das carnes. A inspeção feita por inspetores do governo é usada para monitorar a embalagem da carne e garantir a segurança do abastecimento de carne. A *Trichinella spiralis*, um parasita que às vezes se hospeda nos porcos, não é detectada pela inspeção, por isso é necessário aquecer a carne de porco a uma temperatura interna de 71°C para garantir a sua segurança.

A classificação das carcaças de carne bovina, suína e de cordeiro pode ser uma ajuda opcional aos consumidores, ainda que a inspeção seja legalmente obrigatória. A carne bovina é o tipo de carne mais propenso a ser classificado. Essa classificação leva em consideração a qualidade da palatabilidade, da textura e do marmoreio, bem como do rendimento.

A identificação dos cortes é importante para os consumidores, para que se informem sobre como o corte deve ser preparado. As carcaças são divididas primeiramente em cortes primários e depois em cortes de varejo. Os consumidores podem aprender muito sobre a identidade de um corte examinando a cor, o tamanho e a forma do osso, e o tipo de gordura. A carne pode ser armazenada até cerca de cinco dias (dependendo do corte) na geladeira, mas os cortes devem ser congelados se forem mantidos por mais tempo do que aquele recomendado para o armazenamento.

A primeira decisão na culinária da carne se refere ao uso do método por calor úmido ou por calor seco, sendo o primeiro recomendado especificamente para os cortes menos macios de carne, para a maioria dos cortes de vitela e grossas costelas de porco. A culinária por calor seco é apropriada para a maioria dos outros cortes. Esse método inclui assar, grelhar, assar na panela, fritar em pouco óleo e fritar por imersão. Brasear e ensopar, os dois métodos por calor úmido, requerem um período de cozimento elevado para a formação da gelatina a partir do colágeno e para a maciez desejada do prato principal.

Aves (frangos, perus, patos e gansos) são geralmente macias, ainda que as aves mais velhas possam ser bastante duras. Nos Estados Unidos, a inspeção divide as aves nas classes A, B ou C. Uma excelente refrigeração e uma completa limpeza e lavagem das carcaças das aves são outras medidas importantes para garantir a segurança quando elas chegam aos consumidores.

Assar é um método adequado para a preparação de perus e outras aves, com a exceção das aves mais velhas, como galinhas com mais de dez meses. Ensopar ou cozinhar em líquido é necessário para amaciar essas aves. Deve-se assar sem usar qualquer tipo de cobertura até que o termômetro indique 73,9°C no recheio ou 85°C na coxa.

Os peixes (de água doce, de água salgada, ou anádromos) podem ser classificados como peixes (barbatanas e guelras) ou mariscos, que são subdivididos ainda em moluscos e crustáceos. A inspeção e classificação são de responsabilidade do Department of Commerce's Bureau of Commercial Fisheries dos EUA. Três classes de peixes, A, B e abaixo do padrão, foram estabelecidas.

Os peixes são geralmente limpos e comercializados como um produto fresco ou congelado, às vezes eles são cortados em postas ou em filés. A limpeza cuidadosa e o armazenamento com temperatura controlada são vitais para a qualidade e a segurança dos peixes conforme chegam ao mercado e aos consumidores. A pouca quantidade de tecido conjuntivo faz com que o peixe seja aquecido apenas o suficiente para atingir a temperatura em que possa ser servido; o aquecimento longo endurece o peixe. Podem ser usados tanto o método por calor seco quanto por calor úmido.

Proteínas vegetais texturizadas (PVT) podem usar a proteína de soja. Vários produtos aceitáveis foram desenvolvidos, sendo um deles uma imitação de pedaços de *bacon*, e o outro usa 30% de PVT para dar mais volume à carne moída. A proteína de soja é a mais completa das proteínas vegetais, mas os vegetarianos precisam consumir pelo menos dois tipos (cereais, leguminosas, frutas secas) juntos para uma ingestão ideal de proteína. Outros nutrientes que requerem atenção, a menos que ovos e leite façam parte da dieta, são o ferro, o cálcio, e a vitamina B_{12}.

QUESTÕES DE ESTUDO

1. Nos EUA, os departamentos federais são responsáveis pela inspeção de quais produtos quando eles entram no comércio interestadual: (a) carne bovina, (b) carne de porco, (c) cordeiro, (d) vitela, (e) aves, (f) peixe, e (g) marisco?

2. Identifique os tipos de tecido conjuntivo. Que meio pode ser utilizado para amaciar as carnes que contêm uma elevada porcentagem de tecido conjuntivo? Qual é a importância do tecido conjuntivo na culinária do peixe?

3. Descreva o processo de envelhecimento da carne, incluindo a adequação de várias carnes para o envelhecimento.

4. Por que a inspeção da carne é obrigatória? Que tipos de características são inspecionados?

5. Descreva o processo de classificação e o que significam as várias classes para os vários tipos de carnes.

6. Descreva o processo de preparo das carnes por cada um dos seguintes métodos de culinária e identifique os vários cortes que podem ser preparados adequadamente por cada um deles: (a) grelhar, (b) brasear, (c) fritar, (d) assar, (e) assar na panela, (f) ensopar, e (g) fritar por imersão.

7. Compare os resultados de se cozinhar peixes por muito tempo com o de brasear uma carne pelo mesmo período de tempo. Por que os resultados são tão diferentes?

BIBLIOGRAFIA

Berry, D. 2010. Label-friendly meat shelf-life solutions. *Food Product Design 20*(9): 44.

Borresen, T. 2009. Seafood for improved health and well-being. *Food Technol. 63*(1): 88.

Brody, A. L. 2002. Case-ready fresh red meat: Is it here or not? *Food Technol. 56*(1): 77–78.

Clark, J. P. 2008. Navigating seafood processing. *Food Technol. 62*(10): 91.

Clemens, R., and P. Pressman. 2005. Avian flu, Chicken Little, Owl Wise. *Food Technol. 59*(11): 20.

Cole, B., and B. Kuecker. 2002. Packaging up case-ready profits. *Food Product Design 11*(11): 113–115.

Decker, K. J. 2003. Where there's smoke, there's flavor. *Food Product Design 13*(4): 85.

Decker, K. J. 2004. Meat analogues enter the Digital Age. *Food Product Design 14*(1): 106.

Decker, K. J. 2008. Omnivore's opportunity: Formulating for the flexitarian. *Food Product Design 18*(11): 20.

Decker, K. J. 2009. Lean, mean protein machine. *Food Product Design 19*(1): 44.

Decker, K. J. 2009. Yogurt in a high state of ferment. *Food Product Design 19*(3): 76.

DeLoia, J. 2005. "Shrimply" irresistible. *Food Product Design* 15(1): 70.

Duxbury, D. 2004. Acrylamide in food: Cancer risk or mystery? *Food Technol.* 58(12): 91.

Egbert, R., and C. Borders. 2006. Achieving success with meat analogs. *Food Technol.* 60(1): 28.

Esquivel, T. 2008. Understanding acrylamide. *Food Product Design* 18(11): 16.

Foster, R. J. 2004. "Meating" consumer expectations. *Food Product Design* 14(9): 38.

Foster, R. J. 2008. Nothin' but nut. *Food Product Design* 18(11): 44.

Giese, J. 2004. Testing for BSE. *Food Technol.* 58(3): 58.

Grün, I. U., et al. 2006. Reducing oxidation of meat. *Food Technol.* 60(1): 36.

Hazen, C. 2004. Mainstreaming soy protein. *Food Product Design: Functional Foods Annual.* Sept.: 87.

Hazen, C. 2005. Antioxidants "meat" needs. *Food Product Design* 15(1): 61.

Hazen, C. 2006. Adding soy ingredients for health. *Food Product Design* 16(2): 63.

Hazen, C. 2010. Richer meat flavors. *Food Product Design* 20(3): 48.

Hegenbart, S. 2002. Soy: The beneficial bean. *Food Product Design* 11(10): 82–97.

Hogan, B. 2004. Beef—Beyond the burger. *Food Product Design* 14(1): 14.

Huang, G. 2009. Almonds: Versatile, stable safe. *Food Product* 19(4): 22.

Huston, W., and C. M. Bryant. 2005. Understanding BSE and related diseases. *Food Technol.* 59(7): 46.

Klapthor, J. N. 2004. Wall-to-wall mad cow coverage. *Food Technol.* 58(2): 91.

Kolettis, H. 2004. It's a mad, mad world. *Food Product Design* 13(11): 21.

Lynch, B. 2002. From sea to shining sea. *Food Product Design Food Service Annual* Nov.: 56–62.

Mandigo, R. W. 2002. Ingredient opportunities in case-ready meats. *Food Product Design* 11(11): 96–110.

Mermelstein, N. H. 1993. Controlling E. coli O157:H7 in meat. *Food Technol.* 47(4): 990.

Mermelstein, N. H. 2009. Analyzing for mercury in food. *Food Technol.* 63(9): 76.

Mermelstein, N. H. 2010. Analyzing for histamine in seafood. *Food Technol.* 64(2): 66.

Pszcola, D. E. 2009. Bean benefits. *Food Technol.* 63(3): 49.

Ravishankar, S., et al. 2009. Edible apple film wraps containing plant antimicrobials inactivate foodborne pathogens on meat and poultry products. *J. Food Sci.* 74(10): M440.

Resurreccion, A. V. A., et al. 2009. Peanuts: Bioactive food in a shell. *Food Technol.* 63(12): 30.

Santerre, C. R. 2004. Farmed salmon: Caught in a numbers game. *Food Technol.* 58(2): 108.

Shapiro, L. S. 2001. *Introduction to Animal Science.* Prentice Hall. Upper Saddle River, NJ.

Sierengowski, R. 2004. Ethnic sausages. *Food Product Design* 13(11): 76.

Silver, D. 2003. Oceans of opinions. *Food Product Design* 13(4): 120–129.

Sloan, A. E. 2006. Prime time for meats and poultry. *Food Technol.* 60(3): 19.

Spano, M. 2010. The many faces of soy. *Food Product Design* 20(10): 26.

Spano, M. 2011. Plant-based proteins. *Food Product Design* 21(2): 20.

Westman, E. C. 2009. Rethinking saturated fat. *Food Technol.* 6(2): 26.

Zino, D. 2005. Taking a closer look at beef. *Food Product Design* 15(9): 62.

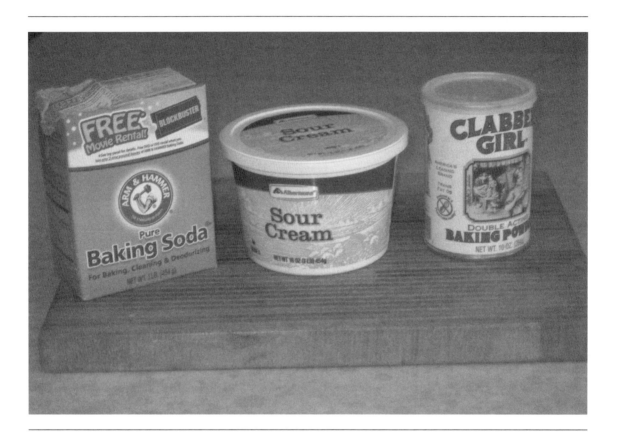

A fermentação química resulta da combinação de creme de leite (ácido) com bicarbonato de sódio (álcali) e liberação de dióxido de carbono; uma relação semelhante ocorre quando é adicionada água ao fermento em pó.
Cortesia de Plycon Press.

CAPÍTULO 14

Agentes de fermentação

Visão geral, 365
Ar, 365
    Grau de manipulação, 366
    Viscosidade da massa, 367
    Natureza dos ingredientes, 367
    Tempo de descanso, 368
Vapor, 368

Dióxido de carbono, 368
Agentes biológicos, 369
Agentes químicos, 371
Resumo, 374
Questões de estudo, 375
Bibliografia, 375

Conceitos básicos

1. A fermentação em produtos de panificação pode ser decorrente da incorporação de ar, vapor e/ou dióxido de carbono.
2. O ar pode ser incorporado durante o batimento da massa e/ou no momento da adição de forma cuidadosa dos ingredientes na espuma ali formada.
3. O vapor gerado a partir dos líquidos contidos em uma massa durante o processo de assamento contribui significativamente para a fermentação (como é o caso de algumas massas como a de *popovers*).
4. O dióxido de carbono, se formado a partir da reação de ingredientes ácidos com o bicarbonato de sódio ou da ação do fermento em pó, produz considerável fermentação em produtos de panificação.

VISÃO GERAL

A maioria dos produtos de panificação passa por alterações significativas durante o processo de assamento. Uma das mais radicais geralmente é o aumento de volume. Às vezes, o aumento triplica o volume da mistura original, ocorrendo geralmente uma duplicação de volume enquanto a massa é assada.. A chave está na formação e expansão dos gases com o calor. Este capítulo trata do processo de desenvolvimento e expansão desses gases em produtos de panificação.

O ar, o dióxido de carbono e o vapor são componentes gasosos que produzem aumentos de volume impressionantes. As fontes desses três gases são bastante variadas nos alimentos, porém, todas importantes, uma vez que os gases se expandem quando aquecidos. Quando o calor do forno alcança os gases no interior do alimento, a pressão no interior de cada célula aumenta. A pressão provoca alterações na elasticidade, e desnaturação do conteúdo proteico celular, resultando em aumento de volume.

Quando essa proteína contida nas paredes das células sofre desnaturação ao ser submetida ao calor do forno, as paredes da célula perdem sua elasticidade, dilatando-se. Obviamente, a fermentação de um produto de panificação é uma ocorrência muito dinâmica com enorme potencial de expansão, mas que também pode gerar problemas quanto ao processo de controle da qualidade. Os problemas neste processo estão em gerar a pressão desejada no interior das células do produto e manter suas paredes permanentemente em seu volume máximo.

AR

Qualquer produto de panificação está sujeito a, pelo menos, alguma interferência do ar, durante seu processo fermentativo. Mesmo os folhados, uma massa aparentemente compacta, sofrem algum aumento de volume durante o processo de assamento em decorrência do ar incorporado à mistura de consistência rígida. No lado oposto do espectro dos produtos de panificação fermentados está o suflê. A leveza das claras em neve na mistura do suflê antes do assamento é a grande prova de que a presença de ar é abundante em um suflê, e esse ar se expande sob o calor do forno, contribuindo para a fermentação.

http://food.oregonstate.edu/
learn/leavening.html
– Informações básicas sobre agentes de fermentação.

http://www.foodsubs.com/
Leaven.html
– Informações gerais sobre agentes de fermentação.

http://www.orbitals.com/self/
leaven/index.html
– Visão geral sobre os agentes de fermentação.

A importância do ar como agente de fermentação no preparo de bolos pode ser demonstrada por uma experiência especial. Se o ar for evacuado da massa do bolo antes de assá-la, o bolo não cresce. Sem o ar para produzir a pressão necessária no interior de cada célula, o crescimento da massa durante o assamento falha, mesmo quando há produção de vapor. As células têm sua morfologia modificada em virtude da presença do ar, pela necessidade de espaço para a expansão de vapor e dióxido de carbono.

Embora geralmente não seja o mais eficaz dos gases para gerar aumento de volume, o ar deve estar presente, ainda que em pequenas quantidades. A contribuição real do ar para o volume total da fermentação é influenciada por vários fatores: (1) o grau de manipulação, (2) a viscosidade da massa, (3) a natureza dos ingredientes, e (4) o intervalo de tempo decorrido antes do assamento (ver Fig. 14.1).

Grau de manipulação

Em geral, o nível de manipulação aumenta a quantidade de ar incorporada ao produto, mas isso nem sempre ocorre. Talvez o melhor exemplo do uso da manipulação como forma de incorporar ar a uma massa seja o batimento das claras em neve. Quanto mais se bate, mais o volume da espuma aumenta até alcançar um ponto ideal, após o qual as proteínas da clara do ovo começam a perder parte de sua extensibilidade.

O nível de rigidez causado pelo excesso de batimento das claras dificulta a incorporação dos demais ingredientes, exigindo que se manipule mais a massa a fim de distribuir a espuma de claras de maneira uniforme. À medida que se manipula a massa, o ar contido na espuma se perde. Em outras palavras, bater em excesso a clara de ovo resulta em menor eficiência fermentativa, em razão da perda do ar da espuma durante o processo.

A incorporação rápida e habilidosa dos ingredientes à espuma pode fazer significativa diferença no volume do produto por conta da variação na quantidade de ar que seria perdido em decorrência de uma espuma incorporada de forma descuidada, lenta ou excessiva. A experiência é um fator importante para a obtenção de eficiência máxima do processo fermentativo a partir do ar contido na mistura, particularmente do ar contido em produtos de panificação baseado, em grande parte, na presença de espuma das claras em neve.

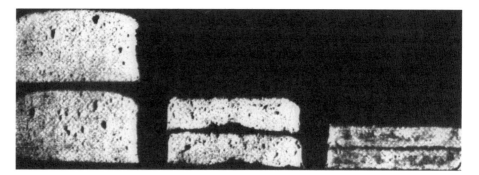

Figura 14.1 O ar é essencial para a fermentação de bolos, que utilizam-se de quatro tipos de ingredientes para serem feitos, nos quais a manteiga e o açúcar batidos criam uma espuma que retém o ar na massa. O volume de um bolo com os mesmos ingredientes, mas sem a manteiga e o açúcar batidos e a incorporação de ar (ao centro), cresce apenas cerca da metade do exemplar de controle à esquerda. O ar foi retirado da massa antes que essa mesma fórmula fosse assada, resultando em um volume ainda menor.
Cortesia de Plycon Press.

Viscosidade da massa

Uma das misturas mais viscosas que contêm ar é uma combinação cremosa de gordura vegetal e açúcar, como aquela usada no preparo de bolos convencionais. As instruções sugerem que se bata a gordura com o açúcar até a obtenção de uma mistura leve e fofa. A ação vigorosa da mistura resulta na formação de pequenas bolsas de ar na gordura, e mesmo com a presença de cristais de açúcar, que tem a função de minimizar a formação dessas bolsas em virtude de sua estrutura, esta ocorre, impedindo que a espuma formada assemelhe-se à leveza das espumas produzidas pelas claras batidas em neve. A natureza viscosa da gordura, no entanto, incorpora a maior parte do ar nessa espuma pesada, de maneira a permitir a formação das pequenas e numerosas células vitais para a incorporação dos gases de fermentação à estrutura básica em que eles possam se expandir. O ar incorporado à espuma tem pequena influência no processo fermentativo como um todo, embora, proporcionalmente, seja altamente significativo.

A temperatura e as proporções dos ingredientes desempenham papéis importantes para que se determine a quantidade de ar incorporada a uma mistura. A título de ilustração, uma gordura em baixas temperaturas encontra-se consistentemente em estado sólido bastando um pouco de ar incorporado a ela para produzir uma espuma de gordura/ar. No extremo oposto está o óleo tão fluido que qualquer quantidade de ar incorporada durante o processo de mistura não é retida porque a gordura na forma líquida rapidamente expele o ar à medida que flui para minimizar a área de sua superfície. As gorduras plásticas (aquelas que podem ser batidas e facilmente transformadas em creme com certa consistência) são ótimas para incorporar ar e fermentar, uma característica que se configura em torno da temperatura ambiente no caso da maioria das gorduras.

Da mesma forma, os ingredientes e a temperatura da própria massa influenciam a quantidade de ar retida em seu interior. Uma massa fria é mais viscosa do que uma massa quente; consequentemente, o ar é retido com mais facilidade na massa fria. Se a massa contiver farinha suficiente para assumir uma consistência rígida ou pouca farinha a ponto de se manter fluida, a retenção de ar será menor do que em uma massa que possa ser batida com alguma dificuldade ou mexida de forma relativamente vigorosa para incorporá-lo durante o processo.

Natureza dos ingredientes

As espumas são uma forma eficaz de introduzir ar em produtos de panificação, e as espumas de ovos são as mais leves, podendo ser de três tipos: de gemas, de ovos inteiros e de claras. Com considerável esforço, as gemas podem ser batidas a ponto de formar espumas relativamente estáveis para a incorporação de outros ingredientes. Batendo as gemas com bastante paciência, a fermentação dos pães de ló e omeletes mais aeradas são, até certo ponto, obtidas a partir da incorporação de ar na espuma de gemas. As espumas de ovos inteiros normalmente permitem uma incorporação muito modesta de ar por causa da capacidade limitada das proteínas para formar espuma, mas introduzem algum ar nos produtos em que são utilizadas. A fonte de ar mais significativa para a fermentação são as espumas de claras. As claras podem ser ampliadas com certa facilidade para formar espumas de textura fina e paredes tênues capazes de reter grandes volumes de ar. Quando batidas corretamente, elas se tornam suficientemente elásticas para ser incorporadas a outros ingredientes, sofrendo apenas uma perda modesta de ar. A adição de açúcar durante o batimento contribui para a estabilidade da mistura, mas também acrescenta um sabor adocicado, não muito adequado para algumas aplicações.

O tipo de gordura escolhido é outro fator que influencia a quantidade de ar que pode ser retida no interior de uma massa, tanto nas mais elásticas quanto nas menos consistentes. Os óleos são prejudiciais à incorporação de ar porque aumentam a fluidez da mistura. As gorduras capazes de ser espalhadas com relativa facilidade em temperatura ambiente são uma boa opção quando a fermentação aeróbica é de considerável importância, como no caso dos bolos aerados.

Tempo de descanso

O ar é um fator ilusório tanto nas massas mais elásticas quanto nas menos consistentes. A simples retenção de ar em uma espuma ou na própria mistura em dado momento não garante que o ar permanecerá lá durante o assamento do produto. O tempo é um fator que age negativamente na fermentação aeróbica. O tempo gasto após a incorporação de ar na mistura, bem como o tempo de espera da massa antes de ir ao forno precisam ser relativamente curtos. O intervalo de tempo em que a mistura está sendo batida ou descansando antes de ser assada é chamado tempo de descanso. A fermentação aeróbica alcança o seu nível máximo nos produtos de panificação quando o tempo de descanso é curto, o que é possível misturando-se a massa de forma eficiente, evitando-se qualquer demora entre a mistura e a chegada da massa ao forno.

VAPOR

O calor do forno leva à conversão da água ou outro líquido em vapor em qualquer produto de panificação, e esse vapor resulta em um aumento notável de volume – na realidade, uma expansão de 1.600 vezes do volume original de água. Mesmo uma massa de biscoito comparativamente seca contém água suficiente para gerar algum tipo de fermentação a partir do vapor. Aliás, o vapor, assim como o ar, são elementos que otimizam os processos fermentativos nos produtos de panificação.

Os exemplos mais radicais de vapor como agente de fermentação são as massas para bolos, folhados e as bombas de creme. Esses produtos dependem de um forno extremamente quente no início do assamento (ver Fig. 14.2) para gerar vapor rapidamente antes que a estrutura adquira firmeza por ação das proteínas desnaturadas. A grande quantidade de vapor ocasiona aumento considerável das massas. A massa de *popovers*, dos folhados e das bombas de creme cresce tanto em função do vapor e da pequena quantidade de ar incorporados que dispensa a adição de fermento. Na maioria dos demais produtos, o vapor e o ar são incrementados por outros agentes de fermentação para alcançar o volume desejado aos produtos de panificação.

DIÓXIDO DE CARBONO

O dióxido de carbono é um gás que pode ser gerado no interior das massas por meio biológico ou químico. As leveduras são fontes microbiológicas de produção para a fermentação quando lhes é permitido desenvolver-se no interior de uma massa. As bactérias contidas tanto nas massas mais elásticas como nas menos consistentes podem contribuir indiretamente com a fermentação produzindo ácido láctico e acético capazes de reagir com ingredientes alcalinos por meio de reação química que tem como produto o dióxido de carbono, ou podem promover o desenvolvimento de determinados tipos de leveduras. A levedura, por sua vez, produz o dióxido de carbono.

As reações químicas resultando em dióxido de carbono ocorrem tanto em massas mais elásticas, quanto nas menos consistentes na presença de um ingrediente ácido e uma substância alcalina. Podem ser ingredien-

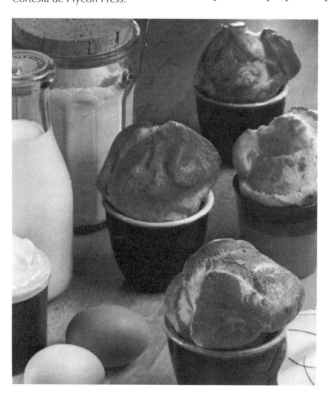

Figura 14.2 A combinação de uma massa muito fluida e um forno extremamente quente gera tanto vapor em um bolo levedado (como é o caso deste *popover*) que o volume praticamente triplica quando a massa é assada.
Cortesia de Plycon Press.

tes separados em uma receita, como geralmente acontecia antigamente. As fórmulas de fermentos em pó prontos, por meio da presença das leveduras, é o meio mais utilizado para garantir a presença de dióxido de carbono em massas fermentadas.

AGENTES BIOLÓGICOS

Fermento biológico. A *Saccharomyces cerevisiae* é uma cepa de levedura usada tanto em massas fermentadas elásticas como nas menos consistentes, capaz de produzir o dióxido de carbono necessário à obtenção do volume desejado (ver Fig. 14.3). Esse organismo unicelular utiliza vários tipos de açúcares como fonte de energia para se desenvolver e sobreviver. No decorrer da metabolização dos açúcares, o dióxido de carbono e o etanol são liberados para a massa. É claro que essa reação depende da sobrevivência da levedura até que seja produzida quantidade suficiente de dióxido de carbono.

O fermento biológico pode ser comprado em forma compactada de massas prensadas contendo amido de milho, preferidos por algumas pessoas por sua ação rápida. Com um alto teor de umidade, cerca de 72%, essa matéria-prima precisa ser conservada sob refrigeração, tendo validade máxima viável de apenas cinco semanas aproximadamente. Mesmo quando acondicionadas com o devido cuidado, essas massas fermentadas tendem a desidratar nas bordas em suas embalagens de papel-alumínio, o que limita a sua viabilidade após a expiração da data de validade indicada na embalagem.

O fermento ativo seco é uma forma popular de fermento biológico por causa de sua longa validade, estimada em seis meses se o produto for armazenado a 32°C, mas quando armazenado a 4°C, o fermento ativo desidratado permanece válido após prazo de dois anos. Assim como o fermento biológico compactado, esse tipo de fermento pode até ser congelado sem problemas. A expiração da data de validade indicada no envelope do produto é baseada no acondicionamento em temperatura ambiente.

Por meio de cuidadosas pesquisas genéticas, foi produzida uma nova cepa de levedura utilizada para a produção de fermento ativo desidratado, reduzindo pela metade o tempo necessário para a produção adequada de dióxido de carbono. O **fermento ativo desidratado instantâneo** pode abreviar em cerca de uma hora o tempo total para o preparo de pães.

A produção do fermento ativo desidratado começa com um período de propagação tendo como substrato melaço diluído a uma temperatura de 30°C, após o qual o fermento é recuperado, desidratado e prensado. O material prensado é extrudado para facilitar a desidratação até atingir um teor de umidade de apenas 8% antes que o produto finalmente seja moído para produzir o fermento ativo desidratado granular contido nas embalagens individuais existentes no mercado.

A maior desvantagem da utilização do fermento ativo desidratado é a necessidade de reidratá-lo, embora isso possa ser feito muito rapidamente em

Saccharomyces cerevisiae
Espécie de levedura utilizada como fermento biológico com a função de transformar o açúcar e produzir dióxido de carbono em produtos que utilizam o fermento.

http://www.breadworld.com/products.aspx
– Informações sobre produtos de panificação com fermento biológico.

http://www.redstaryeast.com/
– Informações sobre fermento biológico.

Fermento ativo desidratado instantâneo
Cepa de levedura utilizada para a produção de fermento biológico capaz de reduzir pela metade o tempo de crescimento da massa de produtos levedados.

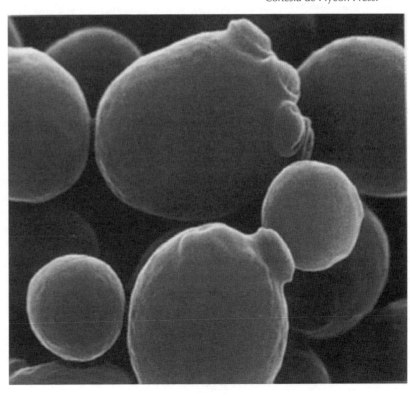

Figura 14.3 A *Saccharomyces cerevisiae* (mostrada em imagem ampliada em 1.200 x) é o fermento biológico utilizado em produtos de panificação levedados para gerar dióxido de carbono durante o período de fermentação.
Cortesia de Plycon Press.

370 Parte II ■ Preparo de alimentos

Sucrase
Enzima contida no fermento biológico que catalisa a hidrólise da sacarose, resultando em glicose e frutose, reação esta essencial para a produção de dióxido de carbono em massas que contêm fermento.

Beta-amilase
Enzima importante na liberação catalítica de maltose e glicose a partir do amido para alimentar o fermento (levedura).

http://www.baking911.com/bread/starters_baking.htm – Informações gerais sobre fermentos naturais.

Período de descanso
Corresponde ao período em que a fermentação de massa no qual foi adicionado fermento ocorre, em razão da produção de dióxido de carbono em quantidade suficiente para duplicar o volume da massa; ocorrendo normalmente a 29° a 35°C.

água à temperatura de 38° a 46°C. Os grânulos também podem ser combinados diretamente com a farinha, de modo a serem incorporados tanto em massas elásticas quanto nas menos consistentes. Ao utilizar esse método, o líquido acrescentado à mistura deve estar a uma temperatura de 49° a 54°C para que a massa esteja suficientemente aquecida e que a hidratação adequada ocorra. O fermento ativo desidratado instantâneo deve ser hidratado nas mesmas temperaturas usadas para o fermento ativo seco tradicional.

Nas massas que utilizam-se do fermento, a produção de dióxido de carbono e álcool a partir do açúcar é chamada fermentação. Para que a fermentação ocorra, a mistura contendo fermento deve conter um açúcar passível de ser fermentado. Em geral, é acrescentada sacarose às massas para servir de substrato para a levedura realizar o processo de fermentação. Uma enzima contida no fermento, a **sucrase**, catalisa a quebra da sacarose nos dois açúcares que a compõem, a glicose e a frutose. Esses dois açúcares são metabolizados e, durante o processo de fermentação, transformados em gás (CO_2) e álcool.

Além do açúcar que pode ser adicionado às massas, existe também o açúcar naturalmente contido na farinha. Cerca de 1-2% da farinha são compostos por glicose, que pode ser usada imediatamente pelo fermento para iniciar o processo de fermentação. O amido contido na farinha é uma rica e potencial fonte de glicose para a fermentação. A primeira etapa dessa quebra é catalisada pela **beta-amilase**, que hidrolisa progressivamente as longas cadeias de amido até que seja produzida a maltose, dividida por sua vez em duas moléculas de glicose. Outras enzimas que auxiliam a beta-amilase nessa extensa hidrólise são a enzima R, a enzima Z e a dextrinase limitante.

A produção de dióxido de carbono pelo fermento biológico requer tempo, mas o tempo exato necessário é variável, em função, sobretudo, da temperatura do meio. O fermento pode crescer a 10°C, mas se multiplica com muito mais rapidez a uma temperatura de 29° a 35°C, a faixa considerada ideal para o **descanso** de massas fermentadas. A fermentação, processo no qual há produção de álcool, ácidos e dióxido de carbono, normalmente requer cerca de uma hora para o primeiro crescimento quando a temperatura ambiente está entre 29° e 35°C, mas cerca de oito horas são necessárias se a mistura for fermentada sob refrigeração. O descanso, período de crescimento após a moldagem e a colocação da massa na assadeira, leva, para dobrar de volume, cerca da metade do tempo necessário para o primeiro período de fermentação.

INGREDIENTE EM DESTAQUE
Fermentos naturais caseiros

E o que é um fermento natural? É uma mistura viável de fermento biológico, farinha e água que ganha vida gerando dióxido de carbono quando adicionado, tanto em massas elásticas, quanto nas menos consistentes. Quando esses ingredientes simples são combinados e mantidos em temperatura ambiente, a levedura se alimenta do açúcar existente na farinha. Lentamente, o dióxido de carbono é produzido pela levedura, e bolhas começam a surgir.

Parte das bolhas formadas pelo fermento natural é adicionada como ingrediente à massa que está sendo preparada; o restante é alimentado mexendo-se a farinha e a água em quantidades iguais à quantidade removida. O fermento natural renovado é armazenado em um pote coberto com filme até 12 horas antes de ser utilizado novamente. Depois, é mantido em temperatura ambiente durante a metade do dia para que volte a produzir ativamente dióxido de carbono.

Esse procedimento pode ser seguido durante anos se o fermento natural for alimentado uma vez por semana ou toda vez que for retirada uma parte para o preparo de produtos de panificação. Mesmo que o fermento natural não seja necessário, é preciso remover parte dele e repor a água e a farinha. Do contrário, os níveis de alguns dos demais componentes produzidos pelo fermento biológico podem interferir no seu metabolismo normal.

Uma temperatura demasiadamente alta durante a fermentação e o descanso é prejudicial para a qualidade do produto final, uma vez que o sabor e a textura podem ser prejudicados em decorrência da produção excessiva de álcool e dióxido de carbono. Se a temperatura subir a 43°C, o calor mata as leveduras que compõem o fermento em cerca de uma hora, e o fermento, inativo, deixa de produzir dióxido de carbono. A 60°C, as leveduras morrem em aproximadamente cinco minutos. Entretanto, a produção de dióxido de carbono passa por um estímulo considerável quando a temperatura do fermento é inicialmente elevada à temperatura de aquecimento do forno. Aliás, o aumento de volume na fase preliminar do processo de assamento é reconhecida como *over spring*, um fenômeno previsto antes da inativação do fermento.

O açúcar é adicionado como ingrediente a muitos produtos à base de farináceos para promover a reação de fermentação necessária e produzir dióxido de carbono. Como medida reguladora destinada a neutralizar parcialmente o efeito do açúcar, é adicionado sal à receita. O sal tem a função reguladora e inibidora capaz de moderar o crescimento do fermento e, consequentemente, a produção de dióxido de carbono.

Embora o fermento deva ser mantido dentro de uma faixa de temperatura comparativamente restrita para a produção ideal de dióxido de carbono, o congelamento de massas que contêm fermento não prejudica a atividade do fermento por ocasião do descongelamento e aquecimento da mistura às temperaturas normais de fermentação. Essa capacidade do fermento de permanecer viável durante o armazenamento de massas sob congelamento levou ao desenvolvimento de massas de pão congeladas cruas que, depois de descongeladas e assadas, são amplamente aceitas como um substituto satisfatório dos pães caseiros.

Bactérias e o fermento biológico. A *Saccharomyces cerevisiae* produz dióxido de carbono facilmente, comparativamente a reação neutra da maioria das massas. Dois outros tipos de fermento são envolvidos nos populares pães caseiros. Esses fermentos, a *Saccharomyces exiguus* e a *Saccharomyces inusitatus*, são ativas em um meio caracteristicamente ácido. Aliás, a *S. exiguus* consegue se desenvolver muito bem em um pH altamente ácido de 4,6.

A acidez necessária para produzir o sabor forte e a atividade de desenvolvimento da *S. exiguus* e da *S. inusitatus* é resultado da ação bacteriana na mistura. O tipo de bactéria capaz de produzir ácido na massa é o *Lactobacillus sanfrancisco*, uma cepa com o nome de sua cidade de origem. Felizmente, o *L. sanfrancisco* fermenta a maltose produzindo o ácido responsável pela redução do pH da mistura, proporcionando o crescimento de *S. exiguus* e a *S. inusitatus,* que desenvolvem-se produzindo o dióxido de carbono desejado.

Essa combinação de bactérias e leveduras necessária à produção de pães caseiros (em geral, conhecido como pão caseiro de São Francisco) exige um extenso período de incubação para que ocorram a formação do ácido (cerca de oito horas) e a reprodução do fermento biológico necessárias à manutenção do fermento natural, e um novo período ligeiramente mais curto de descanso da massa antes de assá-la. A conservação cuidadosa do fermento natural é essencial para o controle da qualidade, com o cuidado de se evitar a contaminação da cultura por bactérias indesejáveis ou leveduras.

AGENTES QUÍMICOS

Ingredientes em separato. Parte do processo fermentativo se dá pela reação de ácidos e bases quando ambos se encontram presentes. O ingrediente alcalino nas receitas é o **bicarbonato de sódio**, o qual, por si só, não é capaz de produzir dióxido de carbono durante o processo fermentativo. Entretanto, quando esse pó branco é dissolvido e colocado em contato com um ácido, ocorre uma reação química que produz dióxido de carbono, sendo este o gás responsável pela fermentação efetiva.

Oven spring
Brusco aumento de volume na fase inicial do processo de assamento por causa da produção acelerada de dióxido de carbono em forno quente.

Saccharomyces exiguus
Levedura responsável basicamente pela produção de dióxido de carbono em pães caseiros.

Bicarbonato de sódio
Ingrediente alcalino ($NaHCO_3$).

NOTA CIENTÍFICA
Fermentos químicos em pó

Quando um ácido reage com o bicarbonato de sódio, é produzido um resíduo de sal após a liberação do dióxido de carbono. O gosto de alguns desses resíduos de sal às vezes pode ser percebido como um gosto residual. Como os sabores residuais podem ser rejeitados por algumas pessoas, os fermentos em pó são julgados com base na intensidade do gosto residual e de outras características, como a facilidade da reação e o custo.

Sais de tartarato

Os fermentos em pó de tartarato são os preferidos; se utilizados em níveis adequados, deixam pouco ou nenhum gosto residual. Duas das formas de sais de tartarato utilizadas na fabricação de fermentos em pó são o ácido tartárico e o creme de tártaro (chamado tartarato ácido de potássio). A reação do ácido tartárico com o bicarbonato de sódio ocorre da seguinte maneira:

$$2\ NaHCO_3+H_2C_4H_4O_6{\rightarrow}Na_2C_4H_4O_6+2\ H_2O+2\ CO_2{\uparrow}$$

O creme de tártaro no fermento em pó produz dióxido de carbono de acordo com a seguinte reação:

$$NaHCO_3+KHC_4H_4O_6{\rightarrow}NaKC_4H_4O_6+H_2O+CO_2{\uparrow}$$

As desvantagens dos fermentos em pó de tartarato são a integralidade de sua reação em temperatura ambiente e o seu custo comparativamente elevado. Embora as pessoas experientes e eficientes no preparo de produtos de panificação sejam capazes de obter excelentes resultados utilizando fermentos em pó de tartarato, o volume obtido por pessoas inexperientes pode deixar a desejar. Consequentemente, os fermentos em pó de tartarato em geral desapareceram do mercado. Entretanto, ½ colher de chá de creme de tártaro pode ser completamente misturada a ¼ de uma colher de chá de bicarbonato de sódio e utilizada no lugar de 1 colher de chá de fermento em pó industrializado, caso a preferência seja por um fermento em pó de tartarato.

Sais de fosfato

O pirofosfato ácido de sódio (SAPP, na sigla em inglês) e o fosfato monocálcico (MCP, na sigla em inglês) são dois sais de fosfato que podem ser utilizados em combinação com o bicarbonato de sódio para fazer um fermento químico em pó. Embora seja verdade que os sais de fosfato reagem de forma um pouco mais lenta do que o tartarato, a reação dos fosfatos é quase total em temperatura ambiente. A reação do fosfato monocálcico com o bicarbonato de sódio ocorre da seguinte maneira:

$$8\ NaHCO_3+3\ CaH_4(PO_4)_2{\rightarrow}Ca_3(PO_4)_2+$$
$$4\ Na_2HPO_4+8\ H_2O+8\ CO_2{\uparrow}$$

A pronta reação tanto dos tartaratos quanto dos fosfatos em temperatura ambiente ajuda a desenvolver uma textura relativamente fina nos produtos de panificação, desde que a mistura e o assamento ocorram com rapidez suficiente para desnaturar a proteína e dar firmeza à estrutura antes que o dióxido de carbono escape totalmente do produto. O aumento do volume pode não ocorrer se houver demora ou se o procedimento de mistura for indevidamente longo.

Sal de sulfato

O sulfato de alumínio de sódio é um sal que, quando combinado à água, forma ácido sulfúrico e depois reage com o bicarbonato de sódio para formar dióxido de carbono basicamente em temperaturas de forno; ao ocorrer, a reação deixa um resíduo de gosto penetrante e amargo. Quando utilizado como único ácido em um fermento em pó, o sulfato de alumínio de sódio (geralmente conhecido apenas como SAS, na sigla em inglês) gera dióxido de carbono tão tardiamente enquanto a massa é assada que a crosta pode se solidificar antes que o volume se desenvolva de forma adequada. A reação desse sal de sulfato, um tanto relutante, ocorre em duas etapas:

$$Na_2Al_2(SO_4)_4+6\ H_2{\rightarrow}2\ Al(OH)_3+Na_2SO_4+3\ H_2SO_4$$
$$3\ H_2SO_4+6\ NaHCO_3{\rightarrow}3\ Na_2SO_4+6\ H_2O+2\ CO_2{\uparrow}$$

Sais de sulfato-fosfato

Para obter o nível desejado de liberação de dióxido de carbono durante o procedimento de mistura da massa e ajudar a promover uma textura fina e uniforme, e também para que haja uma presença de gás suficiente durante o período de assamento, foi selecionada uma combinação de dois sais ácidos a serem incorporados ao bicarbonato de sódio. As duas opções foram um sal de sulfato para gerar gás no forno e um sal de fosfato para a produção necessária de gás durante a mistura da massa. Com o objetivo de indicar essas duas contribuições, o fermento em pó produzido foi chamado de fermento em pó de dupla ação ou de sulfato-fosfato. A proporção aproximada dos dois tipos de sais ácidos é de 1 parte de SAS (sulfato) e 4 partes de fosfato. As reações desses dois sais são aquelas já apresentadas para os respectivos produtos individualmente.

Vários ingredientes conhecidos podem ser utilizados para gerar a reação ácida necessária à combinação com o bicarbonato de sódio, visando à produção de dióxido de carbono. O leite coalhado e o creme de leite ácido, como os próprios nomes indicam, são ingredientes ácidos. Na falta do leite coalhado, a adição de vinagre ou suco de limão (de 1 a 1 ½ colher de sopa por xícara) ao leite é suficiente para produzir a acidez desejada. Quando combinado aproximadamente ½ colher de chá de bicarbonato de sódio por xícara de leite, esse leite ácido é neutralizado e o dióxido de carbono é liberado em quantidades adequadas e rápidas para produção de pães fermentados e bolos que contenham aproximadamente 2 xícaras de farinha em sua composição. O creme de tártaro é outro ácido que geralmente se tem em casa. O mel, o melaço e os sucos de frutas também são ingredientes ácidos capazes de produzir dióxido de carbono quando combinados ao bicarbonato de sódio.

Algumas limitações são observadas quando o dióxido de carbono é produzido como resultado da combinação de ingredientes ácidos e alcalinos. É necessário concluir a mistura e iniciar o assamento com razoável rapidez para que o volume correto seja alcançado com o uso desse método de fermentação, uma vez que a reação química tem início assim que o bicarbonato de sódio dissolvido e o ácido são combinados.

Qualquer atraso para concluir a mistura e iniciar o processo de assamento permitirá que grande parte do dióxido de carbono escape da massa, resultando em um volume insuficiente no produto final.

O outro problema é que a acidez variável dos ingredientes ácidos dificulta saber exatamente a quantidade de bicarbonato de sódio necessária para neutralizar a massa. Se for usado bicarbonato de sódio demais, a reação alcalina produzirá um gosto de sabão e uma coloração amarelada; se a quantidade for insuficiente, será produzido pouco dióxido de carbono. Enfim, o volume dos produtos levedados com bicarbonato de sódio e um ingrediente ácido é variável e influenciado de forma significativa pela experiência do *chef*.

Fermento químico em pó. O fermento químico em pó foi desenvolvido há mais de um século. Essa invenção foi enaltecida por gerar uma fermentação confiável e consistente em produtos de panificação. O fermento em pó do dr. Price foi produzido a partir da combinação de 60 partes de creme de tártaro, 30 partes de bicarbonato de sódio e 10 partes de amido de batata. Nessa mistura, o creme de tártaro gerou o sal ácido, o bicarbonato de sódio contribuiu com o sal alcalino e o amido de batata serviu para absorver qualquer umidade que pudesse estar presente e evitar a interação dos dois componentes ativos. Após essa formulação, outros sais ácidos foram usados para produzir fermentos em pó com características variáveis.

Os fermentos em pó hoje disponíveis no mercado são surpreendentemente semelhantes ao fermento da época do dr. Price. Basicamente, o produto continua sendo composto por bicarbonato de sódio, amido e sais ácidos (ver Tab. 14.1). A principal diferença é que alguns fermentos encontrados nas prateleiras dos supermercados contêm dois sais ácidos diferentes, o que explica por que eles são cha-

http://whatscookingamerica.net/History/BakingPowderHistory – O site traça a história do desenvolvimento dos diferentes tipos de fermento químico em pó.

http://www.clabbergirl.com/consumer/products/rumford/ – Informações sobre o fermento químico em pó à base de fosfato monocálcico.

Tabela 14.1 Fermentos em pó industrializados*

Marca	Tipo	Ingredientes ácidos
Calumet	Dupla ação	Sulfato de alumínio e sódio e fosfato de cálcio
Clabber Girl	Dupla ação	Sulfato de alumínio e sódio, fosfato ácido de cálcio
Rumford	Fosfato	Fosfato monocálcico
Magica	Fosfato	Fosfato ácido de cálcio

* N.E.: Exemplos de marcas disponíveis nos Estados Unidos e no Canadá.

Fermento químico em pó de dupla ação
Fermento que contém dois sais ácidos: um sal ácido que reage à temperatura ambiente (sal de fosfato) e um que requer aquecimento para reagir (sal de sulfato); tipo de fermento comum no varejo.

mados **fermentos químicos em pó de dupla ação**. Esses fermentos contêm um sal de fosfato capaz de reagir em temperatura ambiente quando dissolvido e um sal de sulfato que requer temperaturas de forno para reagir.

Por lei, esses fermentos devem produzir 12% de dióxido de carbono; na prática, eles normalmente produzem 14%. O amido de milho é acrescentado para proteger a viabilidade do fermento absorvendo a umidade que possa entrar na embalagem e evitando a reação do ácido e da base durante o armazenamento. A outra função do amido de milho é servir de filtro para que uma medida do fermento gere os 12% necessários ou um pouco mais de dióxido de carbono.

VISÃO DA INDÚSTRIA
Sais ácidos para panificação

Os processadores de alimentos contam com opções de fermento às quais o consumidor não tem acesso. Diversos sais ácidos são utilizados em combinação com o bicarbonato de sódio nas misturas industrializadas atualmente disponíveis no mercado.

Os fabricantes de alimentos industrializados selecionam os sais ácidos específicos necessários para otimizar a qualidade do produto que está sendo preparado. Esses sais são adicionados como ingredientes separados, mas em quantidades calculadas para reagir totalmente e, desse modo, evitar alterações no teor de acidez ou alcalinidade tanto em massas mais elásticas como nas menos consistentes.

Mantendo os sais ácidos separados do bicarbonato de sódio até que a mistura esteja concluída, a produção de dióxido de carbono não representa nenhum problema durante o período de armazenamento. Entre os sais ácidos utilizados comercialmente, existem vários sais de fosfato normalmente usados no setor de panificação: ácido pirofosfato de sódio (SAPP, na sigla em inglês), fosfato monocálcico (MCP, na sigla em inglês), fosfato dicálcico (DCP, na sigla em inglês) e fosfato de alumínio de sódio (SAP, na sigla em inglês). Os sais de sulfato de alumínio de sódio e sulfato de alumínio geralmente são utilizados além dos sais de fosfato de ação rápida para reforçar a fermentação enquanto a massa é assada.

RESUMO

A fermentação de produtos de panificação é obtida através da incorporação de ar e vapor à mistura e geralmente reforçada pelo dióxido de carbono. A contribuição do ar para a fermentação de produtos de panificação é influenciada por vários fatores: o grau de manipulação, a viscosidade da massa, a natureza dos ingredientes e o lapso de tempo que antecede o processo de assamento. O vapor é particularmente importante para a fermentação de *popovers*, folhados e bombas de creme, mas tem o seu papel também na fermentação de qualquer produto de panificação.

O dióxido de carbono, um gás muito eficaz para promover a fermentação, é resultado da reação de um ingrediente alcalino (bicarbonato de sódio) com um ingrediente ácido ou um sal ácido em uma mistura que contenha fermento químico em pó. Os ingredientes ácidos nos alimentos incluem o leite coalhado, o creme de leite ácido, o creme de tártaro, o melaço, o mel e os sucos de frutas. Os fermentos em pó disponíveis no

mercado contêm um sal de sulfato e um sal de fosfato como ingredientes ácidos. O bicarbonato de sódio é um ingrediente alcalino.

O dióxido de carbono é obtido mais facilmente quando a massa contém *Saccharomyces cerevisiae* (levedura de panificação) e fermenta até que seja produzido dióxido de carbono suficiente para duplicar o volume. O açúcar é usado como alimento pela levedura, que o metaboliza e produz o dióxido de carbono desejado. O sal serve como um meio de controle das proporções de desenvolvimento da levedura em produtos fermentados. O controle da temperatura é vital para manter a viabilidade do fermento com o objetivo de produzir o gás desejado em uma proporção razoável de fermentação. Os pães de massa levedada são um exemplo do uso de microrganismos como fontes de dióxido de carbono: O *L. sanfrancisco* produz ácido a partir da maltose; a *S. exiguus* e a *S. inusitatus* se desenvolvem em ambiente ácido, gerando dióxido de carbono para a fermentação.

QUESTÕES DE ESTUDO

1. Identifique e explique os fatores que influenciam a contribuição do ar para a fermentação em diversos tipos de massa.
2. O fermento biológico é capaz de produzir dióxido de carbono em uma massa que não contém açúcar como ingrediente? Explique a sua resposta. Descreva o desenvolvimento da fermentação em uma massa levedada por fermento biológico com a adição de açúcar e em outra sem a adição de açúcar.
3. Quais os três componentes básicos do fermento químico em pó? Explique a função de cada um.
4. Quais os prós e contras do uso de um fermento químico em pó de dupla ação?

BIBLIOGRAFIA

Cooper, E. J., and G. Reed. 1968. Yeast fermentation—Effect of temperature, pH, ethanol, sugars, salt, and osmotic pressure. *Baker's Digest 42*(6): 22.

Dunn, J. A., and J. R. White. 1939. Leavening action of air included in cake batter. *Cereal Chem. 16*: 93.

Golal, A. M., et al. 1978. Lactic acid and volatile (C_2—C_5) organic acids of San Francisco sourdough French bread. *Cereal Chem. 55*: 461.

Hood, M. P., and B. Lowe. 1948. Air, water vapor, and carbon dioxide as leavening gases in cakes made with different types of fat. *Cereal Chem. 25*: 244.

Oszlanyi, A. G. 1980. Instant yeast. *Baker's Digest 54*(4): 16.

Pomper, S. 1969. Biochemistry of yeast fermentation. *Baker's Digest 42*(2): 32.

Ponte, J. G., Jr., et al. 1970. Studies on the behavior of active dry yeast in breadmaking. *Cereal Chem. 37*: 263.

Ray, B. 2001. *Fundamental Food Microbiology*. 2nd ed. CRC Press. Boca Raton, FL.

Reiman, H. M. 1977. Chemical leavening systems. *Baker's Digest 51*(4): 33.

Saunders, R. M., et al. 1972. Sugars of flour and their involvement in the San Francisco sour dough French bread process. *Cereal Chem. 49*: 86.

Sugihara, T. F., et al. 1970. Nature of the San Francisco sour dough French bread process. II: Microbiological aspects. *Baker's Digest 44*(2): 51.

Tenbergen, K., and H. B. Eghardt. 2004. Baking ammonia: The other white leavening. *Food Product Design 14*(6): 110.

White, J. W., Jr., 1978. Honey. *Adv. Food Res. 24*: 304.

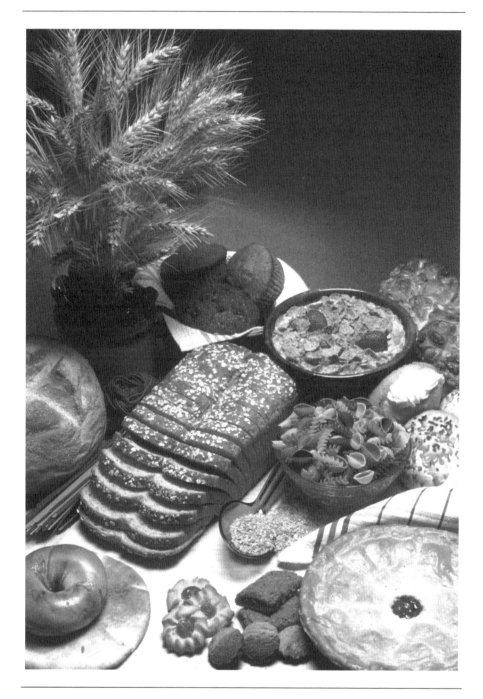

A farinha de trigo é o ingrediente básico em quase todos os tipos de produtos de panificação, incluindo pães de preparo rápido e massas levedadas, biscoitos, bolos e folhados.
Cortesia de Plycon Press.

CAPÍTULO 15

Aspectos básicos das massas

Aspectos básicos das misturas
  de farinha, 377
Farinha de trigo, 378
  Moagem, 379
  Branqueamento e maturação, 379
  Enriquecimento, 380
  Tipos de farinha, 381
  O uso da farinha em produtos
    de panificação, 382
Funções de outros ingredientes, 384
  Ovos, 384
  Açúcar, 386

Sal, 387
Agentes de fermentação, 387
Líquidos, 388
Gorduras e óleos, 388
Técnicas de mistura, 388
Assamento, 390
Tratamento após o assamento, 391
Ajustes de acordo com a altitude, 392
Resumo, 393
Questões de estudo, 394
Bibliografia, 394

Conceitos básicos

1. A farinha de trigo contém glutenina e gliadina, proteínas que podem ser manipuladas na presença da água para formar o glúten, um complexo um tanto elástico e coeso capaz de produzir grande parte da estrutura dos produtos de panificação.
2. Outros ingredientes (p. ex., ovos, açúcar, sal, agentes de fermentação, líquidos, gorduras ou óleos) podem ser acrescentados para contribuir com suas funções específicas em diversos produtos de panificação.
3. As proporções dos ingredientes e as técnicas utilizadas tanto na mistura de massas mais elásticas quanto nas menos consistentes, bem como as condições de assamento da massa, desempenham seus respectivos papéis na definição das características do produto final.
4. A altitude influencia na proporção dos ingredientes necessários para o preparo bem-sucedido dos produtos de panificação, particularmente dos bolos.

ASPECTOS BÁSICOS DAS MISTURAS DE FARINHA

Os pães são produzidos há séculos como um sustentáculo da dieta de muitas civilizações. Os egípcios antigos aparentemente possuíam a capacidade de fazer pão fermentado há mais de 5.000 anos. Hoje, os pães assumem muitas formas diferentes e contêm diversos ingredientes, de acordo com o grão básico específico disponível e com as preferências culturais dos consumidores.

O interesse pelo produto ressurgiu a partir da maior conscientização das pessoas em relação aos méritos nutricionais dos carboidratos complexos e das fibras. O entusiasmo pelos alimentos naturais sem conservantes levou a indústria da panificação a comercializar pães com uma ampla variedade de cereais produzidos a partir de grãos integrais. Consequentemente, os padrões que as pessoas antigamente usavam para selecionar os pães no mercado sofreram algumas mudanças significativas em relação aos pães "balão" de outrora. Esse mesmo movimento se reflete no desenvolvimento da prática de fabricação em casa, particularmente de pães produzidos com misturas de diferentes tipos de farinha.

O pão e outros produtos de panificação, como bolos, biscoitos e folhados, são feitos utilizando a farinha como ingrediente básico, misturada a um líquido e normalmente com diversos outros ingredientes para criar uma massa líquida ou sólida. Quando essa massa é assada, sua estrutura adquire firmeza a ponto de poder ser cortada e, em geral, segurada com a mão.

As massas líquidas ou sólidas possuem propriedades físicas variáveis em função das diferentes proporções de farinha e líquido nelas contidas. As massas suficientemente fluidas a ponto de escorrer (partes aproximadamente iguais de líquido e farinha) são classificadas como **massas menos consistentes**. *Popovers*, as panquecas e os bolos aerados são feitos com massas líquidas (Fig. 15.1). A **massa mais consistente** (feita com uma quantidade de farinha duas vezes maior do que a de líquido),

Massa menos consistente
Mistura de farinha com quantidades aproximadamente iguais de farinha e líquidos (proporção de 1 para 1); os *popovers* e os bolos aerados são alguns exemplos.

Massa mais consistente
Mistura de farinha com duas vezes mais farinha do que líquido (proporção de 2 para 1); os *muffins* e os biscoitos pingados são alguns exemplos.

377

Massa sólida macia
Mistura de farinha com uma quantidade de farinha aproximadamente três vezes maior do que a quantidade de líquido (proporção de 3 para 1); as massas de pão de minuto e pães em geral são alguns exemplos.

Massa sólida consistente
Mistura de farinha com uma quantidade de farinha cerca de oito vezes maior que a quantidade de líquido (proporção de 8 para 1); folhados e pastas são alguns exemplos.

por outro lado, é espessa o bastante para ser pingada em pelotas, com o auxílio de uma colher. Os *dumplings*, alguns biscoitos, os *muffins* e vários outros tipos de pão rápido são produtos feitos com massa macia (Fig. 15.2).

As massas sólidas contêm muito menos líquido em relação à quantidade de farinha, criando uma mistura que pode ser manipulada se as mãos estiverem ligeiramente enfarinhadas. As **massas sólidas macias** (quantidade de farinha cerca de três vezes maior do que a quantidade de líquido) são um tanto elásticas quanto sovadas (Fig. 15.3). Os pães levedados com fermento biológico e os biscoitos que contêm fermento químico em pó são exemplos de produtos de panificação feitos com massa sólida macia. Se for utilizada uma quantidade de farinha de seis a oito vezes maior do que a quantidade de líquido, obtém-se uma **massa sólida consistente**. A massa folhada é um exemplo de massa sólida consistente (Fig. 15.4) com um conteúdo de farinha seis vezes maior do que o de líquido, e as pastas são ainda mais consistentes e secas (oito vezes mais farinha do que líquido).

Todo produto de panificação possui uma rede estrutural, uma combinação de proteína e amido, responsável por dar liga ao produto assado. Muitos estudos sobre as massas líquidas e as massas sólidas têm por objetivo o desenvolvimento e a solidificação dessa rede. O trigo, com as suas proteínas singulares, é a base dos produtos de massa líquida e de massa sólida de alta qualidade. Nenhum outro cereal ou tipo de alimento possui as características específicas que podem ser desenvolvidas quando a farinha de trigo é utilizada na mistura e assamento de massas líquidas e massas sólidas. A natureza da farinha de trigo e suas contribuições para esses tipos de massa, bem como as funções dos demais ingredientes dessas massas, são discutidas neste capítulo.

FARINHA DE TRIGO

Farinha é o nome dado a qualquer grão de cereal de moagem fina, embora muitas pessoas utilizem o termo para designar especificamente o produto resultante da moagem do trigo (Fig. 15.5). A proteína contida no trigo permite produzir pães capazes de suportar a força exercida pela ação de espalhar manteiga ou margarina neles. A proteína é responsável também pelo fato de os bolos e folhados feitos com farinha de trigo poderem ser cortados e servidos sem se desintegrar.

O glúten, principal complexo proteico na farinha de trigo, é responsável pela natureza elástica e coesa das massas líquidas e sólidas feitas com esse tipo de farinha.

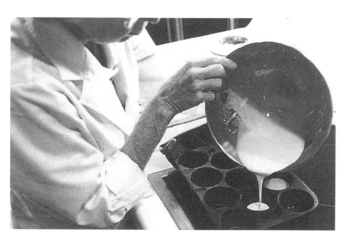

Figura 15.1 *Popovers* são feitos de massa menos consistente (proporção de 1 parte de farinha para 1 parte de líquido).
Cortesia de Plycon Press.

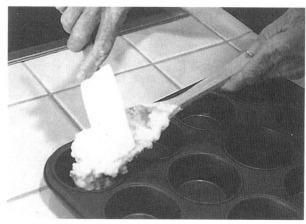

Figura 15.2 Os *muffins* são feitos de massa mais consistente (proporção de 2 partes de farinha para 1 parte de líquido).
Cortesia de Plycon Press.

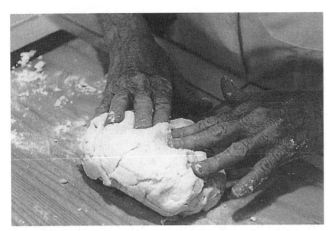

Figura 15.3 Os pães de preparo rápido são feitos de massa sólida macia (proporção de 3 partes de farinha para 1 parte de líquido).
Cortesia de Plycon Press.

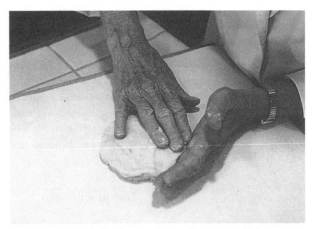

Figura 15.4 Os folhados são feitos de massa sólida consistente (proporção de 6 partes de farinha para 1 parte de líquido).
Cortesia de Plycon Press.

O amido contido nessa mesma farinha tem valor para reforçar a estrutura e absorver o excesso de líquido durante o assamento. Entretanto, o amido de qualquer tipo de farinha pode desempenhar essas funções. A diferença está na proteína do trigo.

Moagem

Para obter a farinha usada no preparo de produtos de panificação, os grãos de trigo passam por um procedimento de moedura e refino chamado **moagem** (Fig. 15.6). A moagem começa com a moedura dos grãos inteiros do trigo após um tratamento preliminar muito breve com vapor (temperagem), o que facilita a separação das camadas externas e do germe do endosperma (Cap. 10). A moedura fragmenta o endosperma e separa o revestimento do farelo, embora o farelo tenda a permanecer intacto. Ao mesmo tempo, o seu conteúdo de gordura permite que o germe seja prensado e transformado em flocos, os quais se separam prontamente do endosperma.

A separação das diversas frações do grão é feita através de correntes de ar. A diferença de peso entre as diversas frações permite que elas sejam lançadas pelas correntes com níveis variáveis de facilidade. As diferentes frações podem ser direcionadas e coletadas em torrentes que variam da farinha de trigo integral àquela muito refinada para uso no preparo de determinados produtos que têm a farinha como ingrediente.

Moagem
Moedura e separação de frações de grãos de cereais para obter farinha.

Branqueamento e maturação

A farinha integral recém-moída tende a gerar produtos com volume reduzido e massas um tanto pegajosas, características que não existem quando utilizada uma farinha maturada. Infelizmente, a maturação ou o envelhecimento é oneroso em decorrência do custo do espaço de armazenamento e também da perspectiva de perda pela ação

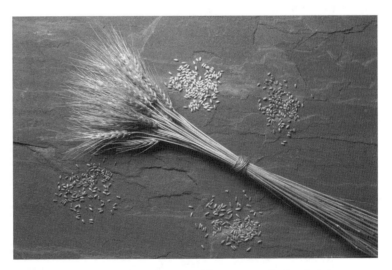

Figura 15.5 Os grãos de trigo são moídos para produzir a farinha responsável por grande parte da estrutura da maioria dos produtos panificados.
Cortesia de Agricultural Research Service.

de insetos ou roedores durante períodos de armazenamento prolongados. Para superar as objeções ao desempenho e reduzir os períodos de armazenamento, o setor de moagem adiciona agentes de branqueamento e maturação à farinha recém-moída. Entre os aditivos aprovados para uso estão o gás dióxido de cloro, os peróxidos de acetona e os óxidos de nitrogênio. As farinhas de trigo mole podem ser maturadas e branqueadas com gás de cloro e cloreto de nitrosila. Esses agentes branqueadores clareiam os pigmentos (xantofila e antoxantinas) da farinha. O melhor desempenho no preparo de produtos de panificação é atribuído a uma alteração na estrutura química da proteína (ver p. 385, Nota científica – Proteínas e lipídios nas farinhas).

Enriquecimento

Como a moagem da farinha separa do endosperma o farelo rico em vitaminas e minerais e o germe, removendo essas frações nas farinhas refinadas, grande parte do valor nutricional da farinha se perde. A vantagem da moagem é que a qualidade da conservação da farinha refinada é melhorada por conta da remoção do germe e sua gordura (com o seu potencial de se tornarem rançosos). Para compensar a remoção de nutrientes importantes, um programa de enriquecimento do governo federal dos Estados Unidos exige a adição de 2,9 mg de tiamina, 1,8 mg de ribofla-

http://food.oregonstate.edu/learn/flourmixgen.html
– Informações gerais sobre farinhas.

http://www.bettycrocker.com/products/gold-medal-flour
– Extensas sugestões e informações sobre panificação.

http://www.kingarthurflour.com/
– Informações sobre farinhas e panificação.

http://www.cookeryonline.com/Bread/index.html
– Informações básicas sobre diversas farinhas.

http://www.joyofbaking.com/RecipeIndex.html
– Ampla gama de ideias de panificação e receitas.

http://www.pillsburybaking.com/
– Extensas sugestões e informações sobre panificação.

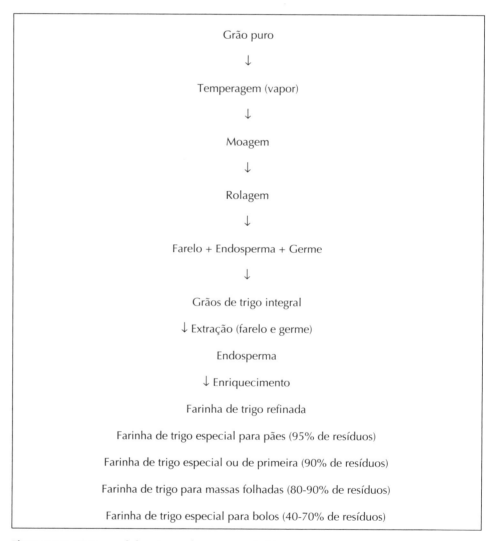

Figura 15.6 Visão geral das etapas da moagem do trigo.
Cortesia de Plycon Press.

vina, 24 mg de niacina, 0,7 mg de ácido fólico e 20 mg de ferro por 453 g de farinha. O cálcio é um aditivo opcional, mas se acrescentado, deve ser adicionado na proporção de 960 mg por 453 g de farinha.

A farinha enriquecida deve conter um rótulo indicando essa condição, mas não existe nenhuma legislação federal nos Estados Unidos que exija o enriquecimento de farinha refinada. Entretanto, a maioria dos estados americanos hoje possui leis determinando que toda farinha refinada e todo produto de panificação feito com farinha refinada devem ser enriquecidos. Embora as farinhas enriquecidas não sejam enriquecidas com todos os nutrientes perdidos na moagem e no processo de refino do trigo, elas são muito saudáveis e nutritivas, e servem como importantes fontes de quatro vitaminas B e ferro.

Esse tipo de farinha gera produtos de panificação mais leves, com texturas mais finas e volume que podem ser igualmente produzidos com farinha de grãos integrais ou misturas de farinha de grãos integrais com outras farinhas de cereais. Entretanto, o valor nutricional dos produtos feitos com grãos integrais é ligeiramente maior, e suas faixas de sabor, cor e textura são mais amplas do que as de produtos feitos a partir de farinha refinada enriquecida. A escolha pode se basear nas preferências pessoais, visto que qualquer dos dois tipos de farinha representa uma abordagem inteligente à boa nutrição.

Tipos de farinha

Farinha de trigo especial para pães. Os padeiros utilizam esse tipo de farinha para fazer pães por causa da forte estrutura proporcionada pelo glúten nela contido. O teor de proteína comparativamente alto dessa farinha de trigo duro é ideal para a obtenção da qualidade da massa coesa e farelenta necessária nos pães. A farinha de trigo especial para pães normalmente não é disponibilizada para uso caseiro.

Farinha de trigo especial ou de primeira. **A farinha de trigo especial ou de primeira** é feita a partir de trigo duro ou de uma combinação de trigo duro e mole. Esses tipos de trigo, em geral cultivados na região central dos Estados Unidos, normalmente resultam em uma farinha com um teor de proteínas de aproximadamente 10,5%. O teor proteico é suficiente para produzir pães dentro dos padrões esperados, porém, não tão forte a ponto de deixar os bolos extremamente consistentes. Consequentemente, a farinha especial ou de primeira pode ser utilizada com razoável sucesso para fazer qualquer tipo de produto de panificação para as famílias, o que explica o seu outro nome: farinha de trigo da família.

A farinha de trigo especial ou de primeira é disponibilizada nas versões branqueada e não branqueada para atender às preferências individualizadas do consumidor. A versão não branqueada é preferida pelas pessoas preocupadas com o acréscimo de aditivos aos alimentos e que preferem aceitar produtos de panificação de qualidade um tanto inferior a consumir aditivos. Trata-se, obviamente, de uma questão de opção individual, visto não existir nenhuma prova de que o uso de aditivos aprovados para branquear a farinha seja prejudicial à saúde.

Farinha de trigo especial para bolos. A maciez desejada e a textura fina dos bolos são promovidas pelo uso da **farinha de trigo especial para bolos.** Esse tipo de farinha, feito de trigo mole, contém apenas cerca de 7,5% de proteína. Além do teor proteico significativamente mais baixo em relação à farinha especial ou de primeira, a estrutura proteica resultante do uso da farinha especial para bolos é mais macia e fina do que o produto similar à base de farinha especial ou de primeira (Fig. 15.7).

Farinha de trigo para massas folhadas. A farinha de trigo para massas folhadas é bastante semelhante à farinha para bolos na medida em que contém cerca de 7,5% de proteína e também é feita de trigo mole. Entretanto, não é moída em partículas tão finas quanto a farinha para bolos. É o tipo de farinha preferido das confeitarias comerciais para a produção de biscoitos e folhados, mas normalmente não é disponibilizada para uso caseiro.

Farinha de trigo especial ou de primeira
Farinha de trigo duro ou combinação de trigo duro e mole com teor proteico de aproximadamente 10,5%, apropriada para a fabricação da maioria dos produtos de panificação.

Farinha de trigo especial para bolos
Farinha de textura fina produzida a partir de trigo mole; contém cerca de 7,5% de proteína.

Farinha de trigo para massas folhadas
Farinha de trigo mole de textura relativamente fina; contém cerca de 7,5% de proteína.

382 Parte II ▪ Preparo de alimentos

Farinha de trigo integral
Farinha que contém o farelo e o germe, bem como o endosperma.

Farinha de trigo com fermento
Farinha que contém as quantidades necessárias de bicarbonato de sódio e sal para o preparo de massas líquidas e sólidas, razão pela qual esses dois ingredientes devem ser eliminados das receitas quando substituídos pela farinha com fermento.

Triticale
Grão produzido a partir do cruzamento de centeio com trigo; a sua farinha contém uma mistura de proteína com algum potencial para produzir bons produtos de panificação.

Farinha de trigo integral. Como o nome indica, o grão de trigo inteiro é usado para produzir a **farinha de trigo integral**. A presença do farelo confere uma textura ligeiramente crocante e uma coloração marrom clara. Infelizmente, a presença do germe limita o prazo de validade desse tipo de farinha por causa da gordura presente nessa parte do grão. Os produtos feitos com farinha de trigo integral são um pouco mais compactos, contêm menos volume e são mais consistentes do que aqueles feitos com farinha refinada especial ou de primeira.

Farinha de trigo com fermento. A **farinha de trigo com fermento** é, de certa forma, uma mistura parcial para a produção de produtos de panificação e confeitaria que contém não apenas farinha, mas também um sal ácido (normalmente fosfato monocálcico), bicarbonato de sódio e sal (cloreto de sódio). As quantidades desses componentes equivalem a ½ colher de sopa de bicarbonato de sódio e ½ colher de sopa de sal por xícara de farinha com fermento.

As receitas que estipulam o uso de farinha com fermento já foram ajustadas para compensar esses acréscimos, mas o sal e o bicarbonato de sódio precisam ser excluídos mediante o uso da farinha com fermento em receitas que incluem farinha especial ou de primeira. Da mesma forma, a farinha com fermento não é muito apropriada para uso em produtos levedados. O trigo utilizado para produzir a farinha com fermento é uma mistura de trigo duro e mole para gerar um teor proteico total de aproximadamente 9,3%, um pouco mais baixo do que o nível normal contido na farinha especial ou de primeira. A farinha com fermento é particularmente popular no sul dos Estados Unidos, onde detém a preferência para a produção de pães de rápido preparo.

Farinha de glúten. O nível de proteína contido na farinha de glúten é de aproximadamente 41% com a adição de glúten de trigo vital, uma forma seca, o que confere uma textura tipicamente consistente aos pães (normalmente comercializados como pães com glúten) feitos com esse tipo de farinha. Do ponto de vista nutricional, no que diz respeito à dieta americana, por exemplo, não há necessidade de usar farinha de glúten, uma vez que essa dieta já contém, em média, muito mais proteína do que o necessário. Entretanto, a farinha de glúten contribui para a variedade dos tipos de pães usados na alimentação e, naturalmente, é uma opção adequada para aqueles que gostam.

Outras farinhas. A farinha de centeio é utilizada juntamente com a farinha de trigo na produção do pão de centeio. Embora a farinha de centeio tenha alguma capacidade de contribuir para a estrutura, a proteína contida no centeio é menos coesa e elástica do que a proteína do glúten de trigo.

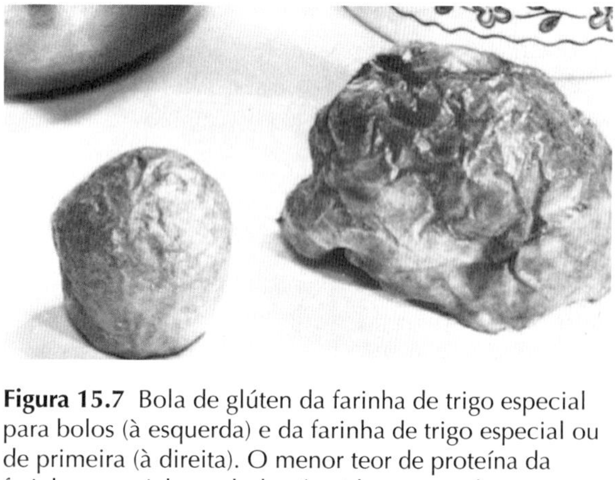

O **triticale**, um grão comparativamente novo desenvolvido através do cruzamento do trigo com o centeio, possui algumas características de ambos os grãos de origem, mas não pode ser usado no lugar do trigo para alcançar um elevado nível de qualidade em produtos de panificação. Entretanto, contínuos esforços de pesquisa sobre o uso da farinha de triticale na panificação podem acabar tornando esses produtos aceitáveis sem a adição de farinhas de trigo. O nível um tanto mais elevado de lisina no triticale, em comparação com as proteínas do trigo, torna o triticale interessante do ponto de vista nutricional porque a lisina é um aminoácido limitador contido no trigo. A substituição parcial da farinha de trigo por farinha de triticale em pães e outros produtos de panificação pode obter bons resultados.

Figura 15.7 Bola de glúten da farinha de trigo especial para bolos (à esquerda) e da farinha de trigo especial ou de primeira (à direita). O menor teor de proteína da farinha especial para bolos é evidente quando comparado ao produto da farinha especial ou de primeira. As bolas são formadas essencialmente por proteína, após a remoção do amido por lavagem em água fria corrente até que sejam eliminados quaisquer resíduos de amido antes que a massa seja assada. Cortesia de Plycon Press.

O uso da farinha em produtos de panificação

Glúten. Quando a água e a farinha de trigo são misturados juntos, começa a se desenvolver na massa sólida ou líquida uma qualidade coesa, gerando maior resistência ao procedimento de mistura e à elasticidade. Essas características são o resultado de uma associação entre as proteínas insolúveis da farinha para formar um complexo conhecido coletivamente como **glúten** (Fig. 15.8). O glúten pode ser esticado em forma de cadeias relativamente finas para formar paredes celulares nas massas líquidas e sólidas durante a fase inicial de assamento e depois adquirir consistência na forma estendida à medida que o calor desnatura a proteína. Enfim, isso descreve a importância do glúten de trigo como meio para dar estrutura aos produtos de panificação.

O desenvolvimento da rede ideal de glúten é fundamental para fazer produtos de massa líquida e sólida de excelente qualidade. O desenvolvimento insuficiente do glúten é evidenciado no produto de panificação farelento, difícil de servir. O desenvolvimento excessivo do glúten, por outro lado, resulta em um produto duro e consistente com um volume ligeiramente reduzido. A intensidade da mistura realmente necessária para desenvolver o nível ideal de glúten depende da presença de outros ingredientes.

Quando a proporção entre farinha e líquido é alta (de 1 para 1), por exemplo no caso de massas como a de *popovers*, o glúten se desenvolve com dificuldade. Entretanto, nos *muffins*, nos quais a proporção entre farinha e líquido é de cerca de 2 para 1, a massa fica tão pegajosa que as cadeias de glúten tendem a aderir umas às outras durante a mistura, desenvolvendo-se prontamente. Uma situação semelhante ocorre na proporção um tanto mais viscosa de 3 para 1 entre farinha e líquido nos pães rápidos, embora a maior viscosidade possibilite bater mais a massa dos pães de preparo rápido em comparação à dos *muffins* para obter um produto mais consistente.

A presença da gordura adicional interfere no desenvolvimento do glúten, exigindo que se intensifique o procedimento de mistura à medida que a quantidade de gordura estipulada na receita aumenta. A capa formada pela gordura, associada à dificuldade que a água tem para penetrar nessa capa de gordura e interagir com o glúten, é a aparente explicação para a maior necessidade de mistura. O açúcar também retarda o desenvolvimento do glúten, aparentemente por disputar parte da umidade de que o glúten necessita.

A quantidade de líquido absorvida pelo glúten nas massas líquidas e sólidas varia de acordo com a farinha específica e suas propriedades de formação de glúten. As farinhas feitas com trigo mole absorvem menos água do que aquelas produzidas com trigo duro. Essa diferença na capacidade de absorção é muito evidente no preparo de massas folhadas, em cujo caso a proporção entre água e farinha é de particular importância para a maciez do produto final. Normalmente, as farinhas compradas no Sul dos Estados Unidos absorvem menos água do que aquelas compradas no Centro-Oeste.

Amido. Durante a mistura, o amido contido na farinha desempenha um papel relativamente modesto. Somente quando o amido começa a passar por um processo de gelatinização em resposta ao calor do forno é que grande parte da água é absorvida, formando grânulos. Quando a massa está sendo assada, o amido absorve agressivamente a água na tentativa de gelatinizar os grânulos. Em massas muito fluidas, um inchaço considerável e a gelatinização ocorrem por conta da presença de líquido suficiente para que essa alteração física evolua progressivamente.

O amido gelatinizado contribui significativamente para a resistência das paredes celulares nas quais os grânulos estão contidos. Na realidade, bolos de qualidade aceitável podem ser produzidos através da utilização do amido puro como ingrediente estrutural básico de dietas especiais, que exigem bons produtos de panificação sem glúten. Essa opção contrasta com os bolos de alta qualidade que são

http://www.bobsredmill.com/flours-meals/
– Informações sobre farinhas produzidas a partir de diversos grãos.

Glúten
Complexo proteico que se forma nas massas líquidas e sólidas quando a farinha de trigo é misturada à água ou a outros ingredientes aquosos.

http://www.nlm.nih.gov/medlineplus/celiacdisease.html
– Informações sobre doença celíaca e dieta.

http://www.abcr.com/doc/Gluten%20Allergen%20Analysis.pdf
– Resumo sobre a condição de rotulagem de produtos alimentícios isentos de glúten nos EUA.

http://www.fda.gov/Food/LabelingNutrition/FoodAllergensLabeling/GuidanceComplianceRegulatoryInformation/ucm111487.htm
– Site da FDA com a situação sobre as normas de rotulagem de produtos alimentícios isentos de glúten nos EUA.

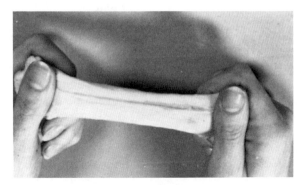

Figura 15.8 O glúten, um complexo proteico elástico formado quando a farinha de trigo e o líquido são manipulados juntos, é capaz de esticar durante o assamento até que a temperatura alcance um nível tão elevado a ponto de desnaturar a proteína. O glúten desnaturado é responsável por grande parte da estrutura dos produtos panificados.
Cortesia de Plycon Press.

NOTA CIENTÍFICA
Doença celíaca e produtos sem glúten

Uma das áreas emergentes de produtos alimentícios é a de alimentos sem glúten, que visa atender às necessidades de dieta especial de pessoas com doença celíaca, uma doença autoimune em que o glúten na alimentação prejudica as vilosidades do intestino delgado e interfere na absorção de nutrientes. Uma dieta sem glúten ajuda a prevenir maiores danos à parede do intestino. Isso pode parecer simples, mas para ser alcançado requer mudanças significativas na alimentação, uma vez que o glúten, complexo proteico contido no trigo, é vital para a fabricação de produtos de panificação com determinadas texturas.

A maioria dos pães, bolachas, biscoitos, bolos e massas folhadas precisa ser eliminada devido ao seu teor de glúten e substituída por farinhas de arroz, batata, quinoa e algumas outras fontes. Outras possíveis alternativas consistem na inclusão de milho, soja, tapioca, semente, sorgo, milheto, trigo sarraceno, painço, amêndoas e araruta. O problema é que os produtos com esses componentes tendem a apresentar propriedades texturais bastante diferentes em comparação com seus similares que contêm farinha de trigo.

Para optar por uma dieta adequada sem glúten, é importante estar atento para o fato de que o glúten é utilizado em muitas misturas e produtos alimentícios em que não se espera encontrá-lo. A única maneira de saber é pela leitura dos ingredientes relacionados nos rótulos, observando quaisquer das seguintes fontes: trigo duro, semolina, farinha de *Graham*, espelta, triticale, cevada, centeio, malte e vinagre maltado (com cevada), empanados, sopas prontas, imitação de frutos do mar e toucinho (*bacon*), frios, embutidos, cerveja e até hóstias de Comunhão e suplementos e vitaminas à base de vegetais.

A implementação de normas de obrigatoriedade quanto a rotulagem dos produtos visando à proteção contra alérgenos alimentares serve de auxílio para identificar opções de alimentos seguros. Entretanto, a definição de "alimento isento de glúten" para fins de rotulagem ainda não foi legalmente definida em muitos países. Todavia, hoje nesses países alguns produtos são claramente identificados como isentos de glúten, o que, de certa forma, ajuda os consumidores que deles necessitam. O setor alimentício vem trabalhando no sentido de atender à demanda por alimentos seguros para esse segmento significativo do mercado, e a expectativa é de que muitos produtos inovadores venham aparecer nos supermercados nos próximos anos.

---

preparados quando a farinha, com o seu conteúdo de proteínas e amido, é o principal agente estrutural.

FUNÇÕES DE OUTROS INGREDIENTES

Ovos

Os ovos, em função da quantidade usada e do tratamento recebido antes de sua adição à massa, podem cumprir várias funções importantes além de contribuir para o valor nutricional do produto. Durante a mistura de uma massa líquida ou sólida, agem como um líquido para ajudar a umedecer os ingredientes secos e auxiliar no desenvolvimento do glúten. A coagulação das proteínas do ovo durante o assamento contribui para a estabilidade da estrutura dos produtos de panificação, uma vantagem adicional que depende da quantidade usada. Em *popovers* e *angel food cakes*, por exemplo, a quantidade de proteína proveniente dos ovos é um importante auxílio para a estrutura produzida pela farinha. Além disso, os ovos contribuem com o sabor e, quando as gemas são utilizadas, a cor também é realçada.

Adicionar ovos batidos a produtos de panificação auxilia o processo de fermentação graças ao ar incorporado e retido no interior da espuma. As claras em neve são de particular importância para auxiliar o processo de fermentação. Entretanto, as gemas em neve usadas nos pães de ló são um bom exemplo do fato de que as gemas também podem ser importantes na incorporação de ar à massa.

A capacidade emulsificante das gemas dos ovos é um fator importante para produzir massas de bolo macias. Outro exemplo do uso das gemas como agentes

NOTA CIENTÍFICA
Proteínas e lipídios nas farinhas

Proteínas solúveis – albuminas e globulinas

As diversas proteínas encontradas na farinha geralmente são classificadas de acordo com a sua solubilidade. Dois tipos de proteínas – as albuminas e as globulinas – são classificados como solúveis. A quantidade comparativamente pequena dessas duas proteínas globulares (apenas cerca de 15%) e sua importância aparentemente mínima em relação à estrutura do produto levaram a presença das globulinas e albuminas na farinha merecer pouca atenção das pesquisas.

Glúten

Gliadina. O restante dos 85% da proteína contida na farinha é considerado insolúvel, embora cerca da metade seja solúvel em álcool. Essa proteína, solúvel em álcool 70%, é denominada **gliadina**. Quando isolada das outras proteínas, a gliadina (peso molecular de 50.000) é um líquido viscoso. As moléculas de gliadina, representadas por cadeias de polipeptídeos de forma aparentemente esférica e compacta, contribuem para a natureza fluida e viscosa do complexo do glúten, em parte por conta de seu alto teor de ácido glutâmico e consequente capacidade para formar ligações secundárias entre as moléculas. As pessoas que sofrem de doença celíaca são sensíveis à gliadina.

> **Gliadina**
> Fração viscosa do glúten.

Glutenina. A **glutenina** (peso molecular de 2 a 3 milhões) é considerada a fração proteica responsável pela qualidade elástica do complexo do glúten. Na realidade, a glutenina não é uma única proteína, mas consiste em duas, e provavelmente mais, frações de natureza um tanto fibrosa. A prolina, existente em abundância, limita as configurações físicas e espaciais que as moléculas podem assumir. A cistina, outro aminoácido encontrado na glutenina, contribui com ligações dissulfeto. Na verdade, os grupos sulfidrila e as ligações dissulfeto, ambos sujeitos a alterações decorrentes de oxidação e redução, contribuem para a elasticidade do complexo do glúten, uma característica de considerável importância para a obtenção do volume desejado.

> **Glutenina**
> Componente elástico e em grande quantidade do glúten.

O complexo. Para a gliadina e a glutenina formarem um complexo elástico e coeso, é preciso haver manipulação para unir essas duas frações, formando uma associação íntima e complexa. É provável que as moléculas de glutenina se associem para formar uma rede solta dessas moléculas alongadas, retendo de forma um tanto aleatória nessa rede as moléculas mais compactas da gliadina. A natureza fluida da gliadina provavelmente permite que algumas fibras da glutenina desprendam-se umas das outras durante a mistura.

Lipídios

Surpreendentemente, a sofisticada combinação de gliadina e glutenina para produzir o glúten não é suficiente por si só para produzir as familiares qualidades elásticas e tenazes observadas nas massas líquidas e sólidas. Os lipídios naturalmente presentes na farinha também são importantes, embora em quantidade (menos de 2%) aparentemente insignificante. As gorduras estão presentes basicamente como fosfolipídios e glicolipídios. Os glicolipídios consistem essencialmente na combinação de galactose com gordura, produzindo moléculas que podem usar as ligações de hidrogênio e as forças de van der Waals de forma eficaz para estabelecer ligações com as proteínas contidas na farinha. Supõe-se que os glicolipídios encontrados na farinha agem quase como um recheio entre as camadas do complexo do glúten.

Embora a importância dos lipídios e das duas frações principais de glúten (a gliadina e a glutenina) tenha sido objeto de extensos estudos, ainda há muito que aprender sobre a complexa formação da estrutura nos produtos de panificação. As pesquisas são constantes nesse campo das proteínas e lipídios e suas interações.

PERFIL CULTURAL
Papel de arroz

A farinha de trigo é a preferida para o preparo da maioria dos produtos de panificação, mas o arroz produz a estrutura dos delicados invólucros usados para fazer os rolinhos primavera vietnamitas. A farinha de arroz não tem as qualidades estruturais oferecidas pelo complexo do glúten contido na farinha de trigo, mas a proteína e o amido nela contidos oferecem estrutura suficiente para permitir aos cozinheiros moldar invólucros de papel de arroz. Esses invólucros parecem panquecas muito finas semitransparentes depois de secas em longos *racks* de bambu sob o forte sol vietnamita (Fig. 15.9). Surpreendentemente, esses papéis de arroz são fortes o bastante para ser usados como invólucros dos rolinhos primavera, que contêm uma grande variedade de recheios tentadores.

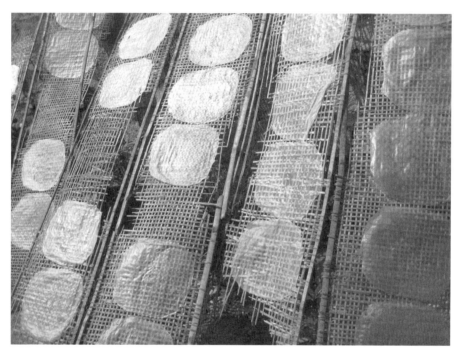

Figura 15.9 Papel de arroz secando nos suportes ao sol no Vietnã antes de serem usados para fazer rolinhos primavera.
Cortesia de Plycon Press.

emulsificantes está no preparo das bombas de creme, as quais contêm uma proporção muito grande de gordura que se separaria da farinha e do líquido se não fosse pela capacidade de liga das gemas, com o seu conteúdo de lecitina – um notável agente emulsificante.

Açúcar

A função óbvia do açúcar nos produtos de panificação é proporcionar um sabor adocicado. Se for utilizado açúcar mascavo claro ou escuro no lugar do açúcar refinado, outros sabores são acrescentados. O mel é outra fonte adoçante e de variações de sabor complementar. Os substitutos do açúcar oferecem uma forma alternativa de adoçar os produtos de panificação. Entretanto, essas variações em forma de adoçantes, quando substituem o açúcar refinado nas massas líquidas e sólidas, revelam imediatamente que o papel do açúcar não se limita apenas a adoçar os produtos panificados.

Uma das importantes contribuições do açúcar é ajudar a dourar a casca desses produtos. Embora a sacarose (açúcar refinado) propriamente dita não participe da reação de Maillard, a glicose e a frutose liberadas por hidrólise a partir da sacarose original podem reagir com a proteína para dourar a superfície da massa. Na realidade, quando o mel ou a frutose substituem o açúcar refinado nas massas líquidas e sólidas, a reação de Maillard é muito mais intensa devido à abundância do açúcar redutor proveniente dessas duas fontes.

A maciez e o volume dos produtos panificados são características importantes influenciadas pela quantidade de açúcar em relação a outros ingredientes contidos nas massas líquidas e sólidas. A natureza altamente higroscópica (de atrair água) do açúcar gera uma competição acirrada com a farinha na disputa pelo líquido, o que significa que o açúcar reduz a quantidade de líquido efetivamente disponível para o desenvolvimento do complexo do glúten. Essa alteração significa que é preciso misturar mais a massa para desenvolver satisfatoriamente o glúten em produtos que contêm açúcar.

O açúcar tem também um efeito amaciante, devido a duas ações. Como acabamos de ver, o desenvolvimento do glúten é retardado pelo açúcar, e esse retardo ajuda a evitar que o glúten se desenvolva demais a ponto de se tornar duro e consistente. A segunda ação destinada a ajudar a amaciar os produtos mediante a adição do açúcar ocorre enquanto a massa está sendo assada. O aumento da quantidade de açúcar em uma receita resulta na elevação da temperatura de coagulação da proteína presente.

O aumento da temperatura de desnaturação do glúten quando a quantidade de açúcar aumenta também explica a maneira como o açúcar influencia o volume. Até certo ponto crítico, aumentando o açúcar, o volume aumenta por causa do período prolongado de alongamento das paredes celulares. Entretanto, se as paredes das células forem demasiadamente esticadas antes da desnaturação do glúten, as células explodem quando as cadeias de glúten se rompem sob a pressão gerada pelos gases quentes. Essa situação equivale a encher um balão até que o material simplesmente não tenha elasticidade suficiente para suportar a pressão do ar retido e estoure. Quando as células nos produtos panificados alcançam o ponto de explosão, o produto murcha e fica extremamente compacto, independente de assar por mais tempo.

Os substitutos do açúcar não produzem efeito comparável ao seu no que tange à maciez e ao volume dos produtos de panificação porque pouco influenciam o desenvolvimento e a temperatura de coagulação do glúten. Mesmo o uso de outros tipos de açúcar que não a sacarose produz resultados diferentes em termos de maciez e volume.

Sal

O sal é usado para melhorar o sabor dos produtos panificados. A sua outra função é regular o crescimento do fermento na massa, contrabalanceando o efeito estimulante do açúcar e ajudando a compactar o glúten, em cujo caso ambos ajudam a evitar uma textura áspera.

Agentes de fermentação

Como visto no Capítulo 14, os agentes de fermentação são necessários para aumentar o volume e promover o desenvolvimento da textura desejada em produtos panificados. Eles precisam ser adicionados em quantidades adequadas para alcançar o volume desejado sem deixar qualquer sabor indesejável ou gosto residual, normalmente de 1 a 2 colheres de chá de fermento em pó por xícara de farinha para a maioria dos produtos panificados.

Líquidos

O leite é o líquido mais comum usado em massas líquidas e sólidas, embora água, leite coalhado, creme de leite ácido ou sucos de frutas eventualmente sejam utilizados. O líquido auxilia no desenvolvimento do glúten. Sem o líquido para ajudar a hidratar a mistura, o glúten não se desenvolve. Ele é necessário também para gelatinizar o amido durante o período de assamento da massa: o amido gelatinizado confere rigidez e força às paredes das células. Os sucos de frutas e outros líquidos com sabores distintos acrescentam sabor ao produto panificado, mas podem afetar a desnaturação da proteína e a gelatinização do amido.

Os líquidos promovem a ação de fermentação quando convertidos em vapor durante o assamento. Eles servem também como solvente para ativar a reação do fermento em pó e produzir dióxido de carbono. A menos que o fermento em pó seja dissolvido, a reação entre o bicarbonato de sódio e o sal ácido não ocorrerá. Da mesma forma, o bircarbonato de sódio deve ser dissolvido quando usado em conjunto com um ingrediente ácido. Por exemplo, o líquido do leite coalhado dissolve o bicarbonato de sódio, e o ácido contido do leite, então, reage com o bicarbonato de sódio para gerar dióxido de carbono para a fermentação.

Gorduras e óleos

Uma função importante das gorduras e dos óleos é conferir maciez aos produtos de panificação, impedindo o desenvolvimento do glúten. A camada de gordura que se desenvolve nas cadeias de glúten tende a bloquear a água proveniente das proteínas da farinha que necessitam do líquido para desenvolver o glúten. Além disso, essa camada de gordura produz um efeito lubrificante.

A textura dos diversos produtos panificados reflete o tipo de gordura utilizada, particularmente em receitas em que o teor de gordura é comparativamente alto. Por exemplo, a massa folhada feita com óleo tende a ter uma textura granular, não a textura quebradiça (ou flocada), em camadas, de uma massa folhada feita com uma gordura firme, como a gordura hidrogenada. Além disso, as gorduras promovem uma textura macia e farelenta em pães e bolos.

As gorduras contribuem para o sabor dos produtos panificados, especialmente quando são utilizados flavorizantes (manteiga ou margarina). Mesmo quando a gordura propriamente dita tem pouco sabor aparente, existe uma riqueza de sabor promovida pela presença da gordura. A margarina amarela, a manteiga e outras gorduras coloridas podem contribuir para a coloração creme de pães, bolos e outros produtos. Essa cor geralmente é percebida como indicativa de um produto particularmente rico e saboroso.

As contribuições específicas oferecidas por uma gordura dependem, em parte, do tipo utilizado (Cap. 8). A escolha da gordura adequada para preparar uma massa líquida ou sólida específica pode resultar em um produto com características ideais. Como as propriedades físicas e a composição variam de um tipo de gordura para outro, é necessário modificar as receitas quando são feitas substituições de gorduras.

TÉCNICAS DE MISTURA

A técnica individual de preparo tanto para massas menos consistentes como para as mais elásticas podem ter um efeito muito significativo no volume final, na textura e na maciez dos produtos panificados. Determinadas palavras-chave são usadas nas instruções das receitas para indicar as operações a serem executadas durante o preparo. Cada um dos seguintes termos tem um significado específico em relação ao preparo tanto de massas menos consistentes como das mais elásticas. Esses termos precisam ser entendidos e depois praticados até que se obtenham produtos de qualidade regularmente.

Método cremoso é a criação de espuma densa com a incorporação de ar à gordura por meio de agitação mecânica em que a gordura sólida e o açúcar são batidos juntos até produzir uma mistura um tanto leve e aerada. Esse procedimento pode ser executado com o auxílio de uma batedeira elétrica ou misturando-se a massa de forma relativamente vigorosa com uma colher de pau ou uma pá.

Batimento consiste na agitação rápida de uma mistura de alimentos com o auxílio de uma batedeira elétrica ou uma colher de pau. Essa ação, mais vigorosa do que o método cremoso descrito acima, é aplicada a uma ampla variedade de ingredientes e normalmente tem por finalidade incorporar ar à mistura e desenvolver o glúten.

Misturar significa mexer delicadamente os ingredientes para incorporá-los de maneira uniforme. Essa técnica é utilizada quando não há necessidade de reter ar na mistura e quando é preciso evitar o desenvolvimento excessivo do glúten.

Dobrar consiste em realizar um movimento delicado através do qual os ingredientes do fundo da tigela são trazidos para cima e espalhados pela parte superior de uma espuma ou massa líquida com o mínimo de agitação. Esse processo é repetido, revolvendo-se o conteúdo pelo meio a cada cinco passadas, de modo a facilitar a incorporação uniforme até que a mistura esteja totalmente homogênea. Uma espátula de borracha é um utensílio particularmente adequado para esse procedimento porque raspa os ingredientes do fundo com eficiência. Outros utensílios adequados para incorporar misturas são uma espátula estreita de metal ou um batedor de arame.

Corte é a técnica utilizada para cortar gorduras sólidas em pequenas partículas no preparo de massas folhadas e *biscuit*. Um misturador de massa ou *pastry blender* (ver Fig. 4.8) tem por finalidade específica cumprir eficientemente essa tarefa, mas duas facas de mesa podem ser usadas executando um movimento cruzado para alcançar o resultado desejado. É importante dar uma leve sacudida no misturador para evitar que a gordura se aglutine formando uma massa sólida durante incorporação.

Amassar significa misturar os ingredientes com as mãos ou com um batedor-gancho acoplado a uma batedeira. Nos pães fermentados, um volume considerável de glúten precisa ser desenvolvido, de modo que a técnica de amassar envolve o procedimento de dobrar a massa e depois esticá-la com a parte posterior das mãos

Método cremoso
Consiste em misturar vigorosamente a gordura e o açúcar juntos para criar uma espuma densa com a incorporação de ar à gordura.

Batimento
Agitação muito vigorosa com colher de pau ou batedeira em velocidade alta com a finalidade de reter ar na mistura e/ou desenvolver o glúten.

Misturar
Mexer delicadamente os ingredientes quando não há necessidade de reter ar na mistura e desenvolver o glúten.

Dobrar
Manipular muito delicadamente uma mistura com um batedor de arame, uma espátula estreita de metal ou uma espátula de borracha, de modo a trazer os ingredientes do fundo da tigela para cima e espalhá-los sobre a superfície, ajudando a misturá-los de maneira homogênea.

Corte
Processo utilizado para cortar gordura sólida em pequenos pedaços com o auxílio de um misturador de massa ou duas facas de mesa.

Amassar
Dobrar a massa de modo a formar uma bola e pressioná-la com as pontas dos dedos ou com a parte posterior de ambas as mãos, dependendo da quantidade de glúten que se precise desenvolver e da proporção dos ingredientes.

INGREDIENTE EM DESTAQUE
Sprays culinários

Os *sprays* culinários existem há mais de meio século, e encontraram um nicho em muitas cozinhas por sua conveniência, versatilidade e longo prazo de validade. Como se pode aspergi-los diretamente nas fôrmas e assadeiras, os padeiros e confeiteiros podem evitar a desagradável tarefa de untá-las para evitar aderência. Esse tratamento facilita o uso dos equipamentos de panificação que não possuem revestimento antiaderente, evitando, assim, quaisquer possíveis efeitos do consumo de alimentos assados em superfícies revestidas.

Embora qualquer *spray* culinário possa ser utilizado para revestir fôrmas e assadeiras, os *sprays* especiais para panificação que contêm um pequeno teor de farinha foram formulados especificamente para esse fim. Se as pessoas que sofrem de doença celíaca consumirem esses produtos, deve ser utilizado um *spray* culinário comum em vez do *spray* para panificação. O *spray* culinário com sabor de manteiga, por outro lado, contém uma pequena quantidade de lactose, razão pela qual o produto deve ser evitado por pessoas com grave intolerância à lactose.

As pessoas que assam e preparam outros alimentos em casa devem manter um frasco de, pelo menos, *spray* culinário geral sempre à mão em um armário para uso rápido quando necessário para o preparo de algumas receitas. O frasco tem validade de dois anos, o que significa que poderá ser usado com segurança por muito tempo, um fato importante em vista da pequena quantidade utilizada a cada aplicação. Para melhores resultados, o frasco deve ser agitado vigorosamente de modo a dispersar os componentes de maneira uniforme antes da aspersão.

simultaneamente. Girando a massa um quarto de volta, o processo é repetido em um padrão rítmico até que o glúten se desenvolva a ponto de formar bolhas sob a superfície da massa, mas deixando a massa propriamente dita com uma superfície macia.

Como o glúten se desenvolve prontamente no preparo de massas de pães rápidos, a massa dobrada é pressionada delicadamente com as pontas dos dedos das duas mãos e depois girada um quarto, repetindo-se o processo. No preparo de massa de *biscuit*, esse movimento é executado apenas por um breve período para evitar o endurecimento da massa. A sova não apenas mistura os ingredientes, mas também desenvolve a rede de glúten necessária e contribui para a desejada textura quebradiça dos pães rápidos. Por outro lado, o preparo de pães fermentados exige que a massa seja sovada com tanta intensidade para que as camadas de massa dobrada tenham a possibilidade de se fundir em uma rede contínua de glúten, desaparecendo e eliminando a consistência quebradiça.

ASSAMENTO

A preparação das fôrmas varia de acordo com o produto e o recipiente selecionado. Os pães assados em fôrmas com lados fechados podem ser retirados facilmente se as laterais e o fundo da fôrma forem aspergidos com *spray* culinário antiaderente ou levemente untados (a não ser que a fôrma tenha revestimento antiaderente). Se o fundo da fôrma de bolo for forrado com uma camada de papel de cera, aspergido com *spray* culinário antiaderente, ou untado, os bolos em camadas são retirados com facilidade. As laterais não são untadas, o que ajuda o bolo a encontrar aderência e crescer para cima enquanto é assado.

Os bolos com textura esponjosa (*angel food*, pão de ló e bolo *chiffon*) podem ser retirados com facilidade quando assados em fôrmas com furo removível. As fôrmas com furo no centro e revestimento antiaderente não são recomendáveis para o preparo de bolos de claras porque a massa provavelmente cairá da fôrma quando ela for invertida para manter o bolo no volume máximo enquanto esfria. Normalmente, os biscoitos são assados em assadeiras antiaderentes próprias para biscoitos ou em fôrmas para rocambole ou ainda em assadeiras não untadas. Usa-se uma espátula para remover os biscoitos da assadeira ao tirá-los do forno porque eles tendem a se quebrar se esfriarem antes de descolados. As assadeiras para biscoitos não untadas evitam o problema de queimar ou polimerizar a gordura em todas as áreas vazias da assadeira que ficam expostas entre os biscoitos.

A posição da grade do forno deve ser verificada e modificada, se necessário, antes de ligá-lo. Para assamento em forno pré-aquecido, as fôrmas devem ser colocadas no centro da grade, com espaço suficiente entre as fôrmas e as bordas do forno, a fim de permitir uma boa circulação de ar e que a massa doure de maneira relativamente uniforme. As fôrmas não devem ser colocadas diretamente embaixo umas das outras – a fôrma de cima não assará adequadamente no fundo, enquanto a fôrma de baixo assará demais no fundo e ficará muito pálida na parte de cima.

O pré-aquecimento permite que o assamento comece imediatamente na temperatura desejada, mas essa prática desperdiça energia. Os pães fermentados devem ser assados em forno pré-aquecido depois que o volume dobra, ou então devem começar a assar com o forno frio antes que o volume dobre. Se o forno frio for usado para começar a assar pães cujo volume já dobrou, ocorrerá um salto de forno muito grande, resultando em uma textura áspera.

Para iniciar o assamento de bolos, pães rápidos ou outros produtos de panificação em forno frio, a grade do forno deve ser posicionada pouco acima do centro. Essa maior distância da fonte de calor mais abaixo evitará que a massa escureça demais (ou possivelmente queime) enquanto o forno estiver aquecendo para alcançar a temperatura adequada. Para começar a assar a massa com o forno ainda frio, é necessário mais tempo do que o indicado na receita para que o ponto máximo seja alcançado, em decorrência da baixa temperatura na fase inicial do processo. Os bolos de massa esponjosa têm o potencial de perder o gás contido na espuma, e os ingredientes mais pesados tendem a descer e se depositar no fundo, formando uma camada, se houver demora para começar a assar a massa; o início do assamento com o forno frio contribui para esse problema.

A estrutura dos produtos de panificação se apresenta mais delicada imediatamente antes da desnaturação do glúten, quando os gases em expansão ainda estão esticando as células. Até que a desnaturação ocorra, o glúten é extensível e requer que os gases contidos no produto mantenham a pressão. Entretanto, a desnaturação detém o esticamento e confere firmeza à estrutura. Nesse ponto, os produtos panificados podem ser retirados do forno, uma vez que as paredes das células já se encontram suficientemente fortes para manter a estrutura e não precisar mais ser sustentadas pelos gases quentes.

É preciso testar o ponto de assamento dos produtos panificados para verificar se a estrutura se consolidou de maneira uniforme. Entretanto, o teste não deve ser feito enquanto o produto não estiver assado, a fim de evitar que o ar frio entre no forno na fase mais crítica do processo. Os testes feitos no centro da massa fornecem informações sobre o estado exato do produto no ponto mais frio. Os bolos aerados e os pães rápidos são testados inserindo-se um palito de dentes no centro da massa e verificando se o palito sai úmido ao ser retirado. Os bolos de massa esponjosa estão assados quando, após tocar levemente sua superfície, a massa retorna à sua posição original. Os pães fermentados, as massas folhadas, os biscoitos e muitos pães de preparo rápido são verificados com base no tempo decorrido e no ponto correto de douramento.

TRATAMENTO APÓS O ASSAMENTO

A resistência da massa imediatamente após o assamento determina a maneira como um produto em específico esfria-se. Os biscoitos pingados, por exemplo, normalmente são bastante resistentes para serem levantados delicadamente da assadeira com uma espátula quando saem do forno, mas tendem a se quebrar se forem deixados resfriar antes de desprendidos da assadeira. Os bolos, à exceção dos bolos de massa esponjosa, são colocados em pé em um suporte para permitir a circulação de ar por baixo da fôrma e acelerar o esfriamento. As camadas podem ser desprendidas das bordas da fôrma, cobertas com um prato invertido e depois viradas abruptamente para desenformá-las no prato enquanto a fôrma está morna – mas não quente – ao toque.

Os bolos de massa esponjosa apresentam uma estrutura frágil ao sair do forno, e o peso do bolo pressionando para baixo dentro da fôrma resulta em perda de volume enquanto o bolo está esfriando. Esse problema é evitado invertendo-se a fôrma assim que ela é tirada do forno e deixando o bolo em posição suspensa até que a fôrma esfrie (Fig. 15.10). Esse procedimento estica as células durante o período de esfriamento, resultando em um volume máximo. Depois de esfriar, o bolo de massa esponjosa pode ser retirado da fôrma de furo no centro enfiando-se uma faca entre a sua borda externa e a fôrma, de modo a descolá-lo, retirando a fôrma com o bolo, e depois des-

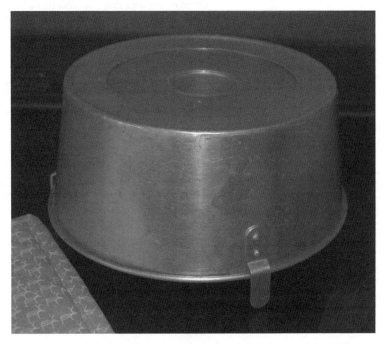

Figura 15.10 Os bolos de massa esponjosa são invertidos para esfriar tão logo são retirados do forno para que as células sejam esticadas por gravidade, ajudando a reter o volume máximo até que o produto esteja suficientemente frio para ser desenformado.
Cortesia de Plycon Press.

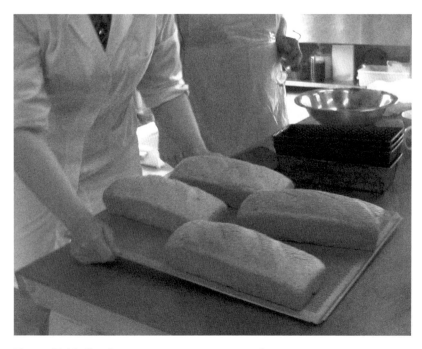

Figura 15.11 Os pães apresentam uma estrutura forte mesmo no momento em que são retirados do forno. Para evitar que a casca fique empapada, o produto deve ser imediatamente desenformado e colocado em um suporte para esfriar. Cortesia de Plycon Press.

colando o bolo do fundo da fôrma antes de invertê-la e colocá-lo em um prato adequado.

Os pães de preparo rápido e os pães fermentados apresentam uma estrutura bastante forte mesmo no momento em que são retirados do forno. Portanto, não há razão para retardar a retirada do produto da fôrma (Fig. 15.11). A menos que sejam servidos imediatamente, os pães devem ser prontamente transferidos das assadeiras aos suportes, para esfriar. Do contrário, a casca ficará empapada em virtude da condensação do vapor.

AJUSTES DE ACORDO COM A ALTITUDE

A menor pressão atmosférica em elevações de 1.000 m ou mais causa alterações detectáveis na qualidade dos produtos panificados, a menos que sejam feitas algumas modificações na fórmula. As mudanças recomendadas são baseadas no fato de que a expansão ocorre mais rapidamente em grandes altitudes do que no nível do mar, onde a pressão atmosférica é mais elevada. Isso cria mais resistência à expansão em baixas elevações do que nas montanhas. Para evitar a ruptura das paredes das células, as receitas são modificadas nas montanhas para fortalecer as paredes celulares e reduzir a pressão no interior das células (ver Cap. 17, Nota científica – Panificação em grandes altitudes).

VISÃO DA INDÚSTRIA
Enzima antienvelhecimento

O envelhecimento dos produtos de panificação é um problema comercial para pães, bolos, biscoitos e tortas industrializados na medida em que essa condição limita o prazo de validade desses produtos. A amilose, a fração linear do amido, começa a passar por um processo de retrogradação à medida que o produto esfria. Por fim, a amilopectina (a fração ramificada do amido) também começa a retrogradar, resultando rapidamente em um produto de textura um parcialmente cristalina.

Boyle e Hebeda (1990) reportaram que uma enzima relativamente resistente ao calor, a Multifresh®, é capaz de evitar o rápido envelhecimento dos produtos panificados. A enzima, uma alfa-amilase produzida por *Aspergillus niger*, hidrolisa algumas das ramificações das moléculas de amilopectina do amido. Esses resíduos de amilopectina menos ramificados não conseguem se ligar com facilidade a outras moléculas de amilopectina, retardando o envelhecimento do produto. A Multifresh é aprovada pela Food and Drug Administration para uso em produtos panificados.

RESUMO

A farinha de trigo é o ingrediente básico na maioria dos produtos de panificação por conta da sua peculiar combinação de proteínas insolúveis. Quando há adição de água e a mistura é manipulada, essas proteínas podem ser trabalhadas de modo a formar um complexo coeso e elástico chamado glúten. Para obter a farinha de trigo adequada para o mercado consumidor, o grão de trigo é moído, branqueado, maturado e enriquecido (se o farelo e o germe tiverem sido removidos para produzir uma farinha refinada).

A farinha de pão é uma farinha com alto teor de proteína disponível basicamente para panificação comercial. A farinha especial ou de primeira, feita de trigo duro ou de uma combinação de trigo duro e mole para produzir um teor proteico de aproximadamente 10,5%, é bastante adequada para o preparo de pães, biscoitos, folhados e até mesmo de alguns bolos. A farinha especial para bolos contém um teor de proteína de cerca de 7,5% apenas; a proteína um tanto tenra dessa farinha de trigo mole é adequada para o preparo de bolos. A farinha especial para massas folhadas é semelhante, mas um pouco mais grossa do que a farinha especial para bolos. Existem outras farinhas no mercado, como a farinha de trigo integral, a farinha com fermento (contém sal ácido, bicarbonato de sódio e sal), farinha de glúten e as farinhas de outros cereais (centeio e triticale, por exemplo).

A farinha de trigo oferece a estrutura básica dos produtos panificados em decorrência das cadeias de proteína que se desenvolvem durante a mistura tanto de massas mais elásticas quanto das menos consistentes. O glúten (complexo proteico) é uma combinação de gliadina, uma proteína pegajosa e viscosa, e glutenina. A glutenina contribui para a elasticidade necessária ao complexo proteico cru.

Os lipídios encontrados na farinha também contribuem para a formação da estrutura durante a mistura e o assamento. O açúcar e a gordura retardam o desenvolvimento do glúten; a proporção de líquido em relação à farinha também influencia a rapidez com que o glúten se desenvolve durante o processo de mistura. O glúten precisa se desenvolver suficientemente para manter a coesão do produto panificado, mas não tanto a ponto de endurecer. Quando desenvolvido corretamente, o glúten estica e forma paredes celulares adequadamente finas durante o assamento, gerando um bom volume e um produto macio.

O amido também é um componente estrutural importante da farinha. Enquanto a massa está sendo assada, o amido absorve água à medida que a gelatinização se processa. Os grânulos de amido gelatinizados são incorporados à matriz de glúten para ajudar a conferir rigidez à estrutura após o assamento.

Os ovos acrescentam outro elemento à estrutura de muitos produtos panificados. Eles contribuem também com ar para a fermentação quando batidos a ponto de formar uma espuma. Outras contribuições são o sabor, a cor e a capacidade emulsificante.

A atraente crosta bem dourada dos produtos de panificação é atribuída, em grande parte, à reação de Maillard, uma combinação de açúcar com proteína. É claro que o açúcar contribui também com um sabor adocicado. O açúcar promove o volume e a maciez alterando o ritmo de desenvolvimento do glúten durante a mistura da massa e elevando a temperatura de coagulação do glúten enquanto a massa está sendo assada. Os substitutos do açúcar não produzem esses efeitos.

O sal é basicamente uma substância saborizante, embora sirva para retardar a produção de dióxido de carbono pelo fermento. Os agentes de fermentação são valorizados essencialmente por causa de sua influência para o volume. Normalmente, de 1 a 2 colheres de chá de fermento em pó por xícara de farinha são suficientes para levedar adequadamente os produtos sem deixar qualquer gosto residual indesejável.

Os líquidos são necessários para desenvolver o glúten e gelatinizar o amido. Eles auxiliam a fermentação dissolvendo o fermento em pó e o bicarbonato de sódio, e produzem vapor durante o assamento. A maioria dos líquidos contribui também com algum sabor.

A maciez e plenitude de sabor são duas características promovidas pelo uso de gorduras ou óleos. Interferindo de certa forma no desenvolvimento do glúten, as gorduras e óleos ajudam a produzir um produto macio. A forma da gordura utilizada e a maneira como ela é incorporada geralmente influenciam na textura. O sabor e a cor também podem ser um reflexo do tipo de gordura utilizado.

Para a produção de produtos panificados de alta qualidade, é importante conhecer e aplicar as técnicas básicas de mistura (método cremoso, batimento, misturar, dobrar, corte e amassar) e seguir as diretrizes apropriadas para assar a massa. Ótimos resultados são obtidos quando as fôrmas apropriadas são preparadas adequadamente e quando o produto enformado é colocado na posição correta no forno e assado até que o ponto final recomendado seja alcançado.

QUESTÕES DE ESTUDO

1. Quais as diferenças entre farinha de trigo especial ou de primeira, farinha especial para bolos e farinha de trigo integral? Quais os efeitos de cada um desses tipos de farinha no preparo de produtos à base tanto de massas elásticas quanto as menos consistentes?
2. Que fatores influenciam o ritmo de desenvolvimento do glúten tanto nas massas mais elásticas quanto nas menos consistentes?
3. Que ajustes se fazem necessários se a farinha de trigo especial ou de primeira for substituída por farinha com fermento em uma receita?
4. Por que o teor de amido da farinha é importante nos produto panificados?
5. Nos produtos panificados, quais as funções (a) dos ovos, (b) do açúcar, (c) da manteiga, (d) da gordura hidrogenada, e (e) dos líquidos?

BIBLIOGRAFIA

American Home Economics Association. 1993. *Handbook of Food Preparation*. 9th ed. AHEA. Washington, DC.

Berry, D. 2004. Breads on the rise. *Food Product Design 14*(7): 106.

Bullock, L. M., et al. 1992. Replacement of simple sugars in cookie dough. *Food Technol. 46*(1): 82.

Bushuk, W., and E. N. Larter. 1980. Triticale: Production, chemistry, and technology. *Adv. Cereal Sci. & Tech. 3*: 115.

Carroll, L. E. 1990. Functional properties and applications of stabilized rice bran in bakery products. *Food Technol. 44*(4): 74.

Carroll, L. E. 1990. Stabilizer systems reduce texture problems in multi-component foods and bakery products. *Food Technol. 44*(4): 94.

Clemens, R., and J. Dubost. 2008. Catering to gluten-sensitive consumers. *Food Technol. 62*(12): 21.

Danno, G., and M. Natake. 1980. Susceptibility of wheat glutenin to enzymatic hydrolysis. *Ag. Biol. Chem. 44*(9): 2155.

Decker, K. J. 2002. The gourmet cookie experience. *Food Product Design 11*(10): 34–52.

Decker, K. J. 2005. Looking at the whole-grain picture. *Food Product Design 15*(9): 49.

Freeman, R. P., and D. R. Shelton. 1991. Microstructure of wheat starch: From kernel to bread. *Food Technol. 45*(3): 162.

Haber, T., et al. 1976. Hard red winter wheat, rye, and triticale. *Baker's Digest 50*(6): 24.

Hazen, C. 2008. Grain-based ingredients. *Food Product Design 18*(8): 70.

Hazen, C. 2009. Better trans-fat baked goods. *Food Product Design 19*(1): 26.

Hazen, C. 2010. Baking sans *trans. Food Product Design 20*(8): 32.

He, H., and R. C. Hoseney. 1992. Effect of the quantity of wheat flour protein on bread loaf volume. *Cereal Chem. 69*(1): 17.

Hodge, S. 2009. Old world breads. *Food Product Design 19*(5): 44.

Hoseney, R. C. 1992. Factors controlling gas retention in nonheated doughs. *Cereal Chem. 69*(1): 1.

Hoseney, R. C., et al. 1971. Functional (breadmaking) and biochemical properties of wheat flour components. VIIII: Starch. *Cereal Chem. 48*: 191.

Hosome, K., et al. 1992. Studies on frozen dough baking. I: Effects of egg yolk and sugar ester. *Cereal Chem. 69*(1): 89.

Huebner, F. R. 1977. Wheat flour proteins and their functionality in baking. *Baker's Digest 51*(5): 25.

Hulse, J. H., and D. Spurgeon. 1974. Triticale. *Sci. Am. 231* (2): 72.

Kahn, K., and W. Bushuk. 1978. Glutenin: Structure and functionality in breadmaking. *Baker's Digest 52*(2): 14.

Kobs, L. 2001. "C" is for cookie. *Food Product Design 11*(9): 31–40.

Kulp, K., et al. 1991. Functionality of carbohydrate ingredients in bakery products. *Food Technol. 45*(3): 136.

Leung, H. K., et al. 1983. Water binding of wheat flour doughs and breads as studied by the deuteron method. *J. Food Sci. 48*(1): 95.

Magnuson, K. 1977. Vital wheat gluten update '77. *Baker's Digest 51*(10): 108.

McWilliams, M. 2012. *Foods: Experimental Perspectives*. 7th ed. Prentice Hall. Upper Saddle River, NJ.

Ohr, L. M. 2009. Good-for-you grains. *Food Technol. 63*(1): 57.

Pomeranz, Y. 1980. What? How much? Where? What function? in bread making. *Cereal Foods World 25*(10): 656.

Pszczola, D. E. 2005. Ingredients for bread meet changing 'kneads'. *Food Technol. 59*(1): 55.

Pszczola, D. E. 2009. Rediscovering ingredients of antiquity. *Food Technol. 63*(10): 43.

Pszczola, D. E. 2011. Breads and beyond. *Food Technol. 65*(1): 50.

Ranhotra, G. S., et al. 1992. Total and soluble fiber content of air-classified white flour from hard and soft wheats. *Cereal Chem. 69*(1): 75.

Rice, E. W. 1972. *Baking and Cooking at High Altitudes*. Laramie, WY.

Ryadchikov, V. G., et al. 1981. Study of glutenins and gliadins of wheat flour. *Appl. Biochem. Microbiol. 17*(1): 18.

Sikka, K. C., et al. 1978. Comparative nutritive value and amino acid content of triticale, wheat, and rye. *J. Ag. Food Chem.* *26*(4): 788.

Spano, M. 2009. Celiac disease feeds gluten-free need. *Food Product Design 19*(10): 28.

Tenbergen, K. 2008. Flat breads: Old world meets new. *Food Product Design 18*(11): 38.

Tenbergen, K., and H. B. Eghardt. 2004. Baking ammonia: The other white leavening. *Food Product Design 14*(6): 110.

Tu, C. C., and C. C. Tsen. 1978. Effects of mixing and surfactants on microscopic structure of wheat glutenin. *Cereal Chem. 55*: 87.

Zandonadi, R. P., et al. 2009. Psyllium as a substitute for gluten in bread. *J. Amer. Dietet. Assoc. 109*(10): 1781.

Zeringer, H. J., Jr., et al. 1981. Triticale lipids: Composition and bread making characteristics of triticale flours. *Cereal Chem. 58*(1): 351.

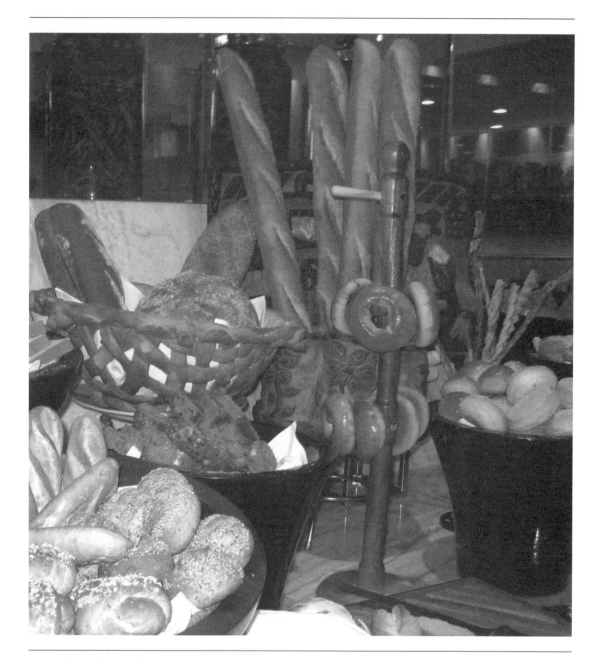

A variedade de pães é aparentemente infinita quando são incorporados diferentes grãos, sementes, flavorizantes e agentes de fermentação.
Cortesia de Plycon Press.

CAPÍTULO 16

Pães

O mundo dos pães, 397
Pães de preparo rápido, 398
    Variedade de ingredientes, 398
    Comparação entre os pães
      de preparo rápido, 398
    Muffins, 399
    Pães com frutas e amêndoas, 402
    Biscuit, 403
    Donuts, 404
    Waffles e panquecas, 405
    Popovers, 406
    Bombas de creme, 407
Pães fermentados, 408
    Como administrar o preparo
      de pães fermentados, 409

Método direto de preparo
    de massa, 409
Método esponja (método indireto), 410
Método de mistura rápida, 410
Máquinas de fazer pão
    (panificadoras), 411
Fatores que influenciam a qualidade
    do pão fermentado, 411
Massa ácida fermentada
    naturalmente, 412
Resumo, 414
Questões de estudo, 414
Bibliografia, 415

Conceitos básicos

1. Os pães são classificados como pães de preparo rápido ou pães fermentados, em função de serem levedados com fermento ou não.

2. Os *popovers*, as panquecas e os *waffles* são pães de preparo rápido feitos com massa de pouca consistência, fluida; *popovers*, com uma proporção de farinha e trigo de 1 para 1, as panquecas, com um pouco menos de líquido, e os *waffles*, com menos ainda.

3. Os *muffins* são feitos com uma massa pingada tão viscosa preparada com uma proporção de farinha e líquido de 2 para 1 que o glúten consegue desenvolver-se rapidamente durante a mistura.

4. Os pães de preparo rápido, às vezes, contêm líquido suficiente para produzir uma massa pingada, mas é mais comum serem preparados com uma proporção de farinha e líquido de 3 para 1, o que resulta em uma massa sólida macia que pode ser ligeiramente sovada, aberta e cortada na fôrma desejada para ser assada.

5. Os pães fermentados são feitos de massa mais consistente que precisa ser sovada vigorosamente depois de misturada pelo método de preparo direto ou pelo método esponja (método indireto), ou ainda com o auxílio de uma máquina de preparar pães.

Pão
Uma mistura de farinha (normalmente de trigo) assada, mas, às vezes, cozida no vapor ou frita.

http://www.baking911.com/bread/101_intro.htm
– Vários aspectos diferentes de pães.

http://www.cooks.com/rec/ch/breads.html
– Ampla variedade de receitas de pães.

O MUNDO DOS PÃES

No mundo inteiro, a maioria das culturas possui, pelo menos, um produto à base de pão que desempenha um papel importante e vital na cozinha. Esses **pães** incluem desde o *chapati*, da Índia, e o *pita* (também conhecido como pão árabe ou pão sírio) das cozinhas do Oriente Médio, até os familiares pães de fôrma e os *muffins* ingleses, gêneros básicos na dieta norte-americana. Embora possam assumir muitas formas e sabores diferentes, os diversos tipos de pães existentes no mundo geralmente podem ser caracterizados como produtos preparados a partir de uma farinha de cereal (normalmente trigo) capazes de gerar uma estrutura suficientemente forte sobre cuja superfície se pode passar manteiga ou outro produto pastoso sem que o produto se desintegre e esfarele.

Em geral, os pães são classificados de acordo com o método de fermentação utilizado (Fig. 16.1). Se for utilizado fermento para produzir dióxido de carbono, o pão é classificado como pão fermentado, enquanto os pães levedados basicamente com vapor ou dióxido de carbono resultante da reação química do bicarbonato de sódio com um sal ácido são denominados pães de preparo rápido. Na realidade, a designação de pães de preparo rápido é uma chave para a acentuada distinção entre as duas categorias. Os pães levedados com fermento levam muito mais tempo para serem feitos do que os pães de preparo rápido por causa do tempo necessário de fermentação e descanso da massa (produção de dióxido de carbono) antes do assamento. Por outro lado, os pães de preparo rápido podem ser produzidos rapidamente, uma vez que não precisam esperar que organismos vivos gerem dióxido de carbono.

397

Figura 16.1 Os pães são classificados – em pães de preparo rápido e pães fermentados – com base no tipo de levedação utilizado. Cortesia de *Agricultural Research Service*.

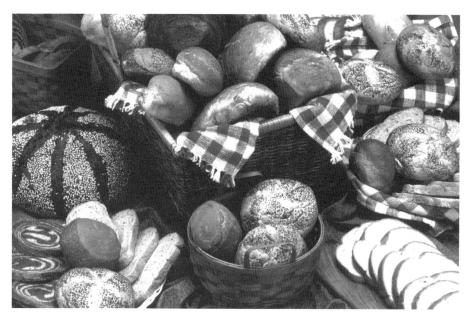

PÃES DE PREPARO RÁPIDO

Variedade de ingredientes

Existe uma variedade considerável de **pães de preparo rápido**. Eles variam quanto aos ingredientes, a proporção de farinha e líquido e o modo de preparo. Os pães de preparo rápido populares nos Estados Unidos normalmente têm a farinha de trigo como ingrediente principal, mas pode haver outras combinações de grãos com a farinha especial ou de primeira para acrescentar contrastes de sabor e textura ao produto. O pão de milho é um exemplo conhecido do uso de outro cereal combinado à farinha de trigo refinada especial ou de primeira para a obtenção de um sabor diferente, textura e até mesmo uma cor distinta. O trigo sarraceno é um grão popular acrescentado a algumas massas de panqueca para produzir panquecas de trigo sarraceno. Esses são apenas dois exemplos do uso de diferentes tipos de grãos para a obtenção de produtos variados.

Embora a farinha e o eventual uso de outros grãos de cereais pareçam dominar o cenário dos pães de preparo rápido, outros ingredientes se somam à variedade classificada como pães rápidos. Por exemplo, o uso de manteiga, gordura hidrogenada ou óleo pode fazer bastante diferença nas características texturais e no sabor dos pães assados. O uso ou a ausência de ovos, bem como o uso apenas das gemas ou das claras, permite outras modificações nos pães de preparo rápido. O açúcar acrescenta um sabor adocicado e cor a alguns tipos de pães rápidos, embora a maioria normalmente contenha um baixo teor de açúcar.

O tipo e a quantidade de líquido utilizados para fazer os pães rápidos também podem variar. Normalmente, usa-se leite, mas eventualmente pode ser utilizado suco de laranja, água ou outro líquido. O líquido utilizado influencia o sabor, a textura e o douramento da massa.

Comparação entre os pães de preparo rápido

A variedade de produtos classificados como pães de preparo rápido é realmente impressionante. Os *popovers* e as bombas de creme são tipos de pães de preparo rápido que crescem enquanto estão sendo assados e parecem literalmente ter explodido. Os *muffins* são assados a partir de uma massa menos consistente em recipientes ou forminhas individuais em uma assadeira especial para *muffins*. Os

---

Pão de preparo rápido
Pão levedado com vapor ou dióxido de carbono produzido por reação química; pão que não requer tempo para que os agentes biológicos produzam dióxido de carbono.

http://recipes.howstuffworks.com/bread.htm
– Informações básicas e experiências sobre a produção de pães.

http://www.breadworld.com/
– Vasta gama de informações sobre a produção de pães fermentados.

biscuits são abertos, cortados e moldados a partir de uma massa consistente o bastante para ser assada em fôrmas individuais em uma assadeira para biscoitos. Os *donuts* são cortados e moldados a partir de uma massa consistente aberta com aproximadamente 1,25 cm de espessura e depois frita em óleo. Os pães com frutas e amêndoas consistem basicamente em uma massa pingada viscosa e têm consistência parecida com a dos *muffins*. Por outro lado, os *waffles* e as panquecas são feitos de massa menos consistente. A distinção mais importante entre os dois está no método de assamento.

Os pães de preparo rápido são misturas comparativamente complexas em que a precisão na medição dos ingredientes é evidenciada no produto final. Por exemplo, a espessura e o espalhamento de uma panqueca são determinados basicamente pela proporção entre farinha e líquido na massa. Até mesmo pequenas variações na medida desses ingredientes básicos provocam alterações notáveis na qualidade da panqueca assada. O mesmo vale para outros tipos de pães de preparo rápido.

É interessante avaliar a diversidade de massas quanto a sua consistência compreendendo uma vasta gama de pães de preparo rápido. A Tabela 16.1 faz uma comparação entre os tipos mais comuns. As proporções típicas de ingredientes representam apenas uma parte do estudo dos ingredientes. O estado físico da gordura, seja líquido ou sólido, o uso do ovo, do fermento químico em pó e do açúcar, e o método de mistura são todos de igual importância para definir as propriedades do produto final.

Tabela 16.1 Fórmulas típicas de pães de preparo rápido

Tipo	Farinha (xícaras)	Leite (T)	Gordura		Ovo	Açúcar (T)	Fermento em pó (colheres de chá)
			Estado	Quantidade (T)			
Muffins	1	7	Líquido	2	½	1 ⅓	1 ½
Biscuits	1	5 ½-6	Sólido	2	–	–	1 ½
Popovers	1	16	Líquido	½	1	–	–
Bombas de creme	1	16[a]	Líquido	8	4	–	–
Waffles	1	11 ½	Líquido	4 ½	1+	–	1 ¾
Panquecas	1	13	Líquido	1 ⅔	1	1	2 ½
Donuts	1	3 ½	Líquido	1	1	3 ½	1 ½

[a]O líquido é água.

Muffins

Os *muffins* podem ser um tipo de pão rápido macio e saboroso, mas também podem ser farelentos ou até mesmo muito duros. A técnica de preparo dos *muffins* tem um efeito particularmente importante sobre a qualidade do produto panificado, em grande parte porque a consistência pegajosa resultante da proporção de 2 para 1 entre farinha e trigo permite considerável desenvolvimento do glúten a cada mexida durante o processo de mistura. Qualquer erro de cálculo na mistura pode fazer significativa diferença no *muffin* assado.

Além da proporção entre farinha e trigo que produz uma massa de consistência pegajosa, os *muffins* contêm apenas uma quantidade moderada de gordura e pouco açúcar para ajudar a retardar o efeito da mistura. Se a quantidade de um desses dois ingredientes fosse aumentada, a probabilidade de misturar excessivamente a massa seria menor do que na receita comum, mas nesse caso, os *muffins* perderiam a sua

Muffin
Pão rápido com uma superfície arredondada semelhante a uma couve-flor em razão do cuidadoso processo de mistura e assamento da massa preparada com uma proporção de 2 para 1 de farinha e líquido.

400 Parte II ▪ Preparo de alimentos

Método *muffin*
Método em que os ingredientes secos são peneirados juntos em uma tigela e os ingredientes líquidos (inclusive a gordura derretida) são misturados em outra; os ingredientes líquidos são despejados de uma só vez na mistura seca e mexidos apenas o suficiente para umedecer todos os ingredientes secos.

qualidade de pão e começariam a assumir características de bolo. Consequentemente, o seu preparo tem por objetivo básico atingir o nível certo de desenvolvimento do glúten – nem tanto nem tão pouco.

Os *muffins* são misturados utilizando-se o **método *muffin***. Esse método tem início misturando-se totalmente os ingredientes secos ao peneirá-los juntos em uma tigela. Uma segunda tigela é utilizada para misturar completamente todos os ingredientes líquidos. A gordura é derretida e tratada como um ingrediente líquido. Em seguida, os ingredientes líquidos são despejados de uma só vez em uma cavidade aberta no centro dos ingredientes secos e mexidos apenas o suficiente para umedecer os ingredientes secos. O resultado é uma massa com grumos, mas sem quaisquer áreas com farinha seca. É a massa com grumos que produz a superfície de couve-flor dos *muffins*, que é o produto desejado. Continuando-se a misturar a massa até que os grumos sejam eliminadas, o *muffin* ficará duro e cheio de reentrâncias depois de assado.

Surpreendentemente, o glúten se desenvolve tão prontamente nos *muffins* que é preciso evitar manipular demais a massa, mesmo enquanto a massa é colocada às colheradas nas forminhas de *muffin* untadas. Deve-se ter o cuidado de pegar

---

NOTA CIENTÍFICA
Proporções entre farinha e líquido

A proporção entre farinha e líquido talvez seja o componente mais importante das fórmulas dos pães de preparo rápido. Pode-se fazer uma avaliação preliminar rápida, mas útil, das receitas de pães de preparo rápido comparando a quantidade de farinha com a quantidade de líquido quando ambos os ingredientes são expressos nas mesmas unidades de medida. Essa comparação é simplificada aritmeticamente para definir se a mistura será uma massa menos consistente (fluida ou que possa ser despejada com colher ou pingada sobre uma superfície plana para ser assada) ou uma massa consistente que precise ser aberta.

A massa mais fluida que se conhece normalmente contém uma proporção de 1 para 1 entre farinha e líquido (1 parte de farinha para uma parte de líquido). Quando são utilizadas quantidades iguais de farinha e líquido, a mistura assume uma consistência fluida ou muito rala, como no caso dos *popovers*. Na realidade, a proporção de 1 para 1 é tão fluida a ponto de impedir a formação satisfatória do glúten por conta da limitada interação entre as cadeias individuais de glúten durante o processo de mistura.

Um produto muito diferente com essa proporção de 1 para 1 são as bombas de creme. Qualquer pessoa que já tenha feito bombas de creme reconhece que a massa sólida deve ser suficientemente viscosa para formar quase uma bola quando despejada da colher na assadeira. Embora isso pareça impossível com a proporção de 1 para 1 entre farinha e líquido, as gemas dos ovos utilizadas na massa das bombas funcionam como agentes emulsificantes tão eficazes que, reforçadas pelo amido da farinha, são capazes de ligar toda a gordura e o líquido em uma emulsão no interior da massa.

Os *muffins* são um produto de massa líquida em ponto de poder ser despejada com colher em forminhas individuais ou em uma fôrma de pão e de consistência moderadamente fluida para se amoldar ao formato do recipiente. A viscosidade é obtida usando-se uma proporção de farinha e líquido de aproximadamente 2 para 1, isto é, 2 partes de farinha para 1 parte de líquido. Essa proporção é uma combinação bastante pegajosa em que as cadeias de glúten recebem líquido suficiente para começar a se desenvolver, com tendência a grudar umas nas outras e esticar durante a mistura. A proporção de 2 para 1 resulta em um desenvolvimento muito rápido do glúten; misturar em demasia logo passa a ser um problema.

Biscuits são um bom exemplo de proporção de 3 para 1 entre farinha e líquido. Essa grande quantidade de farinha em relação ao líquido significa que as proteínas contidas na farinha se hidratam mais lentamente, o glúten desenvolve-se com maior dificuldade do que quando se trabalha com a proporção de 2 para 1 como nos *muffins*. No caso dos *biscuits*, é necessário manipular um pouco mais a mistura para desenvolver adequadamente o glúten do que nos *muffins*. Todavia, a mistura excessiva no *biscuit* pode ser um problema, embora menos do que nos *muffins*. Essa proporção de 3 para 1 resulta em uma massa mais consistente que pode ser manipulada com relativa facilidade, visto não se tratar de uma massa nem tão pegajosa que não possa ser sovada com as mãos, nem tão consistente a ponto de ser difícil manter uma massa coesa e macia. Os *donuts*, outro tipo de pão rápido, podem conter uma proporção de farinha e líquido de 4 para 1, isto é, 1 xícara de farinha para apenas ¼ de xícara de líquido.

uma colherada grande de massa, com quantidade suficiente para encher uma forminha de *muffin* até a metade, de modo que cada colherada corresponda a um *muffin*. Esse procedimento produz a aparência desejada da superfície da massa, ao passo que o acréscimo de mais um pouquinho de massa para completar o conteúdo da forminha geralmente produz um *muffin* disforme e assimétrico.

A avaliação dos *muffins* envolve um cuidadoso exame de sua superfície superior e uma observação atenta do corte transversal do interior da massa, visto que essas áreas logo revelam a qualidade do preparo (Fig. 16.2). A superfície superior dos *muffins* deve ter uma forma arredondada, com a aparência de uma couve-flor e uma coloração marrom-dourada. O corte transversal da parte interna deve revelar uma textura relativamente áspera distribuída de maneira uniforme e sem quaisquer bolsões de ar ou reentrâncias. As paredes das células devem ser de espessura moderada e não demonstrar qualquer sinal de aparência cerosa. A estrutura deve ser suficientemente forte para permitir que se passe manteiga ou margarina em sua superfície sem que a massa se esfarele muito, mas o *muffin* deve ter uma consistência para ser mordido e mastigado com facilidade.

Os *muffins* cuja massa é mal misturada apresentam pouco volume e uma superfície plana, talvez até mesmo com algumas manchas visíveis de farinha seca. Além disso, alguns pontos pontiagudos parecem aflorar na superfície, em vez de apresentarem uma forma arredondada. O pouco volume se deve ao fato de o fermento em pó não ser umedecido por inteiro de modo a evitar que o gás necessário para a fermentação seja totalmente liberado. Misturando de menos, os *muffins* ficam muito farelentos porque o glúten não se desenvolve o suficiente para formar a estrutura necessária. Normalmente, as paredes das células também são bastante espessas, e as células variam de muito pequenas a algumas bastante grandes dentro do mesmo *muffin*.

Misturando-se excessivamente a massa, o glúten se desenvolve mais do que o desejado. Isso pode ser prontamente percebido observando-se o contorno e a textura da casca superior do *muffin*. Quando o *muffin* apresenta uma forma relativamente pontuda e a textura da casca tem a aparência lisinha de um pão fermentado, é porque a massa foi misturada em excesso. Na realidade, a parte superior de um

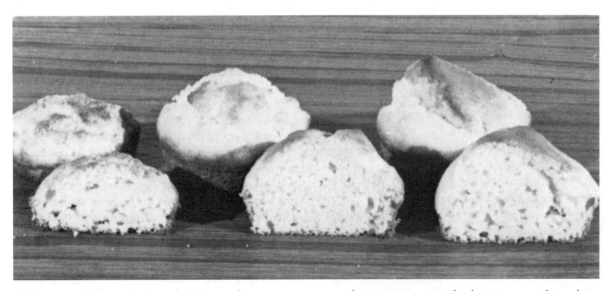

Figura 16.2 *Muffin* mal misturado (à esquerda) apresenta pouco volume e uma textura farelenta; o grau adequado de mistura (ao centro) desenvolve uma superfície ligeiramente arredondada, semelhante a uma couve-flor, e uma textura relativamente uniforme e um tanto áspera; a mistura excessiva (à direita) faz com que a parte superior do produto assuma uma forma de pico e cria uma superfície externa macia com reentrâncias por dentro (normalmente em direção ao pico). Essas características demonstram o desenvolvimento do glúten durante todo o processo de mistura da massa dos *muffins*.
Cortesia de Plycon Press.

PONTOS DE AVALIAÇÃO

Muffins

- Superfície marrom-dourada, arredondada, semelhante a uma couve-flor
- Bom volume
- Textura áspera, mas sem reentrâncias
- Consistência macia, ligeiramente farelenta
- Sabor agradável

---

muffin cuja massa tenha sido misturada demais geralmente lembra a forma de uma montanha assimétrica em miniatura, na qual o pico é o ponto da última puxada de massa da colher para dentro da fôrma de *muffin*. O interior da massa revelará reentrâncias que convergem para esse pico. Essas reentrâncias são passagens formadas pela dilatação do dióxido de carbono abrindo caminho em direção à superfície e o glúten excessivamente desenvolvido crescendo em movimento ascendente. Essa mensagem visual da mistura excessiva é acompanhada por uma dureza detectável. Esses diversos sintomas da mistura excessiva se desenvolvem com tanta rapidez que, em geral, é possível examinar um lote de *muffins* e dizer, pela aparência de sua superfície, a sequência em que eles foram despejados da colher na fôrma; a pouca manipulação ao encher a colher pode ser suficiente para fazer com que, nas últimas colheradas, a massa já esteja misturada demais.

As misturas industrializadas de *muffins* podem ser mais misturadas do que os *muffins* feitos com os ingredientes básicos. Essa diferença na proporção de desenvolvimento do glúten é resultante do teor mais elevado de açúcar e gordura utilizado nas misturas, uma fórmula criada para ajudar os novatos a serem bem-sucedidos. Os cozinheiros atarefados, às vezes, optam por usar uma mistura de *muffin* para ganhar tempo.

Pães com frutas e amêndoas

Os pães com amêndoas, banana e outros pães de determinados tipos com frutas ou amêndoas são espécies de pães de preparo rápido (Fig. 16.3). Em geral, esses pães são feitos pelo método *muffin*, embora alguns contenham tanta gordura e açúcar que lembrem mais bolos do que *muffins* e, consequentemente, são preparados pelo mesmo método usado para fazer bolos aerados (Cap. 17). Esses pães, assados em fôrmas de pão, estão no ponto quando se insere um palito no centro da massa e ele sai limpo. O teste garante que a massa no centro tenha tido a oportunidade de receber calor suficiente para permitir a desnaturação do glúten e a gelatinização do amido. O teste visual da coloração externa marrom-dourada usado para os *muffins* não pode ser usado para esse tipo de pão por conta da tendência ao aquecimento inadequado da massa no centro do pão. O tempo de assamento decorrido serve de parâmetro de orientação para que se saiba quando fazer o teste do palito, uma vez que o volume do pão é afetado se o forno for aberto e o pão for testado quando a estrutura estiver totalmente esticada, mas ainda não desnaturada.

O ideal é que o pão seja ligeiramente arredondado na parte superior, com uma superfície semelhante à de uma couve-flor, e que o interior seja macio e um pouco áspero, mas não farelento. O volume deve ser satisfatório e não apresentar reen-

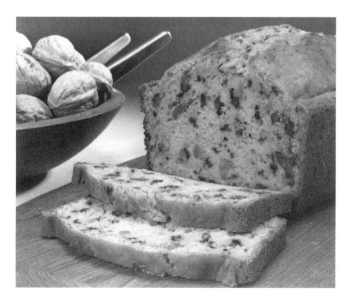

Figura 16.3 Os pães com frutas e amêndoas geralmente contêm mais açúcar e gordura do que os *muffins* e, consequentemente, exigem um grau de mistura mais intenso para desenvolver suficientemente o glúten e facilitar o fatiamento do pão. A mistura excessiva forma reentrâncias.
Cortesia de Plycon Press.

trâncias. O grau de mistura e o seu efeito sobre os pães com frutas e amêndoas produzidos pelo método *muffin* é semelhante ao dos *muffins*. Assado em excesso, o pão resseca, podendo criar uma casca escura demais; assado de menos, por outro lado, ele murcha em consequência do esfriamento dos gases dilatados e da contração antes que a estrutura adquira firmeza.

Assim que saem do forno, os pães assados devem ser retirados da fôrma e colocados em um *rack* de metal para esfriar. Isso evita o problema da condensação da umidade na casca do fundo e das laterais. A estrutura desses pães é suficientemente forte para permitir esse tipo de manipulação sem perda de volume. Entretanto, o fatiamento é feito com mais facilidade no dia seguinte ao assamento do que quando os pães estão mais frescos, uma vez que a estrutura se torna cada vez mais rígida e conserva facilmente a borda fatiada.

Biscuit

Os ingredientes do **biscuit** são combinados de maneira totalmente diferente para produzir esse tipo singular de massa de preparo rápido. Uma característica importante do *biscuit* é que a gordura é utilizada em forma sólida, cortada em pedaços. Esses pedaços são, em parte, responsáveis pela textura flocada que se deseja no *biscuit*, uma textura completamente diferente daquela dos *muffins*. Para formar essas partículas de gordura cobertas de farinha, utiliza-se geralmente um misturador de massa (*pastry blender*) que execute um suave movimento de revolução que reveste cada pedaço de gordura com uma camada de farinha enquanto corta a gordura em partículas progressivamente menores. O revestimento de farinha ajuda a manter as partículas de gordura separadas enquanto a massa está sendo misturada. Durante o assamento, esses pedaços de gordura derretem, deixando pequenos bolsões de ar que permitem que o dióxido de carbono e o vapor se dilatem e criem uma textura flocada.

Depois que a gordura é incorporada aos ingredientes secos, o líquido é adicionado de uma só vez. Essa mistura é mexida ligeiramente com um garfo para umedecer todos os ingredientes, fazendo-se ocasionalmente um movimento de corte para penetrar a densa massa e ajudar a umedecer os ingredientes secos que possam não estar em contato com o líquido. O glúten demora um pouco mais para se desenvolver na massa do *biscuit* do que na massa do *muffin* porque a proporção entre farinha e líquido no *biscuit* é de aproximadamente 3 para 1, o que não a deixa tão pegajosa quanto a proporção de 2 para 1 do *muffin*. Essa leve inibição do desenvolvimento do glúten na massa do *biscuit* permite misturar os ingredientes – cerca de 20 mexidas – e depois sovar a massa. Os *biscuits* são sovados delicadamente dobrando-se a massa ao meio e pressionando-a levemente em um movimento rítmico com as pontas dos dedos, uma técnica repetida de 10 a 20 vezes para promover o desenvolvimento de camadas flocadas à medida que glúten se desenvolve. À medida que a sova evolui, a massa se torna notavelmente compacta e macia. A sova deve ser interrompida antes que a massa comece a se tornar elástica ou borrachuda.

Depois de sovada, a massa é aberta com uma espessura equivalente mais ou menos à metade da altura desejada do pão assado, visto que a altura do *biscuit* praticamente duplica durante o assamento. O pão se expande para cima, mas não para os lados. O *biscuit* com a massa fina (com cerca de apenas 1,25 cm de altura quando assado) é crocante e seco. Normalmente, a massa é aberta com cerca de 1,25 cm de espessura, o que resulta em um produto com uma superfície agradavelmente crocante por fora e flocado como um pão por dentro.

Corta-se a massa aberta com um cortador afiado, pressionando-o de maneira uniforme de cima para baixo na massa, de modo a produzir um *biscuit* que possa ser assado em pé. Para que os lados fiquem crocantes, os pães crus são posicionados na assadeira a, pelo menos, 2,50 cm de distância uns dos outros. Entretanto, arrumar os *biscuits* na assadeira de modo que as suas laterais se toquem ajuda a

Biscuit
Massa de preparo rápido feito com a incorporação de gordura sólida e uma proporção de farinha e líquido de 3 para 1, o que resulta em uma massa sólida que pode ser sovada, aberta e cortada em discos redondos de lados retos para serem assados.

PONTOS DE AVALIAÇÃO

Biscuit

- Superfície superior plana, atraentemente dourada e relativamente macia
- Bom volume
- Algumas fendas evidentes nas laterais
- Textura interna flocada
- Macio
- Sabor agradável

---

mantê-los na posição certa, evitando que se inclinem durante o assamento. Qualquer uma das duas formas de arrumação é satisfatória. Como o calor do forno não alcança as laterais dos pães arrumados de modo a se tocarem, eles ficarão moles dos lados, e não crocantes. Pincelando um pouco de leite na superfície dos pães de minuto antes de assá-los, a parte de cima criará uma casca marrom-dourada lustrosa sem as minúsculas "sardas" do fermento em pó não dissolvido que aparece na casca dos que não são pincelados com leite.

A avaliação dos *biscuits* envolve aspectos como a aparência externa e também as características de palatabilidade do interior (Fig. 16.4). Um *biscuit* de qualidade preparado com fermento em pó tem os lados retos, a superfície superior plana e a casca atraentemente dourada. As laterais exibem algumas fendas horizontais, um claro indício da textura interna flocada. A superfície superior deve ser crocante, e o farelo interior, macio.

Se o *biscuit* apresentar uma superfície um tanto áspera e pouco volume é sinal de que a massa não foi suficientemente sovada. Por outro lado, a sova excessiva desenvolve demasiadamente o glúten, resultando em uma superfície lisa, um farelo duro e pouco volume. Um *biscuit* duro pode ser consequência de agitação mecânica ou sova excessiva, ou ainda de uma quantidade insuficiente de líquido. Os melhores resultados são obtidos quando a massa fica ligeiramente pegajosa, mas ainda a ponto de poder ser sovada. Com esse nível de umidade, a borda da casca do fundo se enrosca ligeiramente.

O *biscuit* pingado é uma variação do *biscuit* de massa aberta. Embora os ingredientes sejam os mesmos, as receitas de massa pingada levam líquido demais para que a mistura possa ser sovada. Os *biscuits* são pingados na assadeira com o auxílio de uma colher, em vez de abertos e cortados com um cortador. O resultado é uma aparência um tanto casual – uma superfície áspera e uma forma mal definida. Entretanto, eles são de rápido preparo e geralmente são apreciados por sua casca crocante. Um parente próximo do *biscuit* é o *dumpling*, que é simplesmente pingado em molho borbulhante ou outro líquido e cozido completamente no vapor. Em decorrência da ação do vapor, os *dumplings* não ficam crocantes por fora.

Donuts

Os *donuts* são um tipo de pão de preparo rápido normalmente frito, não assado. A massa é feita com uma pequena quantidade de gordura líquida e apenas pouco mais da metade da quantidade de líquido usada no *biscuit*. A massa de *donut* endurece se excessivamente manipulada. O segredo para fazer *donuts* macios é evitar adicionar

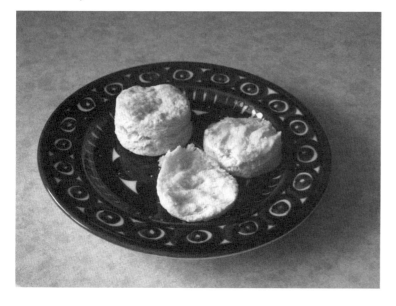

Figura 16.4 Os *biscuits* preparados com fermento em pó devem ter os lados retos e exibir fendas na extensão da lateral, o que indica um interior flocado. Cortesia de Plycon Press.

farinha demais e usar apenas o suficiente para abrir a massa com facilidade. A massa deve ser resfriada antes de ser aberta ou extrusada, uma vez que, mais viscosa e menos pegajosa, ela endurece menos nessa fase.

O cuidadoso controle da gordura a 190°C enquanto os *donuts* são fritos é importante para a qualidade do produto final. Quando a gordura está quente demais, a superfície dos *donuts* escurece rapidamente, mas, por dentro, a massa só está suficientemente quente para desnaturar a proteína e gelatinizar o amido quando já está praticamente queimada por fora. Desse modo, os *donuts* ficam mal cozidos e borrachudos por dentro. Um problema ainda maior é a rápida quebra da gordura superaquecida em acroleína (que irrita os olhos) e ácidos graxos livres, os quais, juntos, comprometem o sabor dos *donuts* e prejudicam o cozimento. Por outro lado, a fritura em temperatura demasiadamente baixa prolonga o tempo necessário para que seja alcançada a temperatura interna e o douramento externo desejados. Além disso, a massa absorve a gordura da fritura, resultando em um *donut* gorduroso. Os melhores *donuts* são feitos mantendo-se cuidadosamente a temperatura a 190°C.

Waffles e panquecas

Ao contrário dos demais pães de preparo rápido, os *waffles* e as panquecas são comidos com garfo e, geralmente, cobertos com mel ou calda doce. A proporção de farinha e líquido varia um pouco entre as diferentes receitas, mas, em geral, a massa da panqueca é ligeiramente mais fluida do que a do *waffle*. Os *waffles* levam aproximadamente ¾ de uma xícara de leite para 1 xícara de farinha, enquanto as panquecas são feitas com um pouco mais de ¾ de uma xícara de leite para 1 xícara de farinha. Embora nenhuma dessas duas massas contenha uma proporção exata de 1 para 1, ambas são misturas muito fluidas que podem ser batidas vigorosamente para produzir uma massa macia sem desenvolver extensamente o glúten. A massa do *waffle*, embora levedada com fermento químico em pó, às vezes, é feita com a incorporação de uma espuma de claras em neve para ajudar a introduzir mais ar na massa e contribuir para a sua leveza.

O controle da temperatura das máquinas de *waffle* e das chapas de panqueca contribui muito para o preparo de produtos de alta qualidade. Se a temperatura não for controlada, a máquina ou a chapa deve ser pré-aquecida até que os pingos de água fria pareçam dançar, em vez de chiar (por não estar suficientemente quente), ao tocar a superfície. A massa das panquecas é despejada de modo a formar um círculo do tamanho desejado na chapa, assando o primeiro lado até a formação de bolhas que atravessem a massa e estourem na superfície, e que a massa adquira um atraente tom dourado. Nesse momento, as panquecas são viradas para dourar do outro lado. Elas devem ser servidas com a superfície que dourou primeiro para cima. A massa dos *waffles* é despejada em uma máquina (conhecido como ferro) pré-aquecida, que é fechada para assar até que pare de liberar vapor. As tentativas de abrir a máquina antes do tempo certo normalmente rasgam o *waffle*, porque a massa adere à sua superfície.

PONTOS DE AVALIAÇÃO
Waffles e panquecas

- Superfícies marrom-douradas, aparência agradável
- Macios

- Textura leve, superfícies crocantes nos *waffles*
- Uniforme, mas com pequenas células
- Sabor agradável

406 Parte II ■ Preparo de alimentos

A superfície das panquecas deve exibir um dourado visualmente perfeito e ser redonda. O tamanho é estritamente uma questão de preferência pessoal. As panquecas devem ser leves e macias. Misturar demasiadamente a massa ou adicionar farinha demais em relação ao leite pode fazer com que as panquecas fiquem duras.

Os *waffles* devem ser crocantes e dourados por fora e tenros à mastigação. O *waffle* deve preencher completamente o molde da máquina (ou ferro). Caso o apetite seja menor do que a quantidade de massa preparada para os *waffles*, o restante da massa pode ser assado, e depois de esfriar, os *waffles* podem ser congelados e posteriormente reaquecidos em uma torradeira. Os *waffles* congelados industrializados conquistaram um razoável segmento de mercado por sua conveniência, além de permitirem que as pessoas que não possuem uma máquina de *waffle* os apreciem.

As variações tanto dos *waffles* quanto das panquecas são produtos populares. As nozes-pecãs e os mirtilos são ingredientes típicos que podem ser acrescentados à massa para aumentar o valor nutritivo e criar curiosas variações desses produtos. Outras variedades são possíveis com o uso de frutas e caldas como cobertura. Os crepes são panquecas com mais líquido adicionado à massa, criando uma mistura muito fluida que produz panquecas quase da espessura de uma folha de papel. Às vezes, os crepes são feitos em uma forma especial que é aquecida e depois imersa em uma tigela rasa de massa – uma frigideira pequena é recomendada como substituição adequada. Os crepes podem ser enrolados com recheios de frango, peixe ou outros alimentos ricos em proteína acompanhados de molho para serem servidos como prato principal, podendo também conter recheios doces ou ser preparados em caldas doces para uma sobremesa exótica. Os *waffles* também têm suas sofisticações. Uma máquina de *waffle* belga permite o preparo de *waffles* com uma textura muito crocante e quadradinhos fundos que retêm uma grande variedade de caldas e coberturas.

Popovers

Popovers
Extraordinária massa de preparo rápido levedado basicamente por vapor em virtude de ser preparado a partir de uma massa muito fluida (proporção de 1 para 1 entre farinha e líquido) e assado em um forno muito quente.

Um dos tipos mais surpreendentes de massas de preparo rápido, levedadas por vapor. Eles podem ser caracterizados como um "pão maravilha", uma vez que geralmente triplicam de volume enquanto são assados. A explicação é de que o vapor é gerado com muita rapidez nessa massa fluida aquecida em um forno muito quente, e esse vapor provoca a expansão do glúten existente na farinha e da proteína do ovo, particularmente da proteína contida nas claras. Em seguida, as proteínas se desnaturam nessa posição extremamente dilatada e o amido se gelatiniza, resultando na familiar estrutura em concha dos *popovers*.

O preparo dos *popovers* é simples e rápido, bastando apenas bater o leite, a farinha, os ovos e o sal juntos até que a massa esteja macia. Essa massa muito fluida, com a sua proporção de quantidades iguais de leite e farinha, permite um batimento relativamente prolongado sem desenvolver demais o glúten. Na realidade, o glúten e o amido da farinha são consideravelmente intensificados nos *popovers* pela proteína contida na clara do ovo; a clara do ovo utilizada na medida certa é essencial para que a massa "estoure" conforme desejado enquanto está sendo assada. A expansibilidade das proteínas da clara do ovo na fase inicial do assamento e a força que a proteína desnaturada das claras confere à estrutura do produto final são vitais para o sucesso dos *popovers*. Em suma, se a quantidade de proteína da clara do ovo for insuficiente, os *popovers* não "estouram". Sem dúvida, os *popovers* são o tipo de produto para o qual os ovos extragrandes são benéficos.

O ideal é que os *popovers* sejam despejados diretamente nas forminhas de pudim ou fôrmas de *popovers* ligeiramente untadas, pré-aquecidas e assados imediatamente em um forno pré-aquecido a, pelo menos, 220°C (Fig. 16.5). Nessas condições, é gerado rapidamente um grande volume de vapor, causando a rápida expansão essencial da massa. Essa alta temperatura permite um douramento um tanto rápido, a gelatinização do amido e que a estrutura adquira firmeza, mas não que o interior

PONTOS DE AVALIAÇÃO

Popovers

- Volume muito grande
- Coloração marrom-dourada bem escura por fora, mas não queimadas
- Grande cavidade ocupando grande parte do interior
- Textura crocante, ligeiramente úmida
- Sabor agradável

da massa seque o suficiente, a menos que o tempo de assamento seja estendido para cerca de 45 minutos no total. Se a massa começar a escurecer demais, a temperatura do forno pode ser reduzida para 175°C após os primeiros 15 minutos de assamento.

O *popover* ideal tem uma textura crocante e uma atraente coloração dourada por fora. O volume é muito grande, com uma grande cavidade central rodeada por paredes relativamente finas que definem a forma do *popover*. A cavidade não deve ficar empapada, embora as paredes fiquem ligeiramente úmidas. O maior problema é os *popovers* não estourarem. Essa dificuldade se deve provavelmente à falta de clara de ovo suficiente na massa. Entretanto, isso pode acontecer também se o forno estiver frio.

Bombas de creme

Tecnicamente, as **bombas de creme** são um tipo de massa rápida servido como base para um prato principal ou uma sobremesa, e não como um produto panificado de acompanhamento. As bombas de creme são de especial interesse por causa de suas semelhanças e diferenças com os *popovers*. Ambas são massas de preparo rápido levedados por vapor e, como tal, devem ser assadas em um forno muito quente, de modo a gerar vapor suficiente para criar o volume e a grande cavidade desejados. A cavidade é a característica singular desses pães rápidos. No caso das bombas de creme, essa cavidade é essencial para acomodar diversos tipos de recheio.

O aspecto curioso das bombas de creme se deve ao fato de que a mistura crua é uma massa sólida, não uma massa líquida fluida, apesar de serem utilizadas quantidades iguais de farinha e líquido. Como os *popovers* contêm a mesma proporção de farinha e líquido, seria natural esperar que as bombas de creme também formassem uma massa líquida. Entretanto, elas contêm não apenas amido gelatinizado em uma mistura fervente de água e manteiga, como também uma grande quantidade de ovos – o suficiente para emulsificar a manteiga contida na mistura das bombas de creme (Tab. 16.1), formando uma emulsão de óleo é água que altera significativamente as propriedades de fluidez do sistema para criar uma massa sólida.

Às vezes, uma quantidade muito grande de água pode evaporar durante o preparo da massa das bombas de creme, provocando a quebra da emulsão de óleo em água. Se a massa parecer talhada e a mistura começar a destilar gordura, deve-se adicionar um pouco de água e mexer para restabelecer a emulsão e fornecer a água necessária para a levedação por vapor enquanto a massa estiver assando. Deve ser acrescentada apenas a quantidade suficiente de água para produzir uma massa macia em que a gordura seja emulsificada; o excesso de água dilui a mistura, e a bomba de creme não consegue reter o vapor enquanto está assando, deixando, consequentemente, de fazer jus à sua característica de massa inflada.

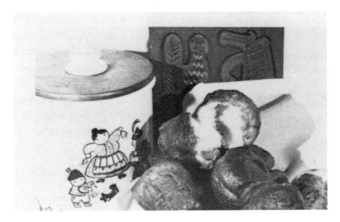

Figura 16.5 Os *popovers* são um tipo de massa levedada de crescimento surpreendente. Seu crescimento se dá basicamente por vapor, como resultado de uma massa bastante fluida (proporção de farinha e líquido de 1 para 1) e assado em forno muito quente.
Cortesia de Plycon Press.

Bombas de creme
Massa rápida usada como recipiente para recheios de sobremesas ou misturas servidas como prato principal; a casca crocante com uma grande cavidade formada por uma massa preparada a partir da combinação de manteiga, água, ovo e farinha de trigo e assada em forno muito quente.

As bombas de creme devem ser grandes e atraentemente douradas, com uma grande cavidade interna e paredes um tanto crocantes. A bomba infla quando a massa emulsificada que contém proteína de ovo suficiente é assada em um forno devidamente quente de modo a gerar o vapor necessário para esticar a cadeia de glúten e criar a grande cavidade. Se a quantidade de manteiga, ovo ou água for insuficiente, não será possível obter o grande volume e a cavidade desejados. O forno frio ou o excesso de água são outros fatores para as bombas não inflarem.

PÃES FERMENTADOS

O preparo dos pães fermentados é demorado por causa do tempo necessário para a levedura produzir quantidades adequadas de dióxido de carbono para levedar a massa enquanto é assada. A produção de dióxido de carbono exige o cuidadoso controle das condições de fermentação para manter a levedura viável dentro de uma faixa de temperatura ideal (ver Cap. 14). O nível de açúcar e sal deve ser condizente com as condições exigidas pela levedura para que as reações metabólicas normais possam ocorrer. Independente de serem pães de fôrma, palitos de pão ou diversos tipos de pãezinhos individuais, a massa dos pães fermentados geralmente é preparada pelo método direto, embora o método esponja, às vezes, também seja utilizado.

http://www.tandoors.com/?gclid=CPDm_KjpnqcCFQcnbAodMSU3Lq – Informações sobre fornos *tandoori*.

http://www.indiaforvisitors.com/food/bread/naan.htm – Site sobre a Índia e sua gastronomia; contém descrições e receitas para o preparo de pães típicos da Índia.

PERFIL CULTURAL

Naan

O *naan* é um dos vários e peculiares pães típicos da cozinha indiana. Esse pão serve de ponte entre os pães de preparo rápido e os pães fermentados porque as receitas variam quanto à fonte de fermentação. Algumas receitas usam iogurte para produzir uma fermentação biológica; outras usam leveduras. Esses agentes biológicos requerem tempo para que o dióxido de carbono seja gerado e comece a levedar a massa. Portanto, não se trata de pães realmente de preparo rápido.

A massa consiste basicamente em farinha de trigo, ovos, leite ou iogurte, um pouco de sal e açúcar, e de uma fonte de fermentação microbiológica. Diversas sementes e outros flavorizantes podem ser acrescentados para criar algumas variações do *naan*. Algumas receitas reconhecem as variações em temperatura ambiente nas diferentes regiões da Índia sugerindo um tempo de descanso da massa muito mais longo para as massas preparadas em lugares mais frios do que aquelas produzidas em ambientes quentes. Depois de descansar, a massa do *naan* é aberta em forma de bolas mais ou menos do tamanho de um pêssego e depois moldada em forma de discos para ser assada em um forno *tandoori*, o tradicional forno cilíndrico a carvão utilizado na Índia (Fig. 16.6). Nos Estados Unidos, a massa pode ser colocada em um forno de tijolos e barro pré-aquecido e assada em um forno de convecção, um substituto adequado.

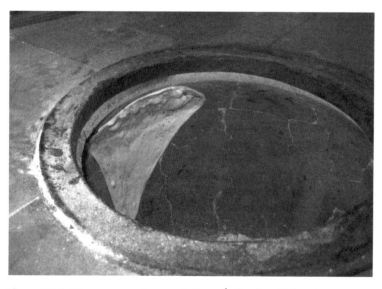

Figura 16.6 O *naan*, um pão apreciado na Índia, é tradicionalmente assado em um forno *tandoori*.
Cortesia de Plycon Press.

Como administrar o preparo de pães fermentados

A gestão do tempo no preparo de pães fermentados, às vezes, é fundamental. Embora não seja preciso muito tempo para misturar e sovar uma massa de pão, os dois períodos necessários para a fermentação e descanso da massa e o subsequente período para assá-la determinam a necessidade de um tempo comparativamente longo para a conclusão do projeto – normalmente cerca de três horas. Entretanto, os tempos de fermentação e descanso podem ser reduzidos aumentando-se a quantidade de levedura adicionada à massa. Outra técnica usada por algumas pessoas é preparar a massa à noite, cobrindo-a e deixando-a descansar na geladeira durante a noite. Pela manhã, a massa terá dobrado de tamanho, e será possível dar continuidade ao restante do processo de preparo. É possível também moldar os pãezinhos na assadeira e deixá-los crescer na geladeira. Deve-se estender um pouco o tempo de assamento para compensar a temperatura fria da massa no início do processo.

Método direto de preparo de massa

O primeiro passo para preparar a massa pelo **método direto** é amolecer a levedura. A levedura compactada em tabletes é colocada em água morna (cerca de 40°C), enquanto o fermento seco ativo deve ser reidratado em água a uma temperatura de 46°C. Enquanto a levedura está amolecendo, o leite é esquentado e mantido a cerca de 93°C por um minuto antes de ser colocado em uma tigela com a gordura, o açúcar e o sal. O calor do leite deve ser suficiente para derreter a manteiga, o que ajuda a esfriar a leite, deixando a uma temperatura de 39°C ou um pouco menos a fim de que o fermento amolecido possa ser adicionado com segurança. Se forem utilizados ovos, eles devem ser adicionados pouco antes do fermento, de modo que, com a sua temperatura fria, ofereçam mais segurança para que o fermento não seja neutralizado pela exposição a uma temperatura demasiadamente elevada durante o procedimento de mistura.

O uso de gordura hidrogenada na massa permite a produção de um pão com excelente volume e farelos finos. Esse efeito é o resultado da absorção de beta-cristais na interface gás-líquido das bolhas à medida que elas se expandem na massa durante a fermentação. Enquanto a massa está sendo assada, a gordura se torna tão fluida que se espalha e passa a fazer parte da superfície das bolhas. Isso facilita a dilatação das bolhas para promover o aumento de volume desejado. Parte da gordura volta a formar cristais depois que o pão é assado.

A adição de aproximadamente um terço da farinha cria uma massa que pode ser batida bem vigorosamente para ajudar a iniciar o desenvolvimento de uma forte cadeia de glúten. Acrescenta-se mais farinha para criar uma massa macia que possa ser sovada vigorosamente sem ficar pegajosa demais (Fig. 16.7). O processo de sova para pães fermentados é uma técnica muito mais vigorosa do que aquele utilizado para os pães de minuto. Embora a massa seja dobrada ao meio e depois empurrada com as mãos, esse tipo de sova envolve o uso da parte posterior de ambas as mãos, e não apenas as pontas dos dedos para empurrar delicadamente a massa. Entretanto, a sova dos pães fermentados não deve ser tão vigorosa a ponto de romper as cadeias de glúten. A massa é girada um quarto de volta a cada vez que o movimento de sova é executado. Em seguida, ela é dobrada, pressionada com a parte posterior das mãos e girada em uma sequência repetitiva, criando um ritmo que facilita o desenvolvimento da quantidade necessária de glúten. A sova pode ser feita com um misturador de massa ou processador de alimentos, se desejado. Quando começam a aparecer bolhas sob a superfície da massa enquanto ela é delicadamente dobrada é porque a quantidade de glúten desenvolvida é suficiente (Fig. 16.8). A superfície da bola de massa, então, é untada e colocada em uma tigela, onde é coberta e depois reservada para fermentação, de preferência, a uma temperatura de aproximadamente 27°C.

Método direto
Método de preparo de massa de pão fermentado mediante a combinação de leite quente, açúcar, sal, manteiga, ovo com o fermento amolecido (adicionado depois que a mistura está suficientemente fria) e farinha de trigo; a massa é sovada e deixada para descansar antes de ser assada.

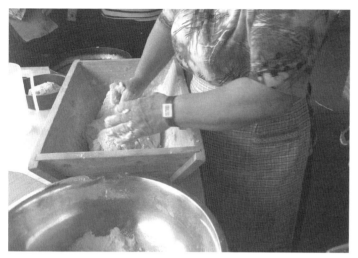

Figura 16.7 Na fase inicial da sova da massa de pão fermentada, a mistura apresenta uma textura bastante densa e pode precisar de mais farinha para evitar que a massa grude nas mãos.
Cortesia de Plycon Press.

Oven spring
Aumento de volume dos pães fermentados na fase inicial do assamento em decorrência do rápido crescimento do fermento e da expansão dos gases.

Método esponja
Método de preparo de massa fermentada em que o sal e uma parte da farinha são reservados até a massa formar dióxido de carbono suficiente para ter uma aparência esponjosa. Ao adicionar o restante da farinha e o sal, o processo é finalizado com a sova e as demais etapas.

A fermentação prossegue até que a massa dobre de volume, um processo que ajuda a promover a expansibilidade do glúten, bem como produzir ácidos e álcool. Quando a bola dobra de tamanho, usa-se o punho para pressionar a massa para baixo durante o preparo para o período de descanso. Ao contrário do período de fermentação, que é concluído em uma tigela coberta em cerca de uma hora, o período de descanso ocorre depois que a massa é moldada na forma desejada e colocada na fôrma (Fig. 16.9). A massa continua a crescer descoberta até que dobre novamente de volume, um processo que requer cerca da metade do tempo necessário para a fermentação inicial.

A massa é assada em um forno pré-aquecido, normalmente a cerca de 204°C, até que o pão esteja atraentemente dourado e o tempo necessário tenha decorrido. Os pães com alto teor de açúcar ou que contenham passas ou outros ingredientes doces precisam ser assados a aproximadamente 175°C para evitar que fiquem chamuscados ou queimem. O período de assamento é marcado pelo fenômeno conhecido como ***oven spring***, que é um óbvio aumento de volume por conta da volatilização do álcool e da rápida produção de dióxido de carbono pela levedura no ambiente quente, até que o fermento seja neutralizado por ação do calor.

O método direto de preparo de massa é o método normalmente utilizado em casa para fazer pães fermentados por ser um processo de mistura relativamente rápido. O produto final é excelente, mas é preciso uma boa dose de esforço físico para desenvolver suficientemente o glúten através desse método. Algumas pessoas apreciam a tarefa de sovar a massa à mão; outras usam processadores de alimentos.

Método esponja (método indireto)

O outro método tradicional de mistura de massas fermentadas é o **método esponja**. Grande parte desse método é comparável ao método direto de preparo de massa. A principal diferença é que parte da farinha e todo o sal são reservados para serem utilizados após o período de fermentação. Durante essa fermentação da massa relativamente fluida, o dióxido de carbono que se forma faz com que a mistura comece a desenvolver uma aparência esponjosa, o que explica por que esse método é chamado método esponja de mistura. Após o primeiro período de crescimento da massa, o sal e o restante da farinha são adicionados, e as demais etapas do preparo são as mesmas que as do método direto (sova, crescimento, moldagem, crescimento e assamento). Esse método era necessário há alguns anos porque o fermento existente na época exigia um longo período de reidratação e ativação, um problema que deixou de existir. Consequentemente, apenas algumas receitas hoje são feitas usando o método esponja. O tempo necessário para o desenvolvimento da esponja é uma grande desvantagem.

Método de mistura rápida

O preparo de pães caseiros pelo método de mistura rápida pode representar economia de tempo – misturando-se o fermento seco ativo dire-

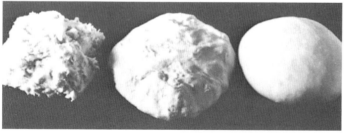

Figura 16.8 A sova vigorosa, executada usando-se a parte posterior de ambas as mãos em um movimento rítmico e girando a massa, é necessária para o desenvolvimento de uma quantidade adequada de glúten. A aparência da massa evolui de uma superfície mais grosseira (à esquerda) para uma massa mal misturada com as cadeias de glúten começando a aparecer (no centro) e, por fim, uma superfície acetinada após o desenvolvimento da quantidade de glúten (à direita).
Cortesia de Plycon Press.

tamente com duas xícaras de farinha antes de adicionar o leite morno ou água potável muito quente e a gordura. Essa mistura é batida vigorosamente com uma batedeira elétrica para desenvolver o glúten antes de se adicionar o restante da farinha. A subsequente manipulação da massa é a mesma que no método direto de preparo de massa. Economiza-se algum tempo nas etapas iniciais de mistura. O líquido muito quente no método de mistura rápida não prejudica o fermento porque a mistura esfria e alcança um nível seguro de temperatura para o fermento antes de ser hidratada.

Máquinas de fazer pão (panificadoras)

As máquinas utilizadas para preparo de pães têm sido usadas em alguns lares para proporcionar o prazer do pão caseiro com muito pouco tempo e esforço por parte do padeiro. Os ingredientes são medidos e colocados na máquina pelo cozinheiro, mas as demais etapas de mistura, sova, descanso e assamento da massa são funções executadas pela máquina de pão. O tempo e a temperatura são programados na máquina. O produto final é um pão redondo – não o pão de fôrma tradicional – de textura um tanto porosa. Entretanto, o aroma, o sabor e a textura são suficientemente agradáveis para ter conquistado um grande mercado para as máquinas de preparo de pães.

Fatores que influenciam a qualidade do pão fermentado

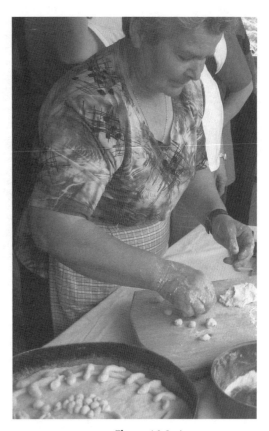

Figura 16.9 A massa moldada pode ser decorada antes da etapa final de descanso.
Cortesia de Plycon Press.

A quantidade de farinha incorporada às massas fermentadas influencia significativamente a qualidade do produto final, mas não há como transmitir em termos simples ao novato quanto de farinha é necessário em uma determinada receita. A indicação vaga da quantidade a ser utilizada em uma massa fermentada pode ser desconcertante, uma vez que as medidas exatas durante o preparo de novas receitas ajudam a gerar um sentimento de desconfiança. Algumas receitas de pães fermentados indicam uma determinada medida de farinha peneirada a ser utilizada, mas essa pode não ser a quantidade ideal. O problema está no fato de que as qualidades de absorção da farinha variam entre os lotes, particularmente entre as diferentes regiões de um mesmo país. O objetivo é adicionar o suficiente para permitir que a massa seja sovada sem grudar nas mãos. A massa deve ter uma textura ativa e elástica, devendo ceder um pouco quando deixada para descansar na tábua de pão depois de sovada. Se a massa parecer rígida e resistente à sova é porque contém farinha demais e ficará dura e um tanto seca quando assada.

O controle da fermentação é absolutamente essencial para a produção de pães fermentados de qualidade. As temperaturas devem ser mantidas abaixo de 46°C sempre que o fermento hidratado estiver presente. As temperaturas acima desse ponto neutralizam rapidamente o fermento, resultando em um volume pequeno. Os pontos mais prováveis em que o sistema pode estar quente demais são quando o fermento é adicionado a misturas que contêm leite quente e quando a fermentação se processa com o forno quente demais, o que pode ocorrer no caso de forno a gás com uma chama-piloto alta.

Além da regulagem da temperatura, a fermentação pode ser parcialmente controlada pela quantidade de açúcar contida na formulação. O açúcar precisa estar presente durante todo o período de fermentação para servir de alimento ao fermento. Quando essa situação se configura, o dióxido de carbono continua a ser gerado até que a estrutura estique e adquira firmeza durante o assamento. Para contrabalançar o efeito do açúcar, é necessário um pouco de sal visando inibir o metabolismo do fermento, regulando, assim, a produção de dióxido de carbono e ajudando a evitar a formação de uma quantidade excessiva desse gás.

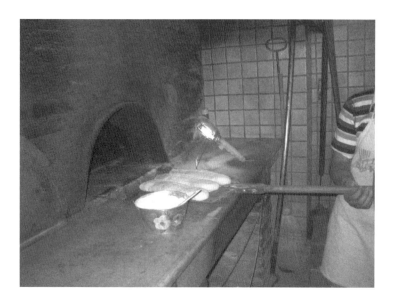

Figura 16.10 Padeiro profissional colocando três pães de fôrma em um forno de tijolos em ponto de brasa, após a massa ter descansado.
Cortesia de Plycon Press.

Figura 16.11 Para ocasiões especiais ou datas comemorativas, os pães, às vezes, são decorados com a massa esculpida ou algum desenho impresso na superfície.
Cortesia de Plycon Press.

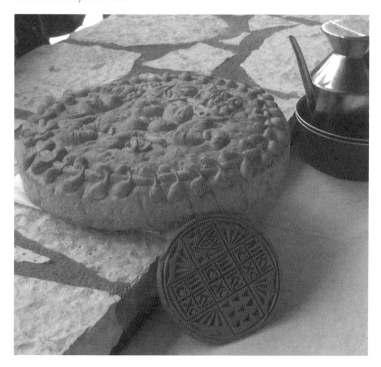

Os pães de fôrma e os pãezinhos assam melhor em forno pré-aquecido depois que a massa dobra de volume (Fig. 16.10). O salto de forno que ocorre quando a massa começa a ser assada dá o toque final ao volume desejado. A textura se torna demasiadamente porosa e o produto pode até murchar se o tempo de descanso da massa for prolongado para permitir uma produção excessiva de dióxido de carbono antes que o assamento neutralize o fermento.

O tempo decorrido é um dos testes-chave para a verificação do ponto dos pães. A coloração dourada da casca é um parâmetro de orientação errôneo para se determinar o ponto certo, uma vez que a cor atraente normalmente se desenvolve antes que o pão esteja, de fato, desnaturado por dentro. O pão mal assado fica massudo no centro.

Quando estão no ponto, os pães, na sua maioria, devem ser retirados imediatamente da fôrma e transferidos para um suporte de esfriamento ou para uma cesta de pães para serem imediatamente servidos aos consumidores. A estrutura dos pães fermentados é tenaz e mais do que forte para manter o seu volume e forma originais quando manipulados quentes, o que é uma vantagem na medida em que a casca fica empapada pela umidade condensada se o produto for deixado para esfriar na fôrma. Entretanto, os pães doces assados em uma calda que cubra o fundo da fôrma devem ser esfriados na própria fôrma até que a calda comece a esfriar e se tornar viscosa. Nesse momento, a fôrma deve ser invertida, deixando que calda pingue sobre os pães até que a maior parte da cobertura seja transferida.

A qualidade dos pães fermentados é avaliada examinando-se cuidadosamente o produto por dentro e por fora (Fig. 16.11). O produto deve ter uma forma atraente e um tamanho adequado para a ocasião. A casca deve ter uma atraente coloração dourada e brilhosa. A manteiga ou a margarina derretida pincelada na casca imediatamente após o assamento cria esse brilho. A casca não deve estar empapada; os pães feitos sem leite ou gordura devem ter uma casca crocante. O interior do pão deve ter aparência uniforme, com células de tamanho moderado e paredes das células de espessura média, bem como uma textura nitidamente mais áspera do que a dos bolos. Uma textura extremamente áspera, no entanto, é um claro sinal de fermentação excessiva. Os pães devem ser de fácil mastigação, mas não tão macios que a manteiga ou outras pastas não possam ser espalhadas sem esfarelar demais a massa. Deve-ser ter o cuidado de moldar os pães em tamanho uniforme, no intuito de padronizar o aspecto dos pães caseiros.

Massa ácida fermentada naturalmente

Os pães de massa ácida evocam imagens de mineiros barbados participantes da Corrida do Ouro, mas esse tipo popular de pão também é muito familiar nos dias de hoje. Muitas

PONTOS DE AVALIAÇÃO
Pães fermentados

- Forma atraente
- Casca marrom-dourada
- Bom volume
- Textura interior leve com células de tamanho médio
- Macios
- Sabor agradável

VISÃO DA INDÚSTRIA
Envelhecimento do pão

Os pães assados industrializados devem ser capazes de manter as características de textura fresca enquanto passam pelo processo de comercialização até chegar à mesa do consumidor. A aspereza começa a se tornar evidente na textura do farelo à medida que o pão envelhece. Isso se deve à retrogradação (Cap. 10) do amido gelatinizado no farelo. Grande parte da textura ligeiramente crocante da superfície do pão velho é resultado da cristalização de parte da amilose presente no amido; entretanto, a amilopectina também contribui para a retrogradação cristalizando-se em algumas áreas.

Como o envelhecimento limita a validade do produto, os tecnólogos de alimentos buscaram maneiras de minimizar o problema. Uma solução válida é introduzir enzimas que retardam o envelhecimento do pão (alfa-amilase produzida comercialmente por microrganismos) na massa durante a mistura. As enzimas adequadas são capazes de catalisar a hidrólise de parte do amido encontrado na farinha antes de serem desativadas pelo alto calor do forno. Esses fragmentos menores de amilopectina não conseguem formar áreas cristalizadas tão grandes e extensas no pão assado. O resultado é que o pão preparado com essas enzimas tem sua vida útil extendida.

http://www.breadtopia.com/sourdough-starter-management/ – Gerenciamento dos fermentos naturais.

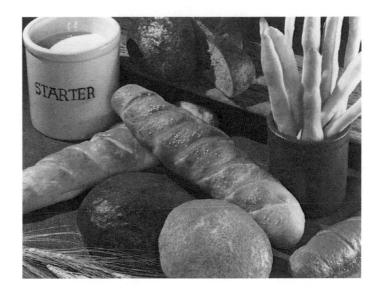

Figura 16.12 Os pães de massa ácida são levedados com o uso de um fermento natural que contém microrganismos para produzir dióxido de carbono. Consequentemente, os pães feitos com esse tipo de massa precisam ser fermentados e deixados para descansar. Cortesia de Plycon Press.

histórias floreadas já foram desfiadas sobre os mineiros que dormiam com o seu fermento natural ao lado de suas armas para que nada pudesse acontecer a ele. Aliás, assim como no passado, o cuidado com os fermentos naturais e sua alimentação é um assunto vital para os padeiros ainda hoje, uma vez que a manutenção da cepa adequada requer a alimentação adequada dos microrganismos desejados e que sejam evitadas novas cepas indesejáveis (Fig. 16.12).

Um fermento natural é feito com farinha, açúcar, leveduras e água, e conservado em temperatura ambiente. Uma parte desse fermento natural é reservada para fazer o produto seguinte, sendo adicionado farinha e água para alimentar o fermento antes de guardar a massa na geladeira. Os tipos de emprego do fermento natural são bastante variados e incluem pães, panquecas, *waffles*, *biscuits*, *muffins* e bolos. O sabor do fermento natural acrescenta uma qualidade distinta aos produtos em que ele é utilizado.

RESUMO

Os pães são produtos provenientes do processo de panificação que contêm uma grande proporção de farinha (normalmente de trigo) e um líquido com agentes de fermentação, ovos e agentes flavorizantes que completam a lista de ingredientes. Quanto ao tipo de levedura que eles contêm, os produtos de panificação são divididos em pães rápidos e pães fermentados. Os pães de preparo rápido são levedados por ar, vapor e/ou dióxido de carbono, produzido por uma reação química entre um ácido e um ingrediente alcalino. Embora o dióxido de carbono, o ar e o vapor sirvam também como agentes de fermentação nos pães fermentados, o dióxido de carbono é gerado lentamente pelas reações metabólicas de leveduras (*Saccharomyces cerevisiae*) enquanto a massa descansa sob temperatura controlada.

O pães de preparo rápido contêm vários ingredientes, mas um dos aspectos mais significativos que influenciam suas características é a proporção entre farinha e líquido, que produz considerável impacto no desenvolvimento do glúten. Os *muffins*, com uma proporção de duas partes de farinha e uma parte de líquido (2 para 1), podem ser facilmente misturados por conta da natureza muito pegajosa da massa e do seu glúten. Por outro lado, a natureza muito fluida de uma proporção de 1 para 1, como no caso dos *popovers* e das bombas de creme, permite que se misture consideravelmente a massa sem desenvolver demais o glúten. A proporção de 3 para 1 usada nos *biscuits* pode ser bem mais manipulada do que nos *muffins* sem que o produto endureça.

Com o nível adequado de mistura, a superfície dos *muffins* assume a aparência de uma couve-flor, uma forma um tanto arredondada e uma coloração marrom-dourada. Por dentro, a textura é ligeiramente áspera, mas sem reentrâncias. Os *muffins* misturados em demasia crescem em forma de pico, com reentrâncias internas em toda a sua extensão, além de ficarem duros. Os que são misturados de menos, por outro lado, apre-sentam áreas de ingredientes secos que não foram umedecidas com nenhum líquido. O fermento químico em pó contido nessas áreas secas não consegue reagir porque não se dissolve, o que resulta em menor volume. A casca parece um tanto grossa ou de superfície irregular (pontiaguda), e os *muffins* ficam bastante farelentos quando não são suficientemente misturados.

Entre outros pães de preparo rápido estão os pães com frutas e amêndoas, os pães de minuto (sovados e pingados), os *donuts*, os *waffles*, as panquecas, os *popovers* e as bombas de creme. Algumas dessas massas têm um grau de viscosidade adequado para ser pingadas ou assadas em forma de pão ou de *muffin*; outras são massas que podem ser abertas e cortadas. Embora os pães rápidos normalmente sejam assados, os *doughnuts* são fritos por imersão.

Os pães fermentados normalmente contêm farinha suficiente para permitir que a massa seja sovada, manualmente ou por meio mecânico. Após um período de fermentação depois que a mistura dobra de volume, a massa é moldada na fôrma e deixada para descansar e dobrar de volume novamente enquanto o fermento gera dióxido de carbono. Durante o assamento, um salto de forno inicial aumenta o volume em decorrência do efeito estimulante do calor sobre o fermento. Entretanto, o fermento é rapidamente neutralizado, limitando, assim, uma maior ação de levedação. A massa é assada durante o tempo adequado, até que a casca apresente uma atraente coloração marrom-dourada. Assim que são retirados do forno, os pães são removidos das fôrmas e colocados em *racks* para esfriar, exatamente como é feito com os pães rápidos, a fim de evitar que a casca fique empapada.

Os pães fermentados são populares por causa de seu sabor azedo. Essa acidez se deve ao desenvolvimento do ácido produzido pelas bactérias introduzidas na massa através do fermento natural. Esse meio ácido promove o desenvolvimento do fermento, que serve como fonte de dióxido de carbono para a levedação.

QUESTÕES DE ESTUDO

1. Compare o método de preparo dos *muffins* com aquele utilizado para a produção dos *biscuits*.
2. Por que o glúten se desenvolve com tanta facilidade nos *muffins*? Descreva as alterações na aparência da massa e dos *muffins* assados de acordo com a intensidade de mistura da massa.
3. Que diferenças podem ser identificadas entre as massas dos *popovers* e das bombas de creme? Por que as propriedades físicas das duas são tão diferentes quando suas proporções de farinha e líquido são semelhantes?
4. Compare os métodos direto, de mistura rápida e esponja (método indireto), utilizados para o preparo de pães fermentados.
5. Quais as precauções a serem tomadas durante o preparo de pães fermentados com um bom volume?

BIBLIOGRAFIA

American Home Economics Association. 1993. *Handbook of Food Preparation*. 9th ed. AHEA. Washington, DC.

Berry, D. 2004. Breads on the rise. *Food Product Design* 14(7): 106.

Brooker, B. E. 1996. Role of fat in the stabilization of gas cells in bread dough. *J. Cereal Sci.* 24: 187.

Carroll, L. E. 1990. Stabilizer systems reduce texture problems in multicomponent foods and bakery products. *Food Technol.* 44(4): 94.

Clemens, R., and J. Dubost. 2008. Catering to gluten-sensitive consumers. *Food Technol.* 62(12): 21.

Decker, K. J. 2005. Looking at the whole-grain picture. *Food Product Design* 15(9): 49.

Foster, R. J. 2008. Morning brings the grain event. *Food Product Design* 18(12): 42.

Freeman, T. P., and D. R. Shelton. 1991. Microstructure of wheat starch: From kernel to bread. *Food Technol.* 45(3): 162.

Friend, C. P., et al. 1993. Effects of hydrocolloids on processing and qualities in wheat tortillas. *Cereal Chem.* 70(3): 252.

Gao, L., et al. 1992. Structure of glutenin based on farinograph and electrophoresis results. *Cereal Chem.* 69(4): 452.

Golal, A. M., et al. 1978. Lactic and volatile C_2–C_5 organic acids of San Francisco sourdough French bread. *Cereal Chem.* 55: 461.

Hazen, C. 2006. New fiber options for baked goods. *Food Product Design* 15(10): 80.

Hazen, C. 2008. Grain-based ingredients. *Food Product Design* 18(8): 70.

Hazen, C. 2009. Better trans-fat baked goods. *Food Product Design* 19(1): 26.

He, H., and R. C. Hoseney. 1992. Effect of the quantity of wheat flour protein on bread loaf volume. *Cereal Chem.* 69(2): 17.

Hodge, S. 2009. Old world breads. *Food Product Design* 19(5): 44.

Hoseney, R. C. 1992. Factors controlling gas retention in nonheated doughs. *Cereal Chem.* 69(1): 17.

Hoseome, K., et al. 1992. Studies on frozen dough baking. I: Effects of egg yolk and sugar ester. *Cereal Chem.* 69(1): 89.

Inoue, Y., and W. Bushuk. 1992. Studies on frozen dough. II: Flour quality requirements for bread production from frozen dough. *Cereal Chem.* 69(4): 423.

Kaldy, M. S., et al. 1993. Influence of gluten components and flour lipids on soft wheat quality. *Cereal Chem.* 70(1): 77.

Ohr, L. M. 2009. Good-for-you grains. *Food Technol.* 63(1): 57.

Pszczola, D. E. 2005. Ingredients for bread meet changing 'kneads'. *Food Technol.* 59(1): 55.

Pszczola, D. E. 2011. Breads and beyond. *Food Technol.* 65(1): 50.

Ranhotra, G. S., et al. 1992. Total and soluble fiber content of air-classified white flour from hard and soft wheats. *Cereal Chem.* 69(1): 75.

Ryu, G. H., et al. 1993. Effects of some baking ingredients on physical and structural properties of wheat flour exudates. *Cereal Chem.* 70(3): 291.

Siffring, K., and B. L. Bruinsma. 1993. Effects of proof temperature on the quality of pan bread. *Cereal Chem.* 70(3): 351.

Slaughter, D. C., et al. 1992. Quality and classification of hard red wheat. *Cereal Chem.* 69(4): 428.

Spano, M. 2009. Celiac disease feeds gluten-free need. *Food Product Design* 19(10): 28.

Tenbergen, K. 2008. Flat breads: Old world meets new. *Food Product Design* 18(11): 38.

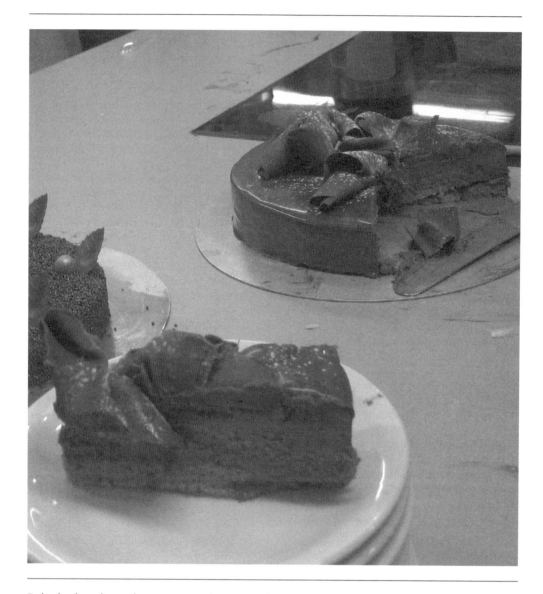

Bolo de chocolate coberto com escultura e confeito de chocolate é uma guloseima deliciosa.

CAPÍTULO 17

Bolos, biscoitos e massas amanteigadas

Pães e doces, 417
Bolos, 418
    Bolos de claras em neve, 418
    Bolos aerados, 423
Biscoitos, 430
Massa amanteigada, 431
    Ingredientes, 432
    Preparo, 433
    Fatores que influenciam a maciez, 434

Consistência quebradiça da massa
    amanteigada, 435
    Avaliação das tortas, 436
    Massa folhada, 437
Misturas, 438
Resumo, 440
Questões de estudo, 440
Bibliografia, 441

Conceitos básicos

1. Os bolos de claras em neve (*angel food*, pão de ló e *chiffon*) possuem células relativamente grandes e uma textura leve por causa da espuma dos ovos que contribuem com uma quantidade considerável de ar e vapor para a levedação durante o cozimento.
2. Os bolos aerados contêm um teor de gordura e açúcar mais elevado do que os bolos de claras em neve e são levedados por dióxido de carbono (normalmente proveniente do fermento químico em pó).
3. Os bolos são classificados como em barra, pingados ou enrolados, dependendo das características de manipulação da mistura, normalmente com alto teor de açúcar e gordura e baixo teor de líquido.
4. É preciso habilidade para produzir uma massa tenra e flocada porque a grande quantidade de farinha em relação à quantidade de água (proporção de 6 para 1) e a distribuição da gordura nas partículas resultam em uma massa em que o glúten pode facilmente se desenvolver demais.

PÃES E DOCES

Embora os pães estejam ganhando popularidade, o estudo dos pães de preparo rápido e dos pães fermentados, na verdade, representa apenas uma fração das inúmeras possibilidades das misturas à base de farinha de trigo. Muitas receitas de bolo são muito semelhantes àquelas dos pães de preparo rápido, exceto pelo teor consideravelmente maior de açúcar e gordura. Em razão dessa combinação de doçura e untuosidade, os bolos são servidos como encerramento de uma refeição ou como lanche. Eles são classificados em bolos aerados (o que significa que contém gordura) ou bolos de claras em neve (termo que indica que a espuma gerada pelo batimento da clara de ovos contribui significativamente para a sua estrutura).

Os biscoitos constituem ainda uma outra categoria de produtos de panificação. As características físicas variam bastante; algumas massas são pingadas, enquanto outras podem ser abertas e cortadas, e existem também aquelas que são assadas em lâmina ou camada e cortadas em barras. A textura varia de crocante e consistente a macia e relativamente leve.

As massas amanteigadas normalmente são utilizadas como massa para tortas. Entretanto, as massas folhadas constituem a base para as conchas de massa folhada e produtos da confeitaria francesa. Outras massas amanteigadas são feitas utilizando lâminas muito finas de massa; por exemplo, a *baklava* é uma sobremesa popular do Oriente Médio feita de várias camadas de massa filo. Esses diferentes tipos de massa amanteigada normalmente são doces. A popularidade da *quiche* despertou atenção para a massa amanteigada como prato principal. Além disso, as tortas de carne, o frango *à la king* em conchas de massa folhada e a *spanokopita* (espinafre em camadas de massa filo) ampliam o uso desse tipo de massa como prato principal (Fig. 17.1).

Esses produtos de panificação certamente abrangem uma vasta gama de características e aplicações. Todavia, todos têm em comum o fato de dependerem do glúten para grande parte de sua integridade estrutural. A variedade é uma decor-

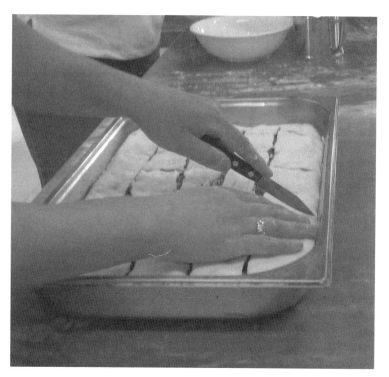

Figura 17.1 *Spanokopita*, prato favorito dos gregos, é feito de massa filo recheada com espinafre e ovos.

rência das diferentes proporções e tipos de ingredientes combinados e assados de diversas maneiras. A imaginação e as cuidadosas técnicas culinárias são importantes ingredientes no preparo de qualquer produto de panificação. Além disso, um conhecimento fundamental dos diversos tipos de bolos, biscoitos e massas amanteigadas ajuda a garantir o sucesso.

BOLOS

As duas categorias básicas de bolos – de claras em neve e aerados – são completamente diferentes quanto ao seu preparo e características depois de assados. As proporções dos ingredientes e os procedimentos de mistura e cozimento são semelhantes aos dos pães rápidos, mas cada tipo de bolo possui determinadas características específicas que precisam ser identificadas e respeitadas.

Bolos de claras em neve

Os bolos de claras têm esse nome pelo fato de grande parte de sua estrutura básica ser atribuída ao uso de claras em neve à qual os demais ingredientes são incorporados. A espuma usada pode ser de claras, gemas ou ambas; a espuma de claras constitui a base mais comum das receitas de bolos de claras. Independentemente do tipo de espuma utilizado, a estrutura dos bolos de claras em neve é bastante fraca e se beneficia do uso de uma fôrma de bolo com furo no centro que ajuda a massa a subir até alcançar o volume máximo enquanto é assada. Deixar o bolo esfriar em posição invertida depois de assado também ajuda, na medida em que colabora com a dilatação das paredes das células da espuma para que elas adquiram resistência depois de frias. Esses bolos de claras em neve são classificados como *angel food*, pão de ló e *chiffon*. Embora todos sejam bolos de claras em neve, determinadas características específicas distinguem cada tipo.

---

http://food.oregonstate.edu/learn/pastry.html
– Informações gerais sobre bolos de diferentes tipos e outros produtos de panificação.

http://www.joyofbaking.com/cakes.html
– Receitas e informações sobre bolos.

http://www.joyofbaking.com/FoamCakes.html
– Informações sobre bolos de claras em neve.

Angel food cake. Os *angel food cakes* são os bolos de claras mais simples de fazer, uma vez que nada mais são do que uma espuma de claras estabilizada com açúcar e combinada à farinha de trigo especial para bolos visando fortalecer a estrutura. As pessoas que estão de dieta para emagrecer ou reduzir os níveis de colesterol apreciam particularmente os *angel food cakes* pela ausência de gordura e colesterol em sua composição. As fórmulas desse tipo de bolo não contêm gordura hidrogenada nem fermento químico em pó.

Angel food cake
Bolo de claras que consiste basicamente em claras batidas em neve, açúcar e farinha de trigo especial para bolos, sem qualquer tipo de gordura ou fermento químico em pó.

Não é de surpreender que o segredo para o sucesso no preparo de um *angel food cake* seja a criação e manipulação de uma boa espuma de claras (ver Cap. 12). Esse desafio é enfrentado, em parte, com o uso de cremor tártaro e de parte do açúcar, começando pela etapa do batimento das claras em neve. As claras são batidas até que as pontas dos picos se curvem ligeiramente para baixo, um ponto em que a espuma mantém um nível razoável de elasticidade e estabilidade. O uso de ovos de qualidade com uma grande quantidade de clara encorpada também ajuda a alcançar um alto nível de qualidade.

O restante do açúcar é combinado com a farinha de trigo especial para bolos antes que os ingredientes secos sejam adicionados, um quarto de cada vez, e incorporados às claras batidas em neve. Misturando a farinha de trigo com o açúcar, reduz-se a tendência da farinha formar grumos, e a combinação de farinha e açúcar é prontamente incorporada à espuma, permitindo que a massa como um todo seja incorporada com eficiência. Embora tenda a fomar grumos por causa de sua textura fina, a farinha especial para bolos é a preferida para o preparo do *angel food cake*. O glúten macio e a quantidade de proteína um tanto reduzida nela contidos contribuem para o preparo dos *angel food cakes*, uma vez que a farinha é necessária apenas como um complemento à proteína das claras de ovos, conferindo ao bolo assado a resistência estrutural necessária.

A mistura de farinha e açúcar é incorporada da maneira mais eficiente possível, com o processo se iniciando assim que a espuma de claras se forma (Fig. 17.2). O objetivo é reter a maior quantidade possível de ar na massa, visto que o ar (combinado à umidade das claras) é responsável pela levedação do bolo.

Depois de transferir delicadamente a massa para uma fôrma com furo no centro não untada, usa-se uma faca para furar uma vez a massa, a fim de eliminar eventuais bolsões de ar nela retidos que não dariam uma aparência atraente ao bolo depois de assado. A fôrma não é untada, o que ajuda o bolo a aderir às suas laterais e subir. O cozimento deve ter início imediatamente, de preferência em forno pré-aquecido para evitar perda de ar da massa enquanto o fôrno está aquecendo.

O teste para verificação do ponto certo consiste em tocar levemente o bolo com o dedo depois de decorrido o tempo adequado. Se estiver no ponto, o bolo retorna ao ser pressionado, mas se não estiver bem assado, ele retém a marca do dedo, podendo inclusive murchar. Esse teste precisa ser feito rapidamente para evitar que

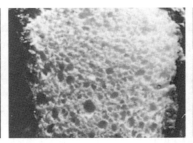
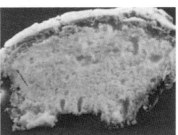

Figura 17.2 A manipulação inadequada da farinha e do açúcar na massa do *angel food cake* resulta em uma textura assimétrica e densa com baixo volume (à esquerda), em comparação com um *angel food cake* em que seja empregado o nível correto de manipulação (ao centro). O excesso de manipulação (à direita) desenvolve tanto o glúten que a textura se torna compacta e dura.

PONTOS DE AVALIAÇÃO
Angel food cake

- Grande volume
- Massa de cor dourado médio
- Células uniformes de tamanho médio
- Muito macio
- Ligeiramente úmido

o bolo esfrie enquanto ainda não está no ponto; o ar frio se contrai dentro do bolo, o que reduz a pressão no interior das células, fazendo com que o bolo se retraia ou até murche.

Quando o bolo está no ponto, a fôrma deve ser retirada do forno e invertida imediatamente para permitir que a frágil estrutura descanse e cresça, alcançando o volume máximo enquanto esfria. O ideal é que a fôrma com furo no centro tenha pés para evitar que a superfície do bolo entre em contato com o balcão durante o esfriamento. Se isso não for possível, a fôrma deve ficar sobre uma grade de metal para permitir que o ar circule por baixo, evitando, desse modo, a condensação. Um *angel food cake* mal assado cairá da fôrma quando invertido, enquanto um bolo que passe do ponto ficará ligeiramente seco e duro por conta da perda de umidade e coagulação excessiva das claras de ovos e das proteínas do glúten nas paredes das células.

Um *angel food cake* de qualidade é muito macio, a ponto de praticamente derreter na boca. O bolo tem um excelente volume e as células de ar são bastante uniformes, de tamanho moderado e paredes finas. O farelo deve ser ligeiramente úmido, não devendo haver qualquer indício de farinha seca. A massa deve apresentar uma atraente coloração dourado médio.

As misturas de *angel food cake* são populares porque eliminam o problema do que fazer com as gemas dos ovos que sobram quando se faz o bolo "do zero". Além disso, elas poupam tempo. As claras de ovos secas utilizadas nas misturas de *angel food cake* precisam ser bem batidas, de preferência com uma batedeira elétrica, para atingir o ponto certo. Os picos precisam alcançar o ponto de quase ficar em pé quando o batedor é retirado da espuma de claras secas, o que significa bater mais do que quando se utiliza claras de ovos frescas. O volume sofre efeito adverso se as claras secas não forem batidas o suficiente.

Os **pães de ló** são semelhantes aos *angel food cakes*, mas com algumas características que os distinguem. Talvez a distinção mais aparente seja que os pães de ló levam em sua composição uma espuma de gemas batidas e uma espuma de claras em neve. Aliás, a espuma de gemas é muito peculiar por causa do tempo prolongado que são batidas para que se obtenha uma espuma encorpada quase a ponto de formar montinhos, apesar da adição de uma pequena quantidade de água. Para maior estabilidade da espuma, acrescenta-se um pouco de limão.

A espuma de gemas é combinada à farinha especial para bolos incorporando-se delicadamente a mistura, que depois é deixada brevemente de lado enquanto a espuma de claras é preparada, uma vez que a espuma de gemas retém o seu volume e elasticidade melhor do que a espuma de claras. As claras são batidas até formar uma espuma igualmente estável, por conta, em parte, do efeito estabilizante do cremor tártaro e do açúcar adicionados. As duas espumas são misturadas com cuidado, mas rapidamente, até que se desenvolva uma massa totalmente homogênea em que não fiquem visíveis quaisquer estrias da espuma de gemas ou claras. Deve-se evitar mexer novamente a mistura para não provocar o desenvolvimento excessivo do glúten e não liberar desnecessariamente o ar contido nas espumas.

Pão de ló
Bolo de claras feito com uma espuma de gemas batidas e uma espuma de claras em neve, uma pequena quantidade de farinha de trigo especial para bolos, água, limão e açúcar.

Os pães de ló normalmente são assados em uma fôrma com furo no centro não untada para que a massa possa aderir à fôrma, ajudando a aumentar o volume durante o cozimento. O furo no centro (ou tubo) permite que o ar circule no centro e em volta da borda externa do bolo, além de ter a vantagem de reduzir a distância total que o calor tem que percorrer para alcançar o centro do bolo e coagular as proteínas (ver Fig. 17.3). Se o pão de ló for um rocambole recheado com geleia, a massa é espalhada sobre toda a superfície de uma assadeira rasa de modo a formar uma camada uniforme. O tempo de cozimento é relativamente curto por causa da espessura da camada de bolo.

Os pães de ló são testados da mesma maneira que os *angel food cakes* (pressionando delicadamente o bolo e observando se ele retorna sem deixar a marca do dedo na superfície tocada). A menos que sejam assados como um rocambole de geleia, os pães de ló devem ser invertidos para esfriar antes de retirados da fôrma. O rocambole de geleia precisa ser retirado e enrolado em uma tolha enquanto ainda está quente para que a camada possa ser enrolada sem rachar.

Um pão de ló de qualidade possui células relativamente delgadas e uniformes com paredes finas. Quando examinados em um corte transversal de cima para baixo, devem ter uma coloração amarela uniforme, sem estrias amarelas ou vestígios de clara e sem tendência a formar uma camada no fundo. Por fora, devem apresentar uma atraente coloração dourado médio e o volume deve ser bastante grande.

A técnica é importante no preparo de um pão de ló, visto que o batimento incorreto das gemas pode gerar paredes celulares espessas, pouco volume e tendência à formação de uma camada no fundo do bolo. As claras mal batidas causam problemas semelhantes: As claras não contêm ar suficiente e tendem a ser um pouco fluidas e escorrer da espuma de gemas antes que a estrutura adquira firmeza. A incorporação incorreta das espumas de gemas e claras também pode levar à formação de uma camada, visto que a espuma de gemas é relativamente pesada e começa a afundar. As claras bem batidas evitam esse problema, embora reduzindo o volume por conta da perda da expansibilidade da espuma e a necessidade de revolver mais a mistura para incorporar a consistente espuma de claras às gemas. A textura consistente se deve ao desenvolvimento excessivo do glúten, o que é fácil ocorrer se for preciso revolver mais a mistura para incorporar os dois tipos de espuma.

Bolos *chiffon*. De certa forma, os **bolos *chiffon*** representam uma transição entre os bolos de clara e os bolos aerados, embora sejam classificados como bolos de claras. A fórmula dos bolos *chiffon* contêm óleo e fermento químico em pó, ingredientes não encontrados nos autênticos pães de ló ou *angel food cakes*. O fermento

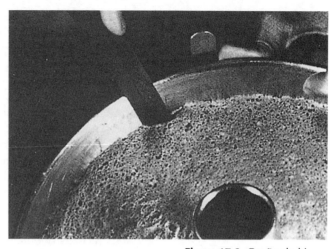

Figura 17.3 O pão de ló, como outros bolos de claras, é assado em uma fôrma com furo no centro não untada; usa-se uma faca para liberar o bolo antes de retirá-lo da forma.

Bolo *chiffon*
Bolo de claras que contém óleo e fermento químico em pó, bem como os ingredientes utilizados em outros bolos de claras, combinados e incorporados a uma espuma de claras de ovos batida até que se formem picos bem definidos.

PONTOS DE AVALIAÇÃO
Pão de ló

- Massa de cor dourado médio
- Grande volume
- Cor uniforme (sem nenhuma camada e quaisquer vestígios de clara)
- Células uniformes de tamanho médio
- Macio, mas ligeiramente consistente

em pó normalmente é usado como fonte de levedação em ambos os tipos; os bolos aerados são feitos com gordura, mas não óleo. A presença desses dois ingredientes promove distintas diferenças entre os bolos *chiffon* e os *angel food cakes* ou os pães de ló. Os bolos *chiffon* normalmente têm mais volume, uma textura mais fina e são mais macios do que os *angel food cakes* ou os pães de ló.

O preparo dos bolos *chiffon* tem início com a combinação de todos os ingredientes, exceto as claras de ovos, parte do açúcar e o cremor tártaro, batendo-os até que a massa esteja macia. Por ser bastante fluida, essa massa pode ser bem batida sem desenvolver excessivamente o glúten. Em seguida, as claras são batidas em neve em uma tigela separada e o cremor tártaro é adicionado de uma só vez. O restante do açúcar é adicionado aos poucos. As claras para os bolos *chiffon* precisam ser batidas continuamente até que a espuma esteja suficientemente firme a ponto de formar picos que fiquem quase em pé quando o batedor é puxado delicadamente para cima. Esse nível de batimento é ligeiramente maior do que o de outras receitas que fazem uso de claras em neve, mas é necessário por causa da natureza distintamente fluida da mistura de gemas e farinha que precisa ser incorporada às claras batidas.

A incorporação das claras à mistura de gemas e farinha deve ser feita com muito cuidado para que toda a mistura fluida seja incorporada às claras de maneira uniforme. Do contrário, a mistura de gemas e farinha tenderá a escorrer para o fundo antes que a estrutura adquira firmeza. Nos bolos *chiffon*, é muito mais provável que comece a se formar uma camada no fundo do bolo do que nos pães de ló, por conta da fluidez da mistura à base de gemas e farinha. Além de não agradar aos olhos, com a gema do ovo, essa camada tem uma textura um tanto borrachuda. O problema da separação é consideravelmente minimizado como uso de parte de açúcar na receita (2 colheres de sopa por clara) para ajudar a estabilizar as claras em neve, em vez de colocar todo o açúcar na mistura de gemas e farinha. Esse merengue de claras estabilizado pelo açúcar tem a elasticidade necessária para permitir que a mistura de gemas e farinha seja completamente misturada e incorporada às claras.

Um bolo *chiffon* de excelente qualidade é atraente por ter um volume normalmente maior do que os *angel food cakes* ou os pães de ló. Quando bem feito, o bolo *chiffon* é macio, ligeiramente úmido e tem uma textura inteiramente uniforme, sem nenhuma evidência de separação de uma camada. As células são de tamanho moderado e uniformes, com paredes um pouco mais espessas do que as dos bolos aerados. Um bolo *chiffon* é sensivelmente mais macio que um pão de ló, por causa, em grande parte, do óleo que entra em sua composição e da grande dilatação das paredes de suas células, o que as torna mais finas e, consequentemente, mais macias do que as do pão de ló.

Comparação entre os bolos de claras em neve. Todo bolo de claras contém uma espuma de claras em neve para ajudar a promover o volume e uma textura agradável e uniforme. E todos são feitos com farinha de trigo especial para bolos. Além dessas semelhanças, existem diferenças cruciais nos bolos de claras. Por exemplo,

---

PONTOS DE AVALIAÇÃO
Bolo *chiffon*

- Muito volumoso
- Massa de cor dourado médio
- Nenhuma camada ou vestígios de clara evidentes
- Células uniformes e relativamente pequenas
- Macio

Tabela 17.1 Uma comparação entre quatro tipos básicos de bolos

| Tipo de bolo | Farinha | Líquido | Ovos | | Gordura | | Agente de fermentação |
			Número, Parte	Método de adição	Tipo	Quantidade	
Angel food	1 xícara	–	12 claras	Incorporação da espuma	–	–	Ar (espuma de claras estabilizada com açúcar e ácido), vapor
Pão de ló	1 xícara	5 colheres de sopa de água	4 gemas e claras	Incorporação das espumas	–	–	Ar (espumas de claras e gemas estabilizadas com ácido e açúcar), vapor
Chiffon	1 $\frac{1}{3}$ xícara	6 colheres de sopa de água	2 gemas e 4 claras	Adição das gemas com o líquido e incorporação da espuma de claras	Óleo	$\frac{2}{3}$ xícara	Fermento químico em pó (1 ¼ colher de sopa), ar (espuma de ovos estabilizada com açúcar), vapor
Bolo aerado	1 xícara	¼ de xícara de leite	1 inteiro	Batido com a espuma de gordura e açúcar	Gordura sólida	$\frac{2}{3}$ xícara	Fermento químico em pó (¾ colheres de sopa), ar, vapor

no que diz respeito ao uso dos ovos, o *angel food cake* não contém gema, enquanto o pão de ló contém uma espuma relativamente viscosa de gemas batidas, e o bolo *chiffon* utiliza apenas as gemas batidas juntamente com os demais ingredientes para formar uma massa acetinada a ser incorporada às claras. Como mostra a Tabela 17.1, o bolo *chiffon* é o único tipo de bolo de claras que leva gordura (na realidade, óleo) e fermento químico em pó em sua composição.

As espumas de ovos estáveis, particularmente as espumas de claras, são fundamentais para o sucesso dos bolos de claras, até mesmo para os bolos *chiffon*, que contêm fermento em pó para levedação. O uso do açúcar e do cremor tártaro funciona quase como uma apólice de seguro, visto que ajuda a garantir um bom volume e a textura desejável nos bolos de claras. No Capítulo 12, foi visto que o açúcar age no sentido de promover a elasticidade e uma textura fina na medida em que retarda a formação da espuma. Igualmente importante é a mudança do ponto isoelétrico de uma proteína essencial da clara do ovo que ocorre com a adição do cremor tártaro.

Bolos aerados

Normalmente, a palavra *bolo* invoca imagens visuais de um bolo assado como uma lâmina ou uma camada de massa em uma fôrma redonda ou retangular com aproximadamente 5 cm de profundidade. Esses bolos têm uma textura mais fina, um farelo mais macio e um sabor mais rico do que os bolos de claras característicos. Eles geralmente são chamados **bolos aerados**, um termo que denota o seu alto teor de gordura em relação a outros tipos de bolos. As variações dentro da categoria são grandes. O tipo de líquido utilizado pode variar, a porção de ovo e o seu preparo podem diferir, os agentes flavorizantes podem ser os mais diversos, e até mesmo os agentes de fermentação podem ser um tanto variados.

Os bolos aerados mais simples geralmente são conhecidos apenas como bolos simples. Esse termo designa o tipo de bolo feito com ovos e apenas os ingredientes básicos (gordura, açúcar, farinha de trigo especial para bolos, líquido, fermento químico em pó e flavorizantes). Os bolos brancos são muito semelhantes, a não ser

Bolo aerado
Bolo que contém gordura sólida (normalmente batida com açúcar), açúcar (normalmente), agente de fermentação, farinha de trigo, ovos e líquido.

http://www.joyofbaking.com/ButterCakes.html
– Informações sobre bolos aerados.

VISÃO DA INDÚSTRIA
Misturas para panificação

As preocupações dos americanos com o excesso de peso e o seu impacto na saúde têm ensejado extensas pesquisas no sentido de desenvolver alimentos atraentes com baixas calorias. Os produtos substitutivos da gordura têm potencial para ser utilizados na formulação de ricas sobremesas como uma forma de criar produtos de panificação industrializados para aqueles que estão controlando seus níveis de ingestão de gordura. Entretanto, esses substitutos não agem exatamente como as gorduras no preparo de bolos e outros produtos de panificação com alto teor de gordura. As fórmulas precisam ser extensamente ajustadas para produzir bolos e outros produtos de panificação que ofereçam maciez, umidade, textura e volume em níveis satisfatórios.

As misturas para panificação foram desenvolvidas no setor alimentício para oferecer uma combinação adequada de componentes especiais que funcionem em conjunto com a gordura substituta selecionada visando alcançar as características desejadas na massa líquida ou sólida e no produto de panificação. O concentrado proteico de soro de leite, os monoglicerídeos e diglicerídios, e o lactilato de sódio são exemplos desses componentes. Além das misturas para panificação, podem ser acrescentadas gomas e/ou amidos e fibras para ajudar a ajustar a fórmula. O fato de essas diversas misturas e ingredientes individuais complementares serem necessários enfatiza os importantes papéis desempenhados pela gordura nos produtos de panificação untuosos.

Devil's food cake
Bolo aerado com algum excesso de bicarbonato de sódio para alcançar o desejado vermelho profundo do mogno.

pelo fato de que apenas a clara dos ovos é utilizada, normalmente em forma de espuma. Os bolos de chocolate ou os *devil's food cakes* são uma forma muito popular de bolo aerado. A variação de coloração nos bolos de chocolate é notável, em função do pH da massa do bolo. Se for acrescentada uma quantidade extra de bicarbonato de sódio para dar um caráter alcalino à massa, o bolo assumirá uma coloração vermelho mogno intenso e profundo, por conta da reação de um pigmento presente no chocolate. Esse tipo de bolo normalmente é chamado *devil's food cake*. Os bolos de chocolate com uma tonalidade marrom definida são neutros ou, até mesmo, ligeiramente ácidos. As variações de cor decorrem do uso de um ingrediente ácido (creme ou leite coalhado, por exemplo) e bicarbonato de sódio para reagir e formar dióxido de carbono.

Os bolos aerados podem ser misturados de várias maneiras para alcançar resultados diversos. Os procedimentos são baseados no método convencional, mas também incluem variações destinadas a atender exigências especiais. Além do método convencional, os métodos convencional modificado, pão de ló convencional, *muffin* e direto são adequados para determinadas fórmulas de bolos aerados.

Método convencional
Método de preparo de bolos aerados no qual a gordura e o açúcar são batidos juntos e os ovos batidos e os ingredientes secos peneirados são adicionados (em terços) alternadamente com o líquido (em duas metades).

Método convencional. Nesse método de preparo de bolos aerados começa batendo-se bem a mistura de modo a produzir uma pesada espuma de gordura e açúcar em que os cristais do açúcar, na verdade, cavam minúsculas bolsas de ar para criar as células que retêm o ar. Essa espuma forma o arcabouço da estrutura, ajudando a criar uma textura fina e uniforme à medida que o ar começa a se expandir enquanto a massa é assada. O batimento deve ser interrompido se a gordura começar a derreter pela ação física, uma vez que, se de pouca consistência, ela não consegue reter o ar com a devida eficácia.

Durante a etapa final do batimento, a baunilha ou qualquer outro agente flavorizante deve ser adicionado à mistura batida. Esse procedimento é recomendado porque as gorduras retêm efetivamente o sabor e o aroma dos extratos e transmitem esse sabor uniformemente para toda a massa.

Concluído o batimento, os ovos batidos são incorporados à mistura de modo a criar uma emulsão em que as gemas agem como o agente emulsificante básico. A formação de uma emulsão na massa de bolo é importante para ajudar a produzir um bolo aerado com uma textura fina. A manipulação combinada envolvida no processo de batimento da mistura e na incorporação dos ovos deve ser interrompida antes que a manteiga ou outro tipo de gordura contido na mistura se torne extremamente fluida. Essa precaução precisa ser observada para evitar que a produção de uma massa com aparência de talhada em decorrência da quebra da emulsão. A textura de uma massa de bolo que contém uma emulsão quebrada é um tanto mais densa do que aquela de um bolo produzido com uma massa emulsificada.

Os ingredientes secos (farinha de trigo, sal e fermento químico em pó, além de canela ou outras especiarias utilizadas em determinadas receitas) devem ser peneirados juntos antes de se iniciar o processo de mistura do bolo para que o preparo da massa possa transcorrer sem atrasos. Aproximadamente um terço dos ingredientes secos é cuidadosamente incorporado à mistura batida com os ovos. Essa adição dá maior consistência à massa, o que ajuda a evitar o talhamento da mistura ou a quebra da emulsão quando a primeira metade do líquido é acrescentada e misturada. O segundo terço dos ingredientes secos é adicionado e mexido até que não haja nenhum vestígio visível de farinha seca. Nesse momento, o restante do líquido é acrescentado e misturado; por fim, o último terço dos ingredientes é adicionado e mexido (Fig. 17.4). Os melhores resultados são obtidos quando a receita do bolo é padronizada, com um determinado número de mexidas após o qual os ingredientes secos e o líquido são acrescentados se a mistura for feita manualmente, ou um determinado número de minutos a uma velocidade preestabelecida na batedeira elétrica.

O método convencional é frequentemente escolhido para o preparo de bolos aerados porque produz um bolo com um farelo macio, uma textura fina e excelentes qualidades de conservação. As desvantagens do tempo de mistura comparativamente longo e da energia exigida desestimulam algumas pessoas a usar esse método.

Método convencional modificado. O método **convencional modificado** de preparo de bolos aerados difere do método convencional apenas no modo de incorporação dos ovos. Nesse caso, os ovos são separados e as gemas (não os ovos inteiros) são batidas e adicionadas à mistura já batida de gordura e açúcar. Depois que os demais ingredientes são combinados, as claras são batidas em ponto de picos que se dobrem, e depois, delicadamente incorporadas à massa. As claras em neve ajudam a incorporar mais ar à massa e produzir um bolo leve.

Método pão de ló convencional. Outra variação do método convencional é o método pão de ló convencional, uma técnica particularmente boa para bolos com baixo teor de gordura. Nesse método, os ovos são separados. Parte do açúcar (2 colheres de sopa por clara) é reservada para fazer merengue de claras ao final do período de mistura, enquanto o restante do açúcar é batido com a gordura como a primeira etapa do processo de mistura. As gemas são acrescentadas da mesma maneira que no método convencional modificado, e o restante da mistura geralmente é semelhante à desse método. A única diferença é que a espuma de claras é preparada adicionando-se gradativamente o açúcar reservado, começando pela etapa de preparo da espuma. A maior estabilidade da espuma de gemas proporcionada pelo açúcar é de grande valia no preparo de um bolo leve com bom volume e textura fina.

Método muffin. O método muffin de preparo de bolos é o mesmo usado para o preparo dos muffins (ver Cap. 16). Nesse método, a gordura deve ser derretida ou utiliza-se óleo para que ela possa ser incorporada aos ingredientes líquidos, inclusive aos ovos inteiros batidos. Todos os ingredientes secos são peneirados juntos e inteiramente misturados antes que os ingredientes líquidos sejam adicionados de uma só vez e batidos. Trata-se de um método muito rápido se comparado às técnicas um tanto deliberadas necessárias no método convencional e suas variações. Entretanto, a falta do batimento da gordura sólida com o açúcar faz com que o bolo preparado pelo método muffin tenha uma textura um tanto densa. Além disso, o bolo preparado por esse método envelhece com muita rapidez, comparado ao método convencional. Nos casos em que a qualidade do produto final seja menos importante do que o tempo necessário para prepará-lo, o método muffin pode ser aceitável.

Método convencional modificado
Método de mistura de bolo que utiliza o método convencional, porém, separando os ovos e incorporando as claras em neve ao final do processo de mistura.

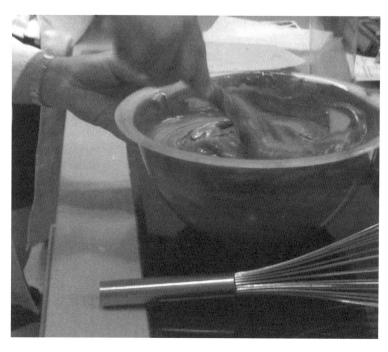

Figura 17.4 Massa de bolo de chocolate (feita pelo método convencional) misturada pelo confeiteiro mais renomado da Grécia.

Método direto
Método em que todos os ingredientes, exceto os ovos e possivelmente parte do líquido, são combinados e misturados; depois, os ovos e qualquer líquido remanescente são adicionados e batidos.

Método direto. O **método direto** de preparo de bolos aerados é basicamente o método usado para preparar misturas de bolo; isto é, os ingredientes secos (peneirados todos juntos) são combinados de uma só vez com a gordura mole e a maior parte ou todo o leite. Normalmente, a batedeira é usada por um determinado período de tempo para combinar esses ingredientes. Em seguida, os ovos e qualquer líquido remanescente são adicionados e misturados à massa durante um determinado período. Esse método é muito rápido, mas produz uma textura relativamente grossa e o bolo envelhece com muita rapidez.

A Tabela 17.2 compara essas cinco variações de preparo da massa para um bolo aerado.

Cozimento. Antes de preparar a massa, o fundo das fôrmas para os bolos aerados pode ser revestido com papel-manteiga se o bolo tiver que ser retirado depois de assado. As laterais não precisam ser untadas, uma vez que as bordas do bolo podem ser facilmente liberadas com uma espátula ou uma faca. Se um bolo aerado tiver de ser armazenado na fôrma, o fundo da fôrma deve estar ligeiramente untado, mas o papel-manteiga não deve ser utilizado.

Tão logo o processo de mistura seja concluído, a massa deve ser delicadamente despejada na(s) fôrma(s) de bolo, a qual deve ser colocada no centro de um forno pré-aquecido. A temperatura do forno para bolos aerados normalmente é de cerca de 185°C, visto ser uma temperatura suficiente para gerar dióxido de carbono com certa rapidez a partir do fermento químico em pó e promover a levedação por vapor e ar, mas não tão quente que a estrutura possa murchar antes que o bolo se expanda e alcance o volume desejado. Os bolos aerados são assados até que, ao se inserir um palito no centro da massa, ele saia limpo, uma maneira rápida e fácil de verificar se a proteína se desnaturou (Fig. 17.5). Quando assados demais, eles se descolam da fôrma.

Os bolos são deixados para esfriar na fôrma até que o fundo da fôrma esteja morno, mas não quente. Nesse ponto, os bolos em camadas são retirados invertendo-se a fôrma com o bolo em um prato e depois removendo-se cuidadosamente a fôrma e o papel-manteiga. Os bolos aerados não são invertidos para esfriar, uma vez que o seu teor de gordura enfraquece as paredes das células a ponto de o bolo cair da fôrma.

Tabela 17.2 Comparação entre os métodos de preparo de bolos aerados

Método	Ovos	Método de adição Gordura	Líquido e farinha
Convencional	Inteiros, batidos e incorporados à mistura batida de gordura e açúcar	Batida com açúcar	Alternadamente ($^1/_3$ farinha, ½ líquido, $^1/_3$ farinha, ½ líquido, $^1/_3$ farinha)
Convencional modificado	Gemas, batidas e incorporadas à mistura batida de gordura e açúcar; claras, batidas sem açúcar e incorporadas por último	Mesmo que o método convencional	Mesmo que o método convencional
Pão de ló convencional	Mesmo que o método convencional, à exceção da metade do açúcar utilizada para fazer a espuma de claras	Mesmo que o método convencional	Mesmo que o método convencional
Muffin	Inteiros, batidos e adicionados com os ingredientes líquidos	Óleo ou gordura hidrogenada derretida adicionada com os ingredientes líquidos	Todos os ingredientes líquidos e secos combinados de uma só vez
Direto	Inteiros, adicionados quase no fim do processo de mistura quando é adicionado o último ingrediente líquido	Com todos os ingredientes secos e a maior parte do líquido	Os ingredientes secos e a maior parte do líquido são adicionados juntamente com a gordura hidrogenada; o restante do líquido é acrescentado juntamente com os ovos após o período inicial de mistura

As alterações ocorridas no bolo durante o cozimento são notáveis. O que começa como uma massa fluida de pequenas dimensões sai do forno como uma estrutura leve e macia, embora consistente, que pode ser cortada e servida com facilidade. As células aumentam de tamanho e suas paredes se dilatam, tornando-se consideravelmente mais finas do que na massa crua original. O líquido responsável pelo caráter fluido da massa é utilizado para gelatinizar o amido presente na farinha. A combinação da liga de água no processo de gelatinização do amido e no desenvolvimento do glúten, e a evaporação que ocorre enquanto a massa está sendo assada, explica as mudanças ocorridas na água durante a transição da massa do estado líquido para uma estrutura sólida.

O aumento de volume durante o processo de cozimento resulta da expansão do ar e do dióxido de carbono, bem como do desenvolvimento do vapor de água na massa. Os gases se expandem imensamente quando aquecidos e pressionam as paredes das células, as quais, por sua vez, se dilatam em virtude do seu conteúdo de glúten. A elasticidade do glúten permite que as paredes das células se estiquem cada vez mais à medida que os gases e o vapor contidos nas células fazem força contra as paredes. O ideal é que essas paredes sejam bastante finas, porém suficientemente fortes para suportar o peso do bolo depois que a proteína presente nas paredes sofre desnaturação e esfria.

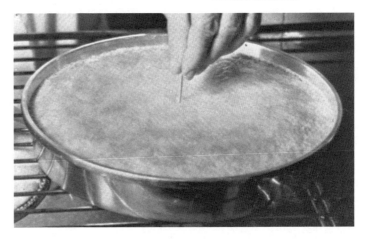

Figura 17.5 Quando um palito inserido no centro da massa sai limpo, a estrutura do bolo aerado está no ponto, e o bolo deve ser retirado do forno.

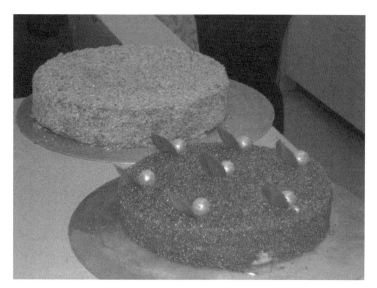

Figura 17.6 Esses bolos aerados apresentam excelente volume e nível de superfície como indicadores de sua excelente qualidade.

A transição da proteína elástica para o glúten rígido e desnaturado ocorre em consequência do aquecimento correto durante o cozimento. Essa transformação é relativamente lenta, mas ocorre primeiro nas bordas, na parte superior e no fundo do bolo, os pontos com os quais o forno primeiro entra em contato com a massa. Se o forno estiver quente demais, a massa murcha antes que a proteína contida no interior da massa seja desnaturada. Como o glúten elástico e os gases continuam forçando as paredes internas, o acúmulo de pressão prestes a se expandir no interior do bolo é tanto que a massa chega ao ponto de se abrir. O interior da massa, então, faz pressão para cima através da abertura, o que resulta em um bolo rachado com uma corcova.

A conversão ocorre se a temperatura do forno estiver pouco abaixo de 185°C, visto que a gordura da massa derrete e as células do bolo começam a circular e se chocar umas com as outras, às vezes, aglutinando-se e formando células maiores. Em última análise, o bolo assado apresenta uma estrutura celular densa e de paredes celulares espessas por conta desse modo migratório. Algumas dessas alterações ocorrerão se os bolos começarem a ser assados com o forno frio. Por essa razão, é recomendável que os bolos aerados sejam assados em forno pré-aquecido.

Avaliação. Os bolos aerados devem ser muito macios e ter uma textura fina e aveludada, um sabor agradável e um bom volume (Fig. 17.6). A textura deve ser uniforme, sem nenhum indício de formação de túneis (bolhas grandes e alongadas). A massa deve ter uma coloração dourado médio e forma suavemente arredondada, nem estufada, nem afundada.

Desvios. As variações do bolo aerado ideal podem ser resultantes de vários fatores. Um equilíbrio adequado entre os ingredientes e uma boa técnica de retenção de ar na massa são necessários para que se obtenha um excelente volume. O volume e a maciez são fatores intimamente relacionados; o aumento de volume de uma determinada quantidade de massa subentende células com paredes mais finas, uma vez que a mesma quantidade de matéria sólida se dilata para cobrir uma superfície maior. Uma quantidade adequada de fermento em pó promove o volume desejado. O excesso de fermento pode contribuir tanto para a produção de dióxido de carbono que o bolo acabará baixando sob o efeito da pressão gerada (Tab. 17.3), além de deixar um desagradável sabor residual decorrente do uso excessivo de fermento em pó. Por outro lado, uma quantidade insuficiente de fermento resultará em um bolo muito pesado.

O açúcar tem um efeito amaciante na medida em que promove aumento de volume. Um dos efeitos do aumento da quantidade de açúcar é a necessidade de intensificar o processo de mistura para desenvolver o glúten. É claro que o açúcar influencia o gosto doce de um bolo, mas também promove o douramento da massa. Aumentar um pouco a quantidade de açúcar é um procedimento aceitável em muitas receitas de bolo, mas aumentando demais a quantidade, o bolo provavelmente baixará por causa das temperaturas excessivamente altas necessárias para que o glúten se desnature e a estrutura adquira firmeza.

O excesso de gordura pode fazer com que o bolo baixe e contenha um farelo gorduroso. O aumento da gordura também melhora o douramento. A interferência do efeito amaciante da gordura no desenvolvimento do glúten pode ser compensada, em parte, pela intensificação do processo de mistura.

Tabela 17.3 Possíveis causas de perda de qualidade dos bolos

Problema	Possível causa
Massa escura demais	Forno excessivamente quente; uso de frutose ou mel; forma posicionada próxima demais da parte de cima ou de baixo do forno
Centro da massa afundado	Excesso de açúcar; excesso de gordura; excesso de fermento em pó; cozimento inadequado; forno frio/porta do forno aberta durante o cozimento
Centro da massa bicudo ou estufado	Excesso de farinha; insuficiência de açúcar, gordura ou leite; forno demasiadamente quente; manipulação excessiva (desenvolvimento demasiado do glúten); fôrma funda demais
Pouco volume	Levedação insuficiente; forno frio; excesso de gordura ou líquido
Células grandes e "túneis" na massa	Excesso de fermento em pó; excesso de ovo; manipulação excessiva
Farelo seco e duro	Excesso de farinha; excesso de ovo; insuficiência de gordura; insuficiência de açúcar; insuficiência de líquido
Massa pegajosa e açucarada	Excesso de açúcar
Transbordamento da massa fora da fôrma	Fôrma pequena demais; excesso de açúcar; excesso de fermento em pó

A maioria dos bolos aerados é feita com farinha de trigo especial para bolos para se beneficiar do glúten mais macio e menos abundante contido nesse tipo de farinha. Preparado com a farinha de trigo comum, o bolo fica menos macio.

Os ovos são valiosos nos bolos aerados por sua capacidade emulsificante e de formar espuma. Entretanto, o excesso de ovo é um fator que contribui para o endurecimento dos bolos aerados, podendo deixar o farelo com uma aparência cerosa.

Todos esses ingredientes contribuem claramente para as características de um determinado bolo. Além dos fatores observados, a intensidade da mistura é de influência vital para a qualidade do bolo. O glúten deve se desenvolver o suficiente para manter a estrutura do bolo, mas a intensificação do procedimento de mistura promove o desenvolvimento de cadeias de glúten muito fortes. A evidência da mistura excessiva é a formação de túneis e um bolo duro.

PONTOS DE AVALIAÇÃO
Bolos aerados

- Massa de cor dourado médio suavemente arredondada
- Bom volume
- Células finas e uniformes, sem túneis
- Macios
- Farelo ligeiramente úmido
- Sabor agradável

430 Parte II ▪ Preparo de alimentos

NOTA CIENTÍFICA
Cozimento em grandes altitudes

A pressão atmosférica extremamente reduzida em altitudes acima de 1.000 m influencia o preparo de diversos alimentos. Por exemplo, a água ferve a temperaturas sensivelmente inferiores aos 100°C característicos do nível do mar, o que significa que os alimentos cozidos requerem mais tempo de cozimento à medida que a altitude aumenta. Da mesma forma, os produtos de panificação, sobretudo os bolos, são significativamente afetados pela altitude. A água também evapora mais rapidamente em grandes altitudes do que ao nível do mar.

A reduzida pressão atmosférica sobre a superfície é de particular importância em grandes altitudes. Isso significa que os gases que se expandem e as paredes das células que se dilatam em um bolo aerado ou outro produto de panificação encontram menor resistência à sua dilatação, podendo fazer com que os bolos murchem antes que a estrutura adquira firmeza.

Para evitar que os bolos murchem enquanto estão sendo assados em grandes altitudes, eles devem ser assados à temperatura de 204°C para que a estrutura adquira firmeza rapidamente. Dependendo da altitude, o fermento químico em pó deve ser reduzido em um oitavo a um quarto (para cada colher de chá, use 7/8 de uma colher de chá a 600-1.500 m de altitude ou 3/4 da mesma medida a 1.500-2.100 m). Uma redução de 1 colher de sopa por xícara de açúcar a uma altitude de até 1.500 m e de 3 colheres de sopa entre 1.500 e 2.100 m também ajuda a fortalecer a estrutura e evitar que o bolo murche. Para compensar a maior perda de umidade, a quantidade de líquido pode ser aumentada em cerca de 1 colher de sopa a 900 m de altitude e até 4 colheres por xícara de líquido a 2.100 m. É possível que a gordura precise ser reduzida em 1 a 2 colheres de sopa por xícara para ajudar a fortalecer a estrutura. Quando forem utilizadas espumas, as claras devem ser ligeiramente menos batidas do que o normal para evitar uma retenção excessiva de ar se o bolo estiver sendo preparado em local de grande altitude.

Os bolos são muito sensíveis no que diz respeito ao equilíbrio entre os ingredientes e os níveis de pressão que eles conseguem suportar no interior de suas células enquanto são assados. Portanto, essas sugestões servem apenas de orientação. É preciso fazer experiência para determinar exatamente a proporção dos diversos ingredientes necessários para que se obtenha o produto ideal em diferentes altitudes. A tática geral consiste em reduzir a pressão no interior das células e fortalecer as paredes das células alterando as quantidades dos ingredientes adequados, ou seja, especificamente, reduzindo o fermento em pó e o açúcar (e provavelmente a gordura) e aumentando a quantidade de líquido para compensar a perda excessiva de umidade.

---

http://www.joyofbaking.com/cookies.html
– Informações sobre biscoitos.

BISCOITOS

Em geral, os biscoitos são relativamente menos delicados e sensíveis do que os bolos aerados e de claras em neve. Todavia, existem algumas diretrizes para o preparo e a avaliação desse tipo de produto de panificação. Os biscoitos podem ser classificados em três grupos: biscoitos pingados, em barra e enrolados. Em geral, os biscoitos são misturados pelo método convencional, o mesmo utilizado para fazer bolos aerados. As proporções dos ingredientes são bastante diferentes daquelas dos bolos aerados, onde a quantidade limitada de líquido é a diferença mais óbvia. Os biscoitos geralmente contêm ingredientes texturais e flavorizantes especiais, como uvas-passas, pedacinhos de chocolate e amêndoas.

Os biscoitos pingados, comparados aos bolos aerados, são mais untuosos e a massa é mais consistente, o que é necessário para evitar que os biscoitos escorram na assadeira. Essa maior rigidez é obtida com a redução do líquido. Normalmente, os biscoitos pingados são despejados na assadeira com o auxílio de uma colher, mas também podem ser passados em uma prensa de biscoitos para criar formas especiais. O cozimento normalmente requer de 10 a 15 minutos a uma temperatura de 190°C para alcançar a cor dourado médio desejada (Fig. 17.7). A aparência é usada como critério para determinar o ponto certo dos biscoitos pingados.

Antes de assados, os biscoitos em barra costumam ter uma consistência ligeiramente mais mole do que os biscoitos pingados. Isso permite que a massa seja aberta com uma espessura relativamente uniforme em uma fôrma retangular. Depois de assados, os biscoitos são cortados no tamanho desejado e retirados da fôrma. Às vezes, eles são congelados antes de cortados e servidos, embora tenham uma estrutura suficientemente forte para serem cortados ainda mornos.

Os biscoitos enrolados requerem uma massa suficientemente consistente para que se possa enrolá-los, cortá-los e transferi-los para uma assadeira. Essas massas geralmente são refrigeradas para esfriar completamente e poder ser enroladas com um mínimo de farinha. A maior quantidade de farinha contribui para a dureza dos biscoitos assados e deve ser evitada o máximo possível nos biscoitos enrolados. As massas de biscoito consistentes podem também ser enroladas, refrigeradas, fatiadas e assadas até mesmo vários dias após a mistura da massa se os rolos forem hermeticamente embalados para evitar perda de umidade.

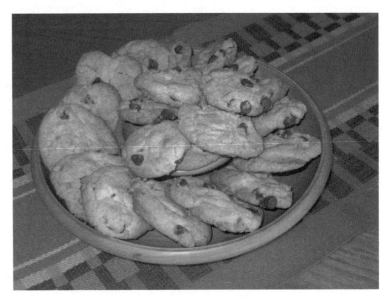

Figura 17.7 Biscoitos pingados assados a partir de uma massa suficientemente consistente para ser pingada às colheradas em uma assadeira sem se espalhar muito.

A textura dos biscoitos varia consideravelmente, em função do tipo específico que estiver sendo preparado. Alguns biscoitos são bastante crocantes, enquanto outros podem ser consistentes ou até mesmo moles. Durante o cozimento, eles devem se espalhar apenas um pouco, não devendo jamais ficar queimados nem mal assados. Alguns biscoitos com alto teor de gordura em relação à quantidade de farinha na mistura tendem a se espalhar demais, dourar rapidamente e ficar gordurosos. Por outro lado, os biscoitos que contêm excesso de farinha ficam duros ou secos.

Para preservar a qualidade após o cozimento, os biscoitos pingados e enrolados devem ser retirados da assadeira ainda quentes, mas não tão quentes a ponto de se despedaçarem quando levantados com uma espátula. Os biscoitos quentes podem ser colocados em uma única camada sobre toalhas de papel para terminar de esfriar. Quando estiverem completamente frios, podem ser transferidos para um recipiente hermético para serem armazenados. O armazenamento por curto prazo pode ser muito satisfatório em temperatura ambiente, mas um excelente nível de qualidade pode ser mantido por um período prolongado quando os biscoitos assados são congelados em recipientes bem vedados.

MASSA AMANTEIGADA

A massa amanteigada é o produto de panificação mais simples em termos de ingredientes, mas também pode ser o mais difícil de preparar. A simplicidade explica

http://www.joyofbaking.com/tarts.html
– Informações sobre tortas e tarteletes.

INGREDIENTE EM DESTAQUE
Quem vê cara não vê coração

Os *springerle* e outras receitas europeias antigas de biscoitos, às vezes, contêm bicarbonato de amônia (chifre de veado, em inglês), um termo que reflete o fato de que esse ingrediente era, na verdade, chifre de veado moído que continha carbonato de amônia. Essa substância (comercializada como amônia de confeiteiro) serve como um agente de fermentação porque gera amônia quando a massa do biscoito é aquecida no forno, um fato evidente pelo odor durante o cozimento. Embora não seja seguro comer a massa crua que contenha amônia de confeiteiro, os biscoitos, depois de assados, são seguros e deliciosos. Os *springerle*, os biscoitos "ilustrados" alemães com sabor de anis, são feitos de massa aberta com um rolo especial e impressos com desenhos ou figuras em sua superfície.

as frustrantes dificuldades que podem surgir durante o preparo da massa de uma torta, dada a presença apenas do material necessário – água e farinha para gerar o desenvolvimento do glúten necessário para a estrutura e um pouco de gordura para criar uma textura quebradiça.

O glúten se desenvolve com muita facilidade nas massas amanteigadas, tanto pela quantidade limitada de água quanto pela distribuição limitada da gordura. A água deve ser utilizada em um nível que permita que o tenaz glúten se desenvolva e mantenha a estrutura do produto sem deixar a massa demasiadamente pegajosa e fluida para ser manipulada e aberta com o rolo. A proporção é de aproximadamente 6 partes de farinha para 1 parte de água. Essa proporção de 6 para 1 promove o pronto desenvolvimento do glúten, mesmo com pouca manipulação.

Normalmente, um produto à base de farinha de trigo com muita gordura apresenta uma consistência extremamente macia porque a gordura reveste o glúten de forma muito eficaz e impede que parte da água interaja com facilidade com as proteínas da farinha. Isso acontece até certo ponto nas massas amanteigadas, mas a gordura não é utilizada de modo a aproveitar todas as suas vantagens. Ela é cortada em pedaços, ficando, em grande parte, encapsulada sem poder interagir com a farinha. Em suma, o efeito líquido da gordura na massa amanteigada equivale a usar uma quantidade muito menor de gordura, mas envolvendo completamente a farinha. O uso ineficiente da gordura na massa amanteigada comum é responsável por grande parte do problema das massas duras quando se está aprendendo a fazer massa de torta. Felizmente, com a prática e conhecimento do processo, é possível fazer massas amanteigadas macias e quebradiças.

Ingredientes

Em casa, a massa amanteigada normalmente é preparada com farinha de trigo comum peneirada uma vez antes de ser cuidadosamente medida. A farinha para confeitaria é usada comercialmente por causa de seu reduzido teor de proteína e consequente efeito amaciante, mas geralmente não se encontra disponível para o consumidor no varejo. A farinha de trigo comum pode ser usada com resultados bastante satisfatórios, desde que seja cuidadosamente medida e a massa seja manipulada com delicadeza e habilidade. A proporção entre farinha e líquido é fundamental no preparo das massas amanteigadas; daí a necessidade de medir com atenção a farinha peneirada.

O sal na massa amanteigada é utilizado apenas como flavorizante. Aliás, a sua omissão é compatível com a recomendação atual de que a ingestão de sal deve ser reduzida quando viável. Como a massa amanteigada normalmente é a base de uma sobremesa ou de um prato principal com um saboroso recheio, a eliminação do sal na massa provavelmente passa despercebida.

A gordura contribui com o sabor e a maciez, além de promover uma textura quebradiça e o douramento da massa. O interessante é que, embora utilizada basicamente por seu efeito amaciante, a inclusão da gordura cortada em pequenos pedaços é produtiva para promover a textura quebradiça, mas contraproducente para a maciez. Entretanto, é usada tanta gordura na massa amanteigada que é possível fazer uma massa extremamente macia apesar da área limitada da superfície de gordura.

A proporção entre farinha e gordura pode variar consideravelmente, dependendo da habilidade da pessoa que estiver fazendo a massa. Praticamente qualquer pessoa é capaz de fazer uma massa de torta macia utilizando uma proporção de 2 partes de farinha para 1 parte de gordura (2 para 1). Essa proporção oferece uma considerável área de superfície de gordura, mesmo quando a gordura é deixada em pequenos pedaços, e protege a farinha de forma bastante eficaz da ação da água. É claro que o teor calórico de uma massa amanteigada tão untuosa é muito alto. Consequentemente, a proporção relativamente magra de 3 partes de farinha para 1 parte de gordura (3 para 1) é mais comum. Essa quantidade reduzida de gordura requer mais habilidade por parte do confeiteiro do que é necessário com a proporção de 2 para 1, mas com um pouco de prática, pode ser preparada uma massa macia. Para aqueles que pretendem reduzir a gordura o máximo possível, mas sem abrir mão da massa amanteigada, a solução é utilizar uma proporção de 4 partes de farinha para 1 parte de gordura (4 para 1). Entretanto, preparar essa mistura magra sem desenvolver demais o glúten é um verdadeiro desafio a ser enfrentado.

A água é adicionada da forma mais esparsa possível, mas deve ser acrescentada para desenvolver suficientemente o glúten e dar liga à massa. Com a quantidade adequada de água, a massa amanteigada ficará ligeiramente seca, mas com uma textura pegajosa de colar nos dedos quando pressionada com firmeza. Se a quantidade de água utilizada for insuficiente, a massa se esfarelará nas bordas quando enrolada. Qualquer excesso, por menor que seja, precisa ser evitado porque a água contribui para produzir uma massa dura.

Preparo

A técnica é fundamental para a qualidade da massa amanteigada, e essa técnica começa com a medida extremamente cuidadosa dos ingredientes. A proporção entre farinha e água é de particular importância para a facilidade de manipulação da massa e a maciez do produto final. Esses dois ingredientes devem ser medidos com extremo cuidado para garantir as quantidades corretas. Inicia-se o preparo propriamente dito misturando-se o sal e a farinha, incorporando, em seguida, a gordura. O processo de incorporação é realizado com mais eficiência com o auxílio de um misturador de massa, manuseado de modo a revolver levemente a mistura e ajudar a manter a gordura nos pedaços pequenos e distintos necessários à obtenção de uma textura quebradiça. Mexendo a mistura com movimentos rápidos do pulso, evita-se comprimi-la e transformá-la em uma massa compacta. Se não houver um misturador de massa, podem ser utilizadas duas facas de mesa, executando-se um movimento cruzado. A incorporação deve ser feita até que a gordura esteja em pedaços mais ou menos do tamanho de grãos de arroz.

A adição da água é um processo fundamental no preparo de uma massa amanteigada macia e de qualidade, porque é nesse momento que tem início o desenvolvimento do glúten. O objetivo é obter uma distribuição uniforme da água com um mínimo de manipulação da massa sólida. Esse objetivo pode ser alcançado com a adição de apenas uma gota de água de cada vez, revolvendo levemente com um garfo as partículas de gordura revestidas de farinha. Essa ação requer considerável coordenação motora, pois enquanto uma das mãos revolve a mistura com o garfo, a outra controla a adição de água, gota a gota, em toda a volta da tigela.

Deve-se ter o cuidado de adicionar água a toda a massa, não apenas em uma pequena área. A distribuição mais eficaz é feita no momento em que a água está sendo pingada na massa. Tendo-se o cuidado de pingar as gotas sempre na área seca, o problema de massa encharcada em uma área e farelenta em outra pode ser evitado. O ideal é que toda a massa esteja ligeiramente umedecida, mas não pegajosa, depois que toda a água tiver sido adicionada. A essa altura, as costas do garfo são usadas para amassar a massa apenas o suficiente para formar uma bola, com o mínimo de ação possível porque o glúten se desenvolve com muita facilidade nesse ponto.

Durante o preparo para abrir a massa, uma quantidade suficiente deve ser retirada para um pedaço de papel-manteiga de 25 cm e trabalhada delicada e rapidamente com as mãos para formar uma bola. Em seguida, em um pano de massa amanteigada ligeiramente enfarinhado, essa bola é moldada rapidamente em forma de disco chato com uma circunferência lisa e nenhum indício de rachaduras. Em outras palavras, essa modelagem prepara a massa para ser facilmente aberta na fôrma redonda necessária para forrar o prato de bolo.

É preciso fazer uma leve pressão ao abrir a massa para que as cadeias de glúten contidas na massa se encaixem na posição certa sem se romper ou esticar indevi-

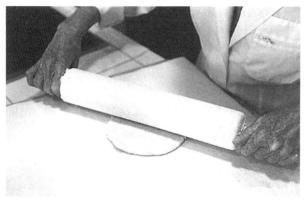

Figura 17.8 A massa amanteigada pode ser facilmente aberta em forma de uma lâmina fina e redonda do tamanho desejado quando moldada em formato de um disco chato e aberta de maneira uniforme sobre um pano de massa enfarinhado com o auxílio de um rolo revestido com uma proteção de malha.

Figura 17.9 A borda da massa é apoiada sobre a beirada do prato e são feitos furos na massa com um garfo antes de assá-la, para que ela conserve a sua forma e não se formem bolhas durante o cozimento.

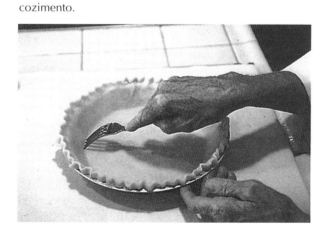

damente. Deve-se aliviar a pressão em direção à borda da massa para obter uma espessura uniforme em toda a massa (Fig. 17.8). A forma circular desejada é mantida mudando-se constantemente o ângulo das passadas do rolo. O processo de abertura da massa com o rolo é concluído quando a massa exibe uma leve marca impressa do dedo quando tocada e tem tamanho suficiente para se encaixar na fôrma com uma margem extra de 1,25 cm para a borda.

Deve-se ter o cuidado de evitar o esticamento ou o rompimento da massa amanteigada ao transferi-la do pano para o prato de bolo. Uma maneira fácil de realizar a transferência é dobrando delicadamente a massa ao meio e depois em quatro. Isso permite a fácil manipulação e que a massa seja desdobrada e cuidadosamente transferida para o prato. A massa amanteigada precisa ser encaixada na fôrma deixando que o seu próprio peso a puxe para baixo até alcançar a junção entre a lateral e o fundo da fôrma, com cuidado para evitar esticá-la para fazê-la ocupar essa parte da fôrma.

Uma técnica para ajudar a massa de uma torta aberta a conservar a sua forma consiste em trabalhar a borda massa cerca de 1,25 cm acima da borda do prato, dobrá-la para baixo para que fique apoiada sobre a beirada do prato, e depois fazer sulcos ou outro tipo de acabamento de modo que a borda da massa continue firmemente apoiada sobre a beirada do prato. Isso evita que ela caia para dentro do prato enquanto a torta está sendo assada. A massa de uma torta que precise ser assada antes de receber o recheio precisa ser perfurada com uma série de furos antes de ir ao forno (Fig. 17.9). Isso pode ser feito rapidamente com um garfo. Esses furos permitem que o vapor escape durante o cozimento, ajudando a evitar o desenvolvimento de pressão em bolsões que formariam grandes bolhas ou tufos na massa pronta.

A massa das tortas não recheadas é assada com o forno a 218°C, até apresentar uma coloração marrom clara dourada. Uma vez pronta, deve ter uma coloração dourada e uniforme, amoldar-se à forma do prato e ter uma textura macia e quebradiça. A qualidade da abertura e manipulação da massa no prato de bolo é evidente quando ela está pronta, uma vez que aberta de maneira assimétrica assará de forma irregular, deixando as áreas mais finas muito mais escuras do que as áreas mais espessas. Quando esticada, ela se afasta das laterais da fôrma, podendo praticamente assumir a forma da tigela, em vez de formar uma junção angular entre as laterais e o fundo.

A textura quebradiça é julgada através da observação de um corte transversal, sendo visualizada com mais facilidade quando se examina a área da borda aparada. A aparência deve ser de finas camadas, a ponto de a massa quase se despedaçar ou esfarelar quando cortada. A maciez também é avaliada com mais facilidade na área aparada porque a camada adicional contribui para a dificuldade de cortar a massa com um garfo. Isso faz diferença no grau de maciez observado entre as amostras de massa amanteigada.

Fatores que influenciam a maciez

A eficiência com que a gordura protege o glúten contra a água na massa é um fator fundamental que influencia a maciez da massa amanteigada depois de pronta. Uma gordura mole e quente envolve as cadeias de glúten com eficácia. Aliás, em um dos métodos de preparo de massa amanteigada, a gordura é batida em água fervente antes de ser combinada aos ingredientes secos. Esse procedimento derrete a gordura e cria um revestimento de proteção muito eficaz. Por conta de sua natureza fluida, os óleos são particularmente eficazes para revestir as cadeias de glúten e desenvolver uma massa macia. Até mesmo as gorduras moles, mas não fluidas, são capazes de criar um revestimento razoavelmente satisfatório. Obviamente, para fazer a massa mais macia possível, a gordura precisa estar suficientemente quente para poder ser espalhada com facilidade. As gorduras, quando em baixas temperaturas, não têm como ser bem espalhadas e não são muito eficazes para promover a maciez.

A maciez é produzida também com o mínimo de manipulação possível após a adição da água. A adição da água gota a gota (e não de uma só vez) é muito útil para manter a maciez da massa amanteigada, uma vez que essa técnica reduz a intensidade do procedimento de mistura necessário para distribuir a água de maneira uniforme. Deve-se misturar apenas o suficiente para que a massa possa se aglutinar e ser aberta. Misturando-se além desse mínimo, o glúten se desenvolve demais, deixando a massa desagradavelmente dura.

A quantidade de água utilizada é fundamental para a maciez da massa amanteigada depois de pronta. A quantidade extra de água endurece a massa em decorrência do maior desenvolvimento do glúten. Mais farinha ou menos gordura também tem o efeito de endurecê-la. A substituição da gordura hidrogenada por margarina ou manteiga na massa amanteigada também resulta em um produto mais duro, uma vez que essas duas gorduras de mesa contêm cerca de 15% de água em sua composição, o que significa que o nível de gordura é reduzido. Consequentemente, ela contém excesso de água e insuficiência de gordura. Embora as gorduras de mesa possam ser utilizadas de forma satisfatória no preparo de massas amanteigadas com uma agradável coloração dourado médio e um sabor distinto, é necessário modificar a formulação normal para aumentar a medida de gordura, reduzir a quantidade de água e eliminar o sal.

Consistência quebradiça da massa amanteigada

A textura quebradiça é a disposição em camadas da massa amanteigada quando as finas camadas de células são intercaladas com furos planos de gordura entre elas. Para alcançar esse resultado, a farinha, com as suas cadeias de glúten, deve formar uma malha que incorpore pequenos pedaços de gordura e alguns bolsões de ar. Durante o cozimento, as partículas de gordura derretem e escorrem um pouco, geralmente sendo absorvidas pelas cadeias de glúten. A umidade da massa é convertida em vapor durante o cozimento, e esse vapor se acumula nos pequenos espaços deixados pela gordura derretida. Rapidamente, o vapor se expande, criando um espaço ainda maior entre as cadeias de glúten, e o resultado é uma massa amanteigada flocada (Fig. 17.10). A textura quebradiça é promovida com o uso de uma gordura firme, ao invés de uma gordura muito mole ou óleo, os quais tendem a se espalhar em finas camadas por toda a massa, resultando em uma textura farinhenta ou granulosa.

PONTOS DE AVALIAÇÃO
Massa amanteigada

- Agradável coloração marrom
- Atraentemente moldada
- Macia
- Flocada

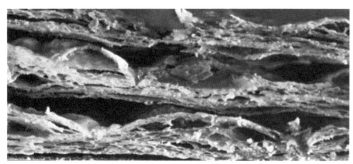

Figura 17.10 A textura quebradiça destas três camadas de massa amanteigada é evidenciada pelas várias cavidades que se formam quando as células retêm vapor e ar durante o cozimento, dilatando as paredes até que o glúten se desnature e a estrutura adquira firmeza.

A textura quebradiça e a maciez são duas características desejáveis nas massas amanteigadas, mas elas não se desenvolvem necessariamente de forma simultânea. Por exemplo, o óleo produz massas amanteigadas de maior maciez, mas normalmente elas tendem a ser farinhentas, não flocadas.

Por outro lado, uma gordura dura pode ser incorporada apenas até o ponto em que se formem partículas relativamente grandes de gordura. Essa circunstância resultará em uma textura tipicamente quebradiça, mas a distribuição ineficaz da gordura produzirá uma massa amanteigada dura. Felizmente, um razoável meio-termo é alcançado com o uso de uma gordura firme, mas ligeiramente mole, incorporada até que assuma a forma de partículas do tamanho de grãos de arroz. Essa situação oferece potencial para o acúmulo de vapor em pequenas bolsas, o que permite a criação da textura quebradiça característica e a distribuição relativamente extensa da gordura, inibindo, de certa forma, o desenvolvimento do glúten.

A escolha da farinha também influencia o caráter flocado e a maciez da massa. A farinha de trigo de confeiteiro ou a farinha especial para bolos reduz a textura quebradiça por causa do glúten fraco, mas promove a maciez; o glúten presente nas farinhas de trigo duro, por sua vez, é suficientemente forte para promover a qualidade quebradiça desejada, mas reduz a maciez.

Avaliação das tortas

Tortas abertas. As tortas com recheios cremosos à base de ovos, *chiffon*, merengue e cremosas são tortas abertas conhecidas. A massa das tortas *chiffon* e merengue é sempre assada antes de receber o recheio, e, em geral, as tortas à base de gemas também são feitas com massa assada ou pré-assada a fim de ajudar a reduzir o encharcamento da massa. Essas tortas são avaliadas quanto à qualidade de sua massa e seus recheios. O Capítulo 12 apresenta as qualidades desejadas dos recheios cremosos e merengues.

As tortas *chiffon* exigem (1) o espessamento da proteína da gema do ovo, (2) a formação de uma espuma de claras estável, e (3) a incorporação de uma mistura proteica parcialmente congelada às claras em neve para formar um recheio leve de espuma com gelatina que possa ser fatiado e servido. Os recheios da torta *chiffon* devem ser consistentes em ponto de corte, mas não borrachudos, e formam uma linha reta ao longo da borda cortada, sem ser difíceis de cortar. Os recheios devem ser leves, aerados, saborosos, macios e uniformes em aparência e textura, sem a presença de pedaços borrachudos de gelatina. Por causa da natureza aerada e do grande volume da espuma, é importante tornar o sabor suficientemente forte para obter o resultado desejado.

As tortas com recheios cremosos à base de ovos consistem basicamente apenas em uma mistura de gemas, leite e açúcar com uma base de massa amanteigada. A avaliação do recheio é a mesma descrita no Capítulo 12 para as tortas assadas com recheios à base de ovos. Talvez a maior dificuldade no preparo de uma torta com recheio à base de ovos seja evitar que o fundo da massa fique encharcado. Se o recheio for cozido na massa, a coagulação do recheio líquido é relativamente demorada, o que permite que uma quantidade razoável de líquido seja absorvida pela massa enquanto é assada.

Uma solução é assar a massa sem o recheio até que ela comece a ficar um pouco crocante, mas não a dourar antes que o recheio seja adicionado. Desse modo, a massa pode ser assada adequadamente sem cozinhar demasiadamente o recheio. Além disso, a massa quente começa a aquecer o recheio a partir do fundo, o que facilita o seu cozimento. Deve-se evitar cozinhar demais o recheio, uma vez que a consequente sinérese (escorrimento de líquido para a massa) deixa a massa bastante encharcada depois de assada. O recheio está no ponto quando uma faca inserida a meia distância entre o centro e a borda sai limpa. Esse teste deve ser aplicado a qualquer tipo de torta com recheio à base de ovos, inclusive as tortas de abóbora e de nozes-pecãs (Fig. 17.11).

As tortas abertas devem ser feitas no mesmo dia em que forem servidas. Mesmo a massa de uma torta com recheio à base de ovos bem preparada se torna gradativamente um pouco encharcada se a torta tiver de esperar até o dia seguinte para ser servida. Os recheios das tortas *chiffon* e merengue são muito difíceis de cortar e ficam um pouco duros no segundo dia (ver Cap. 12). Os recheios usados nas tortas abertas não se prestam ao congelamento (ver Cap. 10); eles devem ser feitos no dia em que forem servidos.

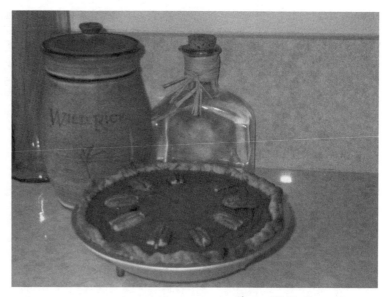

Figura 17.11 Para evitar a sinérese, as tortas com recheios cremosos à base de ovos (p. ex., torta de abóbora) devem ser assadas somente até o ponto em que uma faca inserida a meia distância entre a borda e o centro da massa saia limpa. O calor residual dará firmeza ao centro da massa depois que a torta sair do forno.

Tortas fechadas. As tortas fechadas são avaliadas tanto com base na massa quanto no recheio. Tanto a parte de cima quanto a parte de baixo da massa não devem ter qualquer sinal de encharcamento. A massa deve ter cerca de 0,3 cm de espessura e uma textura flocada e macia. A aparência deve ser atraente, com um dourado médio e a borda bem trabalhada. Se a torta for assada logo após a adição do recheio e a conclusão do preparo da parte de cima da massa, o tempo disponível para que o líquido do recheio possa encharcar a parte de baixo é o mínimo possível. Outra maneira de ajudar a manter a crocância da massa é fazendo pequenos cortes na parte de cima da massa. Esses orifícios permitem que o vapor do recheio seja liberado no interior do forno durante do cozimento, o que evita que a parte de cima da massa fique encharcada e muito acima do recheio.

O recheio de uma torta fechada deve ter um sabor agradável e um tanto encorpado, mas sem as características de massa amanteigada. A parte de cima da massa deve ficar muito próxima ou em contato com a superfície do recheio. Isso é facilitado nas tortas de frutas frescas arrumando-se as frutas de forma bastante compacta antes de assar a torta, de modo a eliminar os espaços vazios entre os pedaços (Fig. 17.12). A torta deve ter um visual atraente, exibindo um bonito dourado médio. A massa deve ser crocante e macia, de preferência com uma textura flocada. Embora normalmente possam ser reservadas e servidas no dia seguinte em que são feitas sem a perda significativa de qualidade observada nas tornas abertas, as tortas fechadas, de fato, perdem as características desejáveis quando reservadas por mais de algumas horas. Se possível, esse tipo de torta deve ser servido no mesmo dia em que é feito. Se necessário, as tortas fechadas podem ser preparadas e congeladas cruas até o dia em que forem servidas. Elas geralmente se prestam de forma bastante satisfatória ao congelamento enquanto cruas. Nesse caso, o período de cozimento restaura as qualidades desejáveis do produto acabado.

Massa folhada

Embora a massa amanteigada seja muito mais comum no preparo de tortas do que a massa folhada, a massa folhada é utilizada com frequência suficiente para merecer, pelo menos, uma breve referência aqui (Fig. 17.13). As massas folhadas são massas amanteigadas bastante untuosas e flocadas formadas por várias camadas de massa fina enrolada com uma quantidade generosa de manteiga espalhada entre as camadas. Elas são uma prova material de que maciez e textura quebradiça não

Figura 17.12 Torta fechada pronta para ir ao forno. Observe a borda apoiada sobre a beirada do prato e os cortes na parte de cima da massa (tampa da torta) para liberar o vapor.

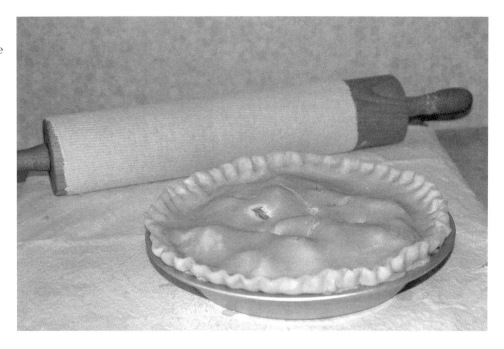

são necessariamente características paralelas, visto que as massas folhadas são sempre extremamente flocosas e volumosas, mas geralmente bastante duras para ser cortadas.

Uma massa folhada bem preparada é muito flocosa e volumosa por causa das camadas infladas de massa. É uma massa relativamente macia que consiste em várias camadas com um sabor rico em decorrência da manteiga usada para formar camadas interpostas às camadas de massa. O grande volume da massa folhada é promovido pelo cozimento em forno quente, o que gera rapidamente grandes quantidades de vapor, fazendo com que as camadas pareçam quase levitar. Essas massas amanteigadas formam a base de produtos famosos da confeitaria francesa, como as mil-folhas e as conchas de massa folhada, usadas como base tanto para diversos pratos principais cremosos quanto para sobremesas.

MISTURAS

As fábricas de alimentos têm investido um nível significativo de tempo, energia e recursos no desenvolvimento de misturas e alimentos de conveniência. São bolos, biscoitos e tortas congelados, alguns prontos, enquanto outros ainda precisam ser assados. A seção de panificação oferece também outros itens prontos, e as misturas embaladas representam ainda outra alternativa para quem não quer preparar suas próprias receitas. Algumas misturas oferecem apenas uma economia limitada de tempo, enquanto outros produtos, como as conchas de massa folhada congelada, proporcionam uma enorme economia de tempo. Uma mistura de *angel food cake*, por exemplo, poupa o trabalho de ter que separar uma dúzia de ovos e resolve o dilema do que fazer com as 12 gemas que sobram. As massas de pães rápidos e *biscuits* são soluções rápidas para o preparo de itens quentes e frescos quando surge uma necessidade inesperada de fazer algo para comer.

Com o grande número de famílias com dupla renda e a crescente exigência de tempo, as misturas e os alimentos de conveniência obviamente vieram para ficar. Esses produtos não apenas poupam tempo, mas também podem oferecer qualidade superior ao produto eventualmente preparado por pessoas inexperientes. As comparações de preço entre as misturas e produtos caseiros similares precisam ser feitas caso a caso, uma vez que a variedade de produtos e as exigências do consumidor variam bastante.

Muitas pessoas consideram o preparo de alimentos uma forma de dar vazão à sua criatividade. As misturas podem, de certa forma, inibir a criatividade, mas certamente é possível inventar novas aplicações para elas se a criatividade for uma condição de alta prioridade. Mesmo assim, alguns cozinheiros preferem começar com os ingredientes básicos, seja por possíveis razões de economia ou por mera satisfação criativa.

As misturas contêm aditivos que lhes permitem sobreviver às rigorosas demandas impostas pelo período prolongado de comercialização. Nos EUA, por exemplo, esses aditivos se encontram discriminados na lista de ingredientes especificada no rótulo de cada embalagem, geralmente com a explicação da razão para a sua inclusão na composição do produto. Extensos testes têm sido realizados sobre a segurança dos diversos aditivos; o consenso geral é de que o abastecimento alimentar é muito seguro e os aditivos utilizados nas misturas são seguros nas quantidades empregadas. Todavia, as pessoas que desejam evitar os aditivos na medida do possível podem preparar produtos de panificação a partir de ingredientes básicos. Na realidade, a decisão em relação à preferência pelo uso das misturas ou pelo preparo de receitas caseiras é uma questão muito pessoal. Qualquer um dos dois métodos oferece opções de alimentos saudáveis e nutritivos aos consumidores.

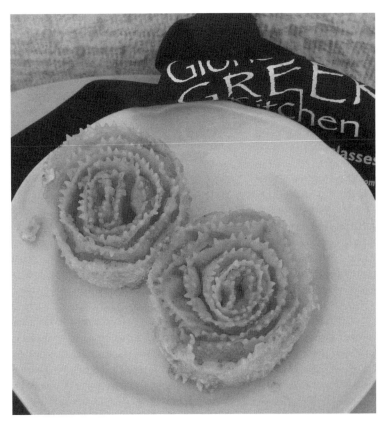

Figura 17.13 Os *thiples* são folhados gregos em forma de espiral, fritos por imersão e servidos com um fio de mel.

PERFIL CULTURAL

Empanadas

O invento das empanadas pode ser creditado aos espanhóis, mas é na América do Sul, particularmente no Chile e na Argentina, que essas massas amanteigadas reinam absolutas. Elas foram introduzidas no México e em países do sul do continente pelos colonizadores espanhóis e até hoje são um legado bastante apreciado.

Existem muitas receitas de empanadas, de aperitivos a sobremesas, de salgados e doces. Os recheios podem consistir em carnes cozidas, picadas ou desfiadas temperadas com cebolas e outros ingredientes. As empanadas doces podem ser recheadas com frutas picadas cozidas ou secas.

As empanadas normalmente têm a forma de um semicírculo e são preparadas cortando-se um círculo de aproximadamente 5 a 7,5 cm de diâmetro de massa amanteigada aberta com cerca de 0,3 cm de espessura. Uma colher de recheio é colocada no centro do círculo e a massa é dobrada de modo que as bordas se unam. Em geral, a borda é selada pressionando-a repetidas vezes com os dentes de um garfo. A técnica usual consiste em fritar as empanadas em gordura quente para cozinhar a massa até que ela assuma uma coloração dourado médio. Se desejado, elas podem ser assadas em vez de fritas, o que reduz um pouco as calorias.

RESUMO

Os bolos, biscoitos e as massas amanteigadas são sobremesas que utilizam a farinha de trigo como ingrediente estrutural básico, com a adição de açúcar, gordura e outros ingredientes visando produzir uma grande variedade de produtos. Os bolos de claras em neve incluem o *angel food cake* (que não contém fermento químico em pó ou gordura em sua composição, apenas claras de ovos), o pão de ló (feito tanto com as gemas batidas quanto com as claras em neve, mas sem a adição de fermento químico em pó ou gordura) e os bolos *chiffon* (preparados com fermento químico em pó, óleo, gemas de ovos e claras em neve). Esses bolos são assados em fôrmas com furo no centro e invertidos para esticar sua frágil estrutura enquanto esfriam. A técnica é importante em cada um dos tipos de bolo de claras para a obtenção de um grande volume e de um produto macio com uma textura agradável.

Os bolos aerados são mais macios e apresentam uma textura mais fina do que os bolos de claras porque contêm uma gordura sólida batida com açúcar para criar uma estrutura celular muito leve. O método básico de preparo dos bolos aerados é o método convencional: a gordura e o açúcar são batidos juntos, os ovos são acrescentados e, por fim, os ingredientes secos e o líquido são adicionados em ordem alternada. As variações incluem o método convencional modificado, o método pão de ló convencional e o método direto. As proporções dos ingredientes e as condições de cozimento podem provocar variações no produto acabado. Para cozimento em grandes altitudes, as receitas de bolo precisam conter quantidades reduzidas de fermento químico em pó e açúcar e uma quantidade ligeiramente maior de água.

Os biscoitos são classificados como pingados, em barra ou enrolados. Suas fórmulas são muito mais flexíveis do que aquelas utilizadas para o preparo de bolos. Entretanto, as proporções adequadas dos ingredientes, o processo cuidadoso de mistura e as técnicas de cozimento apropriadas continuam sendo importantes para a obtenção de produtos de qualidade.

A técnica é particularmente importante para o preparo das massas amanteigadas, uma vez que a sua fórmula simples de farinha, gordura, líquido e sal tem o potencial de resultar em produtos macios ou duros. Uma proporção de 3 partes de farinha para 1 parte de gordura normalmente produz uma massa amanteigada satisfatória, enquanto uma proporção de 4 partes de farinha para 1 parte de água produz um produto macio quando a manipulação é executada de forma adequada. A textura quebradiça é promovida pela gordura sólida cortada em pedaços do tamanho de grãos de arroz. A maciez é resultado de um conteúdo mínimo de água e da manipulação mais limitada possível da massa. A massa amanteigada precisa ser aberta com uma espessura de aproximadamente 0,3 cm e depois arrumada cuidadosamente em um prato de bolo. Podem ser feitas tanto tortas abertas quanto fechadas. Os recheios devem ser cuidadosamente arranjados de acordo com os critérios adotados para o tipo específico de torta que está sendo preparado. Em geral, as tortas devem ser consumidas no mesmo dia em que são assadas.

A massa folhada é feita com uma massa bastante untuosa, com uma generosa quantidade de gordura entre as camadas. Quando assada em alta temperatura, a massa amanteigada é inflada sob a ação do vapor nela contido. Embora muito flocada, a massa folhada geralmente não é tão macia quanto a massa de torta.

As misturas têm por finalidade o preparo rápido de produtos de panificação e o seu uso precisa ser considerado do ponto de vista individual. Para algumas pessoas, constituem uma parte importante da dieta, enquanto outras preferem fazer produtos a partir dos ingredientes básicos visando um padrão de qualidade possivelmente superior, a experiência criativa, a possível economia financeira e a menor quantidade de aditivos alimentares.

QUESTÕES DE ESTUDO

1. Quais as diferenças encontradas entre os ingredientes utilizados nos bolos *angel food*, pão de ló e *chiffon*? De que maneira cada uma dessas diferenças influencia as características dos bolos depois de prontos?

2. Prepare bolos similares com misturas e receitas caseiras utilizando os ingredientes básicos. Compare o tempo de preparo, o custo e a palatabilidade. Quando a mistura é a melhor opção? Quando o bolo caseiro é preferível?

3. Quais os ingredientes normalmente utilizados no preparo de um bolo aerado? Quais as funções de cada um desses ingredientes?

4. Por que é necessário fazer alterações na receita de um bolo preparado a uma altitude de 1.500 m? Quais as prováveis alterações necessárias?

5. Descreva o método convencional de preparo de bolos. Qual a razão por trás de cada procedimento?

6. Prepare três amostras de massa amanteigada: uma com manteiga como gordura, uma com gordura

hidrogenada e uma com óleo vegetal. Avalie cada amostra depois de assada e explique de que maneira a gordura influenciou a qualidade de cada tipo de massa amanteigada.

7. Compare o preparo de uma massa folhada utilizando o produto congelado pronto para ir ao forno e uma massa folhada preparada com os ingredientes básicos. Levando em consideração o custo e o valor do tempo consumido, qual dos dois produtos atende melhor às suas necessidades?

BIBLIOGRAFIA

Albers, M. J., et al. 2008. 2006 marketplace survey of *trans* fatty acid content of margarines and butters, cookies and snack cakes, and savory snacks. *J. Am. Dietet. Assoc. 108*(2): 367.

American Home Economics Association. 1994. *Handbook of Food Preparation*. 9th ed. AHEA. Washington, DC.

Anonymous. 1988. *Baking for People with Food Allergies*. House and Garden Bulletin No, 246. U.S. Dept. Agriculture. Washington, DC.

Bullock, L. M., et al. 1992. Replacement of simple sugars in cookie dough. *Food Technol. 46*(1): 82.

Charon, J. 2009. Chocolate dessert obsession. *Food Product Design 19*(1): 36.

Decker, K. J. 2005. High-profile flatbreads. *Food Product Design 15*(1): 97.

Elgidaily, D. A., et al. 1969. Baking temperature and quality of angel cakes. *J. Am. Diet. Assoc. 54*: 401.

Giese, J. 1993. Alternative sweeteners and bulking agents. *Food Technol. 47*(1): 113.

Hartel, R. W. 1993. Controlling sugar crystallization in food products. *Food Technol. 47*(11): 99.

Hazen, C. 2006. New fiber options for baked goods. *Food Product Design 15*(10): 80.

Hazen, C. 2009. Better trans-fat baked goods. *Food Product Design 19*(1): 26.

Hazen, C. 2010. Baking sans *trans. Food Product Design 20*(8): 32.

Hosome, K., et al. 1992. Studies on frozen dough baking. I: Effects of egg yolk and sugar ester. *Cereal Chem. 69*(1): 89.

Howard, N. B. 1972. Role of some essential ingredients in formation of layer cake structure. *Baker's Digest 46*(5): 28.

Howard, N. B., et al. 1968. Function of starch granule in the formation of layer cake structure. *Cereal Chem. 45*: 329.

Kaldy, M. S., et al. 1993. Influence of gluten components and flour lipids on soft wheat quality. *Cereal Chem. 70*(1): 77.

Koeller, K. and R. LaFrance. 2005. *Let's Eat Out: Your Passport to Living Gluten and Allergy Free*. R & R Publishing. Chicago, IL.

Kulp, K., et al. 1991. Functionality of carbohydrate ingredients in bakery products. *Food Technol. 45*(3): 136.

Pszczola, D. E. 1994. Blends reduce fat in bakery products. *Food Technol. 48*(6): 168.

Ranhotra, G. S., et al. 1992. Total and soluble fiber content of air-classified white flour from hard and soft wheats. *Cereal Chem. 69*(1): 75.

Ryu, G. H., et al. 1993. Effects of some baking ingredients on physical and structural properties of wheat flour exudates. *Cereal Chem. 70*(3): 291.

Tenbergen, K., and H. B. Eghardt. 2004. Baking ammonia: The other white leavening. *Food Product Design 14*(6): 110.

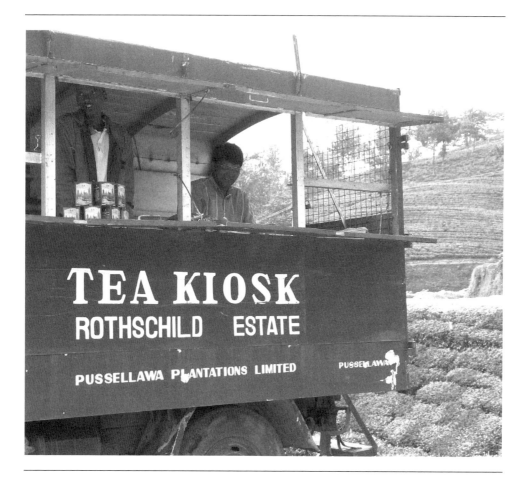

O chá é uma cultura que utiliza-se de mão de obra intensiva, sendo muito importante nas montanhas do Sri Lanka e da Índia.
Cortesia de Plycon Press.

CAPÍTULO 18

Bebidas

O símbolo da hospitalidade, 443
Café, 443
    Produção, 444
    Componentes do café, 446
    A escolha do café, 446
    Preparo da bebida, 450
    Avaliação do café, 453
    Café gelado, 454
Chá, 454
    Tipos de chá, 455
    Preparo da bebida, 458
    Avaliação do chá, 459
    Chá gelado, 459

Chá instantâneo, 460
Chás de ervas, 460
Cacau e chocolate, 461
    Processamento do cacau
      e do chocolate, 461
    Preparo da bebida, 462
    Avaliação da bebida, 464
    Substituição, 464
Bebidas de frutas, 464
Bebidas alcoólicas, 465
Resumo, 467
Questões de estudo, 468
Bibliografia, 468

Conceitos básicos

1. O café e suas variações são populares em virtude da agradável gama de sabores atribuídos às diferentes fontes e métodos de torrefação dos grãos, bem como às propriedades estimulantes da bebida proporcionadas pela cafeína.
2. O chá, uma bebida preparada a partir de folhas fermentadas (chá-preto), parcialmente fermentadas (chá *oolong*) ou secas sem nenhuma fermentação (chá-verde), é popular com ou sem a adição de sabores; suas variações incluem o chá descafeinado e os chás de ervas sem cafeína.
3. Os chocolates quentes feitos com chocolate em barra e com cacau em pó são bebidas populares normalmente preparadas com leite, o qual aumenta o valor nutricional e contribui para a formação de espuma na superfície da bebida.
4. As combinações de bebidas de frutas precisam ser feitas com frutas que mantenham uma cor desejável.
5. As bebidas alcoólicas, como o vinho, por exemplo, podem ser úteis como ingredientes na cozinha e como bebidas propriamente ditas; o álcool utilizado no preparo de alguns pratos evapora quando as misturas alimentares são aquecidas, mas o sabor permanece.

O SÍMBOLO DA HOSPITALIDADE

As bebidas, mais do que qualquer outro produto alimentício, são o símbolo da hospitalidade entre as pessoas. Estejam elas reunidas em um escritório ou informalmente em casa, algum tipo de bebida geralmente é servido para receber o visitante e criar um ambiente amistoso. Em geral, é preparado café ou chá, dependendo da hora do dia e da herança cultural do anfitrião (Fig. 18.1).

Nos últimos anos, uma ampla variedade de bebidas começou a chegar aos mercados de todo os Estados Unidos e hoje as opções são quase irresistíveis. As bebidas engarrafadas são populares por sua conveniência. Entretanto, o café, o chá e o chocolate quente (feito com chocolate em barra ou cacau em pó) exigem preparo. Este capítulo se concentra basicamente nessas bebidas e no seu preparo, considerando que a capacidade de preparar esses símbolos da hospitalidade é uma parte muito importante do estudo dos alimentos no contexto do aspecto social da alimentação.

CAFÉ

Nos Estados Unidos, o café é um símbolo da hospitalidade, embora muitas pessoas também consumam outras bebidas, como o chá, particularmente à noite. O aroma tentador e o sabor estimulante do café são catalisadores que ajudam as conversas e ideias a fluírem, especialmente nas primeiras horas da manhã. Nos escritórios e ambientes industriais de todo o país, a pausa para o café passou a ser uma tradição respeitada. Em casa, o café é sinônimo de amizade e relaxamento; os estudantes, no entanto, geralmente lançam mão das propriedades estimulantes do café para se manterem acordados enquanto se preparam para as provas.

443

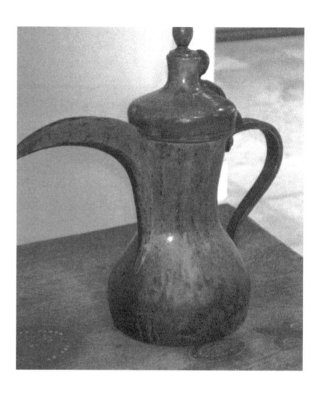

Figura 18.1 Em Abu Dhabi (capital dos Emirados Árabes Unidos) e em todo o Oriente Médio, o chá de menta geralmente é servido em um bule deste tipo para recepcionar convidados.
Cortesia de Plycon Press.

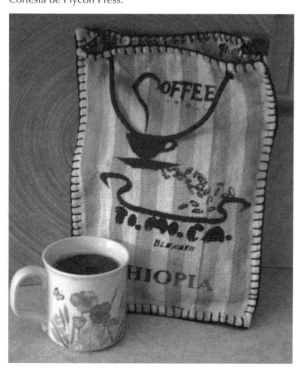

Figura 18.2 Originário da Etiópia, o café hoje é apreciado em todo o mundo.
Cortesia de Plycon Press.

Desde suas origens na Etiópia (Fig. 18.2), o café passou a ser uma bebida favorita em todo o mundo e é servido de muitas formas diferentes para agradar aos diferentes paladares em cada país. Os gregos e os turcos apreciam o café fervido muito forte e doce, quase como um xarope, enquanto os sírios acrescentam sementes de cardamomo quebradas e água de rosas ou flor de laranjeira ao café fervido. O café característico servido pelos italianos é preparado com grãos bem torrados e moagem muito fina. O *café au lait* (café com leite), o método francês de servir café, é uma combinação de partes iguais de café forte e leite quente. A versão espanhola usa o leite fervido para passar o café. E não é nenhuma surpresa que, em Viena, o café seja servido com uma colherada de creme de leite batido. Mesmo nos Estados Unidos, são preparadas diversas versões de café, inclusive o característico café do Sul, que combina chicória com café. Essas são apenas algumas formas como o café é preparado e servido mundo afora.

Produção

O café disponível em sachês no supermercado percorreu um longo caminho desde o seu *habitat* original. As cinco principais regiões de cultivo do café no mundo estão localizadas na região equatorial (entre o Trópico de Câncer e o Trópico de Capricórnio): África Oriental, Brasil e Colômbia, na América do Sul, as montanhas da América Central, as ilhas do Sudeste Asiático, as Índias Ocidentais e o Havaí.

As variedades de café diferem de um local para outro, mas o clima particularmente favorável para o cultivo do café é quente e úmido, com a temperatura oscilando em torno dos 21°C, dias ensolarados e pancadas de chuva frequentes. **Robusta** é uma variedade de café razoavelmente resistente e capaz de sobreviver em condições de seca moderada ou frio excessivo. Seus grãos são um tanto leves e ácidos, características adequadas a uma torrefação mais escura. O café robusta é cultivado na África Ocidental e no Sudeste Asiático, bem como, em menores proporções, no Brasil.

Arábica é uma variedade de café apreciada por sua consistência encorpada e aroma suave. Possivelmente originário da Etiópia, essa variedade é cultivada no Quênia, bem como na América Central, na Colômbia e no Brasil (América do Sul), no Havaí (Kona) e em ilhas das Índias Ocidentais.

Os grãos do café são produzidos em árvores, começando com o florescer das árvores, seguido pela formação do fruto, chamado de cereja (Fig. 18.3). Quando está com aproximadamente seis meses de idade e assume a coloração púrpura ou vermelha, a cereja é colhida. No interior das cerejas estão os grãos de café. Depois de separados da polpa da cereja, os grãos são secos e embarcados para portos de todo o mundo.

As nações importam grãos de café verdes de muitas localidades diferentes visando à obtenção das características desejadas e populares em cada país. A partir dessas variedades de café, são feitas misturas de grãos para que seja obtido o *mix* de características desejado.

Após a mistura, os grãos verdes são torrados ao ponto preferido no país em que o café será vendido e usado para garantir o sabor adequado aos paladares da população. Por exemplo, brasileiros e italianos preferem o grão de café de torrefação escura, enquanto muitos americanos, especialmente na Costa Oeste, preferem uma torrefação mais clara. A torrefação média é comum na Costa Leste, enquanto no Sul, as pessoas preferem uma torrefação mais escura. Por essa razão, o processo de torrefação é realizado próximo ao mercado consumidor específico.

A torrefação promove não apenas uma simples alteração na cor dos grãos do café. O escurecimento dos grãos é um sinal da quebra química ou da caramelização de alguns dos açúcares e da dextrinização de parte do amido. Essas reações químicas produzem não apenas mudanças de cor, mas também alterações de sabor e o aroma distinto dos grãos. Além disso, a torrefação provoca uma perda apreciável de umidade (cerca de 16%) e uma perda limitada de outros compostos voláteis. A combinação dessas alterações cria o sabor desejado do café, que alcança as suas características máximas imediatamente após a torrefação.

Os grãos torrados são moídos de modo a criar uma ampla superfície destinada a facilitar a extração dos compostos que dão sabor durante o preparo. Infelizmente, isso cria também oportunidade para a perda dos compostos de sabor voláteis durante o armazenamento. Particular atenção deve ser dedicada à conservação do café em embalagem hermética após a moagem. Embora haja alguma perda de substâncias voláteis mesmo dos grãos inteiros torrados, essa perda, na verdade, é bastante pequena comparada às perdas extremas ocorridas quando os grãos moídos não são armazenados com o devido cuidado. A retenção do sabor é maximizada e as alterações oxidativas são minimizadas com a agilização do processo de embalagem do café moído em recipientes hermeticamente lacrados. Para o máximo aproveitamento do sabor, os grãos devem ser moídos pouco antes de o café ser preparado.

http://www.howtobrewcoffee.com/Turkish.htm
– Como preparar o café turco em um *ibrik*.

http://www.ico.org/
– Site da International Coffee Organization.

Café robusta
Variedade de café um tanto ácida e adequada a uma torrefação mais escura; cultivada basicamente na África Ocidental e no Sudeste Asiático.

Café arábica
Variedade de café preferida por pessoas que querem um café encorpado e aromático.

http://www.coffeeresearch.org/agriculture/harvesting.htm
– Colheita do café.

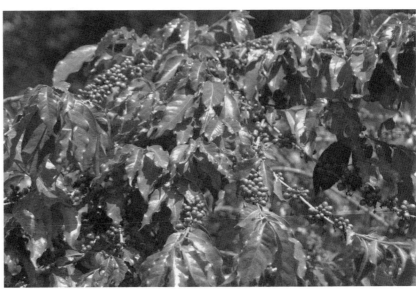

Figura 18.3 Cerejas de café nas árvores da Tanzânia; prontas para serem colhidas em cerca de seis meses. Cortesia de Plycon Press.

446 Parte II ■ Preparo de alimentos

Componentes do café

Os óleos naturais contribuem significativamente para o sabor pleno e agradável do café porque contêm e retêm os componentes de sabor voláteis. Infelizmente, os óleos podem se tornar rançosos quando armazenados por tempo prolongado, sobretudo se houver a presença de oxigênio. O ranço do café armazenado sem os devidos cuidados ou por um longo tempo é, em parte, resultado de óleos oxidados, uma alteração que pode ter início tão logo as superfícies dos grãos de café moídos são expostas ao ar. Felizmente, as embalagens a vácuo para conservação do café moído são um impedimento eficaz. Se as embalagens de café não lacradas forem mantidas bem fechadas, o prazo de validade será maior. O armazenamento sob refrigeração, seja na geladeira ou no *freezer* se o produto for utilizado apenas ocasionalmente, também prolonga o prazo de validade.

A **cafeína**, a substância estimulante presente no café, é encontrada em abundância no grão verde do café, mas a torrefação volatiliza parte desse conteúdo. Todavia, o processo de preparo da bebida extrai uma considerável quantidade da cafeína contida no café moído para a bebida propriamente dita. À cafeína é atribuído o efeito estimulante do café. O tipo de cafeteira utilizado para o preparo influencia a quantidade efetiva de cafeína contida em uma xícara de café. O café preparado em um *dripolator* (café por gotejamento) contém uma quantidade sensivelmente maior de cafeína por xícara do que o café preparado em um percolador (Tab. 18.1). A cafeína contribui para o sabor um tanto amargo do café.

O sabor do café é extremamente complexo e provém de muitos compostos além da cafeína. Análises cromatográficas já revelaram a presença de mais de uma centena de compostos que contribuem para o aroma e o sabor da bebida, inclusive compostos sulfúricos, como sulfeto de hidrogênio, dimetilsulfeto e vários outros. Diversos ácidos orgânicos e compostos fenólicos também contribuem para o sabor. O ácido clorogênico é o mais abundante dos ácidos. O dióxido de carbono também é encontrado no café que acaba de ser preparado e responde por parte da qualidade espumante da bebida.

Algumas das substâncias flavorizantes e aromáticas são muito voláteis e podem ser observadas quando o café é moído ou quando uma embalagem lacrada é aberta. Entretanto, os polifenóis são extraídos do pó de café, juntamente com a cafeína e muitos outros componentes, na presença de água fervente. Utilizando-se temperaturas ligeiramente abaixo do ponto de ebulição, a qualidade adstringente dos polifenóis pode ser mínima.

As técnicas de preparo influenciam o sabor da bebida. Em geral, os métodos de preparo do café utilizados nos Estados Unidos têm por objetivo minimizar a extração dos polifenóis e otimizar alguns dos outros componentes voláteis delicados e agradáveis. Entretanto, o preparo do italiano *espresso* visa especificamente a extrair os fenóis amargos, forçando a passagem de vapor pelo café de moagem fina e torrefação escura.

A escolha do café

A seção dos cafés na maioria dos supermercados hoje é um local bastante interessante, pois existem diversas opções de marcas, tipos de moagem, cafés moídos e cafés solúveis, e até mesmo cafés que contêm cafeína e descafeinados. Comece decidindo entre os diferentes tipos de café solúvel e café que precisa ser coado. Os cafés solúveis têm as vantagens de não exigir qualquer equipamento especial e também de poupar tempo. Entretanto, os cafés moídos que requerem tempo e equipamentos adequados para ser preparados têm um sabor mais encorpado do que os produtos solúveis, apesar dos significativos aperfeiçoamentos introduzidos nos cafés solúveis.

Outro fator de escolha é o sabor desejado. Pode haver opções quanto ao nível de torrefação, de clara a escura. Em geral, as notas de sabor podem ser uma opção,

---

Cafeína
Composto contido no café ao qual é atribuído o efeito estimulante da bebida e que lhe confere um leve amargor.

Tabela 18.1 Teor de cafeína do café e de outras bebidas

Bebida	Porção (mL)[a]	Teor médio de cafeína[b] (mg)	Cafeína por 100 mL
Café			
Percolador (cafeteira italiana)			
Não automático			
5 min	150	107	70
10 min	150	118	77
Automático	150	104	69
Dripolator (método por gotejamento)			
Não automático	150	142	95
Automático	150	151	100
Instantâneo	150	66	44
Chá[c]			
Sachê			
Preto	140	28	20
Oolong	140	13	9
Verde	140	14	10
Folha			
Preto	140	31	22
Oolong	140	17	12
Verde	140	28	20
Cacau			
Processo alcalinizado	150	14	10
Bebidas carbonatadas			
Coca-Cola	360	65	18
Pepsi-Cola	360	43	12

[a]As medidas de café e chá são de aproximadamente ²/₃ de uma xícara medidora; para as bebidas à base de cola, a medida é de aproximadamente 1 ½ xícara.

[b]As médias indicadas para os cafés representam sete marcas; de chás-pretos em sachês, três marcas; de chás-verdes em sachês, duas marcas; e de cacau em pó, duas marcas. Todos os demais dados representam marcas individuais.

[c]Tempo de preparo de 1 minuto.

como baunilha, avelã e chocolate. Acrescentando-se ainda a opção de produtos que contêm cafeína ou descafeinados, fica claro que talvez seja necessário fazer uma lista de várias opções para ter certeza de que a preferência do momento está disponível para o consumo.

Café solúvel. A gama de produtos de café solúvel (flocos, cristais e pós) sugere que os cafés solúveis são um produto moderno; surpreendente, no entanto, é que a primeira versão dos cafés solúveis se originou em 1771, na Inglaterra. Os registros nos Estados Unidos indicam também que o café solúvel foi testado em campo durante a Guerra Civil no século XIX. Consideráveis pesquisas resultaram em alguns produtos de café solúvel com ampla aceitação por parte dos consumidores.

Os cafés solúveis são comercializados como **cafés instantâneos** e **liofilizados**. A secagem por pulverização pode ser usada para produzir café solúvel instantâneo. A liofilização é um processo de quatro etapas que tem início com o congelamento, seguido pela transferência do calor da **sublimação**, o movimento do vapor de água

Café instantâneo
Partículas sólidas de café solúvel que sobram após a remoção do vapor de água do café passado; geralmente produzido por processo de secagem por pulverização.

Café liofilizado
Produto de café solúvel obtido por meio do congelamento do extrato de café em estado líquido e da sublimação da parte aquosa para a obtenção de partículas sólidas secas.

Sublimação
Passagem da água do estado sólido diretamente para o estado gasoso sem passar pelo estado líquido.

448 Parte II ■ Preparo de alimentos

que circula pelas partes secas dos cristais de gelo sublimados, e, por fim, a remoção do vapor de água que se forma acima da superfície.

Um dos problemas enfrentados no processo de desenvolvimento de um produto de café solúvel era a obtenção de um produto que dissolvesse com muita facilidade em água quente quando reconstituído. As partículas finas apresentavam um problema de solubilidade por causa da tendência a se amontoarem, em vez de se dissolverem

---

NOTA CIENTÍFICA
Componentes químicos das bebidas

Embora a quantidade de componentes que contribuem para o sabor e o aroma do café e de outras bebidas preparadas seja grande demais para permitir um estudo aprofundado de todos eles, existem algumas substâncias básicas a serem examinadas. A cafeína, conhecida por seu efeito estimulante, encabeça a lista das substâncias de possível interesse. O possível envolvimento da cafeína com problemas de saúde como doenças cardiovasculares, hipertensão, câncer de bexiga, câncer de pâncreas, doenças da mama e úlceras pépticas já foi assunto de consideráveis pesquisas. Os possíveis efeitos teratogênicos da cafeína quando consumida por mulheres gestantes também já foram motivo de preocupação em virtude da facilidade com que a substância passa pela placenta, transmitindo-se ao bebê, que metaboliza a cafeína de forma bastante lenta. A sensibilidade à cafeína parece variar consideravelmente de pessoa para pessoa, mas o consumo de quatro ou mais xícaras de café por dia pode provocar sintomas como insônia, mal-estar estomacal, sensação de ansiedade e depressão ou até mesmo taquicardia. Mulheres grávidas ou que estão amamentando devem restringir a ingestão de cafeína para evitar que o estimulante se transmita a seus bebês. Entretanto, a correlação entre sérios problemas de saúde e o consumo de cafeína ainda não foi definitivamente comprovada.

Veja a seguir a fórmula da cafeína e da **teobromina**. Observe que, na realidade, os dois compostos são bastante semelhantes. A teobromina é o estimulante básico encontrado no cacau e no chocolate, enquanto a cafeína é mais abundante no café e no chá, bem como nas bebidas à base de cola.

Os ácidos são componentes importantes do café. O mais abundante deles é o **ácido clorogênico**, mas existem outros ácidos orgânicos, entre os quais, o ácido fórmico, o ácido acético, o ácido propiônico e o ácido butírico. O ácido clorogênico, em particular, contribui para o sabor amargo e ligeiramente azedo característico do café preparado.

Ácido clorogênico

O ácido clorogênico é também o pai de alguns compostos aromáticos que contribuem para o aroma e o sabor característicos do café. Entre esses compostos estão o furfural e muitos compostos correlatos, como o 5-metilfuran e o 5-metilfurfural, por exemplo. O guaiacol também é um derivado do ácido clorogênico. Como pode ser observado pelas estruturas do furfural e do guaiacol (ou gaiacol), o furfural é um anel com cinco membros, enquanto o guaiacol é um anel com seis membros.

Cafeína

Teobromina

Furfural

Guaiacol

Outro composto amargo presente em abundância no café é a trigonelina. A trigonelina pode ser convertida em niacina, responsável pelo fato de o café conter um pouco

(continua)

(continuação)

Trigonelina   Niacina   Piridina

dessa vitamina B. Aparentemente, a piridina e as substâncias piridínicas derivam da trigonelina quando o café é torrado.

No chá, alguns outros compostos polifenólicos ocorrem em quantidades significativas, contribuindo para as características da bebida. Na realidade, o ácido clorogênico está presente apenas em pequenas quantidades no chá, mas a **catequina** e os **polifenóis** correlatos são bastante abundantes na bebida, respondendo por grande parte da natureza adstringente do chá-verde preparado.

A polifenolase, uma enzima importante, exerce ação ativa durante a fermentação das folhas do chá-preto. As **teaflavinas** resultantes da ação da polifenolase, embora muito adstringentes, aparentemente se combinam à cafeína no chá-preto para produzir a agradável qualidade revigorante associada a esse tipo de chá fermentado.

Catequina

---

prontamente. Esse problema foi superado com a produção do café solúvel em partículas grandes que afundavam, descendo para o fundo da xícara e se dissolvendo durante esse processo. Essas partículas grandes são o resultado da aglomeração, ou agrupamento, das partículas finas dos componentes sólidos do café.

A retenção dos componentes flavorizantes voláteis nos cafés solúveis tem sido objeto de consideráveis esforços por parte dos pesquisadores. Hoje já foram desenvolvidas técnicas com a finalidade de recuperar muitos componentes voláteis aromáticos perdidos durante o processamento e depois adicioná-los ao café liofilizado. Mediante essa técnica, é possível produzir um produto liofilizado que se aproxime do sabor característico da bebida recém-preparada.

Os cafés solúveis descafeinados são comercializados para as pessoas que desejam reduzir o consumo de cafeína, mas que apreciam o sabor da bebida. A cafeína é removida dos grãos verdes ou da bebida líquida antes da secagem. O processo de extração é tão eficaz que o produto final retém apenas 2% ou menos da cafeína original. Entretanto, nessa etapa ocorre alguma perda dos componentes flavorizantes voláteis.

O gosto do público, em matéria de café, está se tornando cada vez mais cosmopolita, um fato que se reflete nos tipos de café solúvel hoje encontrados nos supermercados. Sabores especiais podem ser adquiridos por aqueles que gostam do sabor de amêndoa ou de alguma outra *nuance* misturada ao café. Esses cafés solúveis extraem sua inspiração das bebidas servidas em Viena e em muitas outras localidades exóticas em que as especialidades gastronômicas são dignas de nota.

Café moído. Aqueles que conhecem café normalmente preferem o café passado na hora, em vez de consumir cafés solúveis. Eles podem comprar os grãos de café torrados e moê-los, ou comprar o café já moído. As lojas especializadas geralmente oferecem uma ampla variedade de cafés, e os grãos representam as regiões do

Teobromina
Estimulante contido no cacau e no chocolate.

Ácido clorogênico
Ácido mais abundante encontrado no café; contribui com parte do sabor azedo e amargo do café.

Catequina
Um polifenol proeminente no chá-verde.

Polifenóis
Compostos que contêm mais de um anel fenólico com seis membros; contribuem para a adstringência do chá.

Teaflavinas
Componentes extremamente adstringentes do chá-preto que, em combinação com a cafeína, oferecem a qualidade revigorante do chá-preto.

450 Parte II ■ Preparo de alimentos

mundo produtoras de café e os diversos graus de torrefação. Embora a variedade possa não ser tão estonteante nos supermercados quanto nas lojas *gourmet*, os consumidores têm a opção de diversas marcas e graus de moagem. Os tipos de moagem variam quanto ao tamanho das partículas para atender às condições específicas de preparo em diferentes tipos de cafeteira (Tab. 18.2).

Os termos designativos dos tipos de moagem contidos na Tabela 18.2 são descritos da seguinte maneira:

- Turca – superfina, com textura de pó
- Fina – mais fina do que o açúcar granulado
- Média – grossa com aspecto arenoso
- Extrafina – mais fina do que o açúcar, mas não exatamente com textura de pó. Os grãos ainda devem ser discerníveis ao toque
- Grossa – granulada como sal *kosher*

http://www.ineedcoffee.com/03/coffeegrind/ – Descrição dos tipos de moagem do café.

Por exemplo, a moagem grossa é apropriada para uso em percoladores, enquanto a moagem média ou fina é adequada para *dripolators*, dependendo da forma do filtro. A moagem grossa oferece uma superfície ligeiramente limitada, compatível com a extensa recirculação da água no pó de café durante a percolação. As partículas relativamente pequenas da moagem adequada ao método de preparo por gotejamento oferecem uma extensa superfície, permitindo, assim, a extração adequada durante o limitado tempo de contato entre a água e o pó de café.

Preparo da bebida

Existem quatro requisitos para se fazer uma excelente xícara de café: (1) café fresco com o grau de moagem adequado para o tipo de cafeteira que está sendo usado, (2) água com um sabor agradável que não seja de água dura, (3) uma cafeteira limpa, e (4) nível de calor controlado. Na falta de qualquer uma dessas condições essenciais, a qualidade da bebida pronta estará sujeita a efeitos adversos. Felizmente, essas condições podem ser controladas.

Os grãos de café ou o café moído podem ter seu sabor prejudicado por duas razões de particular importância. Como os componentes voláteis contribuem com grande parte do sabor do café, pode ocorrer perda de sabor durante o armazenamento, simplesmente por causa da vaporização dos componentes básicos do café seco. O segundo problema com o sabor diz respeito ao fato de o café conter alguns óleos, e os óleos se tornam rançosos ao absorver oxigênio. Felizmente, essas duas dificuldades podem ser minimizadas com um cuidadoso armazenamento. Para evitar a perda dos componentes voláteis e a entrada de oxigênio no recipiente de armazenamento, o café precisa ser armazenado em um recipiente hermeticamente lacrado. Mantendo as embalagens bem fechadas, exceto quando o café está sendo efetivamente medido, o sabor original pode ser satisfatoriamente conservado durante pelo menos duas semanas depois que a embalagem é aberta. As alterações podem

Tabela 18.2 Graus de moagem sugeridos para diferentes tipos de cafeteiras

Cafeteiras com sistema de gotejamento (filtros de fundo chato)	Média
Cafeteiras com sistema de gotejamento (filtros cônicos)	Fina
Sifão/Prensa francesa	Grossa
Percolador	Grossa
Máquinas de café *espresso* (bomba ou vapor)	Extrafina
Cafeteira a vácuo	Grossa
Ibrik	Turca

ser retardadas e a qualidade, preservada, por um período relativamente prolongado se o café estiver bem acondicionado e armazenado na geladeira ou no *freezer*.

Não é à toa que o sabor da água usada para preparar o café influencia o sabor da bebida pronta. As *nuances* sulfúricas ou outras características distintas da água são transmitidas para a bebida, apesar do sabor um tanto forte do café propriamente dito; a água com alto teor de minerais afeta a transparência da bebida; e a água dura provoca a precipitação dos polifenóis extraídos do café durante o preparo. A aparência turva do café é indesejável. Se a água não for de qualidade suficiente para produzir uma boa xícara de café, pode ser utilizada água mineral. Entretanto, a maioria das fontes comerciais de água é satisfatória para produzir um café de excelente qualidade.

A cafeteira deve não apenas estar aparentemente limpa, mas ter cheiro de limpa, para produzir um café de alta qualidade. Ela precisa ser lavada com água e sabão para remover quaisquer resíduos de óleo da bebida. É claro que é preciso enxaguá-la bem depois de lavá-la. Isso elimina as *nuances* do gosto de saponáceo provenientes dos vestígios de sabão ou detergente. Durante a lavagem, particular atenção deve ser dada ao bico da cafeteira e a quaisquer emendas ou junções que possam acumular um filme de óleo. Para se certificar de que a cafeteira está suficientemente limpa para produzir uma xícara de café de qualidade, verifique o aroma ao retirar a tampa. O eventual aroma de café velho é um claro indício de que a cafeteira deve passar por um novo procedimento de limpeza antes de ser usada. Os produtos de limpeza especiais para cafeteiras conseguem eliminar o filme de óleo em pontos de difícil acesso.

A faixa ideal de temperatura para o preparo do café é de 85° a 95°C. Em temperaturas ligeiramente abaixo do ponto de ebulição, é mais difícil extrair os polifenóis amargos do que em temperatura de fervura. Essa circunstância existe em um *dripolator*, mas não em um percolador.

Outro recurso que também ajuda a produzir um excelente café é o uso de filtro de papel para a retenção do pó. Os filtros de papel próprios para tipos específicos de cafeteira impedem que até mesmo as partículas mais finas do café moído se acumulem na bebida e afetem o grau de transparência desejado.

A quantidade de pó a ser utilizada para o preparo do café é discutível, porque o gosto das pessoas, quando se trata de café forte ou fraco, é muito variável. Os livros de receitas sugerem 2 colheres de sopa de pó de café por xícara da bebida pronta (¾ de xícara de água). Entretanto, algumas pessoas preferem a bebida mais fraca, feita com 1 colher de sopa por xícara. Menos de 2 colheres de sopa por xícara provavelmente é uma medida adequada quando o café está sendo preparado em grandes quantidades, mas a quantidade exata será determinada pela preferência por um café forte ou fraco e pelo tipo de equipamento que estiver sendo utilizado. Quer se esteja preparando café em grande quantidade, quer em uma pequena cafeteira, os melhores resultados normalmente são obtidos quando são preenchidos pelo menos ¾ da capacidade da cafeteira.

Para fazer café, os consumidores têm a opção de dois tipos básicos de cafeteira: os percoladores e os *dripolators*. Uma chaleira simples pode ser usada para fazer café por infusão (também chamado fervido) quando não há a opção de uma cafeteira. Os parágrafos a seguir descrevem diversas maneiras de preparar café.

Dripolator. O desenho tradicional de um *dripolator* consiste em três partes: um recipiente para coletar a bebida, um recipiente central para receber o pó e uma unidade superior para a água quente (Fig. 18.4). Uma variação automática do *dripolator* é hoje largamente utilizada para preparar café. A diferença é que essa unidade possui um compartimento em que é colocada a água enquanto está sendo aquecida para alcançar a temperatura de preparo antes de ser canalizada para o pó de café a caminho do recipiente coletor. Outra versão do *dripolator* possui uma unidade superior em forma de cone revestida com um filtro de papel que contém o pó de café e o impede de cair no recipiente localizado logo abaixo.

Dripolator
Cafeteira com uma unidade para a água quente, uma seção para o pó de café e um recipiente no fundo para coletar o café.

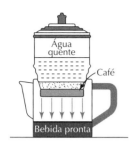

Figura 18.4 Diagrama de um *dripolator*.

Prensa de café
Recipiente cilíndrico com cabo, tampa e um filtro de cabo longo para preparar café.

Percolador
Cafeteira italiana equipada com uma cesta para o pó de café que permanece suspensa por uma haste oca acima da superfície da água contida no recipiente, permitindo a recirculação contínua da água pelo pó.

O preparo do café no *dripolator* começa com o aquecimento da água até que seja alcançado o ponto de ebulição. Os grãos do café são colocados na cesta perfurada especial para esse fim. A unidade superior e os grãos do café preparados pelo método de gotejamento são medidos e posicionados acima do recipiente para o preparo da bebida. Tão logo começa a ferver, a água na quantidade devidamente medida é despejada na unidade superior da cafeteira. A unidade deve ser tampada para ajudar a conservar o calor enquanto a água é retida e passa pelo pó. Depois que toda a água escoa passando pelo pó, a unidade superior e o pó são removidos e a tampa é colocada na cafeteira que contém a bebida. Se necessário, a bebida é reaquecida para alcançar a temperatura em que deve ser servida.

Os *dripolators* automáticos são populares por sua conveniência e pela excelente qualidade do café produzido. O preparo requer que se coloque uma medida de água no compartimento da água e a quantidade desejada de pó de café (moagem média ou fina, dependendo do filtro) na cesta revestida com o filtro de papel antes de ligar o dispositivo de aquecimento para preparar a bebida. O elemento aquecedor pode ser deixado ligado para manter o café quente, mas os componentes voláteis do sabor começarão a se dissipar se a bebida for mantida quente por um período prolongado.

O café feito em um *dripolator* é estimulante em virtude do alto teor de cafeína e é saboroso sem ser amargo. O sabor agradável se deve à passagem da água pelo pó a uma temperatura um pouco abaixo do ponto de ebulição e o seu breve contato com o pó. Essa combinação extrai os componentes flavorizantes desejados com um mínimo de amargor.

Os *dripolators* em forma de cone, em que o pó de café é colocado na mesma unidade com a água fervente, permitem um contato entre a água e o pó por um período mais longo do que ocorre em um *dripolator* padrão. Nesse tipo de cafeteira, todo o conteúdo de água permanece em contato com o pó até o seu total escoamento. Isso permite a extração dos componentes amargos. Além disso, alguns dos compostos flavorizantes voláteis desejados se perdem se a cafeteira não estiver tampada. Embora comercializadas como a versão *gourmet* do *dripolator*, o café produzido por essas cafeteiras pode não ser tão bom quanto aquele obtido com o *dripolator* tradicional.

Prensa de café. Consiste em um cilíndrico longo de vidro ou cerâmica com cabo, tampa e um filtro de cabo longo. O café é preparado despejando-se água fervente na prensa, adicionando o café de moagem grossa e mexendo antes de cobrir o recipiente e deixar a bebida em infusão por 2 a 3 minutos. Em seguida, o filtro é pressionado cuidadosamente para baixo de modo a empurrar o pó para o fundo, deixando a bebida transparente pronta para ser servida e apreciada. Embora a prensa de café seja uma forma conveniente de fazer café, a bebida possivelmente já estará um pouco fria quando estiver pronta para ser servida. É possível também que escape algum sedimento enquanto o filtro está sendo pressionado para baixo.

Percolador (cafeteira italiana). Consiste em uma unidade única em que é colocada uma cesta perfurada contendo a medida de café de moagem normal, suspensa por uma haste oca (Fig. 18.5). A água é medida e colocada na cafeteira, a tampa é ajustada na unidade e o calor é rapidamente aplicado até que a água comece a passar pela haste, batendo na tampa e caindo na cesta que contém o pó de café. Quando esse processo de "percolação" começa, o calor é ajustado para manter uma ação lenta, mas contínua.

Essa forma de preparo circula a água continuamente pelo pó a uma temperatura muito alta. Em consequência, os compostos amargos são extraídos com mais intensidade do que normalmente ocorre com o café preparado em um *dripolator*. Quanto mais longo o período de percolação, mais forte a bebida depois de pronta. Em geral, o café é percolado por 5 minutos, mas há quem prefira a bebida produzida após um período de preparo de apenas 3 minutos. Quando o ponto desejado é alcançado, a cesta com o pó de café e a haste que a sustenta são retiradas da cafeteira, e a tampa é recolocada na unidade para ajudar a reter o calor. Se desejado, a cafeteira pode ser aquecida em ponto baixo de calor para manter o café por até uma hora em temperatura adequada para ser servido sem que haja perda indevida de qualidade.

Os percoladores automáticos podem ser ajustados para o tempo desejado de percolação, eliminando, assim, a necessidade de controlar cuidadosamente o tempo durante o preparo. A maioria dos percoladores automáticos precisa ser iniciada com água fria, de modo que o alto calor necessário para a percolação seja acionado para preparar a bebida.

O café preparado em um percolador tem um sabor característico ligeiramente diferente do café produzido por um *dripolator* em virtude das diferenças nas técnicas de preparo. O processo de circulação em um percolador introduz ar na bebida em proporções muito maiores do que ocorre em um *dripolator*, provocando perda de sabor no café. A repetida recirculação de água no pó durante o período de preparo acentua o amargor do café feito em um percolador, enquanto no café feito em um *dripolator*, a oportunidade de extração desses componentes é limitada. Em geral, o café preparado em um *dripolator* é de qualidade superior àquele feito em um percolador.

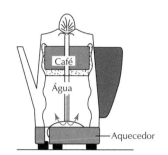

Figura 18.5 Diagrama de um percolador.
Cortesia de Plycon Press.

Café por infusão. Mesmo quando não há a opção de uma cafeteira, é possível fazer café colocando o pó diretamente na água aquecida quase em ponto de ebulição. O pó deve ser colocado em um saco de pano e amarrado para que possa ser retirado após o período de infusão. Para a obtenção do nível ideal de qualidade do café preparado por esse método, deve-se ter o cuidado de não deixar que a água ferva durante o período de infusão e manter o pó na cafeteira apenas durante o tempo necessário para que o ponto e o sabor desejado sejam alcançados.

O fato de essa versão de café frequentemente ser chamada de café fervido revela que esse nível de controle de temperatura em geral não é mantido durante o período de preparo. Quando o café comum é medido e colocado em um saco para ser deixado em infusão por 5 minutos com a quantidade de água adequada em temperatura pouco abaixo do ponto de ebulição, a qualidade do café produzido deve ser aceitável. Entretanto, se ferver ou for deixado em infusão por muito tempo, o café preparado por esse método pode apresentar qualidade significativamente inferior àquele produzido por um percolador ou *dripolator*. A adição de clara de ovo ou até mesmo da casca do ovo ajuda a unir o pó solto no café preparado por infusão.

Avaliação do café

Os diversos padrões culturais que influenciam os métodos de preparo do café em todo o mundo dificultam a tarefa de definir o que é uma "boa" xícara de café. Nos Estados Unidos, o consumidor geralmente prefere uma bebida transparente com um delicioso aroma encorpado e um sabor rico sem qualquer amargor. A cor desejada é um caramelo escuro, vivo e profundo, e a bebida não deve ter nenhum indício de sedimento ou partículas de pó.

PONTOS DE AVALIAÇÃO
Café

- Aroma agradável
- Transparente e sem sedimentos
- Coloração caramelo-escuro
- Sabor rico e encorpado, sem amargor

Para um completo prazer, o café quente deve ser servido fumegando. O café fresco está no auge de seu sabor e aroma. Quando mantido por tempo prolongado na temperatura adequada para ser servido, o sabor se perde gradativamente por causa da volatilização de alguns dos compostos aromáticos básicos. Para amenizar esse problema quando se quer ter café durante o dia todo, basta aquecer uma xícara de café no micro-ondas quando necessário, deixando o restante na cafeteira em temperatura ambiente.

Café gelado

Às vezes, o café é servido gelado, não quente. Para preparar um café gelado, basta preparar uma cafeteira de café forte e depois despejar a bebida quente sobre uma generosa quantidade de gelo, parte do qual derrete e dilui a bebida de modo a deixá-la no ponto normal. As preferências em relação ao ponto do café gelado variam, mas a prática normal consiste em preparar a metade do café quente (50%), ou até mesmo duas vezes, mais forte do que a bebida depois de pronta. O café mais forte é obtido adicionando-se mais pó, não prolongando o tempo de infusão. Em outras palavras, o café gelado deve ser feito com 3 a 4 colheres de sopa de pó por xícara da bebida quente no ponto desejado. O café gelado produzido com essa quantidade de pó deve ter um sabor agradável, sem nenhum amargor e com uma coloração escura.

CHÁ

As folhas de um arbusto (***Camellia sinensis***) da família *Theaceae* servem de base para uma bebida popular desde aproximadamente o ano 350 d.C., em cuja época os chineses eram conhecidos por incluírem em sua dieta esse produto preparado por infusão. O conhecimento dessa bebida se disseminou para as principais

---

Espresso
Café italiano extremamente forte e um tanto amargo preparado com café de moagem fina e torrefação escura com vapor.

Cappuccino
Café espresso coberto com espuma de leite vaporizado, às vezes guarnecido com cacau em pó adoçado ou canela.

Café com leite (*café au lait*)
Café com igual quantidade de leite fervido.

Camellia sinensis
Arbusto da família *Theaceae*, cujas folhas são arrancadas e utilizadas para fazer chá.

> ## PERFIL CULTURAL
> ### *La dolce vita*
>
> À medida que as pessoas têm mais oportunidades de experimentar especialidades de outros países, a diversidade de produtos alimentícios existente aumenta, e a variedade de cafés reflete essa tendência. Uma versão de café particularmente popular adotada da Europa é o ***espresso***, um café forte originário da Itália. Há quem afirme que o café *espresso* é apenas para os arrojados, aventureiros e competentes no manuseio de máquinas. Esse último requisito provém da necessidade de saber operar uma máquina de café *espresso*, com o seu vapor pressurizado e tudo. Esse tipo de café deve o seu impacto ao fato de ser preparado com um café de moagem fina e torrefação escura sob pressão de vapor. Essa combinação garante a produção de uma bebida muito forte e um tanto amarga. O fato de ser servido puro intensifica o impacto do café *espresso*.
>
> Os italianos merecem o crédito também da invenção do ***cappuccino***, um parente próximo do *espresso*, que se anuncia em alto e bom som quando está sendo preparado, por se tratar do café *espresso* com uma espuma de leite vaporizado. Essa dramática apresentação é arrematada
>
> com uma cobertura de cacau em pó adoçado ou canela. Aqueles que tomam um *cappuccino* são recompensados com um bigode de espuma.
>
> Os europeus são conhecidos por começarem o dia com uma xícara de **café com leite (*café au lait*)**. Essa bebida é preparada discretamente, com a adição de leite fervido sem o dramático floreio do vapor. Do ponto de vista nutricional, trata-se de uma mistura mais nutritiva do que o café *espresso* ou o café preto porque normalmente é feita com partes iguais de café e leite.
>
> O café gelado também pode ser preparado colocando-se café de teor normal em fôrmas de gelo e congelando-as. Na hora de usar, esses cubos são colocados em um copo, despejando-se, em seguida, café de teor normal sobre os cubos de café. Quando os cubos derretem, o café ainda mantém o teor desejado. Uma variação conveniente consiste em dissolver café instantâneo ou liofilizado em água quente e despejar a mistura sobre o gelo.
>
> Independentemente da técnica utilizada no preparo do café gelado, o produto final deve ter um sabor distinto de café e a bebida deve ser absolutamente translúcida.

partes do mundo, começando com a adoção da bebida no Japão antes de chegar aos árabes, venezianos, ingleses e portugueses. Em meados do século XVII, o chá já havia chegado aos Estados Unidos. Talvez a alusão mais notável ao chá tenha sido feita na América, quando os colonos, em sinal de protesto, promoveram a *Boston Tea Party* (Festa do Chá de Boston), uma festa bastante diferente do tradicional chá da tarde, uma prática comum nos países da Comunidade Britânica.

Os arbustos de chá se desenvolvem em climas tropicais e altitudes de até cerca de 1.800 m, condições encontradas no Japão, na Índia, no Sri Lanka e nas Índias Orientais, bem como em parte da China (Fig. 18.6). Surpreendentemente, estão sendo conduzidas nos Estados Unidos pesquisas sobre os problemas agrícolas e de produção do chá para determinar a viabilidade da sua produção nesse país. Embora os arbustos de *Camellia sinensis* se desenvolvam em regiões com precipitações anuais de até 1.727 mm, a irrigação parece substituir satisfatoriamente a chuva.

Uma quantidade de 450 g de chá pode parecer insignificante quando carregada na mão, mas é preciso uma considerável mão de obra para produzi-la. Os arbustos têm de ser cuidadosamente cultivados e podados durante três anos antes da colheita da primeira safra. Felizmente, os arbustos podem continuar produtivos por 50 anos se forem mantidos podados a uma altura de 1 a 1,5 m. As folhas de chá são arrancadas exclusivamente à mão, uma tarefa lenta que rende a retirada de, no máximo, apenas cerca de 4 kg de folhas comercializáveis por dia, por colhedor. Somente o broto e as duas folhas seguintes são colhidos das pontas dos galhos quando o objetivo é um chá de alta qualidade.

Tipos de chá

Os chás são comercializados com muitos nomes diferentes, geralmente românticos, mas todos são classificados em três tipos principais: verde, *oolong* e preto. Todos os três podem ser produzidos a partir das mesmas folhas, diferindo quanto ao processamento das folhas. O chá-preto é o mais popular dos três nos Estados Unidos, mas os chás verde e *oolong* também são encontrados na maioria dos mercados.

As categorias de chá são indicadas por nomes familiares e significativos para as pessoas do ramo, mas que pouco significado têm para os consumidores. Por exemplo, a mais alta classificação das folhas de chá-preto é designada **orange pekoe**. Em ordem decrescente, as outras classificações são *pekoe, souchong, broken orange pekoe, broken pekoe, broken pekoe souchong, fannings* e *dust*. O chá encontrado

---

http://www.tea.co.uk/teaand-business
– Informações básicas sobre o chá.

http://www.pureceylontea.com/
– Site do Sri Lanka Tea Board.

Orange pekoe
Categoria mais alta de chá-preto.

http://www.kaburagien.co.jp/museum/english/museum/index.php
– Histórico e descrição de um museu sobre o chá-verde.

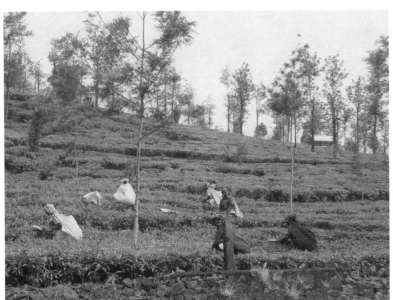

Figura 18.6 Homens e mulheres colhendo o broto e as duas folhas seguintes de uma nova germinação nas pontas dos galhos, uma técnica que garante a alta qualidade do chá originário das montanhas do sul da Índia. Cortesia de Plycon Press.

Chá-verde
Chá moderadamente adstringente não fermentado.

Adstringente
Característica de fazer contrair os lábios; o chá-verde é notável por provocar a contração dos lábios e certa secura na boca se as folhas permanecerem em infusão por mais de 5 minutos.

Chá *oolong*
Chá submetido a um processo limitado de fermentação, resultando em características intermediárias entre o chá-verde e o chá-preto.

nos mercados norte-americanos normalmente é uma mistura de mais de uma categoria. Entretanto, em Darjeeling, na Índia setentrional, ou em outras regiões famosas pelo seu chá, é possível comprar a categoria específica desejada.

Os chás especiais são outras opções disponíveis no mercado. Uma ilustração familiar é o chá de jasmim, assim chamado por causa das pétalas desidratadas de jasmim acrescentadas às folhas de chá para modificar o sabor. A casca da laranja e a canela são outros agentes flavorizantes. Esses são apenas alguns dos ingredientes à base de alimentos desidratados e especiarias contidos nas misturas especiais de chás. Existem opções para agradar a qualquer paladar e adequadas a qualquer ocasião.

Chá-verde. O chá-verde é o mais simples dos três tipos de chá produzidos. A etapa inicial de processamento das folhas de chá recém-colhidas para fazer o chá-verde consiste em vaporizar as folhas (Fig. 18.7). O calor envolvido nesse processo é suficiente para desativar as enzimas presentes nas folhas e fazer cessar as alterações químicas. Após a vaporização, as folhas de chá-verde são enroladas para que se quebrem e depois são queimadas. A queima é o processo de secagem a que as folhas são submetidas, primeiro a uma temperatura de 93°C, e depois a uma temperatura mais baixa de aproximadamente 49°C. Isso resulta em um nível de umidade de apenas 3% nas folhas de chá, o que permite que as folhas sejam armazenadas por períodos de tempo prolongados quando acondicionadas adequadamente.

As folhas de chá-verde apresentam uma suave coloração cinza-esverdeado. O chá-verde é produzido em vários países asiáticos, sendo especialmente popular no Japão (Fig. 18.8). As características do chá-verde como bebida, sobretudo a cor verde muito delicada e a qualidade ligeiramente **adstringente**, complementam particularmente bem os pratos da culinária japonesa.

Chá *oolong*. A produção do **chá *oolong*** tem início com o lento murchamento das folhas até que elas estejam prontas para ser enroladas e liberar parte dos fluidos e das enzimas contidos em suas células. Durante o subsequente período de fermentação, as enzimas começam a catalisar as alterações químicas, cujo resultado é o escurecimento da folha e o sabor mais suave e menos adstringente da bebida depois de pronta. Esse período de fermentação é bastante curto e é realizado nas fazendas de chá em que as folhas são colhidas. A subsequente queima para neutralizar as alterações enzimáticas é feita nas cidades. Taiwan é reconhecida como produtora de um chá *oolong* de ótima qualidade.

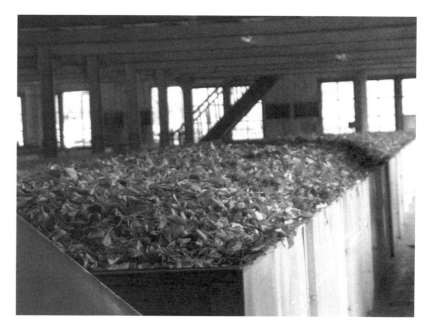

Figura 18.7 Folhas de chá recém-colhidas prontas para serem vaporizadas para fins de inativação enzimática, a primeira etapa do processo de produção do chá-verde. Cortesia de Plycon Press.

Chá-preto. A produção do **chá-preto** começa exatamente como a do chá *oolong*, ou seja, espalhando-se as folhas em *racks* para murchar lentamente antes de serem enroladas para abrir as células e liberar os sucos e enzimas (Fig. 18.9). Depois de enroladas, as folhas são peneiradas e bem espalhadas em tabuleiros para fermentar. Durante o processo de fermentação, os diversos polifenóis são oxidados para produzir a cor escura das folhas e a coloração âmbar rica e profunda, característica da bebida pronta. A oxidação dos polifenóis produz as teaflavinas, que, por si sós, são adstringentes, mas apenas conferem um caráter revigorante à bebida na presença da cafeína.

A fermentação do chá-preto é feita a uma temperatura moderada (21° a 27°C) por um longo período de tempo. Por fim, as folhas fermentadas são queimadas para secar antes de serem embaladas e armazenadas. Ocorre certo processo de caramelização durante a secagem (Fig. 18.10), uma alteração química que contribui para a cor e o sabor característicos do chá-preto.

A qualidade do chá-preto está diretamente relacionada ao conteúdo polifenólico e à atividade enzimática sobre os polifenóis durante o processamento. A importância atribuída ao uso dos brotos e das duas folhas seguintes provém do fato de essas folhas conterem um teor mais elevado tanto de polifenóis como da polifenolase, com o teor de cobre necessário para otimizar o desenvolvimento do sabor do chá-preto. As outras folhas, por conterem menos polifenóis e polifenolase, desenvolvem qualidades ligeiramente menos desejáveis no chá-preto do que aquelas obtidas com o uso do chá *orange pekoe* (o broto e as duas folhas desejados) para produzir o chá-preto.

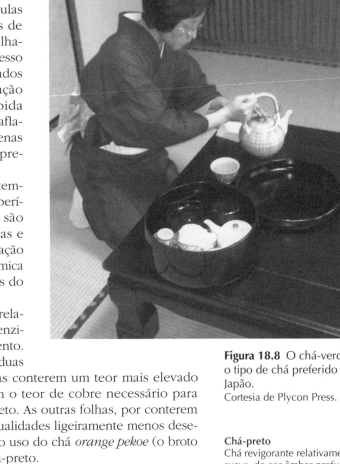

Figura 18.8 O chá-verde é o tipo de chá preferido no Japão.
Cortesia de Plycon Press.

Chá-preto
Chá revigorante relativamente suave, de cor âmbar profundo, produzido por um prolongado período de fermentação durante o processamento das folhas do chá.

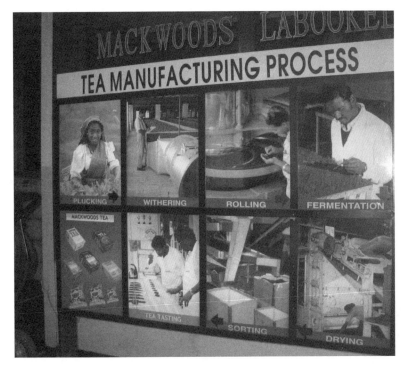

Figura 18.9 As etapas de produção do chá-preto são resumidas nesta placa afixada em uma fábrica de chá no Sri Lanka.
Cortesia de Plycon Press.

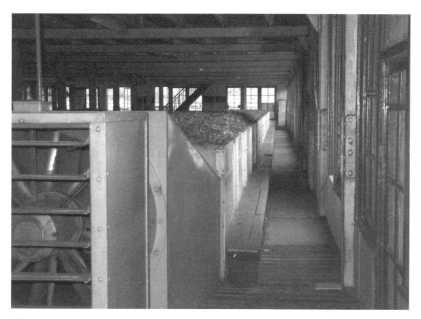

Figura 18.10 A queima e secagem se seguem à fermentação para concluir o processo de produção do chá-preto.
Cortesia de Plycon Press.

Taninos
Outro termo para designar polifenóis.

Preparo da bebida

O chá é preparado de diferentes maneiras, devendo atender às preferências do grupo que está sendo servido. No Japão e na China, o chá tem a finalidade básica de matar a sede. As folhas de chá são colocadas em infusão no bule com água até que toda a bebida seja consumida, o que resulta em um grau de adstringência cada vez mais elevado enquanto a bebida permanece parada no bule. Em comparação com a versão norte-americana do chá, os ingleses e as nações que estiveram sob influência da Inglaterra preparam uma bebida muito forte e estimulante utilizando um período de infusão mais longo e mais quente do que é adotado nos Estados Unidos.

É preciso um chá de alta qualidade para preparar uma bebida de excelência. Isso significa que é necessário comprar um chá de alta categoria e manipulá-lo de modo correto após a compra. Felizmente, o chá não contém óleos e o seu sabor não depende muito de componentes voláteis, ao contrário do que acontece com o café. O tempo de armazenamento do chá pode ser bastante longo em casa se a embalagem for relativamente hermética para minimizar as perdas dos componentes voláteis e evitar a entrada de umidade. Não é necessário conservar o produto sob refrigeração, mesmo quando o chá permanecer na prateleira por várias semanas.

O preparo do chá pelas práticas americanas é bastante simples, exigindo apenas um chá de qualidade, uma água boa e uma chaleira de porcelana ou vidro com tampa. A melhor aparência pode ser obtida com o uso de água destilada, mas o sabor do chá não é tão interessante quanto aquele da bebida produzida com uma água de sabor agradável. A água não deve ser dura, o que resulta em uma bebida turva e na formação de um filme na superfície da xícara por causa da precipitação dos polifenóis (às vezes, chamados **taninos**). A água selecionada deve ser fervida e utilizada imediatamente para evitar a perda do oxigênio nela contido. Isso ajuda a promover o desejado sabor fresco da bebida.

Enquanto a água está sendo fervida, a chaleira deve ser cheia com água muito quente para aquecê-la e a medida certa de folhas de chá deve ser colocada em uma bola infusora de chá ou ser utilizado chá em saquinhos. É necessário apenas 1 colher de sopa de folhas de chá para fazer uma xícara de chá (na realidade, 3/4 de uma xícara). Assim que a água começa a ferver, a água utilizada para aquecer a chaleira deve ser descartada; a bola infusora ou o saquinho de chá, colocado na chaleira; e a água fervente, despejada sobre o chá. A tampa deve ser rapidamente recolocada para que a chaleira preaquecida possa manter o chá em infusão dentro da faixa de temperatura desejada de 82° a 99°C durante o tempo de preparo de 3 a 5 minutos. Nessas temperaturas, as folhas de chá se abrem, expondo uma área de superfície máxima para a extração dos componentes que dão sabor à bebida.

Um período de extração de 3 minutos é suficiente para que se obtenha a extração máxima da cafeína, minimizando, ao mesmo tempo, os polifenóis indesejáveis. Isso resulta na produção de um chá com qualidade revigorante e estimulante, mas sem adstringência. Entretanto, um período de infusão de 5 minutos permite um melhor desenvolvimento do sabor do que um período de 3 minutos. A escolha, na verdade, é uma questão individual, e qualquer dos dois tempos é aceitável para a obtenção de um produto de qualidade.

PERFIL CULTURAL
Cerimônia japonesa do chá

Há séculos, o chá (normalmente o chá-verde) é uma bebida popular no Japão. Quando consumido simplesmente como uma bebida nas refeições, o chá é preparado de forma eficiente colocando-se as folhas em uma chaleira, despejando-se água fervente sobre elas e deixando em infusão até serem servidas. Uma bela e refinada tradição, o ritual de preparo do chá é preservado como parte do estilo de vida japonês, mesmo no agitado cenário de hoje.

Todos os movimentos envolvidos na cerimônia japonesa do chá são cuidadosamente prescritos para enfatizar a beleza de todos os aspectos do chá, desde o momento em que ele começa a ser preparado e é servido até o momento em que é tomado e apreciado (Fig. 18.11). Quer a cerimônia do chá seja conduzida por homens japoneses, o que era uma tradição no passado, quer por mulheres, o ritmo é muito relaxante e lento. O tempo é aproveitado de modo que os convidados possam admirar a beleza da xícara que está sendo utilizada. Em seguida, as folhas de chá pulverizadas são colocadas na xícara e a água fervente é acrescentada. A última etapa consiste em mexer bem a bebida para criar uma espuma na superfície e suspender as partículas das folhas do chá. Um cerimonial de apresentação do chá pronto para o convidado, então, permite que ele compartilhe essa bebida especial. O convidado expressa grande admiração pela beleza da cerimônia e pela excelente qualidade da bebida. Essa refinada tradição hoje oferece aos japoneses um elo de ligação tangível com a sua rica herança cultural.

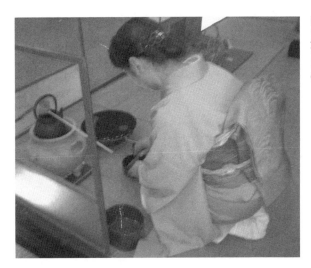

Figura 18.11 A cerimônia japonesa do chá é uma tradição cultural muito importante no Japão. Cortesia de Plycon Press.

Avaliação do chá

Uma xícara de chá de alta qualidade deve ser absolutamente translúcida, sem nenhum indício de filme em sua superfície. Quanto à cor, o chá-preto é de um âmbar profundo, o chá *oolong* é ligeiramente mais claro e o chá-verde apresenta uma coloração verde-amarelada um tanto pálida. Encorpado, rico e revigorante são adjetivos que descrevem o sabor desejado do chá-preto. Não deve haver nenhum indício de amargor ou adstringência. O aroma é suave e tentador. O chá *oolong* é semelhante ao chá-preto, e embora com características equivalentes às do chá-preto, ele contém traços do caráter do chá-verde. Com pouco aroma e sabor ligeiramente amargo, o chá-verde, por sua vez, não é encorpado como os chás fermentados (preto e *oolong*). A adstringência do chá-verde deve ser minimizada, embora exista sempre algum grau de adstringência associado à bebida.

Chá gelado

O chá gelado é uma bebida muito popular em clima quente, superando em muito o consumo do café gelado nos Estados Unidos. Para preparar um chá gelado

460 Parte II ▪ Preparo de alimentos

PONTOS DE AVALIAÇÃO
Chá

- Cor característica do tipo específico (âmbar profundo para o chá-preto, ligeiramente mais claro para o chá *oolong* e um pálido verde-amarelado para o chá-verde)
- Translúcido sem sedimentos
- Sabor encorpado com baixo grau de adstringência

---

de qualidade, podem ser usados dois métodos diferentes. O chá quente pode ser preparado e deixado para esfriar completamente antes de ser despejado sobre o gelo. Para esse método, a concentração normal de folhas de chá (uma colher de chá por xícara) é deixada em infusão por 3 a 5 minutos, exatamente como no preparo do chá quente.

O outro método de preparo de chá gelado começa com o preparo de um chá duas vezes mais forte do que o normal, despejando-se depois essa forte infusão de chá quente diretamente sobre o gelo. O teor reforçado é obtido usando-se o dobro da quantidade de folhas de chá (duas colheres de chá por xícara), mantendo os mesmos 3 a 5 minutos de infusão. O chá quente e forte é diluído pelo gelo que derrete para produzir o chá gelado no ponto desejado. Trata-se de um método rápido, mas o mais rápido é mexer o chá instantâneo em água e depois acrescentar cubos de gelo.

A turbidez geralmente é um problema que afeta o preparo do chá gelado, uma vez que os polifenóis tendem a se precipitar em um produto gelado, causando a aparência turva. O uso de água de baixa dureza no preparo da bebida ajuda a reduzir esse problema, e a água destilada normalmente evita essa dificuldade. A adição de suco de limão ajuda a eliminar a turbidez, clareando, ao mesmo tempo, a cor e alterando um pouco o sabor.

Em alguns locais, a água simplesmente é inadequada para fazer um chá gelado de qualidade. Entretanto, o chá do sol (*sunshine tea*, em inglês) pode ser preparado, normalmente com considerável sucesso. O chá do sol é feito colocando-se as folhas de chá diretamente em água potável e deixando o produto em infusão no sol durante uma hora ou em temperatura ambiente por 12 horas ou um pouco mais. Na temperatura comparativamente baixa dessa técnica de preparo, a extração dos polifenóis é reduzida de modo significativo, o que praticamente elimina o problema de se obter um chá turvo.

Chá instantâneo

O chá instantâneo é amplamente utilizado para fazer chá quente e gelado, e o tratamento para a sua fabricação é comparável à tecnologia utilizada para a produção do café instantâneo. O chá instantâneo é comercializado como um pó solúvel em água quente ou fria, uma vez que as partículas muito finas dos componentes sólidos do chá oferecem alto grau de solubilidade mesmo em água fria. Em virtude de sua conveniência, o chá instantâneo atrai uma ampla base de consumidores.

Chás de ervas

Tecnicamente, *chá* é um termo usado para designar uma bebida preparada por infusão de uma substância em água. É claro que a bebida denominada chá se enquadra nessa definição, assim como vários outros produtos hoje encontrados no mercado. Por exemplo, os chás de ervas se enquadram na ampla definição de chá, embora não incluam as folhas da *Camellia sinensis*, como os chás tradicionais. Em vez disso, os chás de ervas que contêm componentes diversos como alfarroba torrada, cevada maltada, casca de canela, casca de laranja, pétalas de laranja, sementes de erva-doce, camomila, frutos de roseira-brava, raiz de alcaçuz, raiz de chicória torrada e muitos outros ingredientes são misturados para criar produtos para os consumidores que procuram bebidas quentes que não contenham cafeína.

Não se tem conhecimento de que essas bebidas tenham poderes de cura, tampouco de que ofereçam quaisquer benefícios nutricionais sobre o chá, além do possível benefício de não conterem cafeína. Entretanto, os chás comuns não contêm um teor muito alto de cafeína e, aparentemente, não são mais prejudiciais ou inseguros do que os chás herbáceos. Aliás, já foi questionado se a eventual adição de algumas plantas desérticas e de outras origens nos chás de ervas poderia ser prejudicial à saúde. Atualmente, existem mais acusações do que fatos em torno da segurança e/ou dos benefícios do chá comum em relação aos chás herbáceos. Essa questão pode, na verdade, ser a proverbial tempestade em copo de água (ou na chaleira).

CACAU E CHOCOLATE

Processamento do cacau e do chocolate

O chocolate quente à base de chocolate em barra e de cacau em pó são bebidas populares, particularmente nos meses frios de inverno. O principal ingrediente nessas bebidas é o **chocolate**, a saborosa substância obtida a partir dos grãos contidos nos frutos do cacau que se formam na árvore *Theobroma cacao* (Fig. 18.12). O Sri Lanka, ao sul da Índia, e as ilhas de Java e Samoa, no Pacífico Sul, são importantes fontes de grãos de cacau.

Depois de retirados dos frutos do cacau maduros, os grãos são torrados para desenvolver o aroma característico dos *nibs*, a parte carnuda dos grãos (Fig. 18.13). O calor durante a torrefação é eficaz para retirar parte da umidade e desenvolver compostos que contêm um mínimo de adstringência. Os *nibs* torrados dos diversos lotes de chocolate são misturados e depois moídos para produzir um licor de chocolate que passa por um novo processamento. Por fim, o chocolate pode ser produzido não apenas em sua versão amarga, mas também meio amargo, doce ou ao leite com a adição de quantidades variáveis de açúcar, gordura e até mesmo componentes lácteos sólidos (Tab. 18.3).

Os *nibs* contêm manteiga de cacau, amido, teobromina, cafeína e pigmentos do grupo das antocianinas que identificam o produto como cacau vermelho e cacau roxo. Quatro ácidos graxos (oleico, esteárico, palmítico e linoleico) são particularmente presentes em produtos derivados dos *nibs* torrados, com concentrações que variam de meros 2% de ácido linoleico a cerca de 38%, no caso do ácido oleico.

Os *nibs* dos grãos prensados são usados para fazer produtos tanto à base de cacau como de chocolate. O cacau é produzido a partir da remoção de grande parte da manteiga de cacau, o que resulta em um teor de gordura de pelo menos 22% no cacau em pó utilizado no café da manhã; parte do excesso de manteiga que resta após a produção do cacau é acrescentada ao chocolate para elevar o teor de gordura do chocolate amargo para alto entre 50 e 56%. Quando o produto final é o chocolate ao leite, são acrescentados leite e açúcar. O chocolate branco contém manteiga de

Chocolate
Substância saborosa derivada da moagem dos grãos torrados extraídos dos frutos da árvore *Theobroma cacao*.

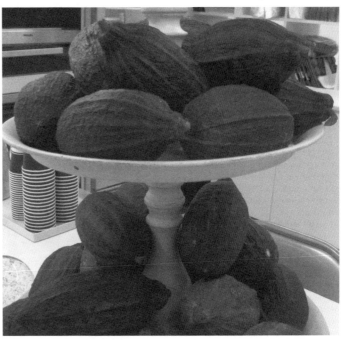

Figura 18.12 Estes frutos do cacau foram secos para fins de exposição em uma confeitaria; os grãos em seu interior serão processados e utilizados nas receitas de chocolates.
Cortesia de Plycon Press.

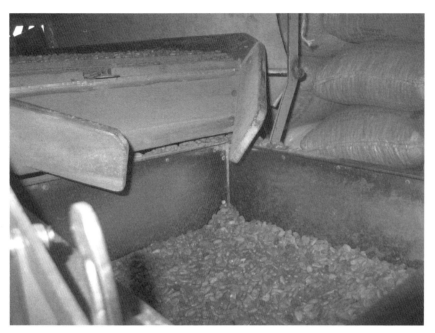

Figura 18.13 Grãos de cacau prontos para ser torrados em uma fábrica de chocolate do Sri Lanka. Cortesia de Plycon Press.

Chocolate alcalinizado
Chocolate tratado com álcalis para produzir um pH de 6,0 a 8,8, o que torna o chocolate mais escuro, menos ácido e menos suscetível à sedimentação do que o chocolate processado sem a adição de álcalis.

Conchagem
Etapa de processamento em que o chocolate derretido é mantido em constante movimento durante 36 a 72 horas a temperaturas entre 43° a 99°C, um processo que ajuda a evitar a eflorescência.

Temperagem
Resfriamento cuidadosamente controlado do chocolate conchado com a finalidade de desenvolver finos cristais de gordura, o que ajuda a evitar o desenvolvimento da eflorescência durante o armazenamento.

Eflorescência
Descoloração cinza-clara ou esbranquiçada em áreas da superfície do chocolate em que o produto amoleceu e houve acúmulo de umidade durante o armazenamento; a temperagem ajuda a evitar a eflorescência.

cacau, mas não os componentes sólidos escuros contidos nos *nibs* dos grãos de cacau.

Quaisquer dos derivados do chocolate podem ser transformados em chocolates produzidos pelo processo natural ou pelo processo de alcalinização. A adição de álcalis produz um pH de 6,0 a 8,8 no **chocolate alcalinizado**. Por outro lado, a faixa de pH sem o processo de alcalinização fica em torno de 5,2 a 6,9. Esse baixo pH é resultante da falta de um ingrediente alcalino, razão pela qual o produto à base de chocolate sem a adição de álcalis é denominado chocolate natural. Um dos benefícios do cacau em pó ou do chocolate alcalinizado é a sua reduzida tendência a sedimentar quando combinado com líquidos. O chocolate alcalinizado é menos ácido e é de cor mais escura do que o chocolate processado sem a adição de álcalis.

A aparência e a textura do chocolate são características importantes que influenciam a aceitação do consumidor. Para melhorar a aparência física do chocolate e a sua aceitabilidade após o armazenamento, o produto é submetido a duas etapas de processamento: a **conchagem** e a **temperagem**. Essas etapas consistem em manter o chocolate derretido em movimento lento e constante durante 36 a 72 horas em máquinas chamadas conchas (Fig. 18.14) que mantêm o chocolate na faixa de temperatura de 43° a 99°C. Em seguida, o chocolate é temperado por meio de resfriamento gradual, por agitação, o que ajuda a manter um produto que contenha cristais muito finos de gordura resfriada. O resultado é um chocolate capaz de resistir a modestas mudanças de temperatura durante o armazenamento, o que leva à **eflorescência** do produto. Quando o chocolate é exposto a temperaturas quentes, a gordura amolece no chocolate não temperado, criando áreas com uma coloração cinza-clara ou esbranquiçada na superfície do chocolate em decorrência do acúmulo de umidade. Com a temperagem do chocolate, grande parte desse problema é evitada.

Preparo da bebida

O preparo do chocolate quente com cacau em pó ou chocolate em barra tem por objetivo minimizar a tendência à sedimentação. Como o chocolate e o cacau contêm amido, é possível vencer o problema da sedimentação gelatinizando o

Tabela 18.3 Teor de gordura e carboidratos de alguns chocolates

Tipo	Gordura (%)	Carboidratos (%)
Amargo	54	28
Meio amargo	36	57
Ao leite	32	57

Fonte: dados extraídos de *Nutritive Value of Foods, Home and Garden Bulletin* N. 72, USDA, Washington, DC. 1978.

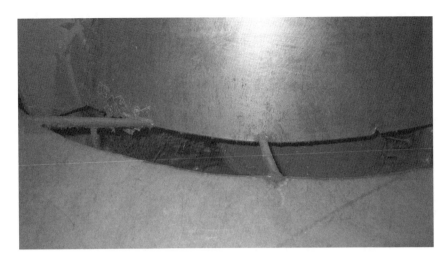

Figura 18.14 A conchagem do chocolate é importante para controlar a formação de cristais durante o processamento.
Cortesia de Plycon Press.

amido nos produtos à base de chocolate. Quando é usado chocolate, o chocolate sólido deve primeiro ser cuidadosamente derretido para evitar que queime se levado diretamente ao fogo. Isso pode facilmente ser feito colocando o chocolate na parte de cima de uma panela para banho-maria, um procedimento adequado quando é preciso derreter o chocolate. Derreter o chocolate sem deixá-lo queimar é algo que pode ser feito também no forno micro-ondas, embora o procedimento exija um controle preciso do tempo. Os sachês também são uma alternativa para a obtenção de chocolate líquido para o preparo da bebida.

Depois que o chocolate está derretido, o açúcar, o sal e a água são misturados e aquecidos até ferver, mexendo-se sempre a mistura. Esse processo gelatiniza o amido antes da adição do leite. O leite é acrescentado aos poucos à mistura de chocolate gelatinizada e mexido enquanto é aquecido, até alcançar a temperatura para ser servido. Esse procedimento elimina o indesejável gosto de amido cru,

---

VISÃO DA INDÚSTRIA
Para matar a sede

Hoje, as bebidas comerciais ocupam um espaço considerável nas prateleiras dos supermercados, com produtos que variam de águas minerais a bebidas especiais para atletas. Embora muitas pessoas bebam água potável e, às vezes, espremam alguns limões para fazer uma limonada em casa, a preponderância é das bebidas industrializadas. O mercado de refrigerantes é muito ativo na maior parte do mundo. A carbonação (ou carbonatação), a doçura e os flavorizantes são as qualidades básicas que desfrutam grande popularidade junto ao público. Entretanto, o setor alimentício é muito ativo no que diz respeito a outros tipos de bebidas também (Hollingsworth, 1997). Por exemplo, bebidas de frutas de diversos tipos são encontradas em abundância, algumas de suco puro, e outras, processadas e modificadas para atender a determinadas definições do produto. Em contrapartida a essas bebidas doces, existem o café gelado e o chá gelado enlatados.

As bebidas esportivas (ou isotônicas) representam alguns desafios significativos para as pesquisas por causa da concorrência para formular uma bebida que auxilie – não que interfira – no desempenho do atleta. A necessidade de energia e a capacidade de extrair energia das bebidas são determinadas pelo tipo e pela duração da atividade física praticada. Consequentemente, a quantidade e o tipo de carboidrato são importantes. Uma das preocupações básicas é a reposição de líquido nos níveis e com a frequência adequados. A taxa de absorção de uma bebida isotônica após deixar o estômago é estudada por ocasião da formulação da bebida. O sódio também é considerado importante nos isotônicos para ajudar na reposição do sal perdido por meio da transpiração. As bebidas isotônicas variam, mas um baixo nível de carbonação (no máximo, 1,3%), 11 mg de sódio por 237 mL de bebida, e 6 a 8% de carboidrato seriam consideradas características gerais. Entretanto, muitos atletas preferem beber água normal.

minimiza a sedimentação na bebida depois de pronta e produz uma quantidade mínima de espuma resultante da precipitação das proteínas do leite. Quanto menor o tempo que a bebida quente levar para ser servida depois de pronta, menos espuma se formará. Bater a espuma que eventualmente possa haver na superfície da bebida pouco antes de servir também ajuda a evitar que ela volte a se formar.

Avaliação da bebida

O ideal é que o chocolate quente feito com chocolate em barra ou cacau em pó tenha um sabor agradável sem qualquer indício de queimado. A quantidade de sedimentos é minimizada pela gelatinização do amido, o que contribui para a suspensão das partículas do chocolate ou do cacau em pó na bebida. A presença de sedimentos nessas bebidas é considerada indesejável. A extensa formação de espuma pode ser causada pelo período prolongado de aquecimento ou por uma temperatura excessivamente elevada. Esse problema sempre ocorre, mas pode ser amenizado evitando-se um longo período de aquecimento e batendo-se a espuma que eventualmente possa se formar na superfície da bebida. Quando o chocolate quente é guarnecido com uma colherada de creme de leite batido (ou creme chantili) ou *marshmallow*, a cobertura oferece uma camada protetora que elimina o problema da formação de espuma, mas acrescenta calorias.

Substituição

O cacau pode substituir o chocolate em uma receita, desde que a gordura seja acrescentada em quantidades apropriadas. Um grama (um quadradinho) de chocolate pode ser substituído por 3 ½ colheres de sopa de cacau e ½ colher de sopa de margarina ou manteiga.

BEBIDAS DE FRUTAS

Os sucos de frutas e as combinações de sucos são bebidas populares nos horários das refeições e lanches (Fig. 18.15). Em geral, essas bebidas são compradas prontas para serem consumidas, embora possam precisar ser reconstituídas com água até alcançar o ponto normal. Nos EUA, as diversas concentrações de sucos e o uso de componentes de suco naturais ou sintéticos são regulados por normas federais, conforme abordado no Capítulo 6.

A principal preocupação em combinar diversos sucos para fazer uma bebida de frutas sortidas é o efeito na cor. Embora os sucos de frutas alaranjadas e amarelas não sofram mudanças significativas de cor quando combinados a outros sucos, os sucos que contêm pigmentos antocianínicos podem criar, e, de fato, criam, algumas cores surpreendentes nas misturas. A inclusão do suco de limão ou de outro suco um tanto ácido ajuda a reter o desejado tom avermelhado das antocianinas, em vez de produzir um tom azulado turvo.

Servidos com gelo, os sucos de frutas podem se diluir bastante em decorrência da água proveniente do derretimento do gelo. Esse problema pode ser evitado com um planejamento antecipado e o congelamento de parte do suco em um molde circular ou em fôrmas

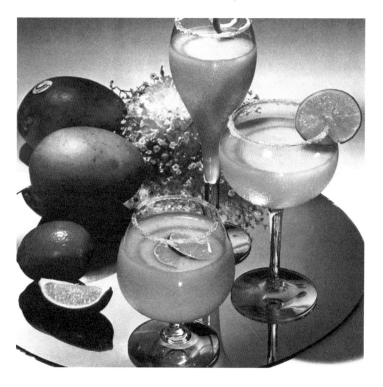

Figura 18.15 O limão-taiti, o limão-siciliano e a manga são apenas algumas das frutas cujo suco pode ser utilizado para preparar bebidas saborosas. Muitos sucos de frutas são excelentes fontes de vitamina C.
Cortesia de Plycon Press.

de gelo para que o suco congelado possa ser usado para resfriar o restante do suco na hora de servir.

BEBIDAS ALCOÓLICAS

As bebidas alcoólicas são produzidas a partir de diversos alimentos há vários séculos. As primeiras evidências da produção do vinho tiveram origem em diversas partes do Oriente Médio e incluem baixos-relevos e pinturas mostrando vinhas e grandes recipientes que eram utilizados para o armazenamento do vinho. O vinho, no entanto, é apenas uma das bebidas alcoólicas produzidas em diversas culturas. As cervejas e os uísques são produzidos a partir de grãos. Diversas frutas são utilizadas para fazer as sidras, e a cana-de-açúcar é a lavoura utilizada para a produção do rum.

Existem muitos tipos de bebidas alcoólicas diferentes, mas elas podem ser classificadas como cerveja, vinho ou bebidas destiladas. As cervejas são feitas com cevada embebida em água para germinar. Depois de seca, a água é acrescentada à cevada e aquecida para fazer o mosto, um purê, que é fermentado com levedura durante o processo de fermentação. A adição dos lúpulos, as folhas de uma espécie de liana, contribui para o aroma e o sabor característicos da cerveja. A mistura é fervida para liberar parte do sabor do lúpulo e matar microrganismos indesejáveis. A fermentação prossegue por mais de uma semana em câmara fria, durante a qual a ação de uma levedura (*Saccharomyces carlsbergensis*) produz álcool suficiente ao nível desejado (normalmente de 3 a 8%). A cerveja tipo *lager* é uma cerveja de cor clara e baixa fermentação mantida sob temperaturas frias, enquanto a cerveja do tipo *ale* é uma cerveja mais forte e mais escura de alta fermentação mantida sob temperaturas quentes.

O suco de uva normalmente é utilizado na produção de vinhos (Fig. 18.16), embora, às vezes, outras frutas sejam utilizadas. A levedura fermenta o suco para produzir álcool a partir dos açúcares naturais presentes. Os vinhos de mesa variam quanto ao seu teor de açúcar, dependendo do teor de açúcar não fermentado presente. Os vinhos secos contêm um teor alcoólico ligeiramente mais elevado e menos açúcar do que os vinhos doces, que ainda contêm açúcar não fermentado. Os vinhos tintos têm aromas e sabores um tanto mais complexos do que os vinhos brancos, e ganham um buquê ainda mais interessante depois de envelhecidos durante vários anos. A adorável coloração vermelha profunda desses vinhos é proveniente da casca das uvas usadas em sua produção. Os vinhos brancos não fazem uso da casca da uva, o que produz vinhos de cor clara e sabor menos complexo. A espécie da uva e o clima em que as uvas utilizadas na produção da bebida são cultivadas são fatores essenciais na produção de bons vinhos (Fig. 18.17). Na França, existem várias regiões em que são produzidos diversos vinhos dignos de nota, como Bordeaux e Burgundy. Uma considerável concorrência vem se desenvolvendo nos mercados de vinhos de todo o mundo, onde os vinicultores comercializam seus produtos da Austrália e África do Sul ao Chile e vários estados dos Estados Unidos.

O teor alcoólico (expresso em forma de **percentual volumétrico** ou **prova**) varia de acordo com o tipo específico de bebida. As cervejas normalmente variam de 3 a 6%, enquanto os vinhos normalmente

http://whatscookingamerica.net/ WineInCooking.htm – Informações sobre o preparo de pratos com vinho.

Percentual volumétrico
Medida de álcool por volume.

Prova
Expressão normalmente usada para indicar o teor alcoólico das bebidas destiladas; a prova equivale ao dobro do conteúdo percentual.

Figura 18.16 As uvas são a fonte do suco de muitos dos vinhos produzidos no mundo. Os gregos utilizam também as folhas como invólucros para o preparo dos dolmas (charutinhos com folha de uva) e de alguns outros pratos. Cortesia de Plycon Press.

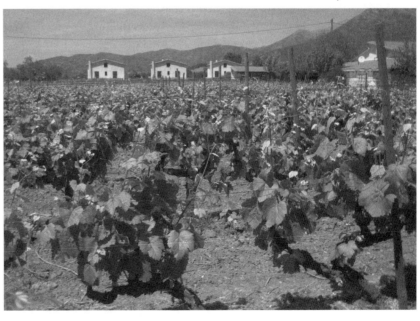

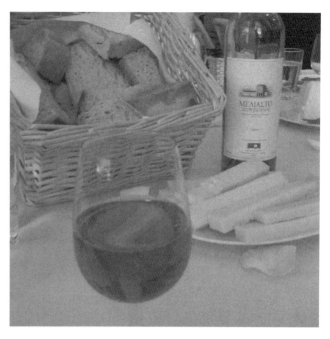

Figura 18.17 O vinho e os queijos artesanais são dois produtos gregos saborosos.
Cortesia de Plycon Press.

contêm 12,5%. Tanto a cerveja como o vinho são bebidas fermentadas, o que resulta em níveis de álcool comparativamente baixos. A graduação (ou gradação) alcoólica das bebidas destiladas é consideravelmente mais alta. Os licores e bebidas como o conhaque, o gim, o rum, o *bourbon*, o uísque de centeio, o uísque escocês e a vodca, contêm uma quantidade de álcool sensivelmente maior do que as bebidas fermentadas. A graduação (ou gradação) alcoólica das bebidas destiladas varia consideravelmente (p. ex., de 40 a 60% no uísque de malte único e 95% na vodca). Quando o nível de álcool é expresso em provas, o número é duas vezes maior que o valor percentual (p. ex., a vodca pode conter 95% ou 190 provas).

As bebidas alcoólicas, às vezes, são utilizadas no preparo de alimentos para acrescentar sabor aos pratos. Quando utilizadas, elas são aquecidas durante vários minutos após serem acrescentadas para que os sabores se concentrem e todo o álcool seja evaporado do produto. Às vezes, é acrescentado vinho a pratos de carnes, aves e peixes, e a cerveja pode ser utilizada como ingrediente no preparo de alguns tipos de massa e outras receitas. As bebidas destiladas, como o rum e o conhaque, são ingredientes eventualmente encontrados em diversas sobremesas, do pudim de ameixa inglês à banana Foster.

http://recline-ridge.bc.ca/ /
– Informações sobre as vinícolas canadenses.

Às vezes, as bebidas destiladas são aquecidas antes de serem acrescentadas a uma sobremesa e rapidamente entram em combustão para "flambar" a sobremesa. A prova da bebida destilada a ser flambada é importante. Uma bebida com teor alcoólico de 180 provas é de fácil combustão, mas bebidas com uma graduação alcoólica mais baixa são mais difíceis de queimar por causa da menor quantidade de álcool nelas contida. Para flambar sobremesas ou outros pratos, a chama deve continuar queimando até se apagar para que o álcool se evapore. O álcool queima a uma temperatura suficientemente baixa para evitar que a comida queime durante a flambagem.

INGREDIENTE EM DESTAQUE
Vinho canadense?

Quando pensamos em vinhos, nossos pensamentos geralmente evocam imagens de vinhedos na Itália, na França e em outras regiões quentes e ensolaradas conhecidas por suas premiadas vindimas. Certamente, a ideia de produzir vinhos na Colúmbia Britânica, no Canadá, parece uma possibilidade remota a ser almejada apenas pelos sonhadores. Entretanto, o clima está mudando no Vale de Okanagan, no interior do sul da Colúmbia Britânica. Ultimamente, os invernos têm sido um pouco mais quentes, e os vinicultores otimistas estão apostando que a temperatura na região do vale não cairá a menos de -20°C, que é a temperatura mais baixa a que a maioria das espécies de uva consegue resistir.

Nos últimos 60 anos na região, a temperatura média no vale subiu 3°C, a estação de cultivo ficou 11 dias mais longa e a temperatura mais fria nos últimos 10 anos se manteve pouco acima de -18°C. Os dias de verão um tanto mais quentes (cerca de 2°C) também têm ajudado a garantir a maturação suficiente das uvas para que os frutos sejam colhidos antes que congelem. Aparentemente, os otimistas estão ganhando a aposta, e os vinhos procedentes das vinícolas da Colúmbia Britânica, no Vale de Okanagan, próximo a Tappen, estão despontando como concorrentes no mercado.

Por outro lado, as mudanças climáticas podem estar criando problemas para os vinicultores nas principais regiões vinícolas do mundo. Ainda é cedo para dizer se os vinicultores europeus, chilenos, australianos e do norte da Califórnia enfrentarão os desafios relativos às uvas afetadas pelo excesso de calor. Infelizmente, o nível de açúcar e os componentes flavorizantes das uvas sofrem influência significativa do clima durante a estação de cultivo.

RESUMO

O café e outras bebidas são símbolos de hospitalidade que proporcionam prazer social e estímulo. O café extrai o seu sabor e aroma de uma ampla variedade de substâncias voláteis e óleos presentes no café após a torrefação. A cafeína é o estimulante contido no café, e está presente em maior abundância no café feito pelo método de gotejamento (*dripolator*), embora o café feito em uma cafeteira italiana (percolador) também contenha uma quantidade de cafeína significativamente maior do que o chá ou o chocolate quente.

O café pode ser adquirido em forma solúvel (normalmente liofilizado), em pó e, às vezes, em grãos torrados. A quantidade recomendada de pó de café para preparar a bebida é de duas colheres de sopa de pó por xícara de café, embora muitas pessoas prefiram um café mais fraco. Os *dripolators* são recomendados em função do café de sabor suave e encorpado que produzem; a água circula somente uma vez pelo pó, e não passa pelo filtro em ponto de ebulição. A quantidade de cafeína extraída do café é maior quando a bebida é preparada pelo método de gotejamento. As prensas de café são convenientes, mas é possível que a bebida não se mantenha suficientemente quente até o fim do processo de preparo, com o êmbolo do filtro pressionado para baixo até o fundo da jarra. Os percoladores (cafeteiras italianas) extraem menos cafeína do que os *dripolators*, mas o sabor do café feito no percolador tende a ter um gosto residual um tanto amargo, uma consequência da repetida recirculação da água fervente pelo pó de café. O café preparado por infusão é feito em uma chaleira com a temperatura da água pouco abaixo do ponto de ebulição enquanto o café de moagem grossa é mantido em infusão. Terminado o período de infusão, o pó de café é removido. O café deve ser absolutamente translúcido. O café *espresso* e o café gelado são apenas duas das variações oferecidas pelo criativo mercado de hoje.

O chá, por sua vez, varia de moderadamente adstringente a revigorante e encorpado em seu sabor, dependendo da qualidade das folhas propriamente ditas e do preparo da bebida. O chá-verde é vaporizado para fazer cessar qualquer possível ação enzimática e passa rapidamente pelas etapas de processamento até a secagem sem que ocorra fermentação. Isso resulta em uma bebida de cor suave ligeiramente adstringente. O chá *oolong* passa por um breve período de fermentação, resultando em uma folha de cor um tanto escura e sabor relativamente suave. O chá-preto passa por um longo processo de fermentação, o que permite o desenvolvimento de vários compostos flavorizantes que aumentam o interesse pelo sabor da bebida e cria uma coloração âmbar relativamente escura. Para o seu preparo, é necessária apenas uma colher de chá do produto por xícara da bebida. Ao contrário do café, o chá não contém essencialmente nenhum tipo de óleo; os compostos flavorizantes do chá têm menos probabilidade de se perderem durante o armazenamento do que os do café. Os chás instantâneos e os chás gelados são variações populares da

468 Parte II ▪ Preparo de alimentos

bebida pronta. Embora não sejam originários da *Camellia sinensis*, os chás herbáceos, compostos essencialmente por camomila e outras ervas, estão se tornando bastante populares entre as pessoas que lutam para reduzir o seu consumo de cafeína, visto que os chás de ervas normalmente não contêm essa substância.

Tanto o chocolate quente preparado com cacau em pó quanto com chocolate em barra é feito a partir dos grãos torrados contidos nos frutos da árvore *Theobroma cacao*. O cacau em pó e o chocolate produzido tanto pelo processo natural quanto pelo processo alcalinizado contêm amido, o qual é gelatinizado durante a fase inicial do preparo. A maior viscosidade do amido gelatinizado ajuda a evitar a formação de sedimentos no fundo da xícara de chocolate quente preparado com cacau em pó ou chocolate em barra. Um curto período de aquecimento, apenas o suficiente para que a bebida alcance a temperatura de ser servida, é adequado após a adição do leite; essa medida ajuda a minimizar a formação de espuma.

Os sucos de frutas, combinados ou puros, também são servidos como bebidas. As principais preocupações consistem em evitar a diluição do suco em decorrência do derretimento do gelo e evitar alterações indesejadas de cor ao misturar os sucos que contêm antocianinas com outros sucos.

As bebidas alcoólicas podem ser fermentadas ou destiladas – as destiladas contêm um teor alcoólico mais elevado. Os vinhos e as cervejas são exemplos de bebidas alcoólicas fermentadas; o uísque, os licores, o rum e a vodca, por sua vez, estão entre as muitas bebidas destiladas. A graduação (ou gradação) alcoólica do vinho e da cerveja normalmente é expressa em forma de percentual volumétrico, enquanto nas bebidas destiladas o nível de álcool é expresso por meio de prova, um valor duas vezes maior do que a medida percentual. As bebidas alcoólicas podem ser utilizadas no preparo de diversos pratos e para flambagem.

QUESTÕES DE ESTUDO

1. Descreva o preparo do café com o uso de um *dripolator* (método por gotejamento) e de um percolador (cafeteira italiana). Que tipo de moagem deve ser utilizado em cada caso? Por quê?
2. Quais as vantagens e desvantagens de um *dripolator*? E de um percolador?
3. Que método de preparo de café produz o maior teor de cafeína? Compare os níveis de cafeína dos diversos tipos de chá com os do café.
4. Qual o estimulante predominante no cacau? E no café? E no chá?
5. Compare a cor, o sabor e o aroma dos chás preto, *oolong* e verde. Explique as razões para tais diferenças.

6. Compare os métodos de armazenamento do café e do chá. Por que eles são armazenados de formas diferentes?
7. Qual a diferença entre o cacau em pó produzido pelo processo alcalinizado e aquele produzido pelo processo natural?
8. Por que é necessário ter cuidado ao misturar sucos de frutas que contêm pigmentos antocianínicos? Os mesmos problemas são encontrados quando são misturados sucos que contêm pigmentos carotenoides? Em caso negativo, por que não?

BIBLIOGRAFIA

Berry, D. 2010. Still-beverage surge. *Food Product Design 20*(3): 38.

Bond, T. 2004. Tea: Nectar and ambrosia. *Food Product Design 14*(5): 76.

Bunker, M. L., and M. McWilliams. 1979. Caffeine content of common beverages. *J. Am. Dietet. Assoc. 74*: 28.

Burrington, K. J. 2005. Pouring out blended beverages. *Food Product Design 15*(1): 31.

Coleman, E. 1991. Sports drink research. *Food Technol. 45*(3): 104.

Crandall, P. G., et al. 1990. Viscosity reduction of orange juice concentrate by pulp reduction vs. enzyme treatment. *Food Technol. 44*(4): 126.

Decker, K. J. 2006. Juice drinks for the next generation. *Food Product Design 15*(10): 24.

Fass, P., and M. Jones. 2005. Functional-beverage bonanza. *Food Product Design 15*(1): 66.

Giese, J. H. 1992. Hitting the spot: Beverages and beverage technology. *Food Technol. 46*(7): 69.

Grenus, K. 2005. Beverage a day keeps the pounds away. *Food Product Design 14*(12): 87.

Hahne, B. P. 2005. Legendary chocolate. *Food Product Design 14*(10): 68.

Hasler, C. M. 2009. Exploring the health benefits of wine. *Food Technol. 63*(9): 21.

Hazen, C. 2009. Targeting beverages for demographics. *Food Product Design 19*(12): 28.

Hazen, C. 2011. Dairy-based beverages. *Food Product Design 21*(1): 32.

Hollingsworth, P. 1997. Beverages: Redefining new age. *Food Technol. 51*(8): 44.

Kundrat, S. 2004. Studying sports drinks. *Food Product Design 14*(1): 29.

Kuntz, L. A. 2010. Natural colors for beverages: A rainbow of possibilities. *Food Product Design 20*(11): 36.

Leviton, A. 1983. Caffeine: Behavioral effects. *Food Technol. 37*(9): 44.

Mermelstein, N. H. 2010. Analyzing wine. *Food Technol. 64*(2): 62.

Ohr, L. M. 2004. All tea'd up. *Food Technol. 58*(7): 71.

Palmer, S. 2005. Talking tea. *Food Product Design 14*(10): 87.

Roberts, H. W., and J. J. Barone. 1983. Caffeine: History and use. *Food Technol. 37*(9): 32.

Rockwell, B. P. 2010. Healthier kid's beverages. *Food Product Design 20*(10): 88.

Tarver, T. 2011. Healthy beverages: Back to the basics. *Food Technol. 65*(1): 33.

Turner, J. 2004. Caffeine buzz. *Food Product Design 14*(11): 14.

Von Borstel, R. W. 1983. Caffeine: Metabolism. *Food Technol. 37*(9): 40.

Zoumas, B. L., et al. 1980. Theobromine and caffeine content of chocolate products. *J. Food Sci. 45:* 324.

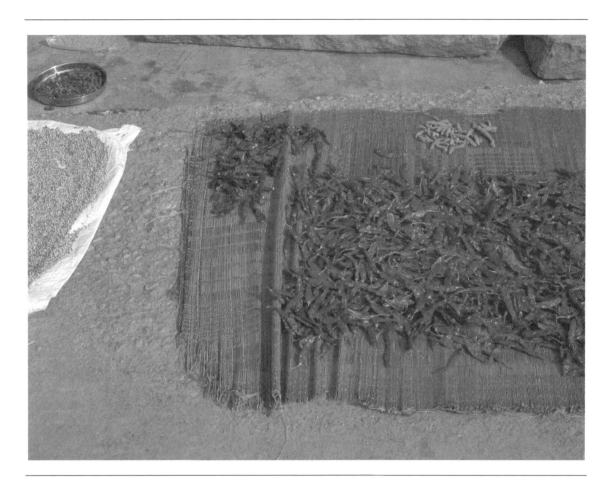

A secagem ao sol, um antigo meio de conservação de alimentos, é uma maneira prática de conservar pimentas chili e outras especiarias no sul da Índia.
Cortesia de Plycon Press.

CAPÍTULO 19

Conservação de alimentos

Perspectiva histórica, 471
Métodos de conservação, 472
   Produção de conservas, 472
   Congelamento, 476
   Conservação com açúcar, 479

Salgamento, 482
Secagem, 482
Resumo, 486
Questões de estudo, 486
Bibliografia, 487

Conceitos básicos

1. Os alimentos podem ser preservados para uso futuro por meio de processamento para a eliminação de microrganismos e armazenamento em condições adequadas para manter a segurança do produto processado.
2. Entre as técnicas caseiras de conservação de alimentos estão a elaboração de conservas, a conservação dos alimentos por meio do uso do açúcar, a cura e a secagem.
3. Os métodos industriais de preservação de alimentos incluem a irradiação e o processamento por alta pressão, bem como os procedimentos que podem ser realizados em casa (conserva, congelamento, conservação com açúcar e secagem).

PERSPECTIVA HISTÓRICA

Uma das finalidades básicas da conservação de alimentos é evitar fome futura, uma força motivadora com séculos de existência. A secagem de alimentos era um procedimento utilizado pelos egípcios, gregos e persas na Antiguidade. O Antigo Testamento da Bíblia contém referências a alimentos desidratados. Marco Polo observou o uso do leite desidratado ao sol pelos mongóis no século XIII. Antes da época de Colombo, os índios norte-americanos já secavam *pemmican* (carne misturada com gordura) para utilizar na falta de alimentos frescos.

O salgamento e a defumação eram outras duas técnicas desenvolvidas há centenas de anos como meio de conservação da carne. Muitos séculos depois, quando se tornou facilmente acessível, o açúcar passou a ser usado para conservar frutas. Essas técnicas básicas criavam ambientes hostis para os microrganismos, impossibilitando sua reprodução e sobrevivência em virtude da desidratação de suas células.

A conservação segura de alimentos já foi motivo de grande preocupação para os militares. Napoleão ofereceu um prêmio de 12.000 francos a quem inventasse uma técnica de conservação de alimentos para as suas tropas. O vencedor foi Nicolas Appert, que, em 1809, desenvolveu as técnicas e os materiais necessários para envasar alimentos com segurança. A preservação em conserva é feita pela eliminação dos microrganismos por ação do calor. Embora muito aprimorada, a tecnologia de produção de conservas ainda utiliza os princípios apresentados por Appert.

A primeira patente da técnica de congelamento como meio de conservação de alimentos foi concedida na Inglaterra em 1842 a H. Benjamin pela invenção de seu processo de congelamento de peixe ou carne por imersão em salmoura de água com gelo. Gradativamente, o congelamento se desenvolveu como uma técnica de conservação de alimentos, mas só passou a ser amplamente utilizado no início do século XX. Nos Estados Unidos, a introdução dos alimentos congelados no setor varejista é atribuída ao pioneirismo de Clarence Birdseye.

A conservação de alimentos é uma forma de você poder ter os seus alimentos favoritos disponíveis para consumo fora de suas respectivas estações. Não se trata de algo básico para a sobrevivência, mas certamente aumenta os prazeres da boa mesa. Por exemplo, uma pessoa que aprecie muito o sabor dos morangos frescos

http://www.brooklyn.cuny.edu/bc/ahp/MBG/MBG4/Appert.html
– Informações gerais sobre Nicolas Appert.

http://www.uga.edu/nchfp/
– National Center for Home Food Preservation.

pode se sentir altamente motivada a comer morangos congelados na falta de morangos frescos. Apesar das drásticas alterações texturais resultantes do congelamento, o sabor do morango congelado é bastante similar ao da fruta fresca.

Qualquer pessoa que cozinha certamente já utilizou, consciente ou inconscientemente, algum método de conservação de alimentos. No mínimo, já embalou e guardou algumas sobras no *freezer*. No outro extremo do espectro, há quem já tenha dedicado dias inteiros preparando infindáveis vidros de conserva de frutas e legumes ou desidratando uvas para fazer passas. Para algumas pessoas, a conservação caseira de alimentos é um aspecto importante da gestão do abastecimento alimentar da família, mas para outras, a responsabilidade básica pela conservação de alimentos é voluntariamente transferida ao setor alimentício.

A economia financeira também pode ser uma força motivadora para a conservação de alimentos. Se houver produtos agrícolas frescos para serem colhidos, uma quantidade considerável de alimentos pode ser preservada para uso futuro por um custo muito baixo. Mesmo que os alimentos a serem preservados precisem ser comprados, a compra inteligente pode se traduzir em uma economia real no orçamento de alimentação em razão do custo comparativamente baixo dos alimentos no auge de sua estação de colheita.

MÉTODOS DE CONSERVAÇÃO

A conservação de alimentos pode ser feita de forma muito satisfatória em casa seguindo-se cuidadosamente procedimentos seguros. A desidratação é o meio mais antigo de conservação de alimentos, mas o interesse por essa forma de conservação é um tanto limitado. Atualmente, os mochileiros e campistas respondem por grande parte da crescente popularidade dos alimentos desidratados. As hortas caseiras criam a necessidade de conservação da colheita de alguma forma – mais comumente por meio de conserva ou congelamento.

Enquanto a desidratação conserva os alimentos na medida em que deixa um grau residual de umidade extremamente baixo para propiciar a sobrevivência de microrganismos, a conserva utiliza o calor para matar os microrganismos no interior do recipiente; e o congelamento, além de matar alguns microrganismos, retarda consideravelmente algumas alterações deteriorativas. Existe outra técnica ainda, a conservação com açúcar, que cria uma pressão osmótica desfavorável para os microrganismos, impedindo, assim, sua sobrevivência em geleias pastosas e gelatinas. O salgamento e a defumação também são capazes de auxiliar na preservação, alterando o ambiente de modo a inibir o crescimento e a reprodução de microrganismos. A adição de ácido em forma de vinagre permite que o picles seja conservado por longos períodos porque o ambiente é demasiadamente ácido para permitir a pronta reprodução de microrganismos; às vezes, é adicionado sal ao picles, que depois é envasado para intensificar a ação de preservação do ácido.

Muitos tipos de bactérias, fungos e leveduras podem provocar a deterioração dos alimentos. Na maioria dos casos, os maiores problemas são causados por bactérias, embora os fungos sejam os microrganismos causadores das principais perdas no caso dos alimentos desidratados. O interessante é que todos os três tipos de microrganismos são propositalmente acrescentados a determinados alimentos para criar produtos tão populares como o iogurte, o queijo *roquefort* e o pão de massa coalhada. O fato importante, nesse caso, é que o crescimento de microrganismos deve ser reconhecido como um risco potencial nos alimentos, embora a presença de algumas espécies possa ser desejável em alguns alimentos específicos.

Produção de conservas

Existem duas formas básicas de produzir alimentos em conserva em casa, cuja opção entre uma e outra é baseada no tipo de alimento a ser preservado. As frutas de todos os tipos, e normalmente os tomates, alimentos com alto teor de ácidos, podem ser envasados com segurança depois de processados em **banho-maria**. Os alimentos com baixo teor de ácidos não podem ser processados em temperatura suficientemente alta por essa técnica a ponto de garantir um produto seguro para o consumo humano após longos períodos de armazenamento em temperatura ambiente. No caso desses alimentos, é preciso uma **envasadora de pressão** para que o conteúdo dos vidros possa ser aquecido a uma temperatura suficientemente elevada para garantir a destruição até mesmo de esporos de *Clostridium botulinum*.

A menos que os tempos de processamento sejam cuidadosamente controlados e os equipamentos certos sejam utilizados, os alimentos em conserva (particularmente aqueles com baixo teor de ácidos) podem se deteriorar e, até mesmo, ser fatais se consumidos. Toda a atenção às técnicas de processamento durante o envasamento é pouca, sobretudo em se tratando de legumes, carnes e outros alimentos com baixo teor de ácidos. O perigo do processamento incorreto desses alimentos se deve à toxina produzida pelo *C. botulinum*, abordada no Capítulo 3.

Banho-maria. O processamento em banho-maria é apropriado apenas para a produção de conservas de frutas, picles e tomates porque a temperatura é inadequada para destruir esporos de bactérias que podem estar presentes em alimentos com grau de acidez comparativamente baixo. Na verdade, algumas espécies de tomate não são suficientemente ácidas; devem ser acrescentadas ½ colher de chá de ácido cítrico por quilograma de tomates triturado ou 2 colheres de chá de vinagre ou suco de limão por litro para garantir um teor de ácidos suficiente para que os tomates possam ser processados com segurança pelo método de banho-maria.

Os equipamentos necessários para a produção de conservas por meio de banho-maria consistem em uma caldeira grande com tampa e uma grade de metal, além de vidros com a borda de vidro liso transparente e a vedação adequada (Fig. 19.1). A caldeira deve ter de profundidade, pelo menos, 3,8 cm a mais do que a altura dos vidros. A grade de metal deve manter os vidros, pelo menos, 0,64 cm suspensos acima do fundo da caldeira para que a água fervente possa circular sob eles.

Durante a preparação para o processo de envasamento propriamente dito, uma quantidade suficiente de água ferve em banho-maria na envasadora a ponto de subir 2,5 cm acima dos vidros quando eles são colocados sobre a grade de metal dentro da envasadora. Essa água alcança o ponto de ebulição enquanto os vidros são bem lavados e enxaguados e a fruta é preparada para ser colocada neles.

Após sua preparação preliminar, as frutas e os tomates são eficientemente acondicionados nos vidros, enchendo-os até o nível máximo de 1,25 cm abaixo da boca do vidro. A calda, o suco ou a água fervente, então, é despejada no vidro até ficar a 3,8 cm da boca se a fruta não tiver sido aquecida antes de ser colocada no recipiente, ou a 1,25 cm se ela for acondicionada quente. A calda pode ser de baixa consistência, mediana ou consistente, dependendo da preferência. Caldas com níveis de viscosidade variáveis podem ser feitas fervendo-se as seguintes soluções por 5 minutos ou menos:

Calda de baixa consistência: 2 xícaras de açúcar, 4 xícaras de água
Calda de consistência mediana: 3 xícaras de açúcar, 4 xícaras de água
Calda consistente: 4 ¾ xícaras de açúcar, 4 xícaras de água

O conteúdo do vidro deve ser mexido delicadamente com uma espátula estreita de borracha para liberar quaisquer bolsões de ar que possam ficar retidos, e adicionar mais calda, se necessário. Em seguida, a tampa deve ser bem fechada manualmente. Se a tampa ficar apertada em excesso, o composto selante existente na borda pode não vedar bem. Os vidros fechados são erguidos como pinças e colocados em banho-maria. Quando o período de processamento em banho-maria é concluído, os vidros são retirados e resfriados na posição vertical, envoltos em panos de várias espessuras para que esfriem lentamente em temperatura ambiente.

No dia seguinte, a vedação deve ser verificada antes que os vidros sejam colocados no armário para um período prolongado de armazenamento. O centro da tampa com um fecho de duas peças é flexionado para baixo se o recipiente estiver

---

Banho-maria (produção de conservas por meio de banho-maria)
Método de conservação em que os alimentos com alto teor de ácidos (p. ex., frutas, tomates) são acondicionados em vidros de conserva ou latas, cobertos com água e processados com aplicação de calor sob pressão atmosférica durante o período de tempo adequado.

Envasadora de pressão
Caldeira grande e pesada com tampa hermeticamente fechada capaz de suportar uma pressão interna de, pelo menos, 20 libras; utilizada para envasar alimentos com baixo teor de ácidos.

http://www.versatilevinegar.org/ – Informações sobre vinagres.

NOTA CIENTÍFICA
Acidez e métodos de produção de conservas

O pH de um alimento é muito importante para determinar a viabilidade de microrganismos durante o processamento por aquecimento utilizado pelo método de produção de conservas. O ponto de equilíbrio para determinar a opção pela produção de conservas por meio de banho-maria ou pressão é um pH de 4,5. Com um pH inferior a 4,5, o uso de uma envasadora por sistema de banho-maria é uma técnica segura de envasamento, executada a uma temperatura máxima de processamento de 100°C. Entretanto, com um pH de 4,5 ou mais, é necessário um tempo de processamento excessivamente longo para garantir proteção contra o botulismo, a menos que seja utilizada uma temperatura de processamento mais elevada. Esse aumento de temperatura somente pode ser obtido aumentando-se a pressão da envasadora. Com uma pressão de 10 libras, a temperatura de processamento é aumentada para 116°C, uma temperatura adequada para o processamento seguro.

Como o conhecimento do pH de um alimento é essencial para determinar a técnica de processamento a ser utilizada, convém conhecer o pH aproximado de alguns tipos comuns de alimentos em conserva. O gráfico ao lado indica o pH aproximado de diversos tipos de alimentos. As frutas variam de ameixas muito ácidas, com pH inferior a 3, a peras com pH em torno de 4. Os tomates geralmente estão situados na faixa crítica de um pH de aproximadamente 4,5, cujo pH real é consideravelmente influenciado pela espécie do tomate. Os tomates-caqui são uma das espécies mais ácidas; com um pH médio de 4,23, a espécie está dentro da faixa adequada para a produção de conservas por banho-maria. Entretanto, várias outras espécies de tomates estão dentro da faixa de pH que requer envasamento por pressão. Os tomates Fireball contêm um pH médio de 4,50 e o Royal Chico (pH de 4,58) e o San Marzano (pH de 4,68) contêm valores ainda mais elevados. Como o pH dos tomates normalmente não é conhecido em casa, a adição de ácido ao preparo de qualquer tipo de tomate em conserva é recomendada na proporção de 2 colheres de chá de suco de limão ou ½ colher de chá de ácido cítrico (USP) por litro de tomates triturados.

O pH de outros legumes varia de 4, no caso do quiabo e da abóbora, a mais de 6 nas ervilhas e no milho. Com esses valores de pH, é fácil entender por que é necessário o envasamento por pressão para todos os tipos de legumes.

Os tomates em geral são envasados juntamente com outros ingredientes, como no caso dos tomates recheados envasados com a adição de pimentão verde e cebola. A adição de legumes resulta no aumento do pH da mistura alimentícia combinada. Quando os tomates já contêm o nível de pH crítico para a opção pelo envasamento por pressão, os legumes acrescentados fazem uma diferença fundamental. Por exemplo, o molho chili precisa ser envasado por pressão, assim como os produtos à base de molho. Em caso de dúvida quanto ao pH, o envasamento por pressão deve ser o método escolhido.

pH	
2,5	Ameixa fresca
	Groselha
	Ameixa seca
	Picles de endro, ruibarbo, damasco
3,0	Maçã, amora preta
	Ginja, morango
	Pêssego
	Chucrute, framboesa
	Mirtilo
	Cereja doce
	Pera
4,0	
	Tomate
	Quiabo
5,0	Abóbora, cenoura
	Pimentão-doce (descascado por imersão em lixívia)
	Nabo, repolho
	Pastinaca, beterraba, vagem, pimentão verde
	Batata-doce, feijão cozido
	Espinafre
	Aspargos, couve-flor
	Feijão-vermelho
	Feijão-de-lima (ou feijão-manteiga)
	Succotash, carnes, aves
6,0	
	Ervilhas
	Milho, sêmola, salmão
	Peixe branco
	Camarão, descascado e acondicionado em embalagem hermética
7,0	Sêmola alvejada em lixívia

lacrado. Os fechos de zinco devem ser verificados para ver se há indícios de vazamento quando os vidros são inclinados ou girados. Se o lacre não for bom, os alimentos em conserva devem ser reprocessados ou armazenados sob refrigeração e servidos no prazo de um ou dois dias. Caso os fechos usados sejam diferentes desses tipos de tampa, as instruções para esse tipo específico de fecho devem ser seguidas. As instruções aqui fornecidas são de natureza geral.

Envasamento por pressão. Os esporos formados pelo *C. botulinum* são extremamente resistentes ao calor, podendo se desenvolver em alimentos em conserva com baixo teor de ácidos, como as carnes e os legumes. Felizmente, a alta temperatura (116°C) alcançada em uma envasadora com 10 libras de pressão é suficiente para inativar esses esporos em um período de tempo razoável (Fig. 19.2).

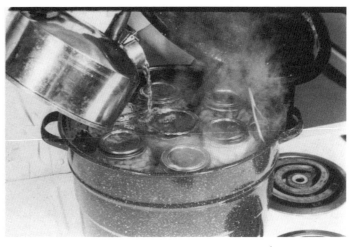

Figura 19.1 É recomendada uma envasadora por sistema de banho-maria para processar e envasar frutas e tomates ácidos em casa. Cortesia de Plycon Press.

O preparo do alimento a ser envasado por pressão é feito da seguinte maneira: enquanto os legumes ou outros alimentos estão sendo preparados, é preciso aquecer 5 cm de água na envasadora de pressão até alcançar o ponto de ebulição. Os legumes são acondicionados nos vidros até que o conteúdo fique a 2,5 cm da boca do recipiente; a água fervente, então, é acrescentada, deixando um espaço de 1,25 cm entre a superfície do conteúdo e a boca do vidro. Os vidros devem imediatamente ser fechados de acordo com as instruções do fabricante e colocados sobre a grade de metal no interior da envasadora.

Quando a envasadora está cheia de vidros, a sua tampa é bem fechada, e a válvula é deixada aberta por 7 a 10 minutos durante o aquecimento para dar vazão ao vapor. Em seguida, a válvula é fechada, permitindo que a pressão comece a aumentar no interior da envasadora. A alta temperatura é mantida até que a pressão desejada de 10 libras (ou mais, em maiores altitudes) seja alcançada. O calor é então ajustado para manter a pressão desejada, iniciando-se o tempo de processamento (Fig. 19.3).

Concluído o processamento, desliga-se a fonte de calor, deixando-se a envasadora esfriar em temperatura ambiente sem tocá-la até que a pressão caia ao nível da pressão atmosférica. Em seguida, a válvula é aberta gradativamente para permitir a saída do vapor antes que a tampa seja retirada. Os vidros são mantidos dentro

---

INGREDIENTE EM DESTAQUE
Vinagres e picles

Os picles são acompanhamentos populares por acrescentar uma característica picante ao cardápio. Em geral, são de natureza vegetal, com baixo teor de ácidos. Em razão de seu alto pH, o vinagre geralmente é acrescentado ao preparo dos picles. Isso reduz o pH e retarda a deterioração. A etapa extra do processo de produção de conserva garante a segurança e a qualidade durante um período de armazenamento prolongado.

A produção de vinagre a partir dos alimentos começa com a fermentação do açúcar, que é convertido em etanol, uma reação promovida pela levedura *Saccharomyces cere-*

visiae. A segunda etapa é a formação de ácido acético a partir do etanol pela ação da *Acetobacter*. Embora os vinagres possam ser produzidos a partir de uma ampla variedade de alimentos (p. ex., sidra, arroz, vinhos, álcool), as normas federais (vigentes nos Estados Unidos) referentes ao vinagre exigem um teor de ácido acético de 4 a 7%. Apesar das limitações ao grau de acidez de qualquer vinagre, o sabor e a cor variam significativamente, dependendo do alimento a partir do qual ele é feito. A escolha do vinagre para uma determinada aplicação deve ser baseada no sabor e na cor do produto.

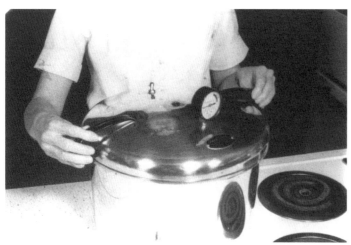

Figura 19.2 É necessário uma envasadora de pressão, com a sua estrutura robusta e lacre pressurizado, para envasar legumes e outros alimentos com baixo teor de ácidos em casa. As altas temperaturas que podem ser alcançadas em uma envasadora de pressão são adequadas para eliminar o problema potencial do botulismo causado por esporos da bactéria *C. botulinum* e sua toxina.
Cortesia de Plycon Press.

Queimadura de congelador
Alimento congelado com dessecação em parte da superfície.

da envasadora até que o líquido neles contido pare de ferver, evitando, assim, que os recipientes recebam um choque térmico desnecessário. O processo de esfriamento e verificação da vedação segue a mesma rotina utilizada para os vidros processados em banho-maria.

Antes de servir legumes e carnes em conserva produzidos em casa, é fundamental que esses alimentos sejam ativamente fervidos por, pelo menos, 15 minutos antes de sequer serem provados. Essa precaução é suficiente para eliminar o risco de botulismo, que pode resultar em óbito em caso de ingestão de qualquer quantidade, por menor que seja, da toxina produzida por esporos de *C. botulinum*. Esse procedimento é necessário mesmo quando os vidros parecem normais. Além disso, vidros com as tampas estufadas devem ser descartados sem sequer ser abertos.

Congelamento

O congelamento é uma técnica de conservação de alimentos hoje utilizada em quase toda casa nos Estados Unidos como um meio de conservação de alimentos por, pelo menos, alguns dias. Muitos alimentos prontos podem ser congelados por meio do simples procedimento de embrulhá-los bem em filme plástico ou papel-alumínio e colocá-los no *freezer*. Não há necessidade de nenhum equipamento especial para isso. Entretanto, o prazo pelo qual é possível manter um nível de qualidade extremamente alto em *freezers* com função de degelo automático acoplados a refrigeradores é limitado em comparação ao tempo de armazenamento possível em *freezers* independentes ou de alimentos conservados por meio de técnicas de produção de conservas ou desidratação.

A embalagem é um aspecto importante do congelamento bem-sucedido, uma vez que a superfície dos alimentos congelados precisa ser protegida do ar extremamente seco no interior do *freezer*. A dessecação ou ressecamento extremos ocorre quando os cristais de gelo são sublimados nos pontos em que o ar entra em contato com as superfícies congeladas. Essa situação cria áreas secas, duras e de aparência pouco atraente na superfície, um efeito conhecido como **queimadura de congelador**. Um claro exemplo de queimadura de congelador pode ser observado nos peitos de peru congelados se a embalagem do produto contiver qualquer rasgo, por menor que seja.

As embalagens plásticas para congelados que podem ser empilhadas e possuem tampa hermética são excelentes para armazenamento em *freezer*. Outras alternativas são os sacos plásticos ou o papel-alumínio bem fechados. Vidros de boca larga podem ser usados se não forem cinturados. Do contrário, pode ser muito difícil retirar o conteúdo do vidro antes que descongele totalmente. A possibilidade de quebrar é outra desvantagem dos vidros.

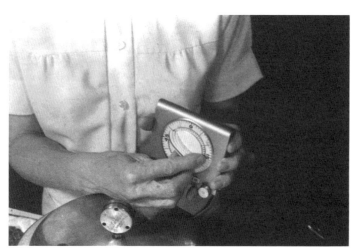

Figura 19.3 O tempo de processamento durante o envase deve iniciar somente depois que a pressão correta é alcançada. É recomendado o uso de um cronômetro para esse fim. O tempo precisa ser aumentado quando o envase é feito em grandes altitudes.
Cortesia de Plycon Press.

Legumes. Os alimentos congelados nunca são melhores que os alimentos frescos. Portanto, a sugestão é que somente os legumes ou outros alimentos da mais alta qualidade sejam congelados ou armazenados em *freezer*. O congelamento é um meio de conservação de alimentos que requer baixas temperaturas para reduzir ao mínimo possível quaisquer alterações deteriorativas durante o período de armazenamento. Esse método de armazenamento implica algum custo por causa da energia elétrica necessária para manter a temperatura de armazenamento adequada de -18°C ou menos. Temperaturas comparativamente elevadas no interior do *freezer* durante o armazenamento (-7°C) podem permitir que a qualidade se deteriore em apenas cinco semanas, enquanto o armazenamento a -23°C permite manter um alto nível de qualidade por um período de armazenamento de seis meses.

A lenta deterioração da qualidade dos alimentos congelados durante o armazenamento é um indicador do fato de que o congelamento não é um meio eficaz para evitar totalmente que os alimentos estraguem e se percam; apenas retarda as perdas. As reações enzimáticas e a proliferação de microrganismos são responsáveis pela deterioração ao longo do tempo. Os legumes são relativamente suscetíveis a alterações enzimáticas, a menos que sejam branqueados antes de ser congelados. O branqueamento, um curto período de aquecimento em água fervente ou vapor, inativa as enzimas e ajuda a reduzir o volume final do alimento a ser congelado. Basta um curto período de branqueamento (Tab. 19.1) para inativar e retardar adequadamente a ação enzimática nos legumes congelados. Aliás, esse curto período de branqueamento é preferível a um período de cozimento mais longo em virtude da melhor textura do produto final em comparação à dos legumes cozidos ao ponto antes de serem congelados.

Como o cozimento excessivo durante o branqueamento compromete a textura final, os legumes branqueados são imediatamente imersos em água gelada para interromper o processo de cozimento. Tão logo o alimento é resfriado dessa maneira, os legumes são completamente escorridos, embalados, rotulados e colocados imediatamente no *freezer*. Os melhores resultados são obtidos quando é congelada

Tabela 19.1 Procedimentos para o preparo de legumes e feijões selecionados para congelamento

Legume	Instruções de preparo	Tempo de branqueamento[a] (min)
Aspargos	Lavar, escorrer e aparar as extremidades dos talos	3
Feijão-de-lima (ou feijão-manteiga)	Descascar, lavar e escorrer	3
Feijão-verde e feijão-de-cera	Lavar, escorrer e cortar, se desejar	3
Brócolis	Cortar, lavar e escorrer	3
Couve-de-bruxelas	Aparar, lavar e escorrer	3
Couve-flor	Cortar, lavar e escorrer	3
Ervilhas	Descascar, lavar e escorrer	2
Espinafre	Lavar e escorrer	2
Milho	Ferver por 3-4 minutos, embeber em água fria, cortar da espiga, enxaguar em água fria e escorrer.	Feito durante o preparo

[a]Em altitudes acima de 1.500 m, aumentar em 1 minuto o tempo de branqueamento.

478 Parte II ▪ Preparo de alimentos

apenas uma pequena quantidade de alimentos de cada vez. Isso permite que o *freezer* mantenha uma temperatura suficientemente baixa para congelar de modo rápido a embalagem com o alimento. Cristais de gelo muito pequenos se formam quando o congelamento é rápido, o que ajuda a evitar grandes alterações nas paredes celulares dos legumes e melhora a textura do produto final.

Frutas. Os melhores resultados com o congelamento de frutas são obtidos quando é congelada apenas uma pequena quantidade de cada vez, exatamente como acontece com o congelamento de legumes. O preparo das frutas para o congelamento, na realidade, é até mais fácil e rápido do que o dos legumes. As frutas são lavadas, escolhidas e cortadas (se desejado), mas não são branqueadas. Elas são embaladas ao natural, salpicadas com açúcar ou embebidas em calda na maioria dos casos e, às vezes, com adição de ácido ascórbico ou vitamina C para ajudar a retardar o processo de descoloração.

As frutas (como o abacaxi, a ameixa, a framboesa, o morango, a amora preta, o mirtilo e a groselha) podem ser congeladas imediatamente depois de totalmente limpas e embaladas sem açúcar ou calda, embora o uso de açúcar ou calda geralmente seja o método escolhido (Tab. 19.2). Esse mesmo procedimento pode ser usado também para o congelamento do ruibarbo. O acondicionamento com açúcar consiste apenas em salpicar cerca de $^3/_4$ de xícara de açúcar em cada litro de fruta ácida ou $^1/_2$ xícara por litro de fruta doce. As frutas suscetíveis ao escurecimento devem ser combinadas com uma solução de $^1/_4$ de colher de chá de vitamina C ou ácido ascórbico em $^1/_4$ de xícara de água para proteger a superfície da fruta e evitar a oxidação enzimática e o escurecimento.

As caldas com graus variáveis de açúcar podem ser utilizadas para o acondicionamento e congelamento de frutas. A maioria das frutas é satisfatória quando a calda contém 3 xícaras de açúcar para 1 litro de água; as frutas muito ácidas precisam de 4 $^3/_4$ xícaras de açúcar para 1 litro de água. Depois que a fruta é acondicionada e o açúcar ou a calda a ser utilizada é acrescentado, o vidro é fechado e a tampa é bem apertada, a fim de minimizar as alterações deteriorativas; em seguida, o produto é cuidadosamente rotulado, com a data constando em destaque no rótulo. A rotulagem criteriosa e meticulosa ajuda a manter ao máximo o nível de qualidade

Tabela 19.2 Procedimentos para o congelamento de frutas

Fruta	Instruções de preparo	Tipo de preparo	Vitamina C
Damasco	Branquear por 30 minutos os damascos cortados ao meio; resfriar em água com gelo.	Calda ou açúcar seco	Sim
Amora preta	Escolher, lavar, escorrer.	Calda, açúcar seco ou sem açúcar	Não
Cereja	Escolher e lavar.	Calda ou açúcar seco	Sim
Pêssego	Lavar e descascar; cortar ao meio ou fatiar.	Calda ou açúcar seco	Sim
Framboesa	Escolher, lavar, escorrer.	Calda, açúcar seco ou sem açúcar	Não
Ruibarbo	Lavar, cortar em pedaços pequenos, branquear por 1 minuto, resfriar em água com gelo.	Calda	Não
Morango	Escolher, lavar, retirar o talo, escorrer.	Calda, açúcar seco ou sem açúcar	Não

durante o armazenamento e um controle de estoque adequado. As frutas congeladas mantidas em uma temperatura estável de -18°C ou menos podem ser armazenadas por um ano.

Outros alimentos. As carnes, as aves e os peixes congelam bem quando mantidos em embalagens hermeticamente fechadas. Assim como as frutas e os legumes, as carnes mantêm melhor a sua integridade estrutural quando o congelamento é feito de forma muito rápida, minimizando, assim, as perdas por gotejamento durante o descongelamento do produto. Quando as carnes são congeladas de forma muito lenta, formam-se grandes cristais de gelo que rompem algumas das paredes celulares do produto. Essas rupturas nas paredes das células resultam em considerável perda por gotejamento quando algumas carnes são descongeladas.

Os guisados e ensopados podem ser congelados depois de prontos. O maior problema com o congelamento de misturas engrossadas com amido é a retrogradação do amido que ocorre durante o armazenamento em *freezer*. No caso dos ensopados, a retrogradação pode ser revertida por aquecimento e agitação manual da mistura. Entretanto, os pudins engrossados com amido e outros produtos semelhantes que não podem ser reaquecidos e mexidos não congelam bem porque o amido retrograda, gerando uma textura um tanto granulosa no produto descongelado. O uso da farinha de arroz cerosa no lugar do trigo ou do amido de milho minimiza o problema da retrogradação, o que ajuda a produzir um pudim congelado de qualidade aceitável (Cap. 10).

Normalmente, os produtos de panificação se prestam bem ao congelamento. Pães de todos os tipos podem ser assados, esfriados e depois congelados em filme plástico ou outros tipos de embalagem hermética. Os bolos, biscoitos, carolinas e *donuts* também são assados e esfriados antes de serem congelados. Os confeitos à base de açúcar de confeiteiro congelam razoavelmente bem, mas aqueles mais elaborados usados em bolos podem perder a qualidade depois de armazenados em *freezer*. O melhor método utilizado para tortas de frutas congeladas é congelar a torta crua e depois assá-la pouco antes de servir. Os merengues não congelam bem, mas os suspiros podem ser congelados depois de prontos.

Conservação com açúcar

O açúcar pode ser um conservante eficaz de alimentos cuja ação é resultante da alteração da pressão osmótica e da consequente perda do líquido necessário produzido por microrganismos. Diversos produtos podem ser feitos com o uso de frutas e açúcar. A **geleia transparente gelatinosa** é o gel de pectina feito com suco de frutas para produzir um produto transparente. **Geleias pastosas** e **compotas** são praticamente dois sinônimos de géis de pectina com suco e pedaços de frutas. As compotas são géis de pectina com suco e pedaços muito grandes de fruta. As **conservas** são simplesmente compotas com a adição de amêndoas. As **marmeladas** são compotas feitas com frutas cítricas. As **pastas de fruta** são purês semissólidos um tanto viscosos de fruta cozida com especiarias.

Escolha das frutas. As melhores frutas para fazer géis de **pectina** são aquelas com alto teor de pectina e pH (ácido) relativamente baixo. As maçãs ácidas, as bagas (frutas silvestres), as frutas cítricas e as uvas são frutas com um teor útil de ácidos. As frutas cítricas e as maçãs são boas fontes de pectina.

Felizmente, a pectina pode ser comprada para ajudar a produzir géis suficientemente fortes para serem servidos com facilidade. A pectina é preparada para venda comercial a partir da casca e do cerne da maçã e do albedo (parte branca) da casca das frutas cítricas. Essa pectina é comercializada como a pectina líquida ou como a pectina em pó, ambas eficazes para a formação de uma estrutura de gel adequada.

As substâncias pécticas (diversas substâncias químicas aparentadas à pectina) passam por algumas alterações durante o amadurecimento da fruta, e essas alterações determinam a eficácia das substâncias pécticas na obtenção da gelificação. A

Geleia transparente gelatinosa
Gel de pectina feito com suco de fruta para produzir um gel transparente.

Geleia pastosa
Gel de pectina com suco e pedaços de frutas.

Compota
Gel de pectina com suco e pedaços de frutas maiores do que aqueles usados para a produção da geleia pastosa.

Conserva
Compotas com a adição de amêndoas.

Marmelada
Compotas de marmelo e demais frutas cítricas.

Pasta de fruta
Purê de fruta cozida.

Pectina
Substância péctica presente em frutas razoavelmente maduras; forma um gel.

Ácido pectínico
Tipo de pectina; substância péctica.

Protopectina
Substância péctica encontrada em frutas muito verdes; não forma gel.

Ácido péctico
Substância péctica presente em frutas excessivamente maduras; não forma gel.

forma desejada de substância péctica para a produção de géis é a pectina ou **ácido pectínico**, a forma encontrada na fruta razoavelmente madura. Das diversas substâncias pécticas, somente a pectina é capaz de participar da formação de um gel quando combinada a sucos de frutas. A **protopectina** encontrada na fruta muito verde e o **ácido péctico** que se forma na fruta excessivamente madura não formam gel. Por essa razão, somente a fruta relativamente madura é recomendada para a produção de geleias pastosas, geleias transparentes gelatinosas e compotas.

Frutas para geleias pastosas e geleias transparentes gelatinosas. Primeiro, é preciso decidir o tipo de fruta desejado para fazer geleias pastosas e geleias transparentes gelatinosas. Depois, devem ser selecionadas aquelas frutas que já estão relativamente maduras por conterem a quantidade máxima de pectina. Entretanto, muitas frutas não contêm um teor suficientemente elevado de pectina para formar um gel, de modo que, em geral, são acrescentadas pectinas industrializadas à mistura para garantir a formação de gel.

O ácido também é importante no processo de formação de géis. Algumas frutas contêm um teor de ácidos bastante elevado, mas outras necessitam da adição de ácidos para alcançar o pH necessário à formação de gel.

Preparo. A geleia transparente gelatinosa é preparada fervendo-se rapidamente os ingredientes para que o açúcar atinja uma concentração de 60 a 65%. Durante esse período de fervura, ocorre alguma quebra do açúcar em proporções determinadas pelo tempo de fervura da mistura. Parte do açúcar é alterada pela hidrólise ácida para inverter a sacarose, o que ajuda a evitar a formação de cristais de açúcar no produto acabado durante o armazenamento. A outra alteração é a caramelização do açúcar, o que pode ocorrer se o período de cozimento for demasiadamente longo. A cor escurece e o odor começa a mudar à medida que o açúcar se carameliza durante a fervura prolongada. A caramelização deve ser evitada.

Para a obtenção do máximo de rendimento e apreciação geral de uma geleia transparente gelatinosa, o açúcar precisa ser usado na receita para que a mistura não precise ser fervida por muito tempo para alcançar a concentração necessária de açúcar de 60 a 65%. Um curto período de fervura evita a perda desnecessária de sabores voláteis. O uso do açúcar adequado reduz o tempo de fervura ao mínimo possível, o que ajuda a evitar a textura borrachuda resultante da concentração excessiva da pectina à medida que a água se evapora durante a fervura. O curto período de fervura evita também a hidrólise excessiva da pectina. Enquanto a mistura está fervendo, ocorre algum tipo de quebra (hidrólise) da pectina, mas a alteração não chega a ser significativa, a menos que a fervura seja prolongada. Com uma alteração química considerável na pectina, o produto final – a geleia transparente gelatinosa – fica mais mole do que deveria em virtude da perda de parte da capacidade da pectina original de formar gel.

Diversos testes podem ser feitos para verificar o ponto certo da geleia transparente gelatinosa. Um termômetro pode ser usado para determinar quando o nível certo de concentração do açúcar é alcançado. A temperatura deve estar 5°C acima do ponto de ebulição da água quando o cozimento termina, o que indica uma concentração de açúcar de 65%. Um teste visual, nesse caso, é deixar a geleia quente escorrer da colher. No ponto certo, a geleia se desprende da colher em "lâminas" por causa de sua viscosidade. Os fabricantes de geleia industrializada usam o índice de refração do líquido em ebulição para determinar quando o nível correto de concentração é alcançado.

Tão logo é retirada do calor, a geleia transparente gelatinosa deve ser despejada nos vidros, o que permite obter a estrutura geleificada máxima. Ao colocar a geleia nos vidros após o início da geleificação, o desenvolvimento da estrutura de gel é prejudicado e enfraquece o produto final. Uma boa geleia transparente gelatinosa

NOTA CIENTÍFICA
Substâncias pécticas

As substâncias pécticas, uma família de polissacarídeos que fazem parte da composição celular das frutas, são encontradas nas paredes das células e também entre as células. Essas substâncias passam por alterações químicas durante o processo de amadurecimento das frutas. Entretanto, todas possuem a mesma estrutura básica composta de repetidas unidades de ácido galacturônico. O ácido galacturônico é o ácido urônico derivado da galactose e está presente quando o carbono externo (sexto) de galactose é um grupo funcional ácido, e não um grupo hidroxila.

Galactose

Ácido galacturônico

A protopectina é um polissacarídeo constituído por polímeros ou cadeias interligadas muito longas de unidades de ácido galacturônico. Essas desajeitadas moléculas contribuem para a considerável rigidez das frutas verdes. Entretanto, o radical ácido do sexto carbono é capaz de formar um éster com metanol, uma reação catalisada por ação enzimática durante o processo de amadurecimento.

Fragmento de ácido pectínico

As moléculas de pectina variam um pouco, mas basicamente são os ácidos pectínicos e/ou os pectinatos, que são sais dos ácidos pectínicos. As moléculas de pectina, particularmente eficazes para a formação de géis, são extraídas das maçãs e das frutas cítricas. O peso molecular da pectina de maçã é de aproximadamente 280.000 e o da pectina de frutas cítricas é de cerca de 229.000. A concentração de pectina é maior nos tecidos superficiais de rápido crescimento. A poligalacturonase e as pectinas esterases são as enzimas catalisadoras da transformação da protopectina em pectina. À medida que essa reação ocorre gradativamente, a textura das frutas começa a se tornar mais mole.

Nas frutas razoavelmente maduras, ocorre um grau de metilação suficiente para produzir ácidos pectínicos e pectinatos formadores de gel. Entretanto, reações químicas continuam a ocorrer nas frutas, e a pectina se transforma gradativamente em ácido péctico, outra substância péctica. Os ácidos pécticos são caracterizados por conter menos grupos metílicos esterificados no sexto carbono do que aqueles encontrados nos ácidos pectínicos. Essa mudança de estrutura resulta em uma perda das propriedades formadoras de gel.

A pectina é capaz de formar gel porque suas moléculas de tamanho coloidal se ligam umas às outras por meio do hidrogênio, formando uma cadeia contínua de moléculas de pectina ligadas aleatoriamente entre si. O ácido facilita essa ligação cruzada; com um pH de aproximadamente 3,3, a hidratação das moléculas de pectina é muito pequena. Sem a camada protetora de água normalmente presente na pectina, as moléculas de pectina conseguem se aproximar umas das outras com certa facilidade e formar as ligações de hidrogênio necessárias para a geleificação. A presença do açúcar nas geleias transparentes gelatinosas também ajuda na formação do gel em virtude da excelente natureza higroscópica da sacarose. O açúcar é bastante eficaz para ajudar a ligar algumas das moléculas de água que, caso contrário, tenderiam a interferir na formação do gel.

Um gel de pectina pode ser visualizado como um sistema em que as moléculas de pectina, ligadas por hidrogênio, formam uma complexa estrutura ramificada um tanto semelhante à estrutura de uma salsola. O ácido na mistura permite que a água seja liberada da pectina em quantidade suficiente para que ocorra a ligação por hidrogênio. Entretanto, a água contida no suco de fruta pode ser retida no gel de pectina quando a mistura está fria porque os espaços entre as diversas moléculas de pectina na composição estrutural são bastante pequenos. Isso permite que o açúcar favoreça a ligação de grande parte das moléculas de água e ajude a reter a água de modo a enrijecer a estrutura de gel.

é suficientemente forte para conservar o contorno do vidro quando desenformada, mas bastante flexível para balançar quando o prato é movimentado. Quando espalhada com uma faca, ela se quebra em pedaços que cedem sob pressão. O sabor deve ser fresco e característico da fruta, e a cor, brilhante. Não deve haver indícios de cristais de açúcar, nem presença de fungos.

A geleia de pouca consistência ou fluida pode ser decorrente de vários erros. Uma eventual desproporção entre a quantidade de pectina, açúcar ou ácido e de líquido pode ser resultado de erro na receita ou de evaporação insuficiente da água durante o cozimento. A insuficiência de pectina na própria fruta pode ser corrigida com a adição de pectina industrializada. Pode ser acrescentado ácido cítrico ou tartárico, se necessário, para que seja alcançado o pH desejado de 3,3.

As geleias transparentes gelatinosas em geral contêm alguns agregados de cristais de açúcar que conferem uma textura caracteristicamente granulosa ao produto. Isso costuma ser acompanhado por uma textura borrachuda por causa da concentração excessiva das moléculas de pectina. O escurecimento das geleias transparentes gelatinosas ocorre por cozimento excessivo em decorrência da caramelização de parte do açúcar.

A sinérese é um problema em algumas geleias muito ácidas. A geleia de *cramberry* é notória por esse problema. A perda de parte do líquido proveniente do gel ocorre quando o pH da geleia é inferior a 3,3.

Salgamento

O sal e as salmouras são tradicionalmente usados na conservação de peixes e carnes em muitas partes do mundo. O sal ioniza e cria pressão osmótica desfavorável para os microrganismos, o que conserva os alimentos. Outros agentes de cura acrescentados por sua ação preservativa são o nitrito de sódio e a vitamina C. O nitrito é particularmente importante como proteção contra o *Clostridium botulinum* no preparo do *bacon* (toucinho). O sabor e a maior segurança do *bacon* podem ser complementados com a adição de açúcar e a defumação.

Secagem

A secagem, o método mais antigo de conservação de alimentos, foi usada pela primeira vez há muitos séculos, mas é uma técnica com uso limitado nos dias de hoje (Fig. 19.4). Entretanto, a maior participação em atividades de *camping* e viagens de mochileiros, bem como o interesse por "alimentos naturais" contribuíram para o aumento das vendas de desidratadores para desidratar alimentos em casa. Embora muitos desidratadores já tenham sido vendidos, não há necessidade de equipamentos sofisticados e complexos para desidratar alimentos. O equipamento pode ser um simples pano queijeiro estendido sobre a grade do forno. Além do apelo de poder conservar alimentos sem necessidade de investir em equipamentos, a secagem de alimentos agrada porque o produto final pode ser armazenado em sacos plásticos bem fechados em temperatura ambiente; os campistas apreciam também a redução de peso e volume dos alimentos desidratados.

Legumes, frutas e carnes podem ser desidratados de modo satisfatório em casa. Entre os legumes que podem ser desidratados sem ser branqueados estão a cebolinha, as ervas, os cogumelos, o quiabo, a cebola, a salsa, o pimentão e o tomate. O branqueamento é feito com o aspargo, o brócolis, a couve-de-bruxelas, o repolho, a cenoura, a couve-flor, o milho, o aipo, as hortaliças, a ervilha, a batata e a abóbora antes da secagem. As frutas que tendem a escurecer quando reservadas mantêm uma cor melhor quando embebidas em suco de frutas ácidas ou em solução de ácido ascórbico antes de serem desidratadas; o pêssego e o damasco apresentam uma coloração mais brilhante quando sulfurados antes da desidratação. As carnes podem ser marinadas antes de serem desidratadas, se desejado.

---

http://www. foodprocessingtechnology.com/ projects/directfoods/ – História da produção de *bacon* na Inglaterra.

http://www.extension.umn.edu/ distribution/nutrition/DJ0974. html – Informações básicas sobre a produção e regulamentação do nitrito e do *bacon*.

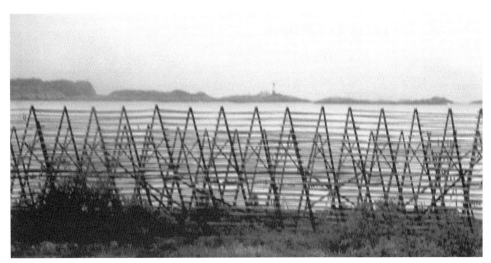

Figura 19.4 Grades de metal usadas para secar o pescado capturado no Mar da Noruega, na região setentrional do país.
Cortesia de Plycon Press.

Os alimentos submetidos à secagem são cortados em fatias finas, à exceção de algumas frutas, como as uvas, por exemplo, que são deixadas inteiras, mas furadas com um garfo. Somente cortes de carne muito finos são adequados à secagem porque o ranço pode ser um problema se o teor de gordura for muito elevado. Além disso, a carne deve ser cortada em fatias muito finas para que o interior possa

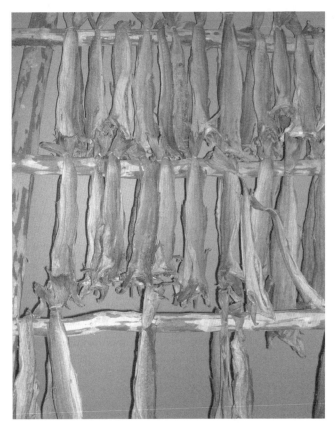

Figura 19.5 Peixe temperado e pendurado em grades gigantes para secar ao sol e ao vento da região setentrional da Noruega.
Cortesia de Plycon Press.

PERFIL CULTURAL
Pemmican

O *pemmican* era um dos alimentos mais importantes dos indígenas norte-americanos muito antes da chegada dos pioneiros ao continente para colonizar o Oeste. Embora o *pemmican* possa ser feito utilizando algumas variações de ingredientes, os componentes básicos sempre são carne seca em pó, gordura e algumas bagas (frutas silvestres). As carnes desidratadas para fazer o *pemmican* eram aquelas provenientes da caça, sendo bisão, alce e veado as mais comuns. A carne era cortada em tiras e pendurada em estacas até secar antes de ser transformada em pó para que pudesse ser misturada a partes quase iguais de gordura derretida retirada do interior da carcaça dos animais. As bagas (frutas silvestres) eram acrescentadas para melhorar o sabor.

A sobrevivência durante os meses de inverno, e em outras épocas, quando os suprimentos de alimentos frescos eram limitados, era possível porque o *pemmican* era armazenado em condições de segurança por muitos meses. Os alimentos desidratados eram relativamente leves por causa do baixo teor de umidade, o que os tornava práticos para transportar em viagens.

Hoje, o *pemmican* é um alimento popular entre caminhantes e campistas pela mesma razão que o era para os indígenas naquela época. Entretanto, os produtores comerciais de *pemmican* estão hoje comercializando vários sabores diferentes para agradar ao paladar individual de mochileiros e outros adeptos de aventuras.

---

http://www.foodirradiation.com/
– Site da Foundation for Food Irradiation Education.

ser desidratado de forma satisfatória. As finas fatias de alimento são colocadas sobre grades de metal ao ar livre, em um desidratador ou em um forno à temperatura de 93°C (Fig. 19.5). Se a secagem for feita ao sol, o alimento deve ser protegido da ação de insetos e animais. O alimento é desidratado até que esteja seco, porém maleável; em seguida, é acondicionado em sacos plásticos bem fechados e rotulados antes de ser armazenado em um armário fresco, seco e escuro.

Irradiação. A irradiação oferece outra possibilidade de conservação de alimentos (Fig. 19.6). Quando os alimentos são submetidos aos raios gama do cobalto[60] ou do césio[137], os microrganismos e os insetos são mortos; o prazo de validade dos grãos e das batatas especificamente pode ser prolongado com uso de irradiação. Em 1984, a FDA (Food and Drug Administration) propôs que fosse permitido que frutas e legumes frescos fossem tratados com uma dosagem máxima de radiação de um quilogray (Tab. 19.3), uma quantidade equivalente a 100 quilorads ou 100.000 rads (dose absorvida de radiação). Uma dosagem baixa para irradiação de alimentos é considerada até 100 quilorads; um nível médio é de 100 a 1.000 quilorads (1 megarad); e um nível alto é de 1.000 a 5.000 quilorads (1 a 5 megarads). Na mesma ocasião, a FDA propôs também que as especiarias fossem tratadas com níveis de até 30 quilograys de radiação por conterem, em geral, altos níveis de contaminantes e serem consumidos em quantidades extremamente pequenas. Esses níveis têm por finalidade matar insetos e outros agentes que poderiam provocar a deterioração do produto armazenado em temperatura ambiente.

Nos Estados Unidos, a preocupação geral em todo o país em relação à segurança dos hambúrgueres servidos nas lanchonetes gira em torno dos cuidados necessários na manipulação e preparo de alimentos perecíveis. A irradiação é um meio muito eficaz de ajudar a garantir a segurança do alimento para o consumo quando chega aos consumidores. A U.S. Food and Drug Administration aprovou a irradiação do trigo, da batata branca, das especiarias, das carcaças de porco, das frutas e legumes frescos e secos, e das aves, bem como de alguns outros produtos. O nível de irradiação a ser usado para os diversos tipos de alimento é definido e controlado de forma muito criteriosa. A comercialização limitada de vários alimentos tratados com irradiação indica que a aceitação do consumidor é bastante boa e que o preço ligeiramente mais alto decorrente do custo da irradiação não chega a prejudicar as vendas, uma vez que o prazo de validade mais longo e a segurança dos alimentos aparentemente compensam a pequena diferença de preço.

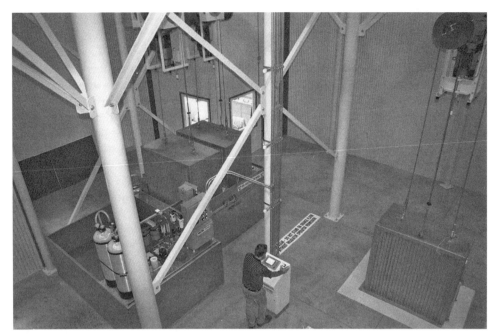

Figura 19.6 Visão geral do irradiador Gray*Star Genesis utilizado para irradiar alimentos.
Cortesia de Gray*Star. Inc.

Tabela 19.3 Unidades utilizadas para expressar doses de radiação

Termo	Definição
Rad	Dose absorvida de radiação
Gray	100 rads
Quilorad	1.000 rads
Quilogray	1.000 grays ou 100 quilorads ou 100.000 rads
Megarad	1.000 quilorads ou 1.000.000 rads

VISÃO DA INDÚSTRIA
Abordagens comerciais

Os métodos comerciais de conservação de alimentos incluem as mesmas técnicas utilizadas para os métodos caseiros de conservação de alimentos – produção de conservas e picles, congelamento, secagem e conservação com açúcar – mas os equipamentos utilizados e as formulações diferem das versões caseiras. Por exemplo, o *spray* de nitrogênio pode ser usado para congelar bagas (frutas silvestres) comercialmente, a fim de minimizar os danos às paredes celulares causados pelas taxas normais de congelamento. A liofilização e o envasamento asséptico são duas outras técnicas importantes no setor que não se encontram disponíveis em casa. Na liofilização, os alimentos são congelados e depois desidratados a alto vácuo. Essa circunstância faz com que o gelo seja sublimado, em vez de derreter antes que a evaporação ocorra. O café liofilizado representa uma aplicação comercial bastante conhecida dessa técnica.

O processamento por alta pressão é uma técnica comercial relativamente nova usada para esterilizar alimentos e melhorar a estabilidade durante o armazenamento. Os alimentos embalados são colocados em banho-maria em um cilindro de processamento e depois submetidos à aplicação de pulsos de alta pressão. Essa pressão é suficiente para esterilizar os alimentos para fins de comercialização em balcões refrigerados, e é possível que o processamento por alta pressão logo possa ser utilizado no tratamento de alimentos com baixo teor de ácidos que possam ser expostos sem refrigeração nos mercados.

RESUMO

As conservas, o congelamento, a secagem, a liofilização, a conservação com sal e açúcar, e a irradiação são técnicas utilizadas na preservação de alimentos. Alguns métodos de conservação de alimentos, entre os quais a produção de conservas e picles, o congelamento, a secagem e a produção de geleias pastosas e geleias transparentes gelatinosas, são utilizados em casa; outros são de uso comercial. Todas as técnicas de conservação têm por finalidade evitar o desenvolvimento de leveduras, fungos e bactérias capazes de causar a deterioração dos alimentos ou doenças. A conserva utiliza altas temperaturas para matar microrganismos. O congelamento retarda significativamente o desenvolvimento de microrganismos. A secagem promove um longo prazo de validade porque os microrganismos não sobrevivem em ambientes com níveis de umidade extremamente baixos. A irradiação mata microrganismos, e as altas concentrações de sal e açúcar evitam o seu desenvolvimento. Quer a técnica de conservação seja comercial quer seja caseira, o processamento deve ser controlado de forma consciente para garantir a segurança e um longo prazo de validade dos alimentos.

Todo processo de produção de conservas precisa ser realizado com cuidado, mas particular atenção deve ser dispensada ao processamento de legumes e carnes por causa de seu baixo teor de ácidos. Esses alimentos devem ser envasados em uma envasadora de pressão ou uma panela grande de pressão para que possam alcançar uma temperatura suficientemente alta para inativar esporos de *C. botulinum*. A toxina que essa bactéria pode produzir nesses alimentos geralmente é letal para os seres humanos, mesmo em quantidades mínimas. Se forem fervidos por 15 minutos, esses alimentos podem ser consumidos com segurança.

O congelamento é um método rápido de conservação de alimentos. As frutas podem ser embaladas sem açúcar, com açúcar ou em calda. Os legumes são branqueados antes de serem congelados para inativar as enzimas. A secagem pode ser feita no forno, ao sol ou em um desidratador. Algumas frutas precisam ser sulfuradas para evitar a descoloração; alguns legumes são branqueados antes de serem desidratados.

As geleias pastosas e as geleias transparentes gelatinosas são feitas utilizando-se níveis de pectina e açúcar capazes de gelificar as frutas e sucos com um pH de aproximadamente 3,3. O alto nível de açúcar no produto pronto evita a deterioração. Os níveis de pectina e ácido são adequados em algumas frutas para a produção de geleias, mas geralmente a adição da pectina e/ou do ácido pode ser essencial para a formação de um gel de consistência satisfatória. Devem ser preparadas pequenas quantidades para evitar a quebra desnecessária do açúcar ou da pectina durante o período de fervura.

A pectina é o polímero metilado de ácido galacturônico encontrado nas paredes celulares e nos espaços intracelulares das frutas capazes de formar géis. A protopectina (a substância péctica presente em frutas verdes) e os ácidos pécticos (as substâncias pécticas encontradas em frutas excessivamente maduras) não possuem as propriedades formadoras de géis da pectina. Essas alterações nas substâncias pécticas ocorrem em decorrência da ação enzimática durante o processo de amadurecimento das frutas.

A secagem, o primeiro método utilizado para a conservação de alimentos, é feito colocando-se finas fatias de alimento em um ambiente muito seco até que o nível de umidade caia a ponto de impedir a sobrevivência de microrganismos.

A irradiação de alimentos tem obtido crescente aprovação e aceitação como um meio de estender o prazo de validade e evitar doenças transmitidas por alimentos. Entre outras técnicas comerciais hoje utilizadas estão a liofilização e o processamento por alta pressão.

QUESTÕES DE ESTUDO

1. Qual o método mais antigo de conservação de alimentos? Por que você acha que esse foi o primeiro método utilizado?

2. Compare as vantagens das conservas com as vantagens do congelamento como métodos de conservação. Depois compare as desvantagens de cada método. Quando a conserva pode ser o melhor método de conservação de alimentos e quando o congelamento pode ser preferível?

3. Por que os alimentos desidratados são populares entre os caminhantes e mochileiros?

4. Descreva o método caseiro de desidratação de maçãs.

5. Explique a função de cada um dos seguintes componentes na produção de geleias: (a) pectina, (b) açúcar, e (c) ácido.

6. Qual a estrutura química geral da pectina? Descreva as alterações que ocorrem à medida que a protopectina se transforma em pectina.

7. Que alimentos precisam ser envasados em uma envasadora de pressão? Por que esses alimentos requerem o uso de uma envasadora de pressão?

8. Qual o efeito de uma taxa de congelamento muito baixa na qualidade dos alimentos congelados?

9. Que tipos de pães e sobremesas podem ser congelados de forma satisfatória depois de prontos? Quais devem ser congelados crus?

BIBLIOGRAFIA

Blumenthal, D. 1990. Food irradiation. *FDA Consumer 24* (11): 13.

Brody, A. L. 2009. Aseptic packaging 2009. *Food Technol.* *63*(9): 70.

Clark, J. P. 2006. High-pressure processing research continues. *Food Technol. 60*(2): 63.

Clark, J. P. 2006. Drying of foods. *Food Technol. 60*(12): 90.

Clark, J. P. 2007. High pressure effects on foods. *Food Technol. 61*(2): 69.

Clark, J. P. 2009. New issues with acidified foods. *Food Technol. 6*(2): 76.

Clark, J. P. 2010. Considerations on drying. *Food Technol. 64*(3): 70.

Clark, J. P. 2010. Focus on freezing. *Food Technol. 64*(11): 70.

Consumer and Food Economics Institute. 1977. *How to make jellies, jams, and preserves at home.* Home and Garden Bulletin No. 56. U.S. Dept. Agriculture. Washington, DC.

Cowell, N. D. 2007. More light on dawn of canning. *Food Technol. 61*(2): 40.

Decker, K. J. 2003. Where there's smoke, there's flavor. *Food Product Design 13*(4): 85.

Fumento, M. 1994. Irradiation—A winning recipe for wholesome beef. *Priorities 6*(2): 37.

Fumento, M. 1994. Managing technology. *Priorities 6*(2): 37.

Hoover, D. G. 1993. Pressure effects on biological systems. *Food Technol. 47*(6): 150.

Kim, H. J., and L. A. Taub. 1993. Intrinsic chemical markers for aseptic processing of particulate foods. *Food Technol. 47*(1): 91.

Lechowich, R. V. 1993. Food safety implications of high hydrostatic pressure as a food processing method. *Food Technol. 47*(6): 170.

Loaharanu, P. 1994. Cost/benefit aspects of food irradiation. *Food Technol. 48*(1): 104.

Loaharanu, P. 1994. Status and prospects of food irradiation. *Food Technol. 48*(5): 124.

McWilliams, M., and H. Paine. 1977. *Modern Food Preservation.* Plycon Press. Redondo Beach, CA.

Mertens, B., and G. Deplace. 1993. Engineering aspects of high-pressure technology in the food industry. *Food Technol. 47*(6): 164.

Miller, M. W., et al. 1977. *Drying foods at home.* Home and Garden Bulletin No. 217. U.S. Dept. Agriculture. Washington, DC.

Olson, D. G. 2004. Food irradiation future still bright. *Food Technol. 58*(7): 112.

Potkahamury, U. R., et al. 1993. Magnetic-field inactivation of microorganisms and generation of biological changes. *Food Technol. 47*(12): 85.

Pszczola, D. E. 1990. Food irradiation: Countering the tactics and claims of opponents. *Food Technol. 44*(6): 92.

Pszczola, D. E. 1993. Irradiated poultry makes U.S. debut in Midwest and Florida markets. *Food Technol. 47*(11): 89.

Rittman, A. 2003. Preserving your fruit options. *Food Product Design 13*(2): 90.

Stevenson, M. H. 1994. Identification of irradiated foods. *Food Technol. 48*(5): 41.

Teixeira, A., et al. 2006. Keeping botulism out of canned foods. *Food Technol. 60*(2): 84.

Thayer, D. W. 1994. Wholesomeness of irradiated foods. *Food Technol. 48*(5): 132.

Thomas, M. W., et al. 1981. Effect of radiation and conventional processing on the thiamin content of pork. *J. Food Sci. 46:* 824.

Wolf, I. D. 1992. Critical issues in food safety, 1991–2000. *Food Technol. 46*(1): 64.

Zimmerman, F., and C. Bergman. 1993. Isostatic high-pressure equipment for food preservation. *Food Technol. 47*(6): 162.

Parte III

Os alimentos no contexto da vida

Capítulo 20
Planejamento de cardápios e preparo de refeições

Capítulo 21
Serviço de refeições e hospitalidade

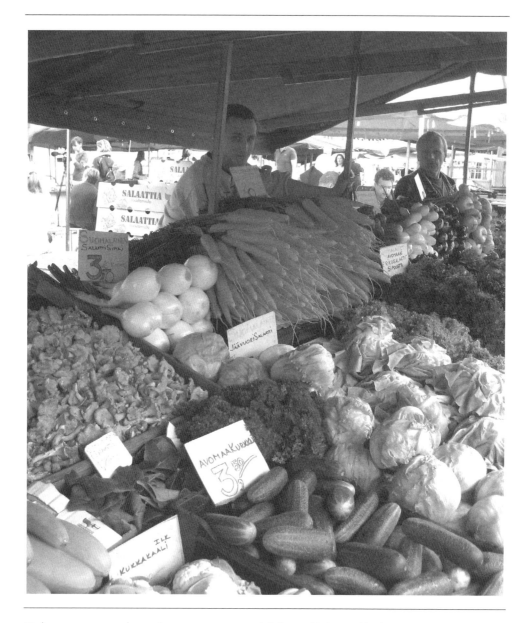
Os legumes e as verduras são uma parte essencial do cardápio saudável.

CAPÍTULO 20

Planejamento de cardápios e preparo de refeições

Criação de cardápios apetitosos e
  saudáveis, 491
  Planejamento para uma boa
    nutrição, 491
  Aspectos sensoriais do planejamento
    de um cardápio, 493
Gestão de energia, 495
  Energia humana, 495
  Utensílios, 497
Gestão de custos, 498
  Planejamento, 498

A lista de compras, 498
Condições de armazenamento, 500
Recursos de auxílio ao consumidor, 500
Pesquisa de preços, 503
Gestão do tempo, 504
Aproveitamento das sobras, 507
  Planejamento prévio, 507
  Cuidados com as sobras, 508
Resumo, 509
Questões de estudo, 510
Bibliografia, 510

Conceitos básicos

1. Refeições nutricionalmente adequadas, agradáveis aos sentidos e adaptadas às influências culturais e ao estilo de vida podem ser planejadas e servidas de modo a promover a boa saúde e agregar prazer à vida.
2. A gestão eficaz da energia humana e o uso de utensílios podem poupar tempo e energia no processo de preparo de alimentos sem comprometer a qualidade da comida.
3. O custo dos alimentos pode ser gerenciado por meio (1) do planejamento de cardápios compatíveis com o orçamento alimentar, (2) da elaboração de uma lista de compras com todos os ingredientes a serem adquiridos para o preparo dos cardápios e (3) de uma compra criteriosa em que sejam utilizadas as informações sobre a composição nutricional e os ingredientes, o prazo de validade e o preço unitário dos produtos para a seleção de cada item.
4. O preparo de uma refeição exige que o tempo necessário à elaboração de cada prato seja coordenado de acordo com um cronograma realista, a fim de permitir que todos os pratos estejam prontos para serem servidos no momento desejado.
5. As sobras, inclusive aquelas previamente planejadas, requerem a manipulação segura dos alimentos e seu pronto armazenamento sob refrigeração.

http://www.cnpp.usda.gov/
USDAFoodPlansCostofFood.htm
– Relatórios da USDA sobre
custos de alimentos para
famílias de quatro faixas de
renda diferentes.

CRIAÇÃO DE CARDÁPIOS APETITOSOS E SAUDÁVEIS

Uma boa refeição começa com um bom planejamento. O objetivo básico ao planejar qualquer refeição é satisfazer as necessidades do organismo por diversos nutrientes. Felizmente, existem muitas maneiras de atender a essas necessidades, e é aí que está grande parte do prazer criativo. Com um planejamento criterioso, as refeições e os hábitos alimentares saudáveis podem ser os pontos altos das atividades do dia.

Planejamento para uma boa nutrição

Uma maneira conveniente e geralmente satisfatória de iniciar a elaboração de um cardápio é planejar os cardápios do café da manhã, do almoço e do jantar para um único dia e depois compará-los com o guia MyPlate. Verifique se os cardápios contêm as porções recomendadas de cereais, legumes, frutas, laticínios, carne e substitutos da carne. Se estiver faltando alguma porção de quaisquer desses grupos de alimentos, as porções adicionais precisam ser identificadas e acrescentadas aos cardápios. Para uma nutrição ideal sem excesso de calorias, os produtos com baixo teor de gordura podem ser opções inteligentes dentro dos grupos dos laticínios e das carnes.

Para muitas pessoas, o café da manhã é a refeição mais simples do dia, mas é uma refeição particularmente importante do ponto de vista nutricional. Uma descrição do cardápio do café da manhã inclui uma porção de suco de fruta rica em vitamina C, um copo de leite e um item do grupo dos cereais (Fig. 20.1). Se desejar, você pode incluir um pouco de queijo, um ovo ou outro alimento do grupo da carne ou de substitutos da carne.

Os padrões de almoço variam consideravelmente de pessoa para pessoa e de família para família, em virtude, em parte, do fato de que o almoço em geral é uma

491

http://www.health.gov/
dietaryguidelines/
– Acesso às Diretrizes
Dietéticas para os Americanos
(*Dietary Guidelines for Americans*), 2010, e
publicações correlatas.

http://www.choosemyplate.gov/
http://www.mypyramid.gov/
– Site do guia MyPlate.

http://hp2010.nhlbihin.net/
menuplanner/menu.cgi
– Planejador de cardápios interativo.

http://www.foodandhealth.com/
leanmeals.pdf
– Ideias de refeições com teor calórico reduzido.

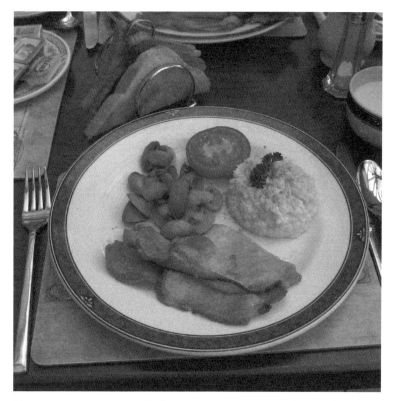

Figura 20.1 O tomate grelhado agrega uma vistosa e saborosa fonte de vitamina C a este substancioso café da manhã.

refeição feita fora de casa. Tanto para crianças quanto para adultos, essa precisa ser a refeição mais substanciosa do dia, suficientemente reforçada para suprir as necessidades de energia durante a tarde. Entretanto, para muitos, o almoço é uma refeição moderada, às vezes, por causa da falta de tempo ou pelo fato de ser feita fora de casa. Um padrão de almoço sugerido inclui um prato principal contendo o equivalente a uma porção de 85 g de carne, duas porções dos grupos das frutas e legumes, pão ou outro produto do grupo dos cereais (massa, por exemplo) e um copo de leite.

A maior refeição para muitas famílias é feita à noite; o jantar tem uma função social e nutricional para as famílias que conseguem comer juntas. Na realidade, o jantar pode ser a única refeição do dia feita de forma organizada com a presença de todos os membros da família. Em virtude da sua sociabilidade, o jantar geralmente é a refeição mais completa e elaborada do dia. A ênfase ao planejamento do jantar precisa recair sobre a oferta de uma boa variedade, com legumes, uma pequena porção de peixe ou outro alimento rico em proteína e também pão, arroz ou massa. O tempo para preparar um jantar nesses moldes durante a semana pode ser um grande problema, mas atalhos como comprar comida pronta fora e levar para casa ou preparar alguns pratos no fim de semana podem ser a solução.

O teor de gordura deve ser baixo. Uma das maneiras mais fáceis de reduzir a ingestão de gorduras e promover uma boa nutrição é incluir no cardápio uma variedade de alimentos com baixo teor calórico (aves ou peixes) do grupo da carne e substitutos, pelo menos três vezes na semana e em porções modestas (apenas cerca de 85 g de carne pronta). O acréscimo de mais um copo de leite nessa refeição é benéfico para a manutenção do tecido ósseo nos adultos e serve como um bom exemplo para as crianças da família. De acordo com a recomendação de reduzir a ingestão de gorduras, é aconselhável o uso de leite desnatado no jantar e em todas as demais refeições.

Aspectos sensoriais do planejamento de um cardápio

Cor. Os alimentos têm o potencial de proporcionar prazer estético na vida, e a cor é uma característica fundamental na criação de refeições visualmente agradáveis. No planejamento de cardápios, a combinação de cores no cardápio experimental deve ser visualizada. As frutas e legumes são de particular importância para dar cor a uma refeição, podendo ser acrescentados como uma porção de determinada fruta ou legume, como um ingrediente em combinações de alimentos ou até mesmo como guarnição para acentuar a aparência do prato. A título de ilustração, a maçã vermelha com casca pode ser usada em uma salada para conferir um importante realce à cor, podendo ser acrescentada também uma fatia de limão ou laranja para guarnecer um prato que necessite de um toque de estímulo. O salmão grelhado com uma fatia de limão-siciliano bem amarelo, o feijão-verde cortado fininho com amêndoas torradas, e uma batata assada recheada servida em sua casca castanho-avermelhada constituem um prato colorido e apetitoso para o jantar. Compare essas opções com a cor monótona apresentada por um prato de peito de peru com purê de batatas e cebolas cremosas. Esse cardápio de peru poderia ser sensivelmente incrementado com uma pequena mudança para purê de batatas-doces e o acréscimo de algumas ervilhas verdejantes ao molho cremoso da cebola.

A cor é o ponto fundamental do planejamento de um bom cardápio. Essas são apenas algumas ideias. Com a devida consciência quanto à importância de se levar em consideração a cor, a imaginação pode ser plenamente exercitada para criar belos pratos em qualquer refeição (Fig. 20.2).

Forma. No caso da maioria dos cardápios, existem escolhas a serem feitas com relação à forma das porções de alimentos. As cenouras são um excelente exemplo dos tipos de escolhas a serem feitas, visto que podem ser cozidas e servidas inteiras (retiradas apenas a casca, o caule e a ponta), cortadas em lascas finas, em formato palito, em discos finos ou grossos, raladas ou até mesmo enroladas. Quando o cardápio menciona apenas "cenouras", esse é apenas o começo do planejamento de um belo prato. Muitos outros alimentos oferecem oportunidades para um planejamento criativo no tocante à forma.

A harmonia das formas ajuda a criar uma imagem visual de beleza no prato. Em geral, as saladas e os ensopados que contêm vários ingredientes em pedaços são mais atraentes quando os alimentos são cortados em pedaços pequenos, reconhecíveis e de tamanhos semelhantes. Por ocasião do planejamento do cardápio, as formas e os tamanhos dos alimentos precisam ser considerados em relação aos demais alimentos a serem servidos. Se um prato contiver pedaços comparativamente pequenos, os demais alimentos complementarão melhor esse prato se forem cortados em fatias médias ou grandes.

Até mesmo o contorno da superfície dos alimentos contidos no prato contribui para o efeito visual. Por exemplo, um talo de brócolis acrescenta altura ao prato na parte em que ficam as flores de legumes. As asas e as coxas de frango são outros exemplos do uso dos alimentos para acrescentar contornos interessantes aos pratos.

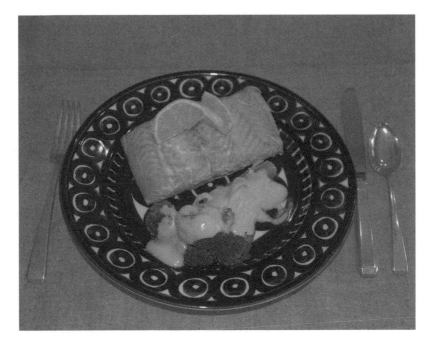

Figura 20.2 Uma fatia de limão pode ser preparada em um instante e confere um vivo toque de cor ao prato, além de ser uma forma conveniente de acrescentar sabor ao salmão assado.
Reproduzido com permissão de Cargill, Inc.©2010.

Entretanto, a variedade é um aspecto importante. Nem todos os alimentos contidos no prato devem contribuir com a altura, sob pena de contribuir também com a monotonia estética.

Textura. A gama de experiências no que diz respeito à textura dos alimentos agrega prazer a uma refeição. Nesse caso, também o contraste é a chave para o sucesso. As bolachas salgadas crocantes são um delicioso complemento para uma sopa cremosa. Um filé, com sua consistência firme, fica mais interessante acompanhado por cogumelos fatiados, que contribuem com uma textura macia e ligeiramente viscosa. A textura é influenciada tanto pelas técnicas culinárias quanto pelas qualidades naturais dos alimentos. Alimentos como massas cozidas *al dente*, e legumes, ao ponto de ficarem crocantes, retêm boas qualidades texturais, realçando a palatabilidade dos pratos.

Sabor. As características básicas de sabor – salgado, azedo, doce, amargo e *umami* – podem ser valiosas em pequenas quantidades, porém avassaladoras e até mesmo monótonas em grandes quantidades (Fig. 20.3). Pratos em que sejam utilizados agentes flavorizantes complementares podem despertar maior interesse. Os próprios alimentos devem transmitir a mensagem básica do sabor, com a adição de especiarias e outros condimentos para incrementar as diversas receitas.

O cardápio agrada quando apresenta concomitantemente alguns sabores delicados e outros moderadamente fortes. Essa combinação oferece ao paladar a chance de descansar em algumas ocasiões, em vez de estar constantemente desafiando as papilas gustativas. Entretanto, uma comida insípida é monótona. A variedade é importante para impedir a inevitável fadiga quando o mesmo sabor insiste em impactar a língua e as vias nasais. Por exemplo, uma refeição que contivesse couve-flor e brócolis seria um tanto sem graça, uma vez que os sabores desses dois legumes são bastante semelhantes. A familiaridade com uma ampla variedade de temperos é de valor inestimável para criar sabores estimulantes nas refeições.

Temperatura. Talvez o melhor exemplo da importância dos contrastes de temperatura nos alimentos seja o *Baked Alaska*. O merengue morno é um complemento maravilhoso para o gelado do sorvete do recheio. Em uma situação menos radical, o uso de pelo menos um alimento frio em uma refeição basicamente quente, ou de um alimento quente em uma refeição fria, desperta o interesse pelo prato. Um copo de leite frio é bem-vindo quando é servida uma sopa quente; um pãozinho quente é um complemento muito gostoso para um almoço em que seja servido um prato de salada fria.

Alguns alimentos provocam sensação de ardência e queimação (p. ex., a pimenta *jalapeño* e muitos tipos de caril (*curry*) indiano, enquanto outros são suavemente frios (p. ex., menta). A apreciação das pessoas por esse tipo de ardência nos alimentos varia muito. A variação de temperatura desperta interesse pelo prato, mas esse aspecto do tempero e da variedade de alimento precisa ser compatível com as preferências e os níveis de tolerância gastrintestinal das pessoas que irão fazer a refeição (Fig. 20.4).

Índice de saciedade. O índice de saciedade, ou a sensação de satisfação e fartura, é um aspecto importante de uma refeição. Embora possivelmente bonito aos olhos e

Índice de saciedade
Capacidade de satisfazer e proporcionar sensação de fartura e satisfação.

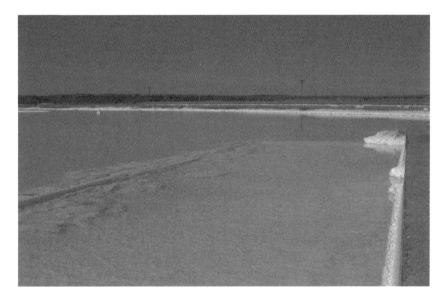

Figura 20.3 O sal é extraído dos lagos de água salgada quando a água se evapora e o cloreto de sódio se cristaliza; o produto é acrescentado aos alimentos para agregar apelo de sabor na sua qualidade de sabor básico.
Cortesia de Plycon Press.

agradável ao paladar, o prato pode não proporcionar sensação de satisfação ou, por outro lado, pode dar a sensação de empanzinamento. A inclusão de uma quantidade adequada de proteína e gordura em uma refeição ajuda a satisfazer o índice de saciedade desejado, mas cardápios muito untuosos podem provocar desconforto após a refeição (Fig. 20.5).

Os tamanhos das porções são um fator importante para determinar a sensação de saciedade após a refeição. Não existem regras para o planejamento dos tamanhos das porções, uma vez que as necessidades nutricionais exatas variam de uma pessoa a outra e são influenciadas pelos níveis de atividade e pelas necessidades metabólicas basais. A manutenção do peso adequado dos diversos membros da família indica se é de costume servir porções de tamanho apropriado. Se o excesso de peso for evidente, os tamanhos das porções precisam ser reduzidos; o contrário também se aplica se os membros da família estiverem abaixo do peso.

Variedade. Até mesmo os cardápios planejados de modo a satisfazer aos diversos critérios descritos podem ser sem graça e desinteressantes se forem servidos com demasiada frequência. É preciso variedade para despertar o interesse pelos alimentos e acrescentar sabor à hora das refeições. Seu planejamento é mais interessante e menos rotineiro quando se procura incluir no cardápio novos alimentos e receitas conforme ditado pelo horário da refeição e pelo interesse por ela despertado.

Olhar livros de receitas e ler artigos sobre alimentação em jornais e revistas pode ser uma fonte de considerável inspiração (Fig. 20.6). As ideias podem variar de muito exóticas e dispendiosas a algo tão simples quanto o uso de um tempero diferente em um prato familiar. Essas explorações no reino dos alimentos ajudam a amenizar a possível monotonia do preparo das refeições de cada dia, ampliando as preferências alimentares dos membros da família.

GESTÃO DE ENERGIA

Energia humana

Cardápios maravilhosos podem ser elaborados. Mas eles podem não alcançar o objetivo se não for levado em consideração o fator energia humana. Por exemplo, o

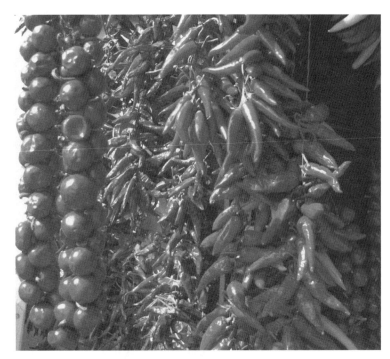

Figura 20.4 A pimenta chili desidratada pode contribuir com um teor de ardência muito acentuado ou muito suave, dependendo do prato e do gosto do cliente.
Cortesia de Plycon Press.

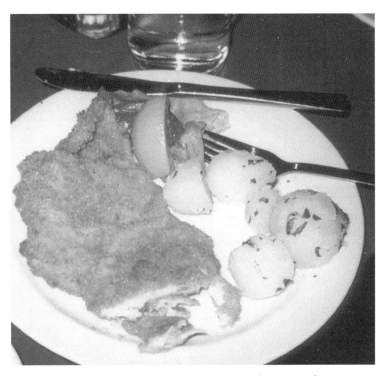

Figura 20.5 O *Wiener Schnitzel* (escalope de vitela empanado) acompanhado de uma fatia de limão, batata com salsa e uma salada oferece um excelente índice de saciedade, e as calorias podem ser controladas servindo-se uma porção adequada que satisfaça o cliente.
Cortesia de Plycon Press.

496 Parte III ■ Os alimentos no contexto da vida

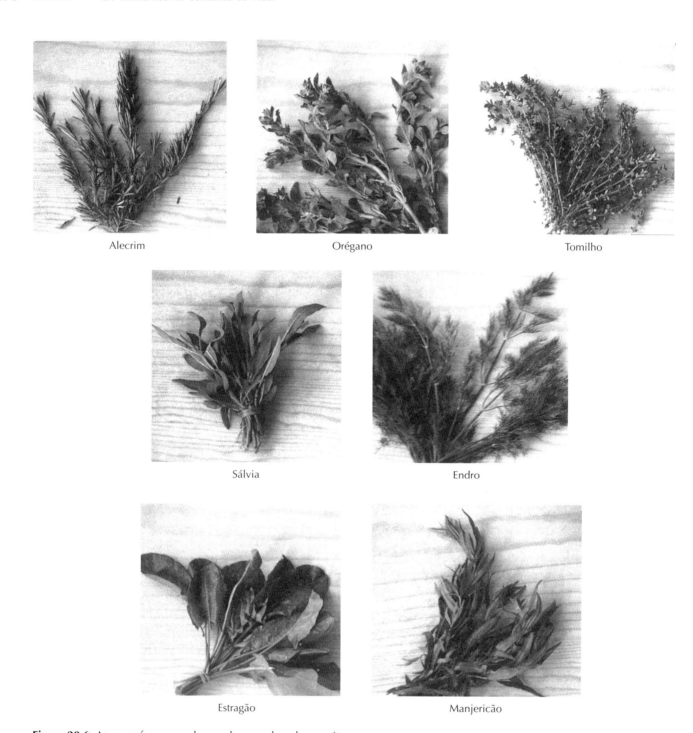

Figura 20.6 As ervas frescas podem realçar o sabor das receitas.
Cortesia de Plycon Press.

http://www.youtube.com/watch?v=QjvQ7T01tLo
– Vídeo sobre como preparar frango *biryani*.

tempo e a energia disponíveis para preparar uma refeição podem ser inadequados ao preparo de cardápios complexos, particularmente durante a semana, se não houver ninguém em casa no decorrer do dia para cuidar dos preparativos. Mesmo nos fins de semana, os cardápios difíceis podem se revelar demasiadamente trabalhosos. Uma calorosa recepção em atmosfera descontraída na hora da refeição é o ambiente certo para apreciar uma boa comida entre amigos. O cardápio que está sendo preparado e servido deve ser elaborado de acordo com as especificações do(s) cozinheiro(s) para que a experiência gastronômica corresponda a essa descrição.

PERFIL CULTURAL
Combinação de cozinhas

Os horizontes ampliados podem injetar prazeres alimentares maravilhosos nas refeições. O planejamento do cardápio pode se tornar uma tarefa interessante quando um ou mais pratos típicos de uma cozinha exótica constam no cardápio. As ideias podem ser extraídas de livros de receita de países distantes ou despertadas por uma refeição feita em um restaurante étnico. Algumas das receitas contêm ingredientes peculiares que ajudam a ampliar as experiências gastronômicas. Felizmente, nos Estados Unidos, o enorme fluxo de entrada de imigrantes e a crescente conscientização da nação em relação às culturas estrangeiras hoje geram demanda por muitos desses itens, e os mercados locais geralmente comercializam o produto necessário.

As ervas e as especiarias utilizadas nos pratos étnicos geralmente produzem aromas e sabores estimulantes bastante diferentes dos pratos típicos norte-americanos (Fig. 20.7). Os sabores que ajudam a definir uma cozinha variam de uma cultura para outra. Por exemplo, a água de rosas é um ingrediente valorizado em alguns pratos persas. O manjericão é uma erva essencial no preparo do molho pesto para um prato italiano, mas os pratos asiáticos não levam água de rosas nem manjericão em sua composição; eles podem contar com os molhos de peixe e de soja e com as algas marinhas, ingredientes que não apareceriam nos cardápios tipicamente italianos ou dos países do Oriente Médio. Vários outros exemplos poderiam ser citados, mas o conceito importante é que as refeições podem ser preparadas e apreciadas de forma mais interessante se os cardápios forem preparados com base em uma perspectiva mais ampla. Diversos pratos novos podem ser incorporados gradativamente aos cardápios. Os prazeres gastronômicos podem proporcionar um sentido de aventura na vida sem que você sequer precise arrumar uma mala.

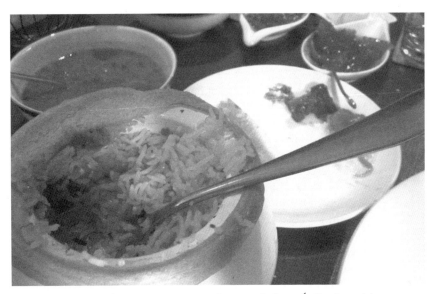

Figura 20.7 Frango *biryani*, um prato muito apreciado na Índia, é servido com *chutney*, *curry* (caril) e outros acompanhamentos saborosos.
Cortesia de Plycon Press.

Utensílios

Com alguma imaginação, o uso de utensílios pode vencer algumas limitações de tempo e energia humana no preparo de uma refeição. Por exemplo, o cozinheiro pode abastecer e ligar uma panela *crock pot* antes de sair para o trabalho pela manhã, de modo que o prato esteja quase pronto para ser servido no momento em que ele entrar em casa no início da noite.

O uso criterioso do *freezer* representa outra forma de resolver os problemas de energia e tempo. Os alimentos que se prestam bem ao congelamento podem ser preparados no fim de semana e depois congelados em porções prontas para serem servidas, de modo que os jantares durante a semana consistam basicamente apenas em descongelar e aquecer a comida para ser servida na temperatura correta.

Em alguns casos, os pratos podem até ser colocados no forno e o cronômetro programado para ligar o fogo na hora desejada. Nesse caso, é essencial levar em consideração o potencial de deterioração dos alimentos se a carne for mantida no forno por várias horas antes de ser efetivamente aquecida. As carnes e os ensopados congelados, no entanto, são perfeitamente adequados para o preparo desse tipo de refeição.

GESTÃO DE CUSTOS

Planejamento

O custo dos alimentos e o planejamento dos cardápios caminham de mãos dadas no âmbito da gestão das refeições preparadas em casa (Tab. 20.1). A situação econômica hoje impõe um enorme ônus aos orçamentos individuais e familiares. Algum auxílio pode ser concedido àqueles beneficiados pelo *Supplemental Nutrition Assistance Program* (SNAP – Programa de Assistência Nutricional Suplementar), programa de âmbito federal do governo dos Estados Unidos, antigamente conhecido como auxílio-alimentação. Às vezes, é possível que seja preciso decidir pelo uso de misturas e produtos prontos e semiprontos. Em geral, quanto maior o nível de preparo realizado fora de casa, maior o custo em comparação à opção de comprar os ingredientes básicos e preparar uma refeição similar em casa. Entretanto, a qualidade das diversas opções e a disponibilidade de tempo para preparar a comida também podem ser importantes na hora de decidir.

Visando ao máximo de eficiência no planejamento e nas compras, as refeições devem ser planejadas a cada semana para que os produtos especiais adquiridos possam ser efetivamente utilizados, evitando idas desnecessárias ao supermercado. A simples atitude de limitar as idas ao supermercado a uma vez por semana já representa um grande passo para o controle dos custos de alimentação na medida em que limita significativamente as oportunidades para as compras por impulso. Raro é o comprador que se recusa a comprar qualquer produto que não esteja na lista de compras.

O planejamento semanal pode também reduzir efetivamente o desperdício de comida. Quando os cardápios da semana são revistos, é fácil ver se as sobras foram identificadas e reaproveitadas nas refeições seguintes para que não se estraguem ou sejam descartadas. Quaisquer modificações necessárias nos cardápios podem ser feitas antes que os alimentos sejam adquiridos, reduzindo as quantidades compradas ou mudando os pratos do cardápio para aproveitar as sobras.

É recomendável que haja certa flexibilidade em relação aos pratos dos cardápios para que as promoções oferecidas pelo supermercado possam ser aproveitadas de forma sensata. Normalmente, os supermercados colocam produtos em promoção nos fins de semana, o que, às vezes, pode se traduzir em uma economia substancial sem grandes alterações no planejamento dos cardápios. Entretanto, essas alterações são recomendáveis somente se a substituição for compatível com as preferências alimentares da família e com os demais pratos planejados para a refeição em questão.

A lista de compras

A lista de compras é uma ferramenta valiosa na gestão de custos, visto ser elaborada juntamente com o planejamento semanal dos cardápios. Além disso, os produtos básicos, como farinha, açúcar, sal, leite e ovos, devem ser verificados e acrescentados à lista, se necessário. Essa lista é muito útil se for elaborada na mesma sequência que o roteiro a ser seguido dentro do supermercado, com os produtos enlatados e não resfriados em primeiro lugar, seguidos pelos itens resfriados e congelados e, por fim, os legumes e as frutas frescas. Esse esquema permite que

---

http://www.nutrition.gov/nal_display/index.php?info_center=11&tax_level=2&tax_subject=391&topic_id=1756&placement_default=0 – Ideias para a compra inteligente de alimentos.

http://www.fns.usda.gov/snap/applicant_recipients/eligibility.htm – Informações sobre o SNAP.

http://www.fns.usda.gov/snap/applicant_recipients/10steps.htm – Informações sobre o SNAP.

http://www.choosemyplate.gov/ – Planejador pessoal de cardápios MyPyramid.

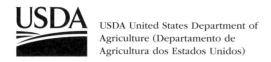

USDA United States Department of Agriculture (Departamento de Agricultura dos Estados Unidos)

Center for Nutrition, Policy and Promotion (Centro de Nutrição, Política e Promoção)

3101 Park Center Drive
Alexandria, VA, 22302

Planos oficiais de dieta do USDA: custo da alimentação em casa distribuído em quatro níveis – média norte-americana em novembro de 2011[1]

Grupos de idade-gênero	Custo semanal[2]				Custo mensal[2]			
	Plano econômico	Plano de baixo custo	Plano de custo moderado	Plano liberal	Plano econômico	Plano de baixo custo	Plano de custo moderado	Plano liberal
Indivíduos[3] Crianças:								
1 ano	21,10	28,20	32,10	38,90	91,30	122,20	139,00	168,40
2-3 anos	23,00	29,10	35,20	42,90	99,50	125,90	152,40	185,90
4-5 anos	24,00	30,30	37,40	45,40	103,80	131,20	162,00	196,80
6-8 anos	30,60	41,90	50,90	59,90	132,40	181,50	220,60	259,30
9-11 anos	34,80	45,60	59,00	68,80	151,00	197,80	255,70	298,20
Homens:								
12-13 anos	37,20	52,50	65,50	76,90	161,30	227,60	284,00	333,40
14-18 anos	38,50	53,90	67,80	77,70	166,70	233,40	293,60	336,90
19-50 anos	41,30	53,30	66,70	82,00	179,10	231,00	289,00	355,30
51-70 anos	37,80	50,40	61,90	75,10	163,90	218,20	268,10	325,40
+ 71 anos	37,90	50,00	61,70	76,10	164,40	216,70	267,40	329,60
Mulheres:								
12-13 anos	37,30	45,50	54,60	66,60	161,70	197,20	236,60	288,60
14-18 anos	36,80	45,70	55,30	68,10	159,60	198,20	239,40	295,00
19-50 anos	36,70	46,30	57,10	73,10	158,90	200,50	247,40	316,60
51-70 anos	36,30	45,20	55,90	67,00	157,10	195,70	242,20	290,30
+ 71 anos	35,60	44,80	55,60	66,90	154,10	194,30	240,80	289,70
Famílias: Família de 2:[4]								
19-50 anos	85,80	109,50	136,20	170,60	371,80	474,60	590,00	739,10
51-70 anos	81,50	105,10	129,60	156,30	353,10	455,30	561,40	677,30
Família de 4:								
Casal, 19-50 anos e crianças – 2-3 e 4-5 anos	124,90	158,90	196,30	243,40	541,40	688,60	850,70	1.054,50
6-8 e 9-11 anos	143,40	187,10	233,70	283,70	621,40	810,80	1.012,60	1.229,40

[1]Os Planos de Dieta representam uma dieta nutritiva em quatros níveis de custo diferentes. As bases nutricionais dos Planos de Dieta são a Ingestão Dietética de Referência (*Dietary Reference Intake*) 1997-2005, as Diretrizes Dietéticas para os Americanos (*Dietary Guidelines for Americans*) 2005 e as recomendações de ingestão alimentar *MyPyramid* 2005. Além do custo, as diferenças entre os planos estão nos alimentos específicos e nas quantidades de alimento. Outra base para os Planos de Dieta é que todas as refeições e os lanches sejam preparados em casa. Para informações sobre os alimentos específicos e as quantidades de alimento constantes nos Planos de Dieta, ver *Thrifty Food Plan, 2006* (2007) e *The Low-Cost, Moderate-Cost, and Liberal Food Plans, 2007* (2007). Todos os quatro Planos de Dieta são baseados em dados de 2001-2002 e atualizados para os valores atuais utilizando o Índice de Preços ao Consumidor para produtos alimentícios específicos.
[2]Todos os custos foram arredondados para os 10 centavos mais próximos.
[3]Os custos apresentados estão em dólares e são válidos para membros individuais de famílias de 4 pessoas. Para membros de famílias de outros tamanhos, são sugeridos os seguintes ajustes: família de 1 pessoa, acrescentar 20%; família de 2 pessoas, acrescentar 10%; família de 3 pessoas, acrescentar 5%; família de 4 pessoas, nenhum ajuste; família de 5 ou 6 pessoas, subtrair 5%; família de 7 (ou mais) pessoas, subtrair 10%. Para calcular os custos gerais de alimentação por domicílio, (1) ajuste os custos de alimentação para cada pessoa da casa e depois (2) some esses custos ajustados.
[4]Acréscimo de 10% para ajuste do tamanho da família.
O arquivo original pode ser acessado na página principal do CNPP: http://www.cnpp.usda.gov.
Acesso em dezembro de 2011.

500 Parte III ■ Os alimentos no contexto da vida

se percorra eficientemente o supermercado uma única vez e ajuda a manter a qualidade dos alimentos perecíveis.

As quantidades dos diversos alimentos variam consideravelmente de uma família para outra, dependendo do número de membros da família, da idade dos membros e dos padrões de consumo alimentar das diversas pessoas servidas. Felizmente, desenvolvem-se padrões, o que simplifica esse aspecto da compra de alimentos e evita escassez ou desperdícios. O Departamento de Agricultura dos Estados Unidos realizou um estudo sobre as quantidades previstas de alimento que podem ser utilizadas por pessoas de diversas idades para uma boa nutrição. A Tabela 20.1 apresenta as informações fornecidas sobre um orçamento de alimentação moderado.

Condições de armazenamento

Ao se planejar e comprar alimentos para uma semana, você deve levar em consideração as instalações de que você dispõe em casa para armazenar mantimentos, a fim de evitar perdas. O espaço para armazenamento de congelados é limitado na maioria das casas, e os alimentos congelados devem ser preparados na hora em que são comprados ou armazenados em *freezer*. Compras maravilhosas de sorvetes e diversos produtos congelados deixam de ser barganhas se eles não tiverem como ser conservados de forma satisfatória.

Os legumes e frutas frescos também requerem condições especiais de armazenamento; as gavetas do refrigerador são o espaço preferido para algumas frutas e legumes, especialmente para a alface e outros produtos suculentos. Os sacos plásticos herméticos também podem ser uma alternativa para o armazenamento desses produtos sob refrigeração. Até mesmo a abóbora, a cebola e a batata precisam ser armazenadas em lugar fresco.

Para famílias grandes, a disponibilidade de espaço na geladeira para o armazenamento de carnes e laticínios pode ser um fator de limitação das compras. Quando possível, a entrega de leite em domicílio duas ou três vezes por semana pode ser uma solução, mas quando o serviço não existe, talvez seja necessário fazer compras complementares no meio da semana para resolver o problema de abastecimento do produto. Outra possível solução é complementar o leite líquido com o uso de leite em pó reconstituído.

Recursos de auxílio ao consumidor

As compras de supermercado podem ser muito educativas e consumir tempo. Com a excelente **rotulagem nutricional** obrigatória de muitos alimentos hoje, a quantidade de informações disponíveis sobre o conteúdo de nutrientes e ingredientes é considerável. Entretanto, a exiguidade de tempo pode limitar a vantagem que os consumidores extraem dos rótulos. No caso de produtos utilizados com frequência, alguns minutos reservados para comparar os rótulos de diferentes marcas podem servir de base para que sejam tomadas decisões informadas durante futuras idas ao supermercado (Fig. 20.8).

No caso de pessoas alérgicas a alguns ingredientes ou que, por outras razões de saúde, precisam evitar determinados produtos, o rótulo com a lista de ingredientes pode ser uma fonte vital de informações úteis na hora de escolher os alimentos adequados. A **rotulagem de ingredientes** é de considerável valor para fins de comparação do custo de diversas marcas do mesmo produto. Como os ingredientes devem ser relacionados em ordem decrescente de conteúdo (por peso) presente na composição dos alimentos, as comparações podem ser feitas entre as formulações. Por exemplo, uma mistura de sopa em cujo rótulo o frango aparece listado antes do macarrão contém mais frango do que um produto em que o macarrão aparece relacionado antes do frango.

O **prazo de validade** dos alimentos é outro meio de auxílio para os consumidores (Fig. 20.9). Cada vez mais, as datas aparecem acompanhadas de uma expli-

---

Rotulagem nutricional
Rótulo obrigatório nas embalagens de produtos alimentícios contendo informações nutricionais destinadas a orientar o consumidor sobre o conteúdo calórico e o teor de nutrientes presentes em uma determinada porção do produto.

Rotulagem de ingredientes
Lista de ingredientes que se inicia com o ingrediente presente em maior quantidade (por peso) na composição do produto e segue sucessivamente em ordem decrescente.

Prazo de validade
Data que especifica claramente até quando o produto deve ser consumido ou outra mensagem de prazo indicando se o produto está fresco.

Capítulo 20 ▪ Planejamento de cardápios e preparo de refeições **501**

Tabela 20.1 Cestas de mercado para planos de dieta de custo moderado – quantidades de alimentos comprados para uma semana (por grupo de idade-gênero), 2007

| Categoria do alimento | Homens | | | | |
	12-13 anos	14-18 anos	19-50 anos	51-70 anos	+ 70 anos
Peso total (kg)	16,98	19,98	20,41	18,69	17,69
Grãos	*Gramas por semana*				
Pães, arroz, massas e doces integrais (inclusive farinhas integrais)	131,54	1.020	1.084	789,25	371,94
Cereais integrais (inclusive mingaus)	13,60	40,82	45,35	63.50	607,81
Pipoca e outros aperitivos de grãos integrais	884,50	371,94	90,71	335,65	127,00
Pães, cereais, arroz, massas, tortas, doces, lanches e farinhas comuns (não integrais)	612,34	857,28	925,32	589,67	399,16
	1.642	**2.290**	**2.150**	**1.778**	**1.505**
Legumes e verduras					
Todos os derivados da batata	730,28	821,00	730,28	544,31	834,61
Vegetais verde-escuros	226,79	485,34	508,02	498,95	1.338
Vegetais amarelo-alaranjados	480,80	449,05	399,16	353,80	335,65
Feijões enlatados e desidratados, lentilhas e ervilhas	1.002	1.410	1.197	730,28	684,92
Outros vegetais	1.356	1.406	1.537	1.628	1.297
	3.796	**4.572**	**4.372**	**3.755**	**4.490**
Frutas					
Frutas inteiras	2.394	3.206	3.175	2.676	2.680
Sucos de frutas	1.006	816,46	762,03	789,25	771,10
	3.401	**4.023**	**3.937**	**3.460**	**3.451**
Derivados do leite					
Leite integral, iogurte e creme de leite	167,82	190,50	176,90	172,36	199,58
Leite com baixo teor de gordura e desnatado e iogurte com baixo teor de gordura	5.869	5.497	5.592	5.815	5.456
Todos os tipos de queijo (inclusive sopa e molho de queijo)	36,28	49,89	58,96	27,21	49,89
Bebidas e sobremesas lácteas	77,11	90,71	68,03	63,50	68,03
	6.146	**5.828**	**5.896**	**6.082**	**5.774**
Carnes e outras fontes de proteínas					
Carne bovina, suína, vitela, cordeiro e carnes de caça	353,80	399,16	471,73	462,66	394,62
Frango, peru e aves de caça	322,05	938,93	1.338	1.719	1.006
Peixes e derivados	267,61	276,69	190,50	190,50	68,03
Bacon (toucinho), salsichas e carnes enlatadas (inclusive pastas)	18,14	45,35	49,89	31,75	27,21
Oleaginosas, pastas de oleaginosas e sementes	290,29	154,22	149,68	145,14	240,40
Ovos e misturas à base de ovos	36,28	54,43	77,11	72,57	45,35
	1.292	**1.873**	**2.281**	**2.621**	**1.778**

(continua)

502 Parte III ▪ Os alimentos no contexto da vida

Tabela 20.1 Cestas de mercado para planos de dieta de custo moderado – quantidades de alimentos comprados para uma semana (por grupo de idade-gênero), 2007 (*continuação*)

Outros alimentos					
Gorduras, óleos e molhos para saladas	113,39	199,58	213,18	140,61	176,90
Molhos em geral, condimentos e especiarias	77,11	117,93	208,65	95,25	95,25
Café e chá	0,00	0,00	0,01	0,00	0,00
Bebidas sem álcool, refrigerantes, bebidas de frutas e bebidas energéticas (inclusive bebidas de arroz)	439,48	875,43	1.197	635,02	281,22
Açúcares, doces e bombons	27,21	63,50	58,96	49,89	31,75
Sopas (prontas e condensadas)	0,00	108,86	68,03	54,43	95,25
Sopas (em pó)	4,53	4,53	4,53	9,07	0,00
Produtos congelados ou resfriados (inclusive pizzas, iscas de peixe e refeições congeladas)	31,75	22,67	18,14	4,53	0,00
	693,99	**1.387**	**1.773**	**988,83**	**684,92**
			Mulheres		
Peso total (kg)	17.036	16.551	17.662	17.476	15.685
Grãos					
Pães, arroz, massas e doces integrais (inclusive farinhas integrais)	589,67	693,99	494,41	1.211	957,07
Cereais integrais (inclusive mingaus)	90,71	539,77	308,44	31,75	31,75
Pipoca e outros lanches integrais	217,72	9,07	326,58	131,54	18,14
Pães, cereais, arroz, massas, tortas, doces, lanches e farinhas comuns (não integrais)	594,20	408,23	417,30	127,00	249,47
	1.496	**1.651**	**1.546**	**1.501**	**1.260**
Legumes e verduras					
Todos os derivados da batata	471,73	571,52	675,85	539,77	403,69
Vegetais verde-escuros	1.256	830,07	816,46	793,78	1.211
Vegetais amarelo-alaranjados	381,01	308,44	721,21	408,23	326,58
Feijões enlatados e desidratados, lentilhas e ervilhas	680,38	1.056	925,32	508,02	662,24
Outros vegetais	1.832	1.233	1.605	1.188	1.283
	4.622	**3.996**	**4.744**	**3.438**	**3.887**
Frutas					
Frutas inteiras	2.553	2.299	2.331	3.538	2.236
Sucos de frutas	811,93	743,89	680,38	712,14	730,28
	3.361	**3.043**	**3.011**	**4.254**	**2.971**
Derivados do leite					
Leite integral, iogurte e creme de leite	344,73	263,08	181,43	27,21	99,79
Leite com baixo teor de gordura e desnatado e iogurte com baixo teor de gordura	5.497	5.710	5.833	6.010	5.805
Todos os tipos de queijo (inclusive sopa e molho de queijo)	31,75	4,53	36,28	0,00	4,53
Bebidas e sobremesas lácteas	45,35	27,21	22,67	9,07	18,14
	5.919	**6.005**	**6.078**	**6.050**	**5.932**

(*continua*)

Tabela 20.1 Cestas de mercado para planos de dieta de custo moderado – quantidades de alimentos comprados para uma semana (por grupo de idade-gênero), 2007 (*continuação*)

Carnes e outras fontes de proteínas					
Carne bovina, suína, vitela, cordeiro e carnes de caça	213,18	353,80	390,08	204,11	340,19
Frango, peru e aves de caça	113,39	439,98	657,70	966,15	426,37
Peixes e derivados	512,55	117,93	145,14	254,01	58,96
Bacon (toucinho), salsichas e carnes enlatadas (inclusive pastas)	13,60	4,53	9,07	0,00	4,53
Oleaginosas, pastas de oleaginosas e sementes	54,43	108,86	263,08	244,93	358,33
Ovos e misturas à base de ovos	13,60	9,07	27,21	18,14	13,60
	925,32	**1.034**	**1.496**	**1.691**	**1.202**
Outros alimentos					
Gorduras, óleos e molhos para saladas	185,97	108,86	122,46	145,14	86,18
Molhos em geral, condimentos e especiarias	140,61	163,29	72,57	63,50	45,35
Café e chá	0,00	0,00	0,00	0,00	0,00
Bebidas sem álcool, refrigerantes, bebidas de frutas e bebidas energéticas (inclusive bebidas de arroz)	312,97	190,50	417,30	136,07	117,93
Açúcares, doces e bombons	27,21	36,28	27,21	9,07	18,14
Sopas (prontas e condensadas)	18,14	317,51	140,61	181,43	163,29
Sopas (em pó)	0,00	0,00	0,00	4,53	0,00
Produtos congelados ou resfriados (inclusive pizzas, iscas de peixe e refeições congeladas)	22,67	4,53	9,07	0,00	0,00
	712,14	**821,00**	**793,78**	**535,23**	**435,44**

Notas: os alimentos na forma "como comprados" incluem produtos crus à base de grãos; legumes crus, enlatados e congelados; sucos de frutas concentrados; e carnes com osso. Os componentes das cestas de mercado são tratados em termos de peso (kg); consequentemente, os líquidos, como o leite, são pesados de forma mais destacada do que os alimentos desidratados, e os sucos concentrados são pesados de forma menos destacada do que as suas formas reconstituídas.

Os números estão arredondados, razão pela qual, quando somados, podem não equivaler aos respectivos totais indicados.

cação, como "Recomendável consumir até 27 nov.". As datas sem explicações podem ser confusas, uma vez que podem indicar a data em que o produto foi embalado, ou a data limite para consumo do produto, ou até mesmo que o alimento não deve ser consumido após a data especificada. Essa imprecisão é observada com relativa frequência hoje, embora muitos alimentos ainda sejam comercializados sem indicar nenhuma data.

Pesquisa de preços

As comparações de custo entre marcas concorrentes podem proporcionar uma boa economia aos consumidores. Como os tamanhos das embalagens geralmente são diferentes, essa pesquisa de preços pode consumir um bom tempo, a menos que você vá às compras munido de uma calculadora. As lojas informam o **preço**

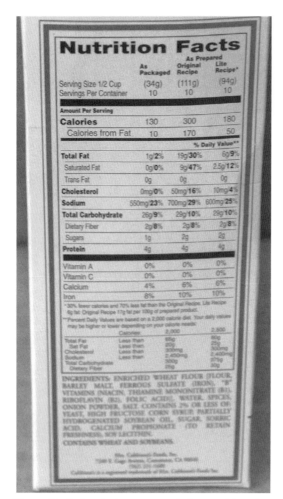

Figura 20.8 Os rótulos com os dados nutricionais e ingredientes dos produtos fornecem ao consumidor informações importantes que servem de orientação para a compra de alimentos saudáveis.
Cortesia de Plycon Press.

Preço unitário
Custo de uma determinada quantidade de um produto que facilita as comparações de preço para o consumidor.

Código Universal de Produto
Desenho de barras (código de barras) impresso nas embalagens com a finalidade de codificar informações de estoque e custo para tradução por escaneamento eletrônico no caixa.

unitário nas prateleiras para que o consumidor saiba o preço de um grama ou de outra unidade sensata de medida dos diversos produtos (Fig. 20.10). Isso poupa muito tempo do consumidor, visto que as comparações podem ser feitas rapidamente quando as informações são exibidas na prateleira.

Mesmo com o preço unitário, os consumidores precisam estar atentos ao fazer suas escolhas. Um dos exemplos mais evidentes da necessidade de se ter esse cuidado é constatado quando se compara o peso do pêssego em conserva sem o líquido. Alguns fabricantes vendem uma boa quantidade de suco e uma pequena quantidade de fruta em uma lata, enquanto outros enchem a lata com fruta e acrescentam apenas uma pequena quantidade de suco. Se os dois produtos tiverem o mesmo preço, aquele que contém fruta em abundância obviamente seria a melhor opção de compra. Vários exemplos desse tipo podem ser encontrados no mercado.

É possível economizar comprando as marcas do supermercado em vez daquelas anunciadas em nível nacional. Pode-se fazer uma economia ainda maior comprando os equivalentes genéricos de produtos básicos. Esses produtos contêm apenas um rótulo indicando sua natureza. O rótulo simples e neutro identifica o conteúdo. Os rótulos dos produtos genéricos decerto não contêm luxos. Em alguns casos, a qualidade desses produtos pode ser tão boa quanto a de uma marca famosa; em outros, no entanto, os consumidores podem encontrar uma grande diferença. A experiência é o melhor critério para se tomar esse tipo de decisão. Uma coisa é certa: os genéricos são mais baratos do que os produtos anunciados em âmbito nacional.

Código Universal de Produto (UPC, na sigla em inglês) é o nome do familiar código de barras impresso nas embalagens dos produtos alimentícios vendidos nos supermercados. Esse desenho de barras foi criado para ajudar os supermercados a manterem informações sobre seus estoques e para facilitar a utilização de computadores no processo de comercialização. O escaneamento eletrônico do UPC no caixa gera a nota fiscal para o consumidor e fornece à loja as informações necessárias sobre posição de estoque e vendas. O uso de *scanners* supostamente reduz a margem de erros no caixa. Os consumidores recebem uma nota fiscal de suas compras com todos os itens discriminados, na qual constam a marca, o produto e o preço, tudo documentado como um recibo permanente. Para evitar erros, é recomendável que os consumidores confiram rapidamente seus recibos enquanto estão no caixa, porque os preços registrados no computador, às vezes, podem diferir do que diz na prateleira.

Gestão do tempo

Um dos segredos para uma refeição bem-sucedida é o controle do tempo de preparo dos pratos para que tudo esteja pronto simultaneamente. O sucesso nesse aspecto requer que tudo seja pensado de forma cuidadosa com antecedência. Na realidade, a questão da gestão de tempo precisa ser levada em consideração nas fases de planejamento e preparo para que o cardápio selecionado possa se encaixar na disponibilidade de tempo da pessoa que está preparando a comida. Se o jantar tiver de ser servido tão logo o cozinheiro retorne do trabalho, uma refeição simples e de preparo rápido é condizente com a exigência do tempo disponível. Para pessoas inexperientes, uma refeição relativamente simples de preparar ajuda a garantir o sucesso em termos de preparo e cronometragem do tempo.

Capítulo 20 ■ Planejamento de cardápios e preparo de refeições 505

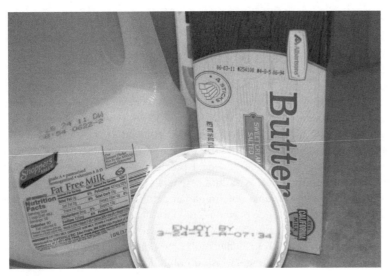

Figura 20.9 A indicação do prazo de validade varia em seu estilo de apresentação, mas tem por finalidade informar o consumidor sobre o tempo de validade da qualidade dos produtos.
Cortesia de Plycon Press.

Quando se está aprendendo a cozinhar, a elaboração de um cronograma detalhado contribui para que o processo de preparo transcorra sem percalços. Esse plano precisa prever todos os detalhes que requerem atenção ao se preparar e servir uma refeição, inclusive o tempo para arrumar a mesa.

Comece a elaborar o cronograma calculando o tempo necessário para preparar cada prato do cardápio. O tempo de mistura e o tempo necessário para reunir ou cortar e lavar os ingredientes precisa ser estimado com base na velocidade do cozinheiro, porque a taxa de produtividade varia muito de uma pessoa para outra. Depois é acrescentado o tempo efetivo de cozimento ao tempo estimado de preparo para determinar o tempo total necessário para preparar cada prato do cardápio, do início do processo ao momento de servir.

Determine a hora em que a refeição será servida, e depois trabalhe de trás para a frente, levando em consideração a hora de servir para calcular precisamente quando cada prato deve começar a ser preparado. Os pratos que exigem um longo tempo de preparo e/ou cozimento obviamente terão que começar a ser feitos mais cedo do que aqueles que necessitam apenas de um curto período de preparo pouco antes de serem servidos. Depois de estipular o tempo para preparar cada prato, verifique todo o cronograma para ver se está realista. Não deve haver conflitos que exijam a execução de duas tarefas ao mesmo tempo. Se houver, será preciso fazer alguns ajustes para que o trabalho possa transcorrer sem incidentes.

Variáveis como interrupções de crianças pequenas e ligações telefônicas podem transtornar até o melhor dos planos. Um cronograma que leve em consideração prováveis interrupções pode reduzir consideravelmente eventuais frustrações. O tempo necessário para essas distrações durante o preparo da refeição pode ser previsto e incorporado ao plano.

O tempo adequado deve permitir que seja providenciado um centro de mesa e que sejam concluídos outros detalhes da arrumação da mesa. Para refeições em família, será preciso pouco tempo para arrumar a mesa, incluindo a colocação do centro de mesa. Entretanto, as refeições de negócios podem exigir o uso de um conjunto de travessas que se encontra guardado em um armário distante e que precisa até ser lavado antes do uso. Os utensílios de prata talvez precisem ser polidos e lavados antes da organização da mesa. Taças especiais ou outro material de

> ## VISÃO DA INDÚSTRIA
> ### Ingredientes para os clientes
>
> Os consumidores de hoje nos Estados Unidos exigem uma ampla gama de ingredientes, sejam eles necessários para o setor alimentício ou para casa. O setor alimentício enfrenta os desafios de desenvolver e produzir alimentos com a qualidade e o apelo que os consumidores demandam. O uso de aditivos especiais em geral é necessário à obtenção das características de desempenho capazes de oferecer uma qualidade excelente durante o consumo efetivo do produto. À medida que os consumidores desenvolvem uma aceitação mais ampla por outras cozinhas, o setor alimentício também precisa ampliar a sua gama de ingredientes para desenvolver produtos adequados.
>
> Os supermercados também estão expandindo seus estoques para atender à demanda do consumidor por ingredientes étnicos. Os produtos específicos que eles oferecem variam consideravelmente nas diversas localidades do país, dependendo, em parte, das características culturais da região servida. É preciso que se tenha acesso às especiarias e aos molhos essenciais para preparar os pratos típicos de uma determinada cozinha. Da mesma forma, é possível que produtos como tortilhas e massa para *wonton* (tipo de empanado chinês) também sejam itens necessários. Felizmente, muitos produtos especiais podem ser mantidos congelados ou enlatados no estoque de um estabelecimento.

vidro também podem necessitar de lavagem e secagem antes da utilização. Essas providências consomem um tempo considerável. Até mesmo a colocação de cadeiras extras na mesa para uma refeição desse tipo pode representar um problema de tempo se não for elaborado um plano detalhado que inclua todos os aspectos da arrumação da mesa. As tarefas especiais geralmente podem ser realizadas na véspera ou, pelo menos, no início do dia do evento especial em questão.

Como parte do aprendizado do preparo de refeições, faça uma lista de verificação de tarefas que precisam ser executadas e depois elabore o respectivo cronograma. Inclua todos os itens na lista. Detalhes, como o preparo de água com gelo, são importantes para o sucesso da refeição, mas provavelmente são esquecidos em um cronograma, a menos que seja utilizada uma lista de verificação. Mesmo uma relação das travessas e talheres a serem utilizados para servir a comida pode contribuir para a organização do planejamento da refeição. Com a prática, algumas

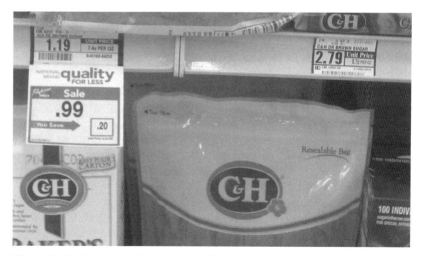

Figura 20.10 O preço unitário permite fáceis comparações entre o custo relativo de produtos de diversos tamanhos e marcas.
Cortesia de Plycon Press.

dessas questões se tornam tão naturais que podem ser resolvidas sem a formalidade das anotações. Entretanto, a necessidade de haver tempo hábil para resolvê-las deve continuar sendo levada em consideração para que as refeições possam ser organizadas, não caóticas.

Quando possível, o cronograma deve ser avaliado após a refeição para ver até que ponto o planejamento foi satisfatório e onde precisam ser feitas algumas alterações se o cronograma voltar a ser utilizado em ocasião futura. Quando as tarefas que exigem menos ou mais tempo do que o previsto puderem ser identificadas, o tempo real necessário poderá ser incluído no próximo cronograma. Esse processo de avaliação, feito informalmente ou com as ideias colocadas no papel, é importante para o desenvolvimento de habilidades de gestão do tempo. As alterações feitas nos cronogramas futuros, tomando por base o cronograma testado, permitem que sejam feitas correções no planejamento, e o preparo de uma refeição de maneira organizada e agradável pode ser realizado cada vez mais facilmente.

Um cronograma para o preparo de uma refeição em família, com um cardápio à base de bolo de carne, batata assada, cenoura cozida com endro, salada Waldorf e leite, para ser servida às 18h00 pode seguir o seguinte esquema. Provavelmente precisarão ser feitos alguns ajustes para atender à situação específica em questão, dependendo de algumas variáveis, como a agilidade do cozinheiro e do ajudante que possa estar disponível para pôr a mesa e realizar outras tarefas de apoio.

16h45	Preparar o bolo de carne e lavar as batatas enquanto o forno está preaquecendo
16h55	Colocar o bolo de carne e as batatas no forno preaquecido
17h00	Pôr a mesa
17h10	Preparar a salada, cobrir e mantê-la sob refrigeração até a hora de servir
17h45	Lavar, raspar e cortar as cenouras enquanto a água esquenta; acrescentar as cenouras quando a água estiver fervendo
17h50	Encher uma jarra com água, leite ou outra bebida e colocar na mesa
17h55	Retirar o bolo de carne e as batatas assadas do forno; transferi-los para uma travessa ou servi-los em pratos
17h56	Escorrer e servir as cenouras, guarnecidas com folha de endro fresco
17h58	Colocar a comida na mesa enquanto os convidados se reúnem
18h00	Servir o jantar

APROVEITAMENTO DAS SOBRAS

Planejamento prévio

As sobras podem ser o resultado de um planejamento deliberado ou de erro de cálculo. Se o objetivo for o uso eficiente do tempo durante a semana, pode ser feita uma carne de panela no fim de semana, com a expectativa de que sobre carne suficiente para fazer uma sopa de legumes com carne e um ensopado de carne durante a semana (Fig. 20.11). Esse tipo de planejamento permite a compra de cortes grandes – mas comparativamente baratos – de carne ou outros alimentos, além de acabar poupando o tempo de preparo, uma vez que em pouco tempo as sobras de carne estão prontas para serem usadas em outras receitas.

Se as sobras estiverem sendo preparadas deliberadamente, é essencial que os cardápios da semana sejam planejados de modo que elas sejam aproveitadas enquanto conservam sua qualidade e estejam apropriadas para o consumo. As sobras eventualmente descartadas não representam uma economia, tampouco uma conveniência. O armazenamento de sobras congeladas pode ser um aspecto prático do plano para o aproveitamento de determinadas sobras.

Quando as sobras não são desejáveis, pode ser feito um planejamento prévio para que não sobre comida após a refeição. Em geral, pode ser feito um cálculo relativamente preciso da quantidade de comida necessária para que não seja feita comida em excesso. Eventualmente, os convidados poderão querer repetir um determinado item que tenha sido servido, mas isso é o de menos, considerando que muitos norte-americanos tendem a comer mais do que realmente necessitam. Entretanto, para um adolescente atlético e cheio de energia, pouca comida pode resultar em uma grande frustração que deve ser evitada. A experiência logo nos mostra a quantidade que provavelmente será consumida.

Para aqueles que brigam com a balança, no entanto, geralmente não é de bom tom fazer mais comida do que o necessário. Insistir com alguém que já está satisfeito para que coma um pouco mais pode levar a dificuldades com o peso.

Essa abordagem – de limitar a quantidade de comida servida – contraria a prática tradicional de demonstrar hospitalidade e cordialidade servindo às pessoas tanto quanto elas possam consumir. Entretanto, à medida que a conscientização em relação ao controle de peso e o desejo por uma boa nutrição se espalham pelos Estados Unidos, a qualidade começa a ter prioridade sobre a quantidade como marca da hospitalidade.

Cuidados com as sobras

Muitos alimentos estão no auge do seu nível de qualidade na primeira vez em que são preparados, e essa qualidade pode se deteriorar com relativa rapidez se não forem tomadas as devidas medidas de controle das alterações. O cuidado imediato com as sobras depois que a refeição termina pode ajudar a manter a qualidade. Os alimentos que contêm proteína precisam ser imediatamente resfriados ou congelados, dependendo do tipo de alimento e dos planos para seu uso.

Cobrir com filme plástico ou papel-alumínio ajuda a evitar a absorção de outros sabores e a perda de umidade dos alimentos durante o armazenamento na geladeira. Os alimentos a serem congelados precisam ser colocados em recipientes com tampas herméticas para evitar a dessecação durante o armazenamento no *freezer*. As

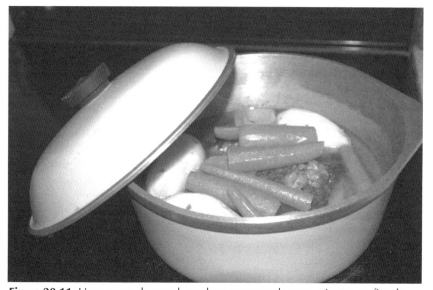

Figura 20.11 Uma carne de panela pode ser preparada para o jantar no fim de semana e facilmente gerar sobras planejadas para outra refeição durante a semana.
Cortesia de Plycon Press.

sobras de legumes e frutas também devem ser armazenadas em recipientes bem fechados na geladeira, embora a proliferação de microrganismos, nesse caso, nem se compare à rapidez com que ocorre nos alimentos que contêm proteína.

Os pães e outros produtos panificados não precisam ser armazenados sob refrigeração, mas devem ser acondicionados em recipientes fechados para evitar o ressecamento. No caso de armazenamento por longos períodos, as sobras de pão e outros produtos panificados podem ser bem embrulhadas e guardadas no *freezer*.

Para evitar o desenvolvimento de surpresas microbiológicas na geladeira e em outros locais de armazenagem, as áreas de pouco acesso da geladeira precisam ser inspecionadas semanalmente. Isso deve ser feito quando a lista de compras está sendo elaborada para que sejam comprados os itens adequados e não haja repetição de gêneros alimentícios. Durante essa exploração, os alimentos que não serão utilizados devem ser descartados. As gavetas e as prateleiras da geladeira devem ser limpas e estar prontas para a chegada dos novos alimentos. Se for preciso descongelar a geladeira, isso também deve ser feito antes que as compras sejam feitas. Desse modo, os alimentos novos podem ser imediatamente armazenados sob refrigeração em condições de segurança.

RESUMO

A gestão alimentar começa com o planejamento das refeições para todos os horários do dia e a revisão desses cardápios para garantir a inclusão de todos os alimentos necessários à manutenção da boa saúde. Verifique as recomendações do guia MyPlate para se certificar de que os números de porções sugeridos estão sendo servidos em cada um dos cinco grupos. O café da manhã pode ser simples, com uma porção de alimento com alto teor de vitamina C, um copo de leite e uma tigela de cereal. O almoço deve consistir em uma fonte de carne ou produto substitutivo da carne, duas porções de frutas e/ou legumes, pão ou outro tipo de cereal e um copo de leite. O jantar pode seguir o mesmo padrão do almoço. O ideal é que o jantar seja uma refeição de proporções moderadas, a menos que a pessoa seja particularmente ativa e necessite de mais nutrientes do que a média das pessoas.

Para atender a essas diretrizes, é recomendado variar os cardápios. Entre as qualidades sensoriais dos alimentos a serem consideradas estão a cor, a forma, a textura, o sabor e a temperatura. As refeições precisam ser planejadas de modo a proporcionar sensação de saciedade e oferecer variedade suficiente, dia após dia, para estimular o apetite.

O planejamento dos cardápios deve ser feito com os recursos da energia humana e o uso adequado de utensílios. As refeições não devem ser tão elaboradas a ponto de levar os responsáveis pelo seu preparo a um grau de exaustão que os impeça de participar do grupo social e ser uma companhia agradável à mesa. Alguns cardápios podem ser planejados de modo a utilizar utensílios que proporcionem economia de tempo, como uma panela *crock pot*, por exemplo. A segurança dos alimentos também precisa ser levada em consideração se os produtos tiverem de ser mantidos em temperatura ambiente por um período de tempo significativo.

Os custos de alimentação podem ser controlados fazendo-se compras apenas uma vez por semana, aproveitando as ofertas especiais que possam ser incorporadas às refeições em família. Uma lista de compras pode representar uma grande economia quando é bem planejada e seguida. A compra de uma quantidade adequada de alimentos que possa ser armazenada com segurança e consumida enquanto os produtos ainda conservam sua qualidade pode ser um aspecto importante da gestão financeira. O rótulo dos produtos com a discriminação dos ingredientes, o prazo de validade e o preço unitário são importantes fontes de auxílio ao consumidor, disponíveis no mercado. A pesquisa de preços e a escolha de produtos genéricos ou outros produtos que ofereçam nível de qualidade adequado a preços razoáveis também constituem técnicas de controle de custos de alimentação.

Ao elaborar um cronograma criterioso, você pode dominar a tarefa de preparar todos os pratos em tempo hábil para a hora em que a refeição deve ser servida. Preocupações como polir os talheres e providenciar um centro de mesa também precisam ser levadas em consideração por ocasião da elaboração do cronograma. A avaliação do plano é importante depois que a refeição termina para que possam ser feitas melhorias nos cronogramas subsequentes. Com a prática, adquire-se

510 Parte III ▪ Os alimentos no contexto da vida

o domínio do tempo necessário para preparar uma refeição.

Após a refeição, o cuidado adequado com as sobras é essencial como forma de controlar os custos e a qualidade dos alimentos. As sobras planejadas podem ser uma boa maneira de poupar tempo no preparo das refeições, desde que os alimentos sejam armazenados de forma adequada e utilizados enquanto conservam um alto nível de qualidade. O congelamento das sobras, às vezes, pode ajudar a garantir a qualidade das sobras. Quando as sobras não fazem parte do plano, devem ser preparadas quantidades adequadas de comida para uma refeição. A prática de fazer mais comida do que o necessário não apenas é dispendiosa, em razão do desperdício, como também leva ao excesso de peso na família se aqueles que já estão satisfeitos se sentirem pressionados a comer um pouco mais.

Os alimentos que contêm proteína precisam ser acondicionados em recipientes com tampa e resfriados ou congelados o mais rápido possível após uma refeição para evitar que se deteriorem. Os pães e outros produtos panificados precisam ser armazenados em recipientes bem tampados para evitar o ressecamento. O armazenamento em *freezer* é recomendável se os produtos não forem logo utilizados.

A remoção de sobras não utilizadas e a limpeza cuidadosa das áreas de armazenamento são medidas importantes para a manutenção do controle dos alimentos na cozinha. Isso deve ser feito por ocasião dos preparativos para a próxima ida às compras. Esse procedimento permite que seja feito um levantamento dos estoques de suprimentos existentes e ajuda na elaboração de uma lista de compras adequada.

QUESTÕES DE ESTUDO

1. Que fatores precisam ser levados em consideração no planejamento de cardápios atraentes? Por que esses aspectos dos alimentos precisam ser coordenados em um cardápio?
2. De que maneira o guia MyPlate pode ajudar no planejamento de cardápios?
3. Planeje um almoço para um adolescente. Como você elaboraria um cardápio variado se a mãe do rapaz tivesse que fazer a mesma refeição? Seria necessária alguma alteração se o pai do rapaz também tivesse que fazer a mesma refeição? Explique as suas recomendações para a mãe e o pai. O que você levou em consideração ao planejar o cardápio original para o rapaz?
4. Elabore um cronograma para preparar o almoço que você planejou na questão anterior. O cardápio é factível? Em caso afirmativo, faça uma lista de

compras para esse cardápio. Se houver necessidade de fazer quaisquer alterações, revise o cardápio e elabore uma lista de compras para o cardápio revisado.
5. O que você mudaria no cardápio desse almoço se (a) estivesse tentando manter os custos o mais baixo possível e (b) o custo não fosse motivo de preocupação?
6. Visite um supermercado e verifique os alimentos que possuem rótulos com informações nutricionais e os que não os possuem. Examine também os rótulos com a discriminação dos ingredientes e os códigos com o prazo de validade nas embalagens. Você acha que os consumidores no estabelecimento que você visitou estavam utilizando as informações fornecidas ao consumidor? O que você aprendeu depois de examinar diversos produtos?

BIBLIOGRAFIA

Antonio, J. 2010. Hot and flavorful world of chiles. *Food Product Design 20*(2): 42.

Barer-Stein, T. 1999. *You Eat What You Are.* 2nd ed. Firefly Books. Richmond Hill, ON.

Berry, D. 2004. Fresh advice on herbs and spice. *Food Product Design 14*(2): 61.

Berry, D. 2009. Feeding tweens and teens. *Food Product Design 19*(5): 50.

Berry, D. 2010. Heat-and-eat meals go gourmet. *Food Product Design 20*(10): 32.

Berry, D. 2010. Diet food by any other name. *Food Product Design 20*(11): 18.

Brandt, M. B., et al. 2010. Tracking label claims. *Food Technol. 64*(2): 34.

Bertrand, K. 2005. Microwavable foods satisfy need for speed and palatability. *Food Technol. 59*(1): 30.

Cannon, R. 2008. Organic vs. natural. *Food Product Design 18*(8): 26.

Caranfa, M., and D. Morris. 2009. Putting health on the menu. *Food Technol. 63*(5): 28.

Clark, J. P. 2005. Fats and oils processors adapt to changing needs. *Food Technol. 59*(5): 74.

Clemens, R., et al. 2005. MyPyramid adds new dimension to food guidance. *Food Technol. 59*(6): 18.

Datta, A. K., et al. 2005. Microwave combination heating. *Food Technol. 59*(1): 36.

Davis, T., and W. Reinhardt. 2005. Dietary Guidelines: Where food science and nutrition converge. *Food Technol. 59*(3): 20.

Decker, K. J. 2010. Feeding healthy boomers. *Food Product Design 20*(3): 66.

Esquivel, E. 2009. Escalations in the salt debate. *Food Product Design 19*(5): 16.

Fiore, P. 2006. Consumers want clarity in labeling. *Food Technol. 60*(6): 136.

Foster, R. J. 2004. "Meating" consumer expectations. *Food Product Design 14*(9): 38.

Foster, R. J. 2008. Cholesterol control. *Food Product Design 18*(9): 56.

Foster, R. J. 2008. Morning brings the grain event. *Food Product Design 18*(12): 42.

Harding, T. B., Jr., and L. R. Davis. 2005. Organic foods marketing and labeling. *Food Technol. 59*(1): 41.

Huth, P. 2005. Dairy's fit for health. *Food Product Design 15* (7): 87.

McWilliams, M. 2009. *Fundamentals of Meal Management.* 5th ed. Prentice Hall. Upper Saddle River, NJ.

Nachay, K. 2008. Combating obesity. *Food Technol. 62*(2): 24.

Ohr, L. M. 2004. Meeting children's nutritional needs. *Food Technol. 58*(4): 65.

Pszczola, D. E. 2004. Fats: In *trans*-ition. *Food Technol. 58*(4): 52.

Reedy, J., and S. M. Krebs-Smith. 2008. Comparison of food-based recommendations and nutrient values of three food guides: USDA's MyPyramid, NHLBI's Dietary Approaches to Stop Hypertension Eating Plan, and Harvard's Healthy Eating Pyramid. *J. Am. Dietet. Assoc. 108*(3): 522.

Sloan, A. E. 2005. Cruising the center-store aisles. *Food Technol. 59*(10): 28.

Sloan, A. E. 2006. Going gourmet. *Food Technol. 60*(7): 20.

Sloan, A. E. 2006. Movable meals. *Food Technol. 60*(9): 19.

Sloan, A. E. 2010. Bridging generational food divides. *Food Technol. 64*(7): 35.

Smith, R. L., et al. 2005. GRAS flavoring substances. *Food Technol. 59*(8): 24.

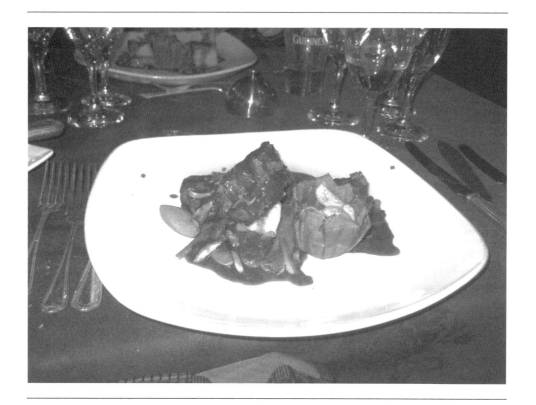

Um jantar esplêndido cria memórias duradouras de ocasiões festivas.
Cortesia de Plycon Press.

CAPÍTULO 21

Serviço de refeições e hospitalidade

Estética e praticidade, 513
Utensílios e acessórios de mesa, 513
    Roupa de mesa, 513
    Centros de mesa, 515
    Talheres, 516
    Pratos, 517
    Copos, 518
Arrumação da mesa, 519

Serviço de refeições, 521
Etiqueta à mesa, 523
Tipos especiais de hospitalidade, 524
    Buffets, 524
    Chás e cafés, 526
Resumo, 528
Questões de estudo, 529
Bibliografia, 529

Conceitos básicos

1. A roupa de mesa, os talheres, os pratos e os copos podem ser escolhidos de forma a atender a requisitos práticos (p. ex., custo, manutenção), contribuindo, ao mesmo tempo, para a beleza dos pratos servidos.
2. A etiqueta à mesa tem por princípio básico levar em consideração o prazer das pessoas à mesa.
3. O tipo de serviço de refeição utilizado deve ser escolhido de forma condizente com os convidados e a ocasião.
4. As ocasiões especiais são incrementadas quando há planejamento e preparação adequados para que o anfitrião e/ou a anfitriã precisem cuidar apenas das tarefas de última hora e possam dar atenção aos convidados.

ESTÉTICA E PRATICIDADE

Uma refeição plenamente satisfatória transcende os aspectos básicos do planejamento e da preparação; a apresentação dos pratos propriamente dita e o ambiente em que eles são apreciados são importantes para o sucesso total. Como observado anteriormente, os alimentos cumprem funções psicológicas e sociais, bem como a satisfação das necessidades nutricionais. A experiência geral à mesa aumenta a satisfação e o prazer proporcionados pela comida. Seja uma refeição em família, um encontro social ou uma reunião de negócios, o ambiente deve ser compatível com a ocasião.

Os utensílios e acessórios de mesa ditam o tom para a refeição. Às vezes, o ambiente pretendido pode ser de informalidade (Fig. 21.1); outras vezes, a ocasião pode ser de grande formalidade. Por meio da escolha da roupa de mesa, dos talheres e de outros utensílios e acessórios de mesa condizentes com o clima desejado, os parâmetros para a refeição são definidos de forma sutil. O método de serviço contribui para esse ambiente que se deseja oferecer ao grupo. Até mesmo as maneiras à mesa fazem parte do ambiente geral da ocasião. Esses aspectos do serviço de refeição são abordados neste capítulo.

Não existe uma única definição adequada de arrumação da mesa, serviço e hospitalidade porque as refeições de diferentes grupos variam de acordo com a ocasião e as pessoas. Este capítulo tem por finalidade gerar conscientização para a importância de se criar o ambiente desejado para uma refeição e utilizar os recursos disponíveis para alcançar o efeito pretendido.

UTENSÍLIOS E ACESSÓRIOS DE MESA

Roupa de mesa

O termo *roupa de mesa* é usado para designar as toalhas de mesa e os guardanapos, independentemente do tipo de tecido utilizado. As opções variam de toalhas de mesa a serviços americanos ou, até mesmo, trilhos de mesa. Não existem regras

513

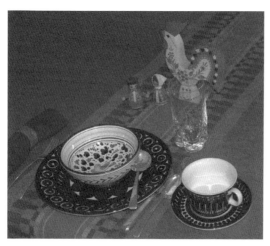

Figura 21.1 Esta mesa dá um tom informal a uma refeição.
Cortesia de Plycon Press.

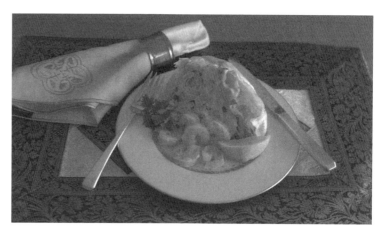

Figura 21.2 Serviço americano combinando com um guardanapo de linho, que dá um tom formal à arrumação da mesa.
Cortesia de Plycon Press.

Protetores de mesa
Tecidos grossos colocados sob a toalha de mesa para diminuir o barulho e ajudar a proteger a mesa do calor dos pratos quentes.

fixas a serem seguidas na hora de escolher a roupa de mesa para uma refeição, embora a aparência e o estado da mesa em si possam ditar o uso de uma toalha. Se o acabamento do tampo da mesa não for atraente, uma toalha pode disfarçar esse problema, enquanto os serviços americanos podem ser a base de uma bela arrumação se a mesa sobre a qual eles estiverem colocados for atraente (Fig. 21.2).

Da mesma forma, um trilho de mesa pode ser utilizado de forma eficaz para compor o ambiente para duas pessoas quando a superfície do tampo da mesa que permanece descoberta constitui uma visão agradável.

O tecido da roupa de mesa deve ser compatível com a ocasião. Para uma ocasião informal, um tecido rústico ou informal ajuda a ditar o tom; para uma refeição mais formal, no entanto, uma renda ou um adamascado é perfeitamente adequado. A cor ou a padronização da toalha e dos guardanapos deve complementar os pratos e a comida. Uma refeição verdadeiramente atraente começa com a escolha criativa da roupa de mesa. Em geral, o guardanapo contrastando com o restante do conjunto embeleza a arrumação da mesa. É importante que a roupa de mesa não concorra com a comida que está sendo servida; afinal, a finalidade de toda a arrumação da mesa é enriquecer a experiência gastronômica.

As toalhas de mesa são sempre opções adequadas para cobrir a mesa. Elas devem ser de tamanho suficiente para se estender generosamente além dos limites da mesa – normalmente cerca de 20 a 25 cm em toda a volta (Fig. 21.3). Um tecido texturizado é uma boa opção para o café da manhã e o almoço ou, até mesmo, para um jantar informal. Os **protetores de mesa** colocados sob as toalhas encorpadas ajudam a proteger a superfície da mesa, além de reduzir o nível de ruídos. Quando é usada uma toalha de mesa de bordado vazado ou de renda, o protetor de mesa não é usado. Parte da vantagem dessas toalhas é deixar o material da superfície da mesa transparecer através do desenho da toalha.

A popularidade das toalhas de mesa é limitada porque elas dão mais trabalho para serem lavadas do que os jogos de serviço americano; mas, felizmente, em geral, são usadas toalhas de mesa de tecidos de fácil manutenção, de modo que uma rápida passada de ferro é o único cuidado necessário depois que as toalhas são lavadas e secas. As toalhas de mesa devem ser dobradas longitudinalmente com um vinco no centro e depois colocadas em cima da mesa ou dobradas e guardadas sem que as outras dobras sejam vincadas. O ideal é que, se estiverem visíveis depois de guardadas, essas dobras menos acentuadas sejam pressionadas em direção oposta antes que a toalha seja usada.

Os jogos de serviço americano são uma boa opção de arrumação quando a mesa de jantar é atraente, uma vez que são fáceis de cuidar e estão disponíveis em muitas cores, tecidos e formas diferentes para atender praticamente qualquer ocasião. O tamanho das peças pode variar um pouco, mas um tamanho conveniente para um serviço americano é de 56 cm de comprimento por 38 cm de profundidade. O tamanho da mesa pode ditar o uso de peças ligeiramente menores. Uma mesa redonda é mais fácil de arrumar com serviços americanos ovais ou redondos, não retangulares. Em geral, o ambiente para uma refeição com serviços americanos é um pouco menos formal do que com uma toalha de mesa, embora os jogos de serviço americano delicados, com arremates em renda, possam ser adequados para arrumar uma mesa muito formal.

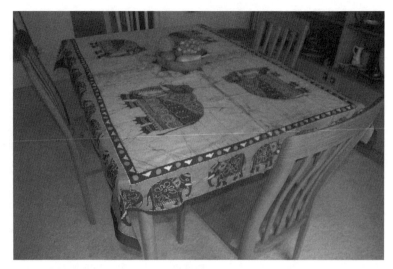

Figura 21.3 As toalhas de mesa para a maioria das ocasiões devem se estender de 20 a 25 cm além da borda da mesa.
Cortesia de Plycon Press.

Quando forem usados serviços americanos, sugere-se que seja utilizado um trilho como base para o centro de mesa. Se a mesa for estreita demais para permitir o uso de um trilho, a peça pode ser omitida. Parte da mesa deve ficar à mostra se forem usados serviços americanos, cujas peças não devem se sobrepor umas às outras.

Os guardanapos podem combinar, ou contrastar, se você preferir, com os serviços americanos ou com a toalha selecionada. O tamanho varia de acordo com a refeição. Os guardanapos para café da manhã normalmente têm entre 28 e 33 cm², os guardanapos para almoço, cerca de 41 cm², e os guardanapos de jantar, entre 46 e 61 cm². Independentemente do tamanho, os guardanapos devem ser dobrados ao meio, pressionados e depois dobrados e pressionados novamente. Isso resulta em um quadrado equivalente a um quarto do tamanho do guardanapo original. Embora os guardanapos de tecido devam ser utilizados para ocasiões especiais, as refeições em família geralmente são servidas com guardanapos de papel como forma de ajudar a reduzir o trabalho com a lavagem de peças.

Centros de mesa

A arte e a imaginação podem ser combinadas para criar centros de mesa para diversas ocasiões. Para um *buffet*, um centro de mesa grande e vistoso pode ser adequado para a ocasião, enquanto um centro de menores proporções é adequado para uma mesa de jantar à qual as pessoas estejam sentadas. O centro de mesa tem por finalidade contribuir para a satisfação visual e a beleza da ocasião.

O tamanho do centro de mesa precisa ser adaptado de acordo com o espaço disponível no centro da mesa e permitir o contato visual entre as pessoas sentadas em torno da mesa (Fig. 21.4). Um centro de mesa alto atrapalha a conversa porque as pessoas não conseguem ver umas às outras através ou pelos lados da peça. Consequentemente, os centros de mesa para a maioria das refeições são relativamente pequenos e baixos. De forma alguma a mesa deve parecer entulhada por causa do centro de mesa. Deve haver espaço suficiente para a peça e para quaisquer travessas usadas durante o serviço.

Os arranjos florais simples podem servir como excelentes centros de mesa (Fig. 21.5). Uma única flor com alguma folhagem em um solitário pode ser uma maneira adorável de realçar a arrumação da mesa. Os centros de mesa comestíveis com frutas arrumadas em uma vasilha ou cesta produzem um efeito atraente durante a refeição e podem ser funcionais como sobremesa, se desejar. Pequenas esculturas

http://www.towlesilver.com/
– Padrões de prata e informações.

http://www.gorham1831silver.com/
– Padrões de prata e informações.

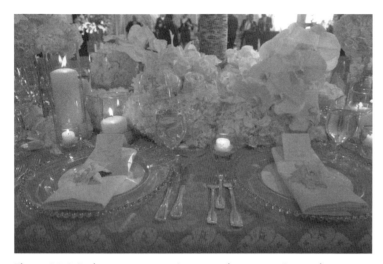

Figura 21.4 Embora a mesa esteja arrumada para um jantar de casamento muito formal, o centro de mesa é suficientemente baixo para que os convidados se vejam com clareza de um lado a outro da mesa.
Cortesia de Plycon Press.

ou plantas verdes também são opções. As velas geralmente são utilizadas para enaltecer o sentido da ocasião. Se forem usadas no centro de mesa, elas devem permanecer acesas durante toda a refeição – independentemente da hora do dia.

Talheres

Os tipos comuns de talher são de prata esterlina, prata folheada e aço inoxidável. Cada material tem determinadas vantagens e desvantagens que precisam ser levadas em consideração quando decidir o que comprar. A prata esterlina é surpreendentemente durável, considerando que é um metal muito mole. O brilho da prata esterlina nova dá lugar a uma aparência mais suave e agradável em decorrência da discreta pátina de pequenos riscos que se desenvolve nas peças.

Duas desvantagens podem ser observadas na hora de escolher talheres de prata esterlina. A prata esterlina precisa ser polida de vez em quando para eliminar as manchas que se criam na superfície, particularmente pelo contato do ovo com a prata ou se a prata não for bem seca depois de lavada. Além do tempo necessário para cuidar desse tipo de material, os preços da prata são tão altos que os consumidores podem preferir investir em outro tipo de material. Entretanto, com os devidos cuidados, o investimento na prata esterlina é para a vida toda (Fig. 21.6).

A prata folheada lembra a prata esterlina porque é folheada sobre uma base de metal e o revestimento de prata mancha exatamente como na prata esterlina. O folheado tem a desvantagem de se desgastar em determinados pontos das peças, deixando transparecer o metal de base. Isso limita a vida útil da prata folheada. Entretanto, o menor custo, em comparação com o preço da prata esterlina, serve de motivação para se considerar a opção da prata folheada na hora da compra.

A aceitação dos talheres de aço inoxidável cresceu consideravelmente para o uso diário e, até mesmo, em ocasiões especiais. A qualidade do aço inox varia muito, desde peças britadas com bordas afiadas que colocam a boca em risco quando usadas até padrões muito caros que chegam quase a competir com a prata em preço. Uma grande vantagem do aço inox é a sua fácil manutenção. Como o nome indica, é um material muito resistente a qualquer tipo de avaria. Não precisa ser polido, mas nunca desenvolve a rica pátina observada na prata esterlina (Fig. 21.7).

Existem muitas opções de *design* de talheres para atender às preferências de públicos diversos. O *design* deve ser escolhido cuidadosamente porque os talheres caros podem ser usados por muito tempo. As opções variam de extremamente simples a bastante sofisticadas. Embora a escolha seja uma questão de preferência individual, os talheres devem ser

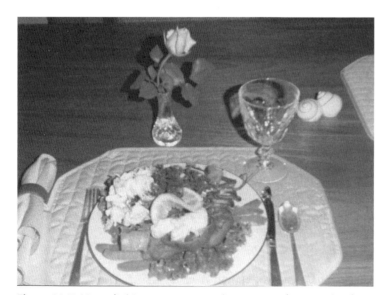

Figura 21.5 Um solitário com uma rosa é um centro de mesa simples, mas esteticamente agradável na arrumação desta mesa.
Cortesia de Plycon Press.

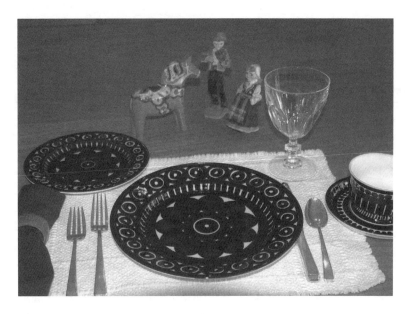

Figura 21.6 Como a prata esterlina dura a vida toda, é importante ter certeza de que o padrão escolhido é exatamente o estilo desejado antes de decidir investir.
Cortesia de Plycon Press.

escolhidos de acordo com os pratos selecionados para que o efeito geral seja condizente e agradável.

Depois de fazer uma triagem das opções de padrão, convém manusear cada um dos diferentes talheres em uma situação prática para ter certeza de que existe uma harmonia agradável. Observe também a aparência das diversas peças, prestando particular atenção aos garfos. Os dentes devem ser suficientemente juntos para segurar com facilidade o alimento quando levado à boca. As pontas dos dentes não devem ser afiadas. Esses detalhes podem fazer uma grande diferença no prazer de comer com diversos padrões de talher.

Pratos

Assim como na escolha dos talheres, a primeira decisão ao selecionar os pratos é determinar o tipo de material desejado, se cerâmica ou porcelana. Mesmo dentro dessas duas categorias, existem opções de qualidade, em que a porcelana é a mais durável e também a mais cara das alternativas. A natureza quebrável deve ser levada em consideração ao se decidir o que comprar. A compra inicial de porcelana é muito onerosa, mas a durabilidade desse material de alta qualidade pode acabar por torná-lo uma opção menos dispendiosa do que comprar peças de cerâmica e

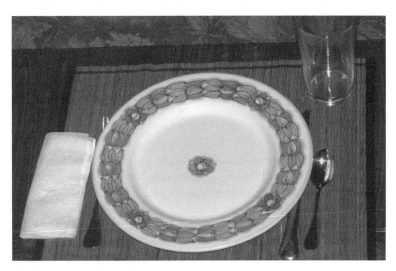

Figura 21.7 Os talheres de aço inoxidável são atraentes, fáceis de cuidar e mais baratos do que os de prata esterlina.
Cortesia de Plycon Press.

http://www.lenox.com/
– Lista de padrões fornecida por um dos vários fabricantes de porcelanas finas.

http://na.wwrd.com/ae/us/wwrd/wedgwood/icat/wedgwood/
– Lista de padrões fornecida por um dos vários fabricantes de porcelanas finas.

ter de substituí-las periodicamente. A cerâmica em geral é muito mais barata do que a porcelana, mas em comparação é frágil.

Os pratos lascados e rachados precisam ser descartados, pois, além de destoarem a arrumação da mesa, apresentam perigo para a saúde, uma vez que os defeitos propiciam o desenvolvimento de alguns microrganismos que podem não ser eliminados durante a lavagem da louça. As pessoas que querem evitar o problema da fragilidade podem optar por pratos plásticos.

A faiança oferece uma alternativa bastante durável e atraente ao uso do plástico. Infelizmente, costuma ser um material bastante caro e tem a desvantagem de ser muito volumoso e pesado. Contudo, esse tipo de louça bastante popular combina muitas opções de *designs* atraentes e a sólida sensação de qualidade proporcionada pela faiança, particularmente para quem busca um estilo informal.

Em geral, os padrões encontrados na porcelana são relativamente formais, apesar da recente tendência à criação de padrões de porcelana relativamente informais que vêm se somar às diversas linhas de produtos. Por outro lado, os *designs* de pratos de cerâmica e plástico normalmente são bastante informais. Obviamente, é preciso haver uma escolha em relação à formalidade do *design* e a formalidade e durabilidade do material a ser selecionado. Se a ideia é utilizar um determinado conjunto de pratos para todas as ocasiões em uma casa, um padrão com uma ligeira tendência à formalidade sem pompas pode ser uma escolha inteligente. Um *design* de pratos extremamente informal impedirá que as refeições sejam ocasiões formais. Se forem escolhidos um conjunto de cerâmica e um de porcelana, os pratos de cerâmica podem ser um tanto informais, enquanto a porcelana pode ser relativamente formal. Essa configuração permite arrumar a mesa para qualquer ocasião.

Quer a opção seja por um *design* formal ou informal, a aparência da comida no prato deve ser visualizada. Os *designs* com muitos detalhes podem desviar a atenção da comida, que, no entanto, deve ser o centro das atenções. Muitas vezes, um *design* simples, estilizado, pode fornecer um fundo agradável para a comida. As cores no *design* também podem acentuar a comida.

Após uma seleção provisória, verifique o *design* das diversas peças. De particular importância é a xícara. A alça (ou asa) da xícara deve ser fácil para homens e mulheres segurarem. Uma alça extremamente delicada pode apresentar um grande perigo para os dedos dos homens. Uma xícara relativamente estreita e funda é mais funcional do que um modelo raso e largo porque, na xícara funda, as bebidas se conservam quentes por um tempo comparativamente longo. A grande área de superfície da xícara larga e rasa provoca uma perda de calor muito rápida. Além disso, as xícaras com esse *design* derramam com cerca facilidade.

A facilidade de manutenção é outro fator a ser considerado na escolha dos pratos. Os pratos com *design* esculpido em alto-relevo são difíceis de lavar se a comida secar na louça pouco antes da lavagem. Se os pratos forem lavados com frequência em lavadora de louças, o *design* das peças deve ficar por baixo do esmalte para que a pigmentação ou o acabamento em platina ou ouro permaneça protegido. Em outras palavras, os pratos devem ser à prova de lavadora de louças e suportar as temperaturas da máquina. O acabamento metálico precisa ser evitado se os pratos forem usados para aquecer alimentos no forno de micro-ondas.

Copos

http://www.libbey.com/
– Diversos *designs* de copos para a mesa.

Das peças necessárias para arrumar uma mesa atraente, os copos certamente são os menos duráveis. A questão da fragilidade, sem dúvida, precisa ser levada em consideração na hora da escolha. Para o máximo de beleza na arrumação, as taças de cristal são importantes. Os cálices de cristal de chumbo conferem nobreza à arrumação da mesa. Embora o chumbo contido no cristal contribua para a maior durabilidade desse tipo de peça, o risco de quebrar continua existindo. Para quem deseja arrumar uma mesa formal sem investir muito em copos, as taças consideravelmente mais baratas, porém com um *design* atraente, são uma alternativa muito satisfatória.

Embora as taças acrescentem um toque de elegância à arrumação da mesa, muitas vezes os copos podem ser usados com excelente vantagem por serem peças caracteristicamente mais duráveis do que as taças, além de terem menos probabilidade de ser derrubados do que os cálices com seus pés altos. A formalidade e o preço dos copos variam consideravelmente. A escolha de padrão e cor deve ser feita em relação aos pratos e talheres selecionados. Às vezes, os copos coloridos podem acrescentar um toque de cor muito agradável à mesa, mas muitas vezes os copos transparentes são preferíveis.

Em se tratando de copos, as considerações de natureza prática devem ser combinadas à estética. A estabilidade é uma das principais considerações. Nas taças, a estabilidade é um problema de particular importância, mas merece ser levada em consideração nos copos também. Uma base larga e/ou um pé com o centro de gravidade na parte inferior pode ser fundamental para a estabilidade das taças. Os copos com a base pesada podem ser uma boa opção, sobretudo se houver crianças à mesa, uma vez que o centro de gravidade baixo desses copos reduz sensivelmente a probabilidade de eles serem derrubados. O copo grosso é particularmente importante para o uso de crianças pequenas, uma vez que são resistentes a lascas em volta da borda. Há vezes, no entanto, em que os copos plásticos podem ser a melhor solução.

ARRUMAÇÃO DA MESA

Para uma refeição específica, devem ser selecionados o jogo de serviço americano ou uma toalha de mesa e os guardanapos. Se for uma ocasião formal e estiver sendo usada uma toalha, um protetor de mesa ajuda a reduzir os ruídos mecânicos dos pratos e copos sobre a mesa, mas esse protetor não é usado com toalhas de renda ou em bordado vazado. A toalha deve ser cuidadosamente arrumada, colocada bem alinhada na mesa para que todas as bordas pendam de maneira uniforme. Os serviços americanos devem ficar paralelos à borda da mesa, a cerca de 1,25 cm da beirada.

A arrumação específica de um convidado à mesa geralmente é denominada **serviço de mesa**, o qual consiste em um serviço americano (a menos que seja usada uma toalha de mesa), um guardanapo, os talheres utilizados para a refeição em questão, e os copos, se for o caso quando a mesa for arrumada. Para ocasiões formais, um *sousplat* pode ser colocado no centro do lugar individual, onde deve permanecer até ser retirado quando o prato principal selecionado for servido (Fig. 21.8). Os talheres para a arrumação de um lugar individual ou da mesa são dispostos de forma a serem usados na sequência do cardápio. Todos os talheres colocados de um lado ou de outro do prato devem ficar com os cabos a uma distância de 3 cm da borda da mesa para que as pontas dos cabos apresentem uma aparência ordenada.

O(s) garfo(s) normalmente deve(m) ser arrumado(s) à esquerda do prato de jantar. Se houver garfo de sobremesa, ele é colocado imediatamente ao lado do prato (ou acima do *sousplat*). O garfo de jantar e o garfo de salada são colocados à esquerda do garfo de sobremesa, ficando o garfo de salada na ponta. A disposição dos talheres à direita do prato começa com a faca, cujo gume deve ficar virado para o lado

Serviço de mesa
Arrumação individual da mesa para uma refeição.

Sousplat
Prato grande e decorativo no centro do serviço de mesa para um jantar formal, mas retirado quando o prato principal é servido.

Figura 21.8 Um *sousplat* pode ser utilizado como um atraente pano de fundo na arrumação de um lugar à mesa até que o prato principal seja servido. Cortesia de Plycon Press.

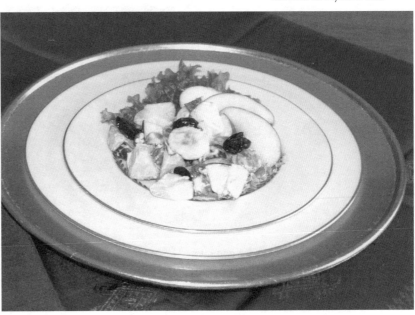

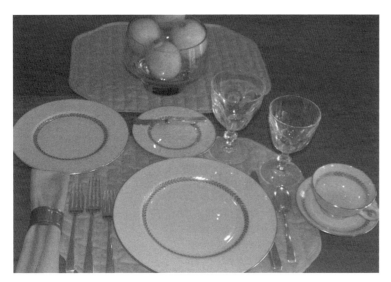

Figura 21.9 O garfo de jantar é colocado entre o garfo de salada e o de sobremesa, a espátula da manteiga é posicionada na horizontal na borda do prato do pão, e a faca e a colher ficam do lado direito – a faca com o gume voltado para o prato. O centro de mesa é uma tigela simples com limões.
Cortesia de Plycon Press.

Aparador de prato
Prato em que é colocada uma vasilha ou outro prato contendo uma porção de comida.

do prato. Uma colher de chá é colocada imediatamente à direita da faca (Fig. 21.9). Se houver colher de sopa ou garfo de coquetel, deve ficar posicionado à direita da colher de chá. A espátula de manteiga é colocada sobre a borda superior do prato do pão, paralela à borda da mesa. Às vezes, os talheres de sobremesa são colocados acima do prato, paralelos à borda da mesa. Normalmente, são colocadas, no máximo, três peças de cada lado do prato, de preferência, mantendo-se o mesmo número de cada lado para criar uma aparência equilibrada.

Eventualmente, são seguidas determinadas opções de arrumação dos talheres. Às vezes, a colher de sopa ou o garfo de coquetel simplesmente são colocados sobre o **aparador de prato** em que a refeição é servida. Da mesma forma, os talheres de sobremesa podem ser colocados quando a sobremesa é servida (Fig. 21.10).

Os guardanapos em geral são colocados imediatamente à esquerda dos garfos, com a borda inferior posicionada a uma distância de 3 cm paralela à beirada da mesa. Antes de colocar o guardanapo, ele deve ser dobrado sem vinco. O canto aberto da peça dobrada é tradicionalmente a extremidade inferior esquerda, o que facilita pegar o guardanapo e dobrá-lo parcialmente para colocá-lo no colo.

Às vezes, os guardanapos são dobrados de modo a criar diferentes formas que servem de elementos decorativos até que os convidados os coloquem no colo. Esses guardanapos decorativos são eventualmente colocados sobre o *sousplat*, dentro da taça de vinho vazia ou acima do *sousplat*. As argolas de guardanapo proporcionam uma forma rápida de arrumar a mesa com guardanapos de aparência festiva. Essas ideias para os guardanapos nas arrumações da mesa são adequadas para refeições sofisticadas, seja em casa ou em um restaurante.

Os copos são colocados acima dos talheres, com o copo de água posicionado imediatamente acima da faca e quaisquer outros copos ou taças dispostos de forma ordenada à direita do copo de água, ligeiramente mais próximo da borda da mesa.

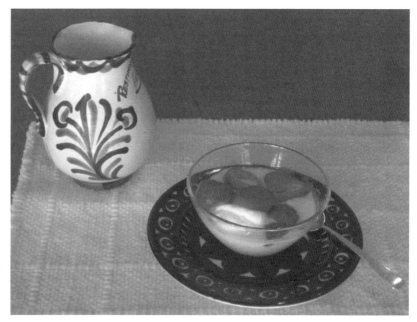

Figura 21.10 Um aparador de prato é colocado sob a sobremesa; a colher é posicionada no aparador, exceto quando o convidado está comendo.
Cortesia de Plycon Press.

Quando são usados o prato da salada e o prato do pão, o segundo é colocado diretamente acima do garfo, enquanto o prato da salada é colocado à esquerda do prato do pão, um tanto mais próximo da borda da mesa. Se não for usado o prato do pão, o prato da salada fica posicionado imediatamente acima do garfo.

SERVIÇO DE REFEIÇÕES

Diversas maneiras de servir uma refeição podem ser adotadas de acordo com a ocasião. Em geral, as famílias hoje fazem suas refeições de maneira bastante informal, mas as ocasiões especiais podem exigir que se reserve tempo para organizar um serviço um pouco tradicional. Esses diversos estilos se encontram descritos nesta seção. É claro que podem ser feitas alterações de acordo com a ocasião e as pessoas.

O estilo menos formal de serviço é o **serviço à americana**, um serviço em que as travessas são colocadas na mesa e os pratos de jantar são colocados em cada

Serviço à americana
Método de serviço de refeição em que toda a comida é colocada à mesa arrumada nas travessas e passada em sequência de pessoa para pessoa.

PERFIL CULTURAL
Oriente e Ocidente

As sugestões aqui apresentadas sobre a arrumação da mesa obviamente são adequadas para o sistema de refeições adotado nos Estados Unidos. Diferentes costumes são encontrados em outras culturas. O sistema de refeições no extremo Oriente segue tradições diferentes. As diferenças se tornam aparentes logo na porta – os sapatos são deixados lá, bem arrumados, antes de se entrar de meias. O jantar propriamente dito é servido em mesas baixas, com os convidados sentados em almofadas com as pernas elegantemente acomodadas sob a mesa ou os pés puxados para junto do corpo.

Os acessórios e os utensílios de mesa também são bastante diferentes. Os pauzinhos (*hashis*) substituem os talheres normalmente vistos nas mesas ocidentais. Um descanso de *hashis* faz parte do cenário para que o convidado tenha um apoio para descansar os *hashis* sem colocá-los diretamente sobre a mesa (Fig. 21.11). São utilizados pratos, tigelas e até xícaras de laca, não de porcelana. Quase sempre é servida uma tigela com arroz branco polido a cada convidado como parte da refeição. A simplicidade da arrumação da mesa confere uma discreta beleza à refeição asiática.

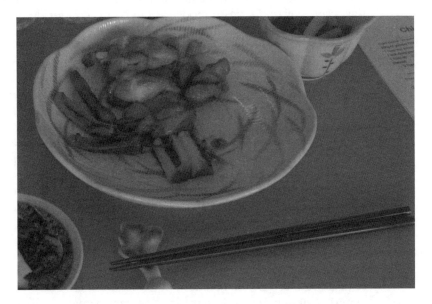

Figura 21.11 Os pauzinhos (*hashis*) são o utensílio de mesa preferido no Oriente; eles podem ser colocados em um descanso para *hashis* quando não estão sendo usados.
Cortesia de Plycon Press.

522 Parte III ■ Os alimentos no contexto da vida

Serviço familiar
Serviço de refeição conduzido pelo anfitrião, que serve toda a comida nos pratos empilhados à sua frente e passa os pratos servidos à anfitriã e às demais pessoas à mesa.

Serviço empratado
Os pratos de jantar são servidos na cozinha.

Serviço à inglesa
Serviço de refeição em que um garçom ou uma garçonete leva o prato de jantar (servido pelo anfitrião) até o convidado.

Serviço à russa
Serviço muito formal em que garçons ou garçonetes servem os pratos em um aparador e os levam individualmente aos convidados sentados à mesa; a refeição é servida em várias etapas, e a mesa é arrumada a cada etapa.

lugar individualmente. Quando todos estão sentados, as pessoas começam a se servir do prato que se encontra mais próximo delas. Depois a travessa é passada à pessoa sentada à direita (sentido anti-horário). É importante que todas as travessas sejam passadas no mesmo sentido para evitar congestionamento de tráfego de vasilhas e travessas.

O serviço à americana tem a vantagem de permitir que cada pessoa escolha o tamanho da porção desejada. Em geral a comida pode ser mantida relativamente aquecida com essa modalidade de serviço se estiver bem quente quando arrumada nas travessas e se, na mesa, o serviço transcorrer com eficiência. A desvantagem do serviço à americana é que a comida pode esfriar se algumas pessoas forem lentas para se servir e passar as travessas adiante.

O **serviço familiar** é semelhante ao serviço à americana. A diferença é que o anfitrião serve cada um dos pratos empilhados à sua frente. Todas as travessas são convenientemente arrumadas ao redor do anfitrião para facilitar a agilidade do serviço. Depois de servido, o primeiro prato é passado à anfitriã pelo lado esquerdo da mesa. E, na sequência, cada prato servido é passado a cada pessoa também pelo lado esquerdo da mesa, começando pela pessoa sentada mais próximo da anfitriã e retornando em sequência à pessoa que se encontra mais próximo ao anfitrião. Em seguida, o outro lado da mesa é servido da mesma maneira. O anfitrião é a última pessoa servida.

A óbvia desvantagem desse tipo de serviço é que a comida em geral já está relativamente fria quando o último prato é servido. Entretanto, há menos interrupção da conversa do que ocorre no sistema de passagem dos pratos de comida adotado no serviço à americana.

O **serviço empratado** é um estilo de serviço conveniente bastante adequado aos estilos de vida de hoje. Nesse tipo de serviço, os pratos são servidos na cozinha e levados para a mesa. A entrada, se houver, é servida e retirada antes que os pratos vindos da cozinha sejam servidos. Quando não é servida nenhuma entrada na mesa, os pratos de comida podem ser colocados na mesa quando os convidados já estão sentados.

Essa forma de serviço permite o controle do tamanho das porções, o que é uma vantagem quando as pessoas estão tentando restringir a sua ingestão de alimentos por razões de controle de peso, além de ter a vantagem de não utilizar vasilhas e travessas, reduzindo, desse modo, as tarefas do lavador de pratos.

O **serviço à inglesa** é um estilo de serviço um tanto mais formal do que o serviço familiar, uma vez que é utilizado um garçom ou uma garçonete. A arrumação para o serviço à inglesa é a mesma do serviço familiar no que diz respeito à colocação dos pratos e travessas. O anfitrião também serve a comida nos pratos empilhados à sua frente. Entretanto, depois que o prato é servido, o garçom ou a garçonete o leva até a pessoa que deve recebê-lo, começando pela anfitriã. A sequência do serviço é a mesma seguida no serviço familiar.

Os pratos são servidos pelo lado esquerdo do convidado, e as bebidas, pelo direito. A óbvia vantagem do serviço à inglesa é que os pratos não precisam ser passados de pessoa para pessoa. Entretanto, a dificuldade em servir a comida enquanto ainda está agradavelmente quente continua a ser uma desvantagem. É claro que a presença limitada de auxiliares para servir as refeições geralmente descarta a possibilidade de uso do serviço à inglesa em casa.

Sem comparação, no entanto, o tipo de serviço mais formal é o **serviço à russa**, que exige garçons ou garçonetes treinados e, consequentemente, deixa de atender às necessidades da maioria dos lares americanos hoje. Para o serviço à russa, é obrigatório o uso de um aparador ou *buffet*, local em que a comida é servida. Cada item do cardápio é trazido nas travessas para o aparador, onde o garçom serve os pratos e os leva individualmente a cada convidado.

Depois de servir cada pessoa dessa maneira, a comida geralmente já está fria. Entretanto, o serviço à russa tem a vantagem de permitir aos anfitriões dedicar toda a atenção aos seus convidados e engajar-se em uma estimulante conversa. Quando todos os convidados terminam um prato, os pratos são retirados em preparação para o prato seguinte. O serviço à russa é lento, o que significa que o jantar geralmente serve como o entretenimento básico da noite.

O objetivo de um serviço de refeição é que todos os convidados desfrutem a ocasião e apreciem os pratos quentes servidos realmente quentes, e os frios, servidos bem frios. O tipo de serviço adotado para a refeição deve ser escolhido de modo a ajudar na realização desses objetivos. O controle de temperatura pode ser auxiliado aquecendo-se os pratos de jantar no forno ou no ciclo seco da lavadora de louças. A geladeira é útil para resfriar adequadamente os pratos de salada.

ETIQUETA À MESA

Seja um jantar com familiares, amigos ou colegas de trabalho, a consideração pelas pessoas é o tema básico para a definição das regras de etiqueta. As boas maneiras à mesa contribuem para o prazer e conforto daqueles que estão apreciando a refeição juntos. A etiqueta à mesa é tão importante nas entrevistas e no mundo dos negócios que algumas universidades estão oferecendo orientação sobre etiqueta aos seus formandos.

Eis algumas das diretrizes que ajudam a aumentar o prazer de todos à mesa:

- Batata frita ou outro tipo de alimento deve ser mergulhado apenas uma vez na tigela de molho. É anti-higiênico dar uma mordida e voltar a mergulhar o pedaço na vasilha.
- Siga o exemplo de seu anfitrião ou anfitriã durante todo o curso da refeição (p. ex., como desdobrar o guardanapo, usar os talheres).
- Aguarde para se sentar quando todos estiverem prontos para tomar seus lugares.
- Aguarde para começar a comer depois que todos à mesa tiverem se servido e a anfitriã começar a comer.
- Mastigue com a boca fechada e evite estalar os lábios.
- Não fale de boca cheia.
- Coloque os talheres usados no prato, nunca na mesa, exceto quando os estiver utilizando.
- Coloque a sua colher de sopa ou os seus utensílios usados para a entrada no aparador de prato quando terminar o prato.
- Use a faca da manteigueira para colocar manteiga no seu prato e depois a coloque de volta na manteigueira.
- Use a sua faca para passar manteiga em um pequeno pedaço cortado do seu pão.
- Use os talheres para comer a maioria dos alimentos, mas os dedos podem ser usados para exceções como um *bacon* muito crocante, por exemplo.
- Não apoie os cotovelos na mesa.
- Participe da conversa sem dominá-la.
- Coloque o guardanapo à esquerda do prato antes de se levantar da mesa depois que todos tiverem terminado.

Os convidados podem ter certeza de que estão dentro dos padrões sociais esperados se seguirem o exemplo dos anfitriões. Cabe à anfitriã garantir que todos à mesa tenham suas necessidades satisfeitas e participem da ocasião social proporcionada pela refeição (Fig. 21.12).

A refeição tem início depois que todos estão sentados. A anfitriã desdobra o guardanapo, deixando-o dobrado ao meio, e o coloca no colo. Em seguida, ela começa a comer com o talher apropriado. Os outros à mesa seguem o seu exemplo. A anfitriã deve comer em um ritmo que lhe permita terminar o prato junto com o convidado mais lento. Isso é um sinal de hospitalidade, pois indica que não precisa pressa.

O talher usado para a entrada deve ser colocado no aparador de prato utilizado para servir o respectivo prato quando a pessoa conclui essa etapa da refeição.

http://www.cuisinenet.com/ glossary/tableman.html – Visão geral das boas maneiras básicas.

http://whatscookingamerica.net/ Menu/DiningEtiquetteGuide. htm – Guia de boas maneiras à mesa.

http://www.modern-mannersand-etiquette.com/ businesstable-manners.html – Diretrizes para refeições em ambientes de negócios ou informais.

http://entertaining.about.com/ cs/etiquette/a/tablemanners.htm – Visão geral das boas maneiras básicas.

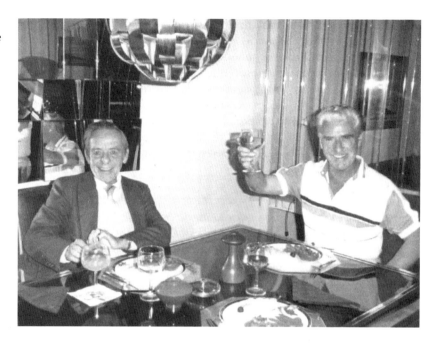

Figura 21.12 Os anfitriões dividem a responsabilidade de deixar os convidados à vontade e manter a conversa interessante. Cortesia de Plycon Press.

Terminado o prato principal, a faca e o garfo devem ser colocados de modo que fiquem paralelos um ao outro pelo lado direito do prato, ambos descansando no centro do prato com os cabos um pouco para fora da borda direita do prato. Essa disposição facilita a retirada dos pratos sem que os talheres caiam.

Concluída uma etapa da refeição, a mesa é preparada para a etapa seguinte. Em geral, a mesa é retirada somente entre o prato principal e a sobremesa. Depois que todos terminam de comer, o sal e a pimenta, a manteigueira e quaisquer outros itens do serviço de mesa que não sejam mais necessários são retirados primeiro. Feito isso, os pratos são retirados e levados para a cozinha sem ser empilhados na área de jantar. Embora isso signifique algumas idas e vindas a mais, o fato de reduzir a margem para confusão vale o esforço extra.

A essa altura, os copos de água e de outras bebidas talvez precisem ser completados. As bebidas normalmente são servidas pelo lado direito do convidado. Às vezes, em áreas de jantar congestionadas, é necessário desviar-se do padrão de colocar e retirar os pratos pela esquerda e de servir as bebidas pela direita. É preciso usar o bom senso e a praticidade quando a acessibilidade é problemática.

Um pouco de prática com essas diretrizes básicas facilitará a comodidade à mesa de jantar. A ênfase, na verdade, deve recair sobre a necessidade de você ser uma pessoa colaboradora e simpática à mesa. Todos, sejam membros da família ou convidados, devem participar da conversa e ajudar a tornar a refeição uma experiência agradável para todos. Às vezes, convém identificar alguns temas que possam constituir assuntos interessantes de conversa para o grupo na mesa. Isso ajuda muito quando a iniciativa parte dos anfitriões, mas também é uma ideia útil quando sugerida por um convidado.

TIPOS ESPECIAIS DE HOSPITALIDADE

Buffets

Serviço de buffet
Arrumação dos pratos de jantar e da comida em uma mesa de buffet pela qual os convidados vão passando e se servindo.

Quando o grupo de pessoas a ser servido é grande, geralmente é utilizado um **serviço de buffet** (Fig. 21.13). Diferentes procedimentos podem ser utilizados com o serviço de buffet. Se houver mesas em número suficiente para acomodar todos sentados, podem ser colocados lugares individuais nas mesas, com a roupa de mesa, os talheres e os copos arrumados antes da chegada dos convidados. Nesse tipo de arrumação, os convidados só precisam se servir na mesa do *buffet* e retornar para os seus lugares em uma das mesas. Isso evita o problema de precisar fazer malabarismos com vários itens a caminho da mesa. A alternativa é colocar os talheres e os guardanapos na ponta do *buffet* para que os convidados os apanhem depois de se servirem. Os convidados então vão procurar uma cadeira ou outro lugar para se sentar com seus pratos. Podem ser posicionadas mesas pequenas pelo salão para que cada pessoa possa alcançar uma. As bebidas podem ser colocadas nessas mesas.

Com esse tipo de serviço, normalmente são servidos petiscos antes do início efetivo do serviço de *buffet*. O prato principal é servido em travessas apropriadas no *buffet*. A mesa para esse tipo de serviço pode ser arrumada em um estilo vistoso. Às vezes, é usado um trilho de mesa para cobrir a mesa do *buffet*, enquanto uma toalha convencional pode ser mais adequada em outras situações. Se for utilizado um trilho, a superfície da mesa precisa ser bonita, visto que passará a fazer parte do efeito geral do *buffet*.

Pode ser usado também um centro de mesa relativamente grande e alto, visto que as pessoas não precisarão ter visibilidade por cima da peça enquanto estiverem sentadas. O tamanho do centro de mesa é determinado basicamente pelo tamanho da mesa em relação à quantidade de comida servida. Deve haver espaço suficiente para que o centro de mesa fique bem visível, sem que as travessas de comida disputem o mesmo espaço com a peça.

O serviço de *buffet* pode ser organizado de modo que as pessoas circulem por ambos os lados da mesa, ou ser montado para apenas uma fila de serviço. No primeiro caso, a peça de centro precisa ser colocada no centro da mesa e arrumada de modo que ambos os lados fiquem atraentes. No caso do serviço unilateral, o centro de mesa pode ser colocado na parte de trás da mesa, ficando visível apenas por um lado. Quando o grupo a ser servido é grande, o serviço pode ser agilizado consideravelmente se os mesmos pratos forem arrumados em ambos os lados da mesa, permitindo que metade das pessoas vá por um lado, e a outra metade, pelo outro, e reduzindo aproximadamente pela metade o tempo necessário para os convidados se servirem.

Depois de arrumados a toalha, os guardanapos e o centro de mesa, a arrumação do restante da mesa pode ser planejada. Os pratos de jantar precisam ser colocados no início da fila. A comida é disposta ao longo da mesa para que as pessoas possam se servir facilmente com apenas uma das mãos à medida que vão passando. As

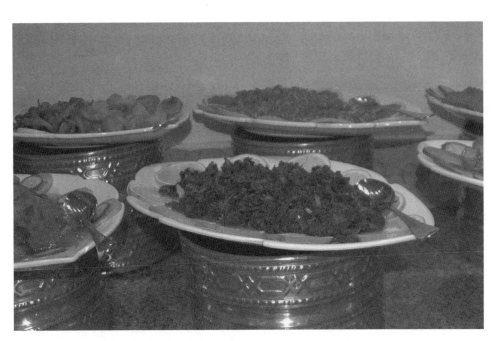

Figura 21.13 O serviço de *buffet* é eficiente para servir grupos grandes; sob os pratos quentes, é preciso haver uma vela ou outro sistema de aquecimento para manter a comida na temperatura correta.
Cortesia de Plycon Press.

carnes devem ser arrumadas em uma travessa em fatias ou porções individuais. Às vezes, por questão de praticidade, convém que haja alguém para trinchar um assado ou um peru servido no *buffet* à medida que as pessoas passam por aquela parte da mesa. Se um determinado prato for acompanhado de molho ou outra guarnição, o acompanhamento deve ser colocado imediatamente ao lado do prato em questão. Essa arrumação ajuda a esclarecer a finalidade pretendida dos acompanhamentos.

Em geral, todos os pratos quentes são colocados no início da fila do *buffet*, e as saladas e os pães, no final. Cada prato do *buffet* deve estar acompanhado dos respectivos talheres de servir, a fim de facilitar o serviço para as pessoas. Se o grupo de pessoas a ser servido for grande, é necessário repor as travessas de comida periodicamente durante o serviço. Às vezes, as travessas são reabastecidas quando a última pessoa se serviu, de modo que as pessoas possam voltar para se servir novamente se desejarem.

A sobremesa no serviço de *buffet* pode ser servida de várias maneiras diferentes. Uma delas consiste em retirar do *buffet* todas as travessas de comida e colocar a sobremesa, em travessas ou porções individuais (Fig. 21.14). Essa pode ser uma opção bastante atraente porque o centro de mesa aparece bem quando somente a sobremesa divide espaço com ele na mesa. Outra alternativa é servir a sobremesa aos convidados onde eles estão sentados. A escolha entre essas duas modalidades de serviço geralmente é determinada pelo número de auxiliares disponível para o serviço. Independentemente do método utilizado para servir a sobremesa, as travessas de comida precisam ser retiradas do *buffet* antes que a sobremesa seja servida. As bebidas também precisam ser repostas quando a sobremesa é servida. Após a conclusão do serviço de sobremesa, todos os copos e pratos são retirados da mesa.

Chás e cafés

Alguns eventos sociais são realizados no meio da manhã ou da tarde, ocasiões em que é totalmente inadequado servir uma refeição, mas que sugerem a necessidade de servir alguns petiscos. Pela manhã, essas reuniões informais na casa de um vizinho ou mesmo em ambiente de negócios em geral são denominadas café. Normalmente, a bebida servida é o café, mas pode ser oferecida qualquer bebida quente. Um pão quente é um excelente acompanhamento para a bebida fumegante. Em ocasiões especiais, podem ser acrescentadas frutas ao cardápio.

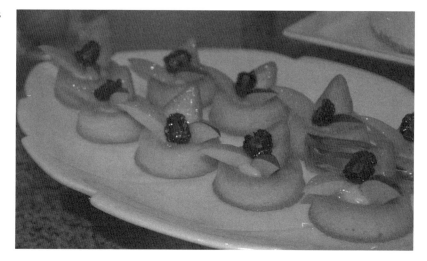

Figura 21.14 As sobremesas podem ser arrumadas na mesa de sobremesas para que os convidados se sirvam.
Cortesia de Plycon Press.

Para servir o lanche, arrume as xícaras e o serviço de café em um carrinho ou em uma mesa coberta com uma toalha simples complementada com um toque decorativo, talvez apenas um solitário com uma rosa. As xícaras são colocadas à esquerda da cafeteira com as alças viradas de forma que a anfitriã as possa alcançar com facilidade. Se for conveniente, a primeira xícara deve ser colocada em uma pequena bandeja diante da anfitriã para que ela possa servir facilmente a bebida na xícara. Em seguida, a xícara cheia é colocada em um pires e passada às mãos do convidado. Os convidados, então, se servem de canapés e pegam um guardanapo. O esquema é planejado de forma a facilitar o serviço e maximizar uma conversa social confortável.

Em comparação com um café oferecido na parte da manhã, o chá da tarde pode ser um evento social formal, com serviço de prataria e um cardápio sofisticado. Se houver várias pessoas participando do chá, um *buffet* pode ser o melhor estilo de serviço. A mesa para um chá formal é arrumada com uma roupa de mesa bonita e, em geral, adornada com um arranjo floral elaborado e candelabros de prata ou em outro estilo formal. A bebida, normalmente chá quente, é colocada em uma ponta da mesa.

O serviço de chá normalmente consiste em uma baixela grande de prata em que são colocados o bule de chá, a cremeira e o açucareiro de prata. As xícaras são colocadas do lado esquerdo ou um pouco atrás da baixela, e a pilha de pires ou pratos pequenos, ao lado das xícaras. Se forem necessárias várias xícaras, elas podem ser empilhadas de duas em duas para economizar espaço. Se o espaço for limitado, será preciso pegar mais xícaras da cozinha, conforme necessário durante o chá.

Embora os itens servidos em alguns chás possam ser muito simples, o cardápio geralmente pode ser bastante elaborado. Sanduíches sofisticados podem ser preparados enroladinhos, em camadas coloridas ou talvez cortados em formas especiais com um cortador de sanduíches ou de biscoitos (Fig. 21.15). Biscoitos e bolos podem ser arrumados em outra bandeja. Tarteletes, docinhos e amêndoas são outros itens populares em um chá. No *buffet*, os sanduíches são o primeiro item selecionado pelo convidado, seguidos pela sobremesa e, por fim, pelos docinhos e pelas amêndoas. Os últimos itens são os talheres e os guardanapos.

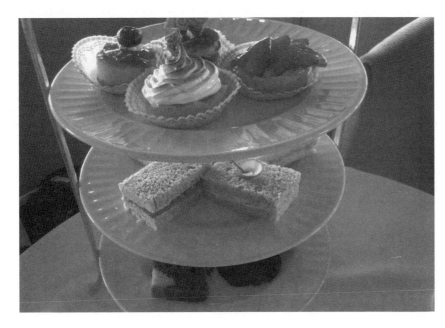

Figura 21.15 Os acompanhamentos para o chá da tarde, às vezes, são bastante variados e tentadores. Cortesia de Plycon Press.

RESUMO

Os acessórios e utensílios de mesa abrangem uma ampla variedade de estilos que atendem às preferências e necessidades de muitas pessoas diferentes. As toalhas de mesa de tecidos de fácil manutenção servem como um vistoso pano de fundo para praticamente qualquer ocasião. Os jogos de serviço americano são cômodos de usar e podem ser excelentes para serviços de refeições que variam de muito informais a relativamente formais, desde que a mesa de jantar usada tenha uma superfície atraente para realçar a aparência dos serviços americanos. Os guardanapos, combinando ou contrastando com o conjunto, completam a roupa de mesa necessária.

Os centros de mesa podem ser dos mais diversos tipos, de acordo com a formalidade ou informalidade da ocasião. É importante que o centro de mesa complemente as demais peças usadas na mesa e que o arranjo seja suficientemente baixo para que as pessoas possam ver todos os outros convidados sentados à mesa. Os arranjos elaborados podem ser usados para valorizar uma mesa formal de chá.

As opções de talheres são a prata esterlina, a prata folheada e o aço inoxidável. Qualquer dos dois produtos de prata precisa ser periodicamente polido para a remoção de manchas. As peças de prata esterlina são talheres bonitos, porém caros, que podem ser usados por muitos anos; a prata folheada é mais barata do que a prata esterlina, mas o folheado se desgasta em determinados pontos-chave de pressão depois de alguns anos de uso.

O preço e a durabilidade das peças são considerações básicas para a escolha dos pratos. A porcelana é particularmente durável, mas é cara. A cerâmica tem resistência limitada, podendo lascar com certa facilidade. Entretanto, o seu custo comparativamente baixo ajuda a torná-la uma opção sensata para muitas pessoas.

O padrão dos pratos é muito importante na hora de escolher um conjunto de pratos, uma vez que influencia a formalidade da arrumação da mesa. Os copos devem ser compatíveis com o *design* dos talheres e dos pratos. Em razão da fragilidade das peças, as decisões de compra de copos não são necessariamente opções que devam continuar a perdurar dez anos mais tarde, o que é uma oportunidade para um pouco de experimentação e variedade.

A arrumação da mesa deve ser cuidadosa, com os talheres dispostos de maneira que os cabos fiquem a 3 cm da borda da mesa. O cuidado com a arrumação criteriosa dos talheres de acordo com padrões bem definidos é essencial para a apresentação de uma refeição de alta qualidade em casa.

A mesma refeição pode ser servida em diversos estilos, e o mais simples é o serviço à americana. As travessas são passadas por todos à mesa para que cada pessoa se sirva. O serviço familiar é conduzido pelo anfitrião, que serve cada um dos pratos empilhados à sua frente na cabeceira da mesa. O serviço à inglesa é muito semelhante ao serviço familiar, mas exige que o garçom ou a garçonete leve os pratos servidos até o convidado. No serviço empratado, os pratos de jantar são servidos na cozinha e depois levados individualmente a cada convidado. O serviço à russa requer que duas pessoas sirvam a comida nos pratos e a levem até os convidados. Esse serviço extremamente formal é incompatível com o estilo de vida de muitas residências americanas hoje.

Os anfitriões participam diretamente do desenvolvimento de boas maneiras à mesa para todos os membros da família. Cabe à anfitriã o ônus dessa tarefa. É ela quem sinaliza o início da refeição erguendo o garfo para levá-lo à boca. Compete a ela também comer aproximadamente no mesmo ritmo que o convidado mais lento.

Os *buffets* são uma maneira muito boa de servir grandes grupos. Na realidade, pode ser feita uma fila dupla em ambos os lados da mesa para poupar tempo. Depois de darem toda a volta no *buffet*, os convidados podem se sentar à mesa equipados com o apoio do serviço de mesa necessário para garantir uma refeição elegante. Outro estilo de serviço é aquele em que os convidados não se sentam em uma mesa de jantar convencional, mas em pequenas mesas espalhadas pelo salão que servem como um conveniente apoio para colocar as bebidas.

Os chás e cafés são populares nos Estados Unidos como uma reunião social. Os cafés em geral são ocasiões relativamente informais em que é servido café e talvez um pão. Os chás costumam se realizar à tarde, incluindo guloseimas um tanto sofisticadas e um serviço formal.

QUESTÕES DE ESTUDO

1. Que critérios são importantes na hora de escolher a roupa de mesa?
2. Por que é mais caro comprar porcelana do que cerâmica?
3. Por que a porcelana é mais durável do que a cerâmica?
4. Quais as vantagens e desvantagens dos talheres de prata esterlina, de prata folheada e de aço inoxidável?
5. Desenhe a arrumação de um lugar individual à mesa, mostrando a posição da faca.
6. Quais os elementos básicos de cada uma das seguintes formas de serviço: familiar, à americana, à inglesa, à russa e empratado?
7. Que orientação você daria a um estudante que fosse passar por uma entrevista cujo tema envolvesse uma refeição?

BIBLIOGRAFIA

Baldridge, L. 2003. *Letitia Baldridge's New Manners for New Times*. Scribner. New York.

Bryant, C., and P. Gilchrist. 2001. *New Book of Table Settings*. Lark Books. Ashville, NC.

Evelegh, T. 2000. *Table Settings: 100 Inspirational Stylings, Themes and Layouts*. Lorenz Books. Lanham, MD.

Hoppen, K., and K. Phillips. 1997. *Table Chic*. Thunder Bay Press. San Diego, CA.

McWilliams, M. 2008. *Fundamentals of Meal Management*. 5th ed. Prentice Hall. Upper Saddle River, NJ.

Meyer, D. 2006. *Setting the Table: The Transforming Power of Hospitality in Business*. Harper Collins. New York.

Ohrbach, B. M. 1997. *Tabletops: Easy, Practical, Beautiful Ways to Decorate the Table*. Clarkson Potter. New York.

Post, P. 1998. *Emily Post's Entertaining*. Harper Collins. New York.

Post, P. 2004. *Emily Post's Etiquette*. 17th ed. Harper Collins. New York.

Rosen, S. 2007. *Elements of the Table: A Simple Guide for Hosts and Guests*. Clarkson Potter. New York.

Stern, T., and C. Matheson. 2007. *Tea Party: 20 Themed Teas*. Clarkson Potter. New York.

Tuckerman, N., and N. Dunnan. 1995. *Amy Vanderbilt's Complete Book of Etiquette*. Doubleday. New York.

Wolfman, P. 2000. *The Perfect Setting*. Harry N. Abrams. New York.

Yeaward, W., and R. Main. 2006. *Perfect Tables: Tabletop Secrets, Settings and Centerpieces for Delicious Dining*. Cico Books. London.

Apêndice A

O SISTEMA MÉTRICO

O sistema métrico é o sistema utilizado na área de pesquisas de alimentos e de outras ciências. Por essa razão, profissionais que atuam nos Estados Unidos precisam estar familiarizados com conversões necessárias entre o sistema de medidas inglês e o sistema métrico.

O sistema métrico é baseado em unidades de 10, com prefixos que fornecem as informações necessárias de tamanho e os radicais que indicam o tipo de unidade: volume, peso ou distância. Especificamente, os radicais são o *litro (L)* para volume, o *grama (g)* para peso, e o *metro (m)* para distância.

Os prefixos atrelados a esses radicais definem cada unidade de 10, permitindo descrever as medidas métricas em números comparativamente simples. A Tabela A.1 apresenta os prefixos para medidas métricas.

As medidas no sistema métrico são expressas por meio da combinação do prefixo apropriado com o tipo de medição que está sendo feito. Por exemplo, o volume pode ser expresso em mililitros (mL). Nesse sistema, meio litro seria expresso como 0,5 L, ou 500 mL (observe que 1 litro equivale a 1.000 mililitros ou 10 centilitros). Da mesma forma, 1 quilograma é o mesmo que 1.000 gramas (10^3 gramas).

Cientistas de todo o mundo não só precisam saber trabalhar com o sistema métrico, como também fazer as conversões necessárias entre essas unidades de laboratório e as medidas domésticas usadas em seu país. Essa é uma questão de aritmética simples se determinadas medidas equivalentes forem conhecidas. Convém saber que uma xícara comum equivale a cerca de 236 mL e que 454 gramas equivalem aproximadamente a 1 libra. Com essas equivalências e outras fornecidas na tabela, os cálculos podem ser feitos rapidamente (Tab. A.2).

Existe ainda outro tipo de medição feita em laboratório para determinar as temperaturas utilizadas no preparo de alimentos. Nos Estados Unidos, os consumidores normalmente usam a escala Fahrenheit, enquanto os cientistas usam a escala Celsius. É possível que precisem ser feitas conversões entre as duas escalas. A Figura A.1 mostra algumas comparações. Um ponto de referência conhecido é o ponto de ebulição da água (212°F [100°C]).

Para fazer a conversão da escala Fahrenheit (F) para a temperatura em graus Celsius (C), utiliza-se a seguinte equação:

$$5/9(\_\_\_\_°F - 32) = \_\_\_\_°C$$

Tabela A.1 Prefixos comuns no sistema métrico

Prefixo	Símbolo	Definição	
Tera	T	1.000.000.000.000	$= 10^{12}$
Giga	G	1.000.000.000	$= 10^{9}$
Mega	M	1.000.000	$= 10^{6}$
Quilo[a]	k	1.000	$= 10^{3}$
Hecto	h	100	$= 10^{2}$
Deca	da	10	$= 10^{1}$
Deci[a]	d	0,1	$= 10^{-1}$
Centi[a]	c	0,01	$= 10^{-2}$
Mili[a]	m	0,001	$= 10^{-3}$
Micro[a]	μ	0,000.001	$= 10^{-6}$
Nano	n	0,000.000.001	$= 10^{-9}$
Pico	p	0,000.000.000.001	$= 10^{-12}$

[a]Prefixos comuns nas áreas de alimentos e nutrição.

Tabela A.2 Medidas comuns de equivalência e fatores de conversão

Equivalências	Fatores de conversão
Peso	
1 quilograma = 2,2 libras	Onças (avdp) x 28,35 = gramas
454 gramas = 1 libra	Libras (avdp) x 0,454 = quilogramas
28,35 gramas = 1 onça	Gramas x 0,035 = onças (avdp)
1 grama = 0,035 onça	Quilogramas x 2,2 = libras (avdp)
Medidas	
1 litro = 1,06 quartos	Quartos x 0,946 = litros
1 galão = 3,79 litros	Galões x 0,0037 = metros cúbicos
1 quarto = 946,4 mililitros	Litros x 1,056 = quartos
1 xícara = 235,6 mililitros	Metros cúbicos x 264,172 = galões
1 onça líquida = 29,6 mililitros	
1 colher de sopa = 14,8 mililitros	

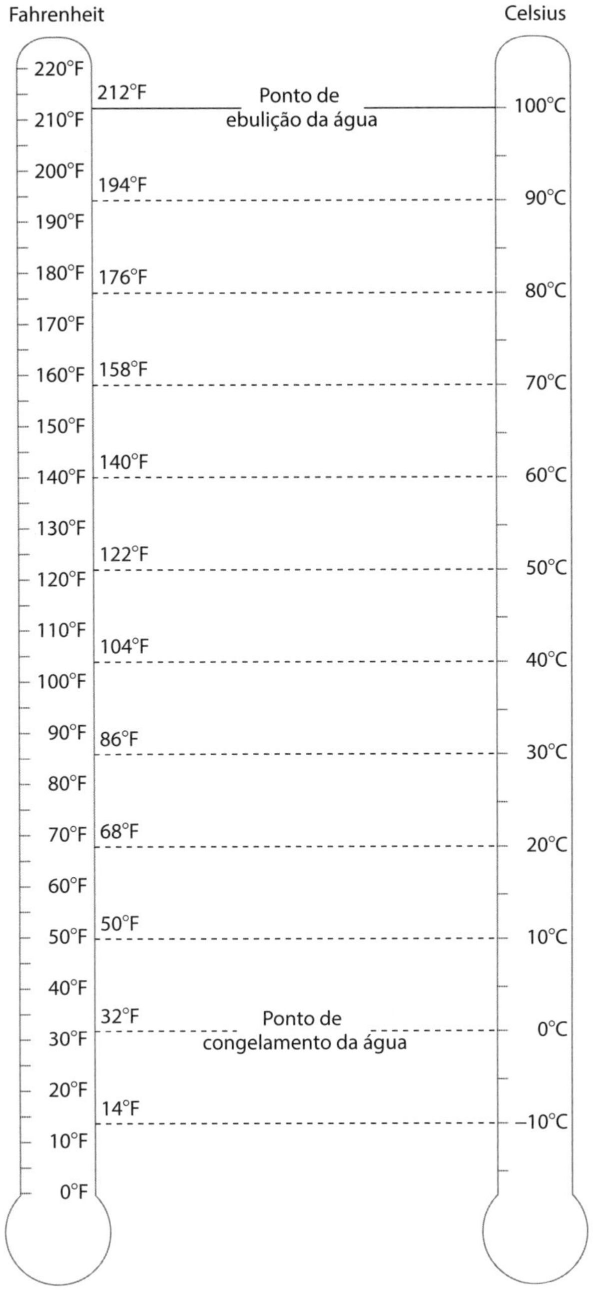

Figura A.1 Comparação entre as escalas Fahrenheit e Celsius.

Por exemplo, para converter 140°F para a escala Celsius:
$$5/9(140°F - 32) = \_\_\_\_°C$$
$$5/9(108) = 60°C$$

A conversão de Celsius para Fahrenheit é feita por meio da seguinte equação:
$$(9/5 \times \_\_\_\_°C) + 32 = \_\_\_\_°F$$

Portanto, 60°C é convertido para a escala Fahrenheit da seguinte maneira:
$$(9/5 \times 60°C) + 32 = \_\_\_\_°F$$
$$108 + 32 = 140°F$$

Apêndice B

ALGUNS ADITIVOS ALIMENTARES

Aditivo	Funções
Açafrão	Corante
Acetanisol	Agente saborizante (sabores amendoados)
Acetato de benzoíla	Agente saborizante (sabor frutado)
Acetato de sódio	Controle da acidez
Acetofenona	Agente saborizante (sabores frutados)
Ácido acético	Agente acidulante antimicrobiano (bactérias e leveduras)
Ácido adípico	Controle do pH
Ácido ascórbico	Antioxidante (retardamento do escurecimento enzimático das frutas, conservação da cor, cura, enriquecimento de nutrientes)
Ácido aspártico	Enriquecimento de nutrientes (aminoácido)
Ácido benzoico	Agente antimicrobiano (leveduras e bactérias)
Ácido cítrico	Agente acidulante, sinergista, agente quelante, conservante, antioxidante
Ácido cólico	Emulsificante
Ácido decanoico	Agente antiespumante
Ácido desoxicólico	Emulsificante
Ácido esteárico	Agente antiespumante
Ácido fosfórico	Agente quelante, sequestrante, controle da acidez
Ácido fumárico	Controle da acidez
Ácido giberélico	Auxilia na fermentação
Ácido glicocólico	Emulsificante
Ácido hidroclórico	Agente acidulante
Ácido láctico, ésteres de ácidos graxos	Surfactantes, emulsificantes
Ácido láurico	Agente antiespumante
Ácido oleico	Agente antiespumante
Ácido palmítico	Agente antiespumante
Ácido sórbico	Inibidor de fungos e leveduras
Ácido sulfúrico	Controle da acidez

Aditivo	Funções
Ácido tânico	Complexos proteicos
Ácido tartárico	Agente quelante, controle da acidez
Ácido tiodipropiônico	Decompõe o hidroperóxido
Ácidos graxos	Emulsificantes
Açúcar	Agente saborizante, conservante
Açúcar invertido	Adoçante
Aerogel de sílica	Agente antiaglutinante
Ágar-ágar	Espessante
Alanina	Enriquecimento de nutrientes (aminoácido)
Álcool	Solvente
Alfa-tocoferol	Agente redutor
Alginato de amônio	Estabilizante, espessante, texturizante
Alginato de cálcio e sódio	Estabilizante, espessante, texturizante
Alginato de potássio	Estabilizante, espessante, texturizante
Alginato de sódio	Estabilizante, espessante, texturizante
Amarelo nº 5	Corante
Amarelo tartrazina	Corante amarelo
Amido	Espessante, retenção de umidade, gelificante
Amido alimentício modificado	Estabilizante, espessante, texturizante
Amido de milho	Antiaglutinante, espessante
Amilase	Enzima (digere o amido)
Arabinogalactana	Estabilizante, espessante, texturizante
Arginina	Enriquecimento de nutrientes (aminoácido)
Azodicarbonamida	Agente branqueador e maturador de farinhas
Azul brilhante	Corante
Azul ultramarino	Corante, somente ração animal
Bentonita	Absorvente de proteínas
Benzoato de sódio	Conservante
BHA (hidroxianisol butilado)	Antioxidante
BHT (hidroxitolueno butilado)	Antioxidante
Bicarbonato de sódio	Agente texturizante, modificador de pH, agente de fermentação com ácido
Bromato de cálcio	Agente maturador, branqueador
Brometo de metila	Mata organismos indesejáveis
Brometo de potássio	Agente branqueador e maturador de farinhas, condicionador de massas, auxilia na fermentação
Butil hidroquinona terciária (TBHQ, na sigla em inglês)	Antioxidante
Butilparabeno	Conservante
Caproato de etila	Sabor artificial de fruta
Carbonato de cálcio	Controle de acidez, fermentação
Carbonato de magnésio	Antiaglutinante
Carbonato de sódio	Controle da acidez, fermentação
Carboximetilcelulose de sódio	Agente gelificante

Aditivo	Funções
Carotenos	Agentes corantes
Carragena	Espessante, estabilizante, emulsificante
Caseinato de sódio	Auxilia em formulações
Celulose	Estabilizante, espessante, texturizante
Cera de abelha	Acabamento de superfícies
Cera de arroz	Acabamento de superfícies
Cera de carnaúba	Acabamento de superfícies
Cera de goma-laca	Acabamento de superfícies
Ceras de petróleo	Agentes antiespumantes
Ciclamatos	Adoçantes não nutritivos (proibidos nos Estados Unidos)
Citrato de alumínio e sódio	Antiaglutinante
Citrato de cálcio	Tampão, agente quelante
Citrato de manganês	Enriquecimento de nutrientes, fonte de manganês
Citrato de potássio	Agente quelante
Citrato de sódio	Controle da acidez
Citrato de trietila	Solvente
Citrato diácido de potássio	Tampão
Citrus red nº 2 [I (2,5 - dimetiltoxlfenilazo)-2-naftol]	Corante
Cloreto cúprico (ou cloreto de cobre)	Fonte de cobre
Cloreto de cálcio	Agente fixador
Cloreto de sódio	Realçador de sabor
Cochonilha	Corante de bebidas
Cúrcuma	Saborizante, corante
Dextrina	Estabilizante
Dextrose	Agente auxiliar empregado em formulações, adoçante (glicose)
Diacetato de sódio	Agente quelante
Diglicérides	Emulsificantes
Dimetilpolisiloxane	Antiespumante
Dioctil sulfosuccinato de sódio	Emulsificante
Dióxido de cálcio	Efervescente
Dióxido de enxofre	Conservante
Dióxido de silício	Agente antiespumante, antiaglutinante
Dióxido de titânio	Corante
Dissulfeto de alilo	Agente saborizante (alho, cebola)
EDTA (ácido etilenodiamino tetra-acético)	Sequestrante utilizado em molhos para saladas, antioxidante
EDTA cálcio dissódico	Agente quelante
EDTA dissódico	Agente quelante
Eritorbato de sódio	Agente de cura, conservante
Estearato de alumínio	Agente antiespumante
Estearato de butila	Agente antiespumante

Aditivo	Funções
Estearato de cálcio	Agente antiaglutinante
Estearato de magnésio	Auxilia em formulações, antiaglutinante
Estearoil fumarato de sódio	Agente maturador, branqueador e condicionador
Estearoil-2-lactilato de cálcio	Emulsificante
Etil vanilina	Saborizante de chocolate e baunilha
Eugenol	Agente antiespumante
Fenilacetato de etila	Sabor de mel
Fermento químico em pó	Agente de fermentação
Fosfato ácido de sódio	Fermentação
Fosfato de alumínio	Agente antiaglutinante
Fosfato de alumínio e sódio	Fermentação, emulsificante em queijos
Fosfato de cálcio	Tampão, agente quelante, agente de fermentação
Fosfato de dimagnésio	Agente antiaglutinante
Fosfato de potássio	Agente quelante, emulsificante
Fosfato dicálcico	Controle da acidez, agente de fermentação, agente antiaglutinante
Fosfato dissódico	Emulsificante
Fosfato monocálcico	Fermentação, condicionador de massas
Fosfato tricálcico	Sinergista, antiaglutinante
Fosfatos	Controle da acidez
Frutose	Adoçante, monossacarídeo
Furcelarana	Texturizante
Galato de propila	Antioxidante
Gelatina	Agente espessante
Giberelato de potássio	Auxilia na fermentação
Glicerina	Solvente, texturizante, umectante
Glicose oxidase	Absorvedor de oxigênio
Gluconato de cálcio	Tampão, agente quelante
Gluconato de sódio	Agente quelante
Gluconato ferroso	Enriquecimento de nutrientes, fonte de ferro
Glutamato monossódico (GMS)	Realçador de sabor
Goma acácia	Estabilizante, espessante, acabamento de superfícies
Goma adragante	Estabilizante, espessante, texturizante
Goma arábica (goma acácia)	Estabilizante, espessante, acabamento de superfícies
Goma de alfarroba	Condicionador de massas
Goma de alfarroba (goma acácia)	Estabilizante, espessante, texturizante
Goma guar	Espessante
Goma *karaya*	Estabilizante, espessante, texturizante
Goma xantana	Corpo, agente gelificante
Guaiaco	Antioxidante
Guanilato dissódico	Potencializador de sabor

Aditivo	Funções
Heptilparabeno	Conservante
Hexametafosfato de sódio	Agente quelante
Hidrocloreto de tiamina	Enriquecimento de nutrientes, tiamina
Hidróxido de sódio	Controle do pH
Inosinato dissódico	Potencializador de sabor
Iodato de potássio	Enriquecimento de nutrientes, fonte de iodo
Iodeto de potássio	Enriquecimento de nutrientes, fonte de iodo
Isoeugenol benzílico	Agente saborizante (picante)
Lactato de cálcio	Conservante
Lactobionato de cálcio	Agente antiespumante
Lauril sulfato de sódio	Surfactante
Lecitina	Emulsificante (do milho e da soja)
Leveduras	Agentes de fermentação
Lipase	Desenvolve o sabor dos laticínios
Manitol	Auxilia em formulações, adoçante, antiaglutinante, estabilizante, espessante, texturizante
Mel	Adoçante, texturizante
Metafosfato de sódio	Sequestrante, agente de cura, emulsificante
Metilcelulose	Agente gelificante
Metilglicosídeo	Inibidor de turbidez e cristalização
Metilparabeno	Conservante
Monoestearato de glicerol	Condicionador de massas
Monoestearato de propilenoglicol	Umectante
Monoestearato de sorbitana	Emulsificante
Monoésteres e diésteres de glicerol	Emulsificantes
Monoglicerídeos	Emulsificantes
Mono-oleato de sorbitana	Emulsificante
Mostarda	Agente saborizante
Nicotinamida	Enriquecimento de nutrientes, fonte de niacina
Nitrato de sódio	Agente de cura, evita a formação da toxina dos esporos de *C. botulinum*
Nitratos	Ação antimicrobiana, eficaz contra esporos de *C. botulinum*
Nitrito de sódio	Agente de cura, evita a formação da toxina dos esporos de *C. botulinum*
Nitritos	Ação antimicrobiana, eficaz contra esporos de *C. botulinum*
Óleo mineral	Agente antiespumante
Óxido de cálcio	Controle da acidez
Óxido de etileno	Agente antimicrobiano
Óxido de ferro	Corante
Óxido de propileno	Agente antimicrobiano
Oxiestearina	Inibidor de turbidez e cristalização, agente antiespumante

Aditivo	Funções
Papaína	Enzima proteolítica usada como amaciante de carnes
Pectina	Estabilizante, espessante, texturizante
Pectinase	Agente clareador para bebidas (enzima)
Pelargonato de etila	Saborizante de bebidas alcoólicas
Peroxidase	Enzima utilizada para destruir a glicose na clara de ovos secos
Peróxido de acetona	Agente branqueador e maturador de farinhas, solvente, agente oxidante
Peróxido de benzoíla	Agente branqueador e maturador de farinhas, agente oxidante
Peróxido de cálcio	Agente oxidante
Peróxido de hidrogênio	Agente branqueador, antimicrobiano e oxidante
Phostoxin	Fumigante
Pimenta-do-reino	Agente saborizante
Pirofosfato ácido de sódio	Tampão, agente quelante
Pirofosfato de cálcio	Tampão
Pirofosfato de potássio	Emulsificante
Polimetafosfato de potássio	Emulsificante
Polissorbato 60, 65 e 80	Emulsificantes
Polivinilpirrolidina	Acabamento de superfícies
Propilenoglicol	Auxilia em formulações, umectante, solvente
Propilparabeno	Conservante
Propionato de amila	Agente saborizante (frutado)
Propionato de potássio	Emulsificante
Propionato de sódio	Conservante
Proteína vegetal hidrolisada	Estabilizante, espessante
Prussiato amarelo de sódio	Antiaglutinante
Renina	Enzima, utilizada para coalhar o leite
Resinas	Materiais insolúveis utilizados para remover íons da água, sucos e outros líquidos; existem sob as formas de acrilato-acrilamida, copolímeros sulfonados de estireno, carvão antracito sulfonado
Sacarina	Adoçante não nutritivo
Sacarose	Agente saborizante, conservante
Sais de bissulfito	Antioxidantes
Silicato de alumínio e sódio	Antiaglutinante
Silicato de cálcio	Agente antiaglutinante
Silicato de magnésio	Antiaglutinante
Silico-aluminato de sódio	Agente antiaglutinante
Sorbato de cálcio	Conservante
Sorbato de sódio	Conservante
Sorbitol	Agente quelante, umectante, adoçante
Sulfato de alumínio	Agente fixador

Aditivo	Funções
Sulfato de cálcio	Auxilia no processamento
Sulfato de cobalto	Fonte de cobalto e enxofre na alimentação
Sulfato de magnésio	Enriquecimento de nutrientes, fonte de magnésio
Sulfato de níquel	Enriquecimento de nutrientes, fonte de níquel
Sulfato de sódio de alumínio	Tampão
Sulfato duplo de alumínio e sódio	Fermentação
Sulfato ferroso	Enriquecimento de nutrientes, fonte de ferro
Sulfitos	Agentes antimicrobianos em geral
Tartarato de potássio e sódio	Tampão, agente quelante
Tartarato de sódio	Agente quelante
Tiossulfato	Agente redutor
Triacetina	Solvente
Triestearato de sorbitana	Emulsificante
Tripolifosfato de sódio	Agente de cura, umectante, agente quelante
Urucum	Corante alimentar (usado em queijos)
Vermelho eritrosina	Corante vermelho usado em produtos de panificação
Vermelho nº 40	Corante
Xarope de milho	Agente auxiliar empregado em formulações, agente texturizante, adoçante

Glossário

Ácido clorogênico Ácido mais abundante encontrado no café; contribui com parte do sabor azedo e amargo do café.

Ácido graxo Ácido orgânico que contém entre 4 e 26 átomos de carbono; é combinado com o glicerol para formar uma gordura.

Ácido péctico Substância péctica presente em frutas excessivamente maduras; não forma gel.

Ácido pectínico Tipo de pectina; substância péctica.

Ácidos graxos ômega-3 Os ácidos graxos poli-insaturados essenciais na dieta são: ácido α-linolênico (ALA), ácido eicosapentaenoico (EPA), e ácido docosaexaenoico (DHA).

Ácidos graxos *trans* Ácidos graxos que às vezes se formam quando o hidrogênio é adicionado a uma ligação dupla em um ácido graxo insaturado.

Acrilamida Cancerígeno potencial que se forma quando as carnes, legumes e produtos de panificação atingem temperaturas extremamente altas.

Actomiosina Complexo de proteína muscular composto de actina e miosina, formado durante a contração muscular.

Açúcar invertido Uma mistura de quantidades iguais de glicose e frutose resultante da hidrólise da sacarose.

Aditivos Substâncias adicionadas de modo intencional ou acidental nos alimentos.

Adstringente Característica de fazer contrair os lábios; o chá-verde é notável por provocar a contração dos lábios e certa secura na boca se as folhas permanecerem em infusão por mais de 5 minutos.

Aeróbio Que precisa de ar para sobreviver.

Aflatoxina Micotoxina produzida por fungos (*Aspergillus flavus* ou *Aspergillus parasiticus*), em algumas culturas agrícolas, como o amendoim cultivado em solo contaminado por fungos ou estocado em local úmido.

Agente emulsificante Substância formadora de uma camada protetora sobre a superfície das gotículas (a interface) em uma emulsão.

Agentes interferentes Manteiga, xarope de milho, ou outro ingrediente que iniba a formação de cristais.

Alimento à base de queijo processado Queijo processado com cerca de 4% a mais de água do que no queijo processado.

Amassar Dobrar a massa de modo a formar uma bola e pressioná-la com as pontas dos dedos ou com a parte posterior de ambas as mãos, dependendo da quantidade de glúten que se precise desenvolver e da proporção dos ingredientes.

Amido Carboidrato complexo (polissacarídeo) feito de unidades de glicose; é valorizado como agente espessante.

Amido resistente Amido que é excretado pelo intestino delgado sem ser digerido.

Amidos cerosos Amidos de plantas cultivadas para produzir um amido que praticamente possui apenas amilopectina e nenhuma amilose; valorizados no uso de produtos em que um gel não é desejável.

Amidos de ligações cruzadas Amidos tratados com vários compostos de fosfato antes da gelatinização para reduzir a ruptura do grânulo de amido.

Amidos estabilizados (modificados) Amidos resistentes à retrogradação e à sinérese por causa da formação de fosfato ou ésteres acetila de amido; geralmente são chamados de amidos modificados.

Amilopectina Fração de amido bastante insolúvel; contém tanto ligações 1,4-α como 1,6-α-glicosídicas, que resultam em uma molécula ramificada volumosa que não forma um gel.

Amilose Fração linear do amido (ligações 1,4-α-glicosídicas) que é um pouco solúvel em água e capaz de formar géis.

Aminoácido Subunidade da proteína; contém um grupo de amino ($-NH_2$) e um grupo de ácido orgânico ($-COOH$).

Aminoácidos essenciais Aminoácidos que devem ser consumidos na dieta para manter a saúde e promover o crescimento; incapazes de serem sintetizados pelo organismo.

Anaeróbio Que vive sem ar.

Análise de Perigos e Pontos Críticos de Controle (APPCC) Sistema de sete pontos desenvolvido por cada

544 Glossário

empresa do setor alimentício para criar seu próprio programa de segurança de alimentos.

Anfotérico Capaz de agir como um ácido (transportando uma carga positiva) ou uma base (uma carga negativa). Seus grupos carboxila e amino permitem que as proteínas façam isso.

Angel food cake Bolo de claras que consiste basicamente em claras batidas em neve, açúcar e farinha de trigo especial para bolos, sem qualquer tipo de gordura ou fermento químico em pó.

Antocianinas Grupo de flavonoides que propiciam as cores avermelhadas e azuladas em frutas e legumes.

Antoxantinas Grupo de flavonoides que propiciam as cores branca ou creme em frutas e legumes.

Aparador de prato Prato em que é colocada uma vasilha ou outro prato contendo uma porção de comida.

Aroma Compostos voláteis pe rcebidos pelos receptores olfativos.

Assar na panela Cozinhar em uma frigideira, removendo sempre a gordura que escorre da carne.

Avaliação objetiva Avaliação dos aspectos físicos e químicos por meio de equipamentos de medição dos aspectos específicos de um alimento.

Avaliação subjetiva (sensorial) Avaliação por meio dos sentidos.

Bactérias Microrganismos unicelulares em forma de bastonete, esfera ou espiral, no solo, na água ou em matéria orgânica.

Banha Gordura derretida a partir do tecido adiposo dos suínos.

Banha rearranjada É a banha que foi processada para remover os ácidos graxos do glicerol e depois reunir a molécula em uma configuração um pouco diferente para conseguir um produto que tende a formar cristais β'.

Banho-maria Método de conservação em que os alimentos com alto teor de ácidos (p. ex., frutas, tomates) são acondicionados em vidros de conserva ou latas, cobertos com água e processados com aplicação de calor sob pressão atmosférica durante o período de tempo adequado.

Batatas cerosas Batatas com alto teor de açúcar e baixo teor de amido; mais apropriadas para fervura e outros preparos em que a manutenção da forma é importante.

Batatas não cerosas Batatas com baixo teor de açúcar e alto teor de amido; mais apropriadas para assar, preparar purê e fritar.

Batimento Agitação muito vigorosa com colher de pau ou batedeira em velocidade alta com a finalidade de reter ar na mistura e/ou desenvolver o glúten.

Bed Bug Book Informações acerca de microrganismos causadores de doenças que podem estar presentes nos alimentos.

Beta-amilase Enzima importante na liberação catalítica de maltose e glicose a partir do amido para alimentar o fermento (levedura).

Bicarbonato de sódio Ingrediente alcalino ($NaHCO_3$).

Biscuit Massa de preparo rápido feito com a incorporação de gordura sólida e uma proporção de farinha e líquido de 3 para 1, o que resulta em uma massa sólida que pode ser sovada, aberta e cortada em discos redondos de lados retos para serem assados.

Blastoderma Disco germinativo na gema de ovo.

Bolo aerado Bolo que contém gordura sólida (normalmente batida com açúcar), açúcar (normalmente), agente de fermentação, farinha de trigo, ovos e líquido.

Bolo *chiffon* Bolo de claras que contém óleo e fermento químico em pó, bem como os ingredientes utilizados em outros bolos de claras, combinados e incorporados a uma espuma de claras de ovos batida até que se formem picos bem definidos.

Bombas de creme Massa rápida usada como recipiente para recheios de sobremesas ou misturas servidas como prato principal; a casca crocante com uma grande cavidade formada por uma massa preparada a partir da combinação de manteiga, água, ovo e farinha de trigo e assada em forno muito quente.

Botulismo Intoxicação alimentar causada pelo consumo da toxina produzida pela *C. botulinum*; a infecção humana é associada com mais frequência aos tipos A, B ou E.

Branqueamento Técnica de ferver ou cozinhar a vapor por breve período para inativar enzimas antes do congelamento.

Brasear Método por calor úmido em que se usa uma panela com tampa para cozinhar a carne lentamente em uma pequena quantidade de água até ela ficar macia.

Bulgur Trigo partido, parboilizado; tem uma consistência e sabor amendoado.

Café arábica Variedade de café preferida por pessoas que querem um café encorpado e aromático.

Café com leite (*café au lait*) Café com igual quantidade de leite fervido.

Café instantâneo Partículas sólidas de café solúvel que sobram após a remoção do vapor de água do café passado; geralmente produzido por processo de secagem por pulverização.

Café liofilizado Produto de café solúvel obtido por meio do congelamento do extrato de café em estado líquido e da sublimação da parte aquosa para a obtenção de partículas sólidas secas.

Café robusta Variedade de café um tanto ácida e adequada a uma torrefação mais escura; cultivada basicamente na África Ocidental e no Sudeste Asiático.

Cafeína Composto contido no café ao qual é atribuído o efeito estimulante da bebida e que lhe confere um leve amargor.

Calaza Estruturas fibrosas nos lados da gema, que auxiliam na centralização da gema no interior da clara.

Calor de cristalização Energia de calor liberada quando uma solução de açúcar viscosa cristaliza e forma uma massa sólida.

Calor de solidificação O calor desprendido quando a água se transforma em gelo; 80 kcal por grama de água.

Calor de vaporização Energia necessária para converter água fervente em vapor; 540 kcal por grama de água.

Caloria Unidade de energia fornecida em um alimento. Uma caloria (também denominada quilocaloria) é a quantidade de energia térmica necessária para elevar a temperatura de 1 kg de água em 1°C, no nível do mar.

Camellia sinensis Arbusto da família *Theaceae*, cujas folhas são arrancadas e utilizadas para fazer chá.

Campylobacter jejuni Tipo de bactéria encontrada ocasionalmente em aves e carnes.

Canjica Endosperma produzido por imersão do milho em soda cáustica.

Canjiquinha Canjica picada grosseiramente.

Capacidade de retenção de água Capacidade que os músculos têm de reter água; uma contribuição importante para a suculência das carnes.

Cappuccino Café espresso coberto com espuma de leite vaporizado, às vezes guarnecido com cacau em pó adoçado ou canela.

Carboidrase Termo geral para a enzima que catalisa a digestão de carboidratos.

Carboidratos Compostos orgânicos que contêm carbono, hidrogênio e oxigênio, sendo a relação hidrogênio/oxigênio a mesma da água (H_2O); incluem açúcares, amidos, substâncias pécticas, celulose, gomas e outras substâncias complexas.

Carcinógeno Substância capaz de causar câncer.

Carne de corte escuro Carne bovina escura, com uma aparência pegajosa, resultado de pouquíssimo glicogênio no momento do abate, geralmente por causa da exaustão ou da alimentação inadequada no local de expedição.

Carne maturada Carne nobre que foi mantida em armazenamento muito frio de 15 a 40 dias para intensificar o sabor e amaciar os músculos.

Caseína Principal proteína no leite; precipitada na fabricação do queijo feito com leite.

Catequina Um polifenol proeminente no chá-verde.

Cavo trigeminal Espaço que inclui receptores olfativos, papilas gustativas e a cavidade bucal, onde o gosto é sentido.

Celulose Carboidrato complexo composto de glicose, mas não digerido pelo ser humano.

Cereais de cozimento rápido Cereais tratados com fosfato dissódico para acelerar o amolecimento durante o cozimento.

Cereais enriquecidos Cereais refinados aos quais foram adicionados tiamina, riboflavina, niacina, ácido fólico e ferro nos níveis especificados.

Cereais pré-cozidos de preparo instantâneo Cereais que foram pré-cozidos para gelatinizar o amido e depois hidratados para se obter um produto final que, para ser servido, precisa apenas ser reidratado.

Chá *oolong* Chá submetido a um processo limitado de fermentação, resultando em características intermediárias entre o chá-verde e o chá-preto.

Chá-preto Chá revigorante relativamente suave, de cor âmbar profundo, produzido por um prolongado período de fermentação durante o processamento das folhas do chá.

Chá-verde Chá moderadamente adstringente não fermentado.

Chantili Creme com um teor de gordura bastante elevado para ser batido (pelo menos 30%).

Chocolate Substância saborosa derivada da moagem dos grãos torrados extraídos dos frutos da árvore *Theobroma cacao*.

Chocolate alcalinizado Chocolate tratado com álcalis para produzir um pH de 6,0 a 8,8, o que torna o chocolate mais escuro, menos ácido e menos suscetível à sedimentação do que o chocolate processado sem a adição de álcalis.

Ciclosporíase Doença transmitida por alimentos, causada pelo consumo de produtos contaminados com *C. cayetanensis*.

Cis Configuração na ligação dupla de um ácido graxo insaturado que resulta em uma mudança na direção do ácido graxo.

Citoplasma Camada viscosa situada no interior da parede celular do parênquima; contém plastídios.

Cláusula Delaney Cláusula da *Food Additives Amendment* que ordena que os aditivos que causam câncer, em qualquer nível, devem ser retirados do mercado.

Clorofilas Pigmentos verdes que contêm magnésio e são formados nos cloroplastos de frutas e legumes.

Cloroplastos Plastídios que contêm clorofila nos parênquimas.

Clostridium botulinum Tipo de bactéria que produz uma toxina muito tóxica e frequentemente fatal aos seres humanos quando consumida.

Clostridium perfringens Bactéria anaeróbia, formadora de esporos, que se multiplica de imediato em temperatura ambiente; o consumo pode resultar em infecção por *perfringens*.

Coagulação Aglomeração de moléculas de proteína parcialmente desnaturadas para fazer uma massa de proteína relativamente insolúvel.

Cocristalização Adição de goma ou de outro ingrediente a uma solução de açúcar altamente concentrada pouco antes de se começar a bater muito rápido, processo que prende a segunda substância a uma massa de microcristais.

Código Universal de Produto Desenho de barras (código de barras) impresso nas embalagens com a finalidade de codificar informações de estoque e custo para tradução por escaneamento eletrônico no caixa.

Colágeno Tecido conjuntivo branco nas carnes; proteína estrutural que reveste as proteínas musculares.

Compota Gel de pectina com suco e pedaços de frutas maiores do que aqueles usados para a produção da geleia pastosa.

Conchagem Etapa de processamento em que o chocolate derretido é mantido em constante movimento durante 36 a 72 horas a temperaturas entre 43° a 99°C, um processo que ajuda a evitar a eflorescência.

Condução Transmissão de calor de uma molécula para a próxima.

Conserva Compotas com a adição de amêndoas.

Contaminação cruzada Introdução de microrganismos num alimento quando este entra em contato com uma superfície contaminada previamente por outro alimento.

Contaminantes incidentais Qualquer substância que está contida acidentalmente em um produto alimentício.

Convecção Transmissão de calor para todo um sistema por meio do movimento de correntes de ar, água ou outro líquido aquecido.

Corte Processo utilizado para cortar gordura sólida em pequenos pedaços com o auxílio de um misturador de massa ou duas facas de mesa.

Cortes de varejo Cortes de carne disponíveis para os consumidores.

Cortes primários Primeiros cortes (cortes no atacado) para fornecer grandes peças, mas pequenas o suficiente para que o açougueiro possa manuseá-las.

Creme de leite acidificado Creme de leite viscoso e ácido que contém pelo menos 18% de gordura; acidificado pela ação de bactérias lácticas sobre a lactose.

Cromoplastos Plastídios que contêm carotenoides (pigmentos cor de laranja) nos parênquimas.

Crustáceos Cobertos por uma carapaça; por exemplo, camarões, lagostas e caranguejos.

Curar Tratar as carnes com sal, nitrato de sódio e calor para alcançar alterações de sabor, cor, aumentar o prazo de validade e reduzir a deterioração.

Cuscuz Produto de cereais de trigo feito pela adição de uma pequena quantidade de água a uma mistura de semolina e um pouco de farinha. Essa mistura depois é esfregada até se obter pequenos grânulos que são então cozidos no vapor ou na água.

Cyclospora cayetanensis Protozoário (tipo de parasita) que pode causar a ciclosporíase quando consumido.

Defumação Meio usado para aumentar o prazo de validade da carne, que é pendurada em câmaras de defumação para secar a superfície e dar sabor à carne.

Densidade nutricional A quantidade de nutrientes em relação às calorias em um alimento; alta densidade de nutrientes significa que um alimento é rico em nutrientes, em comparação com seu conteúdo calórico.

Desnaturação Desdobramento da estrutura terciária e aglutinação de moléculas de proteína em virtude de aquecimento ou batimento.

Devil's food cake Bolo aerado com algum excesso de bicarbonato de sódio para alcançar o desejado vermelho profundo do mogno.

Dextrina Polissacarídeo feito de unidades de glicose; menor e mais solúvel do que o amido e com uma capacidade reduzida de espessamento.

Dextrinização Quebra química do amido em cadeias mais curtas de glicose quando o amido é submetido a um intenso calor seco.

Dietary Guidelines for Americans, 2010 Recomendações alimentares do USDHHS e USDA, 2010.

Dispersão coloidal Sistema que contém proteína ou outras moléculas ou partículas entre 1 e 100 milimícrons de tamanho, dispersadas em uma fase contínua; neste caso, em água.

Dobrar Manipulação muito delicada da mistura com um batedor de arame, uma espátula estreita de metal ou uma espátula de borracha, de modo a trazer os ingredientes do fundo da tigela para cima e espalhá-los sobre a superfície, ajudando a incorporá-los de maneira homogênea.

Doces amorfos Têm uma alta concentração de açúcar, o que os torna muito viscosos para formar uma estrutura cristalina organizada; a textura varia de mastigável a muito dura e quebradiça.

Doces cristalinos Têm uma estrutura cristalina organizada; podem ser facilmente mordidos ou cortados com uma faca.

Doença da vaca louca Doença fatal do sistema nervoso central que ocorre algumas vezes em vacas e é provocada pelo consumo de alimento contendo carne e farinha de ossos infectadas; outro nome para encefalopatia espongiforme bovina (EEB).

Doença de Creutzfeldt-Jakob Doença cerebral fatal em seres humanos, que pode ser contraída pelo consumo de carne bovina com doença da vaca louca.

Dripolator Cafeteira com uma unidade para a água quente, uma seção para o pó de café e um recipiente no fundo para coletar o café.

Drupa Fruta com uma semente única cercada por polpa comestível.

Ebulição Agitação ativa do líquido e transição de parte do líquido para o estado de vapor; ocorre quando a pressão de vapor supera exatamente a pressão atmosférica.

EEB Sigla para a encefalopatia espongiforme bovina, uma doença cerebral fatal que pode ocorrer no gado.

Eflorescência Descoloração cinza-clara ou esbranquiçada em áreas da superfície do chocolate em que o produto amoleceu e houve acúmulo de umidade durante o armazenamento; a temperagem ajuda a evitar a eflorescência.

Elastina Tecido conjuntivo extremamente forte; uma proteína amarelada na carne que não é amaciada pelo cozimento.

Emulsão Dispersão coloidal de dois líquidos imiscíveis, com um tipo de líquido sendo disperso como gotículas em outro tipo de líquido.

Emulsão permanente Emulsão viscosa que contém um agente emulsificante que quase nunca se separa em duas camadas.

Emulsão semipermanente Emulsão viscosa que contém um agente emulsificante que raramente se separa em duas camadas.

Emulsão temporária Emulsão que se separa rapidamente em duas camadas.

Envasadora de pressão Caldeira grande e pesada com tampa hermeticamente fechada capaz de suportar uma pressão interna de, pelo menos, 20 libras; utilizada para envasar alimentos com baixo teor de ácidos.

Enzima proteolítica Enzima capaz de catalisar uma quebra em uma proteína na ligação peptídica.

Escaldadura Processo de cozinhar em fogo baixo, em água ou outro líquido, pouco abaixo do ponto de ebulição, até o alimento ficar macio.

Escherichia coli (E. coli) Grupo de bactérias encontrado frequentemente como causa de infecções alimentares.

Espresso Café italiano extremamente forte e um tanto amargo preparado com café de moagem fina e torrefação escura com vapor.

Farinha de trigo com fermento Farinha que contém as quantidades necessárias de bicarbonato de sódio e sal para o preparo de massas líquidas e sólidas, razão pela qual esses dois ingredientes devem ser eliminados das receitas quando substituídos pela farinha com fermento.

Farinha de trigo especial ou de primeira Farinha de trigo duro ou combinação de trigo duro e mole com teor proteico de aproximadamente 10,5%, apropriada para a fabricação da maioria dos produtos de panificação.

Farinha de trigo especial para bolos Farinha de textura fina produzida a partir de trigo mole; contém cerca de 7,5% de proteína.

Farinha de trigo integral Farinha que contém o farelo e o germe, bem como o endosperma.

Farinha de trigo para massas folhadas Farinha de trigo mole de textura relativamente fina; contém cerca de 7,5% de proteína.

Fase contínua O líquido que rodeia as gotas suspensas em uma emulsão.

Fase de formação de espuma Transparente, grosseira, um pouco fluida; fase adequada para a adição de ácido e, pouco a pouco, do açúcar, mas inadequada para a utilização em misturas alimentícias.

Fase de picos firmes Ponto em que as claras batidas em neve ficam com volume, mas o creme não quebra quando os ingredientes são incorporados; utilizada na fabricação de suspiros e bolos *chiffon*.

Fase de picos moles As claras são batidas em neve até que os picos apenas se curvem; ponto em que outros ingredientes geralmente são incorporados por causa da sua flexibilidade e estabilidade.

Fase de picos secos Ponto em que as claras batidas em neve tornam-se frágeis e perdem o brilho encontrado normalmente nas claras batidas em neve.

Fase descontínua (dispersa) Gotículas em uma emulsão.

Fermento ativo desidratado instantâneo Cepa de levedura utilizada para a produção de fermento biológico capaz de reduzir pela metade o tempo de crescimento da massa de produtos levedados.

Fermento químico em pó de dupla ação Fermento que contém dois sais ácidos: um sal ácido que reage à temperatura ambiente (sal de fosfato) e um que requer aquecimento para reagir (sal de sulfato); tipo de fermento comum no varejo.

Fibras Componentes do alimento não digeridos nem absorvidos; celulose, substâncias pécticas e gomas são carboidratos de vegetais que contribuem para o conteúdo de fibra da dieta.

Fight Bac® Programa educativo da FDA sobre segurança de alimentos baseado em quatro pontos: limpeza, separação, cozimento e resfriamento.

Filés Pedaços cortados na longitudinal de peixes livres da coluna vertebral e dos ossos associados.

Filmes comestíveis à base de amido Filmes comestíveis feitos a partir de amidos especiais que contêm cerca de 80% de amilose.

Fitoquímicos Substâncias contidas nas plantas, que proporcionam certa proteção contra doença cardíaca e alguns cânceres.

Fitosterol ou ésteres de estanol Compostos vegetais presentes naturalmente em alguns óleos vegetais que podem ajudar a reduzir o LDL e os níveis de colesterol total.

Flavonoides Classe de pigmentos que contribuem com as cores branca e vermelha a azul em frutas e legumes; as duas divisões principais são as antocianinas e as antoxantinas.

Food Additives Amendment of 1958 Emenda à *Food, Drug, and Cosmetic Act of 1938*; regulamenta o uso de aditivos alimentares nos EUA.

Food and Drug Administration (FDA) A agência federal dos Estados Unidos que regulamenta os aditivos alimentares.

Food Code Código publicado em conjunto pela FDA, pelo CDC e pelo FSIS, que orienta as agências governamentais na supervisão da segurança em operações de serviços de alimentação.

Forno de micro-ondas Tipo especial de forno, que é capaz de aquecer alimentos enviando ondas de 915 e 2.450 MHz de um magnétron diretamente para os alimentos, os quais, por meio das moléculas de água e/ou gordura, vibram e aquecem.

FOS Fruto-oligossacarídeo; um carboidrato doce, não nutritivo, composto de uma molécula de sacarose e duas ou três unidades de frutose.

Fritar em pouco óleo Cozinhar a carne em uma frigideira e deixar que a gordura se acumule na frigideira.

Fritar por imersão Método por calor seco em que a carne é imersa em gordura bem quente.

Fungos Bolor filamentoso, frequentemente lanoso, que pode prosperar sobre superfícies úmidas, como queijos.

Gel Sistema coloidal no qual um sólido forma a fase contínua e um líquido forma a fase descontínua.

Geleia pastosa Gel de pectina com suco e pedaços de frutas.

Geleia transparente gelatinosa Gel de pectina feito com suco de fruta para produzir um gel transparente.

Gelificação Formação de um gel, uma dispersão coloidal em que o sólido forma uma fase contínua e o líquido forma a fase descontínua ou dispersa.

Ghee É uma manteiga cuidadosamente clarificada, da qual a água e o leite sólidos foram removidos por aquecimento e filtragem; pronuncia-se "gui".

Gliadina Fração viscosa do glúten.

Glicerol Álcool que contém três átomos de carbono e três grupos de hidroxilo; comum nas gorduras utilizadas no preparo de alimentos.

Glicogênio Polissacarídeo no músculo, que se decompõe para produzir energia e ácido láctico na carcaça após o abate.

Glúten Complexo proteico que se forma nas massas líquidas e sólidas quando a farinha de trigo é misturada à água ou a outros ingredientes aquosos.

Glutenina Componente elástico e em grande quantidade do glúten.

GMS Glutamato monossódico, um subproduto do processamento do açúcar; realça o sabor e é muito usado nas cozinhas asiáticas.

Gordura de porco em rama Gordura retirada da cavidade abdominal dos porcos; é a gordura suína de melhor qualidade.

Gosto Combinação de aroma e sabor sentidos no cavo trigeminal.

Gotículas Gotas de umidade que se formam em um merengue quando ele é assado demais.

Grânulos de amido Unidades de amido (geralmente compostas de cerca de 20% de amilose e 80% de amilopectina) depositadas em camadas concêntricas dentro dos leucoplastos presentes nas células vegetais.

Grelhar Cozinhar sobre o fogo direto, geralmente a uma distância de aproximadamente 3 cm; deixa-se a gordura escorrer da carne.

Hedônico Relativo ao grau de prazer.

Hemicelulose Carboidratos complexos compostos de diversos açúcares e derivados de açúcares.

Hidrogenação Processo de adição de hidrogênio aos ácidos graxos poli-insaturados para transformar óleos em gorduras sólidas.

Hidrólise ácida Clivagem de uma molécula utilizando uma molécula de água na presença de um ácido, o qual serve como um catalisador.

Higroscópico Que atrai (ou absorve) água.

Índice de gema Medida da qualidade do ovo fora da casca; altura da gema dividida pelo diâmetro.

Índice de saciedade Capacidade de satisfazer e proporcionar sensação de fartura e satisfação.

Infecção por *perfringens* Doença provocada pelo consumo de alimento que contenha *C. perfringens* viável.

Informação nutricional Rótulos nos alimentos embalados que indicam o conteúdo calórico e nutritivo de uma porção do item, de acordo com diretrizes federais específicas.

Ingestão dietética de referência (DRI) Ingestão de nutrientes recomendada para a maioria das pessoas saudáveis, em base diária, para manter os organismos saudáveis.

Intoxicação por estafilococos Intoxicação alimentar resultante da ingestão de enterotoxina produzida pela *S. aureus*; distúrbios graves do trato gastrintestinal durante um ou dois dias, ocorrendo geralmente em até oito horas após o consumo.

Intoxicação por mariscos Intoxicação potencialmente letal causada pela saxitoxina produzida pelo consumo de *Gonyaulax catanella* pelos mariscos; caracterizada pela perda de resistência e insuficiência respiratória.

Inversão Termo específico para a hidrólise de sacarose em glicose e a frutose.

Invertase Enzima misturada aos recheios do tipo *fondant* para inverter parte da sacarose e amolecer a consistência dos chocolates comerciais.

Iogurte Alimento à base de leite produzido quando este é coagulado pelas bactérias produtoras de ácido láctico.

Isomerase Enzima usada para converter a glicose em frutose para fazer o xarope de milho com alto teor de frutose.

Kasha Grãos de trigo-sarraceno moídos grosseiramente (casca e partículas fragmentadas).

Lactase Enzima necessária para digerir a lactose.

Lecitina Composto presente na gema do ovo, atraído pelo óleo e pela água, o que o torna um agente emulsificante muito eficaz.

Leite acidificado Contém o *Lactobacillus acidophilus*, que metaboliza a lactose no leite.

Leite com baixo teor de gordura ou *light* Leite com gordura reduzida para 1%.

Leite condensado adoçado Leite enlatado feito pela evaporação de quase metade da água e adição de cerca de 44% de açúcar.

Leite desnatado Leite cuja gordura foi reduzida a um nível de 0,1% ou menos.

Leite evaporado Leite em lata feito pela evaporação de quase metade da água antes de ser enlatado; disponível com vários níveis de gordura.

Leite semidesnatado Leite cujo teor de gordura foi reduzido em 25% (para cerca de 2% de gordura).

Leitelho fermentado Leite desnatado que às vezes contém salpicos de manteiga.

Leucoplastos Plastídios que servem como local para formação e armazenamento do amido nos parênquimas.

Licor mãe Solução saturada de açúcar entre os cristais nos doces cristalinos.

Ligação peptídica Ligação formada entre o grupo carboxila de um aminoácido e o grupo amino de um segundo aminoácido com a perda de uma molécula de água.

Lipídios Termo abrangente que inclui gorduras, óleos e outros compostos orgânicos que contêm carbono e hidrogênio e apenas uma quantidade muito pequena de oxigênio.

Lisozima Proteína envolvida nas claras em neve; ponto isoelétrico é pH 10,7.

Lista GRAS Lista com mais de 680 aditivos considerados seguros e legais para uso.

Listeria monocytogenes Tipo de bactéria capaz de provocar listeriose; às vezes, encontrada em leite não pasteurizado.

Listeriose Intoxicação alimentar potencialmente muito grave causada pela ingestão de *L. monocytogenes* viável.

Macronutrientes Nutrientes necessários em grandes quantidades: carboidratos, lipídios (gorduras) e proteínas.

Magnétron Tubo gerador de micro-ondas em um forno de micro-ondas.

Mariscos Categoria de pescado; equipados com uma casca ou uma carapaça externa.

Market orders Regulamentos para a comercialização de produtos alimentares específicos sob a orientação de um conselho autorizado pelo Departamento de Agricultura dos Estados Unidos.

Marmelada Compotas de marmelo e demais frutas cítricas.

Marmoreio Depósitos de gordura no músculo das carnes.

Massa mais consistente Mistura de farinha com duas vezes mais farinha do que líquido (proporção de 2 para 1); os *muffins* e os biscoitos pingados são alguns exemplos.

Massa menos consistente Mistura de farinha com quantidades aproximadamente iguais de farinha e líquidos (proporção de 1 para 1); *popovers* e bolos aerados são alguns exemplos.

Massa sólida consistente Mistura de farinha com uma quantidade de farinha cerca de oito vezes maior que a quantidade de líquido (proporção de 8 para 1); folhados e pastas são alguns exemplos.

Massa sólida macia Mistura de farinha com uma quantidade de farinha aproximadamente três vezes maior do que a quantidade de líquido (proporção de 3 para 1); as massas de pão de minuto e pães em geral são alguns exemplos.

Massas alimentícias Vários tipos de massas que contêm trigo duro e água e que são extrudadas ou enroladas e cortadas em formas achatadas, arredondadas ou torcidas.

Melão Uma das duas subdivisões gerais das frutas hídricas; inclui o cantalupo, o amarelo e outros melões, caracterizados pela existência de uma polpa densa cercada por uma grande cavidade central cheia de pequenas sementes.

Mellorine Sobremesa congelada feita geralmente com uma gordura vegetal.

Membrana vitelina Membrana que envolve a gema.

Método convencional Método de preparo de bolos aerados no qual a gordura e o açúcar são batidos juntos e os ovos batidos e os ingredientes secos peneirados são adicionados (em terços) alternadamente com o líquido (em duas metades).

Método convencional modificado Método de mistura de bolo que utiliza o método convencional, porém, separando os ovos e incorporando as claras em neve ao final do processo de mistura.

Método cremoso Consiste em misturar vigorosamente a gordura e o açúcar juntos para criar uma espuma densa com a incorporação de ar à gordura.

Método direto (bolos) Método em que todos os ingredientes, exceto os ovos e possivelmente parte do líquido, são combinados e misturados; depois, os ovos e qualquer líquido remanescente são adicionados e batidos.

Método direto (pães) Método de preparo de massa de pão fermentado mediante a combinação de leite quente, açúcar, sal, manteiga, ovo com o fermento amolecido (adicionado depois que a mistura está suficientemente fria) e farinha de trigo; a massa é sovada e deixada para descansar antes de ser assada.

Método esponja Método de preparo de massa fermentada em que o sal e uma parte da farinha são reservados até a massa formar dióxido de carbono suficiente para ter uma aparência esponjosa. Ao adicionar o restante da farinha e o sal, o processo é finalizado com a sova e as demais etapas.

Método *muffin* Método em que os ingredientes secos são peneirados juntos em uma tigela e os ingredientes líquidos (inclusive a gordura derretida) são misturados em outra; os ingredientes líquidos são despejados de uma só vez na mistura seca e mexidos apenas o suficiente para umedecer todos os ingredientes secos.

Método roux Preparação de *gravy* que mistura o amido ao suco das carnes fritas ou assadas.

Micotoxinas Substâncias tóxicas produzidas por alguns fungos.

Micro-onda Forma de energia eletromagnética; 915 e 2.450 MHz são as frequências atribuídas para os fornos de micro-ondas.

Minerais Elementos naturais dos alimentos que se transformarão em cinzas se um alimento for queimado; muitos são nutrientes essenciais.

Miocromo de óxido nítrico Composto que contribui para a cor rosa das carnes salgadas.

Mioglobina Pigmento da carne que contém ferro; composto semelhante à hemoglobina e capaz de reagir com várias substâncias para efetuar alterações de cor no músculo.

Miosina A mais abundante proteína muscular.

Misturar Mexer delicadamente os ingredientes quando não há necessidade de reter ar na mistura e desenvolver o glúten.

Moagem Moedura e separação de frações de grãos de cereais para obter farinha.

Moluscos Mariscos protegidos por uma carapaça externa; por exemplo, vieiras, mariscos e ostras.

Muffin Pão rápido com uma superfície arredondada semelhante a uma couve-flor em razão do cuidadoso processo de mistura e assamento da massa preparada com uma proporção de 2 para 1 de farinha e líquido.

MyPlate Recurso visual que representa as quantidades relativas de alimentos para cada um dos cinco grupos alimentares que devem ser consumidos diariamente.

National Organic Program Legislação norte-americana que define as normas de produção de produtos agrícolas (no mínimo, 95% dos produtos não devem ser tratados com fertilizantes à base de lodo de esgoto ou de petróleo, pesticidas convencionais, radiação ionizante ou bioengenharia) que recebem o rótulo de orgânico.

Norovírus Vírus que pode causar hepatite A e que se propaga facilmente pela água contaminada e por pessoas que manipulam alimentos infectados e que não lavam suas mãos adequadamente com água quente e sabão.

Nutricionista com registro profissional Pessoa que foi aprovada no exame de registro profissional após concluir o bacharelado ou o mestrado em cursos de Alimentos e Nutrição e a experiência clínica.

Orange pekoe Categoria mais alta de chá-preto.

Organismo geneticamente modificado (OGM) Plantas (e alimentos) que foram modificadas pela engenharia genética, para acentuar características desejadas.

Ovalbumina Uma proteína abundante na clara de ovo e sensível ao calor.

Oven spring Brusco aumento de volume na fase inicial do processo de assamento por causa da produção acelerada de dióxido de carbono em forno quente.

Overrun Aumento do volume do sorvete resultante da expansão à medida que a água se transforma em gelo e o ar vai sendo incorporado durante o congelamento.

Ovomucina Proteína estrutural abundante na clara densa do ovo.

Ovoscopia Procedimento utilizado para classificar os ovos na casca.

Panela para banho-maria Panela com duas partes e uma tampa, idealizada para conter água na parte inferior e o alimento na parte superior.

Pão Uma mistura de farinha (normalmente de trigo) assada, mas, às vezes, cozida no vapor ou frita.

Pão de ló Bolo de claras feito com uma espuma de gemas batidas e uma espuma de claras em neve, uma pequena quantidade de farinha de trigo especial para bolos, água, limão e açúcar.

Pão de preparo rápido Pão levedado com vapor ou dióxido de carbono produzido por reação química; pão que não requer tempo para que os agentes biológicos produzam dióxido de carbono.

Parasita Organismo que vive em outro organismo e obtém seu sustento do hospedeiro; vermes, como o

Trichinella spiralis, podem provocar perda de peso e outros problemas de saúde nas pessoas.

Parênquima Tipo de célula que abrange a maior parte da polpa de um legume ou fruta.

Parevine Sobremesa congelada geralmente feita sem quaisquer produtos lácteos ou derivados de carne.

Pasta de fruta Purê de fruta cozida.

Pastas de queijo processado Queijo processado com cerca de 4% a mais de água do que no alimento à base de queijo processado, ou cerca de 8% a mais que no queijo processado.

Pasteurização Tratamento térmico para matar microrganismos causadores de doenças no leite.

Pectina Substância péctica presente em frutas razoavelmente maduras; forma um gel.

Peixe limpo Peixe do qual foram removidas as guelras, nadadeiras, cabeça, cauda e as vísceras.

Peixes Animais aquáticos de sangue frio; a designação geralmente se refere àqueles com barbatanas, uma espinha dorsal, crânio e guelras.

Percentual volumétrico Medida de álcool por volume.

Percolador Cafeteira italiana equipada com uma cesta para o pó de café que permanece suspensa por uma haste oca acima da superfície da água contida no recipiente, permitindo a recirculação contínua da água pelo pó.

Perda de água Perda de líquido entre o recheio e o merengue em virtude da inadequada desnaturação das proteínas no merengue; também chamado sinérese.

Período de descanso Corresponde ao período em que a fermentação de massa no qual foi adicionado fermento ocorre, em razão da produção de dióxido de carbono em quantidade suficiente para duplicar o volume da massa; ocorrendo normalmente a 29° a 35°C.

Plasticidade É a capacidade de uma gordura de se espalhar facilmente em várias camadas finas.

Polifenóis Compostos que contêm mais de um anel fenólico com seis membros; contribuem para a adstringência do chá.

Pomo Fruta com um núcleo central que contém cinco sementes cercadas por uma polpa grossa e comestível; as maçãs, os marmelos e as peras são exemplos de pomos.

Ponto isoelétrico O pH em que a carga elétrica de uma proteína é essencialmente neutra.

Popovers Extraordinária massa de preparo rápido levedado basicamente por vapor em virtude de ser preparado a partir de uma massa muito fluida (proporção de 1 para 1 entre farinha e líquido) e assado em um forno muito quente.

Posta Corte transversal de espessura uniforme.

Prazo de validade Data que especifica claramente até quando o produto deve ser consumido ou outra mensagem de prazo indicando se o produto está fresco.

Preço unitário Custo de uma determinada quantidade de um produto que facilita as comparações de preço para o consumidor.

Prensa de café Recipiente cilíndrico com cabo, tampa e um filtro de cabo longo para preparar café.

Pressão atmosférica Pressão da atmosfera que pressiona para baixo a superfície de um líquido; varia com a altitude.

Pressão de vapor A pressão no interior de um líquido em que as moléculas individuais escapam do líquido; varia com a temperatura do líquido e com as substâncias dissolvidas.

Pressão osmótica Pressão exercida para mover água para dentro ou para fora das células, a fim de equalizar a concentração de soluto na célula e no meio circundante.

Príon Agente anormal transmissível, que provoca uma condição fatal caracterizada pelo enovelamento anormal de proteínas priônicas no cérebro, como na EEB.

Proteína texturizada de soja (PTS) Produto concentrado de proteína de soja a partir da farinha de soja desengordurada; proteína vegetal que substitui a carne.

Protetores de mesa Tecidos grossos colocados sob a toalha de mesa para diminuir o barulho e ajudar a proteger a mesa do calor dos pratos quentes.

Protopectina Substância péctica encontrada em frutas muito verdes; não forma gel.

Prova Expressão normalmente usada para indicar o teor alcoólico das bebidas destiladas; a prova equivale ao dobro do conteúdo percentual.

Psicrofílico Que tem preferência pelo frio.

Queijo natural Coalho de leite concentrado; a maturação é opcional.

Queijo processado Mistura de queijos naturais aquecida a pelo menos 63°C com a adição de um agente emulsificante e água; nunca é maturado.

Queimadura de congelador Dessecação de parte da superfície da carne congelada, resultante de embalagem imprópria que permite que o ar entre em contato com a superfície da carne.

Radiação Transmissão de calor diretamente da fonte para o alimento que está sendo aquecido.

Reação de Maillard Reação de escurecimento em alimentos causada pela reação entre a proteína e um açúcar.

Renina Enzima de proteína de digestão do estômago de um bezerro.

Reologia Estudo das propriedades de escoamento da matéria.

Resfriamento controlado Processo de arrefecimento do óleo para 7,2°C e que depois é filtrado para remover quaisquer cristais de gordura.

Retrogradação Formação de agregados cristalinos em um produto de amido gelatinizado durante o armazenamento.

Reverdecimento Reversão da cor para verde em algumas laranjas maduras se a clorofila se tornar dominante sobre os carotenoides.

Rigor mortis Séries de mudanças químicas que ocorrem na carcaça logo após o abate.

Rotulagem de ingredientes Lista de ingredientes que se inicia com o ingrediente presente em maior quantidade (por peso) na composição do produto e segue sucessivamente em ordem decrescente.

Rotulagem nutricional Rótulo obrigatório nas embalagens de produtos alimentícios contendo informações nutricionais destinadas a orientar o consumidor sobre o conteúdo calórico e o teor de nutrientes presentes em uma determinada porção do produto.

Rótulo de ingredientes Lista obrigatória de todos os ingredientes (em ordem decrescente, por peso) nos rótulos das embalagens.

Sabor Doce, azedo, salgado, amargo e umami: sabores básicos detectados pelas papilas gustativas da língua.

Saccharomyces cerevisiae Espécie de levedura utilizada como fermento biológico com a função de transformar o açúcar e produzir dióxido de carbono em produtos que utilizam o fermento.

Saccharomyces exiguus Levedura responsável basicamente pela produção de dióxido de carbono em pães caseiros.

Salmonela Tipo de bactéria capaz de provocar grave distúrbio gastrintestinal quando presente em grandes quantidades em um alimento ingerido.

Salmonelose Doença de origem alimentar, caracterizada por febre, náusea, cólica abdominal e diarreia; é provocada pelo consumo de alimento contaminado com salmonela viável.

Saxitoxina Neurotoxina produzida pela *G. catanella*, que se acumula nos mariscos em condições de maré vermelha; provoca a intoxicação por mariscos e pode ser fatal.

Sebo Gordura derretida a partir do tecido adiposo de bovinos.

Secagem por congelamento Processo de secagem de alimentos congelados.

Selo orgânico Selo utilizado para designar alimentos que atendem às normas de produção orgânica estabelecidas pela legislação.

Semolina Trigo duro moído, granuloso, com um máximo de 3% de farinha.

Sensação bucal O termo que os profissionais do setor alimentício utilizam para descrever as propriedades de textura de um alimento.

Serviço à americana Método de serviço de refeição em que toda a comida é colocada à mesa arrumada nas travessas e passada em sequência de pessoa para pessoa.

Serviço à inglesa Serviço de refeição em que um garçom ou uma garçonete leva o prato de jantar (servido pelo anfitrião) até o convidado.

Serviço à russa Serviço muito formal em que garçons ou garçonetes servem os pratos em um aparador e os levam individualmente aos convidados sentados à mesa; a refeição é servida em várias etapas, e a mesa é arrumada a cada etapa.

Serviço de *buffet* Arrumação dos pratos de jantar e da comida em uma mesa de *buffet* pela qual os convidados vão passando e se servindo.

Serviço de mesa Arrumação individual da mesa para uma refeição.

Serviço empratado Os pratos de jantar são servidos na cozinha.

Serviço familiar Serviço de refeição conduzido pelo anfitrião, que serve toda a comida nos pratos empilhados à sua frente e passa os pratos servidos à anfitriã e às demais pessoas à mesa.

Shigella boydii Bactéria propagada por contaminação fecal da água ou do alimento.

Sinérese Separação do líquido de um gel.

Sinigrina Composto da família dos repolhos que, no final do cozimento, converte-se em sulfeto de hidrogênio, provocando um sabor desagradável.

Sol Sistema coloidal no qual a fase descontínua consiste em um sólido e a fase contínua é um líquido.

Solução saturada Mistura homogênea que possui soluto em solução na maior quantidade possível em determinada temperatura.

Solução supersaturada Solução na qual a quantidade de soluto dissolvido é maior do que teoricamente poderia ser; ela é criada pela ebulição de uma solução verdadeira a uma temperatura elevada e em seguida cuidadosamente resfriada.

Soro de leite Líquido retirado do leite coagulado na produção de queijo.

Sousplat Prato grande e decorativo no centro do serviço de mesa para um jantar formal, mas retirado quando o prato principal é servido.

Sublimação Passagem da água do estado sólido diretamente para o estado gasoso sem passar pelo estado líquido.

Substâncias pécticas Carboidratos complexos que atuam como substâncias de cimentação entre as células; a sequência de mudança durante a maturação sai de protopectina, passa por pectina, e termina em ácido péctico.

Sucrase Enzima contida no fermento biológico que catalisa a hidrólise da sacarose resultando em glicose e frutose, reação esta essencial para a produção de dióxido de carbono em massas que contêm fermento.

Suspensão de partículas grossas Dispersão de partículas maiores que o tamanho coloidal, misturadas em água ou outro líquido.

Taninos Outro termo para designar polifenóis.

Tapioca Amido feito da raiz da mandioca.

Teaflavinas Componentes extremamente adstringentes do chá-preto que, em combinação com a cafeína, oferecem a qualidade revigorante do chá-preto.

Técnico em nutrição com registro profissional Diplomado como técnico em nutrição, num curso superior de dois anos, aprovado no respectivo exame de registro profissional.

Temperagem Resfriamento cuidadosamente controlado do chocolate conchado com a finalidade de desenvolver finos cristais de gordura, o que ajuda a evitar o desenvolvimento da eflorescência durante o armazenamento.

Temperatura de escaldadura Temperatura utilizada para desprender cascas de frutas e realizar outras ações similares; cerca de 65°C.

Temperatura morna Aproximadamente a temperatura corporal; cerca de 40°C.

Temperaturas de fervura Faixa de temperaturas entre 82°C e 99°C; bolhas se formam e sobem, mas raramente se quebram na superfície; um tratamento térmico mais brando que a ebulição.

Tensão de superfície Tendência de um líquido apresentar a menor área de superfície possível (formando uma esfera em vez de se espalhar em uma película); baixa tensão de superfície é essencial na formação de espuma e na estabilidade.

Teobromina Estimulante contido no cacau e no chocolate.

Termofílico Que prospera em temperaturas quentes.

Toxina Substância tóxica produzida por reações metabólicas; a *S. aureus* e a *C. botulinum* são as bactérias mais frequentemente responsáveis pela intoxicação alimentar a partir de toxinas.

Trans Configuração na ligação dupla de um ácido graxo insaturado que resulta em uma continuação de cadeia linear.

Trichinella spiralis Parasita encontrado algumas vezes na carne suína; causa a triquinose em seres humanos.

Trigo duro Trigo muito duro, de alta proteína, cultivado principalmente na Dakota do Norte e especialmente adequado para a fabricação de massas.

Triquinose Doença causada pela *Trichinella spiralis* viável, um parasita encontrado às vezes na carne de porco e transmitido aos seres humanos se ela estiver infectada e for aquecida de forma inadequada.

Triticale Grão produzido a partir do cruzamento de centeio com trigo; a sua farinha contém uma mistura de proteína com algum potencial para produzir bons produtos de panificação.

UHT Pasteurização com temperatura ultraelevada do leite (137,8°C por 2 segundos) para esterilizá-lo na sua embalagem, podendo então ser armazenado à temperatura ambiente até que ela seja aberta.

Umami Qualidade apetitosa que contribui para o sabor de alguns alimentos.

Vacúolo Maior região do parênquima; a parte cercada pelo citoplasma.

Valor de encurtamento É a capacidade de uma gordura de interferir no desenvolvimento do glúten e de tornar mais macio o produto de panificação.

Valor de saciedade Capacidade de satisfazer a fome.

Válvula com pino Pequena abertura na tampa da panela de pressão, para deixar o vapor escapar, e sobre a qual o manômetro é posicionado.

Vibrio cholerae Bactéria ocasionalmente encontrada em alimentos e água com contaminação fecal; causa a cólera.

Vírus Moléculas submicroscópicas compostas de material genético cercado por uma camada de proteína; alguns podem provocar doenças em seu hospedeiro.

Vitaminas Compostos orgânicos necessários em quantidades muito pequenas pelo organismo e que devem ser incluídos na dieta para manter a saúde e promover o crescimento.

Wok Panela metálica em forma de tigela, desenvolvida na Ásia para fritura rápida em óleo bem quente.

Xarope de milho com alto teor de frutose (HFCS) Xarope de milho cuja isomerase converteu parte do açúcar em frutose.

Yersinia enterocolitica Bactéria ocasionalmente encontrada em carne suína crua ou malcozida e leite cru, causando yersiniose.

Índice remissivo

A

Abóboras
    de inverno 96
    de verão 96
Abordagens comerciais 485
Acidez e métodos de produção de conserva 474
Ácido(s)
    clorogênico 449
    graxo 183
    péctico 480
    pectínico 480
    graxos ômega-3 180
    graxos *trans* 29, 179
Acrilamida 346
Actomiosina 321
Açúcar(es) 201-217, 271, 386
    bruto 203
    cristal 203
    comercializados 202
    de confeiteiro 203
    e xarope de bordo 204
    impalpável 203
    invertido 208
    mascavo 204
Adaptações vegetarianas 360
Aditivos 58
    alimentares 535
    classificação 59
Adoçante 205
    poder do 208
Adstringente 456
Aeróbio 37
Aflatoxina 37
Agente clarificador 297
Agente de coloração e de aromatização 296
Agente emulsificante 171, 296
Agente espessante 296
Agente estrutural e textural 297
Agentes biológicos 369
Agentes de fermentação 365, 387
    visão geral 365
Agentes interferentes 212
Agentes químicos 371

Aipo-rábano 92
Alcachofra
    -de-jerusalém 90
    Green Globe 89
Alimento(s)
    à base de queijo processado 280
    aparência geral e apresentação do 10
    em benefício da saúde 8
    introdução 3
    no contexto atual 3
Alterações químicas nas gorduras 196
Amassar 389
Amido(s) 219-249, 383
    cerosos 229
    de ligações cruzadas 230
    especiais 229
    estabilizados (modificados) 230
    fatores que influenciam nas propriedades 224
    fontes 219
    modificados 230
    na culinária 231
    pré-gelatinizados 229
    preparo de alimentos 220
    resistente 230
Amilopectina 221
Amilose 221
Aminoácidos 263
    essenciais 20
Anaeróbio 37
Análise de Perigos e Pontos Críticos de Controle
        (APPCC) 51
Anatomia do gosto 10
Anfotérico 269
Angel food cake 419, 420
Antocianinas 99
Antoxantinas 99
Aparador de prato 520
Aproveitamento das sobras 507
Aquecimento, princípios 31
    condução 81
    convecção 81
    por micro-ondas 82
    radiação 82

556 Índice remissivo

Ar 365
Área da superfície 194
Armazenamento
    das gorduras 187
    de vegetais 109
    do leite e do creme 255
    em casa, frutas 145
Aroma 8
Arroz 240, 386
Arrumação da mesa 519
Aspargo 90
Aspectos sensoriais do planejamento de um
         cardápio 493
    cor 493
    forma 493
    índice de saciedade 494
    sabor 494
    temperatura 494
    textura 494
    variedade 495
Assamento de massas 390
Assar
    na panela 344
    ou dourar ao forno 118
Atividade física 24
Avaliação dos alimentos 11
    das tortas 436
    do café 453
    objetiva 11, 12
    subjetiva (sensorial) 11
Aves 348-354
    armazenamento 351
    classificação 349
    comprar 350
    cozidas 354
    culinária 352
    escolha e cuidados 356
    inspeção e classificação 355
Avestruz 350
Azeitonas 158

B
Bactérias 37
    e o fermento biológico 371
Bagas 128
Banha 178, 184
    rearranjada 187
Banho-maria, produção de conservas por
        meio de 473
Batatas 95
    cerosas 105
    -doces 95
    não cerosas 107
Batimento 389
Bebidas 443
    alcoólicas 465

    de frutas 464
    símbolo da hospitalidade 443
Berinjela 92
Beta-amilase 370
Beterraba 90
Bicarbonato de sódio 371
Biotecnologia 97
Biscoitos 430
Biscuit 403, 404
Blastoderma 289
Bolo(s) 191, 417, 418
    aerados 423, 429
    angel food cake 419, 420
    chiffon 421, 422
    com ovos batidos em espuma 316
    de claras em neve 418
    devil's food cake 424
    massa amanteigada 431
Bombas de creme 407
Botulismo 44
Branqueamento 121
    e maturação 379
Brasear, carnes 346
Broccolini 111
Brócolis 91
Buffets 524
Bulgur 243
    e outros cereais 246

C
Cacau 461
Café 443, 453
    arábica 445
    com leite (*café au lait*) 454
    escolha 446
    gelado 454
    instantâneo 447
    liofilizado 447
    moído 449
    por infusão 453
    produção 444
    robusta 445
    solúvel 447
Cafeína 446
Calaza 289
Calor
    da cristalização 213
    de solidificação 76
Calorias 17, 26
Camellia sinensis 454
Campylobacter jejuni 45
Canjica 240
Canjiquinha 240
Capacidade de retenção de água 321
Cappuccino 454
Caramelização 210

Carboidrase 230
Carboidratos 18, 201-249
Carcinógeno 58
Cardápios 491
Carnes 319-348
    armazenamento 339
    armazenamento frigorífico 325
    bovina 329
    bovina e de vitela 336
    bovina Kobe 325
    classificação 329
    congelar 327
    contribuições nutricionais 323
    cozida por calor seco 347
    cozida por calor úmido 349
    curar 326
    de corte escuro 325
    definição 320
    defumar 327
    escolha 338
    escolha e cuidados 330
    identificação dos cortes 331
    inspeção 328
    maturação 326
    maturada 326
    método por calor seco 341
    práticas de produção 323
    rigor 325
    secagem por congelamento 327
    visão geral das classificações 320
Caseína 253
Catequina 449
Cavo trigeminal 10
Cebola 93
Celulose 97
Cenouras 91
Centros de mesa 515
Cereais 219-249
    armazenamento 244
    de cozimento rápido 239
    enriquecidos 239
    na dieta 235
    pré-cozido de preparo instantâneo 239
    teor de nutrientes 238
Chá(s) 454, 460
    cerimônia japonesa 459
    de ervas 460
    e cafés 526
    gelado 459
    instantâneo 460
    oolong 456
    preto 457
    verde 456
Chantili 260
Chocolate 461
    alcalinizado 462

avaliação da bebida 464
    substituição 464
Ciclosporíase 48
Cis 183
Citoplasma 99
Cítricos 128
Cláusula Delaney 58
Clorofilas 99
Cloroplastos 99
Clostridium botulinum 44
Clostridium perfringens 42
Coagulação 267
    do leite 268
Cocristalização 214
Código Universal de Produto 504
Coentro 159
Cogumelos 93
Colágeno 321
    e gelatina 322
Colesterol e pastas especiais 180
Colheita e comercialização 102
Combinação de cozinhas 497
Comercialização de frutas 137
Comparação de padrão alimentar 27
Componentes
    do café 446
    químicos, das bebidas 448
Composição
    das frutas 135
    dos vegetais 102
Compota 479
Conchagem 462
Condição(ões)
    de armazenamento 500
    e práticas de armazenamento 55
    sanitária da cozinha 53
Condução 81
Congelamento 476
    da mistura 272
    e descongelamento do amido 228
Conserva 472, 479
Conservação
    com açúcar 479
    de alimentos 471
    perspectiva histórica 471
Consumidor, recursos de auxílio 500
Contaminação cruzada 3
Contaminantes
    incidentais 61
    presentes em peixes 48
Contribuição nutricional 237
Controle do desperdício de alimentos 57
    curto prazo 57
    longo prazo 58
Convecção 81
Cookies 192

558 Índice remissivo

Copos 518
Cor dos alimentos 9, 99, 113
Cordeiro 330, 335
    cortes 337
Cortes
    bovinos e seu preparo 332
    de varejo 338
    primários 331
    suínos 334
Couve-flor 92
Couves-de-bruxelas 91
Cozer lentamente 117
Cozer no vapor 117
Cozimento 426
    do arroz 246
    em grandes altitudes 430
Creme de leite 270
    acidificado 260
    em pó desnatado 271
    evaporado 270
Creme de ovos (*custard*)
    assado 305
    batido 304-305
Crème fraîche 259
Cremes 260
    de ovos (*custards*) 304
    lácteos 270
    teor de gordura 261
Criação de cardápios apetitosos e saudáveis 491
Cristais de gordura 186
Cromoplastos 99
Crustáceos 354
Cuidados com as sobras 508
Cuscuz 243
Cyclospora cayetanensis 48

D
Defumação 327
Degradação química 227
Delícia turca 216
Densidade nutricional 17
Descrição química e física 222
Desempenho das gorduras no preparo de alimentos 193
Desnaturação 266, 267
Devil's food cake 424
Dextrina 221
Dextrinização 220, 221
Dietary Guidelines for Americans 2010 23
    aplicação 24
Dióxido de carbono 368
Diretrizes alimentares para os norte-americanos (*Dietary Guidelines for Americans 2010*) 23
Dispersão coloidal 80
Dissacarídeos 209

Doces
    amorfos 211, 213, 215
    cristalinos 210, 211, 215
Doença(s)
    bacterianas 39
    celíaca 384
    da vaca louca 38
    de Creutzfeldt-Jakob 38
    de origem alimentar 39, 40
Donuts 404
Dripolator 451
Drupa 130

E
Ebulição 77
Eflorescência 462
Elastina 322
Empanadas 439
Emulsão 170
    permanente 171
    semipermanente 170
    temporária 170
Encefalopatia espongiforme bovina (EEB) 324
Energia humana 495
Enriquecimento da farinha 380
Ensopar (cozinhar em líquido) 347
Envasadora de pressão 473
Envasamento por pressão 475
Envelhecimento do pão 413
Enzima
    antienvelhecimento 392
    proteolítica 267
Equipamentos
    básicos 67
    para cozinhar 69
    para o preparo de alimentos 67
Erva-doce 89
Ervilha 94
    -torta 94
Escaldadura 147
Escherichia coli (E. coli) 46
Escolha(s)
    das frutas 479
    alimentares 6, 23
Espresso 454
Espumas de ovos 309
Estabelecimentos para alimentação 5
Estética e praticidade 513
Estrutura
    do grão 237
    dos alimentos vegetais 98
Etiqueta à mesa 523

F
Facas 70

Farinha, produtos de panificação 382
Farinha de glúten 382
Farinha de trigo 378
    com fermento 382
    especial ou de primeira 381
    especial para bolos 381
    especial para pães 381
    integral 382
    para massas folhadas 381
Fase
    contínua 170
    de formação de espuma 308
    de picos firmes 310
    de picos moles 308
    de picos secos 310
    descontínua (dispersa) 170
Fatores
    de conversão 532
    determinantes da palatabilidade 8
    envolvidos no preparo de alimentos 67
    importantes no preparo de legumes e
        verduras 110
    que influenciam a maciez da massa 434
    que influenciam a qualidade do pão
        fermentado 411
Feijões
    frescos 90
    secos 90
Fermento(s)
    ativo desidratado instantâneo 369
    biológico 369
    naturais caseiros 370
    químico em pó 372
    químico em pó de dupla ação 374
Ferver 116
Fibras 18
Fight Bac 53
Filés de peixe 356
Filmes comestíveis à base de amido 229
Fitoquímicos 87
Fitosterol ou ésteres de estanol 180
Flavonoides 99
Fontes e controle de microrganismos 49
Food Additives Amendment of 1958 58
Food and Drug Administration
        (FDA) 58
Food Code 52
Forno de micro-ondas 83
Fortificação do leite 256
Fosfato trissódico (TSP) 43
Frango 349
Frigideiras 71
Fritar 119, 188, 194
    com pouca gordura 194
    em pouco óleo 344
    por imersão 195, 345

Frutas 127-151, 402, 478
    aspectos da comercialização 137
    classificação 127
    cozidas em fogo baixo 147
    de regiões distantes 144
    enlatadas e congeladas 140
    frescas 138, 150
    hídricas 131
    in natura 146
    para geleias pastosas e geleias transparentes
        gelatinosas 480
    secas 143
    tropicais e subtropicais 133
Fruto-oligossacarídeo (FOS) 208
Frutos do mar 354-357
Fungos 37

G
Gansos 349
Géis
    de amido 227
    gelatinosos 168
Gelatinização 221
Geleia
    pastosa 479
    transparente gelatinosa 479
Gelificação 227
Gema, cor da 288
Gestão
    de custos 498
    de energia 495
    do tempo 504
Ghee 178
Gliadina 385
Glicerol 183
Glicogênio 325
Glicoproteína anticongelante
        (AFGP) 78
Glutamato monossódico (GMS) 202
Glúten 383
Glutenina 385
Gordura(s) 177, 322, 388
    de porco em rama 178
    estruturas gerais 184
    mistura e têmpera 187
    origem 182
    química das 183
    vegetais 180
Gorduras e óleos 74, 177-199
    extração 185
    ingredientes controversos 177
    refino 185
    tipos 178
Gosto 10
Gotículas 310
Grânulos de amido 221

Índice remissivo

Grãos de arroz
  características 242
Grãpple® 139
Grau de manipulação 366
Gravies 233
Grelhar 118, 342
Guarnições 163

H
Hedônico 11
Hemicelulose 97
Hidrogenação 185
Hidrólise 208
  ácida 226
Higroscópico 212
Hi-maize 230
Homogeneização
  do leite 255
  do creme 389
Hospitalidade 513

I
Índice
  de gema 293
  de massa corporal (IMC) 24
  de saciedade 494
Infecção
  por *Campylobacter* 45
  por *perfringens* 42
Informação nutricional 28
  exemplo de rótulos 30
Ingestão dietética de referência
      (DRI) 22, 23
Ingredientes
  como medir 72
  lácteos 271
  natureza dos 367
  para os clientes 506
  secos 73
Inspeção e classificação 263
Intoxicação
  por estafilococos 42, 43
  por mariscos 48
Inversão 208
Invertase 209
Iogurte 258
Isomerase 205

J
Jicama 93

K
Kasha 243

L
Lactase 253

Lavagem de verduras 164
Lecitina 171
Legumes 477
Legumes e verduras 87
  armazenamento 109
  aspectos de palatabilidade 97
  classificação 88-89
  colheita e comercialização 102
  como agregar atrativos 122
  como preparar vegetais enlatados e
      congelados 121
  fatores importantes no preparo 110
  no planejamento do cardápio 110
  procedimentos para o preparo de
      vegetais frescos 115
  seleção 105
  teor nutritivo 99
Leite(s), 251
  acidificado 258
  alternativos 258
  aromatizados 258
  coalhar 267
  com baixo teor de gordura ou *light* 257
  com lactose reduzida 258
  condensado adoçado 259
  contribuição nutricional 253
  cru 255
  desnatado 257
  em pó 260
  enlatados 259
  evaporados 259
  fermentados 258
  fontes exóticas 252
  formação de película 263
  fortificação 256
  integral 257
  na culinária e problemas encontrados 263
  na fazenda 254
  para consumo 257
  passar do ponto de cozimento 267
  semidesnatado 257
Leitelho fermentado 258
Leucoplastos 99
Licor mãe 213
Ligação peptídica 263
Lipídios 18, 177
  nas farinhas 385
Líquidos 74, 388
Lisozima 310
Lista
  de compras 498
  de legumes e verduras 88
  GRAS 58
Listeria monocytogenes 45
Listeriose 45
Luz 31

M

Macronutrientes 17
   recomendados 20
Magnétron 83
Maionese 172
Manejo das folhas verdes 164
Manipulação higiênica dos alimentos 53
Manteiga 178, 261
Máquinas de fazer pão (panificadoras) 411
Margarina 179
Mariscos 354
Market orders 104
Marmelada 479
Mascarpone 279
Massas 377
   ácida fermentada naturalmente 412
   alimentícias 243, 247
   amanteigada 417, 431, 435
      consistência quebradiça 435
      ingredientes 432
      preparo 433
   folhada 437
   mais consistente 377
   menos consistente 377
      aspectos básicos 377
   período de descanso da massa 370
   proporções entre farinha e
      líquido 400
   sólida consistente 378
   sólida macia 378
Medidas comuns de equivalência 532
Meios para cozimento 193
Mel 206
Melaço 204
Melão 131
Mellorine 261
Membrana vitelina 289
Merengues 308, 310, 311
Método(s)
   convencional 424
   convencional esponja 425
   convencional modificado 425
   cremoso 389
   de mistura rápida 410
   direto 426
   direto, de preparo de massa 409
   esponja (método indireto) 410
   muffin 400, 425
   roux 233
   de conservação 472
   de produção de conservas 474
   para preparo de vegetais 118
   por calor seco 341
      assar 341
      assar na panela 344
      fritar em pouco óleo 344
      fritar por imersão 345
      grelhar 342
   por calor úmido 346
      brasear 346
      ensopar (cozinhar em líquido) 347
Micotoxinas 37
Micro-onda 83
Microrganismos
   fontes e controle de 49
   presentes nos alimentos 37
Milho e cevada 240
Milho-verde 92
Minerais 20
Miocromo de óxido nítrico 321
Mioglobina 321
Miosina 321
Misturas para panificação 424
Misturas prontas 438
   de farinha, aspectos básicos 377
Moagem 379
Molho(s)
   brancos 231, 232
   como avaliar 173
   como variar 173
   cozidos 172
   de soja 47
   dietéticos para saladas 173
   para saladas 153, 169, 190
Moluscos 354
Monossacarídeos 209
Moti 241
Muffins 399, 402
Músculo 320
   estrutura 320
   proteínas do 321
MyPlate 25

N

Naan 408
Nabo 92
   roxo 96
National Organic Program 8
Norovírus 46
Nutrição
   a principal finalidade dos alimentos 17
   como escolher alimentos para uma boa
      nutrição 25
   como obter uma boa nutrição 23
   e alimentos 17
Nutrientes
   como reter os nutrientes dos
      alimentos 30
Nutricionista com registro profissional 13

O

Óleos 177, 388

especiais 182

para saladas 181

Omelete(s)

de forno 312, 314

tradicional 303, 304

Oportunidades de carreira para os profissionais do setor alimentício 12

Orange pekoe 455

Organismo geneticamente modificado (OGM) 8

Ovalbumina 297

Oven spring 371, 410

Overrun 262

Ovomucina 297

Ovo(s) 287, 384

alterações decorrentes da deterioração 289

armazenamento 295

assados 302, 303

classificação 291

classificação por peso 293

congelados 294

cozidos duros 301

cozidos moles 301

em pó 295

estrutura 288

fritos 301, 302

introdução 287

mexidos 303

na culinária 296

poché 301, 302

recomendações para armazenamento de produtos 55

seleção 289

supervisão da segurança 290

tipos de 294

valor nutricional 288

Ovoscopia 291

Oxidação 31

P

Padrões alimentares 4

Pães 190, 397

biscuits 403-404

bombas de creme 407

com frutas e amêndoas 402

de preparo rápido 398

e doces 417

fermentados 408, 413

muffins 402

panquecas 405

popovers 406

variedade de ingredientes 398

waffles 405

Palatabilidade 8, 192

aparência geral e apresentação 10

aroma 8

cor 9

de legumes e verduras 97

sabor 8

textura 9

Panela para banho-maria 69

Panquecas 405

Pão de ló 420, 421

Pão de preparo rápido 398

comparação 398

Parasitas 47

Parênquima 97

Parevine 261

Pasta(s), 188

cremosas 180

de fruta 479

de queijo processado 280

Pasteurização 254

com temperatura ultraelevada (UHT) 255

do leite 254

Patos 349

Pecuária e alta tecnologia 324

Peixe(s) 319, 354-357

contaminantes presentes em peixes 48

cozido 358

culinária 356

limpo 356

posta 356

tipos de 354

Pemmican 484

Percentual volumétrico 465

Percolador 452

Perda de água 310

Perspectiva nutricional 154

Perus 349

Pesquisa de preços 503

pH 31

e desnaturação de proteína 269

temperatura e osmose 44

Picles 475

Pigmentos 100, 134

comuns nos vegetais 99

Pimentão 94

Planejamento 498

aspectos sensoriais 493

de cardápios 491

para uma boa nutrição 491

prévio 507

Plasticidade 194

Polifenóis 449

Pomo 132

Ponto isoelétrico 269

Popovers 406, 407

Porco 330

cortes 337

Posta de peixe 356

Pratos 517

Prazo de validade 500

Preço unitário 504
Prensa de café 452
Preparo
    da bebida 450, 458, 462
    da carne, para a comercialização 323
    de alimentos, com frutas enlatadas e congeladas
        149
    de bolos de massa podre 427
    de cereais 245
    de frutas 146, 148
    de pães fermentados 409
        como administrar 409
    de refeições 491
    de saladas 169
    de vegetais, passos preliminares 115
    de vegetais frescos, procedimentos 115
    em micro-ondas 120
    em panela de pressão 120
Preparo de alimentos
    funções 192
Pressão
    atmosférica 77, 78
    de vapor 77, 79
    osmótica 148
Princípios
    de preparo 164
    do aquecimento de alimentos 81
Príon 38
Procedimentos para o preparo de vegetais frescos 115
    assar ou dourar ao forno 118
    cozer lentamente 117
    cozer no vapor 117
    ferver 116
    fritar 119
    grelhar 118
    outras técnicas 120
    passos preliminares 115
    refogar à chinesa 119
Processamento
    comercial 238
    do cacau e do chocolate 461
    do leite 255
Produção de conservas 472
Produtos
    à base de proteína de soja 358
    amiláceos 229
    com soro de leite 281
    congelados 229
    de confeitaria 191
    de panificação 190
    e subprodutos, frutas 130
    lácteos 257
    lácteos congelados 261
    que contêm leite 268
    que contêm queijo 281
    sem glúten 384

Profissionais do setor alimentício, oportunidades
    de carreira 12
Proteína 19, 251-365, 385
    e desnaturação 264
    texturizada de soja (PTS) 358
Protetores de mesa 514
Protopectina 480
Prova, de teor alcoólico 465
Psicrofílico 37
Pudins
    de amido de milho 234, 235
    de creme 307
    e tortas de creme 306

Q
Queijo(s) 251, 274
    culinária 282
    naturais
        características de algumas variedades
            populares 276, 278
    naturais duros 280
    naturais macios 275
    naturais semimacios 279
    natural 274
    origens e aplicações 274
    processados 280
Queimadura de congelador 327, 476
Quiabo 93
Quiche 307
Química das gorduras 183
Quinoa 244

R
Rabanetes 96
Radiação 82, 485
Ranço 196
    hidrolítico 197
    oxidativo 196
Reação(ões)
    ao calor 196
    da caramelização 210
    de Maillard 267
    dos açúcares 208
Recursos de auxílio ao consumidor 500
Refogar à chinesa 119
Renina 268
Reologia 220, 221
Repolho 91
Resfriamento controlado 187
Retenção de nutrientes 110
Retrogradação 228, 229
Reverdecimento 134
Rigor mortis 325
Rotulagem
    de ingredientes 500
    nutricional 500

564 Índice remissivo

Rótulo de ingredientes 60
Roupa de mesa 513
Rutabaga (couve-nabo) 96

S
Sabor(es) 9, 97, 114
   do exterior 7
Saccharomyces exiguus 371
Sais ácidos para panificação 374
Sal 387
Salada(s) 153
   arranjo e forma 156
   como montar 165
   como servir 169
   cor 157
   de frutas 159
   de gelatina 163
      como preparar 166
   de legumes e verduras 161
   funções exercidas nas refeições 155
   papel na refeição 154
   ricas em proteína 163
   sabor 157
   simples ou sofisticadas 155
   textura 159
Salgamento 482
Salmonela 39
Salmonelose 39
Salsinha 159
   italiana 159
Saúde, impactos sobre a 6
Saxitoxina 48
Sebo 184
Secagem 482
   por congelamento 327
Segurança alimentar 24, 35-64
   dos produtos frescos 162
   introdução 35
   na cozinha 74
Seleção
   das gorduras 188
   de frutas 138
   de frutas frescas 141
   de um método adequado de cozimento 340
   de vegetais 105
   de vegetais frescos 106
Selo orgânico 105
Semolina 243
Sensação bucal 9
Serviço
   à americana 521
   à inglesa 522
   à russa 522
   de *buffet* 524
   de mesa 519

   de refeições 513, 521
   empratado 522
   familiar 522
Shigella 46
Shigella boydii 46
Sinérese 226, 228
Sinigrina 114
Sistema métrico 531
Solubilidade em água 30
Solução
   saturada 214
   supersaturada 214
Sopas cremosas 233, 234
Soro de leite 253
Sorvetes
   cremosos 274
   e outras sobremesas congeladas 271
Sousplat 519
Sprays culinários 181, 389
Sublimação 447
Substância(s) 479
   pécticas 97, 481
   tóxicas naturais 61, 62
Substitutos
   da gordura 192
   lácteos 262
   para os ovos 295
Sucos 272
Sucrase 370
Suflês 314, 315
Suspensão de partículas grossas 80
Suspiros 312

T
Talheres 516
Taninos 458
Tapioca 219
Teaflavinas 449
Tecido conjuntivo 321
Técnicas de mistura 388
   amassar 389
   batimento 389
   corte 389
   dobrar 389
   método cremoso 389
   misturar 389
Técnicas para ferver vegetais 116
Técnico em nutrição com registro profissional 13
Tecnologia de gorduras 182
Temperagem 462
Temperatura(s)
   de congelamento 76
   de cozimento 54
   de ebulição 77
   de escaldadura 77

de fervura 77
de fritura 80
intermediárias 77
morna 77
no preparo de alimentos 75
Tempo de descanso da massa 368
Tensão de superfície 310
Teobromina 449
Teor
de vitaminas e minerais de alguns vegetais 103
nutritivo 99
Termofílico 37
Termômetros 80
Textura 9, 112
e estrutura 97
influências na 193
Tipos
básicos de bolos 423
de chá 455
de doces 210
de farinha 381
de gorduras e óleos 178
de microrganismos 37
de queijos 274
de saladas 159
especiais de hospitalidade 524
Tofu 358
Tomate 96
Tortas
abertas 436
fechadas 437
Toxina 42
Trans 183
Tratamento após o assamento 391
Trichinella spiralis 47
Trigo 243
duro 236
nutrientes 238
Triquinose 47, 329
Triticale 382
Turgidez 165

U
Umami 9

Utensílios 497
e acessórios de mesa 513
Uvas 130

V
Vacúolo 99
Valor
de encurtamento 193
de saciedade 154
nutricional das frutas 136
nutricional do leite 252
Válvula com pino 121
Vapor 368
Vegetais
congelados 107, 121
enlatados 107, 121
enlatados e congelados, preparo 121
folhosos 93
frescos 105
frescos cozidos 121
Vibrio cholerae 44
Vinagres 475
Vinho canadense 467
Vírus 38
transmitidos por meio de alimentos 46
Viscosidade da massa 367
Vitaminas 20, 22, 111
Vitela 333

W
Waffles 405
Wok 71, 119

X
Xarope de milho 204, 206
com alto teor de frutose (HFCS) 205

Y
Yersinia enterocolitica 42
Yersiniose 42

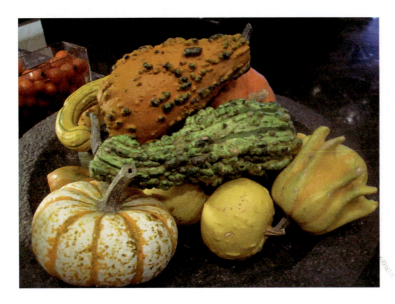

Figura 1
A abóbora pode ser encontrada em uma ampla variedade de cores e formas; muitas não apenas acrescentam cor a uma refeição, como também são boas fontes de fitoquímicos.
Cortesia de Plycon Press.

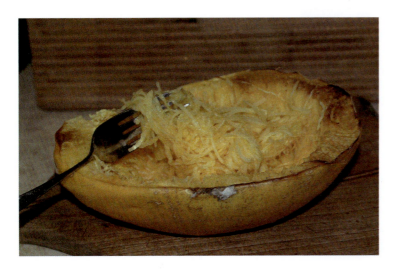

Figura 2
A abóbora-espaguete faz jus ao nome por produzir tiras finas parecidas com espaguete depois de assada até alcançar uma textura tenra.
Cortesia de Plycon Press.

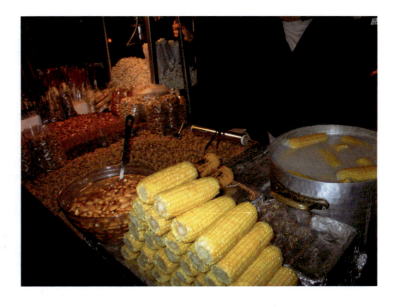

Figura 3
As espigas de milho cozidas e assadas são atrações oferecidas na barraca deste vendedor ambulante.
Cortesia de Plycon Press.

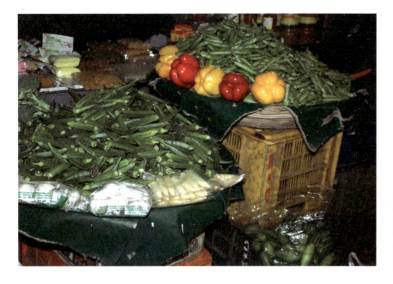

Figura 4
O quiabo e o minimilho (à esquerda) competem com os pimentões vermelho e amarelo e as ervilhas no momento de atrair fregueses.
Cortesia de Plycon Press.

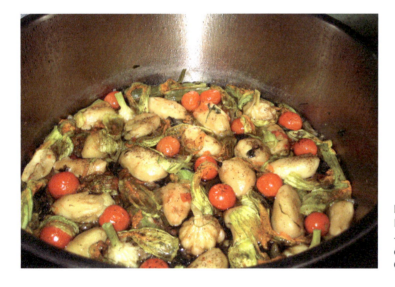

Figura 5
Este combinado grego de vegetais contém batatas-inglesas, tomates-cereja, cabeças de alho e brotos de abobrinha.
Cortesia de Plycon Press.

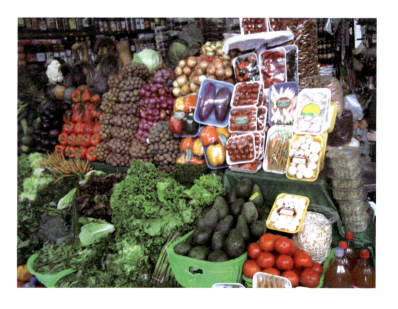

Figura 6
Este mercado está repleto de legumes frescos convidativos, que vão desde cenourinhas a todos os tipos de batatas e abóboras, berinjela, vários tipos de verduras, tomates e, até mesmo, alface Bibb hidropônica.
Cortesia de Plycon Press.

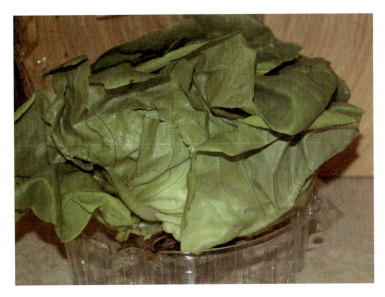

Figura 7
A alface Bibb (também conhecida como alface-folha-de-manteiga) é usualmente cultivada de forma hidropônica (em água com nutrientes, mas sem sujeira), e comercializada em recipientes plásticos desenvolvidos para que as raízes fiquem na parte inferior e as delicadas folhas da cabeça se espalhem livremente no compartimento superior.
Cortesia de Plycon Press.

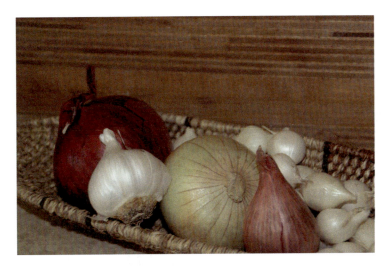

Figura 8
Entre os vegetais utilizados para acrescentar sabor a diversos ensopados, sopas e outras misturas, estão (da esquerda para a direita) e a cebola-roxa, o alho, a cebola-amarela, a chalota e as cebolas-pérolas.
Cortesia de Plycon Press.

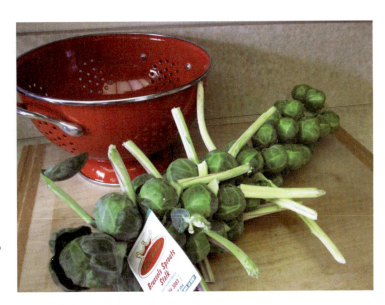

Figura 9
As couves-de-bruxelas são, às vezes, encontradas no mercado ainda presas e amontoadas em volta do caule grosso.
Cortesia de Plycon Press.

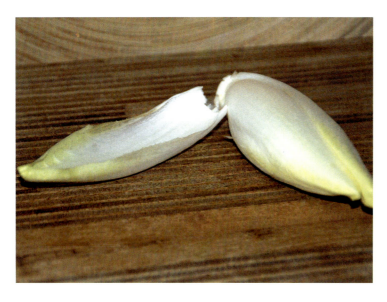

Figura 10
A endívia-belga pode acrescentar textura, cor suave e compor uma salada atraente, ou também pode ser preparada como um legume no prato principal.
Cortesia de Plycon Press.

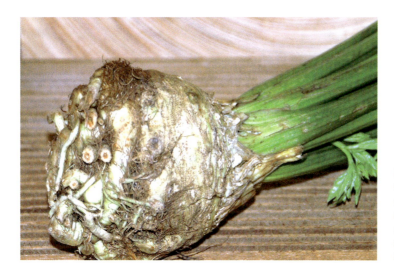

Figura 11
O aipo-rábano (ou salsão-de-raiz) é um legume robusto que requer um certo esforço para ser descascado antes de que possa ser cozido ou acrescentado cru a uma salada, conferindo-lhe textura e um sabor suave e harmônico de aipo.
Cortesia de Plycon Press.

Figura 12
Uma variedade de vegetais constitui a fonte de vitaminas, minerais e fitoquímicos cozidos ou utilizados no preparo de saladas (em sentido horário a partir de cima): pepino, nabo, cenouras, abóbora, vagem, batata-doce, cebolinha, raiz de gengibre e um limão para acentuar o sabor.
Cortesia de Plycon Press.

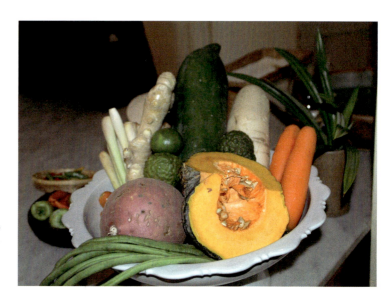

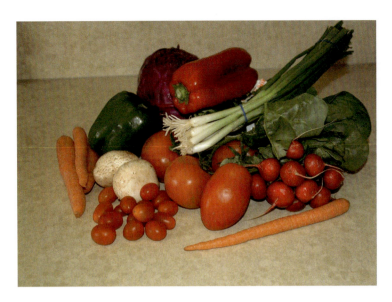

Figura 13
Cenouras, pimentões verde e vermelho, repolho-roxo, espinafre, cebolinha, rabanetes, tomates e cogumelos prontos para ser lavados, cortados, misturados e temperados com vinagre e óleo.
Cortesia de Plycon Press.

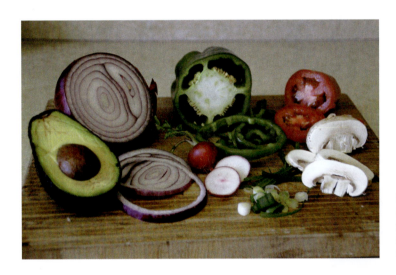

Figura 14
Pode-se melhorar a aparência das saladas fatiando-se e cortando-se os ingredientes de uma forma atrativa.
Cortesia de Plycon Press.

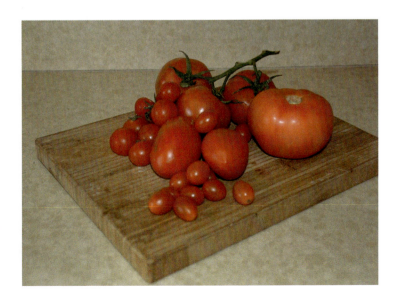

Figura 15
Tomates oferecem uma ampla variedade de opções adequadas a um cardápio, tais como (em sentido horário a partir de trás): tomate em rama, tomate-caqui, tomate-pera, tomate-uva e tomate-cereja.
Cortesia de Plycon Press.

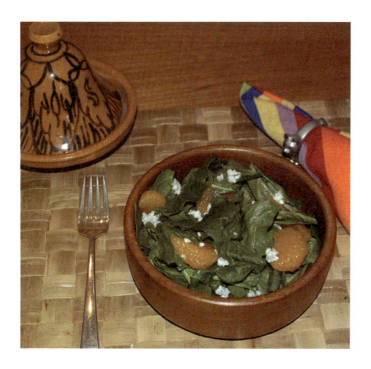

Figura 16
O espinafre fresco e os gomos de mexerica são realçados por gorgonzola esfarelado, um queijo com veios de mofo azul-esverdeado que confere um sabor marcante a esta saudável salada.
Cortesia de Plycon Press.

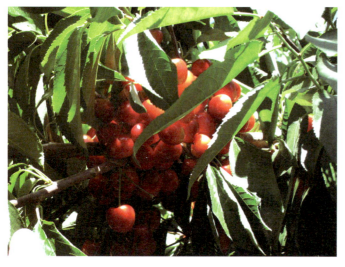

Figura 17
O amadurecimento das cerejas nas cerejeiras anuncia a estação desse maravilhoso fruto advindo diretamente do pomar.
Cortesia de Brian Jung.

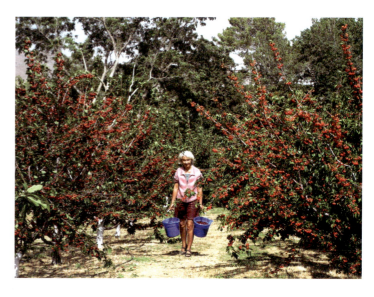

Figura 18
A colheita da cereja tem a recompensa de poder selecionar saborosas amostras diretamente da árvore.
Cortesia de Brian Jung.

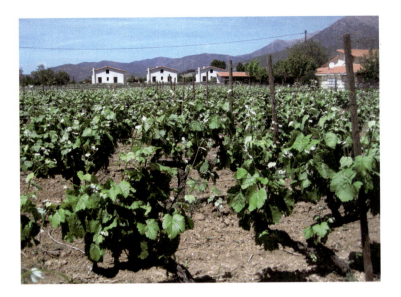

Figura 19
Vinhedos requerem cuidados especiais, muito sol e quantidade suficiente de água para o desenvolvimento de seus frutos, que é a primeira etapa da produção do vinho.
Cortesia de Plycon Press.

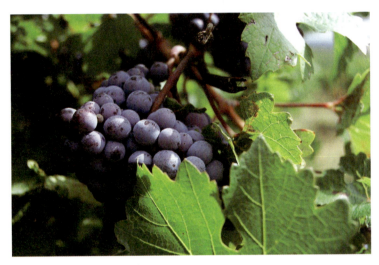

Figura 20
As uvas para a produção de vinho ficam cheias de suco quando estão prontas para serem colhidas.
Cortesia de Jim Bull.

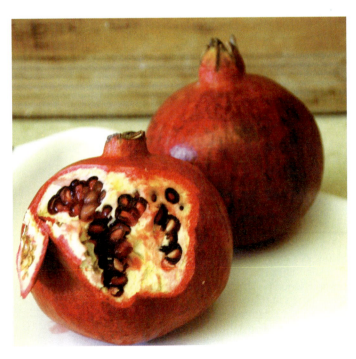

Figura 21
O suco de romã está conquistando rapidamente o mercado em função de seus altos níveis de antioxidantes, bem como por sua cor e sabor atraentes. Suas sementes podem ser utilizadas em saladas e em outros pratos para acrescentar uma coloração vermelho-vivo, além de fitoquímicos.
Cortesia de Plycon Press.

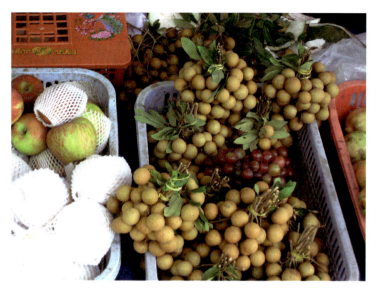

Figura 22
Quando se retira a sua casca fina e coriácea, o longan (uma fruta tropical asiática) revela uma polpa muito doce, com textura um tanto escorregadia, ao redor de uma única semente.
Cortesia de Plycon Press.

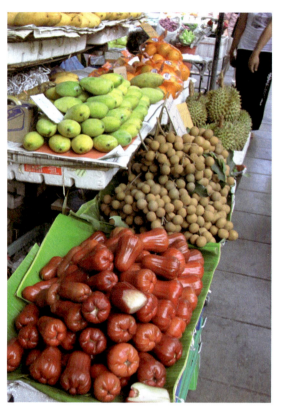

Figura 23
As peras vermelhas asiáticas, o longan e o durião (na prateleira inferior) disputam espaço com mangas e laranjas nesta feira.
Cortesia de Plycon Press.

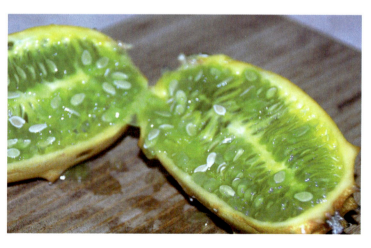

Figura 24
O pepino-africano, também conhecido como kiwano, kino, melão-espinhoso ou chifrudo, tem uma casca alaranjada e dura com espinhos grossos e um interior gelatinoso com muitas sementes moles, as quais podem ser retiradas ou consumidas.
Cortesia de Plycon Press.

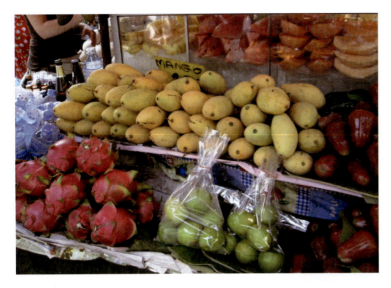

Figura 25
Pitaias, maçãs e peras vermelhas asiáticas arrumadas abaixo de mangas e fatias de melão, melancia e mamão.
Cortesia de Plycon Press.

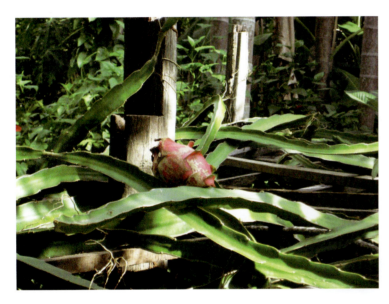

Figura 26
A pitaia é o fruto do cacto tropical.
Cortesia de Plycon Press.

Figura 27
O pudim frio de tapioca contrasta agradavelmente com a pitaia (a fatia branca com sementes pretas), o mamão, o abacaxi, a melancia e a toranja.
Cortesia de Plycon Press.

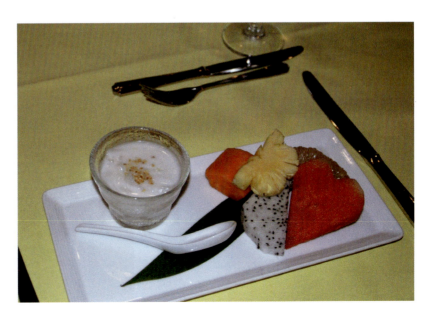

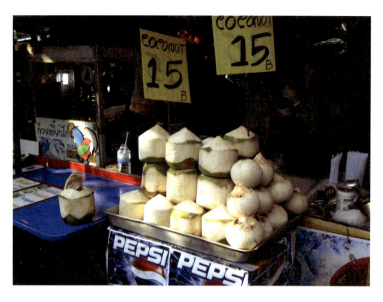

Figura 28
Os cocos-verdes são colhidos e vendidos com um canudo inserido em sua polpa mole, que facilita a sucção da água ligeiramente adocicada, uma bebida de sabor bastante peculiar.
Cortesia de Plycon Press.

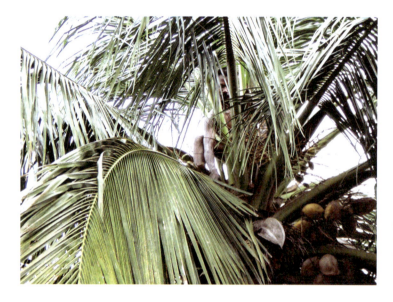

Figura 29
O coco seco, colhido após o seu amadurecimento e o endurecimento da casca, é utilizado para produzir leite de coco ou coco ralado.
Cortesia de Hema Latha.

Figura 30
A cherimólia, com a sua polpa de cor creme, o melão-cantalupo, o mamão e a ameixa de casca escura podem ser preparados juntos em uma salada de frutas colorida e rica em vitaminas.
Cortesia de Plycon Press.

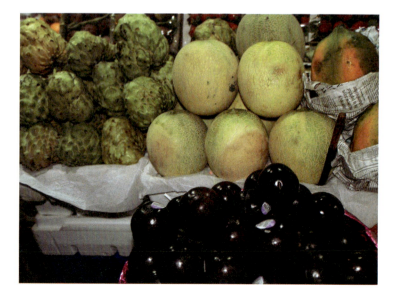

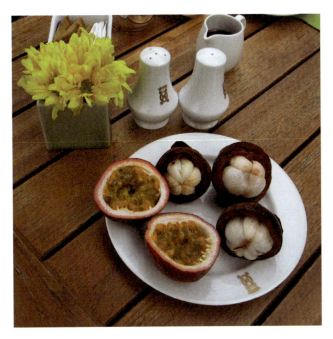

Figura 31
A polpa do maracujá está pronta para ser retirada com uma colher e preparada em forma de *sherbet* ou em outra receita suave com sabor de fruta. O mangostim, que também é uma fruta tropical, possui casca grossa e coriácea que envolve vários gomos, muitos dos quais possuem uma semente.
Cortesia de Plycon Press.

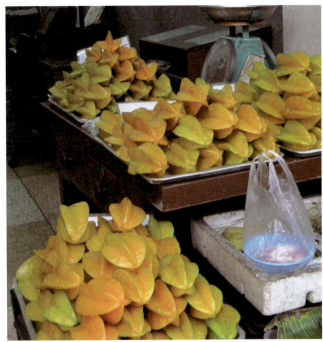

Figura 32
A carambola (também conhecida como fruta-estrela) é assim chamada pela sua forma de estrela quando fatiada transversalmente para fazer uma colorida guarnição de fruta tropical.
Cortesia de Plycon Press.

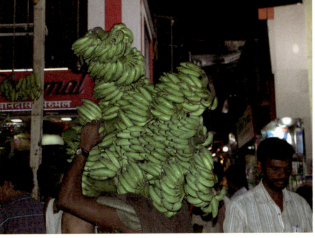

Figura 33
As bananas são colhidas verdes e transportadas para o mercado antes de amadurecerem.
Cortesia de Plycon Press.

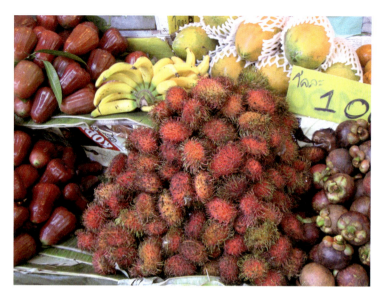

Figura 34
Rambutões, com a sua aparência espinhosa, rodeados por peras vermelhas asiáticas, bananas maduras, mamões e mangostins.
Cortesia de Plycon Press.

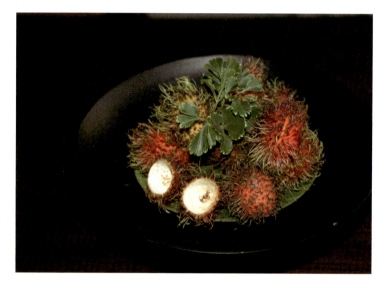

Figura 35
Casca vazia do rambutão após a retirada do fruto.
Cortesia de Plycon Press.

Figura 36
Rambutões parcialmente descascados prontos para serem retirados do restante de suas cascas e consumidos; cada um contém uma semente grande.
Cortesia de Plycon Press.

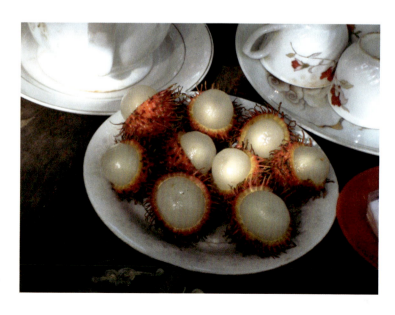

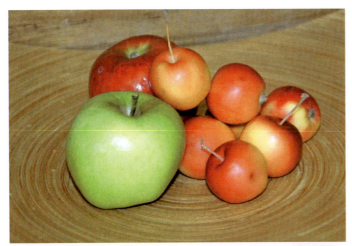

Figura 37
A maçã silvestre é, às vezes, preparada em calda com canela e servida em uma saborosa guarnição com porco assado, enquanto a maçã-verde pode ser empregada no preparo de torta de maçã, e a vermelha consumida crua ou utilizada na salada Waldorf.
Cortesia de Plycon Press.

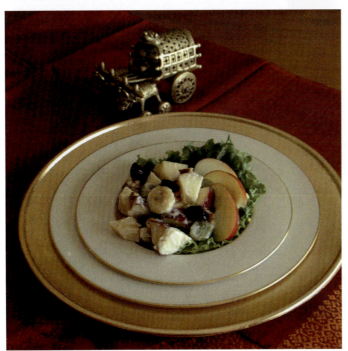

Figura 38
Esta variação da salada Waldorf é colorida e oferece um contraste de texturas em função da casca vermelha da maçã e do acréscimo de cerejas secas, aipo e rodelas de banana.
Cortesia de Plycon Press.

Figura 39
A doçura e a acidez do abacaxi contrastam com o sabor neutro do queijo *cottage* e as sementes de cor vermelho-vivo da romã.
Cortesia de Plycon Press.

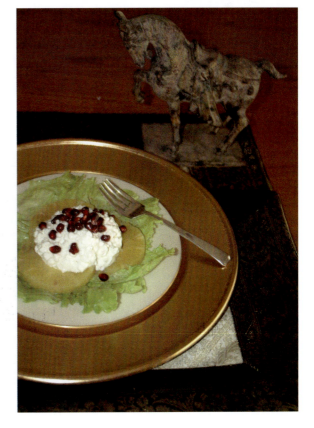

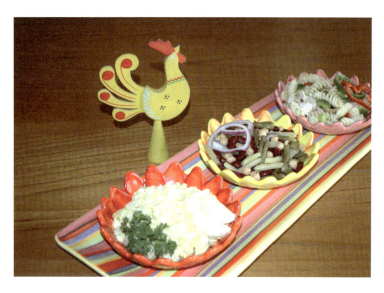

Figura 40
Este trio inclui uma salada de batatas, uma salada mista de leguminosas e uma salada de massa.
Cortesia de Plycon Press.

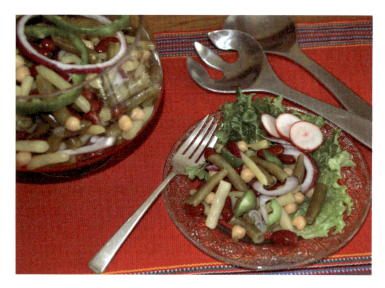

Figura 41
A cebola-roxa, o pimentão verde e os rabanetes fatiados acrescentam um importante contraste de cor, sabor e textura aos diversos tipos de leguminosas, todos com sabor neutro e textura relativamente mole.
Cortesia de Plycon Press.

Figura 42
Páprica e fatias de ovos bem cozidos são acrescentadas como guarnição a esta salada de batatas.
Cortesia de Plycon Press.

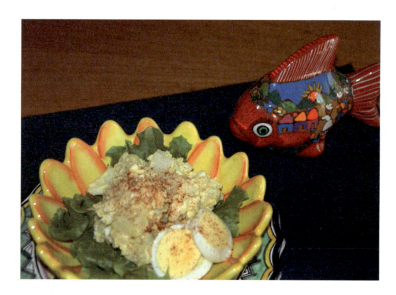

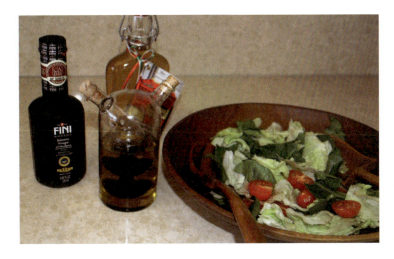

Figura 43
O vinagre balsâmico e o azeite de oliva italianos são os ingredientes perfeitos de um molho para acrescentar sabor a esta salada de folhas mistas.
Cortesia de Plycon Press.

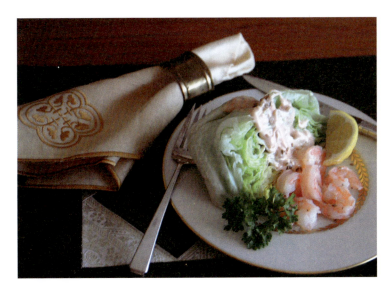

Figura 44
Uma salada de alface acompanhada de camarão e molho Thousand Island com uma cunha de limão não é apenas atraente, mas também deliciosa.
Cortesia de Plycon Press.

Figura 45
A salada Caesar é feita com alface-romana, que confere uma textura crocante, realçada com a adição de *croûtons*; o limão e o molho à base de maionese e parmesão completam a composição do prato.
Cortesia de Plycon Press.

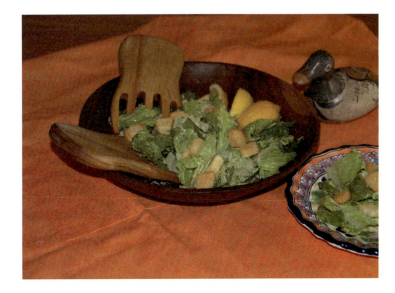

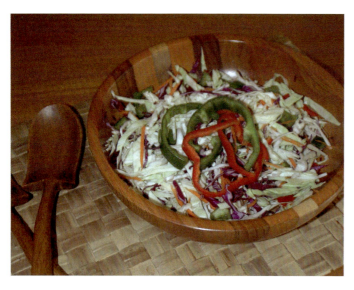

Figura 46
A salada de repolho composta pelas variedades verde e roxa ganha os benefícios nutricionais adicionais dos pimentões vermelho e verde, das lascas de cenouras e do molho de azeite e vinagre.
Cortesia de Plycon Press.

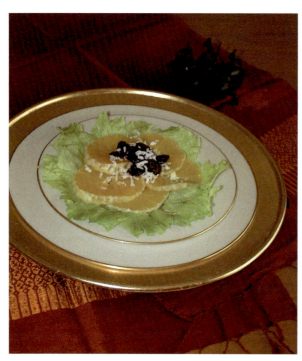

Figura 47
As laranjas frescas descascadas e fatiadas acentuadas pelo coco ralado e pelas cerejas secas compõem uma saudável salada de baixas calorias que pode ser preparada rapidamente.
Cortesia de Plycon Press.

Figura 48
Uma tesoura especial e um descascador são ferramentas capazes de agilizar o preparo de saladas.
Cortesia de Plycon Press.

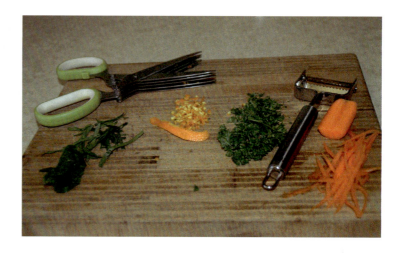

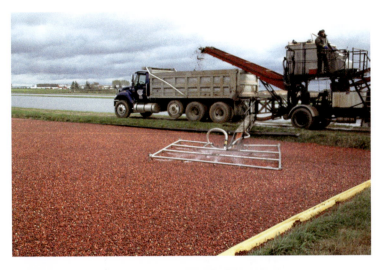

Figura 49
Cranberry sendo colhido em Wisconsin, o maior produtor nos Estados Unidos, onde os pântanos são inundados e as bagas que ficam flutuando na superfície são arrastadas para a margem e sugadas com uma mangueira para dentro de um caminhão.
Cortesia de Al Chavez.

Figura 50
Azeitonas recém-colhidas são selecionadas durante o preparo para o processamento.
Cortesia de June Kalajian Froncillo.

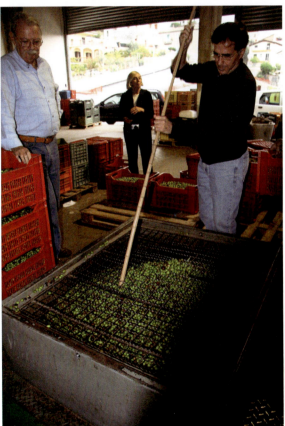

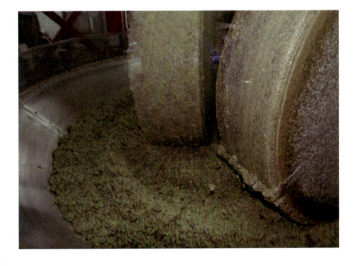

Figura 51
As azeitonas (com seus caroços) são moídas nessa prensa e transformadas em uma polpa; em seguida, a massa é prensada a frio em uma prensa hidráulica para a extração do azeite de oliva extravirgem.
Cortesia de June Kalajian Froncillo.

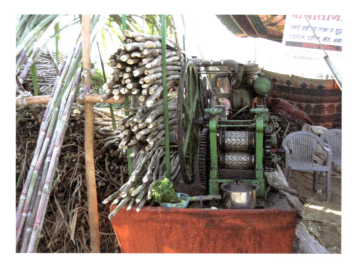

Figura 52
A cana-de-açúcar é prensada para a extração de seu suco doce, que é a primeira etapa da produção do açúcar da cana.
Cortesia de June Kalajian Froncillo.

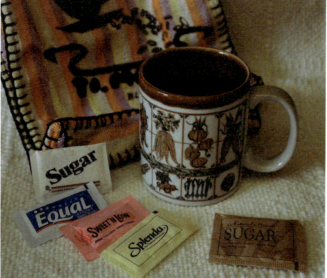

Figura 53
Vários adoçantes não calóricos e com teor calórico reduzido são comercializados para satisfazer o desejo dos consumidores por doces e ajudá-los a alcançar e manter um peso saudável.
Cortesia de Plycon Press.

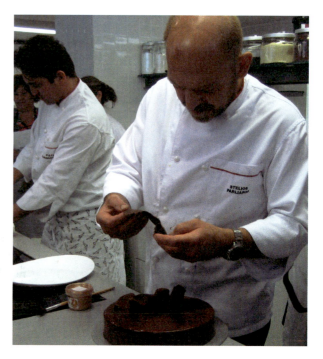

Figura 54
Mãos habilidosas transformam o chocolate em uma resistível arte usada na decoração de bolos.
Cortesia de Plycon Press.

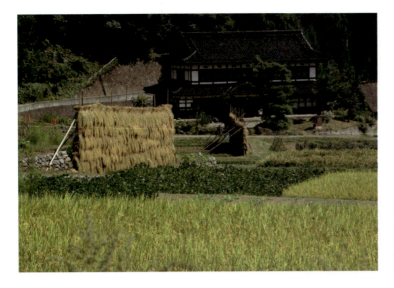

Figura 55
A secagem do arroz após a colheita é realizada para que o grão possa ser armazenado sem se deteriorar em função do desenvolvimento de fungos.
Cortesia de Plycon Press.

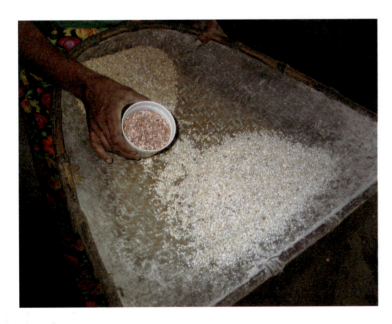

Figura 56
As camadas externas do farelo e do germe são separadas do endosperma para produzir o arroz polido.
Cortesia de Plycon Press.

Figura 57
Para produzir os invólucros dos rolinhos primavera, o amido de arroz é transformado em uma pasta que é espalhada sobre uma chapa quente e brevemente aquecida para que parte dele seja gelatinizada antes de ser pendurada para secar.
Cortesia de Plycon Press.

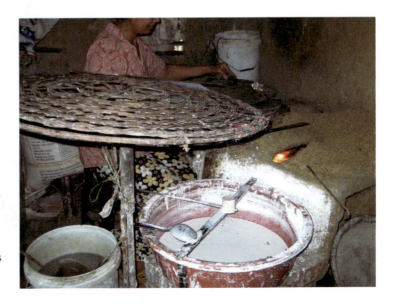

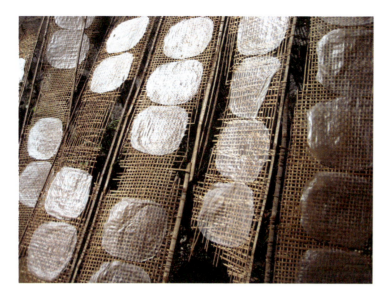

Figura 58
A última etapa da produção dos invólucros de papel-arroz utilizados no preparo de rolinhos primavera é a secagem ao sol.
Cortesia de Plycon Press.

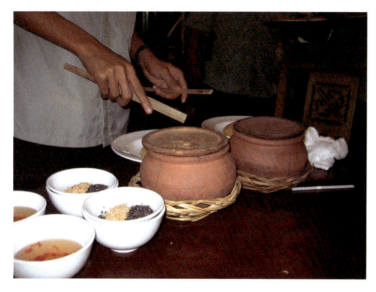

Figura 59
O arroz vietnamita é assado em panela de barro no forno até que esteja crocante e pronto para ser utilizado como guarnição e consumido.
Cortesia de Plycon Press.

Figura 60
Após alcançar o ponto de crocância correto, o arroz assado é posicionado com a parte de cima voltada para baixo em um prato, e é coberto com *nuoc mam* (molho vietnamita de peixe), sementes de gergelim preto e pimenta-do-reino preta moída.
Cortesia de Plycon Press.

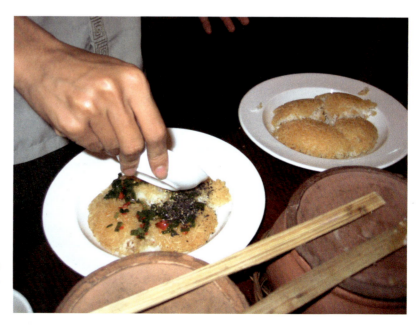

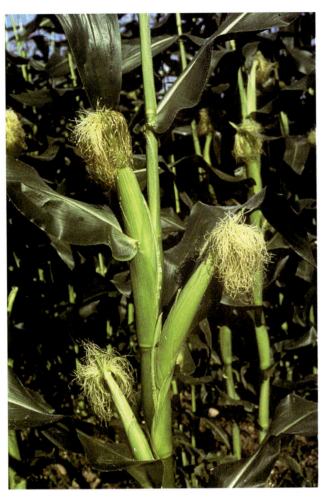

Figura 61
O milho, um grão de cereal básico, é a fonte de importantes ingredientes, como o amido de milho, o fubá e o óleo de milho.
Cortesia de Agricultural Research Service.

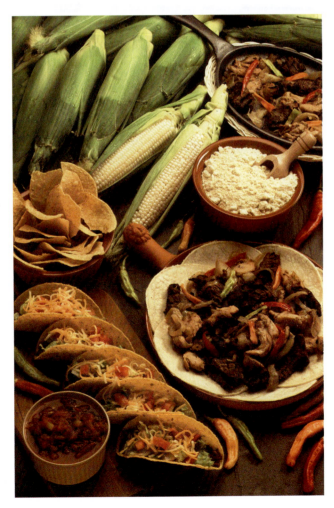

Figura 62
O milho é consumido em muitos produtos, tais como *tortillas*, *nachos*, *tacos*, *enchiladas*, e, ocasionalmente, a espiga de milho-verde é transformada em uma iguaria especial.
Cortesia de Agricultural Research Service.

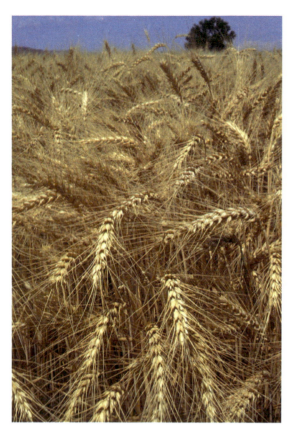

Figura 63
O trigo é o grão considerado ingrediente básico da maioria dos pães, bolos, biscoitos e folhados por conter glúten, que é um componente estrutural básico.
Cortesia de Agricultural Research Service.

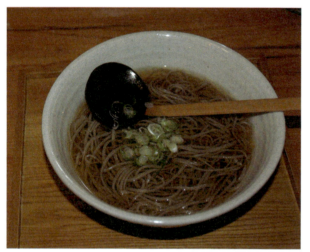

Figura 64
O macarrão *udon* (macarrão grosso feito a partir da massa de farinha de trigo) é saboroso em um caldo quente temperado com molho de soja.
Cortesia de Plycon Press.

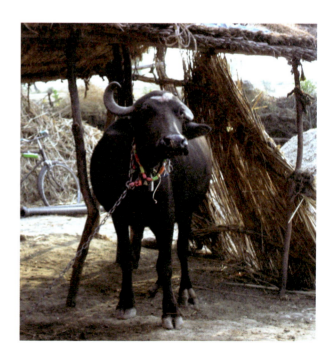

Figura 65
O leite proveniente de búfalas domesticadas é utilizado na produção do queijo muçarela.
Cortesia de Plycon Press.

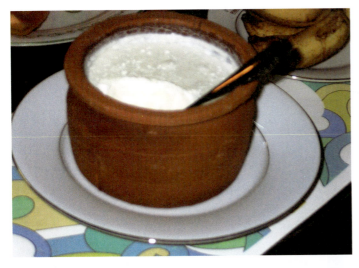

Figura 66
O leite de búfala é coalhado para produzir essa sobremesa típica do Sri Lanka.
Cortesia de Plycon Press.

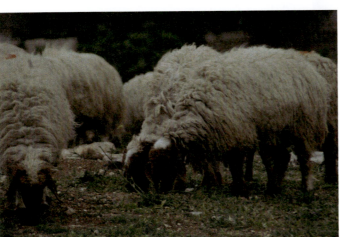

Figura 67
O leite de ovelha é utilizado para produzir o queijo feta, além de outros tipos.
Cortesia de Plycon Press.

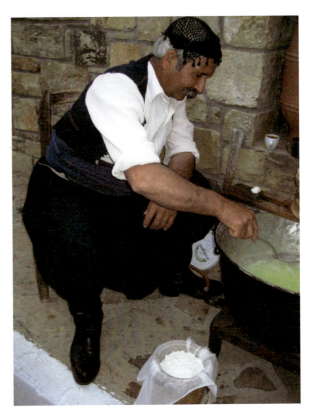

Figura 68
Produtor de laticínios grego removendo a coalhada do soro acidificado para escorrê-la em um pano de queijo de modo a transformar o leite de suas cabras em queijo fresco.
Cortesia de Plycon Press.

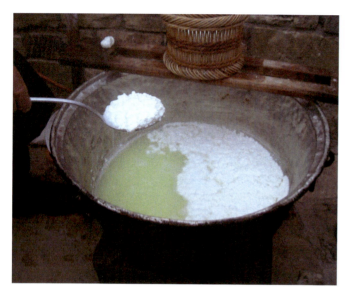

Figura 69
Na panela, o soro apresenta uma coloração amarelo-esverdeada em função de seu teor de riboflavina, solúvel nesse meio aquoso; algumas proteínas do soro se precipitam, formando uma coalhada em decorrência do ácido acrescentado para produzir o queijo fresco.
Cortesia de Plycon Press.

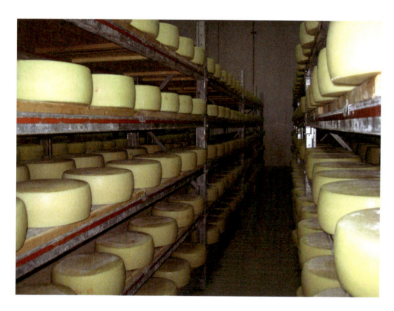

Figura 70
A maturação em condições de armazenamento controladas é a etapa final da produção de um sabor peculiar de alguns queijos naturais.
Cortesia de Plycon Press.

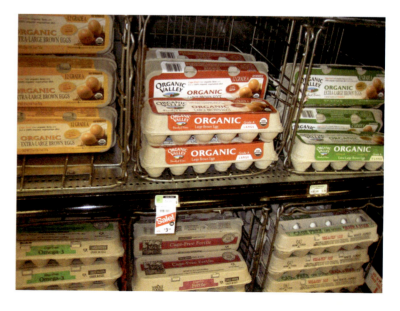

Figura 71
Ao comprar ovos, os consumidores podem ter de fazer diversas escolhas, como cor da casca, tipo orgânico, tipo caipira, fertilidade, tamanho e classificação.
Cortesia de Plycon Press.

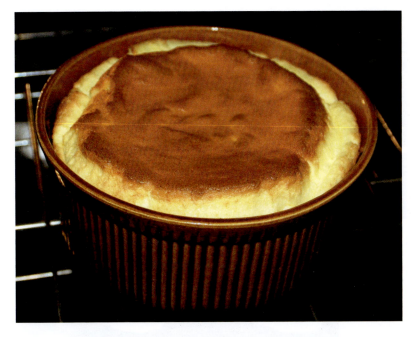

Figura 72
O suflê de queijo tem uma textura suave em função das claras em neve delicadamente incorporadas ao molho de queijo; o ar expande a mistura durante o cozimento no forno.
Cortesia de Plycon Press.

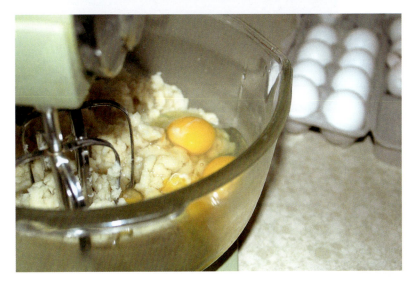

Figura 73
As gemas de ovos são um ingrediente básico de massas folhadas (folhados com creme e *gougère*, por exemplo) por serem eficazes em formar uma emulsão com grande quantidade de gordura na massa.
Cortesia de Plycon Press.

Figura 74
Uma rodela de ovo cozido dá um toque interessante a uma salada crua de espinafre, desde que não se forme um anel escuro (esverdeado) de sulfeto de ferro em torno da gema.
Cortesia de Plycon Press.

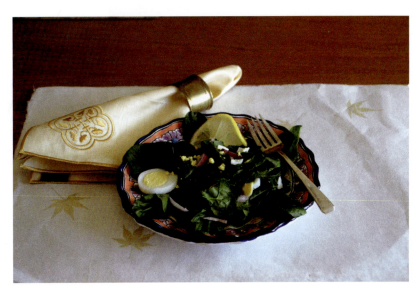

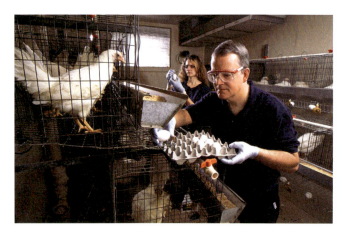

Figura 75
Nos EUA, pesquisas subsidiadas com recursos federais sobre o problema dos ovos infectados por *Salmonella enteritidis* encontram-se em curso à medida que os cientistas tentam encontrar maneiras de reduzir a incidência e agilizar a identificação da infecção em galinhas e ovos.
Cortesia de Agricultural Research Service.

Figura 76
A análise das imagens computadorizadas de um filé de costela de 2,50 cm de espessura ajuda a estimar quantos quilos de carne serão fornecidos por uma carcaça após ter sido desossada e limpa.
Cortesia de Agricultural Research Service.

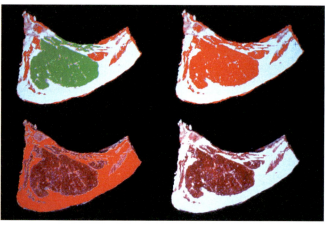

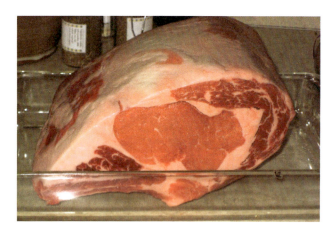

Figura 77
A peça inteira de costela é um corte macio que se prepara em uma assadeira sem nenhum tipo de tampa ou invólucro até que a temperatura externa da carne alcance o ponto de cozimento desejado (63ºC ou mais).
Cortesia de Plycon Press.

Figura 78
O assado é removido do forno quando o termômetro localizado no centro do corte indica que a temperatura desejada foi alcançada. Na parte externa, a carne apresenta-se agradavelmente dourada, já que foi assada descoberta.
Cortesia de Plycon Press.

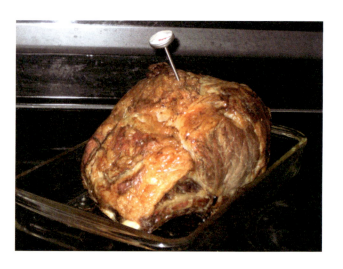

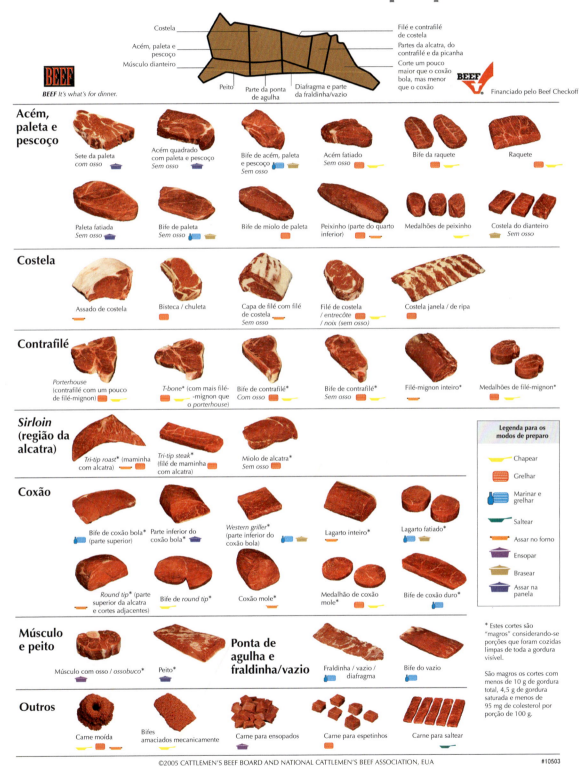

Figura 79
O quadro apresenta os cortes nobres e de varejo e os métodos de preparo adequados.
Cortesia de Beef Checkoff.

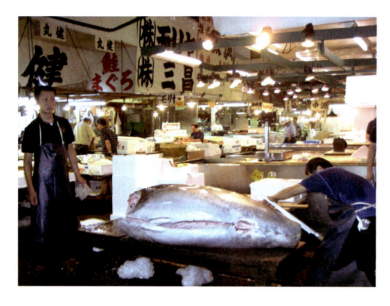

Figura 80
No mercado de peixe Tsukiji, de Tóquio, os dinâmicos leilões fazem o atum e outras espécies apreciadas chegarem aos donos de restaurantes e *sushimen* que aguardam para prepará-los aos seus clientes no jantar.
Cortesia de Plycon Press.

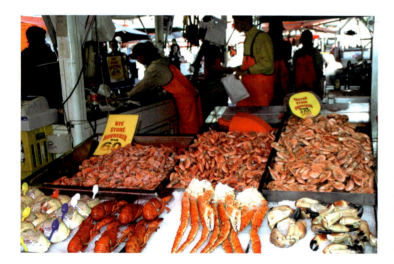

Figura 81
Um cuidadoso resfriamento no gelo é importante para manter a qualidade e a segurança dos pescados (lagosta, camarão e patas de caranguejo) até que os clientes os levem para casa.
Cortesia de Plycon Press.

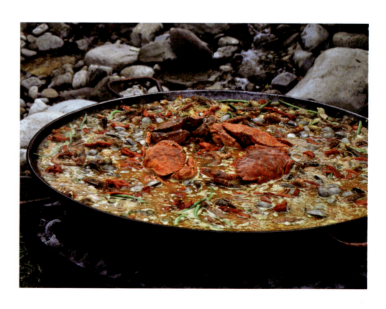

Figura 82
Paella sendo preparada sobre um grande leito de carvão para satisfazer o apetite dos convidados; o açafrão acrescenta uma coloração festiva a esse sofisticado prato à base de arroz, diversos frutos do mar, linguiça e frango.
Cortesia de Gary Horton.

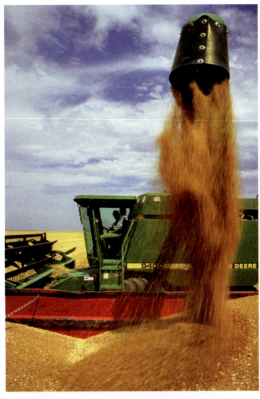

Figura 83
A colheita do trigo inicia um longo processo de moagem dos grãos para a produção de farinha e sua incorporação a uma ampla variedade de produtos, como pães, bolos e folhados, nos quais o glúten contido na farinha de trigo representa um importante componente estrutural.
Cortesia de Agricultural Research Service.

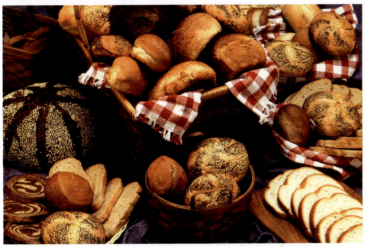

Figura 84
Muitas receitas de pães podem ser preparadas utilizando-se o trigo como a única farinha; às vezes, pode-se acrescentar centeio, aveia, cevada ou outro tipo de farinha para variar.
Cortesia de Agricultural Research Service.

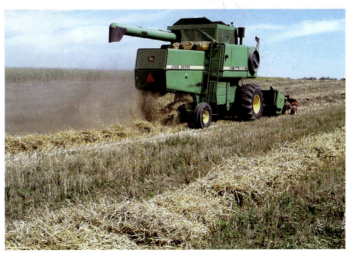

Figura 85
O triticale, um grão resultante do cruzamento do trigo com o centeio, é colhido e transformado em uma farinha com algumas das características do glúten que conferem uma boa textura e volume aos produtos assados.
Cortesia de Agricultural Research Service.

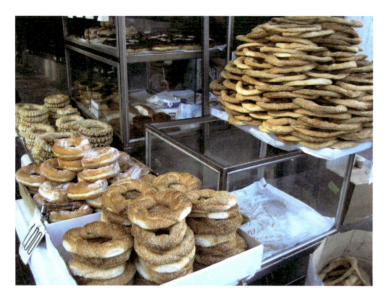

Figura 86
O *bagel* é um pão fermentado que é cozido rapidamente em água fervente e ao qual se acrescentam diversos tipos de sementes ou outros ingredientes (se desejado) antes de assar.
Cortesia de Plycon Press.

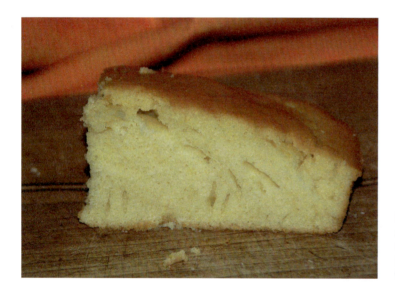

Figura 87
A massa deste pão de milho foi excessivamente misturada, como se pode observar pelas reentrâncias nela visíveis.
Cortesia de Plycon Press.

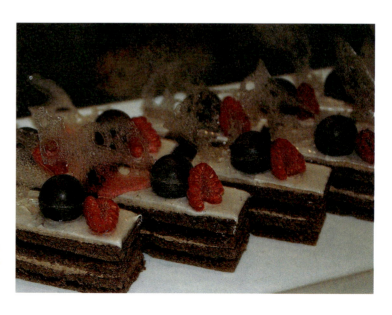

Figura 88
Este doce, que consiste em quatro camadas finas de bolo de chocolate, entremeadas com recheios doces e cobertas com framboesa e bombons, pode ser uma grande tentação para quem está de dieta.
Cortesia de Plycon Press.

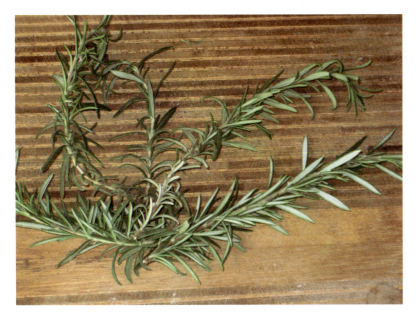

Figura 89
O alecrim é uma erva que combina perfeitamente com cordeiro e outros pratos, acrescentando-lhes um rico sabor.
Cortesia de Plycon Press.

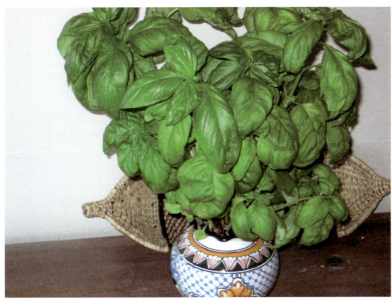

Figura 90
O manjericão fresco pode ser acrescentado cru a saladas ou ao molho do macarrão ou de receitas similares, enriquecendo o sabor do prato.
Cortesia de Plycon Press.

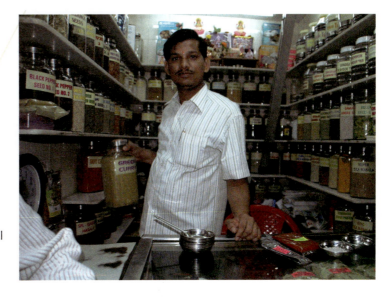

Figura 91
Uma maravilhosa mistura de aromas atrai os compradores a este quiosque de especiarias, no qual é possível adquirir uma ampla variedade de temperos e ervas.
Cortesia de Plycon Press.

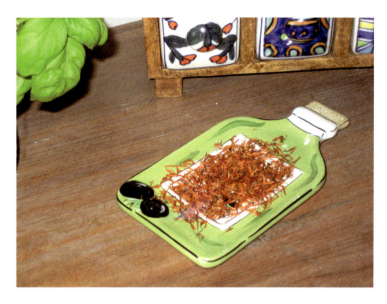

Figura 92
O açafrão em estigma da flor de *Crocus* é o tempero mais caro do mundo; os filamentos coloridos conferem uma coloração dourada e um sabor distinto ao arroz, às sopas e a diversos outros pratos.
Cortesia de Plycon Press.

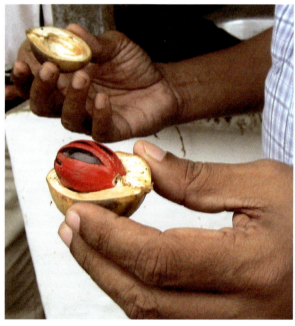

Figura 93
A noz-moscada, uma conhecida especiaria salpicada sobre cremes, é a semente ralada de um fruto; o tempero avermelhado de aparência reticulada que envolve a semente é removido e vendido como outra especiaria, o macis (ou arilo da noz-moscada).
Cortesia de Plycon Press.

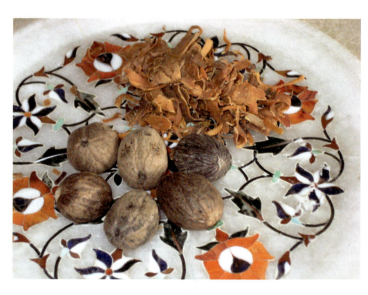

Figura 94
A noz-moscada inteira e o macis retirado da superfície das sementes.
Cortesia de Plycon Press.